第六章

侗族医药常用验方选录

侗医方剂的产生和发展和其他任何科学理论和概念的发展一样，经历了提出、验证、修改、补充，甚至部分自我否定的发展过程。侗医方剂经历了从"一根一汤""一草一方"治疗一症，到多单方治一症，再到单味药向复方药发展，并逐渐形成按症选药组方的发展过程。侗医随着用药种类日益增多，药物知识的不断积累，渐渐认识到药物通过配伍可以增强或综合药物的作用，除了用单味药治病之外，还探索出用多味药组成的复方治疗疾病，出现了方剂的萌芽。在尔后的长久医疗实践中和临床经验的累积，不断总结出了以家人秘传或师徒秘传等形式传承的秘方和以民间言词、歌谣等形式传承的验方，并由此逐步形成了侗医和侗族民间长久用于治疗疾病的方剂。侗医方剂的形成标志着侗族医药的发展有了新的飞跃。

　　随着侗族社会经济及文化的发展，到 17 世纪末开始出现了侗医借用汉文记录医方。1694 年，通道县民间流传有侗医草药手抄本《本草医方》，1767 年，通道吴田禄撰写了《医方济世》和《药品总簿》，1826 年，剑河县侗医姜彦儒撰写了《本草医方》（手抄本）共 4 卷 49 类，1882 年，通道龙怀仁撰写了《民间医学验方》等七本手抄卷书，1917 年，通道粟代保写有《民药传书》，1929 年，通道有侗医药手抄本《小儿推拿医学》《世传医理妙方》《二十四惊风图解》《救世医书》《救世药方》。新中国成立以后，剑河县行医九十余载的侗医吴定元编撰了《草木春秋》十五卷（手抄本），剑河县刘光照撰写有《侗族医药》和《中草药验方拾遗》，剑河县侗医杨福树编写有《杨福树临床治病验方》三卷（手抄本），天柱县高酿侗医袁益均写有《临床经验方药集》（手抄本），天柱县侗医欧阳开培编写有《侗医药妇儿病单验方》（手稿），天柱县侗医龙运高编有《吉祥公临证单验方》（手稿），天柱县侗医杨兴禄收集编写有《侗医秘验方集》（手抄本），天柱县侗医武宏泉编写有《侗医药》（手抄本），锦屏县平秋的侗医龙立光写有《侗药方歌三百味》，三穗县瓦寨区卫生院编写有《侗医药单验方》（手抄本），三穗县侗医欧胜前编写有《三穗县民族医药单验方集》（手抄本）等。这些记述比较清楚地反映出侗族方剂发展的脉络。在这些记述中，尤以剑河县行医九十余载的侗医吴定元老先生编撰的《草木春秋》（手抄本）对侗医方剂的记述最具有侗医方剂发展的代表性，他在侗医以"症"（病）统方的基础上，按中医的疾病科别，将方归科记叙，为侗医方剂理论的提高奠定了基础。

　　从口传的侗医医方及手抄本记载的侗医医方中，反映出侗医方剂多数没有专用方名，均以病、症统方，较多的侗医方剂载药不载量（迄今民间侗医用药仍

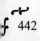

多以手抓为量，或以"根、匹、节、把、只"为量），不同的地域用同一的秘、验方用于治疗不同的疾病等等，皆显现了侗医方剂的原始古朴的特点。

第一节　贵州省侗医常用验方（490个）

一、内科医方

1. Douh Liangp（莵晾）

"莵晾"，侗语又叫"莵嫚""惟嫚"，汉语译意为"受凉""着寒"，包括现代医学的感冒、流行性感冒、上呼吸道感染。侗医采用散热发汗、疏风止咳疗法治疗"受凉"。

1.1 Saov mal youc mac（少骂油麻）汉语译意为"苏麻汤"

药物组成：红苏麻叶10克、野薄荷10克、橘子皮10克、三月泡根10克、水菖蒲10克、水灯草6克、三百棒10克、巴岩香10克、喀麻菜10克、止咳莲10克、灶心土6克。

用　　法：水煎服，每天1剂，分3次服。

功　　用：发汗退烧、止咳。

适 应 症：全身酸痛，头痛，发热，寒颤，流涕，咳嗽等症。

1.2　Saov meix jeml jingl（少美金进）汉语译意为"黄荆条汤"

药物组成：黄荆条30克、龙牙草15克、红苏麻叶10克、水杨柳15克、四季葱白7根、生姜3片。

用　　法：水煎服，每天1剂，分3次服。

功　　用：发痧发汗、止咳。

适 应 症：浑身肌肉骨节酸痛，发热，头痛，嗜睡，咳嗽，喷嚏等症。

1.3　Saov meix bic bac（少美枇杷）汉语译意为"枇杷叶汤"

药物组成：枇杷叶15克、肺筋草15克、止咳莲10克、毛秀才15克、野菊花根10克、棕树根10克、野皂角6克。

用　　法：水煎服，每天1剂，分3次服。

功　　用：退热止咳。

适 应 症：发热，多汗，咳嗽，痰多，时热时冷，口干等症。

1.4 Saov toik udt duv houp（少退坤杜候）汉语译意为"退烧止咳汤"

药物组成：止咳莲10克、小血藤10克、橘子皮10克、三百棒10克、麦冬10克、三月泡根10克、乌泡根10克、辣蓼草10克、水麻根10克、马蹄当归10克、金鸡尾10克、大黄柏6克、箭杆风10克。

用　　法：水煎服，每大1剂，分3次服。

功　　用：退热发汗、止咳。

适 应 症：发热，浑身酸痛，咳嗽，痰多且黏稠，口干，喝水多等症。

1.5　Saov mal nyenl mal bol hoh（少骂柠骂薄荷）汉语译意为"荆芥薄荷汤"

药物组成：土荆芥 10 克、野薄荷 15 克、红苏麻 10 克、小马蹄香 10 克、橘子皮 15 克、生姜 3 片、葱白 1 根。

用　　法：水煎服，每天 1 剂，分 3 次服。

功　　用：退热发汗、止咳。

适 应 症：咳嗽，头痛，时热时冷，少汗，浑身酸楚等症。

1.6　Saov meix sangh toik udt（少美桑腿坤）汉语译意为"蚕树退烧汤"

药物组成：蚕树叶 10 克、土荆芥 10 克、刺藜根 15 克、遍地香 10 克、杜仲 10 克、石菖蒲 10 克、老茶树枝 10 克、葱白 1 根。

用　　法：水煎服，每天 1 剂，分 3 次服。

功　　用：退热止痛。

适 应 症：头痛，全身骨节酸溜溜的痛，发热，着寒着冷，少汗等症。

2. Udt Xenp（翻坤）

"翻坤"，汉语译意为"发热"，即现代医学所指的发热症状。侗医将"翻坤"分为内烧和外烧两种，内烧指的是由于内脏疾病引起的发热，外烧指的是着凉或外伤病引起的发热，侗医采用清凉退烧疗法治疗"发热"。

2.1　Naemx nadl heec taoc（冷嫩黑桃）汉语译意为"核桃饮"

药物组成：带壳核桃 1 个、四季葱头 7 个、细茶叶 10 克。

用　　法：上药捶烂后兑开水吃，每天 1 剂，分 3 次吃，连用 3 ~ 5 天。

功　　用：退热止痛、止泻。

适 应 症：受凉引起的发热，头痛，腹泻等症。

2.2　Saov meix nuil liogc nguedx（少美瑞略伟）汉语译意为"六月雪汤"

药物组成：六月雪 20 克、五爪金龙 10 克、铁马鞭 10 克、木姜子 10 克、生姜 1 片。

用　　法：水煎服，每天 1 剂，分 3 次服，连用 3 ~ 5 天。

功　　用：退烧。

适 应 症：受凉引起的发热，恶心，肚腹胀痛等症。

2.3　Saov sangp baenl aemc（少桑笨嗯）汉语译意为"苦竹根汤"

药物组成：苦竹根 15 克、蓝靛叶 15 克、金银花 15 克、淡竹叶 10 克。

用　　法：水煎服，每天 1 剂，分 3 次服，连用 3 ~ 5 天。

功　　用：退烧清凉。

适 应 症：头痛，发热，全身酸痛，肚腹胀，呕吐，口舌溃疡等症。

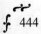

2.4　Saov nyangt dongc magc（少娘筒马）汉语译意为"笔筒汤"

药物组成：笔筒草、黄荆条、倒钩藤、水竹根、黄珠子、箭杆风各25克。

用　　法：水煎服，每天1剂，分3次服，连用3～5天。

功　　用：退烧止痛。

适 应 症：淋雨、受凉引起的头痛，发热，身酸骨节痛等症。

2.5　Saov ems baol guic（少翁报奎）汉语译意为"牛角汤"

药物组成：水牛角30克、葛麻棒60克、水杨柳30克、芦根30克、野菖蒲15克。

用　　法：水煎服，每天1剂，分3次服，连用1～3天。

功　　用：退烧。

适 应 症：受凉或内伤引起的发热，口渴喜喝凉水，便干结，尿黄等症。

2.6　Saov ems mant gaos jenc toik udt（少翁蛮高近腿酷）汉语译意为"黄芩退烧汤"

药物组成：黄芩、黄荆条、白腊树、喀麻菜、大火草、毛秀才各15克。

用　　法：水煎服，每天1剂，分3次服，连用2～3天。

功　　用：疏风退烧。

适 应 症：受凉引起的身酸痛，头痛，发热，口渴喜喝凉水等症。

2.7　Saov nugs jenl yenc（少怒金银）汉语译意为"金银花汤"

药物组成：金银花15克、夏枯草15克、菊花15克、喀麻菜15克、牛膝15克、马蹄香10克、龙胆草10克、鸡爪莲5克、石膏10克。

用　　法：水煎服，每天1剂，分3次服，连用2～3天。

功　　用：疏风退烧。

适 应 症：发热，全身酸痛，头痛，流鼻涕，口干口苦，尿黄便干等症。

3. Kouk Houp（吼嗦）

"吼嗦"，汉语译意为"咳嗽"，即现代医学所指的咳嗽症状。侗医采用退热、补肺、化痰、止咳疗法治疗"咳嗽"。

3.1　Ems gueel aemc（翁骂或嗯）汉语译意为"苦瓜膏"

药物组成：苦瓜水1杯（500毫升），生姜水1杯（500毫升）蜂蜜适量。

用　　法：上药用小火煨浓后加蜂蜜一起熬成膏，分3次服，每次服20毫升，连用3～5天。

功　　用：退烧止咳。

适 应 症：咳嗽，内火重，干咳无痰等症。

3.2　Ems bic bac duv houp（翁枇杷杜候）汉语译意为"枇杷止咳饮"

药物组成：枇杷叶15克、蚕树根皮10克、麦冬15克、蜂蜜适量。

用　　法：上药煎水兑蜂蜜服，每天1剂，分3次服，连用3～5天。

功　　用：止咳。

适 应 症：各种病症引起的咳嗽。

3.3 Saov sangp meix miinc（少桑美棉）汉语译意为"棉花根汤"

药物组成：棉花根 10 克、淡竹根 10 克、喀麻菜 10 克、土荆芥 10 克、橘子皮 10 克、毛草根 30 克。

用 法：水煎服，每天 1 剂，分 3 次服，连用 3～5 天。

功 用：退烧止咳。

适 应 症：咳嗽，痰浓不易咳出，喉咙干痒，发热等症。

3.4 Saov lagx aiv（少腊盖）汉语译意为"仔鸡饮"

药物组成：大青根 50 克、黄精 30 克、瓜子金 10 克、仔鸡 1 只。

用 法：上药与鸡同炖至鸡熟，吃肉喝汤，每天 1 剂，分 3 次服，连用 3～5 天。

功 用：补虚止咳。

适 应 症：老年人体虚之咳嗽。

3.5 Saov kap gov（少卡喀）汉语译意为"兔耳汤"

药物组成：兔耳风 10 克、枇杷叶 15 克、岩豇豆 10 克、钓鱼杆 10 克、爬岩香 15 克。

用 法：水煎服，每天 1 剂，分 3 次服，连用 3～5 天。

功 用：化痰止咳。

适 应 症：咳嗽，痰多久咳，喉咙发痒，胸闷隐痛，口干喜喝凉水等症。

3.6 Saov nyangt bux enl（少娘补嗯）汉语译意为"肺筋草汤"

药物组成：肺筋草 15 克、止咳莲 10 克、毛秀才 10 克、枇杷叶 15 克、野菊花根 10 克。

用 法：水煎服，每天 1 剂，分 3 次服，连用 3～5 天。

功 用：退烧止咳。

适 应 症：咳嗽，痰黏不易咳出，发热，出虚汗，口干想喝冷水等症。

3.7 Saov siik bagx duv houp（少棕把杜候）汉语译意为"四白止咳汤"

药物组成：白及 10 克、白果 15 克、白前 10 克、百合 15 克、石韦 10 克。

用 法：水煎服，每天 1 剂，分 3 次服，连用 3～5 天。

功 用：补肺止咳。

适 应 症：咳嗽日久，痰少，久咳不止等症。

4. Xaop Canx（吼喘）

"吼喘"，汉语译意为"瘵疱"，指现代医学的慢性阻塞性肺病（包括慢性支气管炎、肺气肿、肺心病）、支气管哮喘，以及肺部感染等疾病。侗医采用化痰、止咳、止喘疗法治疗"瘵疱"。

4.1 Saov nyangt dongc biedl（少娘同必）汉语译意为"笔筒汤"

药物组成：笔筒草 10 克、喀麻菜 10 克、黄荆条 10 克、水灯心 10 克、蛇泡草 15 克、铁马鞭 10 克、龙芽草 10 克。

用　　法：水煎服，每天 1 剂，分 3 次服，连用 5 ~ 7 天。

功　　用：止咳止喘。

适 应 症：久咳气喘，出汗不止，胸闷，气促，心慌等症。

4.2　Saov ngox nyebl mal liongc（少我应骂龙）汉语译意为"五爪龙汤"

药物组成：五爪金龙 15 克、鸡药根皮 10 克、喀麻菜 15 克、水竹根 15 克、水灯草 10 克、皂角 5 克。

用　　法：皂角去皮研成细粉，用 0.5 ~ 1 克轻轻吹入鼻内，其余药水煎服，每天 1 剂，分 3 次服，连用 5 ~ 7 天。

功　　用：退热、止咳止喘。

适 应 症：咳嗽，气喘，发热，胸口闷痛等症。

4.3　Saov begs nyangt songl aov（少百娘粽告）汉语译意为"百草陈棕汤"

药物组成：百草霜 90 克、陈棕炭 30 克、糯米 30 克、南瓜子 30 克。

用　　法：先将糯米和南瓜子一起炒黄，然后与百草霜、陈棕炭一起水煎服，每天 1 剂，分 3 次服，连用 5 ~ 7 天。

功　　用：止咳止喘、止血。

适 应 症：咳嗽，气喘，胸闷、痰中带血等症。

4.4　Saov geiv aiv siik nunl（少给盖细嫩）汉语译意为"四仁鸡蛋饮"

药物组成：白果仁 10 克、杏仁 10 克、核桃仁 10 克、花生仁 10 克、土鸡蛋 1 个。

用　　法：将上药碾碎放在锅里，加水一碗煮开 10 分钟后，打入土鸡蛋煮熟，放少量盐调味，早上空腹吃鸡蛋、果仁和药水，每天 1 剂，连用半月。

功　　用：补虚、止咳止喘。

适 应 症：咳嗽，气喘，乏力，干活及走路急时气喘加重等症。

4.5　Saov mal kap max（少骂卡马）汉语译意为"喀麻菜汤"

药物组成：喀麻菜 30 克、淡竹根 30 克、鸡药果 15 克、白果 7 个。

用　　法：水煎服，每天 1 剂，分 3 次服，连用 5 ~ 7 天。

功　　用：化痰止喘。

适 应 症：青年人咳喘日久，气喘，痰多，胸闷等症。

4.6　Saov nugs guangs lav（少怒光腊）汉语译意为"破碗花汤"

药物组成：白破碗花根 10 克、枇杷花 20 克、喀麻菜 15 克、天青地白 10 克、胡椒 12 粒。

用　　法：水煎服，每天 1 剂，分 3 次服，连用 5 ~ 7 天。

功　　用：顺气止喘。

适 应 症：咳嗽，气喘日久，胸闷，气促，累不得等症。

4.7 Saov meix siinp nyinc duv houp（少美棕年杜候）汉语译意为"千年止喘汤"

药物组成：千年矮 15 克、枇杷花 15 克、地风消 10 克、小夜关门 15 克、岩豇豆 10 克。

用　　法：水煎服，每天 1 剂，分 3 次服，连用 5～7 天。

功　　用：化痰止喘。

适 应 症：咳嗽，气喘日久，胸闷，气促等症。

5. Ids Longc（啃隆）

"啃隆"，汉语译意为"痛肚"，包括现代医学的胃炎、肠炎、消化性溃疡等。侗医采用顺气、化食、止痛疗法治疗"痛肚"。

5.1 Saov menc suic（少门惰）汉语译意为"蛇莲汤"

药物组成：蛇莲 15 克、地苦胆 15 克、隔山消 15 克。

用　　法：水煎服，每天 1 剂，分 3 次服，连用 5～7 天。

功　　用：退烧止痛。

适 应 症：上腹灼痛，吃不得硬饭和冷辣东西，饿饭时痛，半夜痛，反酸等症。

5.2 Saov mal dih dangl（少骂堆当）汉语译意为"地香汤"

药物组成：踏地香 10 克、蛇泡藤 15 克、橘子叶 15 克。

用　　法：水煎服，每天 1 剂，分 3 次服，连用 3～5 天。

功　　用：顺气止痛。

适 应 症：腹痛，胀气，吃不得东西等症。

5.3 Saov mal bienl liongc（少骂并龙）汉语译意为"龙芽汤"

药物组成：龙芽草 21 克、土大黄 15 克、鱼鳅菜 2 克、路边黄 2 克、金寄奴 20 克、毛蜡烛 15 克。

用　　法：水煎服，每天 1 剂，分 3 次服，连用 5～7 天。

功　　用：退热、止血、止痛。

适 应 症：下腹胀痛，粪便时干时稀，偶有血便，食欲下降，体虚，乏力，消瘦等症。

5.4 Saov ugs geiv aiv（少鸟格盖）汉语译意为"凤凰衣汤"

药物组成：凤凰衣 3 个、马牙菜 30 克、火炭母 30 克、龙芽草 30 克、土藿香 15 克、灶心土 30 克、窗格上的旧棉纸 5 克。

用　　法：水煎服，每天 1 剂，分 3 次服，连用 3～5 天。

功　　用：退热止吐、止泻止痛。

适 应 症：突发腹痛，上吐下泻，腹胀，呃逆等症。

5.5 Saov meix yaemx dangl（少美引当）汉语译意为"香椿汤"

药物组成：香樟子 15 克、椿香籽 15 克、隔山消 15 克、鸡肫皮 15 克、厚朴花 10 克、野南荞 21 克、土党参 15 克。

用　　法：水煎服，每天 1 剂，分 3 次服，连用 3 ~ 5 天。

功　　用：顺气止痛。

适 应 症：腹痛，腹胀，吃东西没有味道等症。

5.6　Saov meix songc begs bagx（少美送百罢）汉语译意为"松树白鸡汤"

药物组成：松树嫩枝 20 克、白及 20 克、鸡肫皮 15 克、隔山消 15 克、野烟根 15 克。

用　　法：水煎服，每天 1 剂，分 3 次服，连用 3 ~ 5 天。

功　　用：化食止痛。

适 应 症：腹痛，胀气打饱嗝，饿了就痛，便稀或干等症。

5.7　Saov nyangt bal bangx geiv aiv（少娘罢榜给盖）汉语译意为"罢榜鸡蛋汤"

药物组成：公罢榜叶根 15 克、铁扫把根 10 克、虎耳草 15 克、鸡蛋 2 个。

用　　法：水煎药后将鸡蛋煮熟，吃蛋喝汤，每天 1 剂，分 2 次吃，连用 5 ~ 7 天。

功　　用：补虚止痛。

适 应 症：腹痛，体虚，厌食，消瘦等症。

6. Weent（咩）

"咩"，汉语译意为"恶心、呕吐、反胃、咽部梗阻感"，包括现代医学的胃肠炎、消化不良等所引起的恶心、呕吐等。侗医采用顺气、止呕、化食疗法治疗"恶心呕吐"。

6.1　Saov bol hoh duv weent（少薄荷杜或）汉语译意为"薄荷止呕汤"

药物组成：土藿香 20 克、野薄荷 15 克、红苏麻叶 15 克、小茴香草 10 克。

用　　法：水煎服，每天 1 剂，分 3 次服，连用 3 ~ 5 天。

功　　用：疏风、顺气止呕。

适 应 症：受凉引起的又吐又泻，腹胀痛，不想吃东西等症。

6.2　Saov sonk（少蒜）汉语译意为"大蒜汤"

药物组成：大蒜杆（5 寸长）10 克、金寄奴 10 克、土藿香 15 克、生姜 3 片、甜酒糟 10 克。

用　　法：水煎服，每天 1 剂，分 3 次服，连用 3 ~ 5 天。

功　　用：消胀止呕。

适 应 症：腹胀痛，想吐又不吐不出来，想泻又不泻，胸闷等症。

6.3　Saov magx mant jenc（少马蛮近）汉语译意为"黄泥汤"

药物组成：黄泥巴（两尺深以下）250 克、土藿香 20 克、橘子皮 20 克。

用　　法：先将黄泥巴捶散加入井水搅拌，等沉淀后取澄清的泥水煎药，每天 1 剂，分 3 次服，连用 3 ~ 5 天。

功　　用：止吐止泻。

适 应 症：较剧烈的上吐下泻，脱水，全身酸软，倦怠，乏力等症。

6.4　Saov xingp jox duv weent（少信角杜或）汉语译意为"菖蒲止吐汤"

药物组成：石菖蒲 15 克、土藿香 15 克、三月蒿 10 克、小马蹄香 10 克、生姜 3 片。

用　　法：水煎服，每天 1 剂，分 3 次服，连用 3 ~ 5 天。

功　　用：止吐止泻。

适 应 症：上吐下泻较剧烈，腹痛，厌食，乏力等症。

6.5　Saov mal dinl max（少骂敬马）汉语译意为"马蹄汤"

药物组成：小马蹄香 25 克、土藿香 15 克、青木香 10 克、茴香草根 10 克、红苏麻叶 10 克、金寄奴 15 克。

用　　法：水煎服，每天 1 剂，分 3 次服，连用 2 ~ 3 天。

功　　用：退热，止吐止泻。

适 应 症：受凉，发痧，上吐下泻，着冷着寒，发热，全身痛等症。

6.6　Saov sangp kaok（少橷靠）汉语译意为"蕨菜根汤"

药物组成：蕨菜根 15 克、棕瓜络 15 克、米辣子 10 克、头发灰 10 克。

用　　法：水煎服，每天 1 剂，分 3 次服，连用 3 ~ 5 天。

功　　用：止吐止泻，舒筋。

适 应 症：上吐下泻，全身乏力，下肢抽筋等症。

6.7　Saov mal dongc sinc siik（少骂铜神细）汉语译意为"满天星汤"

药物组成：满天星 25 克、野叶烟 15 克、酸汤杆 15 克、辣蓼草嫩尖 15 克、喀麻菜 15 克。

用　　法：上药捣烂兑开水吃，每天吃 3 次，每次吃一茶杯。并用少量药水轻擦拍打肘关节、膝关节，天池穴、委中穴，然后用针点刺天池和委中穴，再挤一点血出来。

功　　用：止吐止泻。

适 应 症：发热，腹痛，上吐下泻不止，下肢抽筋等症。

7. Beengv Eex Loh（便格口罗）

"便格啰"，汉语译意为"屙肚子"，包括现代医学的肠炎、消化不良等引起的腹泻等。侗医采用补体虚、退热毒、止泻疗法治疗"屙肚子"。

7.1　内治药方

7.1.1　Saov sunl ongv kuaot（少窜瓮烤）汉语译意为"刺梨汤"

药物组成：刺梨根 30 克、酸汤杆 20 克、大乌泡根 20 克、喀麻菜 20 克、山豆根 10 克。

用　　法：水煎服，每天 1 剂，分 3 次服，连用 3～5 天。

功　　用：消食止泻。

适 应 症：腹泻，水泻不止，脱水，乏力，嗜睡等症。

7.1.2　Saov meix songp denh paoc（少美登泡槁）汉语译意为"泡根汤"

药物组成：乌泡根 20 克、三月泡根 20 克、老娃泡根 20 克、喀麻菜 20 克、龙芽草 15 克、枫木树嫩尖 7 个。

用　　法：水煎服，每天 1 剂，分 3 次服，连用 3～5 天。

功　　用：止泻退热。

适 应 症：发热，水泻不止，尿少，胀气，打饱嗝，乏力，头昏眼花等症。

7.1.3　Saov meix naenl hop hank（少美嫩货汗）汉语译意为"米辣子汤"

药物组成：米辣子 15 克、老姜 10 克、石菖蒲 10 克、野叶烟 15 克、三月泡根 15 克、老娃泡根 15 克、鸡肫皮 15 克。

用　　法：水煎服，每天 1 剂，分 3 次服，连用 3～5 天。

功　　用：补虚止泻。

适 应 症：久泻，吃东西不消化，吃冷辣或硬的食物时腹痛加剧等症。

7.1.4　Saov meic demh nyox guic（少美登略奎）汉语译意为"牛奶子汤"

药物组成：牛奶子树根 15 克、三月泡根 15 克、小血藤 10 克、米辣子 10 克、大白头翁 15 克、满天星 10 克、红糖 50 克。

用　　法：水煎服，每天 1 剂，分 3 次服，连用 5～7 天。

功　　用：补虚养血、止泻。

适 应 症：慢性腹泻，便量不多，进食痛，人瘦，怕冷，累不得等症。

7.1.5　Saov jaol eex aiv（少教给盖）汉语译意为"鸡矢藤汤"

药物组成：鸡矢藤 25 克、棕树根 15 克、刺梨根 15 克、枫木树皮 15 克、红苏麻叶 10 克、棕瓜根 10 克、三月泡根 15 克。

用　　法：水煎服，每天 1 剂，分 3 次服，连用 5～7 天。

功　　用：顺气止泻。

适 应 症：消化不好，腹胀、腹痛，打饱嗝、放臭屁，屙稀便或泻水，恶臭难闻等症。

7.1.6　Saov mal sangp bagc（少骂槁把）汉语译意为"萝卜根汤"

药物组成：萝卜根 30 克、过路黄 30 克、黄瓜香 25 克、苞谷根 25 克、土藿香 15 克、橘子皮 15 克、燕窝泥 50 克。

用　　法：将燕窝泥用炭火烧存性碾成细粉，倒入上药水煎好后的药水碗中拌匀，等澄清后滤去药渣，分 3 次服用，每天 1 剂，连用 2～3 天。

功　　用：消食止泻。

适 应 症：消化不好，上吐下泻，发热，脚软没有力气等症。

7.2 外用方

7.2.1 Ems miads xenp（翁篾晨）汉语译意为"擦洗方"

药物组成：艾叶、苏麻叶、土荆芥各适量。

用　　法：上药煨水擦洗全身，每天 1～2 次，连用 2～3 天。

功　　用：疏风发汗、止泻。

适 应 症：屙肚子，受凉引起的上吐下泻，全身酸痛等症。

7.2.2 Ems bogl dugs（翁播杜）汉语译意为"敷肚方"

药物组成：米辣子、鸡肫皮、石榴皮、苔叶细辛、五倍子各等份。

用　　法：上药焙干碾成细粉瓶装备用，临用米醋或茶油调成糊状，敷于肚脐眼上，外用伤湿药膏或布带固定，每天换药 1 次，连用 2～3 天。

功　　用：消食止泻。

适 应 症：屙肚子。

8. Beengv Eex Padt （便格盼）

"便格盼"，汉语译意为"屙痢"，包括现代医学所指的细菌性痢疾和阿米巴痢疾。侗医采用退热毒、补体虚、顺气止痢疗法治疗"屙痢"。

8.1 Saov mal menl sup dih bagx（少骂闷素堆把）汉语译意为"委陵菜汤"

药物组成：委陵菜 20 克、地苓 15 克、酸汤杆 15 克、朱砂莲 15 克、十大功劳 15 克、龙芽草 15 克、三棵针 15 克。

用　　法：水煎服，每天 1 剂，分 3 次服，连用 5～7 天。

功　　用：退热毒，止泻痢。

适 应 症：腹泻初起，大便次数多，带有脓血，轻微腹痛，腹胀，口干不想喝水等症。

8.2 Saov jaol dangl（少教荡）汉语译意为"青藤香汤"

药物组成：青藤香 15 克、蜘蛛香 15 克、委陵菜 15 克、龙芽草 15 克、酸汤杆 15 克、石榴皮 15 克、刺黄连 15 克。

用　　法：水煎服，每天 1 剂，分 3 次服，连用 3～5 天。

功　　用：顺气止痢。

适 应 症：发热，血便，腹痛剧烈，里急后重，肛门热辣，胸闷、不想喝水、厌食等症。

8.3 Saov duv eex bogl xenp（少杜给播信）汉语译意为"补虚止痢汤"

药物组成：算盘子根 15 克、老鸦果根 15 克、乌泡根 15 克、满山红根 10 克、茜草根 10 克、朱砂莲 10 克、龙芽草 10 克、猪蹄 1 只或乌骨鸡 1 只。

用　　法：上药切细用布包好，用猪蹄 1 只或乌骨鸡 1 只炖熟，吃肉喝汤，两天 1 剂，每天吃 3 次，连用 5～7 天。

功　　用：补体虚，止痢。

适 应 症：腹泻日久，身体虚弱消瘦，乏力倦怠，头晕怕冷等症。

8.4　Saov mal biaenl max duv eex（少骂病马杜给）汉语译意为"马牙止痢汤"

药物组成：马牙瓣30克、龙芽草30克、萝卜菜籽壳30克、算盘籽果10克、三月泡根30克。

用　　法：水煎服，每天1剂，分3次服，连用5～7天。

功　　用：退热毒，止痢。

适 应 症：脓血便，腹痛，发热等症。

8.5　Saov mal jac duv eex（少骂甲杜给）汉语译意为"茄子止泻汤"

药物组成：白茄子根20克、红麻梨根15克、朝天罐15克、石榴皮15克、榔木皮20克、龙芽草15克。

用　　法：水煎服，每天1剂，分3次服，连用3～5天。

功　　用：退湿热毒，收涩止泻。

适 应 症：泻痢日久，时好时坏，便量不多，腹隐痛，身体虚弱消瘦、困倦无力等症。

8.6　Saov meix xeec liuuh jaol padt（少美血榴教盼）汉语译意为"血藤石榴汤"

药物组成：大血藤20克、石榴皮15克、血巴木15克、三月泡根15克、夜关门15克、龙芽草10克、硬头梨根15克。

用　　法：水煎服，每天1剂，分3次服，连用3～5天。

功　　用：补虚止泻。

适 应 症：泻痢日久，腹隐痛，脓血便，身体虚弱消瘦，头晕怕冷等症。

8.7　Ems bungv mal menl sup（翁嘣骂闷素）汉语译意为"委陵菜散"

药物组成：委陵菜50克、饿蚂蝗30克、蜘蛛香30克、三月泡根30克、米辣子20克、地榆20克、龙芽草10克。

用　　法：上药焙干碾成细粉，用温水吞服，每天3次，每次3～6克，连用3～5天。

功　　用：止泻止痢。

适 应 症：腹泻，屙红白便，腹痛，里急后重，肛门热辣等症。

9. Eex Eis Map（格哎骂）

"格哎骂"，汉语译意为"屙屎不出"，即现代医学所指的便秘。侗医采用退火通便、补火通结疗法，以药物内服外敷治疗"屙屎不出"。

9.1　内治药方

9.1.1　Saov naemx doh meix zaoh got（少嫩豆美皂角）汉语译意为"猪牙皂汤"

药物组成：猪牙皂 9 克、黑白丑各 5 克、土大黄 10 克、青藤香 10 克、萝卜籽 10 克。

用　　法：将黑白丑用小火炒黄后，同上药一起煨水吃，每天吃 3 次，结屎一通即停药。

功　　用：退火通便。

适 应 症：经常性便秘或粪便为圆形、卵圆形硬结，腹胀隐痛等症。

9.1.2　Ems wanc xingp xeep eex（翁丸泻幸给）汉语译意为"干姜通便丸"

药物组成：干姜 15 克、巴豆 7 粒、土大黄 10 克、蜂蜜适量。

用　　法：先将巴豆捶成细块，反复用草纸包好后挤压去油汁，再将干姜、土大黄焙干后，同去油汁的巴豆一起碾成细粉，加入适量的蜂蜜（用小火炼过）调成黄豆大小蜜丸。空肚皮用温开水吞下，每次吃 7 丸，如粪便仍不屙出再加吃 3 ~ 4 丸即可，粪便一通即停药。

功　　用：补火通结。

适 应 症：经常性便秘，腹冷痛等症。

9.1.3　Saov bagc niv（少把类）汉语译意为"萝卜籽汤"

药物组成：萝卜籽 15 克、灯笼泡 15 克、海金沙藤 15 克、土大黄 10 克、滚屎虫 7 个。

用　　法：水煎服，每天 1 剂，分 3 次服。连用 1 ~ 3 天，粪便一通即停药。

功　　用：化结通便。

适 应 症：粪便为圆形、卵圆形硬结，腹胀痛等症。

9.2　外治药方

9.2.1　Ems jaol xeep eex（翁教泻给）汉语译意为"通便药条"

药物组成：猪牙皂 10 克、四季葱白 6 根、蜂蜜 60 克。

用　　法：先将猪牙皂焙干碾成细粉，用四季葱根蘸蜂蜜后，再粘上牙皂粉，放进肛门里面，直到粪便出来即取出。

功　　用：化结通便。

适 应 症：屙屎不出，粪便硬结，腹胀痛等症。

9.1.2 Ems bungv saenx louv yav（翁嗡省蒌亚）汉语译意为"田螺蛐蟮散"

药物组成：田螺 2 个、蛐蟮 3 条、盐巴 1 克。

用　　法：将田螺打破去壳，用里面的肉肠合蛐蟮、盐巴一起捶烂成浆，包敷在肚脐眼下一寸三分处，每天换药 1 次，粪便一通即停用。

功　　用：散血赶结屎。

适 应 症：屙屎不出，粪便硬结，腹胀痛等症。尤适用于儿童及年老体虚者。

10. Ids Gaos（啃高）

"啃高"又叫"啃巩告"，汉语译意为"痛头"，包括现代医学的偏头痛、头痛、外伤性头痛等。侗医采用散风赶湿、顺气、散血、补虚、止痛疗法，以药物内服外敷治疗"痛头"。

10.1 内治药方

10.1.1 Saov tianh mac duv ids（少天麻杜啃）汉语译意为"天麻止痛汤"

药物组成：天麻 25 克、葫芦瓜子 15 克、青藤香根 10 克、大血藤 15 克、牛膝 10 克。

用　　法：上药煎水兑米酒吃，每天 1 剂，分 3 次吃，连用 5 ~ 7 天。

功　　用：补虚止痛。

适 应 症：老年体虚，久病虚弱的头胀痛头晕等症。

10.1.2 Saov xingp jox（少信角）汉语译意为"菖蒲汤"

药物组成：石菖蒲 15 克、葫芦瓜籽 15 克、黄荆条 15 克、朝阳花 15 克、大小血藤各 15 克、瓜子金 10 克、桃树根 10 克。

用　　法：水煎服，每天 1 剂，分 3 次服，连用 7 ~ 10 天。

功　　用：祛湿止痛。

适 应 症：冷风吹引起的头痛，头沉重胀闷，身体酸痛等症。

10.1.3 Saov meix yaemx（少美引）汉语译意为"椿芽汤"

药物组成：椿芽根 20 克、茗叶细辛 10 克、大血藤 15 克、岩川芎 10 克、牛膝 15 克、水杨柳 15 克、细铜钱菜 10 克、铁马鞭草 15 克、生姜 3 片。

用　　法：水煎服，每天 1 剂，分 3 次服，连用 5 ~ 7 天。

功　　用：散血，顺气，止痛。

适 应 症：头痛，烦躁，爱发脾气，妇女或伴有乳房痛等症。

10.1.4 Saov mal bial mal jiv（少骂岜马继）汉语译意为"岩川芎汤"

药物组成：岩川芎 15 克、铁线草 15 克、大血藤 15 克、爬岩姜 15 克、南布正 15 克、米辣子 15 克、白瓜壳 10 克、黄花菜 15 克。

用　　法：水煎服，每天 1 剂，分 3 次服。

功　　用：补虚止痛。

适 应 症：头痛，体虚，头昏眼花等症。

10.1.5 Saov nyangt bov liongc（少娘跛隆）汉语译意为"龙胆草汤"

药物组成：龙胆草 10 克、野菊花 10 克、茗叶细辛 10 克、当归 10 克、小血藤 15 克、巴岩姜 15 克、岩川芎 10 克。

用　　法：水煎服，每天 1 剂，分 3 次服，连用 3 ~ 5 天。

功　　用：退热，散血止痛。

适 应 症：头痛，头热胀，烦躁，嘴巴干苦，便秘等症。

10.1.6 Saov jaol lemc saop baol（少教轮善报）汉语译意为"三角风汤"

药物组成：三角风 15 克、箭杆风 15 克、半边莲 15 克、白腊树 15 克、芭蕉根 15 克、四季葱白 3 棵。

用　　法：水煎服，每天 1 剂，分 3 次服，连用 5 ~ 7 天。

功　　用：散风止痛。

适 应 症：外伤或风湿病引起的头痛。

10.2　外治药方

10.2.1　Ems bungv demh aiv yaenl(翁嗙登盖引)汉语译意为"朝天罐散"

药物组成：朝天罐 100 克、野薄荷 100 克、饱饭花叶 100 克、甜酒糟适量。

用　　法：上药鲜品捶烂，包敷在脑壳顶上，每天换药 1 次。另用朝天罐根、毛秀才各 30 克煨水吃，每天 1 剂，分 3 次服，连用 3 天。

功　　用：散风止痛。

适 应 症：头痛，外伤瘀血引起的头痛。

10.2.1　Ems bungv baoc duv ids(翁嗙雹杜啃)汉语译意为"柚子消痛散"

药物组成：柚子树叶 30 克、大血藤 30 克、九里光 30 克、土细辛 10 克、岩川芎 30 克、臭牡丹 30 克、四季葱白 7 根、甜酒糟适量。

用　　法：上药鲜品捶烂，包敷在脑壳顶和两边太阳穴上，每天换药 1 次，连用 5 ~ 7 天。

功　　用：散血止痛。

适 应 症：头痛。

11. Ids Bul（啃播）

"播冷"又叫"误银播"，汉语译意为"水肿"或"身体肿"，即现代医学所指的浮肿。侗医采用排水、散血、补虚、消肿疗法，以药物内服外敷治疗"水肿"。

11.1　内治药方

11.1.1　Saov bieengh oux xul（少敏耦秀）汉语译意为"苞谷胡须汤"

药物组成：苞谷胡须 30 克、土牛膝 15 克、铁马鞭草 15 克、枫木树皮 15 克、朝天一炷香 15 克、四眼草 15 克、喀麻菜 25 克、椿芽树皮 15 克。

用　　法：煎水兑米酒吃，每天 1 剂，分 3 次吃，连用 7 ~ 10 天。

功　　用：排水消肿。

适 应 症：全身浮肿。

11.1.2　Saov sank padt toik bul（少伞盼腿布）汉语译意为"散血退肿汤"

药物组成：大血藤根 25 克、土牛膝 15 克、接骨茶 15 克、四眼草 15 克、苞谷胡须 20 克、团鱼壳 15 克。

用　　法：水煎服，每天 1 剂，分 3 次服，连用 7 天。

功　　用：散血排水消肿。

适 应 症：全身浮肿。

11.1.3　Saov mal bagc doh yak（少骂把朵亚）汉语译意为"萝卜赤豆汤"

药物组成：老萝卜种根 50 克、赤小豆 50 克、苞谷须 50 克、百鸟不落 50 克、灶心土 50 克、土牛膝 10 克。

用　　法：水煎服，每天 1 剂，分 3 次服，连用 7 天。

功　　用：排水退肿。

适 应 症：全身浮肿，身体虚弱。

11.1.4　Saov jaol lemc saemp baol（少教轮善报）汉语译意为"三角风汤"

药物组成：三角风 25 克、箭杆风 15 克、肥猪菜 15 克、土牛膝 10 克、牛筋草 15 克、笔筒草 15 克、金银花藤 15 克、百鸟不落根 15 克、黄梨树根 15 克。

用　　法：水煎服，每天 1 剂，分 3 次服。另用加大一倍的药量煨水洗澡，每天 1 次，连用 7 天。

功　　用：打血退肿。

适 应 症：外伤或痛冷风气引起的浮肿。

11.2　食疗药方

11.2.1　Eengl bal miix oux xul（饵坝米苟秀）汉语译意为"鲤鱼包谷稀饭"

药物组成：大鲤鱼 1 条、糯包谷 100 克。

用　　法：把鱼剖好后合包谷一起煮稀饭吃，分 2 次吃，隔天 1 次，连用半个月。

功　　用：补虚退肿。

适 应 症：体虚、营养差引起的全身浮肿。

11.2.2　Saov nanx nguk meix yangc liuux（少难茂美杨柳）汉语译意为"杨柳猪肉汤"

药物组成：水杨柳根 15 克、山萝卜 15 克、三月蒿 10 克、瘦猪肉 100 克。

用　　法：把药用布包好与猪肉一起煨煮熟，吃肉喝汤，每天 1 剂，分 2 次吃，连用 7 天。

功　　用：补虚，排水退肿。

适 应 症：久病体虚，阳气不旺，反复发作的全身浮肿。

11.3　外治药方

11.3.1　Ems louv yav mal sonk mags（翁蒌亚骂蒜马）汉语译意为"大蒜田螺膏"

药物组成：大蒜头、田螺蛳、喀麻菜籽各适量。

用　　法：上药捣烂碾细，先用大火煮两道药水，滤渣后用小火煨熟成药膏，瓶装备用。用时稍加热，用布包敷在肚脐眼，每天换药 1 次，连用七天。

功　　用：排水退肿。

适 应 症：全身浮肿。

11.3.2　Ems naemx wedt toik bul（翁嫩或笨退布）汉语译意为"发汗退肿洗剂"

药物组成：过山虎 700 克、刺五加 500 克、八角香 500 克、茶寄生 500 克、笔筒草 250 克、红藤 250 克、巴岩姜 500 克、石菖蒲 250 克、肺筋草 500 克、赶山鞭 500 克、土荆芥 500 克、柴桂皮 250 克、枫木树球 500 克。

用　　法：上药加水 200 斤煮开后倒出，趁热熏蒸发汗，每天 1 次，连熏 3 ~ 5 天。

功　　用：发汗退肿。

适 应 症：全身浮肿，怕冷着寒，闭汗等症。

注意事项：老年体虚者和儿童不宜应用熏蒸方法；熏蒸时要有人在一边守护，时间不能太长。

12. lds Biingh Mant （啃饼蛮）

"啃饼蛮"，汉语译意为"黄痧走胆"，包括现代医学的黄疸型肝炎和阻塞性黄疸等。侗医采用退热散血、排毒退黄疗法治疗"黄痧走胆"。

12.1　内治药方

Saov nyangt samp nguedx（少娘善伟）汉语译意为"三月蒿汤"

药物组成：三月蒿 20 克、酸汤杆 20 克、黄珠子 15 克、小龙胆草 15 克、水灯草 15 克。

用　　法：水煎服，每天 1 剂，分 3 次服，连用 10 ~ 15 天。

功　　用：排毒退黄。

适 应 症：黄疸初期，眼睛黄，全身皮肤黄，尿黄，发热，厌食等症。

12.2　Ems naemx toik mant toik duc（翁嫩退盼退毒）汉语译意为"排毒退黄汤"

药物组成：田基黄 30 克、积雪草 20 克、酸汤杆 30 克、龙胆草 15 克、鸡矢藤 15 克、喀麻菜 20 克。

用　　法：水煎服，每天 1 剂，分 3 次服，连用半个月。

功　　用：排毒退黄。

适 应 症：黄疸初期，全身皮肤黄，发热，两边胁肋下面隐痛，嘴苦，不想吃东西，困倦乏力等症。

12.3　Saov meix dous aiv（少美苋盖）汉语译意为"六月雪汤"

药物组成：六月雪根 50 克、茅草根 50 克、算盘子 50 克、过路黄 20 克、石见穿 20 克、酸汤杆 15 克。

用　　法：水煎服，每天 1 剂，分 3 次服，连用 10 ~ 15 天。

功　　用：退热毒退黄。

适 应 症：黄痧走胆，全身皮肤黄，心窝和两边肋下隐痛，怕油，吃东西没有味，

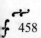

困倦乏力等症。

12.4 Saov sangp meix yuc xac（少橵美油茶）汉语译意为"茶油树根汤"

药物组成：茶油树根 15 克、九牛胆 10 克、黄珠子 15 克、橘子皮 15 克、青鱼胆 15 克、蓝靛根 15 克、三月蒿 20 克。

用　　法：水煎服，每天 1 剂，分 3 次服，连用 10 ~ 15 天。

功　　用：退热毒退黄。

适 应 症：黄痧走胆，发热，皮肤眼睛发黄，尿黄，便秘，头晕，身上酸楚难过等症。

12.5 Saov baenl naeml toik mant（少笨嫩退蛮）汉语译意为"黑竹退黄汤"

药物组成：黑竹根 15 克、黄珠子 15 克、算盘根 15 克、铁线草 15 克、棕瓜皮 15 克、散血草 15 克、茶油树根 10 克。

用　　法：水煎服，每天 1 剂，分 3 次服，连用 7 ~ 10 天。

功　　用：散血退黄。

适 应 症：黄痧走胆，两胁肋下和心窝针刺样痛，困倦思睡，食欲不振等症。

12.6 Saov bav xeec moux（少把穴偶）汉语译意为"九节茶汤"

药物组成：九节茶 25 克、臭牡丹 30 克、黄珠子根 25 克、四方藤 25 克、牛膝 25 克、猪肝 100 克。

用　　法：上药用纱布包好同猪肝一起煮熟，吃肝喝汤，分 2 次吃完，2 天 1 剂，连用 15 天。

功　　用：补虚退黄。

适 应 症：黄痧走胆，皮肤发黄不明显，身体虚弱消瘦，食欲不振，困倦思睡等症。

12.7 Ems toik mant wanc bov nguk（翁退蛮丸播茂）汉语译意为"猪胆退黄丸"

药物组成：猪苦胆适量、棕茅草 100 克、小龙胆草 70 克、黄珠子 70 克、三月蒿 50 克。

用　　法：上药焙干碾成细粉过筛，用猪胆汁调匀做成黄豆大小丸子，每天吃 3 次，每次 10 克用温开水吞服，连用 15 ~ 30 天。

功　　用：退热毒退黄。

适 应 症：黄痧走胆时好时坏，久治不好等症。

13. Ids Bov Biaens Dux（唒播冷都）

"唒播冷都"，汉语译意为"水臌"，即现代医学所指的肝硬化腹水。侗医采用打死血、赶毒排水疗法治疗"水臌"。

13.1　内治药方

13.1.1　Saov sangp buc gax（少橵扑嘎）汉语译意为"南瓜根汤"

药物组成：野南瓜根 120 克、黄珠子根 30 克、黄荆条根 20 克、喀麻菜 20 克、山楂根 60 克、田基黄 30 克、水灯草 10 克。

用　　法：第 1 剂煎水后兑少量甜酒吃，分 3 次吃；第 2 剂加水豆腐 2 块一起煮吃，分 3 次吃；第 3 剂煎出药水后去药渣，加猪瘦肉 100 克煮熟，吃肉喝汤，连用 9 ~ 15 天。腹水消退后，再用本方加艾叶根 30 克，煨药水来煮鸡蛋吃，每天吃 1 ~ 2 个，连用 15 ~ 30 天。

功　　用：赶毒排水。

适 应 症：水臌病，腹水多，尿少，脚肿，胸闷腹胀等症。

注意事项：吃药期间忌吃鱼、虾、竹笋等。

13.1.2　Saov mal kap nguk toik naemx（少骂卡茂退嫩）汉语译意为"喀麻菜排水汤"

药物组成：喀麻菜 30 克、酸汤杆 30 克、虎刺根 20 克、半枝莲 20 克、半边莲 20 克、石见穿 20 克、白花蛇舌草 20 克、田基黄 20 克、鸡骨草 20 克、钓鱼竿 20 克。

用　　法：水煎服，每天 1 剂，分 3 次服，连用 15 ~ 30 天。

功　　用：赶毒排水。

适 应 症：水臌病，腹水多，胀闷气促，尿少，吃不得东西，脸色萎黄等症。

13.1.3　Saov toip naemx nyangt jal bagx（少腿冷娘架把）汉语译意为"茅草排水汤"

药物组成：白茅草根 60 克、三月蒿 10 克、田基黄 20 克、喀麻菜籽 30 克、马鞭草 15 克、木通 10 克、包谷须 30 克、酸汤杆 20 克、小通草 10 克。

用　　法：水煎服，每天 1 剂，分 3 次服，连用 15 ~ 30 天。

功　　用：退黄排水。

适 应 症：水臌病，面色、皮肤发黄，腹水多，尿少，脚肿等症。

13.1.4　Saov nyangt baiv yak（少娘拜亚）汉语译意为"辣蓼草汤"

药物组成：辣蓼草 20 克、喀麻菜 20 克、笔筒草 15 克、水黄花 15 克、水案板 15 克、橘子根 20 克、黄珠子 15 克、木通 10 克、小通草 10 克。

用　　法：水煎服，每天 1 剂，分 3 次服，连用半个月到 1 个月。

功　　用：赶毒排水。

适 应 症：水臌病，腹水量多，两肋下隐隐痛，胸闷气促，尿少等症。

13.2　食疗药方

13.2.1　Saov longc nguk yeel aiv（少龙茂野盖）汉语译意为"癞蛤蟆猪肚汤"

药物组成：癞蛤蟆 3 个、大蒜 49 瓣、猪肚 1 个。

用　　法：将癞蛤蟆杀死后去掉头足和内脏，把猪肚子洗干净去掉油，放

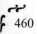

入大蒜一起用小火慢慢煮炖烂，每天分6次吃，连用3～5天。

功　　用：打死血，赶毒排水。

适 应 症：水臌病，肝区疼痛，腹水多，腹肿胀满有青筋冒起，肚脐眼鼓出，尿极少等症。

注意事项：癞蛤蟆因含蟾酥毒，用量过大会引起中毒，应据病人情况及病情从小剂量酌情应用。

13.2.2　Saov tieenh mac nanx nganh（少天麻难安）汉语译意为"天麻鹅肉汤"

药物组成：天麻15克、红藤10克、槐花15克、土党参15克、黄珠子根25克、鹅肉200克。

用　　法：上药煨出药水后，再用来蒸熟鹅肉吃，每天1剂，分3次吃，连用7天。

功　　用：补虚，打死血，排水。

适 应 症：水臌病，水肿时退时肿，肝区疼痛，体虚，头昏乏力等症。

14. Nyeeuv Eis Map（扭哎骂）

"扭哎骂"，汉语译意为"结尿"，泛指现代医学所指的泌尿系感染和泌尿系结石。侗医采用退热火毒、利尿、打结石疗法治疗"结尿"。

14.1　内治药方

14.1.1　Saov kuic fah toik udt（少葵花退坤）汉语译意为"葵花退热汤"

药物组成：葵花根100克、小软筋藤籽20克、天葵子20克、金钱草20克、喀麻菜20克、马鞭草20克、小通草10克。

用　　法：水煎服，每天1剂，分3次服，连用半个月。

功　　用：退热利尿。

适 应 症：结尿，下腹胀痛，尿急，尿频，尿时胀热辣痛、尿少，粪便干结等症。

14.1.2　Saov mal sax bah mal semp xongk tongh nyeeuv（少骂莎巴骂胜凶通扭）汉语译意为"酸蒲通尿汤"

药物组成：酸汤杆20克、黄花地丁20克、金钱草20克、海金沙15克、喀麻菜15克、马鞭草15克、鹅不食草10克、紫花地丁15克、金银花藤15克。

用　　法：水煎服，每天1剂，分3次服，连用5～10天。

功　　用：退热火毒，利水通尿。

适 应 症：结尿，发热，下腹胀痛，尿急，尿频，尿时胀热辣痛等症。

14.1.3　Saov bic bac dih（少枇杷地）汉语译意为"地枇杷汤"

药物组成：地枇杷50克、喀麻菜30克、勃荠子30克、一枝黄花20克、大蒜杆20克、红藤20克、小通草15克、土牛膝根15克。

用　　法：水煎服，每天1剂，分3次服，连用7～10天。

功　　用：退热火毒，通尿。

适 应 症：结尿，下腹胀痛，尿急，尿频，尿时辣痛，点滴不顺畅、口干喜喝凉水等症。

14.1.4　Saov bangl oux megx bangl liongc（少棒欧麦棒龙）汉语译意为"麦秆龙草汤"

药物组成：麦秆30克、龙芽草20克、毛草根30克、地骨皮20克、火炭泡20克、喀麻菜籽20克、红木香15克、淡竹叶10克。

用　　法：水煎服，每天1剂，分3次服，连用5～7天。

功　　用：退热火毒，止血。

适 应 症：结尿，血尿。

14.1.5　Saov dongl jenc lagx ludt（少冻近腊陆）汉语译意为"羊桃小枣汤"

药物组成：羊桃藤30克、小红枣30克、地榆30克、马鞭草30克、六月雪30克、龙芽草20克、水灯草15克、鸡蛋2个。

用　　法：上药煨开后放鸡蛋煮熟，取出剥壳再煮约5～10分钟，每天1剂，分2次吃，连用5～7天。

功　　用：补虚止血，退热毒。

适 应 症：年老体虚者的结尿。

14.1.6　Saov nyangt jal jenc bagx（少娘架近把）汉语译意为"毛草草汤"

药物组成：毛草根150克、包谷须30克、喀麻菜30克、金钱草50克、老娃酸20克、刺梨根20克、响铃草20克。

用　　法：水煎服，每天1剂，分3次服，连用7～10天。

功　　用：利尿排石。

适 应 症：肾或膀胱结石。

14.1.7　Saov nyangt mal yeenc mags（少娘骂媛嘛）汉语译意为"金钱草汤"

药物组成：金钱草100克、折耳根50克、喀麻菜50克、瓦苇20克、土牛膝15克、木通10克、土狗崽3个。

用　　法：将土狗崽放在瓦片上焙干后碾成细粉，其余药煨水吞服狗崽粉，每天1剂，分3次吃，连用5～7天。

功　　用：利尿排石。

适 应 症：肾或膀胱结石。

15. Weent Padt （咧盼）

"咧盼"，汉语译意为"吐血"，泛指现代医学的呕血、咯血。侗医采用退热火毒、顺气、补体、止血疗法治疗"吐血"。

15.1　Saov samp xeengp duv padt（少善现杜盼）汉语译意为"三生止

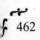

血汤"

药物组成：生侧柏叶 30 克、生艾叶 30 克、生野烟叶 30 克、茅草根 30 克、百草霜 20 克、头发 10 克。

用　　法：头发热成灰同百草霜拌匀，再用前几味药煨水来吞吃，每天 1 剂，分 3 次吃，连用 3～5 天。

功　　用：散血止血。

适 应 症：吐血量较大的吐血症。

15.2　Saov hoc fah duv padt（少荷花杜盼）汉语译意为"荷花止血汤"

药物组成：荷花根（炒黑）21 克、毛腊烛（炒黑）15 克、土荆芥（炒黑）15 克、侧柏叶（炒黑）15 克、小恶鸡婆根（炒黑）15 克、茅草根 30 克、当归 10 克。

用　　法：水煎服，每天 1 剂，分 3 次服，连用 7～10 天。

功　　用：退热止血。

适 应 症：经常性腹痛，黑便，饿饭时或吃硬食物引起上腹痛及吐血。

15.3　Saov meix jaol liongc dah nyal（少美教龙它亚）汉语译意为"过江龙根汤"

药物组成：过江龙根 30 克、水竹油 20 克、三月泡根 20 克、蜂蜜罐根 20 克、牛奶树根 15 克、小血藤根 15 克、红藤 15 克。

用　　法：选新鲜水竹一棵砍成二尺长短数节，打通中间隔节，用火烧烤每节中间，两头即流出竹油，同其他药一起煨水吃，每天 1 剂，分 3 次吃，连用 5～7 天。

功　　用：退热火毒，止血。

适 应 症：吐血不止，黑便，腹痛，发热，口干想喝冷水等症。

15.4　Saov mal dongc sinc guanh yenh（少骂铜钱观音）汉语译意为"观音铜钱汤"

药物组成：观音草 30 克、大铜钱菜 15 克、止咳莲 15 克、金鸡尾 15 克、家麻根 15 克、乌泡根 15 克、棕树根 15 克、钓鱼杆 15 克、马蹄当归 10 克。

用　　法：水煎服，每天 1 剂，分 3 次服，连用 10～15 天。

功　　用：退毒散血，止咳止血。

适 应 症：肺结核，肺脓疡久治不好的咯血，以及咳嗽突然引起的大咯血。

15.5 Saov mal ngaemc duv padt（少骂宁杜盼）汉语译意为"韭菜止血汤"

药物组成：细叶韭菜根 25 克、土党参 20 克、阳雀花根 15 克、红牛膝根 15 克、白映山红根 15 克、乌泡根 20 克、观音草 15 克、龙芽草 15 克、旧棕索（烧灰）15 克。

用　　法：水煎服，每天 1 剂，分 3 次服，连用 10～15 天。

功　　用：补体止血。

适 应 症：吐血，咳嗽时好时坏，体虚头晕，腰膝冷痛，脚软没有力气等症。

16. Ids Hongh Qip（啃宏气）

"啃宏气"又叫"梗饼轮"，汉语译意为"痛风气""痛风湿"。泛指现代医学的风湿性关节炎、类风湿性关节炎、痛风、坐骨神经痛、肌纤维组织炎。侗医采用打死（瘀）血、赶风气、通筋脉、排利水湿毒气、补火补气血疗法，以药物内服、熏洗、外包、打灯火、拔火罐治疗"痛风气"。

16.1 内治药方

16.1.1 Saov meix sinp jaenl liuuk hongh qip（少美千金馏宏气）汉语译意为"千斤赶风汤"

药物组成：千斤力 15 克、赶山鞭 15 克、野梦花 10 克、巴岩姜 15 克、金银花 15 克、软筋藤 15 克、大地风消 15 克、土牛膝根 10 克。

用 法：水煎服，每天 1 剂，分 3 次服，连用 7 ~ 10 天。同时还可用药水擦洗痛处。

功 用：打死血，赶风气。

适 应 症：痛风气，全身酸痛，手指、脚趾骨节红肿、热痛等症。

注意事项：能喝酒者在吃药时可加点米酒作为药引。

16.1.2 Saov jaol bial sinc meix dongc yuc（少教巴生美桐油）汉语译意为"桐油树寄生汤"

药物组成：桐油树寄生 25 克、赶山鞭 15 克、老鹳草 15 克、五角风 15 克、土牛膝 15 克、三百根 10 克、枫树根 10 克、血当归 10 克、岩川芎 10 克。

用 法：水煎服，每天 1 剂，分 3 次服，连用 10 ~ 15 天。同时还可用药水擦洗痛处。

功 用：打死血，赶风湿止痛。

适 应 症：痛风气，全身酸痛，腰酸痛，手脚骨结节肿痛等症。

16.1.3 Saov nyigx lemc nyangt shiz（少呢轮娘狮子）汉语译意为"狮子赶风汤"

药物组成：狮子草 50 克、红牛膝根 15 克、三角风 15 克、桐油树根 15 克、家麻根 15 克、云南叶根 15 克、夏枯草 15 克、臭牡丹根 15 克、岩川芎 10 克。

用 法：水煎服，每天 1 剂，分 3 次兑酒吃，连用 7 ~ 10 天。

功 用：赶风气、打死血、止痛。

适 应 症：痛风气，走路及活动时关节疼痛等症。

16.1.4 Saov kaok munh（少靠们）汉语译意为"金猫汤"

药物组成：金猫狗 15 克、红牛膝 15 克、小血藤 10 克、大风藤 15 克、蚕树枝 15 克、和尚头 15 克、杜仲 15 克、淫羊藿 10 克、岩川芎 10 克。

用 法：水煎服，每天 1 剂，分 3 次服，连用 7 ~ 10 天。

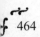

功　　用：赶风气、通筋脉。

适 应 症：痛风气，全身骨节酸痛，皮肤麻木感，遇冷疼痛加剧等症。

16.1.5　Saov duv ids gous touh jih（少杜啃沟头挤）汉语译意为"草乌止痛汤"

药物组成：草乌3个、黑大豆15克、蚰蜒15克、蝎子20个、麝0.5克、蜂蜜适量。

用　　法：先将前几样药焙干碾成细粉，再加入麝香、蜂蜜一起炼制成药丸（每丸重约1克），每天1次吃3丸，吃3天停一天再吃，3剂为1个疗程。

功　　用：打赶风湿毒、通筋止痛。

适 应 症：痛风气，全身大小骨节肿痛，皮肉冷痛或酸痛，活动不灵活等症。

16.1.6　Ems kuaot liuuk hongh qip（翁告馏宏气）汉语译意为"赶风药酒"

药物组成：追风伞25克、威灵仙20克、透骨香20克、铁筷子15克、大血藤15克、杜仲15克、红牛膝15克、见血飞20克、三角风15克、岩马桑15克、行杆15克、五香血藤20克、云南叶根20克、巴岩姜20克、青竹标1条、乌梢蛇1条。

用　　法：上药放进坛子里，加米酒或包谷酒2.5～5千克密封浸泡，7～21天后即可，每天2次，每次喝1小酒杯（约25～30毫升）。连用7～15天后，即可间断性服用。

功　　用：打赶风湿毒，通筋止痛。

适 应 症：痛风气，全身大小骨节肿痛僵硬，皮肉冷痛或酸痛，活动不灵活等症。

16.2　外治药方

Ems fangh liuuk lemc xugs xenp（翁方馏轮修蜃）汉语译意为"赶风烫洗方"

药物组成：八角风、石南藤、大血藤、五角风、三角风、大风藤、刺老泡根、千斤力、追风伞、红牛膝、大蒜杆、枫树皮果、蚕树枝、杉木寄生各适量。

用　　法：用大锅子煮出药水洗澡或浸泡手脚，或用帕子打湿药水烫敷痛处，每天1次，连用半个月。

功　　用：打赶风湿毒，通筋止痛。

适 应 症：痛风气，全身酸痛、骨节肿痛等症。

17. Ids Biingh Mangv Xenp（啃饼莽信）

"啃饼莽信"，汉语译意为"疯瘫""病半身瘫"，泛指现代医学的脑卒中及相关疾病引起的瘫痪。侗医采用打赶死血、打通筋脉、补气血疗法，以药物内服、外敷烫洗、打灯火、拔火罐、打银针、推拿按摩治疗"疯瘫"。

17.1　Saov tongh enl bav xeec moux（少通金把薛偶）汉语译意为"九节风通筋汤"

药物组成：九节风 20 克、萝卜种 20 克、大血藤 20 克、岩川芎 15 克、箭杆风 15 克、杜仲 15 克、五加皮 15 克、地蜈蚣 15 克、蜈蚣虫 3 条、当归 10 克、土牛膝 10 克、穿山甲 10 克。

用　　法：水煎服，每天 1 剂，分 3 次服，连用 1 个月为一疗程。

功　　用：打死（瘀）血，通筋脉。

适 应 症：疯瘫，偏瘫，嘴巴歪斜，一侧眼睛闭合不拢，半身麻木，手不能抬起，脚行走不灵便，讲话不清楚等症。

17.2　Saov meix dul zongl（少美杜仲）汉语译意为"杜仲汤"

药物组成：杜仲 30 克、老鸦果根 15 克、大血藤 15 克、小血藤 15 克、穿山甲 15 克、益母草 15 克、土大黄 15 克、九龙盘 15 克。

用　　法：煎水兑酒吃，每天 1 剂，分 3 次服完，连用 1 个月为一疗程。

功　　用：打赶死血，通筋脉。

适 应 症：疯瘫，偏瘫，半身麻木，肢体活动不灵活，脑壳痛，讲话不清楚等症。

17.3　Saov jaol nguk meix（少教茂美）汉语译意为"母猪藤汤"

药物组成：母猪藤根 25 克、软筋藤 25 克、半边风 25 克、三角风 25 克、大小血藤各 25 克、川芎 10 克、蜈蚣虫 3 条、蛐蟮 7 条。

用　　法：煎水兑酒吃，每天 1 剂，分 3 次吃，连用 15 天为一疗程。

功　　用：软筋散血，通经脉。

适 应 症：疯瘫，半身麻木，手脚僵硬不灵活，行走艰难，头脑不清醒，记忆恢复较差等症。

17.4　Saov meix namc dangl（少美楠当）汉语译意为"樟木树汤"

药物组成：樟木树皮 25 克、大血藤 25 克、小血藤 25 克、箭杆风 25 克、见风消 25 克、半边风 25 克、无根藤 25 克、木通 15 克、大叶细米泡 25 克、软筋藤 25 克、三角风 25 克、杜仲 15 克、川芎 10 克。

用　　法：煎水兑酒吃，每天 1 剂，分 3 次吃，连用 1 个月为一疗程。

功　　用：打死血赶风，通经脉。

适 应 症：疯瘫，半身麻木，脚手不灵活，浮肿，皮肤紫黑，嘴巴歪，眼睛闭不拢等症。

18. Bingh Juis Meeux（病弟美）

"病弟美"，汉语译意为"猫鬼病""痨病""肺病"，泛指现代医学的肺结核、肺脓肿。侗医采用补体赶毒、补气血、止咳疗法治疗"猫鬼病"。在治疗中强调加强营养，不要过劳，节制房事，不能吃刺激性食物，不要忧愁烦闷等心理调养。

18.1　内治药方

18.1.1　Saov bav bic bac（少坝枇杷）汉语译意为"枇杷叶汤"

药物组成：淡竹叶根 30 克、茅草根 30 克、枇杷叶 5 张、鸡药根皮 20 克、小血藤 15 克、渊头鸡 15 克、龙芽草 15 克、麦冬 15 克。

用　　法：水煎服，每天 1 剂，分 3 次服，连用 7 天。

功　　用：化痰止咳止血。

适 应 症：猫鬼病，咳嗽，痰多，痰中带血，发低烧，胸闷痛，出虚汗等症。

18.1.2　Ems saov wadx（翁少尾）汉语译意为"折耳根汤"

药物组成：平地木 15 克、红折耳根 20 克、鸡药根皮 15 克、喀麻菜 20 克、茅草根 30 克、橘皮 10 克、三步跳 10 克、三百棒 15 克、渊头鸡 20 克、生姜片 10 克

用　　法：水煎服，每天 1 剂，分 3 次服，连用 1 个月以上。

功　　用：退热养肺、止咳止血。

适 应 症：猫鬼病，久治不好，痰多，或痰中带血，胸闷，手脚掌心发热，出虚汗等症。

18.1.3　Ems kuaot duv houp（翁告杜侯）汉语译意为"止咳药酒"

药物组成：瓦苇 15 克、制首乌 20 克、淡竹根 15 克、麦冬 15 克、血三七 15 克、渊头鸡 20 克、赶山鞭 15 克、荠菜根 20 克、淫羊藿 15 克、乌头七 10 克、米酒 1000 克。

用　　法：上药泡酒 7 天后，每天晚上睡前喝 1 小杯（约 30 ~ 50 毫升），连用 1 个月。

功　　用：打死血，化痰，止咳止血。

适 应 症：猫鬼病，久治不好，咳嗽有痰，胸闷痛等症。

注意事项：正在咯血和体质差的病人、妇女经期孕期禁用。

18.1.4　Saov kiut jenc（少酷近）汉语译意为"野百合汤"

药物组成：野生小百合 15 克、渊头鸡 15 克、白果 15 克、瓦苇 15 克、玉簪花根 15 克、大小恶鸡婆各 15 克。

用　　法：水煎服，每天 1 剂，分 3 次服，连用 15 ~ 30 天。

功　　用：养肺，止咳止血。

适 应 症：猫鬼病，咳嗽咯血，胸闷痛，发低烧，出虚汗，消瘦体质差等症。

18.1.5　Saov meix bix wangc bac laox（少美比王巴老）汉语译意为"十大功劳汤"

药物组成：十大功劳 20 克、鸡药根皮 21 克、百部 15 克、平地木 15 克、折耳根 20 克、喀麻菜 15 克、柿霜 20 克、淡竹根 20 克。

用　　法：水煎服，每天 1 剂，分 3 次服，连用 1 个月。

功　　用：退热止咳。

适 应 症：猫鬼病，咳嗽，痰多腥臭，胸闷痛，发低烧，出虚汗，消瘦，体质差等症。

18.2 食疗药方

18.2.1 Saov hoc xingh dinl nguk(少和乡钉茂)汉语译意为"和尚猪脚汤"

药物组成：和尚头根 50 克、三月泡根 30 克、奶浆菜根 50 克、臭牡丹根 50 克、猪脚前爪 500 克。

用　　法：上药包好同猪脚一起炖熟，吃肉喝汤，两天 1 剂，连用 1 个月。

功　　用：补虚，止咳收汗。

适 应 症：猫鬼病，久治不好，身体虚弱，出虚汗，久咳不止等症。

18.2.2 Saov samp begs bangl（少善白棒）汉语译意为"天门冬汤"

药物组成：天门冬 20 克、百部 15 克、白及 15 克、竹门冬 15 克、杏仁 10 克、止咳莲 10 克、三七 10 克、猪肺 1 笼。

用　　法：上药包好同猪肺一起炖熟，吃肺喝汤，两天 1 剂，连用 7 ~ 10 天。

功　　用：补肺止咳。

适 应 症：猫鬼病，久治不好，身体虚弱，久咳气促，痰中带血等症。

二、外科及伤科医方

1. Dagl Lags （挡喇）

"挡喇"，汉语译意为"断骨头病"，即现代医学骨折。侗医采用打赶、散毒、补虚疗法，以新鲜天然植物药外敷、内服治疗"断骨头病"，辅以功能锻炼。

1.1 内治药方

1.1.1 Saov ngaemc mal naemx bagx（少能骂轮把）汉语译意为 "韭白饮"

药物组成：细叶韭菜根 30 克、童便 100 毫升、白糖 20 克。

用　　法：把韭菜根洗净捶烂，先用井水浸泡片刻，滤去药渣，加入童便、白糖，搅拌匀空腹吃下，每天 3 次，每次 100 ~ 150 毫升，连用 3 ~ 5 天。

功　　用：散血通瘀，止痛，退火毒。

适 应 症：患部红肿热痛，瘀血的骨折。

1.1.2 Saov ngox sangp sibs lags（少娥橾献喇）汉语译意为 "五根接骨汤"

药物组成：韭菜根、棕瓜根、金毛狗脊根、土牛膝根、野菊花、仙桃草根、红糖。

用　　法：水煎服，每天 1 剂，分 3 次服，连服 10 ~ 15 天。

功　　用：打散死血，通筋，消肿止痛。

适 应 症：局部红肿胀痛的骨折。

1.1.3 Saov kaok munh samp jaol（少靠们善教）汉语译意为 "金毛三藤汤"

药物组成：金毛狗脊 15 克、土牛膝根 10 克、鸡血藤 15 克、大血藤 20 克、小血藤 10 克、杜仲 10 克、毛秀才 15 克、九节茶 15 克、箭杆风 15 克。

用　　法：水煎服，每天 1 剂，分 3 次服，连服 10 ~ 15 天。

功　　用：补气血，通筋接骨。

适 应 症：体质虚弱及气血不足的中老年骨折。

注意事项：服药期间忌食酸、腥、冷的食物，多吃营养丰富的食物，如螃蟹、猪的长骨汤、鸡、鸽子、鱼等食物。

1.1.4　Saov meix jus liongc（少美丢龙）汉语译意为 "九龙救驾汤"

药物组成：九龙盘根 15 克、大救驾根 15 克、细叶韭菜根 15 克、土牛膝根 20 克、十大功劳根 15 克、野花椒根 15 克、野菊花根 15 克、仙桃草 10 克、赶山鞭根 15 克、巴岩姜 15 克、生半夏 10 克、童便、白糖适量。

用　　法：水煮 3 次混匀后，用童便兑白糖为药引，分 2 次吃，连用 7 ~ 10 天。

功　　用：打赶死血，顺气止痛，续筋接骨。

适 应 症：局部瘀血肿胀，疼痛难忍的腰椎骨折及四肢骨折。

1.2　外治药方

1.2.1　Ems bogl ngaemc gemh gaoh guic（翁播能登告奎）汉语译意为 "韭菜牛膝敷剂"

药物组成：细叶韭菜根 120 克、红牛膝 120 克、巴岩姜 120 克、家麻根 120 克、十大功劳根 120 克、满天星 120 克、枸杞树根 120 克、竹叶七 30 克、白糖 120 克。

用　　法：上药鲜品洗净捶烂如泥，将骨折复位后先用药敷于伤患处，再用夹板固定。每天用上药捣烂取汁滴入敷药处，以保持药物湿度，有利于药物吸收，每 2 天换药 1 次。

功　　用：散血退肿，化腐生肌，续筋接骨。

适 应 症：骨折，局部瘀肿疼痛。

注意事项：外敷药如遇冷天须稍加热后再敷，换药时注意不要让复位的断骨移位。

1.2.2　Ems bogl liuuc anl（翁播流按）汉语译意为 "栀子家麻敷剂"

药物组成：细叶韭菜根 100 克、家麻根 100 克、巴岩姜 50 克、黄栀子 30 克、云南叶根 100 克、红牛膝 50 克、观音草 100 克、鸭蛋清 3 个、米酒 50 毫升、面粉适量。

用　　法：上药捶烂如泥，加面粉、鸭蛋清和米酒拌匀，将骨折复位后用夹板固定，再用药敷于伤患处，每 2 天换药 1 次。

功　　用：散瘀退肿，续筋接骨。

适 应 症：骨折，局部瘀肿疼痛。

注意事项：药物要捶烂，不能有刺根，免伤皮肉。固定捆扎时不能太紧，每天需解开放松 15～20 分钟。

1.2.3 Ems bogl anl（翁播按）汉语译意为 "麻根敷剂"

药物组成：家麻根 150 克、白毛夏枯草 200 克、九层皮根皮 150 克、小血藤 120 克、大血藤根皮 20 克、雨点草 150 克、接骨茶 150 克、白糖、米酒适量。

用　　法：上药捶烂如泥，加白糖和米酒拌匀，将骨折复位后用夹板固定，再用药敷于伤患处，每 2 天换药 1 次。

功　　用：散血退肿，续筋接骨。

适 应 症：骨折，局部瘀肿疼痛。

1.2.4 Ems bogl dongc sinc（翁播铜钱）汉语译意为 "铜钱敷剂"

药物组成：铜钱草 200 克、五爪金龙 100 克、赶山鞭 100 克、血当归 100 克、羊耳风 100 克、杜仲叶 150 克、白腊树皮 150 克、野葡萄根 100 克、出壳小鸡 1 只。

用　　法：上药与小鸡一起捶烂如泥，将骨折复位后用夹板固定，再用药敷于伤患处，每 2 天换药 1 次。

功　　用：散瘀止痛，续筋接骨。

适 应 症：骨折，局部瘀肿疼痛。

1.2.5 Ems bogl nyangt gonh yenh（翁播娘观音）汉语译意为 "观音敷剂"

药物组成：观音草 100 克、赶山鞭 100 克、云南叶根 150 克、野荞麦根 100 克、野山萝卜根 100 克、散血草 120 克、米酒糟适量。

用　　法：上药捶烂如泥，和米酒糟拌匀，将骨折复位后用夹板固定，再用药敷于伤患处，每 2 天换药 1 次。

功　　用：散血退肿，续筋接骨

适 应 症：骨折，局部瘀肿疼痛。

1.2.6 Ems bogl sangx nanx sibs lags（翁播橤难献喇）汉语译意为 "生肌接骨敷剂"

药物组成：细叶韭菜根 150 克、巴岩姜 120 克、家麻根 120 克、金樱子叶 200、黄花地丁 120 克、满天星 150 克、过路黄 120 克、大伤药 120 克、龙牙草 120 克、白糖适量。

用　　法：上药鲜品洗净捶烂如泥，加白糖拌匀，将骨折复位后用夹板固定，再用药敷于伤患处，每 2 天换药 1 次。

功　　用：散血生肌，续筋接骨。

适 应 症：开放性骨折，流血肿痛。

注意事项：对外伤皮肉破溃之断骨头，先将流血止住，然后对伤口清洗处理，对已经打烂而无法相连修复的皮肉筋膜，须清除掉，再行断骨头复位术，复好位用夹板固定后再用药敷上。

1.2.7 Ems bungv samp jus sibs lags（翁嘣善久献喇）汉语译意为"三九接骨散"

药物组成：三月泡根、三角风、九节茶、毛秀才、过路黄、金银花、过江龙、海金沙藤、大血藤、小血藤各适量。

用　　法：上药焙干碾成细粉装瓶备用，用时将药粉加淘米水和米酒调成膏状，将骨折复位后用夹板固定，再用药膏敷于伤患处，每2天换药1次。

功　　用：散血去瘀，退肿接骨。

适 应 症：骨折，跌打损伤，局部肿痛。

1.2.8 Saov ems longh nanx longh enl（少翁耸难耸更）汉语译意为"软筋藤洗剂"

药物组成：小软筋藤、金银花藤、钩藤根、刺五加、土牛膝根各适量。

用　　法：上药煮水趁热先熏伤患处，待水温稍冷后，直接烫洗或用帕子浸药水热敷患处，每天1～2次，然后作局部按摩，连用10天为一疗程。

功　　用：散血通络，软筋化僵。

适 应 症：跌打损伤、骨折伤愈后局部肌肉僵硬、结块不散、肢体活动不灵活。

【附1】

贵州省黔东南苗族侗族自治州剑河县民族中医医院百岁侗医吴定元伤科接骨和麻醉验方。

接骨药方

Ongs wuc fangh sibs lags1（翁吴方献喇1）汉语译意为"吴公接骨方1"

药物组成：仙人桥、巴岩姜、芭蕉嫩牙、母猪藤、蕨巴根、软筋藤各适量。

用　　法：上药鲜品捶烂，复位后敷于断骨伤患处，每大换药1次。

功　　用：散血接骨。

适 应 症：各种骨折。

Ongs wuc fangh sibs lags2（翁吴方献喇2）汉语译意为"吴公接骨方2"

药物组成：红母猪藤根、小种三七、散血草、指甲花全草各适量。

用　　法：上药捶烂后兑米酒，复位后用夹板固定再包药，每天换药1次。

功　　用：散血接骨。

适 应 症：各种骨折。

Ongs wuc fangh sibs lags3（翁吴方献喇3）汉语译意为"吴公接骨方3"

药物组成：红母猪藤、景天三七、散血草、羊不吃根皮、蜂蜜罐根皮、活雪莲、血三七各适量。

用　　法：上药捶烂，复位后用夹板固定再包药，每天换药1次。

功　　用：散血退肿，续筋接骨。

适 应 症：各种骨折。

麻醉药方

Mac zil fangh1（麻醉方 1）

药物组成：生草乌头、生南星各适量，胡椒 30 ~ 50 粒。

用　　法：上药用木棒捶烂后，用酒浸泡半小时，取药汁擦拭骨折断面及周围，感到麻木后，再施行检查及复位。

功　　用：麻醉止痛。

适 应 症：骨折手法复位时麻醉止痛及跌打损伤止痛。

Mac zil fangh2（麻醉方 2）

药物组成：三分三根或叶、生三步跳、生南星、洋金花各适量。

用　　法：上药焙干碾成细粉，用酒或水调成糊状外敷伤患四周，约半小时后即起麻醉作用。

功　　用：麻醉止痛。

适 应 症：骨折手法复位时麻醉止痛及跌打损伤止痛。

【附2】

1. 湖南省通道侗族自治县民族中医院侗医龙开娥（龙氏接骨世家第九代传人之一）"龙氏接骨秘验方"。

Ongs bux liongc fangh sibs lags（翁普龙方献喇）汉语译意为"龙氏接骨粉组方"

药物组成：毛秀才 25 克、过路黄 15 克、金银花 15 克、三角风 15 克、海金沙 15 克、三月泡根 15 克、大血藤 15 克、小血藤 15 克、过江龙 25 克、九牛膝 15 克、九节茶 15 克。

用　　法：上药焙十碾成细粉，用淘米水调成糊状，再兑少许米酒调匀后均匀铺于纱布上，包敷在复位固定好的骨折和伤肿痛处，每 2 ~ 3 天换药 1 次，直至骨折愈合。

功　　用：清热解毒，活血祛瘀，消肿止痛。

适 应 症：各种闭合性骨折，跌打损伤。

Ongs bux liongc fangh sibs lags 1（翁普龙方献喇 1）汉语译意为"龙氏活骨汤 1"

药物组成：毛秀才 10 克、羊耳黄 10 克、紫金藤 15 克、伏地香 10 克、金鸡上树 5 克、大血藤 15 克、络矢藤 15 克、朱砂根 10 克、大力草 10 克、草珊瑚 10 克、紫根藤 15 克、虎杖根 10 克、土牛膝 10 克。

用　　法：水煎服，每天 1 剂，分 3 次服，连用 2 个月为 1 个疗程。

功　　用：补体虚，接筋骨。

适 应 症：久治不愈的骨折。

Ongs bux liongc fangh sibs lags2（翁普龙方献喇2）汉语译意为"龙氏活骨汤2"

药物组成：紫金藤15克、常春藤15克、茜草根10克、朱砂莲10克、钩藤15克、桑枝15克、狗脊10克、凉粉藤15克、苎麻根10克、见风消15克、醉鱼草根10克、箭杆风5克。

用　　法：水煎服，每天1剂，分3次服，连用1个月为一疗程。

功　　用：补体虚，散瘀接骨。

适 应 症：身体虚弱的骨折。

2. Douh begs douh（蔸北蔸）

"蔸北蔸"，汉语译意为"跌打损伤"，泛指现代医学的软组织损伤。侗医采用打赶散淤疗法治疗"跌打损伤"，按伤皮肉、伤筋骨、明伤、暗伤的不同而选择用药。

2.1　内治药方

2.1.1 Saov douh begx sank padt（少蔸百散盼）汉语译意为"跌打化瘀汤"

药物组成：当归10克、血三七10克、九龙盘12克、马蹄香10克、牛膝10克、大伤药12克、千斤力12克、四块瓦15克、五加皮15克、大血藤15克、小血藤15克。

用　　法：水煎服，每天1剂，分3次服，每次兑米酒1小杯（30～50毫升）。

功　　用：散死血，消肿止痛。

适 应 症：跌打损伤，肌肉筋骨疼痛。

2.1.2　Saov siik mags sank padt（少棕骂散盼）汉语译意为"四大赶血汤"

药物组成：四块瓦15克、大救驾12克、赶山鞭15克、大血藤15克、红马蹄香15克、川芎10克、当归12克。

用　　法：水煎服，每天1剂，分3次服，每次兑米酒1小杯（30～50毫升）。

功　　用：散死血，消肿止痛。

适 应 症：跌打损伤，暗伤局部肿痛。

2.1.3　Saov sank padt toik bul（少善盼腿步）汉语译意为"散血消肿汤"

药物组成：散血草15克、赶山鞭15克、中搜山15克、大血藤15克、小血藤15克、鹅不食草15克、土细辛10克、大气木10克。

用　　法：水煎服，每天1剂，分3次服，每次兑米酒1小杯（30～50毫升）。

功　　用：散死血，消肿止痛。

适 应 症：跌打损伤，受伤处积有死血疼痛，活动或触摸时疼痛加剧。

2.1.4 Saov sank padt tongh soh（少善盼通嗦）汉语译意为"散血顺气汤"

药物组成：云南叶根10克、红藤15克、岩马桑10克、岩泽兰10克、巴岩姜12克、山苍树根15克、大救驾10克、土鳖虫10克。

用　　法：水煎服，每天1剂，分3次服，每次兑米酒1小杯（30～50毫升）。

功　　用：散血顺气，消肿止痛。

适 应 症：跌打损伤，暗伤死血，气滞痛，局部红肿胀痛。

2.1.5　Saov sank padt sangx nanx（少善盼擦腩）汉语译意为"散瘀生肌汤"

药物组成：黄花地丁 20 克、紫花地丁 15 克、野菊花 15 克、独脚莲 12 克、刺黄连 10 克、见血飞 15 克、过江龙 15 克、仙鹤草 15 克、过路黄 20 克。

用　　法：水煎服，每天 1 剂，分 3 次服，连用 7～10 天。

功　　用：退热散瘀，消肿生肌。

适 应 症：外伤并感染，局部红肿热痛，伤口流脓。

2.1.6　Saov ids yaol（少啃要）汉语译意为"腰痛汤"

药物组成：杜仲 20 克、大血藤 20 克、九龙盘 15 克、赶山鞭 15 克、地骨皮 15 克、细叶韭菜根 10 克、益母草 15 克。

用　　法：水煎服，每天 1 剂，分 3 次服，每次兑米酒 1 小杯（30～50 毫升）。

功　　用：散血通筋，消肿止痛。

适 应 症：急慢性腰扭伤，肿胀疼痛。

2.1.7　Saov kuaot begx douh ids aox（少烤北苋啃嗷）汉语译意为"内服伤药酒"

药物组成：大血藤 50 克、杜仲 30 克、四块瓦 50 克、赶山鞭 50 克、散血草 50 克、三百棒 50 克、地别虫 30 克、九节茶 100 克、血当归 30 克、大救驾 30 克、小血藤 50 克、对叶莲 30 克、川芎 30 克、红牛膝 30 克、姜黄 30 克、泽兰 30 克、竹叶七 30 克、五加皮 50 克、三角枫 50 克、桑寄生 50 克、巴岩姜 30 克。

用　　法：上药泡包谷酒 10000 毫升，装坛后密封 21 天即可服用，每天中午、晚上各吃 1 次，每次 30～50 毫升，连用 5～7 天。

功　　用：散血通筋，止痛。

适 应 症：各种内外伤，跌打损伤，腰肌劳损引起的肌肉、骨节疼痛。

2.1.8　Saov kuaot toik bul duv ids（少烤腿步杜啃）汉语译意为"消包止痛药酒"

药物组成：打不死 60 克、小血藤 60 克、土细辛 30 克、大伤药 30 克、马蹄草 60 克、鹅不食草 60 克、四大天王 30 克。

用　　法：上药捶烂泡酒 1～2 小时，先喝 30 毫升药酒，再用药酒外擦伤患处，直至局部发热为止，每天擦 2～3 次。

功　　用：散血止痛。

适 应 症：挫伤，局部肿胀疼痛。

2.2　外治药方

2.2.1　Ems bogl laox jenh sank padt（翁播劳金善盼）汉语译意为"老

君赶血敷剂"

药物组成：老君扇、赶山鞭、小血藤、大血藤根皮、打不死、大伤药、天门冬、千斤力叶、八角莲、散血草、土牛膝各适量。

用　法：上药捶烂加米酒拌匀，用菜叶包好放入火炭灰里煨热，取出稍冷后敷贴于患处。

功　用：散血消肿、止痛。

适 应 症：跌打损伤，明伤或暗伤瘀血肿痛。

2.2.2　Saov kuaot begx douh ids nugs（翁烤北苪唷怒）汉语译意为"外用伤药酒"

药物组成：生耗子头、生三步跳、生南星、大伤药根、水三七、地蜂子、八角莲各100克。

用　法：上药用高度酒5000毫升装坛浸泡备用，临用时拿药棉或软布蘸药酒涂擦伤痛处，然后轻轻按摩到局部感觉发热，每天2～3次，连用3～5天。注意：该药酒有毒，不能入口，如跌打损伤破皮，不能直接涂擦伤口。妇女怀孕时不能用。

功　用：散血赶瘀，消肿止痛。

适 应 症：跌打损伤，腰腿冷痛等症。

2.2.3　Ems gaoh begx douh toik bul（翁告北苪腿步）汉语译意为 "跌打消肿膏"

药物组成：地茂胆、见血飞、岩五加、马尾松、独脚莲、九节茶、赶山鞭、毛秀才、散血草各150～250克，桐油适量。

用　法：上药用武火煨煮浓缩滤去药渣后，再加入桐油用文火慢慢熬成膏，装瓶密封备用，用时均匀地敷于患处，外用新鲜菜叶盖上，再用布固定好。两天换药1次，连用3～5天。

功　用：散瘀消肿、止痛。

适 应 症：跌打损伤，瘀肿疼痛明显。

2.2.4　Ems bogl tongh guanh jeec（翁播通观结）汉语译意为 "通利关节敷剂"

药物组成：牛膝、毛秀才、朝天一炷香、四块瓦、散血草、小血藤、大伤药、马蹄草、土细辛、花椒、生姜各适量。

用　法：上药鲜品捶烂兑米酒调匀，先用药酒汁涂擦伤处，再用手法对伤痛处作局部理筋按摩，直至局部发热为止，然后敷上药外用布带固定，每天换药、按摩1次，连用5～7天。

功　用：通筋散血，疏利骨节，消肿止痛。

适 应 症：大小关节扭伤、跌伤，关节肿胀瘀痛，活动受限。

3. Douh Suic Idx（蒐隋啃）

"蒐隋耿"，汉语译意为"毒蛇咬伤"。侗医采用排毒和打赶疗法治疗"毒蛇咬伤"。被毒蛇咬伤后，迅速在伤口的向心端结扎止血带，然后清创，用盐水或清水从上至下推抹，反复清洗伤口，并用经灼烧消毒的三棱针或瓷片在伤口周围刺破放血，然后用草药外包和内服。

3.1　内治药方

3.1.1　Saov toik duc suic（少腿毒隋）汉语译意为"排毒散瘀汤"

药物组成：地星宿 10 克、九龙盘 10 克、鱼鳅菜 15 克、一枝蒿 6 克、土大黄 15 克、三白草根 10 克、黄檀木 10 克、一支箭 10 克、夏枯草 15 克、泡木根 10 克、半枝莲 20 克。

用　　法：水煎服，每天 1 剂，分 3 次服，连用 5～7 天。

功　　用：散血排毒，退肿止痛。

适 应 症：毒蛇咬伤，伤口疼痛，四肢麻木，头昏眼花，音哑，流口水，惊厥抽筋等症。

3.1.2　Saov sedp bav toik duc suic（少生把腿毒隋）汉语译意为"七叶解毒汤"

药物组成：七叶一枝花 15 克、八角莲 18 克、青木香 10 克、金线吊葫芦 15 克、麝香 1 克。

用　　法：水煎服，每天 1 剂，分 4～6 次服，麝香分 2 次吞服，连用 5～7 天。

功　　用：退蛇毒，散瘀肿，顺气止痛。

适 应 症：毒蛇咬伤，局部肿痛，皮肤发黑，头昏眼花，肢体麻木，气紧，胸闷等症。

3.1.3　Saov mal sax bah toik duc suic（少骂杀巴腿毒隋）汉语译意为"黄花地丁汤"

药物组成：黄花地丁 30 克、紫花地丁 30 克、半枝莲 30 克、土大黄 15 克、酸汤杆 30 克、蛇倒退 30 克、水牛角 50 克。

用　　法：水煎服，每天 1 剂，分 4～6 次服，连用 3～5 天。

功　　用：退火解毒，凉血止血。

适 应 症：毒蛇咬伤，局部肿痛明显，发热，脑壳晕，伤口流血等症。

3.1.4　Saov mal gaos kip（少骂高推）汉语译意为"犁头菜汤"

药物组成：犁头草 30 克、一枝黄花 15 克、蛇倒退 20 克、夏枯草 20 克、两面针 15 克、乌桕根皮 10 克、七叶一枝花 15 克、蜈蚣 2 条。

用　　法：水煎服，蜈蚣焙干碾成细粉吞吃，每天 1 剂，分 3 次吃，连用 5～7 天。

功　　用：散瘀退毒。

　　适 应 症：毒蛇咬伤，局部瘀块皮肤黑紫，疼痛，肢体麻木等症。

　　3.1.5 Saov mal suic nuv laengh（少骂隋努朗）汉语译意为 "蛇倒退汤"

　　药物组成：蛇倒退 15 克、半边莲 50 克、乌柏根二皮 20 克、三颗针 15 克、白芷 10 克、蜈蚣 1 条。

　　用　　法：水煎服，每天 2 剂，每剂分 2 次服，连用 5 ~ 7 天。同时用新鲜的半边莲、九里光、辣蓼各适量，捶烂后敷在伤口周围，每天换药 2 次。

　　功　　用：散瘀排毒，退肿止痛。

　　适 应 症：毒蛇咬伤。

　　3.1.6 Saov mal dongc sinc（少骂铜辰）汉语译意为 "马蹄草汤"

　　药物组成：马蹄香 20 克、青木香 10 克、野菊花 10 克、万年青 10 克、蛇倒退 10 克。

　　用　　法：水煎服，每天 2 剂，每剂分 2 次服，连用 5 ~ 7 天。同时用第二道淘米水自上而下擦洗伤口，边洗边挤出毒液，然后用旱烟袋里边的烟油涂抹伤口周围，每天擦洗 2 次，连用 5 ~ 7 天。

　　功　　用：散瘀排毒，退肿止痛。

　　适 应 症：毒蛇咬伤。

　　3.2 外治药方

　　3.2.1 Ems bogl wap ngoux bav toik bul （翁播滑藕把腿播）汉语译意为 "莲花退肿敷剂"

　　药物组成：半边莲、鸡爪莲、莲花叶、黄花地丁、犁头菜、鱼腥草、蛇倒退 天青地白鲜品各适量。

　　用　　法：先用拔火罐或打瓦针放出毒血水，用盐水或茶水冲洗干净后，再用上药捶烂敷于伤口周围，中间留一小口利于毒液排出，每天换药 1 ~ 2 次，连用 5 ~ 7 天。

　　功　　用：退热赶毒，散血祛瘀。

　　适 应 症：毒蛇咬伤，局部发热，皮肉发黑，肿胀疼痛等症。

　　3.2.2 Ems bogl liogc ems sank duc（翁播略翁散毒）汉语译意为 "六味赶毒敷剂"

　　药物组成：一支箭、徐长卿、六月雪、独脚莲、三百棒、四方草鲜品各适量。

　　用　　法：上药捶烂包敷伤口周围，中间留一小口利于毒液排出，每天换药 2 次，连用 5 ~ 7 天。

　　功　　用：赶毒退肿，散瘀止痛。

　　适 应 症：毒蛇咬伤，局部肿胀疼痛等症。

　　3.2.3 Ems bogl meix pagl sank duc（翁播美爬散毒）汉语译意为 "杉

树赶毒敷剂"

药物组成：杉树嫩尖、花蝴蝶、三百棒、青葛麻棒根、蛇倒退、五倍子树叶皮、雄黄各适量。

用　　法：上药捶烂包敷伤口周围，中间留一小口利于毒液排出，每天换药2次，连用5～7天。

功　　用：散血赶毒，退肿止痛。

适 应 症：毒蛇咬伤，局部肿胀疼痛等症。

3.2.4　Ems bogl nugs yenc fah sank duc（翁播怒迎化善毒）汉语译意为"银花赶毒敷剂"

药物组成：金银花藤、小血藤、蛇倒退、野花椒、天南星、三步跳、辣蓼草各适量、雄黄15克。

用　　法：上药捶烂包敷伤口周围，中间留一小口利于毒液排出，每天换药2次，连用5～7天。

功　　用：退热赶毒，散血退肿。

适 应 症：毒蛇咬伤，局部热肿疼痛等症。

3.2.5　Ems bogl nyangt mal lianh toik duc（翁播娘骂懒退毒）汉语译意为"辣蓼赶毒敷剂"

药物组成：半边莲、九里光、辣蓼草、鹅不食草、百鸟不站、蛇莓、十万错鲜品各适量。

用　　法：上药捶烂包敷伤口周围，中间留一小口利于毒液排出，每天换药2次，连用5～7天。

功　　用：退热赶毒，退肿止痛。

适 应 症：毒蛇咬伤，局部灼热肿痛，肢体麻木等症。

4. Douh Xangp Congk（凸像铳）

"凸像铳"，汉语译意泛指"刀伤、枪伤、刺伤、弹伤"等损伤。侗医采用退毒散瘀疗法，用新鲜药物外敷、内服治疗"刀伤、枪伤、刺伤、弹伤"。

4.1　Saov toik duc sangx nanx（少腿毒操难）汉语译意为"退毒生肌汤"

药物组成：仙鹤草15克、十大功劳15克、金银花藤15克、人头发（煅）10克、黄花地丁15克、大恶鸡婆15克、地锦15克、侧柏树果炭15克。

用　　法：水煎服，每天1剂，分3次服。同时取上药适量焙干碾成细粉，用茶油或桐油调成糊状涂敷于伤口周围，或用干粉均匀地撒在伤口上，每天1次，连用5～7天。

功　　用：退毒止血，排脓生肌。

适 应 症：外伤破溃，伤口化脓不愈合等症。

4.2　Saov jaol siip toik bul（少叫棕腿播）汉语译意为"棕绳退肿汤"

药物组成：棕绳炭20克、地榆炭15克、紫花地丁15克、黄花地丁15克、白及15克、金银花藤15克、龙牙草15克、茅草根20克、小血藤10克。

用　　法：水煎服，每天1剂，分3次服，连用5~7天。

功　　用：散瘀止血，退肿止痛。

适 应 症：刀伤、枪伤、刺伤、弹伤等外伤，伤口较大，出血较多，局部肿痛明显等症。

注意事项：服药期间忌食辛辣上火之物和酸味、浓茶等食物。

4.3　Saov bux tiix sangx nanx（少甫体操难）汉语译意为"补虚生肌汤"

药物组成：土党参20克、土当归15克、酸汤杆根15克、阳雀花根15克、鸡血藤20克、葛根20克、糯苔根25克。

用　　法：水煎服，每天1剂，分3次服，连用7~10天。

功　　用：补虚退毒，排脓生肌。

适 应 症：体质差，伤口较大而深，伤口感染破溃等症。

注意事项：对体质虚外伤较重的病人，在用药治疗的同时，注意加强营养调补，增加机体的抵抗力。

4.4　Ems bogl toik sah zix xongk（翁播腿沙子铳）汉语译意为"退弹敷剂"

药物组成：黄花地丁、过路黄、散血草、恶鸡婆根、斑鸠站叶鲜品各适量。

用　　法：上药捶烂加鸡蛋清调匀，包敷在伤口周围，中间留一引流口，利于排出枪弹、竹木刺等。每天换药1次，直到刺进体内的毒物排出来。

功　　用：散血松肉，排退弹刺。

适 应 症：铁砂枪弹打伤、竹刺、木屑刺伤，断头滞留在皮肉内，局部红肿，化脓疼痛等症。

注意事项：如伤口狭窄，应先消毒后，用手术刀适当扩开伤口，再用上药包敷，以利于枪弹、铁砂和竹木刺排出。

4.5　Ems bogl ngox bav duv padt（翁播我把杜盼）汉语译意为"五叶止血敷剂"

药物组成：鱼鳅菜叶、金鸡尾叶、毛秀才叶、茂蒿菜叶、蜂蜜罐叶鲜品各适量。

用　　法：上药洗净，用口嚼烂后包敷于伤口周围。

功　　用：退热止血。

适 应 症：各种外伤初期的出血，局部肿痛等症。

4.6　Ems bogl duv padt toik bul（翁播杜盼腿步）汉语译意为"止血退肿敷剂"

药物组成：茂蒿菜、满天星、细叶韭菜根、酸汤杆根、红刺尖叶鲜品各适量。

用　　法：上药捶烂后包敷于伤口周围。

功　　用：退热止血，退肿止痛。

适 应 症：各种刀斧枪伤出血，局部肿痛等症。

4.7 Ems bungv duv padt（翁嗙杜盼）汉语译意为 "外伤止血粉"

药物组成：见血飞根皮、白及、独脚莲、大恶鸡婆根、百草霜、小恶鸡婆根干品各适量。

用 法：上药焙干碾成细粉装瓶备用，用时将药粉散在伤口上即可，血止后也可继续用药粉调桐油或茶油包敷，每天换药1次。

功 用：退热、止血。

适 应 症：各种刀斧枪伤出血。

4.8 Ems bogl duv padt hoik（翁播杜盼坏）汉语译意为 "急用止血敷剂"

药物组成：乌泡嫩尖、小白蜡树嫩叶、雷公槁嫩叶、千年矮嫩叶、辣蓼叶、梨头菜、棕瓜叶、茂蒿菜叶、老鸦酸叶、救兵粮叶、金银花叶、枫木树叶、三月泡叶、芭芒草芯、散血草、黄瓜香鲜药各适量。

用 法：上药选2～3种嚼烂后，包敷于伤口上直至血止。然后再选其他散血退肿药物外敷。

功 用：退热止血。

适 应 症：在山上田地野外作业，外伤出血之急用。

5. Ids Unl Lags（啃痈喇）

"啃痈喇"，汉语译意为"痛骨头瘴"，当地汉语俗称"骨痈""疤骨瘴""烂骨头"，即现代医学所指的骨组织感染性疾病。侗医采用退热毒、散死血、祛腐生肌、补体虚、排死骨疗法，以新鲜草药内服和外敷治疗"痛骨头瘴"。治疗期间注意补充营养，忌吃刺激性食物。

5.1 内治药方

5.1.1 Saov bux tiix toik duc（少补体腿毒）汉语译意为 "补虚排毒汤"

药物组成：土党参20克、土当归15克、鸡血藤20克、岩川芎15克、巴岩姜15克、糯苕20克、臭牡丹根皮12克、猪牙皂10克。

用 法：水煎服，每天1剂，分3次服，连用1～2个月。

功 用：补体虚，排脓毒死骨。

适 应 症：骨痈久治不好，流脓血水，偶有细块死骨排出来，身体虚弱等症。

5.1.2 Saov ems aiv（少翁盖）汉语译意为"鸡药补汤"

药物组成：夜寒苏15克、当归15克、土党参50克、鸡药果50克、仔鸡1只。

用 法：将上药用纱布包好同鸡肉（去内杂、头、脚、翅膀）一起炖煮，吃肉喝汤，两天1剂，连用半个月。

功 用：补体虚，排毒生肌。

适 应 症：骨痈瘘口久不愈合，流脓血黄水，死骨不能排出，身体虚弱等症。

5.1.3 Saov meix zaol gec（少美皂各）汉语译意为 "皂角汤"

药物组成：红葛麻棒 30 克、血当归 15 克、土党参 20 克、鼻涕珠米 25 克、松茯苓 20 克、鸡血藤 30 克、巴岩姜 15 克、蒲公英 50 克、皂角刺 10 克、穿山甲 10 克。

用　　法：水煎服，每天 1 剂，分 3 次服，连用 1 ~ 2 个月。

功　　用：补血补气，退毒排死骨。

适 应 症：骨痈迁延日久，形成瘘管久不愈合或反复红肿破溃流脓，偶有死骨排出等症。

5.1.4　Sgaoh mal sax bah toik udt（少骂菩巴腿坤）汉语译意为"地丁退热汤"

药物组成：黄花地丁 30 克、紫花地丁 30 克、金银花藤 30 克、鸡血藤 20 克、鸡药果根皮 20 克、马蹄草 20 克、鸡爪莲 10 克。

用　　法：水煎服，每天 1 剂，分 3 次服，连用 15 ~ 30 天。

功　　用：清凉退热，散血通络。

适 应 症：骨痈急性期，疼痛剧烈，痈疱内有脓或已破溃流脓等症。

5.2　外治药方

5.2.1　Ems bogl lags（翁播腊）汉语译意为"骨痈敷剂"

药物组成：斑鸠站叶、过路黄、黄花地丁、千里光、喀麻菜、土牛膝鲜品各适量。

用　　法：先用淡盐水或茶水清洗患处，如有腐烂之肉、细小死骨要清洗挟掉，再用上药捶烂外敷患处，两天换药 1 次。

功　　用：退热火毒，祛腐生肌。

适 应 症：骨痈瘘口久不愈合，溃烂流脓血水，或有死骨排出等症。

5.2.2　Ems bungv siul bial（翁嘣棕芭）汉语译意为"花椒散"

药物组成：野花椒根或皮、木芙蓉根皮、楠木根皮、茶籽油各适量。

用　　法：将木芙蓉、楠木根皮焙干碾成细粉备用，用野花椒根或皮煨浓汁药水清洗患处，涂上茶籽油，然后用鸭羽毛蘸药粉撒于患处，两天换药 1 次。

功　　用：退热火毒，散血生肌。

适 应 症：骨痈溃烂流脓血水不断，偶有细小死骨排出，恶臭难闻，久不收口等症。

5.2.3　Ems bogl toik luic sangx nanx（翁播腿类档难）汉语译意为"化腐生肌敷剂"

药物组成：鸟不站、巴地黄、黄花地丁、雷公菜根、鱼鳅串叶、土牛膝、皂角鲜品各适量。

用　　法：上药捶烂外敷患处，敷药时中间留出一小口，便于排脓液或死骨，每天换药 1 次。

功　　用：散血退毒，祛腐生肌。

适 应 症：骨痈溃烂流脓血，偶见死骨排出，伤口恶臭等症。

5.2.4 Ems bogl mal ongs bias（翁播骂公芭）汉语译意为"雷公排毒敷剂"

药物组成：雷公槁叶、蓖麻子、蜂蜜罐叶、小血藤各适量。

用　　法：上药捶烂外敷患处，每天换药 1 次。

功　　用：散血排毒，排脓生肌。

适 应 症：骨痈伤口溃烂流脓血水，局部肿痛，皮肤发紫褐色等症。

6. Ids Nyox （啃疟）

"啃疟"，汉语译意为"痛奶"，当地汉语俗称为"奶痈""奶痛""痛奶疱"，即现代医学的乳房疼痛、乳房纤维囊性疾病、乳头溢液和乳房感染。侗医将奶痈分为初发期、有脓期、破溃成痈期，采用退热火毒、散血消疱、箍脓排毒疗法治疗"痛奶"。治疗期间，注意不要怄气，不要发脾气，忌食辣燥刺激性强的食物。

6.1　内治药方

6.1.1　Saov jaol yak toik bul（少教亚腿播）汉语译意为 "红藤消痈汤"

药物组成：红藤 30 克、千里光 30 克、黄花地丁 30 克、败酱草 30 克、穿山甲 10 克、红芍药 10 克、铁灯塔 15 克、土荆芥 15 克、枯芩草 10 克。

用　　法：水煎服，每天 1 剂，分 3 次服，连用 3～5 天。

功　　用：退火热毒，散血消疱。

适 应 症：奶痈初起，奶胞红肿热痛，发热，心烦，口干，尿黄便干等症。

6.1.2　Saov nyangt ngaoh（少娘闹）汉语译意为 "夏枯草汤"

药物组成：夏枯草 30 克、七叶一枝花 15 克、蛇泡草 15 克、橘子叶 30 克、皂角 10 克、苎草 15 克、黄珠子 15 克。

用　　法：上药煨水服，每天 1 剂，分 3 次服，连用 3～5 天。

功　　用：清退热毒，散血通络。

适 应 症：奶痈局部红肿胀痛，发热，尿黄便干等症。

6.1.3　Saov jeml mant xuip nyox（少金蛮细疟）汉语译意为"黄金通奶汤"

药物组成：黄花地丁 30 克、金银花 20 克、千里光 20 克、香白芷 15 克、皂角刺 10 克、红牛膝 15 克、橘子皮叶各 15 克。

用　　法：上药煨水兑米酒服，每天 1 剂，分 3 次服，连用 3～5 天。

功　　用：清退热毒，散血通水。

适 应 症：奶痈红肿热辣胀痛，奶水不通，心烦胸闷等症。

6.2　外治药方

6.2.1　Ems bogl toik udt duv ids（翁播腿吴肚啃）汉语译意为 "退热止痛敷剂"

药物组成：野花椒叶、雷公菜、母猪藤叶或根皮、刺桐皮、黄花地丁、蚕树叶鲜品各适量。

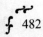

用　　法：上药木槌捶烂，用新鲜菜叶包好放入子母灰里煨热，取出稍冷后外敷患处，每天换药 1 次，连用 3 ~ 5 天。

功　　用：清退热毒，散血消疱。

适 应 症：奶痈初起，局部红肿胀痛等症。

6.2.2　Ems bogl mal jiux tongh qik（翁播骂久通气）汉语译意为"薤头顺气敷剂"

药物组成：薤头葱、橘子叶、夏枯草、何首乌叶、黄花地丁、红刺苔叶、甜酒糟各适量。

用　　法：上药鲜品捶烂加甜酒糟拌匀，用菜叶包好放入子母灰里煨热，取出稍冷后外敷患处，每天换药 1 次。

功　　用：清退热毒，散血消疱，止痛。

适 应 症：奶痈红肿有硬块，疼痛怕摸，胸闷叹气等症。

6.2.3　Ems bogl bangl oux lail toik nadl（翁播榜欧赖腿类）汉语译意为"糯草消疱敷剂"

药物组成：雷公菜根、马蹄菜、喀麻菜、糯米草根、家麻根、黄花地丁、皂角鲜品各适量。

用　　法：上药捶烂外敷患处，每天换药 1 次。

功　　用：散血消疱，通瘀止痛。

适 应 症：奶痈有硬块肿胀疼痛，奶水不通畅等症。

6.2.4　Ems bogl mac senc toik xogc（翁播麻神腿学）汉语译意为"仙人箍脓敷剂"

药物组成：犁头菜、仙人掌、黄花地丁、半边莲、芙蓉叶、皂角鲜品各适量。

用　　法：上药捶烂外敷奶疱，如已破溃要留一小口，利于排脓血水，每天换药 1 次。

功　　用：退热散血，箍脓排毒。

适 应 症：奶痈日久，脓肿形成，或已化脓破溃流脓血水等症。

6.2.5　Ems gaoh sank padt toik xogc（翁告散盼腿朵）汉语译意为"散血排脓膏"

药物组成：团鱼壳、鲫鱼、折耳根、土大黄、黄花地丁、茶油各适量。

用　　法：上药焙干碾成细粉，将茶油加热后放入药粉搅拌成膏，待稍冷后外敷患处，每天换药 1 次。

功　　用：散血通瘀，排脓生肌。

适 应 症：奶痈脓肿形成未破或已破溃，毒脓水排出不畅，局部肿胀疼痛等症。

7. Ids Saia Keek（啃塞克）

"啃塞克"，汉语译意为"痛盲肠"，即现代医学的阑尾炎。侗医采用清退、散瘀、补水养水疗法治疗"痛盲肠"。

7.1　内治药方 Saov nyangt mac suic(少娘麻隋)汉语译意为"蛇舌草汤"

药物组成：白花蛇舌草 30 克、毛蜡烛 15 克、黄花地丁 30 克、金银花 20 克、大救驾 15 克、红藤 30 克、土大黄 15 克。

用　　法：水煎服，每天 1 剂，分 3 次服，连用 5 ~ 7 天。

功　　用：退热毒、散瘀血。

7.2　Saov jaol yak（少教亚）汉语译意为"红藤汤"

药物组成：红藤 15 克、犁嘴菜 30 克、过路黄 15 克、铁灯塔 15 克、败酱草 20 克、蓝靛叶 15 克、冬瓜籽 15 克。

用　　法：水煎服，每天 1 剂，分 3 次服，连用 5 ~ 7 天。

功　　用：退热凉血，散瘀止痛。

适 应 症：急慢性盲肠痛。

7.3　Saov meix mal semt（少美骂生）汉语译意为"酸汤杆汤"

药物组成：酸汤杆 20 克、穿山甲 12 克、野菊花 15 克、黄珠子 15 克、鼻涕珠 20 克、 地地菜 15 克、黄花地丁 30 克、红藤 30 克。

用　　法：水煎服，每天 1 剂，分 3 次服，连用 5 ~ 7 天。

功　　用：清退热毒，散瘀止痛。

适 应 症：急慢性盲肠痛。

8. Ids Nadl（哨类）

"哨类"，汉语译意为"痛疱"，泛指现代医学的皮肤和皮下组织感染，包括蜂窝织炎、坏死性筋膜炎、皮肤坏疽、淋巴结炎和皮肤脓肿。侗医采用退热火毒、补水液、散血通瘀疗法，选用药物外敷或配合内服治疗"痛疱"。治疗期间忌食牛肉、羊肉、狗肉、酒、辣椒等刺激性强的食物。

8.1　内治药方

8.1.1　Saov meix sup mal sax bah（少美树骂菩巴）汉语译意为 "大青地丁汤"

药物组成：大青叶 15 克、黄花地丁 20 克、紫花地丁 20 克、千里光 15 克、蓝靛根 15 克、鱼鳅串 15 克、土牛膝 15 克。

用　　法：水煎服，每天 1 剂，分 3 次服。

功　　用：退热火毒，散血消肿。

适 应 症：痛疱发生之初，局部红、肿、热、痛等症。

8.1.2　Saov mal max bal（少骂马罢）汉语译意为 "马鱼汤"

药物组成：九龙盘、马鞭草根、乌泡根、鱼腥草、海金沙藤各 50 克。

用　　法：水煎服，每天 1 剂，分 3 次服。

功　　用：退热火毒、散血消疱。

适 应 症：痛疱发生之初，局部红、肿、热、痛等症。

8.2 外治药方

8.2.1 Ems bogl menl dih xup nadl（翁播闷堆修类）汉语译意为 "天地消疱敷剂"

药物组成：天南星、地茂胆、韭菜根、铁灯台、九里光鲜品各适量。

用　　法：上药捶烂外敷患处，每天换药 1 次。

功　　用：散血通瘀，消疱止痛。

适 应 症：痛疱发生之初，局部红、肿、热、痛等症。

8.2.2 Ems bungv xingp maemx toik nadl（翁嘣信猛修类）汉语译意为 "老虎消疱散"

药物组成：老虎姜、瓜蒌根、土大黄、红芍根、天南星、散血草各适量。

用　　法：上药焙干碾成细粉，调白酒外涂患处，每天换药 1 次。

功　　用：散血通瘀，消疱止痛。

适 应 症：痛疱局部红、肿、热、痛，形成硬块，淋巴结肿大等症。

9. Ids Bingh Liees（啃病烈）

"啃病烈"，汉语译意为"痛羊子"，当地汉语俗称"九子羊"，有的又叫"烂羊子"，类似于现代医学的颈部淋巴结结核。侗医采用赶毒气、打死血、消肿散结、生肉收口疗法治疗"痛羊子"。

9.1 内治药方

9.1.1 Saov jeml dih（少金堆）汉语译意为 "金地汤"

药物组成：金银花 20 克、犁头草 15 克、夏枯草 20 克、土茯苓 20 克、地骨皮 15 克。

用　　法：水煎服，每天 1 剂，分 3 次服，连用 10 ~ 15 天。

功　　用：退热火毒，散瘀消肿。

适 应 症：九子羊病症，初起红肿热痛，尚未破溃，伴有低烧、消瘦等症。

9.1.2 Saov ems jaol jenl（少翁教径）汉语译意为 "金刚藤汤"

药物组成：金刚藤根 20 克、金银花藤 20 克、大地风消 15 克、开喉扇 15 克、小血藤 15 克。

用　　法：水煎服，每天 1 剂，分 3 次服，连用 10 ~ 15 天。

功　　用：退热火毒，散瘀消肿。

适 应 症：九子羊病症，肿胀发热，疼痛难忍等症。

9.1.3 Saov meix liees eis jil（少美烈嗳寄）汉语译意为 "羊不吃汤"

药物组成：龙牙草 15 克、羊不吃 15 克、笔筒草 10 克、水灯草 10 克、三月泡 15 克、铁马鞭 10 克、喀麻菜 15 克、岩泽兰 10 克、黄柏皮 10 克。

用　　法：水煎服，每天 1 剂，分 3 次服，连用 15 ~ 30 天。

功　　用：消肿、箍羊子。

适 应 症：九子羊病症，肿痛坚硬难消等症。

9.1.4　Saov bav bongx（少坝凸）汉语译意为 "大火草汤"

药物组成：毛秀才10克、箭杆风15克、见风消15克、五加皮15克、当归10克。

用　　法：水煎服，每天1剂，分3次服，连用10～15天。

功　　用：打死血，箍羊子。

适 应 症：九子羊病症，肿块连接成串，肿胀疼痛，脓已成未破溃等症。

9.2　外治药方

9.2.1　Ems gaoh sangl oux xul（翁告榡欧秀）汉语译意为"包谷根油膏"

药物组成：包谷根25克、折耳根25克、千年耗子屎20克、猪粪20克、茶油适量。

用　　法：上药焙干碾成细粉，加茶油调成油膏外涂患处，每天换药2～3次，连用半个月。

功　　用：打死血，箍羊子，收疮。

适 应 症：九子羊病症，包块肿痛，破烂流脓血水，久不收口等症。

9.2.2　Ems bogl bangl oux lail（翁播榜欧赖）汉语译意为 "糯草灰敷剂"

药物组成：小血藤叶、蜂蜜罐叶、糯米草灰、马桑叶、甜酒各适量。

用　　法：上药捶烂外敷患处，每天换药1次，连用15～30天。

功　　用：打死血，生肉收口。

适 应 症：九子羊病症，肿包破烂成疮，流脓血水不断，久治口难收等症。

9.2.3　Ems bogl meix bac gec（翁播美八各）汉语译意为 "八角莲敷剂"

药物组成：青牛胆、八角莲、铁灯苔、红芹菜、野叶烟、大血藤鲜品各适量。

用　　法：上药捶烂用芭蕉叶包好，放入草木灰里煨热后外敷患处，每天换药1次，连用15～30天。

功　　用：打死血，箍羊子。

适 应 症：九子羊病症，包块肿大疼痛，尚未破皮流脓等症。

9.2.4　Ems gaoh duc not（翁告独啰）汉语译意为"耗子油膏"

药物组成：千年耗子屎、黑鸡粪、茶油各适量。

用　　法：将千年耗子屎捶烂，加鸡粪、茶油拌匀成膏，外敷患处，每天换药1次，连用15～30天。

功　　用：退热火毒，打死血，箍羊子。

适 应 症：九子羊病症，包块红肿热痛坚硬，尚未破皮流脓等症。

10. Duc Not Weds Jemc（独口罗伟近）

"独啰伟近"，汉语译意为"老鼠挖洞"，类似于现代医学的肛周脓肿和肛瘘。侗医采用退热火毒、散血通瘀、补体虚、调气血、排毒脓疗法治疗"老鼠挖洞"。

治疗期间，忌食酒、辣、燥火等物，忌用力抠抓，防止破皮。

10.1 内治药方

10.1.1 Saov sangp biags（少檫芭）汉语译意为 "芭蕉根汤"

药物组成：芭蕉根 15 克、牛蒡根 10 克、牛膝根 20 克、水灯心草 10 克、蛇倒退 15 克、忍冬藤 20 克、土荆芥 15 克。

用　　法：水煎服，每天 1 剂，分 3 次服

功　　用：退热火毒，散血消肿。

适 应 症：老鼠挖洞病症，局部红肿疼痛等症。

10.1.2 Saov toik udt toik xogc（少腿坤腿学）汉语译意为"退火排脓汤"

药物组成：黄花地丁 30 克、紫花地丁 30 克、过路黄 20 克、十大功劳 20 克、金刚藤 25 克、猪牙皂 15 克、刺猪刺 10 克。

用　　法：水煎服，每天 1 剂，分 3 次服。

功　　用：退热火毒，消瘀排脓。

适 应 症：老鼠挖洞病症，疮已破溃但排脓不好，发热痒痛等症。

10.2 外治药方

10.2.1 Ems gaoh meix zaol joc（翁告美照角）汉语译意为 "皂角膏"

药物组成：皂角 20 克、蛇床子 20 克、楝树根 15 克、千年老鼠屎 15 克。

用　　法：上药焙干碾成细粉，加入蜂蜜拌匀制成药条，塞入肛门内，任其溶化排出，每天 1 ~ 2 次，连用 5 ~ 7 天。

功　　用：退热湿毒，散瘀止痒。

适 应 症：老鼠挖洞病症，红肿瘙痒难消等症。

10.2.2 Ems gaoh lags meeux（翁告拉美）汉语译意为 "猫骨膏"

药物组成：猫骨头 1 块（50 克），土升麻根 100 克，桐子油、黄蜡各适量。

用　　法：将猫骨烧炭存性，土升麻根焙干一起碾成细粉，加入桐子油、黄蜡（溶化）调匀成膏备用。用时先用淡盐水或茶叶水洗净肛门周围，再用药膏外敷患处，每天换药 1 次，连用 5 ~ 7 天。

功　　用：散血化腐，排脓生肌。

适 应 症：老鼠挖洞病症，破烂流脓，久治不收口等症，

注意事项：如已有瘘管，要把瘘道内的积脓轻轻挤压清洗出来，然后再上药治疗。

10.2.3 Ems bungv lags laiv（翁嗙拉赖）汉语译意为 "野猪骨散"

药物组成：野猪骨 50 克、猫骨 50 克、芙蓉花叶 50 克、雄黄 30 克。

用　　法：上药焙干与雄黄碾成细粉备用，用时先用淡盐水或茶叶水清洗患处，然后将药粉均匀地撒在患处，再用纱布包好，每天换药 1 次，连用 7 ~ 10 天。

功　　用：散血化瘀，排脓收口。

适 应 症：老鼠挖洞病症，已溃烂成痈，终日流脓水，疮口久治难收口等症。

注意事项：如患病时间长，身体虚弱，在内服外治的同时，还需加强营养。

11. Douc Not Onl Eex（夺口罗抠格）

"夺啰抠格"，汉语译意为"老鼠抠粪"，即现代医学的痔疮。侗医采用退湿热毒、退热补水、散血清肠疗法治疗"老鼠抠粪"，外痔多用外包擦药为主，内痔和出血引起身体虚弱者，则用内服、食补并配合熏洗方法治疗。

11.1 内治药方

11.1.1 Saov guil fah duv padt（少桂花肚盼）汉语译意为"槐花止血汤"

药物组成：槐花 15 克、侧柏叶 15 克、地榆 15 克、白头翁根 10 克、黄花地丁 15 克、旧棕绳 30 克。

用 法：水煎服，或炒炭碾细，用开水吞服，每天 1 剂，分 3 次吃，连用 5 ~ 7 天。

功 用：退湿热毒，散瘀止血。

适 应 症：痔疮肿痛出血等症。

11.1.2 Saov lac zuc（少蜡烛）汉语译意为"蜡烛汤"

药物组成：酸汤杆 20 克、毛蜡烛 15 克、肥猪菜 20 克、棕瓜络 10 克、旧棕绳 30 克、犁头菜 15 克。

用 法：水煎服，或焙干碾细，每次 3 克兑甜酒吞服，每天 1 剂，分 3 次吃，连用 5 ~ 7 天。

功 用：退热补水，散瘀止血。

适 应 症：痔疮肿痛出血等症。

11.1.3 Saov anl bangl oul lail（少按榜欧赖）汉语译意为"禾麻汤"

药物组成：岩泽兰叶 20 克、红禾麻根 20 克、紫苏叶 15 克、羊奶奶根 20 克、鱼鳅串 15 克、犁头菜 15 克。

用 法：水煎服，每天 1 剂，分 3 次服，连用 5 ~ 7 天。

功 用：退热湿毒，散血清肠。

适 应 症：痔疮肿痛出血，或有瘘道形成，流脓不止等症。

11.1.4 Saov senp nyangt gaos jenc（少胜娘高近）汉语译意为"白茅根胆草汤"

药物组成：白茅根 30 克、小龙胆草 15 克、三棵针 20 克、红牛膝 15 克、黄珠子 10 克。

用 法：水煎后兑米醋吃，每天 1 剂，分 3 次吃，连用 5 ~ 7 天。

功 用：清退热毒，消肿止痛。

适 应 症：内痔胀痛出血等症。

11.1.5 Saov ems jaol jeml meix siip（少翁教金美棕）汉语译意为"金

刚棕树汤"

药物组成：金刚藤根 60 克、棕树根 10 克、雷公菜根 30 克、犁头菜 15 克、冰糖 20 克。

用　　法：上药小火煨开倒掉不用，再加水和冰糖煨 2 次，混合分 3 次吃，连用 5 ~ 7 天。

功　　用：散瘀消肿，止血。

适 应 症：痔疮肿痛出血等症。

11.2　外治药方

11.2.1　Ems gaoh bov nguk（翁告播茂）汉语译意为"猪胆汁膏"

药物组成：猪茂胆鲜品 5 ~ 7 个、独脚莲 100 克、红糖 10 克。

用　　法：先将独脚莲焙干碾成细粉，再与猪茂胆、红糖一起用文火慢慢煨成膏备用。用时先用淡盐水或茶叶水清洗患处后再涂擦药膏，每天 2 ~ 3 次，连用 5 ~ 7 天。

功　　用：退火毒，消痔。

适 应 症：内、外痔或混合痔肿痛出血等症。

11.2.2　Saov meix duil daoc（少美对桃）汉语译意为"桃树洗汤"

药物组成：桃树枝、马齿苋、冬青叶、大蒜瓣或杆叶、折耳根各适量、田螺肉 2 个、冰片 5 克。

用　　法：先用前五样药煨水，早晚各熏洗 1 次，再用田螺肉捶烂加冰片拌匀，取其澄清液外擦患处，连用 5 ~ 7 天。

功　　用：退热毒，散血消痔。

适 应 症：外痔或内痔脱出，混合痔的瘀积肿痛等症。

11.2.3　Ems gaoh yuc suic（翁告油隋）汉语译意为"蛇油膏"

药物组成：蛇蜕皮 1 尺，五倍子 15 克，酸汤杆 15 克，散血草 10 克，桐子油，菜油各适量。

用　　法：上药焙干碾成细粉，加入桐子油、菜油拌匀成油膏外擦患处。每天 1 ~ 2 次，连用 5 ~ 7 天。

功　　用：退热毒，散血消肿。

适 应 症：外痔肿胀疼痛，或内痔嵌顿肿痛等症。

11.3　食疗药方

11.3.1　Ems sais longc nguk（翁崽隆母）汉语译意为"猪脏肠汤"

药物组成：猪脏肠 250 克、臭牡丹根 30 克、槐花 20 克。

用　　法：把臭牡丹根切成细节与槐花浸泡湿透水，灌入猪脏肠内，用线扎好两头，放入砂罐中用小火慢慢煨熟，去掉药渣，吃肉喝汤，连用 5 ~ 7 天。

功　　用：补体虚，散瘀止血。

适 应 症：痔疮久治不愈，反复出血，身体虚弱等症。

11.3.2　Saov nyangt biaenl liongc nanx nguk（少娘丙龙楠茂）汉语译意为"龙芽猪肉汤"

药物组成：猪瘦肉250克、龙牙草根50克、小血藤根20克、雷公菜30克。

用　　法：上药洗净切细用纱布包好，同猪肉一起炖熟，吃肉喝汤，每天1剂，连用5～7天。

功　　用：散血化瘀，补虚止血。

适 应 症：内外混合痔肿胀疼痛，出血不止等症。

11.3.3　Ems geiv aiv sangp langh louc yak（翁格盖尚郎如亚）汉语译意为"地榆药蛋"

药物组成：茂参、地榆、土升麻、黄花地丁、槐花、板蓝根、红糖各适量、土鸡蛋3个。

用　　法：上药加水500毫升，用小火煮到400毫升放入鸡蛋煮，蛋熟后剥壳去掉药渣，用药水继续煮到300毫升左右，再加入红糖煮5分钟即可，每次吃1个蛋，一天吃3次，连用5～7天。

功　　用：补体虚，散瘀止血。

适 应 症：痔疮日久，反复出血，身体虚弱甚至引起落肛等症。

12. Loc Sais senx（罗塞审）

"罗塞审"，汉语译意"落脏肠"或"脱老脏"，当地汉语俗称"落肛"，包括现代医学的肛管直肠脱垂。侗医采用补体虚、调气血、散血通瘀，退湿收肛疗法治疗"落脏肠"。

12.1　内治药方

12.1.1　Saov sangp siip（少橾棕）汉语译意为 "棕树根汤"

药物组成：棕树根30克、南竹根30克、松树根30克、阳雀花根20克、葛麻棒30克。

用　　法：水煎服，每天1剂，分3次服，连用5～7天。

功　　用：补虚、收肛。

适 应 症：落脏肠，脏肠偶尔落出来等症。

注意事项：落肛后可用淡盐水或茶水冲洗干净，慢慢地送回肛门里去。

12.1.2　Saov ems jaol jeml（少翁教金）汉语译意为 "金刚藤汤"

药物组成：红金刚藤根30克、蜂蜜罐20克、土升麻15克、桑树根皮15克、土大黄10克。

用　　法：水煎服，每天1剂，分3次服，连用7～10天。

功　　用：利湿退热、收肛。

适 应 症：落脏肠，肛门发热，有坠胀感，脏肠经常落出来等症。

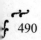

12.1.3 Saov qimp soh（少听索）汉语译意为"提气汤"

药物组成：土党参 30 克、当归 12 克、土升麻 15 克、九死返魂草 10 克、黄花地丁 30 克、阳雀花根 20 克。

用 法：水煎服，每天 1 剂，分 3 次服，连用 7 ~ 10 天。

功 用：补气血，退湿提肛。

适 应 症：落脏肠，中老年体虚，气血不足，解大便时脏肠落出来等症。

12.1.4 Saov meix maox danh nyenl（少美牡丹宁）汉语译意为"臭牡丹汤"

药物组成：臭牡丹根 50 克、羊奶奶根皮 50 克、猪脏肠 250 克。

用 法：上药切细装入猪脏肠内，两头用线扎好煨熟，吃肉喝汤，每天 1 剂，连用 7 天。

功 用：补体虚，提气收肛。

适 应 症：落脏肠，年老及小孩身体差，落肛时间长，咳嗽或下蹲时脏肠即落出来等症。

12.2 外治药方

12.2.1 Ems gaoh yuc louv yav（翁膏油蒌亚）汉语译意为"田螺蛳油膏"

药物组成：大田螺蛳 3 个、蚰蜒 3 条、茶油适量。

用 法：田螺蛳去壳肠杂，用肉和蚰蜒捶烂如泥浆，调茶油涂于肛门周围和脏肠上，每天 1 ~ 2 次，连用 3 ~ 5 天。

功 用：退毒消肿，收肛。

适 应 症：落脏肠。

12.2.2 Saov Lagxwedl（少腊沃）汉语译意为"五倍子汤"

药物组成：五倍子 20 克、地榆 15 克、刺黄连 20 克、地茂胆 20 克、地胡椒 15 克。

用 法：上药煨水趁热先熏蒸肛门，等温度降低后再洗肛门和脏肠，然后慢慢地把脏肠推进肛门里面去。

功 用：退热散瘀，退肿收肛。

适 应 症：落脏肠。

12.2.3 Ems bungv naenl meix nyebl senc（翁嘣嫩美拧神）汉语译意为"蓖麻子散"

药物组成：蓖麻子、团鱼头、百草霜、茶油各适量。

用 法：将蓖麻子捶烂外敷头顶部的中医所指百会穴，再用团鱼头焙干同百草霜碾成细粉，用茶油调成油膏外涂肛门和脏肠，然后慢慢地把脏肠推进肛门里面去。

功 用：升提收肛，散瘀止血。

适 应 症：落脏肠，脏肠落出来溃烂小量出血等症。

三、儿科医方

1. Begs Nuic Jil Dabl（贝累寄大）

"贝累寄大"，汉语译意为"百虫吃肝症"，即现代医学所指的营养不良。侗医采用打散食结、补体虚疗法，应用药物内服、外治、推拿捏脊、挑刺、爆灯火等方法治疗"百虫吃肝症"。

1.1　内治药方

1.1.1　Saov meix demh siip（少美登棕）汉语译意为"棕树果汤"

药物组成：棕树果 10 克、石榴皮 10 克、薏苡仁根 10 克、桐油树皮 10 克、红藤根 10 克。

用　　法：水煎空腹服，每天 1 剂，分 3 次服。

功　　用：打散食结，止泻。

适 应 症：百虫吃肝症，肚皮膨大，身体瘦弱，食欲不佳，腹泻，时有腹痛等症。

1.1.2　Ems wanc naenl meix dabl nguk（翁丸美故大茂）汉语译意为"苦练猪肝丸"

药物组成：苦栋子肉、川芎、鸡肫皮各等份、猪肝 1 斤。

用　　法：将上药焙干碾成细粉，再将猪肝剁细成浆、蒸熟，调药粉做成黄豆大小丸子，用米汤吞服，每天 3 次，每次 10 颗，连用 10 ～ 15 天。

功　　用：打散食结，补体虚。

适 应 症：百虫吃肝症，身体虚弱，厌食，肚皮胀满，头晕，精神差，懒动少话等症。

注意事项：对体质太虚弱的患儿，如果用药后想吃东西时，不能吃得太多，要少食多餐，慢慢增加食量。

1.1.3　Saov heec taoc（少核桃）汉语译意为"核桃汤"

药物组成：核桃仁 2 个、烧酒曲（炒焦）15 克、老萝卜籽（炒焦）10 克、红糖 10 克。

用　　法：水煎兑红糖吃，每天 1 剂，分 3 次吃。

功　　用：散食结，补虚。

适 应 症：百虫吃肝症，脸色蜡黄，多食肚皮大，身体瘦弱，精神差，怕冷等症。

1.1.4　Saov jaol yak lagx aiv（少教亚腊盖）汉语译意为"血藤仔鸡汤"

药物组成：血筋草 10 克、五香血藤 15 克、过江龙 10 克、鹅不食草 10 克、大血藤片 25 克、仔鸡 1 只。

用　　法：血筋草、五香血藤、过江龙、鹅不食草、大血藤水煎服，每天 1 剂，分 3 次吃。用大血藤片放进鸡肚皮内蒸熟，吃肉喝汤，3 天吃 1 只鸡，连用 15 天。

功　　用：补气补、散食结。

适 应 症：百虫吃肝症，久治不好，脸色蜡黄，身体瘦弱，肚腹大，哭闹吵夜或惊叫等症。

1.2　食疗方

1.2.1　Ems siul bial geiv aiv（翁棕芭给盖）汉语译意为"地胡椒鸡蛋"

药物组成：地胡椒 10 克、鹅不食草 10 克、鸡蛋 1 个。

用　　法：上药焙干碾成细粉，打入鸡蛋调匀，用小火慢慢煎熟吃，每天 1 次，连用 7 天。

功　　用：散食结。

适 应 症：百虫吃肝症，厌食，肚腹胀气等症。

1.2.2　Saov dabl nguk（少大母）汉语译意为"猪肝汤"

药物组成：满天星 10 克、一窝蛆 15 克、鸽子屎 10 克、猪肝 50 克。

用　　法：上药一起煮熟，吃猪肝喝药汤，每天 1 次，连用 5～7 天。

功　　用：散食结。

适 应 症：百虫吃肝症，厌食，眼睛看东西不清楚，面黄肌瘦等症。

注意事项：用包坤喂养的鸽子屎，煨药时不要给娃娃讲有鸽子屎，否则不肯吃药。

1.3　外治法

经常用手心沾桐油在火上烤热后敷娃娃肚脐，或用手轻轻揉摩肚腹（脐周围）。经常提掐小儿背脊，坚持带小娃到户外活动。

2. Lagx Uns Nyeeuv Xangc（腊温鸟床）

"腊温鸟床"，汉语译意为"小儿尿床"，即现代医学的儿童遗尿症。侗医采用补气、补血、补火（阳气）疗法，以药物内服，配合外敷药物或食疗方法治疗"小儿尿床"。

2.1　内治药方

2.1.1　Saov geiv max jas（少格马假）汉语译意为"尿胞虫汤"

药物组成：尿胞虫 10 克、山姜果 15 克、铜钱菜 10 克、淫羊藿 10 克。

用　　法：水煎服，每天 1 剂，分 3 次服，连用 5～7 天。

功　　用：补火（补阳气）。

适 应 症：阳气不旺引起的尿床，平常怕冷，白天尿多等症。

注意事项：在治疗期间，大人不能因娃娃尿床而打骂，让娃娃夜晚少喝水和菜汤，半夜喊起来屙 1 次尿。

2.1.2　Saov dous inv（少莬梗）汉语译意为"燕子窝汤"

药物组成：燕子窝 15 克、淫羊藿 10 克、糯苕 15 克、山姜果 10 克。

用　　法：先将后三样药煎水，然后用燕子窝烧红冲阴阳水与药一起吃，每天1剂，分3次吃，连用7～10天。

功　　用：补血、补火气。

适 应 症：气血虚，火气不旺引起的尿床，神差，怕冷不想动等症。

注意事项：阴阳药水的制法即把小碗倒扣到大碗里，将药物燃烧好后立即揭开小碗把药放进大碗里，冲入适量的开水或井水摇匀盖好，沉淀后倒出来即成阴阳药水。

2.1.3　Saov mal ngaemc daems dol（少骂们登舵）汉语译意为"韭菜关门汤"

药物组成：细叶韭菜根20克、大夜关门15克、茴香菜根10克、乌梅15克、尿胞虫10克。

用　　法：水煎服，每天1剂，分3次服，连用7～10天。

功　　用：补虚、缩尿。

适 应 症：体弱尿床症，经常做梦而尿床，下腹和腰感觉发凉，头晕等症。

2.2　外治药方

Ems bungv juml nyeeuv（翁嘣敬扭）汉语译意为"缩尿散"

药物组成：五倍子、米辣子、茴香菜籽、茶油各适量。

用　　法：上药焙干碾成细粉，用茶油调成浆糊状，外敷肚脐眼上，填满为止，外面用布带或伤湿膏包好，每天换药1次，连用5～7天。

功　　用：补虚缩尿。

适 应 症：尿床症。

注意事项：在敷药前，先用茶油涂擦肚脐再敷药，如果发生红肿或皮疹即停用，擦茶油可愈。

2.3　食疗方

Saov lieit guic（少雷奎）汉语译意为"牛鞭汤"

药物组成：牛鞭1根、牛蛋（睾丸）2个、鸡药果25克、小红枣7个。

用　　法：将牛鞭洗净切成小块，睾丸切成两半，和药一起用小火慢慢炖煮到烂，吃肉喝汤，3天1剂，每天吃2次，连用10～15天。

功　　用：滋补，缩尿。

适 应 症：尿床症。

3. Lagx Uns Loh Eex（腊温罗给）

"腊温罗给"，有的又叫"腊鸟裸格"或"腊棍泻格"，汉语译意为"小儿泻肚"，即现代医学的小儿腹泻。侗医采用排毒排水、补虚消食疗法治疗"小儿泻肚"。

3.1　Saov bic siic liunh（少皮石榴）汉语译意为"石榴皮汤"

药物组成：石榴皮15克、五爪风10克、红芝麻叶10克、天青地白10克、蒲地莲（满天星）10克、铁线草5克。

用　　法：水煎服，每天 1 剂，分 3 ~ 5 次服，连用 3 ~ 5 天。

功　　用：化食、止吐止泻。

适 应 症：小儿又吐又泻，低热，饮食不佳等病症。

注意事项：因药味苦，煎药宜浓些，喂药时开始药量少一点，逐渐增加。

3.2　Saov mal dongc sinc（少骂铜钱）汉语译意为"铜钱菜汤"

药物组成：大铜钱 15 克、地瓜果 10 个、河边小竹根 15 克、小软筋藤根 10 克、五爪金龙根 15 克、喀麻菜 15 克。

用　　法：水煎服，每天 1 剂，分 3 ~ 5 次服，连用 3 ~ 5 天。

功　　用：排毒、止吐止泻。

适 应 症：水泻，腹胀腹痛，呕吐，打臭嗝，厌食，神差等症。

3.3　Saov nyangt daems dol（少娘登舵）汉语译意为"关门草汤"

药物组成：关门草 15 克、毛秀才 10 克、六月雪 10 克、白头翁 10 克、土藿香 10 克。

用　　法：水煎服，每天 1 剂，分 3 次服。

功　　用：退热、止吐止泻。

适 应 症：全身发热，上吐下泻，腹胀腹痛，厌食等症。

3.4　Saov meix demh sonk ponc（少美登算盘）汉语译意为"算盘子汤"

药物组成：算盘子 15 克、棕瓜嫩尖 15 克、乌泡树根 15 克、土藿香 10 克、银花藤 10 克、生姜 3 片。

用　　法：水煎服，每天 1 剂，分 3 次服，连用 2 ~ 3 天。

功　　用：退热、排毒、止吐止泻。

适 应 症：发热，腹泻，黏液便或脓血便、恶臭，嘴干苦等症。

3.5　Saov mal buic（少骂培）汉语译意为"马牙菜汤"

药物组成：马牙菜 15 克、三月泡根 15 克、算盘子根 10 克、关门草 10 克、五倍子树尖 10 克。

用　　法：水煎服，每天 1 剂，分 3 次服，连用 2 ~ 3 天。

功　　用：止泻。

适 应 症：饮食不当引起的腹泻，食欲低下，神差等症。

3.6　Saov ems egs jenc toik ids（少翁儿近腿啃）汉语译意为"隔山消汤"

药物组成：隔山消 15 克、枣树皮 15 克、桐树奶（浆）10 克、关门草根 10 克、算盘子根 10 克、马鞭草根 10 克。

用　　法：水煎服，每天 1 剂，分 3 次服，连用 2 ~ 3 天。

功　　用：退热、排毒、止泻。

适 应 症：腹泻严重，消瘦，眼窝凹陷，发热等症。

4. Lagx Uns Kouk Houp Gueec Sav（腊温扣候圭舍）

"腊温扣候圭舍"，汉语译意为"小儿久咳不止"，即现代医学的百日咳等。侗医采用退热止咳、补阳顺气疗法治疗"小儿久咳不止"。

4.1　Saov meix dongc duv houp（少美桐杜候）汉语译意为"桐树止咳汤"

药物组成：桐油树尖 15 克、枇杷花 25 克、橘子皮 15 克、阴桃子 5 个、老茶叶树根 10 克。

用　　法：水煎服，每天 1 剂，分 3 次服。

功　　用：退热止咳。

适 应 症：小儿久咳不止，低热、咳嗽、流涕、打喷嚏等症。

4.2　Saov meix gunl samp begs（少美棍蝉白）汉语译意为"三百棒汤"

药物组成：三百棒 10 克、鲜蚕叶 15 克、枇杷叶（去毛）20 克、一朵云 10 克、白糖 10 克。

用　　法：水煎服，每天 1 剂，分 2 次服，连用 5 天。

功　　用：顺气化痰。

适 应 症：小儿久咳不止，阵发痉挛性咳嗽，有鸡鸣样吼声，面红耳赤，发紫，出汗流泪等症。

4.3　Saov bav meix bic bac（少把美枇杷）汉语译意为"枇杷叶汤"

药物组成：一朵云 10 克、五爪金龙 10 克、鹅不食草 10 克、橘子皮 10 克、半边莲 10 克、生姜 3 片、白糖 10 克。

用　　法：水煎服，每天 1 剂，分 3 次服，连用 5 ~ 7 天。

功　　用：退热止咳。

适 应 症：小儿久咳不止，一连串短促咳嗽，面红耳赤，发紫，舌伸出口外，胸闷气紧等症。

4.4　Saov nyangt gonh yenh（少娘观音）汉语译意为"观音草汤"

药物组成：观音草 25 克、肺筋草 10 克、竹叶门冬 10 克、满山香 10 克、土藿香 10 克、土荆芥 10 克、薄荷 5 克。

用　　法：水煎服，每天 1 剂，分 3 次服，连用 5 ~ 7 天。

功　　用：退热顺气，化痰止咳。

适 应 症：小儿久咳不止，阵发痉挛性咳嗽，发热，胸闷气紧，呕吐，口干等症。

4.5　Saov bogl buil duv houp（少播贝杜候）汉语译意为"补火止咳汤"

药物组成：细叶韭菜根 15 克、四季葱 3 根（15 克）、枇杷叶 10 克、麦冬 10 克、白菜根 10 克。

用　　法：水煎服，每天 1 剂，分 3 次服，连用 5 ~ 7 天。

功　　用：补阳止咳。

适 应 症：小儿久咳不止，阵发性痉挛性咳嗽，泡沫样痰，换气时有鸡鸣样吼声等症。

5. Lagx Uns Banv Maenl（腊温办闷）

"腊温办闷"，汉语译意为"小儿半天"，即现代医药的小儿惊厥。侗医采用退火热毒、补体收惊疗法，应用药物内服，或配合外包药、爆灯火、推拿治疗"小儿半天"。

5.1　Saov bav doh xih（少坝朵细）汉语译意为"豆豉叶汤"

药物组成：豆豉叶 5 张、五爪金龙 5 个、贯众叶根 1 根、乌泡尖 3 个。

用　　法：上药用鲜品，捶烂后泡井水拌匀，先口含药水朝娃娃脸上和身上喷，然后用药水擦全身，先在脑门心擦三回，再从脑门心擦到太阳穴三回，从脑壳顶擦到手掌心中指尖，按三下，擦到脚板心，最后撬开嘴巴灌药水进去。

功　　用：退热火毒，收惊。

适 应 症：小儿半天症，高热，惊厥抽搐等症。

5.2　Saov meix jaol oul（少美教沟）汉语译意为"钩藤汤"

药物组成：钩藤 15 克、老娃酸 10 克、五爪金龙 10 克、地星宿 5 克、满山香 5 克、四大天王 5 克、地胡椒 5 克。

用　　法：水煎服，每天 1 剂，分 3 次服，连用 3～5 天。

功　　用：退热收惊。

适 应 症：小儿半天症，低热甚至无热时也发生惊厥，反复发作多次，久治不愈等症。

5.3　Saov oul jinl（少欧近）汉语译意为"岩鹰汤"

药物组成：岩鹰肢膀毛一根、淡竹叶 10 克、土荆芥 10 克、坤精草 10 克、遍地香 7 克、青菜子 5 克、藤构皮 2 克。

用　　法：先用灯火在脑门心和两边太阳穴、人中穴各打一燏，再用岩鹰毛烧灰冲阴阳水吃，其他几样药水煎服，每天 1 剂，分 3 次吃，连用 3～5 天。

功　　用：退热收惊。

适 应 症：小儿半天症，突然发病，意识丧失，头向后仰，眼球固定上翻或斜视，口吐白沫，牙关紧闭等症。

5.4　Saov xingp jox（少迅搅）汉语译意为"石菖蒲汤"

药物组成：石菖蒲根 10 克、五爪金龙 5 克、土荆芥 7 克、遍地香 5 克、水灯草 3 克。

用　　法：水煎服，每天 1 剂，分 3 次服，连用 3～5 天。

功　　用：退热、收惊。

适 应 症：小儿半天症，惊厥反复发作多次，无定型多变的各种各样的异常动作，夜半哭啼惊跳，睡觉眼睛闭不拢等症。

5.5　Saov mal suic（少骂惰）汉语译意为"蛇泡汤"

药物组成：蛇泡根 5 克、五爪金龙 15 克、喀麻菜 10 克、鱼鳅菜 10 克、三百根5克、小软金藤5克、石菖蒲5克、水灯草3克、钩藤3克。

用　　法：水煎服，每天1剂，分3次服，连用3～5天。

功　　用：散风收惊。

适 应 症：小儿半天症，突然发病，意识丧失，四肢肌肉阵挛或强直性抽搐等症。

5.6　Saov panc nugs kuic fah（少盘奴葵花）汉语译意为"葵花盘汤"

药物组成：葵花盘7克、钩藤勾5克、凤仙花3克、五爪金龙5克、葡萄藤须3克、棕瓜藤须3克。

用　　法：水煎服，每天1剂，分3次服，连用3～5天。

功　　用：散风收惊。

适 应 症：小儿半天症，惊厥反复发作多次，无定型多变的各种各样的异常动作，睡梦中喊叫，四肢肌肉阵挛或强直性抽搐等症。

6. Lagx Uns Ids Kap（腊温啃卡）

"腊温啃卡"，汉语译意为"小儿寸耳癀"，当地汉语俗称"腮巴炎"，即现代医学的流行性腮腺炎。侗医采用退热火毒、散血打疱（消肿）疗法，应用药物内服，配合外擦敷治疗"小儿寸耳癀"。

6.1　Saov jenl yenc toik bul（少怒金银花腿播）汉语译意为"金银消疱汤"

药物组成：金银花藤20克，夏枯球20克，黄花地丁24克，虎耳草、土大黄鲜品各适量。

用　　法：前3样药煎水服，每天1剂，分3次加白糖吃。后两样药一起捶烂外包敷病痛处，每天换药1次。

功　　用：退热火毒，打肿疱。

适 应 症：寸耳癀，低热，症见腮腺肿大，局部疼痛，开口及咀嚼时疼痛等症。

6.2　Saov mal gaos kip（少骂高革）汉语译意为"犁嘴菜汤"

药物组成：犁嘴菜21克、马鞭草21克、蜂窝草21克、黄花地丁21克、散血草鲜品100克。

用　　法：前4样药煎水服，每天1剂，分3次吃。并用散血草捶烂外包敷病痛处，每天换药1次，连用5～7天。

功　　用：退热火毒、消疱。

适 应 症：寸耳癀，发热，腮腺肿大，疼痛，颈部淋巴结肿大，食欲不振等症。

6.3　Saov mal kap guic mant（少骂卡奎喃）汉语译意为"牛耳大黄汤"

药物组成：牛耳大黄15克、黄花地丁15克、元宝草15克、三月蒿15克、老娃酸10克、酸汤杆根适量。

用　　法：前5样药水煎服，每天1剂，分3次吃。并用酸汤杆根磨醋擦患处，每天4～6次。

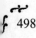

功　　用：退热火毒，消疱止痛。

适 应 症：寸耳癀，发热，腮腺肿大、疼痛，大便干结，尿黄，腹胀，口干等症。

6.4　Saov toik udt sank padt（少腿坤散盼）汉语译意为"退火散血汤"

药物组成：兰靛根 15 克、蜂窝草 15 克、金银花 15 克、散血草 15 克、红母猪藤 15 克、喀麻菜 10 克、铁灯台适量。

用　　法：前 5 样药煎水服，每天 1 剂，分 3 次吃。并用铁灯台磨醋擦患处，每天 4～6 次。

功　　用：退火热毒，散血打疱。

适 应 症：寸耳癀症，发热，腮腺肿大、疼痛，咽喉疼痛，颈部淋巴结肿大等症。

6.5　Saov meix liuc semt（少美榴生）汉语译意为"酸橘汤"

药物组成：酸柑子皮 15 克、黄花地丁 20 克、茴香籽 15 克、橘子皮 15 克、苦栋子 10 克、棕瓜络 10 克、大救驾 10 克、仙人掌鲜品适量。

用　　法：前 7 样药煎水服，每天 1 剂，分 3 次吃。并用仙人掌捶烂外包敷患处，每天换药 2 次。

功　　用：退热，顺气止痛。

适 应 症：寸耳癀，症见腮腺痛，睾丸肿胀痛，发热，口干，大便干结等。

7. Lagx Uns Ngal（腊温阿）

"腊温阿"又叫"饼虾翁""唷油麻"，汉语译意为"小儿油麻"，当地汉语俗称"出虾公""做沙公"，即现代医学的麻疹病症。侗医采用退热火毒、发疹补水、补体虚疗法，应用药物内服配合外敷治疗"小儿油麻"。

7.1　内治药方

7.1.1　Saov neit yak（少美亚）汉语译意为"红浮萍汤"

药物组成：红浮萍 10 克、土荆芥 10 克、牛王刺 10 克、倒柳树 10 克、穿山甲片。

用　　法：用前 4 样药水煎服，每天 1 剂，分 3 次吃。并用穿山甲片磨井水吃，每天 3 次。

功　　用：发疹退热。

适 应 症：小儿油麻初起，发热、出疹不透等症。

7.1.2　Saov meix liuux daov（少美柳倒）汉语译意为"倒垂柳汤"

药物组成：倒垂柳 15 克、红浮漂 15 克、土薄荷 10 克、阎王刺 10 克、满山香 10 克、蜂窝草 10 克。

用　　法：水煎服，每天 1 剂，分 3 次服。

功　　用：发疹退热毒，顺气。

适 应 症：小儿油麻，发热、出疹不透，咳嗽胸闷气促等症。

7.1.3　Saov meix yaemx（少美引）汉语译意为"椿芽汤"

药物组成：椿芽皮 15 克、红浮萍 15 克、干葛麻棒 10 克、牛奶果根 10 克、红苏麻 10 克、箭猪毛 10 克、滚屎虫 3 个。

用　　法：先把箭猪毛和滚屎虫焙干碾成细粉，再把前几样药煎水和药粉一起吞服，每天 1 剂，分 3 次吃，连用 5 ~ 7 天。

功　　用：发疹、退热毒。

适 应 症：小儿油麻，疹子渐消，咽部充血，眼结合膜发炎、流泪，食欲减退，精神差等症。

7.1.4　Saov nyangt senp jeml jingl（少娘寸金净）汉语译意为"凤尾蕨汤"

药物组成：凤尾草、天青地白、倒柳树皮、鸡药根皮、酸广苔根各适量。

用　　法：水煎服，每天 1 剂，分 3 次服，连用 3 ~ 5 天。

功　　用：退热止咳。

适 应 症：小儿油麻恢复期咳嗽等症。

7.1.5　Saov toik udt duv padt（少腿坤杜盼）汉语译意为"退热止血汤"

药物组成：喀麻菜 20 克、酸广台根 15 克、淡竹叶 10 克、天青地白 10 克、刺黄连 10 克、椿芽树皮 10 克、满山香 10 克、穿山甲片 3 片。

用　　法：前 7 样药煎水服，穿山甲片烧炭存性冲阴阳水吃，每天 1 剂，分 3 次吃，连用 3 ~ 5 天。

功　　用：退热火毒，发疹止血。

适 应 症：小儿油麻，前驱期及出疹期。

7.1.6　Saov toik udt tongh enl（少腿坤通筋）汉语译意为"退火通筋汤"

药物组成：钩藤勾 20 克、五爪金龙 15 克、老娃酸 15 克、黄花地丁 15 克、折耳根 10 克、箭猪毛 10 克。

用　　法：前 5 样煎水服，用箭猪毛烧炭存性冲阴阳水吃，每天 1 剂，分 3 次吃，连用 3 ~ 5 天。

功　　用：退热火毒，疏风通筋。

适 应 症：重症小儿油麻。

7.2　外治药方

7.2.1　Ems miads meix yaemx（翁抹美引）汉语译意为"香椿擦剂"

药物组成：香椿树皮、红浮漂、芫荽鲜品各适量。

用　　法：上药捶烂后用布包好放入锅中蒸热，趁热滚擦全身，微微出汗即可，每天 1 次，连用 3 天。

功　　用：发表疹子。

适 应 症：小儿油麻出疹期，出疹不好，发热不出汗等症

7.2.2　Saov abs jebl senc（少啊就晨）汉语译意为"油麻洗澡汤"

药物组成：棕树根 100 克、红苏麻杆叶 100 克、土荆芥 50 克、芫荽 50 克。

用　　法：上药煨水洗澡，每天 1 次，连用 3 天。

功　　用：发疹退热。

适 应 症：小儿油麻出疹期，疹子表发不好，发热不出汗等症。

注意事项：在用药水洗澡时不要泡得太久，防止出汗太多引起虚脱。

8. Lagx Uns Shuidou（腊温水痘）

"腊温水痘"，汉语译意为"小儿水痘"，有的又叫"朋痘"，即现代医学的水痘。侗医采用退热火毒、疏风补水疗法，以药物内服或配合外敷治疗"小儿水痘"。

8.1　内治药方

Saov meix yangc liuux nugs jic jenc（少美杨柳奴菊近）汉语译意为"野菊杨柳汤"

药物组成：野菊花 15 克、骂菩巴 15 克、水杨柳 10 克、水灯草 10 克、三百棒 10 克、土升麻 10 克、麦冬 10 克。

用　　法：水煎服，每天 1 剂，分 3 次服。

功　　用：退热火毒。

适 应 症：小儿水痘，发热，头痛，流涕，咳嗽，全身不适，纳差等症状。

8.2　Saov meix dous aiv（少美莬盖）汉语译意为"白马骨汤"

药物组成：白马骨 20 克、马蹄草 15 克、鱼锹菜 15 克、骂喀芪 15 克、水灯草 10 克、黄豆 7 颗。

用　　法：水煎服，每天 1 剂，分 3 次服，连服 3 ~ 5 天。

功　　用：退热退毒。

适 应 症：小儿水痘出疹期，发热，头痛等症。

8.3　Saov baol guic toik duc（少报奎腿毒）汉语译意为"牛角退毒汤"

药物组成：水牛角粉 30 克、钩藤勾 20 克、兰靛根 15 克、刺黄连 15 克、寸冬 15 克、三月蒿 15 克、野山羊角 10 克。

用　　法：水牛角先煨半小时后，再把别的药放进去煨，用野山羊角磨水兑药水吃，每天 1 剂，分 3 次吃，连用 3 ~ 5 天。

功　　用：退热火毒、疏风。

适 应 症：重证水痘，高热，面赤唇红，烦躁口渴，口舌生疮，疮痘形大而紫暗等症。

8.4　Saov anl nugs jenh yenc fah（少干奴金奴银花）汉语译意为"银花家麻汤"

药物组成：金银花 20 克、家麻根 15 克、红苏麻 15 克、隔山消 10 克、马鞭草 15 克、黄豆根 15 克、土升麻 10 克。

用　　法：水煎服，每天 1 剂，分 3 次服。

功　　用：退热消痘。

适 应 症：小儿水痘，出疹期发热，口渴，大便干结等症。

9. Laox Uns Udt Xenp（腊温务性）

"腊温务性"，汉语译意为"小儿发热"，即现代医学的小儿发热。侗医采用退火、发汗、补水疗法治疗"小儿发热"。

9.1 内治药方

9.1.1 Saov toik udt sedp bav il jagc nugs（少腿坤信巴一贾奴）汉语译意为"铁灯台退烧汤"

药物组成：铁灯台 15 克、铁马鞭 10 克、五爪风 10 克、土薄荷 5 克、水灯草 5 克。

用　　法：水煎服，每天 1 剂，分 3 次服，连用 3 天。

功　　用：退热火毒。

适 应 症：小儿发热，咳嗽，气急，胸闷等症。

9.1.2 Saov sangp meix yangc liuux naemx（少桑美杨柳嫩）汉语译意为"水杨柳根汤"

药物组成：水杨柳根 15 克、三百根 10 克、满天星 10 克、半边莲 10 克、水灯草 10 克、土薄荷 5 克。

用　　法：水煎服，每天 1 剂，分 3 次服，连用 3 天。

功　　用：退热火毒。

适 应 症：小儿发热，咳嗽，气急，口渴，尿黄，大便干结等症。

9.1.3 Saov nyangt kaok mal（少娘靠骂）汉语译意为"蕨菜汤"

药物组成：蕨菜根 15 克、竹叶麦冬 10 克、三月泡 10 克、水杨柳根 10 克、水灯草 5 克。

用　　法：水煎服，每天 1 剂，分 3 次服，连用 2～3 天。

功　　用：退热补水。

适 应 症：小儿发热，咳嗽，气急，口渴，尿黄，大便干结等症。

9.1.4 Saov dongc pup（少铜步棕额吧）汉语译意为"四季葱白汤"

药物组成：四季葱白 3 根（15 克）、土荆芥 10 克、土薄荷 10 克、红苏麻 10 克、杜仲 10 克。

用　　法：水煎服，每天 1 剂，分 3 次服，连用 2～3 天。

功　　用：退热发汗。

适 应 症：小儿发热，咳嗽，口渴，尿黄，大便干结等症。

9.1.5 Saov mal dongc sinc ngox nyebl（少骂铜神我又）汉语译意为"五爪铜钱菜汤"

药物组成：五爪风 10 克、细叶铜钱菜 10 克、酸咪咪 10 克、枇杷叶 10 克、麦冬 10 克、韭菜 5 克、四季葱白 3 根。

用　　法：水煎服，每天 1 剂，分 3 次服，连用 3 天。

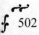

功　　用：退热止咳。

适 应 症：小儿发热，咳嗽，痰黏而量多，口渴等症。

9.2　外治药方

9.2.1　Ems bogl dugs dous inv（翁播都苋燕）汉语译意为"燕子窝敷剂"

药物组成：燕子窝50克、四季葱白3根、水菖蒲全草15克。

用　　法：上药捶烂加蛋清调匀包敷肚脐上，每天换药1～2次，连用2～3天。

功　　用：退热火毒。

适 应 症：小儿发热，多天不退，大便干结等症。

9.2.2　Ems bogl eex guic（翁播都给奎）汉语译意为"牛粪散"

药物组成：稀牛粪、黄泥巴、芭蕉芯各适量。

用　　法：上药混合捶烂加第二道淘米水，调成糊状外敷肚腹、脚板心，每天换药2～3次，连用2～3天。

功　　用：退热火毒。

适 应 症：小儿发热，多天不退，便干结，口渴多喝凉水等症。

10. Lagx Uns lds Bol Liol（腊温啃播疟）

"腊温啃播疟"，汉语译意为"小儿脐风"，有的又叫"脐带风"，即现代医学的新生儿破伤风。侗医采用退热火毒疗法，选用新鲜药物外敷治疗"小儿脐风"，患儿年龄稍大的也可配合内服药治疗。

10.1　外治药方

10.1.1　Ems bogl dinl bedl ngox nyebl（翁播登贝我又）汉语译意为"鸭脚五爪敷剂"

药物组成：红鸭脚根、五爪金龙、马蹄菜、排风藤、斑鸠叶鲜品各适量。

用　　法：上药捶烂，用青菜叶包好放入子母灰中沤半小时，然后取出稍温后外敷肚脐眼上，每天换药1次，连用3～5天。

功　　用：退热火毒，收惊。

适 应 症：小儿脐风，吸奶不紧，牙关紧闭，抽搐等症。

10.1.2　Ems bogl meix mal senp（翁播美骂辰）汉语译意为"老娃酸敷剂"

药物组成：红老娃酸、地松、五爪金龙、苦蒿菜、雨点草、鸡蛋清鲜品各适量。

用　　法：上药捶烂做成饼状，外包敷肚脐眼，每天换药2～3次，连用3～5天。

功　　用：退热火毒、受惊吓。

适 应 症：小儿脐风，口唇青紫，四肢肌肉痉挛，抽搐，颈根强直等症。

10.1.3　Ems bogl i1 mangl wap（翁播一喃惑）汉语译意为"半枝莲敷剂"

药物组成：半枝莲、五爪金龙、六月雪、犁口菜、雨点草鲜品各适量。

用　　法：上药捶烂外包敷肚脐眼，每天换药 1 ~ 2 次，连用 3 ~ 5 天。

功　　用：退热火毒，收惊止抽。

适 应 症：小儿脐风，颈部和躯干、四肢肌肉痉挛，两臂强硬、头向后仰，角弓反张状等症。

10.1.4　Ems bogl louv yav（翁播萎亚）汉语译意为"田螺敷剂"

药物组成：田螺蛳肉 2 个、生姜 3 片、四季葱白 3 根、萝卜籽 10 ~ 20 克。

用　　法：上药捶烂外敷肚脐眼，约 1 个时辰，打屁下泄排气即可，每天换药 1 次。

功　　用：退热火毒。

适 应 症：小儿脐风，发热，口角紧闭，口唇青紫，四肢肌肉痉挛，颈根强直等症。

11. Lagx Uns lds Nganh（腊温啃桉）

"腊温啃桉"，汉语译意为"小儿鹅子病"，即现代医学的儿童鹅口疮等。侗医采用退热排毒、收疮疗法，以新鲜药物含漱或包敷治疗"小儿鹅子病"。

11.1　Saov ems nugs wangc weep（少翁奴王或）汉语译意为"九里光洗剂"

药物组成：九里光、马鞭草、蛇泡鲜品适量，米辣子干品 5 ~ 10 克。

用　　法：将九里光、马鞭草捶烂，用第二道淘米水拌匀，等澄清后用棉球或纱布蘸药水清洗嘴巴，或用含漱的方法，每天 3 ~ 6 次。并用米辣子捣成细粉，用米醋或茶油调成糊状，包敷脚板心，每天换药 1 次，连用 3 ~ 5 天。

功　　用：退热火毒，排毒气。

适 应 症：小儿鹅子病，发热，舌红，嘴角溃疡，哭吵不安等症。

11.2　Saov nyangt naemx suic（少娘嫩隋）汉语译意为"蛇泡草汤"

药物组成：满天星、红老娃酸、蛇泡鲜品各适量。

用　　法：上药捶烂用第二道淘米水拌匀，等澄清后用棉球或纱布清洗嘴巴，或用含漱的方法，每天 3 ~ 5 次，连用 3 ~ 5 天。

功　　用：退热排毒。

适 应 症：小儿鹅子病，发热，舌红，嘴角溃疡，哭吵不安等症。

11.3　Saov ems mal oux jos（少翁骂苟觉）汉语译意为"糯米菜洗剂"

药物组成：糯米菜、天青地白、蛇泡鲜品各适量。

用　　法：上药捶烂用第二道淘米水拌匀，等澄清后用棉球或纱布清洗嘴巴，每天 3 ~ 4 次，连用 3 ~ 5 天。

功　　用：退热火毒。

适 应 症：小儿鹅子病，发热，舌红，嘴角溃疡，哭吵不安，大便干结等症。

11.4　Ems yuc xac dous inv（翁油茶茋燕）汉语译意为"燕窝茶油膏"

药物组成：燕子窝泥、茶油或芝麻油各适量。

用　　法：将燕子窝泥焙干碾成细粉，加入茶油或芝麻油调成流浸油膏，先用其他药物洗剂清洗嘴巴后，再用油膏涂擦在疮面上，每天3～4次。

功　　用：退热收疮。

适 应 症：小儿鹅子病，发热，舌红，嘴角溃疡等症。

11.5　Ems bogl fangc lieenc（翁播黄连）汉语译意为"黄连敷剂"

药物组成：鸡爪黄连50克、米辣子15克、土大黄50克。

用　　法：上药焙干碾成细粉装瓶备用，临用时取药粉3克，用茶油或米醋调成糊状，外敷肚脐眼和两脚板心，再用伤湿止痛膏或布带包好，每天换药1次，连用3～5天。

功　　用：退热排毒。

适 应 症：小儿鹅子病，发热，舌红，嘴角溃疡，大便干结，尿黄，腹胀气等症。

12. Ids Saenx Longc（啃省隆）

"啃省隆"，汉语译意为"痛肚肠"，当地汉语俗称"槽虫病""槽病"，即现代医学的蛔虫病。侗医采用打虫排虫疗法治疗"槽虫病"。

12.1　Saov nugs lanc huah toip saenx（少兰花腿省）汉语译意为"兰花打虫汤"

药物组成：兰花根25克、苦楝根皮25克、棕树根10克、满山香10克、炒萝卜籽10克。

用　　法：水煎服，每天1剂，分3次服。还可以焙干碾成细粉同鸡蛋调匀后，用菜油煎熟吃，每次吃5～10克左右药粉和1个鸡蛋，每天吃2次，连用3～5天。

功　　用：顺气止痛，打虫排虫。

适 应 症：槽虫病，反复发作的脐周疼痛，屙出虫来等症。

12.2　Saov meix beec yangc toip saenx（少美白杨腿省）汉语译意为"白杨打虫汤"

药物组成：白杨树根皮15克、细叶火草20克、生南瓜籽50克、苦楝树根皮10克、蜘蛛香10克、贯众15克。

用　　法：水煎服，每天1剂，分3次服，连用3～5天。

功　　用：顺气止痛，打虫排虫。

适 应 症：槽虫病，经常屙出虫来，脸黄有虫斑，喜欢吃生米等症。

12.3　Saov meix youc xac toip saenx（少美油茶腿省）汉语译意为"茶油打虫汤"

药物组成：茶油树根15克、水竹马鞭根15克、野苡仁米根15克、苦楝根皮10克、红藤根15克、棕树根10克。

用　　法：水煎服，每天1剂，分3次服，连用5～7天。

功　　用：顺气止痛，打虫排虫。

适 应 症：槽虫病，经常屙出虫来，反复发作脐周疼痛等症。

12.4　Saov meix xeec liuuh toip saenx（少美雪榴腿省）汉语译意为"石榴打虫汤"

药物组成：苦楝根皮 20 克、石榴皮 20 克、生南瓜籽 50 克、黑牵牛 3 克、生蜂蜜 20 克。

用　　法：除南瓜籽外，其他几味煎水兑蜂蜜服，生吃南瓜籽，每天 1 剂，分 3 次吃完。

功　　用：顺气消食，打虫排虫。

适 应 症：槽虫病，恶心，呕吐，腹泻或便秘，食欲不振，冒生口水等症。

四、妇女科医方

1. Taot Xenp Gueec Doiv Nyanl（暑晨没兑捻）

侗族称来月经为"暑晨"（汉语译意为"洗身"），"暑晨没兑捻"，汉语译意为"洗身不对月"，即现代医学的月经不调。侗医采用退热、补虚、补水疗法治疗"洗身不对月"。

1.1　Saov gemh guaov yak（少登告奎压）汉语译意为"红牛膝汤"

药物组成：红牛膝 10 克、千年矮根 9 克、大石韦 9 克、小石韦 9 克、三月泡根 9 克、雷公菜根 9 克、川芎 6 克。

用　　法：水煎服，每天 1 剂，分 3 次服，连用 5 ~ 7 天。

功　　用：退热，散血调经。

适 应 症：经期提前或错后，经期延长，经色淡，有血块，下腹疼痛，尿黄、便结等症。

注意事项：治疗期间不要吃刺激性强的食物。

1.2　Saov nyanl yak qaoc jenh（少捻压调劲）汉语译意为"月月红调经汤"

药物组成：月月红 15 克、小血藤根 10 克、红牛膝 10 克、鸡冠花 10 克、小茴香籽 10 克。

用　　法：水煎服，每天 1 剂，分 3 次服，连用 5 ~ 7 天。

功　　用：补虚，散血调经。

适 应 症：经期提前或错后，小腹冷痛，头晕眼花，神疲肢倦等症。

1.3　Saov meix nyox nugs jaenl aiv（少美疟怒劲盖）汉语译意为"牛奶鸡冠花汤"

药物组成：月月红 15 克、大血藤 15 克、小血藤 10 克、牛奶树根 15 克、鸡冠花 15 克、桑树寄生 15 克、松树尖 10 克、向日葵盘 10 克。

用　　法：水煎服，每天 1 剂，分 3 次服，连用 5 ~ 7 天。

功　　用：退热散血，调经止痛。

适 应 症：经期提前或错后，小腹疼痛，胸胁、乳房胀痛，脘闷不舒，爱发脾气等症。

1.4　Saov begs nyangt jaol yak（少北娘盼教亚）汉语译意为"血藤百草汤"

药物组成：大血藤 15 克、小血藤 6 克、胭脂花根 5 克、棉花籽 15 克、旧棕索一尺二寸长、百草霜 15 克。

用　　法：大血藤、小血藤、胭脂花根煎水，再将棉花籽、旧棕索烧灰存性，与百草霜一起碾成细粉，用上述药水吞服药粉，每天 1 剂，分 3 次吃。

功　　用：退热散血，调经止痛。

适 应 症：经期提前，经量增多，经期延长，色黯红有血块，小腹疼痛，口干嘴苦等症。

1.5　Saov sedp yangh qaoc jenh（少胜样调劲）汉语译意为"七味调经汤"

药物组成：月月红 10 克、红牛膝 10 克、四轮草 15 克、石榴皮 10 克、下搜山 10 克、花椒根 10 克、喀麻菜 15 克。

用　　法：煎水兑米酒吃，每天 1 剂，分 3 次吃，连用 3～5 天。

功　　用：退热，散血调经。

适 应 症：经期提前，小腹疼痛，色黯红有血块，腰骶酸痛，胸胁胀痛不舒等症。

2. Gueec Xugs Xenp（胭暑信）

"胭暑信"，汉语译意为"不洗身"，即现代医学的闭经。侗医采用补体虚、打散死血疗法治疗"不洗身"。

2.1　Saov tongh jenh（少通劲）汉语译意为"通经汤"

药物组成：月月红 15 克、五香血藤 15 克、红藤 15 克、散血草 15 克、算盘子根 15 克、大通 10 克、小通 10 克、行杆 10 克、当归 6 克。

用　　法：煎水兑米酒吃，每天 1 剂，分 3 次吃，连用 5～7 天或经行即停药。

功　　用：散血通经。

适 应 症：月经闭止，小腹、胸胁胀痛，乳房作胀，心烦善怒，头晕等症。

2.2　Saov tongh jenh buv tiix（少通劲补体）汉语译意为"补虚通经汤"

药物组成：百鸟不落 24 克、雷公菜根 15 克、益母草 15 克、红牛膝 15 克。

用　　法：上药用纱布包好，同仔鸡或猪肚一起炖熟，吃肉喝汤，两天一付，连用 6～10 天。

功　　用：补体虚，通经血。

适 应 症：月经闭止，小腹疼痛，头晕目眩，腰膝酸软，身体虚弱等症。

2.3　Saov dax padt sank yak（少打盼伞辣）汉语译意为"散寒打血汤"

药物组成：月月红 15 克、大血藤 15 克、小血藤 15 克、追风散 15 克、野花椒 15 克、地苦胆 10 克、茅草根 20 克、栀子花 10 克、中搜山 10 克。

用　　法：煎水兑红糖吃，每天 1 剂，分 3 次吃，连用 7 ～ 10 天。

功　　用：散寒，打血通经。

适 应 症：月经闭止，消瘦低热，形寒畏风，头晕目眩，下腹疼痛，腰膝酸痛等症。

2.4　Saov tongh jenh jaol yak（少通劲教盼）汉语译意为 "血藤通经汤"

药物组成：红藤 15 克、小血藤 15 克、朱砂莲 15 克、四轮草 15 克、血当归 15 克、川芎 15 克、阴桃子 3 个。

用　　法：煎水兑甜酒吃，每天 1 剂，分 3 次吃，连用 7 ～ 10 天。

功　　用：打血通经。

适 应 症：月经闭止，小腹、胸胁胀痛，乳房作胀等症。

2.5　Saov tongh jenh mal yeenc baox（少通劲骂元宝）汉语译意为 "元宝通经汤"

药物组成：元宝草 15 克、小血藤 15 克、红藤 15 克、四轮草 10 克、千年矮 10 克、马鞭草 10 克、乌泡根 15 克、益母草 10 克。

用　　法：煎水兑米酒红糖吃，每天 1 剂，分 3 次吃，连用 5 ～ 7 天。

功　　用：补虚，打血通经。

适 应 症：月经闭止，面色萎黄，头晕目眩，心悸，小腹疼痛，精神疲倦，腰酸脚软等症。

2.6　Saov sangp meix ongv kuaot（少橤美瓮告）汉语译意为 "蜂蜜罐根汤汤"

药物组成：蜂蜜罐根 20 克、白头翁 15 克、地榆 10 克、小血藤 10 克、白布冬根 15 克、和尚头根 10 克、雷公菜 15 克。

用　　法：煎水兑米酒红糖吃，每天 1 剂，分 3 次吃。

功　　用：补虚通经。

适 应 症：月经闭止，头晕，小腹疼痛，精神疲倦，腰酸脚软等症。

2.7　Saov sangp meix nyox guic（少橤美疟归）汉语译意为 "牛奶根汤"

药物组成：牛奶树根 20 克、万年青 10 克、五加皮根 10 克、土牛膝 10 克、当归 10 克、川芎 10 克。

用　　法：水煎服，或用纱布包好炖猪肚 205 克或煮鸡蛋 3 个，吃肉、蛋，喝汤，每天 1 剂，分 3 次吃，连用 7 ～ 10 天。

功　　用：补虚，散血通经。

适 应 症：月经闭止，胸腹胀闷，嗳气呕恶，头晕，小腹疼痛，精神疲倦，腰酸脚软等症。

3. Ids Biingh Ducsax（啃炳嘟煞）

"啃炳嘟煞"，汉语译意为"痛白带病"，当地汉语称"带下病"，即现代医学的白带过多等症。侗医采用补虚、退水湿、散寒疗法治疗"痛带下病"。

3.1　Saov jangv siik meix（少浆棕美）汉语译意为 "四树浆汤"

药物组成：柏子树浆 10 克、李子树浆 10 克、杉木树浆 10 克、枫木树浆 10 克。

用　　法：煎水兑甜酒吃，每天 1 剂，分 2 次吃，连用 5 ~ 7 天。

功　　用：退水湿，止带。

适 应 症：白带色黄或白，质地黏稠，味臭，小腹痛，腰酸脚软，乏力等症。

3.2　Saov siik wap samp bic（少棕花善脾）汉语译意为 "四花三皮汤"

药物组成：白鸡冠花 15 克、栀子花 10 克、白胭脂花 10 克、野菊花 15 克、白杨树皮 10 克、杜仲皮 10 克、白布冬皮 15 克、天青地白 10 克、杉木树浆 15 克、大火草 10 克、白果 10 克。

用　　法：水煎服，每天 1 剂，分 3 次服，连用 3 ~ 5 天。

功　　用：退湿毒，止带。

适 应 症：白带稀脓样，色黄，腥臭，外阴瘙痒，下腹痛等症。

3.3　Saov dangh guih（少当归）汉语译意为 "土当归汤"

药物组成：土人参 15 克、白当归 15 克、白果 10 克、松茯苓 15 克、黄荆条花 10 克、 土荆芥花 10 克、散血草 15 克。

用　　法：煎水兑红糖吃，每天 1 剂，分 3 次吃。

功　　用：补虚收带。

适 应 症：白带色白，质地稀薄，或呈豆腐渣样，头晕，胸闷心慌，腰酸脚软等症。

3.4　Saov meix beec yangc（少美柏杨）汉语译意为 "柏杨树汤"

药物组成：柏杨树皮 15 克、白鸡冠花 15 克、白麻粟根 10 克、白芍 15 克、杉木树浆 6 克、棕树浆 6 克、椿芽树浆 6 克。

用　　法：柏杨树皮、白鸡冠花、白麻粟根、白芍煎水，将杉木树浆、棕树浆、椿芽树浆焙干碾成细粉，再取药水吞服药粉，每天 1 剂，分 3 次吃，连用 5 ~ 7 天。

功　　用：退湿毒止带。

适 应 症：脓性白带，色黄量多，臭味较浓，外阴瘙痒等症。

3.5　Saov mal kap nguk（少骂卡母）汉语译意为 "喀麻菜汤"

药物组成：喀麻菜 25 克、九层皮根 25 克、白鸡冠花 15 克、白胭脂花 15 克、杉木树根 10 克、柏杨树根 10 克、鱼鳅菜 25 克。

用　　法：煎水兑酒吃，每天 1 剂，分 3 次吃，连用 5 ~ 7 天。

功　　用：退热止带。

适 应 症：白带色红量多，臭味浓，外阴热痒难受，乳房作胀等症。

4. Ids Biingh Aox Nyanl（啃炳痨喃）

"啃炳痨喃"，汉语译意为"痛月痨病"，当地汉语俗称"月家病"，该病不等同于一般妇科常见炎症，属中医积聚、产后虚损、痨病范畴。侗医采用补体虚、退火热湿毒疗法治疗"月家病"。

4.1　Saov jaol padt（少教盼）汉语译意为 "血藤汤"

药物组成：大血藤 10 克、小血藤 10 克、红藤 10 克、羊不吃 15 克、八月瓜藤 10 克、红鸭脚板 15 克、龙芽草 10 克、臭牡丹 10 克、过江龙 10 克。

用　　法：水煎服，每天 1 剂，分 3 次服，7 天为 1 疗程，连用 2 ~ 3 个疗程。

功　　用：补虚、退毒、散血。

适 应 症：月经推后，脸色黄，食欲减退，腰酸怕冷，四肢无力，下肢浮肿，下腹痛等症。

4.2　Saov max bieenh yeex（少马鞭野）汉语译意为 "铁马鞭汤"

药物组成：铁马鞭 20 克、岩泽兰 15 克、止咳莲 15 克、水灯草 10 克、水杨柳 10 克、喀麻菜 15 克、羊不吃 15 克、三月泡根 15 克、百家姓 15 克。

用　　法：水煎服，每天 1 剂，分 3 次服，7 天为一疗程，连用 2 ~ 3 个疗程。

功　　用：退热湿毒、止带。

适 应 症：月家病，阴部瘙痒，白带多，头晕，心烦闷，尿黄便干，口干喝水多等症。

4.3　Saov siik jaol（少棕教）汉语译意为 "四藤汤"

药物组成：小血藤 15 克、大血藤 15 克、八月瓜藤 15 克、黑葡萄藤 15 克、月月红 20 克、桔梗 15 克、川芎 10 克、当归 10 克、三百棒 10 克。

用　　法：水煎服，每天 1 剂，分 2 次服，连用 7 ~ 14 天。

功　　用：退热、散血、止痛。

适 应 症：月家病，阴部瘙痒，流黄带，腹疼，心慌、气促，食欲减退，消瘦乏力等症。

4.4　Saov bux tiix dinl nguk（少补体兑茂）汉语译意为 "猪脚补虚汤"

药物组成：公猪前蹄 1 只（500 克）、月月红 12 克、小血藤 15 克、山萝卜 15 克、臭牡丹 15 克、桔梗 15 克、土党参 15 克。

用　　法：上药用纱布包好同猪脚一起炖熟，吃肉喝汤，每天 1 剂，分 2 次吃，连用 5 ~ 7 天。

功　　用：补体虚，散血排毒。

适 应 症：月家病，脸色蜡黄，食欲减退，四肢无力，眼睑、下肢浮肿，腹痛，腰痛等症。

4.5　Saov mal kap max toik naemx（少骂卡马退嫩）汉语译意为 "喀

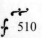

麻退水汤"

药物组成：喀麻菜 20 克、大血藤 10 克、小血藤 10 克、母猪藤 10 克、止咳莲 15 克、松树皮 10 克、满山香 10 克、土荆芥 10 克、赶山鞭 10 克。

用　　法：水煎服，每天 1 剂，分 2 次服，连用 7 天。

功　　用：散血退水，排毒。

适 应 症：月家病，眼睑、下肢浮肿，腹痛，腰酸胀，尿少便干等症。

5. Dogl Saiswap（朵奢呱）

"朵奢呱"又称"螺扭胞腊"，汉语译意为"落尿胞"和"落胎尿胞"，即现代医学的子宫脱垂。侗医采用补气补血、补体虚疗法治疗"落尿胞"。

5.1　Saov meix siip jaol nyingv（少美棕教拧）汉语译意为"棕树葛棒汤"

药物组成：棕树根 30 克、葛麻棒 30 克、茜草根 15 克、细叶韭菜根 20 克、土党参 20 克。

用　　法：水煎服，每天 1 剂，分 3 次服，连用 5 ~ 7 天。同时可用百草霜、地牯牛、田螺蛳肉各等份，捶烂调茶油涂擦于脱垂的子宫上，然后轻轻地把脱垂的子宫推进身体里面去，每天 1 次。

功　　用：补体虚、收胞。

适 应 症：落尿胞，下腹坠胀，腰酸脚软等症。

5.2　Saov kaok munh bal naemx（少靠扪罢冷）汉语译意为 "金毛狗鱼水汤"

药物组成：金毛狗 25 克、鱼鳅菜 15 克、水杨柳 15 克、鸡爪莲 10 克、青藤香 10 克。

用　　法：水煎服，每天 1 剂，分 3 次服，连用 5 ~ 7 天。同时可用乌梅、石榴皮、五倍子、刺黄连煨水熏洗阴部及脱垂的子宫，然后轻轻地把脱垂的子宫推进身体里面去，每天 1 次。

功　　用：补虚，散血肿。

适 应 症：落尿胞，下腹坠胀疼痛，下阴肿痛，带下色黄腥臭，屙尿辣痛等症。

5.3　Saov bogl padt renc senh（少播盼人参）汉语译意为"人参益血汤"

药物组成：土人参 20 克、益母草 15 克、五香血藤 15 克、当归 10 克、朱砂莲 15 克、称杆菜根 10 克、五倍子 10 克。

用　　法：水煎服，每天 1 剂，分 3 次服，连用 7 ~ 10 天。同时可用新鲜蓖麻子捶烂包敷百会穴，每天换药 1 次，连用 7 天。

功　　用：补气补血、收胞。

适 应 症：落尿胞，白带多，头晕眼花，乏力，梦多等症。

5.4　Saov yak lagx aiv（少娅蜡盖）汉语译意为 "血藤仔鸡汤"

药物组成：鸡血藤 25 克、臭牡丹根 20 克、映山红根 15 克、蜂蜜罐根 15 克、仔鸡 1 只。

用　　法：上药用纱布包好同鸡一起煮熟，吃肉喝汤，分两天吃完，连用 15 天。

功　　用：补体虚、收胞。

适 应 症：落尿胞，腰酸和下腹坠胀感，头晕，困倦，乏力等症。

6. Benh Padt Dogl Padt（奔盼朵盼）

侗医视"奔盼朵盼"为"下路野鸡症"，汉语译意为"崩血、漏血"，相当于现代医学的功能性子宫出血。侗医采用补气补血、补火、退热毒、散血止血疗法治疗"崩血、漏血"。

6.1　内治药方 Saov duv padt demh naeml（少杜盼登嫩）汉语译意为"乌泡止崩汤"

药物组成：乌泡根 30 克、秧鸡泡 20 克、冷厥鸡 15 克、金银花 15 克、大风消 15 克、龙芽草 10 克、川芎 6 克。

用　　法：水煎服，每天 1 剂，分 3 次服，连用 5 ~ 7 天。

功　　用：退热，散血止血。

适 应 症：崩血，流血量多，胸胁胀疼、乳房胀疼等症。

6.2　Saov duv padt mal gaos kip（少杜盼骂高去）汉语译意为 "犁头止崩汤"

药物组成：犁头菜 30 克、天青地白 15 克、水竹根 15 克、蒜盘根 15 克、布冬根 20 克、白头翁 15 克、土牛膝 5 克。

用　　法：水煎服，每天 1 剂，分 3 次服，连用 5 ~ 7 天。

功　　用：退热止崩。

适 应 症：崩血，量多色红，头晕，头痛，尿黄便干等症。

6.3　Saov mal sax bah laox（少骂耍巴老）汉语译意为"雷公菜汤"

药物组成：雷公菜根 30 克、土人参 20 克、臭牡丹根 20 克、小血藤 15 克、野葡萄藤 15 克、红藤 15 克、月月红 15 克、棉花籽 10 克、土牛膝根 10 克。

用　　法：水煎服，每天 1 剂，分 3 次服，连用 5 ~ 7 天。

功　　用：补虚止血。

适 应 症：崩血、漏血日久不止，头晕，眼花，脸色发白，心慌，气累乏力等症。

6.4　Saov meix gueev kueep yangc jaenv aiv（少美腘或阳劲盖）汉语译意为"鸡冠阳雀汤"

药物组成：红鸡冠花 30 克、阳雀花根 25 克、葛麻棒 20 克、棕树根 15 克、棉花籽 15 克、淫羊藿 15 克、仙茅 10 克。

用　　法：水煎服，每天 1 剂，分 3 次服，连用 5 ~ 7 天。

功　　用：补虚止血。

适 应 症：崩血、漏血，量多或少，色红或清淡，腰痛，面白，少气懒言，

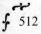

头晕乏力等症。

7. lds Xugs Xenp（啃暑信）

"啃暑晨"或称"啃晨喃"，汉语译意为"洗身痛""月痛病"，即现代医学的痛经等症。侗医采用退热火毒气、排水湿寒气、顺气散血、补虚疗法治疗"洗身痛"。

7.1　Saov meix sunl guic wangc（少美钻奎王）汉语译意为"牛王刺汤"

药物组成：牛王刺根 15 克、土人参 15 克、元宝草 15 克、杜仲 15 克、大血藤 15 克、益母草 15 克、淫羊藿 10 克、小茴香籽 5 克。

用　　法：水煎后兑甜酒吃，每天 1 剂，分 3 次吃，连用 5 ~ 7 天。

功　　用：补虚，散血止痛。

适 应 症：洗身痛，月经色淡量少，有血块，怕冷，头昏，腰膝酸软等症。

7.2　Saov jaol yak mags（少教压马）汉语译意为 "大血藤汤"

药物组成：大血藤 15 克、四轮草根 15 克、黄珠子 15 克、黄花地丁 10 克、散血草 15 克、益母草 10 克、金银花藤 15 克、土牛膝 10 克。

用　　法：水煎后兑米酒吃，每天 1 剂，分 3 次吃，连用 5 ~ 7 天。

功　　用：退热散血、止痛。

适 应 症：洗身痛，月经色黑量多，挟有血块，小腹疼痛等症。

7.3　Saov meix duil padt（少美对盼）汉语译意为 "血李汤"

药物组成：血李根 15 克、大血藤 15 克、小血藤 15 克、雷公菜根 15 克、益母草 10 克、白腊树根 10 克、天茄子 10 克。

用　　法：水煎后兑酒吃，每天 1 剂，分 3 次吃，连用 7 ~ 10 天。

功　　用：散血止痛。

适 应 症：洗身痛，月经量不多，小腹胀痛，身卜骨节酸痛不适等症。

7.4　Saov xingp maemx（少信猛）汉语译意为 "虎姜汤"

药物组成：老虎姜 50 克、益母草 50 克、对叶莲 15 克、月月红 15 克、小血藤 15 克、十大功劳 15 克。

用　　法：上药泡米酒 500 毫升，7 天后即可服用，每次喝 20 毫升，每天 2 次，连用 5 ~ 7 天。

功　　用：退热湿毒，散血止痛。

适 应 症：洗身痛，月经量多，色乌黑有小血块，小腹疼痛，头晕头痛等症。

8. Lagx Miegslds Xenp Qemp（腊乜啃惰琴）

"腊乜啃惰琴"，汉语译意为"妇门痒痛病"，包括现代医学的外阴瘙痒症、外阴炎、阴道炎等。侗医采用退热湿毒、散血杀虫、止痒止痛疗法治疗"妇门痒痛病"。

8.1　内治药方

8.1.1 Saov samp bagx（少伞靶）汉语译意为"三白汤"

药物组成：白木槿根 150 克、白鸡冠花 10 克、白果 7 个、紫荆花根 10 克、小血藤 10 克、蛇倒退 10 克。

用 法：水煎服，每天 1 剂，分 3 次服，连服 5 天。

功 用：退热湿毒、止痒。

适 应 症：妇门痒痛病，外阴有红色小疹子，瘙痒疼痛，阴道分泌物多且黏腻腥臭等症。

注意事项：治疗期间不要喝酒，少食牛羊肉及辛辣食品，要避免性生活，注意保持阴部的卫生，勤换内裤。

8.1.2 Saov samp wap duv qemp(少善滑杜琴)汉语译意为"三花止痒汤"

药物组成：芭蕉花 15 克、金银花 15 克、野菊花 15 克、朱砂根 15 克、枫木树皮 15 克、苦参 10 克。

用 法：水煎后兑酒吃，每天 1 剂，分 2 次吃，连用 10 ~ 15 天。

功 用：退热湿毒、止痒。

适 应 症：妇门痒痛病，阴道痒痛，阴道分泌物黄色，小腹及腰痛等症。

8.1.3 Saov samp aemc（少善坑）汉语译意为"三苦汤"

药物组成：三棵针 20 克、苦参 15 克、千里光 20 克、蛇倒退 15 克、灯笼泡 15 克、土牛膝 15 克。

用 法：水煎服，每天 1 剂，分 3 次服，连用 3 ~ 10 天。

功 用：退热湿毒、止痒。

适 应 症：妇门痒痛病，阴部出汗潮湿，瘙痒肿痛，阴道分泌物黄色、腥臭等症。

8.2 外治药方

8.2.1 Saov senh aemc（少参坑）汉语译意为"苦参汤"

药物组成：苦参 30 克、乌梅 20 克、千里光 30 克、龙胆草 15 克、蛇床子 15 克、野花椒 15 克。

用 法：煎水熏洗，每天 1 剂，熏洗 1 ~ 2 次，连用 5 ~ 7 天。

功 用：退热，杀虫止痒。

适 应 症：妇门痒痛病，外阴红肿热痛，瘙痒，阴道分泌物黄色或白色、腥臭等症。

8.2.2 Saov Ngaemcsuih（少唉穗）汉语译意为"野菊花汤"

药物组成：野菊花、檵木、鸡冠花、野薄荷、小叶冬青各 30 克，百部、苦参各 15 克。

用 法：煎水熏后坐浴，每天 1 剂，熏洗坐浴 2 次，连用 5 ~ 7 天。

功 用：退热湿毒，杀虫止痒。

适 应 症：妇门痒痛病，外阴红肿热痛，瘙痒，阴道分泌物黄色或白色、腥臭，尿黄等症。

9. Maix Eis Leis Lagx（买哎吕腊）

"买哎吕腊"或"没喔档腊"，汉语译意为"不生崽"和"不会生崽"，当地汉语俗称"妇女不生"，即现代医学的女性不孕症。侗医采用补体虚、散血通经脉疗法治疗"妇女不生"。并注重精神心理调节和家庭和谐。

9.1 内治药方

9.1.1 Saov demh wul bav（少登雾坝）汉语译意为"叶上生子汤"

药物组成：叶上生子 15 克、益母草 15 克、月月红 15 克、雷公菜 15 克、大血藤 15 克、小血藤 15 克、钩藤 15 克、小青藤香 10 克、土党参 15 克、土牛膝 10 克。

用　　法：水煎后兑米酒吃，每天 1 剂，分 3 次吃，连用 10～30 天。

功　　用：补体虚，散血通经。

适 应 症：妇女不生，月经不调，小腹疼痛等症。

9.1.2 Saov kuic fah（少奎花）汉语译意为"葵花促生汤"

药物组成：葵花根 20 克、臭牡丹根 20 克、鸡冠花 15 克、月月红 15 克、大血藤 15 克、茜草根 10 克、葡萄藤 15 克、土牛膝 10 克。

用　　法：水煎服，每天 1 剂，分 3 次服，连用 7～10 天。

功　　用：补体虚，散血通脉。

适 应 症：妇女不生，月经不调，腰膝酸软等症。

9.1.3 Saov nugs gueev kueep yangc（少怒腘或阳）汉语译意为"阳雀花汤"

药物组成：阳雀花根 15 克、当归 10 克、土党参 15 克、和尚头根 15 克、川芎 10 克、香附子 10 克、米辣子 10 克、柴桂皮 10 克、芍药花根 15 克。

用　　法：水煎服，每天 1 剂，分 3 次服，连用 10～30 天。

功　　用：补火补血、调经。

适 应 症：妇女不生，月经推后或闭经，肚腹或脚冷，怕吹风，头痛等症。

9.2 食疗药方

药物组成：爬岩姜 30 克、鸡蛋 3 个。

用　　法：先将爬岩姜煨水去药渣，再用药水把鸡蛋煮熟，喝药汤吃鸡蛋，每天 1 剂，连用 7～10 天。

功　　用：补体虚。

适 应 症：妇女体虚，久婚不育。

10. Ids Bingh Nyaoh Aox Nyanl（啃炳尿要喃）

"啃炳尿要喃"，汉语译意为"坐月风病"，当地汉语俗称"产后风"，即现代医学的产褥感染。侗医采用补气养血、散血疏风、通经止痛疗法治疗"坐月风病"。

10.1 Saov mal sot pap jaol padt（少骂索帕教盼）汉语译意为"血藤益母汤"

药物组成：大血藤 15 克、小血藤 15 克、益母草 15 克、马蹄金 15 克、犁头草 15 克、三月泡根 15 克、乌泡根 15 克、九节茶 15 克、枫树尖 15 克、木通 10 克。

用　法：水煎后兑红糖或甜酒吃，每天 1 剂，分 2 次吃，连用 3 ~ 5 天。如果腹痛剧烈，益母草加量至 30 ~ 50 克，腰痛和骨节痛加用小血藤 20 ~ 30 克、发热抽筋，加用马蹄金 50 克、三月泡根 50 克。

功　用：补体散血，通经止痛。

适 应 症：产后风，全身骨节酸痛、麻木，小腹痛，眩晕，心慌，无力等症。

10.2 Saov jus naemx（少丢冷）汉语译意为"九水汤"

药物组成：九节茶 15 克、水杨柳 15 克、半边莲 15 克、踩不死 15 克、金银花 15 克、鱼鳅串 15 克、喀麻菜 15 克。

用　法：水煎服，每天 1 剂，分 3 次服，连用 7 天。

功　用：散血通经，疏风止痛。

适 应 症：产后风，全身肌肉骨节酸痛麻木，遇冷或风吹时疼痛加重等症。

10.3 Saov xingp jenc（少信近）汉语译意为 "箭杆风汤"

药物组成：箭杆风 25 克、百鸟不落根 25 克、三角风 15 克、黄花菜根 15 克、生姜 3 片。

用　法：水煎服，每天 1 剂，分 3 次服，连用 3 ~ 5 天。

功　用：散寒通经，疏风止痛。

适 应 症：产后风，全身骨节冷痛，怕风，怕冷，月经推后等症。

10.4 Saov xebc mant（少喜蛮）汉语译意为 "十黄汤"

药物组成：十大功劳 15 克、黄珠子根 15 克、鱼鳅串 15 克、马鞭草 15 克、黄花地丁 15 克、红禾麻根 15 克。

用　法：水煎服，每天 1 剂，分 3 次服，连用 5 ~ 7 天。

功　用：退热散血，通经止痛。

适 应 症：产后风，全身骨节酸痛麻木，头痛发热，月经不调等症。

11. Sangx Lagx Dogl Padt（档腊漏盼）

"档腊漏盼"，汉语译意为"妇女生产漏血"，当地汉语俗称"产后漏血不止"，即现代医学的产后出血。侗医采用补气补血、退热毒、散血止血疗法治疗"产后漏血不止"。

11.1 Saov begs nyangt（少靶娘）汉语译意为"百草汤"

药物组成：百草霜 15 克、黄牯牛屎 15 克、野麻叶 10 克、花椒根 10 克、小血藤 10 克。

用　　法：黄牯牛屎烧成灰和百草霜碾磨成细粉，再用野麻叶、花椒根、小血藤的水煎液送服，每天 1 剂，分 3 次吃，连用 5～7 天。

功　　用：退毒止血。

适 应 症：产后漏血不止，量多、色红，下腹痛，心悸气促，头晕，手脚发软等症。

11.2　Saov biags（少芭）汉语译意为 "芭蕉汤"

药物组成：芭蕉根 30 克、乌泡根 30 克、散血丹 15 克、老萝卜蔸 15 克、大伤药 15 克。

用　　法：水煎服，每天 1 剂，分 3 次服，连用 3～5 天。

功　　用：散血止血。

适 应 症：产后漏血不止，瘀血留滞，颜色紫黯，有血块，下腹痛等症。

11.3　Saov nyangt sot padt（少娘索盼）汉语译意为 "益母草汤"

药物组成：益母草 30 克、土党参 20 克、当归 10 克、散血草 15 克、算盘子炭 15 克、土荆芥炭 15 克、川芎 10 克、淫羊藿 10 克。

用　　法：水煎服，每天 1 剂，分 3 次服，连用 3～5 天。

功　　用：补气补血、止血。

适 应 症：产后漏血不止，颜色淡红，量较多，怕冷，全身无力，头晕等症。

11.4　Saov nyangt kaok aiv（少娘靠盖）汉语译意为 "蕨鸡汤"

药物组成：冷蕨鸡 20 克、乌泡根 15 克、红苏叶 15 克、秧鸡泡 15 克、水泽兰 10 克、地蜂子 10 克、小血藤 10 克。

用　　法：水煎服，每天 1 剂，分 3 次服，连用 3～5 天。

功　　用：退热湿毒，散血止血。

适 应 症：产后漏血不止，周身时热时冷，下腹痛，体弱，乏力，心慌头晕等症。

12. Sangx Lagx Gueec Saov Nyox（档腊没少疟）

"档腊没少疟"，汉语译意为 "产妇没有奶水"，当地汉语俗称"产后奶水少"，即现代医学的缺乳症。侗医采用补体虚、散血通奶疗法治疗 "产后奶水少"。

12.1　Saov xuip nyox bogl xenp（少吹疟补身）汉语译意为"补虚催奶汤"

药物组成：阳雀花根 20 克、土党参 15 克、当归 10 克、木通 9 克、桔梗 10 克、猪蹄爪 1 对。

用　　法：上药用纱布包好同猪蹄爪一起炖熟，吃肉喝汤，每天 1 剂，连用 3～5 天。

功　　用：补体虚、催奶。

适 应 症：产后奶水少或无奶水，面色发白，头晕，倦怠，乏力等症。

12.2　Saov zaol goc xuip nyox（少皂角吹疟）汉语译意为 "皂角催奶汤"

药物组成：穿山甲、皂角刺、王不留行籽、竹叶柴胡各适量。

用　　法：上药焙干碾成细粉，每次用甜酒水吞服 6 克，每天 3 次，连用 3 ~ 5 天。

功　　用：散血、催奶。

适 应 症：产后奶水少或无奶水，乳汁不通，乳房胀痛等症。

12.3　Saov denl lemc tongh nyox（少登轮捅疟）汉语译意为 "疏风通奶汤"

药物组成：葵花杆 15 克、地锦 15 克、土荆芥 10 克、桔梗 10 克、木通 5 克。

用　　法：水煎服，每天 1 剂，分 3 次服，连用 3 ~ 5 天。

功　　用：疏表催奶。

适 应 症：产后奶水少，全身酸痛，头痛，打喷嚏，流鼻涕等症。

12.4　Saov geiv aiv dangh guih（少给盖当归）汉语译意为 "鸡蛋当归汤"

药物组成：鸡蛋 3 个、当归 5 克、木通 5 克、猪尿胞 1 个。

用　　法：上药同猪尿胞、鸡蛋一起炖熟，吃肉、蛋喝汤，每天 1 剂，分 3 次吃，连用 3 ~ 5 天。

功　　用：补虚催奶。

适 应 症：产后奶水少，身体虚弱，神疲乏力等症。

13. baol yih gueec luih（抱意没吕）

　　"抱意没吕" 或 "抱意没枯杆麻"，汉语译意为 "胞衣不下" 或 "胞衣不出来"，即现代医学的胎盘滞留。侗医采用补气血、补火、散血、催下胞衣疗法治疗 "胞衣不下"。

13.1　Saov nugs yeenh zih（少怒胭脂）汉语译意为 "胭脂崔胞汤"

药物组成：胭脂花根 15 克、马蹄当归 15 克、血藤 15 克、土牛膝 15 克、大伤药 10 克、散血草 10 克、小血藤 10 克、节骨茶 10 克、川芎 10 克。

用　　法：水煎服，1 次服用，如不见效，再吃 1 次。

功　　用：散血催胞。

适 应 症：胞衣不下，流血不止，下腹痛等症。

13.2　Saov biaeml gaos sedl guic（少炳高舍奎）汉语译意为 "牛尾头发汤"

药物组成：黄牯牛尾巴毛 3 克、产妇头发 3 克、穿山甲 3 片、高粱秆 15 克、蓖麻子 20 克。

用　　法：前三样药烧灰成性碾成细粉，高粱秆煎水送服细粉，连用 2 ~ 3 次，同时用蓖麻子捶烂包敷双脚心。

功　　用：散血催胞。

适 应 症：胞衣不下，流血不止，颜色黯红有血块，下腹痛等症。

13.3　Saov magx aox luc（少马搞炉）汉语译意为 "灶心土汤"

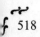

药物组成：灶心土 90 克、阳雀花根 20 克、土党参 15 克、当归 10 克、土牛膝 15 克、红老娃酸 15 克、川芎 6 克。

　用　　法：水煎服，吃 1 次后，如胞衣不下则再吃 1 次。

　功　　用：补气补火、催胞。

　适 应 症：胞衣不下，流血不止，量多色淡，全身乏力，头晕等症。

五、男科医方

1. Lieit Wax（擂瓦）

"擂瓦"或"格擂没拥"，汉语译意为"阳事不举"或"阳事没得用"，即现代医学的阳痿、早泄等症。侗医采用补火、补气血、收惊、退水湿毒气疗法治疗"阳事不举"。

1.1　Saov mal ngaemc（少骂能）汉语译意为"韭菜汤"

药物组成：细叶韭菜籽 30 克、无娘藤籽 20 克、鸡药果 20 克、淫羊藿 15 克、核桃 7 个。

　用　　法：水煎服，每天 1 剂，分 3 次服，连用 7 剂。

　功　　用：补火举阳。

　适 应 症：阳事不举，怕冷，腰酸脚软，头昏眼花等症。

1.2　Saov lieit kuap（少雷跨）汉语译意为"狗鞭汤"

药物组成：狗鞭 1 套、淫羊藿 15 克、百尾笋 15 克、土牛膝 10 克、橘子皮 15 克、韭菜籽 10 克、当归 10 克、灵芝菌 15 克。

　用　　法：上药用纱布包好，将狗鞭洗净切片，同药一起用砂锅炖熟，吃肉喝汤，每天 1 剂，分 2 次吃，连用 3～5 剂。

　功　　用：补火举阳。

　适 应 症：阳事不举，腰酸脚软，头昏眼花，夜尿多等症。

1.3　Saov ngoh jaol jeml oul（少峨教金勾）汉语译意为"勾藤鳝鱼汤"

药物组成：钩藤勾 30 克、黄鳝鱼 2 条、鸡药果 30 克、韭菜籽 20 克、无娘藤籽 20 克、千年矮叶 10 克、蜂蜜罐 20 克。

　用　　法：钩藤勾、黄鳝鱼焙干碾成细粉，其余药水煎后吞服药粉，每天 1 剂，分 3 次吃，连用 5～7 付。

　功　　用：补体虚，收惊举阳。

　适 应 症：受惊吓引起的阳事不举，早泄，腰酸脚软，胆小多愁等症。

1.4　Saov ems dangx senh（少翁党参）汉语译意为"党参汤"

药物组成：黔党参 30 克、刺五加根皮 15 克、阳雀花根 20 克、和尚头根 20 克、鸡血藤 20 克、当归 10 克、韭菜籽 15 克。

　用　　法：水煎服，每天 1 剂，分 3 次服，连用 5～7 剂。

功　　用：补气补血、举阳。

适 应 症：阳事不举，气血虚弱，头昏眼花，梦多，记性差等症。

2. Ids Bingh Aox Nyanl（啃炳搞喃）

"啃炳搞喃"，汉语译意为"痛小月病"，当地汉语俗称"色痨""血灌肠""犯女人"，泛指性生活过度或产期、经期同房而得的疾患。侗医采用打死（瘀）血、退热毒、补体虚疗法治疗"色痨"。治疗期间，不要吃刺激性食物，不要整天忧愁、胡思乱想。

2.1　Saov nyangt ngeec liongc sinp nyinc（少娘额龙顺彦）汉语译意为"千年龙芽汤"

药物组成：千年矮 15 克、龙芽草 15 克、喀麻菜 20 克、九里光 15 克、水灯草 10 克、竹叶菜 15 克。

用　　法：水煎服，每天 1 剂，分 3 次服，连用 5 ~ 7 天。

功　　用：退热毒、散血。

适 应 症：经期性生活引起的"色痨"，腰酸胀痛，小便热辣痛或小便带有血棕等症。

2.2　Saov meix mienx sangp miingc（少美明尚眠）汉语译意为"苦参蚂蝗汤"

药物组成：苦参 15 克、山蚂蝗 15 克、喀麻菜 20 克、小杆 15 克、小血藤 15 克、大血藤 15 克、当归 15 克、土党参 15 克、水泽兰 15 克。

用　　法：水煎服，每天 1 剂，分 3 次服，连用 7 天。

功　　用：补体虚，打死血。

适 应 症：经期性生活引起的"色痨"，下腹刺痛，小便带血，腰痛，体虚等症。

2.3　Saov nyangt dongc biedl（少娘筒比）汉语译意为"笔筒汤"

药物组成：笔筒草 15 克、大小雷公菜根各 20 克、茅草根 30 克、喀麻菜 20 克、龙芽草 15 克、椿树根皮 15 克。

用　　法：上药煨水吃，每天 1 剂，分 3 次服，连用 5 ~ 7 天。

功　　用：退热湿毒、止血止痛。

适 应 症：劳累并经期性生活所引起的"色痨"，低热，下腹热痛，小便黄伴热辣痛，或小便带血，腰酸脚软等症。

2.4　Saov meix demh aemv（少美登恩）汉语译意为"乌泡根汤"

药物组成：乌泡根 30 克、黄珠子 15 克、五花血藤 20 克、土牛膝 10 克、杨梅树皮 25 克、千年矮 25 克、金银花藤 25 克、椿芽树根皮 25 克、喀麻菜 30 克、茅草根 30 克。

用　　法：上药煨水吃，每天 1 剂，分 3 次服，连用 5 ~ 7 天。

功　　用：退热湿毒。

适 应 症：酒醉并经期性生活所引起的"色痨"，腰杆痛，脸色黄，消瘦，低热，盗汗，梦遗，头昏乏力等症。

2.5 Saov nanx aiv naeml（少腩盖嫩）汉语译意为"乌鸡汤"

药物组成：牛筋草 60 克、乌骨鸡 1 只。

用　　法：将牛筋草放进鸡肚腹中隔锅蒸熟，吃肉喝汤，两天 1 剂，连用 7 剂。

功　　用：补体虚。

适 应 症："色痨"。

3. Ids Nyeeuv Padt（啃扭盼）

"啃扭盼"，即"妇男摆红症"，汉语译意为"痛屙红尿病"，它泛指现代医学的淋病、非淋菌性尿道炎、泌尿道感染。侗医采用退热火毒、散血止血、顺气补虚疗法治疗"痛屙红尿病"。

3.1 Saov nanx aiv mant（少南盖蛮）汉语译意为"黄鸡汤"

药物组成：一枝黄花 15 克、鸡药果根皮 15 克、松树枝皮 10 克、水灯草 5 克、小石韦 15 克、韭菜根 10 克、白茅根 30 克、金银花藤 15 克。

用　　法：水煎服，每天 1 剂，分 3 次服，连用 5 ~ 7 天。

功　　用：退热火毒。

适 应 症：痛屙红尿病。

3.2 Saov sudx（少组）汉语译意为"荸荠汤"

药物组成：薏苡根 30 克、荸荠根 30 克、小石韦 30 克、包坤根 30 克、杜仲皮 10 克、蜂窝草 15 克、喀麻菜 15 克、土牛膝 10 克、水灯草 5 克。

用　　法：水煎服，每天 1 剂，分 3 次服，连用 10 ~ 15 天。

功　　用：退热毒，打死血，顺气。

适 应 症：痛屙红尿病。

3.3 Saov bav baenl sigt（少坝笨席）汉语译意为"淡竹叶汤"

药物组成：淡竹叶 25 克、老娃酸 20 克、海金沙藤 20 克、小石韦 15 克、包坤须 15 克、水灯草 10 克。

用　　法：水煎服，每天 1 剂，分 3 次服，连用 10 ~ 15 天。

功　　用：退热火毒，散血止痛。

适 应 症：痛屙红尿病。

3.4 Saov meix yangc nugs sangp（少美阳奴榇）汉语译意为"阳雀花根汤"

药物组成：阳雀花根 20 克、穿山龙 15 克、泡参 15 克、海金沙 15 克、小石韦 15 克、禾麻根 15 克、野兰靛根 15 克、水灯草 10 克、白果 7 个。

用　　法：水煎服，每天 1 剂，分 3 次服，连用 10 ~ 15 天。

功　　用：补体虚，退热毒。

适 应 症：痛屙红尿病。

4. Nyeeuv Naemx Oux（扭嫩苟）

"扭嫩苟"，即"妇男摆白症"，汉语译意为"屙白米汤尿病"。但它仅指现代医学的"遗精"。侗医采用退虚火毒、补水、补虚疗法治疗"屙白米汤尿病"。

4.1　Saov jaol meec neix naenl（少教没乃嫩）汉语译意为"无娘藤籽汤"

药物组成：无娘藤籽 30 克、平地木 10 克、老娃果根 10 克、鸡药果 20 克、韭菜根 20 克、黑枣 7 个。

用　　法：水煎服，每天 1 剂，分 3 次服，连用 10 天。

功　　用：退虚火毒、止遗。

适 应 症：屙白米汤尿病，失眠多梦，腰酸脚软，头昏眼花，手脚心发热，盗汗等症。

4.2　Saov ems nanx aiv meix（少翁南盖美）汉语译意为"鸡药汤"

药物组成：鸡药果 30 克、百尾笋根 15 克、蜂蜜罐根 15 克、无娘藤籽 15 克、夜交藤 15 克、猪鬃草根 10 克、南布正 10 克。

用　　法：水煎服，每天 1 剂，分 3 次服，连用 10 天。

功　　用：补水退火、止遗。

适 应 症：屙白米汤尿病，低热盗汗，梦多交欢，腰酸脚软，头昏眼花，心烦气躁等症。

4.3　Saov jaol menc yeex nyangt nyaemv ngabc dol（少教门野娘拧我舵）汉语译意为"首乌关门汤"

药物组成：何首乌 20 克、大夜关门根 15 克、臭牡丹根 15 克、螺蛳肉 50 克、猪腰子 1 对。

用　　法：上药用纱布包好同螺蛳肉、猪腰子一起炖熟，吃肉喝汤，每天 1 剂，分 3 次吃，连用 7 ~ 10 天。

功　　用：补体虚、止遗。

适 应 症：屙白米汤尿病，腰酸脚软，头昏眼花，阳事不举，睡觉梦多，记性差等症。

4.4　Ems bungv jangv meix pagt（翁嘣浆美爬）汉语译意为"杉木浆散"

药物组成：杉木树浆 30 克、杨桃藤 50 克、白火草 20 克、白鸡冠花 30 克。

用　　法：上药焙干碾细，用米酒或甜酒吞服，每次 3 克，每天 3 次，连用 5 ~ 7 天。

功　　用：散血止遗。

适 应 症：屙白米汤尿病。

5. Geiv Lieit Bul（盖擂播）

"盖擂播"，汉语译意为"睾丸肿痛"，当地汉语俗称"栲子肿痛"，即现代医学的睾丸炎、附睾炎。侗医采用退热火毒、退水湿毒气、顺气散血疗法治疗"栲子肿痛"。

　　5.1　内治药方

　　5.1.1　Saov neenl meix lieenl（少嫩美楝）汉语译意为"川楝子汤"

　　药物组成：川楝子 15 克、橘子叶 15 克、八月瓜 20 克、大通塔 15 克、大血藤 15 克、小血藤 15 克、小茴香籽 12 克。

　　用　　法：水煎服，每天 1 剂，分 3 次服，连用 10 天。

　　功　　用：退热散血、顺气止痛。

　　适 应 症：栲子肿痛。

　　5.1.2　Saov jaol yak nguk meix（少教亚库美）汉语译意为"红母猪藤汤"

　　药物组成：红母猪藤 20 克、云南叶根 15 克、黄花地丁 15 克、紫花地丁 15 克、茜草根 15 克、八月瓜 15 克、小茴香籽 10 克。

　　用　　法：水煎服，每天 1 剂，分 3 次服，连用 10 天。同时可用上药煨水熏洗下阴，每天 1 ~ 2 次。

　　功　　用：退热火毒，散血退肿。

　　适 应 症：栲子肿痛。

　　5.1.3　Saov nyangt dous laol（少娘蒐闹）汉语译意为"蜂窝草汤"

　　药物组成：蜂窝草 15 克、山乌龟 15 克、黄山药 10 克、金银花藤 20 克、散血草 15 克。

　　用　　法：水煎服，每天 1 剂，分 3 次服，连用 10 付。

　　功　　用：退热火毒，散血退肿。

　　适 应 症：栲子肿痛。

　　5.2　外治药方

　　5.2.1　Ems bogl xeec yongl gaos bial（翁播血用高岜）汉语译意为"岩川芎敷剂"

　　药物组成：岩川芎、小血藤、红禾麻根、小马蹄、地星宿、地胡椒鲜品各适量。

　　用　　法：上药捶烂加烧酒拌匀外敷患处，每天换药 1 次。

　　功　　用：退热火毒，散血退肿。

　　适 应 症：栲子肿痛。

　　5.2.2　Ems bogl jaol mal gaos kip（翁播教骂麻剃）汉语译意为"犁头菜敷剂"

　　药物组成：鱼鳅串、半边莲、犁头菜、白玉簪、糯米菜鲜品各适量。

　　用　　法：上药捶烂外敷患处，每天换药 1 次。

　　功　　用：退热火毒，退肿止痛。

适 应 症：栲子肿痛。

6. Gaos Lieit Bul（高擂播）

"高擂播"，汉语译意为"阳器头肿痛"，即现代医学的龟头包皮炎。侗医采用退热湿毒、散血退肿、止痒止痛疗法治疗"阳器头肿痛"。治疗期间，注意不能同房，不要用手去抓搔患处，不吃刺激性强的食物。

6.1 内治药方

6.1.1 Saov mant nugs jeml（少蛮奴金）汉语译意为"金黄汤"

药物组成：金银花25克、黄树皮15克、知了壳6克、喀麻菜15克、黄珠子15克、贯众15克、穿心莲10克。

用 法：水煎服，每天1剂，分3次服，连用10天。

功 用：退热湿毒，退肿止痒。

适 应 症：阳器头肿痛。

6.1.2 Saov mal semt yeel laox（少骂辱野老）汉语译意为"老娃酸菜汤"

药物组成：红老娃酸20克、黄珠子15克、金银花15克、酸汤杆15克、柳树皮15克、水灯草10克、排风藤10克。

用 法：水煎服，每天1剂，分3次服，连用10～15天。

功 用：退热湿毒，消肿止痒。

适 应 症：阳器头肿痛。

6.1.3 Saov naenl meix yaop（少嫩美摇）汉语译意为"枫树果汤"

药物组成：枫木树果25克、橘子叶15克、酸汤杆20克、小茴香籽10克、十大功劳15克、刺黄连15克、水蜈蚣15克。

用 法：水煎服，每天1剂，分3次服，连用10天。

功 用：顺气退热，消肿止痒。

适 应 症：阳器头肿痛。

6.2 外治药方

6.2.1 Ems gaoh nanx meeuc（翁膏南梅）汉语译意为"野鸡泡膏"

药物组成：野鸡泡、黄荆条根、大血藤、小血藤、山乌龟藤、金银花、九里光各100克。

用 法：连续水煎数次后，将煎液混合并浓缩为浸膏状，外擦患处，每天2～3次，连用5～7天。

功 用：退热湿毒，退肿止痒。

适 应 症：阳器头肿痛，伴有红疹子、瘙痒等症。

6.2.2 Ems gaos bav meix yuc xac（翁膏把美油茶）汉语译意为"茶油膏"

药物组成：黄珠子15克、野烟叶10克、雄黄10克、茶油适量。

用 法：将黄珠子、野烟叶焙干后同雄黄碾成细粉，加茶油调成膏外擦患处，每天 2 ~ 3 次。

功　　用：退热湿毒，杀虫止痒。

适 应 症：阳器头肿痛，伴瘙痒等症。

7. Geiv Lieit Qemp（格擂琴）

"格擂琴"，汉语译意为"蛋蛋肿痒病"，当地汉语俗称"绣球风"或"下身痒痛"，即现代医学的阴囊湿疹等。侗医采用退热火湿毒、疏风散血止痒疗法治疗"绣球风"。

7.1　内治药方

7.1.1　Saov jaol jenh gangh（少教金刚）汉语译意为"金刚藤汤"

药物组成：金刚藤 20 克、苦参 15 克、猪胆汁 20 克、小龙胆草 10 克、土荆芥 15 克、茗叶细辛 10 克、十大功劳 15 克。

用　　法：水煎服，每天 1 剂，分 3 次服，连用 7 天。同时可用上药煨水熏洗或坐浴。

功　　用：退热火湿毒。

适 应 症：绣球风。

7.1.2　Saov dangh guih lieenc dinl aiv（少当归莲凳盖）汉语译意为"鸡爪莲归尾汤"

药物组成：鸡爪莲 15 克、归尾 10 克、紫花地丁 15 克、土牛膝 15 克、蛇倒退 15 克、小龙胆草 10 克。

用　　法：水煎服，每天 1 剂，分 3 次服，连用 7 ~ 10 天。

功　　用：退热火毒，散血止痒。

适 应 症：绣球风。

7.1.3　Saov nugs nyaenc mal sax bah（少怒寅骂啥巴）汉语译意为"公英银花汤"

药物组成：蒲公英 20 克、金银花藤 20 克、鬼针草 15 克、知了壳 10 克、蜂窝草 15 克、九里光 20 克、野米辣子 10 克、小龙胆草 10 克。

用　　法：水煎服，每天 1 剂，分 3 次服，连用 5 ~ 7 天。

功　　用：退热疏风、杀虫止痒。

适 应 症：绣球风。

7.2　外治药方

7.2.1　Ems gaos sunl meix wangc lieenc（翁膏钻美王连）汉语译意为"三棵针油膏"

药物组成：三棵针 50 克、十大功劳 50 克、九里光 100 克、皂角刺 25 克、蛇蜕皮 15 克、茶油适量。

用　　法：上药焙干碾成细粉，加茶油拌匀成膏。先用药水或淡盐水洗净下身，再用药膏外擦患处，每天 2 ~ 3 次，连用 7 ~ 10 天。

功　　用：退热火毒，消肿止痒。

适 应 症：绣球风。

7.2.2　Ems naemx nyangt kap memx（翁冷娘卡猛）汉语译意为“虎耳擦剂”

药物组成：虎耳草、苍耳子草、过路黄、三棵针叶、马鞭草、蜂窝草鲜品各50克。

用　　法：上药煨煮成浓药水外擦患处，每天 3 ~ 5 次，连用 7 ~ 10 天。

功　　用：退热火毒，散血止痒。

适 应 症：绣球风。

8. Geiv Lieit Laos Dux（格擂捞都）

“格擂捞都”，汉语译意为“蛋缩肚症”，当地汉语俗称“走子”“跑蛋”。即现代医学所指的“可回缩的睾丸”。侗医采用散寒冷毒气、顺气通脉止痛疗法，配合爆灯火、推拿等方法治疗“走子”。

8.1　Saov naemx meix eengl taoc duil（少嫩美无桃对）汉语译意为“阴桃李子汤”

药物组成：阴桃子 15 克、干李子 15 克、白麻粟果 2 个、八月瓜 15 克、小血藤 15 克。

用　　法：水煎服，每天 1 剂，分 3 次服，连用 3 ~ 5 天。并配合爆灯治疗：肚脐下 4 横指（气海穴）和下阴（阴囊与肛门中间）各打三燏。

功　　用：顺气通脉，散血止痛。

适 应 症：走子病症。

8.2　Saov ogt geiv aiv duil baengl（少嗯革盖对榜）汉语译意为“蛋壳桃子汤”

药物组成：抱出鸡仔的蛋壳 7 个、阴桃子 7 个、双肾子 7 个、口袋虫 5 个。

用　　法：口袋虫烧灰碾成细粉，前三样药水煎兑酒吞服口袋虫粉，每天 1 剂，分 3 次吃，连用 2 ~ 3 天。

功　　用：散寒冷毒，通脉止痛。

适 应 症：走子病症。

8.3　Saov naemx meix anl yak（少嫩美谙亚）汉语译意为“红麻栗子汤”

药物组成：红麻栗果 3 个、芭茅草根 15 克、牛奶树根 15 克、阴桃子 7 个、穿山甲鳞片 1 片。

用　　法：前四样药水煎服，每天 1 剂，分 3 次吃。穿山甲片磨井水吃，每天 3 次，连用 2 ~ 3 天。

功　　用：散血顺气、止痛。

适 应 症：走子病症。

8.4　Saov nangc baenl aemc（少郎笨更）汉语译意为"苦竹笋汤"

药物组成：苦竹笋子 1 棵、红禾麻根 10 克、芭茅草嫩叶苞 10 克、阴桃子 7 个、土墙上竹钉 1 个。

用　　法：水煎服，每天 1 剂，分 3 次服，连用 2 ~ 3 天。

功　　用：散血止痛。

适 应 症：走子病症。

六、五官科医方

眼疾医方

1. Demc Dal Wenp Nadl （丢大奋能）

"丢大奋能"，汉语译意为"眼睛生针疮"，当地汉语俗称"生挑针"，即现代医学的麦粒肿。侗医采用退热火毒、散血排脓疗法，以药物内服和外敷、熏洗治疗"生挑针"。

1.1　内治药方

1.1.1　Saov samp mant（少善蛮）汉语译意为"三黄汤"

药物组成：黄花地丁 20 克、黄珠子 15 克、刺黄连 15 克、野菊花 15 克、青鱼胆 15 克、土牛膝 10 克。

用　　法：水煎服，每天 1 剂，分 3 次服，连用 3 ~ 5 天。

功　　用：退热火毒。

适 应 症：生挑针。

1.1.2　Saov bav meix gaos yac weep（少坝美高雅奴）汉语译意为"二花蚕叶汤"

药物组成：野菊花 20 克、金银花 15 克、蚕虫叶 10 克、枯芩 15 克、皂角刺 10 克、散血草 15 克、土大黄 10 克。

用　　法：水煎服，每天 1 剂，分 3 次服，连用 3 ~ 5 天。

功　　用：退热火毒，散血排脓。

适 应 症：生挑针。

1.1.3　Saov jaol padt siik（少教盼细）汉语译意为"小血藤汤"

药物组成：小血藤 15 克、铁灯台 15 克、紫花地丁 15 克、大马蹄菜 15 克、蜂窝草 15 克、土牛膝 12 克、皂角刺 10 克。

用　　法：水煎服，每天 1 剂，分 3 次服，连用 3 ~ 5 天。

功　　用：退热火毒，散血止痛。

适 应 症：生挑针。

1.2　外治药方

1.2.1　Saov ems nugs wangc weep（少翁奴王或）汉语译意为"千里

光洗剂"

药物组成：千里光 15 克、鸡爪黄连 10 克、金银花藤 15 克、桃树枝 10 克、鸡毛 15 克。

用　　法：上药水煎开后用一竹筒对着药罐，另一头对着患处熏蒸 10 分钟，熏完后再用纱布蘸药水外敷患处 20 分钟，每天 2 次。

功　　用：退热排毒，散血止痒。

适 应 症：生挑针。

1.2.2　Ems bungv mal bav naov sup（翁嘣骂坝闹素）汉语译意为"薄荷散"

药物组成：芙蓉花 5 克、鲜薄荷叶 5 克、雨点草 5 克。

用　　法：上药捶烂如泥，外敷患处，每天换药 2 次，连用 3～5 天。

功　　用：退热排毒。

适 应 症：生挑针。

1.2.3　Ems bungv bieeuv samp jangs（翁嘣标善将）汉语译意为"三步跳散"

药物组成：生南星 30 克、三步跳 20 克。

用　　法：上药焙干碾细，用米醋调成膏，临睡觉时外敷患处和两边太阳穴，每天换药 1 次，连用 3～5 天。

功　　用：退热排毒，散血退肿。

适 应 症：生挑针。

2. Ids Dal Yak（啃大娅）

"啃大娅"或"啃喂擂大娅"，汉语译意为"痛火眼"或"痛红眼病"，当地汉语俗称"烂火眼"或"痛火眼"，即现代医学的结膜炎病症。侗医采用退热火毒、疏风祛湿疗法，以药物内服外敷治疗"烂火眼"。

2.1　内治药方

2.1.1　Saov dongc bienl magc kap nguk（少筒毕骂喀库）汉语译意为"喀木汤"

药物组成：喀麻菜 15 克、木贼 10 克、雨点草 15 克、野菊花 15 克、蜂窝草 15 克、三颗针 15 克、十大功劳 15 克、坤精草 10 克。

用　　法：水煎服，每天 1 剂，分 3 次服，连用 3～5 天。

功　　用：退热火毒，散血止痛。

适 应 症：烂火眼。

2.1.2　Saov nugs jic fah kaok duc（少奴菊花告夺）汉语译意为"牛膝菊花汤"

药物组成：土牛膝 15 克、野菊花 15 克、坤精草 10 克、十大功劳 15 克、大血藤 10 克、小血藤 10 克、酸汤杆根 15 克、三颗针 15 克、雨点草 15 克。

用　　法：水煎服，每天 1 剂，分 3 次服，连用 2 ~ 3 天。

功　　用：退热火毒，散血通脉。

适 应 症：烂火眼。

2.1.3　Saov nugs yinc fah bav meix liuc（少奴银花坝美蕾）汉语译意为"桔叶银花汤"

药物组成：桔子叶 15 克、金银花 15 克、九里光 15 克、黄花地丁 15 克、灯笼草 10 克、折耳根 21 克。

用　　法：水煎服，每天 1 剂，分 3 次服，连用 3 ~ 5 天。

功　　用：退热火毒，顺气养眼。

适 应 症：烂火眼。

2.1.4　Saov nyangt dongc bienl nyangt dous laol（少娘筒毕娘蔸劳）汉语译意为"蜂窝笔筒草汤"

药物组成：蜂窝草 15 克、大青叶 10 克、黄花地丁 15 克、野菊花 15 克、笔筒草 15 克、大风消 10 克、中搜山 10 克。

用　　法：水煎服，每天 1 剂，分 3 次服，连用 3 ~ 5 天。

功　　用：退热火毒。

适 应 症：烂火眼。

2.2　外治药方

2.2.1　Ems bogl banx yuc nguk（翁播板油库）汉语译意为"猪板油敷剂"

药物组成：鸡爪莲 15 克、三颗针 15 克、黄花地丁 20 克、生猪板油 50 克。

用　　法：上药煎水趁热先熏病眼 10 分钟，等药水稍冷后，再用纱布蘸药水外敷患处 20 分钟，最后用猪板油切成小块敷在眼睛上，发热了又换一块，每天 2 ~ 3 次，连用 2 ~ 3 天。

功　　用：退热火毒、散血止痛。

适 应 症：烂火眼。

2.2.2　Ems naemx mal bav nganh（翁冷骂八安）汉语译意为"猪秧秧洗剂"

药物组成：猪秧秧 25 克、野菊花 21 克、荆芥 15 克、野薄荷 15 克、笔筒草 15 克、十大功劳 15 克。

用　　法：上药水煎开后用一竹筒对着药罐，另一头对着病眼熏蒸 10 分钟，熏完后再用纱布蘸药水外敷患处 20 分钟，每天 2 次，连用 2 ~ 3 天。

功　　用：退热火毒、散血通脉。

适 应 症：烂火眼。

3. Pap Dal Aiv（怕大盖）

"怕大盖"，汉语译意为"鸡朦眼"或"痛鸡朦眼"，即现代医学的夜盲症。侗医采用补体虚、补血、养眼顺气疗法，以药物内服配合食疗治疗"鸡朦眼"。

3.1 内治药方

3.1 Saov samp aiv（少善盖）汉语译意为"三鸡汤"

药物组成：鸡血藤 30 克、鸡冠花 30 克、鸡肝 1 副。

用　　法：上药煎好后滤去药渣，再放入鸡肝煮熟，吃肝喝汤，分 2 次吃，每天 1 剂，连用 5 ~ 7 天。

功　　用：补虚补血、养眼。

适 应 症：鸡朦眼。

3.2 Saov senh guih dabl nguk（少生归大库）汉语译意为"归参猪肝汤"

药物组成：土当归 20 克、土党参 30 克、犁头菜 30 克、猪肝 150 克。

用　　法：上药煎好后滤去药渣，再放入切好的猪肝片煮熟，吃肝喝汤，分 3 次吃，每天 1 剂，连用 5 ~ 7 天。

功　　用：补虚补血、养眼。

适 应 症：鸡朦眼。

3.3 Saov bic meix namc（少皮美楠）汉语译意为"楠木树皮汤"

药物组成：百草霜 20 克、老娃酸 30 克、楠木树皮 30 克、猪肝 100 克。

用　　法：上药焙干碾成细粉，均匀地撒在切好的猪肝片上，放入碗里隔锅蒸熟，早上空腹 1 次吃完，每天 1 剂，连用 5 ~ 7 天。

功　　用：补体虚、顺气养眼。

适 应 症：鸡朦眼。

3.4 Saov nyangt dongc bienl dabl liees（少娘筒毕大咧）汉语译意为"笔筒羊肝汤"

药物组成：笔筒草 15 克、坤精草 30 克、羊肝 200 克。

用　　法：上药煎好后滤去药渣，再放入切好的羊肝片煮熟，吃肝喝汤，每天 1 剂，分 3 次吃，连用 3 ~ 5 天。

功　　用：补血养眼。

适 应 症：鸡朦眼。

3.5 Saov dabl bedl（少大笨）汉语译意为"鸭肝汤"

药物组成：珍珠草 60 克、苍术 10 克、鸭肝 1 副。

用　　法：上药用纱布包好同鸭肝一起煨水吃，每天 1 剂，分 3 次吃，连用 5 天。

功　　用：顺气补虚、养眼。

适 应 症：鸡朦眼。

4. Jemc Dal Ugs Padt（丢大午盼）

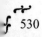

"丢大午盼"，汉语译意为"眼睛出血"，即现代医学的结膜下出血。侗医采用退热火毒、通脉、止血散血疗法治疗"眼睛出血"，治疗期间，不能吃刺激性食物，不能热敷，只能用蛋清或井水等冷敷。

4.1　Saov nuv padt bens（少奴盼奔）汉语译意为"见血飞汤"

药物组成：龙胆草 15 克、蜂窝草 15 克、蓝靛根 15 克、野菊花 15 克、笔筒草 15 克、土牛膝 10 克、土鸡蛋 1 个。

用　　法：水煎服，每天 1 剂，分 3 次服。并用鸡蛋清外敷病眼上，每天 2 次，连用 3 ~ 5 天。

功　　用：退热火毒，散血止血。

适 应 症：眼睛出血。

4.2　Saov nyangt sank padt（少娘散盼）汉语译意为"散血草汤"

药物组成：散血草 20 克、十大功劳 20 克、银花藤 15 克、南布正 15 克、皂角刺 10 克、大血藤 15 克、蜂蜜罐叶（鲜品）适量、鸡蛋 1 个。

用　　法：前 6 样药水煎服，每天 1 剂，分 3 次吃。同时将蜂蜜罐叶捶烂调鸡蛋清，外敷在病眼上，每天 2 ~ 3 次，连用 3 ~ 5 天。

功　　用：退热火毒，散血止血。

适 应 症：眼睛出血。

4.3　Saov lamh siip aov（少拉岁告）汉语译意为"旧棕索汤"

药物组成：旧棕索 36 厘米（用时先烧成性）、犁嘴菜 20 克、黄花地丁 20 克、三颗针 15 克、龙芽草 15 克、茅草根 20 克、散血草 15 克。

用　　法：水煎服，每天 1 剂，分 3 次服。并用鸡蛋清外敷病眼上，每天 2 次，连用 3 ~ 5 天。

功　　用：退热火毒，散血止血。

适 应 症：外伤引起的眼睛出血。

耳疾医方

1. Kap Wenp Xogc（卡奋学）

"卡奋学"，汉语译意为"耳朵流脓"或"痛烂耳朵病"，即现代医学的中耳炎。侗医采用退热火毒、退水湿毒、散血排脓、补体虚疗法治疗"耳朵流脓"。

1.1　内治药方

1.1.1　Saov bov bal xul mant（少怖坝秀蛮）汉语译意为"鱼胆黄珠汤"

药物组成：青鱼胆 15 克、黄珠子 15 克、喀麻菜 20 克、野菊花 15 克、蜂窝草 15 克、金银花 15 克、小木通 5 克、枯芩 10 克。

用　　法：水煎服，每天 1 剂，分 3 次服，连用 3 ~ 5 天。

功　　用：退热火毒。

适 应 症：耳朵流脓，持续性剧烈的耳痛，有脓性分泌物，同侧头痛等症。

1.1.2 Saov mal kaok yangc yuc mant（少骂考羊油蛮）汉语译意为"黄荆蕨菜汤"

药物组成：黄荆条 15 克、土荆芥 15 克、蕨菜根 15 克、石菖蒲根 15 克、四季葱根 15 克、银花藤 15 克、淡竹叶 10 克、小木通 5 克。

用　　法：水煎服，每天 1 剂，分 3 次服，连用 3 ~ 5 天。

功　　用：疏风退热，排毒。

适 应 症：耳朵流脓，耳痛，头痛，鼻塞，发热等症。

1.1.3 Saov samp mant bov nyangt（少善蛮怖娘）汉语译意为"胆草三黄汤"

药物组成：小龙胆草 15 克、黄珠子 15 克、黄花地丁 15 克、枯芩 10 克、当归 10 克、木通 6 克、蜂窝草 15 克、石菖蒲 15 克、红丹参 12 克、皂角刺 10 克、虎耳草 15 克、喀麻菜籽 15 克。

用　　法：水煎服，每天 1 剂，分 3 次服，连用 3 ~ 5 天。

功　　用：退热火毒，散血排脓。

适 应 症：耳朵流脓，有脓性分泌物流出，头痛，发热等症。

1.1.4 Saov mal senp nganh（少骂顺庵）汉语译意为"鹅不食草汤"

药物组成：鹅不食草汤 20 克、穿山龙 15 克、阳雀花根 15 克、当归 10 克、土党参 15 克、十大功劳 20 克、细叶韭菜 15 克、皂角刺 10 克。

用　　法：水煎服，每天 1 剂，分 3 次服。

功　　用：补虚排毒。

适 应 症：耳朵流脓，有脓性分泌物流出，听力损失，乏力，消瘦等症。

1.2 外治药方

1.2.1 Ems bungv biaeml gaos saenx（翁嘣炳高省）汉语译意为"头发蛐蟮散"

药物组成：人头发炭、蛐蟮、枯矾各适量。

用　　法：上药焙干碾细，先用药棉蘸淡盐水把耳朵里面洗净，擦干水汽，然后将药粉灌入麦秆，放入耳朵外口，轻轻地把药粉吹进耳朵里面，每天 1 次，连用 5 ~ 7 天。

功　　用：退热毒，散血排毒。

适 应 症：耳朵流脓。

1.2.2 Ems yuc nyangt kap memx（翁油娘喀猛）汉语译意为"虎耳草油"

药物组成：虎耳草 15 克、虎芋根 10 克、蛐蟮 2 条、美人蕉根 15 克、蜈蚣 1 条、菜籽油 20 克。

用　　法：上药碾细同菜籽油一起放入瓶中密封浸泡，一周后即可用。临用时先将耳朵里面清洗干净，再用火柴棍或棉签蘸药油往病耳里面滴 2 ~ 3 滴，

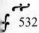

每天1次，连用5～7天。

功　　用：退热毒，散血排毒。

适 应 症：耳朵流脓。

2. Jemc Kap Wenp Nadl（近卡奋类）

"近卡奋类"，汉语译意为"耳朵里面生疮"或"耳朵内生疮"，泛指外耳道阻塞及外耳道感染性疾病。侗医采用退热火毒、散血消肿疗法治疗"耳朵里面生疮"。

2.1　内治药方

2.1.1　Saov meix jenc mant（少美近蛮）汉语译意为"枯芩汤"

药物组成：枯芩10克、鸡爪莲10克、黄珠子15克、十大功劳15克、石菖蒲12克、野菊花15克、黄花地丁15克。

用　　法：水煎服，每天1剂，分3次服，连用3～5天。

功　　用：退热火毒，散血消肿。

适 应 症：耳朵里面生疮，外耳道皮肤发红、肿胀，有脓性分泌物，头胀痛等症。

2.1.2　Saov bov liongc naemx jeml（少怖龙冷金）汉语译意为"龙胆金水汤"

药物组成：龙胆草15克、金银花15克、水菖蒲15克、虎耳草15克、土牛膝12克、千里光15克、皂角刺10克。

用　　法：水煎服，每天1剂，分3次服，连用3～5天。

功　　用：退热火毒，散血消肿。

适 应 症：耳朵里面生疮，有脓性分泌物，头痛，发热，烦躁等症。

2.1.3　Saov ems yangh nyuih dal（少翁秧女大）汉语译意为"薏苡汤"

药物组成：薏苡米15克、阳雀花根15克、土人参15克、石菖蒲12克、野菊花根15克、土牛膝12克、散血草15克、皂角刺15克。

用　　法：水煎服，每天1剂，分3次服，连用5～7天。

功　　用：补体虚，散血消肿。

适 应 症：耳朵里面生疮，有脓性分泌物，乏力，头昏等症。

2.2　外治药方

2.2.1　Ems naemx nyangt bav dongc sinc siik（翁冷娘坝铜辰细）汉语译意为"小马蹄药水"

药物组成：野菊花、细叶韭菜叶、小马蹄叶鲜品各适量。

用　　法：上药洗净用纱布包好捶烂挤出药水，用鸡毛或棉签蘸药水擦患处，每天3～5次，连用3～5天。

功　　用：退热火毒，散血消肿。

适 应 症：耳朵里面生疱，外耳道肿胀，牵拉耳廓时外耳道疼痛或压痛等症。

2.2.2 Ems gaoh yuc mal biaenl max（翁膏油骂并马）汉语译意为"马牙菜油膏"

药物组成：马牙菜 50 克、虎耳草 50 克、黄柏皮 20 克、茶油适量。

用 法：上药焙干碾细同茶油调成油膏，外擦患处，每天 1 ~ 2 次，连用 3 ~ 5 天。

功 用：退热火毒，散血消肿。

适 应 症：耳朵里面生疱，外耳道皮肤发红、肿胀，有脓性分泌物等症。

鼻疾医方

1. Beeuv Padt Naengl（报盼酿）

"报盼酿"，即"上路野鸡症"，汉语译意为"鼻子出血"或"上部出血"，即现代医学的"鼻出血"。

侗医采用退热火毒、散瘀止血疗法，以药物内服和外敷治疗"鼻子出血"。

1.1. 内治药方

1.1.1 Saov bav baenl biaenl liongc（少坝笨并龙）汉语译意为"竹叶龙芽汤"

药物组成：竹叶菜 15 克、龙芽草 15 克、蜂窝草 15 克、黄珠子 15 克、金银花 15 克、肥猪菜 15 克、十大功劳 15 克。

用 法：水煎服，每天 1 剂，分 3 次服，连用 3 ~ 5 天。

功 用：退热止血。

适 应 症：鼻子出血，口干鼻燥，喜喝冷水，尿黄便干等症。

1.1.2 Saov dangc ongv kuaot（少糖翁告）汉语译意为"蜂蜜罐汤"

药物组成：蜂蜜罐 20 克、龙芽草 15 克、肥猪菜 15 克、地骨皮 15 克、三颗针 15 克、棕毛炭 15 克、枯芩 10 克。

用 法：水煎服，每天 1 剂，分 3 次服，连用 3 ~ 5 天。

功 用：退热止血。

适 应 症：鼻子出血，烦热盗汗，头昏眼花等症。

1.1.3 Saov sangp meix siip（少檖美岁）汉语译意为"棕树根汤"

药物组成：棕树根 15 克、鸡药树根 15 克、茅草根 15 克、茜草根 15 克、鱼鳅菜 15 克、过江龙 15 克、散血草 15 克。

用 法：水煎服，每天 1 剂，分 3 次服，连用 3 ~ 5 天。

功 用：退热火毒，散瘀止血。

适 应 症：外伤引起的鼻子出血。

1.2 外治药方

1.2.1 Ems liaengv naengl（翁亮酿）汉语译意为"塞鼻药方"

药物组成：苦蒿菜、野菊花叶、蜂蜜罐嫩尖鲜品各适量。

用　　法：上药捶烂或嘴巴嚼烂后塞在出血鼻孔内，1 ～ 2 小时后取出。

功　　用：退热止血。

适 应 症：鼻子出血。

1.2.2　Jangv sonk dugs nugs（浆蒜肚奴）汉语译意为"蒜泥外敷方"

药物组成：大蒜瓣 5 ～ 7 个、芭蕉杆心 30 克、土大黄 25 克。

用　　法：上药捶烂包敷在两脚板心，每天换药 1 ～ 2 次，连用 3 ～ 5 天。

功　　用：退热止血。

适 应 症：鼻子出血。

2. Luic Jemc Naengl（雷近酿）

"雷近酿"，汉语译意为"烂鼻子"，泛指现代医学的鼻炎、鼻窦炎。侗医采用补体虚、退寒热毒、散血顺气疗法治疗"烂鼻子"。

2.1　Ems wanc bov nguk（翁丸怖库）汉语译意为"猪苦胆丸"

药物组成：土藿香 250 克、坤精草 50 克、辛夷花 30 克、苍耳子 30 克、猪苦胆 3 个。

用　　法：上药焙干碾细用猪苦胆调匀，做成黄豆大小药丸，每次吃 15 颗，每天 3 次，连用 5 ～ 7 天。

功　　用：退热排毒、顺气。

适 应 症：烂鼻子，鼻塞，流黄脓鼻涕，前额部疼痛和鼻梁胀痛等症。

2.2　Ems bungv gueel aemc（翁嘣国能）汉语译意为"苦瓜散"

药物组成：苦瓜藤 100 克、棕瓜根、茎、络、籽各 100 克、苍耳子 50 克、蜂窝草 50 克、鹅不食草 50 克。

用　　法：上药焙干碾成细粉，每次用温开水冲服 5 克，每天 3 次，连用 5 ～ 7 天。

功　　用：退热毒，排脓顺气。

适 应 症：烂鼻子，鼻塞，流脓鼻涕，前额部疼痛和面颊部疼痛等症。

2.3　Saov dabl nguk bienl gaol linl（少大库并高吝）汉语译意为"羊藿猪肝汤"

药物组成：淫羊藿 15 克、苍耳子 15 克、猪肝 150 克。

用　　法：上药煨好滤去药渣，放入猪肝片煮熟，吃肉喝汤，分 3 次吃，每天 1 剂，连用 3 ～ 5 天。

功　　用：补体虚/排脓顺气。

适 应 症：烂鼻子，鼻塞、流涕，有脓性分泌物和鼻出血，遇冷加重等症。

咽喉、口腔、牙齿、疾患、医方

1. Ids Biingh Nganh（啃饼奄）

"唔饼奄"，汉语译意为"痛蛾子病""蛾子病"，即现代医学的扁桃体炎。侗医采用退热火毒、散血排脓疗法，以药物内服和外敷治疗"蛾子病"。

1.1　内治药方

1.1.1　Saov nyangt dous aiv（少娘莴盖）汉语译意为"凤尾草汤"

药物组成：凤尾草 15 克、威灵仙 15 克、大风消 10 克、金银花藤 15 克、土荆芥 10 克、地骨皮 15 克、白牛膝 15 克。

用　　法：水煎服，每天 1 剂，分 3 次服，连用 3 ~ 5 天。

功　　用：疏风退热，散血止痛。

适 应 症：蛾子病，发热，咽喉疼痛，吞咽时疼痛加重，下颌淋巴结肿大等症。

1.1.2　Saov bongh heit aewl xul（少棒嘿安珠）汉语译意为"海蚌含珠汤"

药物组成：海蚌含珠 20 克、红酸咪咪 30 克、剪刀菜 10 克、指甲花子 10 克、山豆根 10 克。

用　　法：水煎服，每天 1 剂，分 3 次服，连用 3 ~ 5 天。

功　　用：退热火毒，散血消肿。

适 应 症：蛾子病，扁桃体肿大，咽喉干涩梗痛，心烦不安等症。

1.1.3　Saov nugs fangc fah（少奴黄花）汉语译意为"黄花汤"

药物组成：一枝黄花 15 克、青鱼胆 15 克、射干 10 克、椿芽树皮 10 克、威灵仙 15 克。

用　　法：水煎服，每天 1 剂，分 3 次服，连用 3 ~ 5 天。

功　　用：退热火毒，消肿止痛。

适 应 症：蛾子病，发热，扁桃体肿大、疼痛，吞咽时疼痛加重等症。

1.2　外治药方

1.2.1　Ems bungv mac jais（翁嘣麻姐）汉语译意为"螳螂散"

药物组成：螳螂蛋 20 克、指甲壳 2 克、大风消 20 克。

用　　法：上药焙干碾细，用麦秆吹入蛾子上，每次 0.5 克，每天 3 次，连用 3 ~ 5 天。

功　　用：退热消肿。

适 应 症：蛾子病。

2. lds Dongc uc（唔董酷）

"唔董酷"，汉语译意为"喉咙痛"，指现代医学的咽炎和喉炎等。侗医采用退热火毒、补水补体虚疗法，以药物内服和外敷治疗"喉咙痛"。

2.1　内治药方

2.1.1　Saov meix lemc yaop（少美轮摇）汉语译意为"大风消汤"

药物组成：大风消 10 克、山豆根 10 克、寸冬 10 克、桔梗 10 克、野薄荷 10 克。

用　　法：水煎服，每天 1 剂，分 3 次服，连用 3 ~ 5 天。

功　　用：退热火毒，止痒止咳。

适 应 症：喉咙痛，咽喉黏膜充血或脓性分泌物，发热，颈淋巴结肿大，口干想喝水等症。

2.1.2　Saov nyangt qemp juis（少娘听记）汉语译意为"鬼针草汤"

药物组成：鬼针草25克、六月雪20克、灯笼草25克、九里光20克、金银花15克、竹叶菜15克、枇杷叶20克、寸冬15克、百两金5克。

用　　法：水煎服，每天1剂，分3次服，连用5～7天。

功　　用：退热排毒、止痛。

适 应 症：喉咙痛，喉部有异物感，声音嘶哑等症。

2.1.3　Saov mas menl（少马闷）汉语译意为"一朵云汤"

药物组成：一朵云15克、石菖蒲15克、九节茶15克、大风消10克、红牛膝根10克、乌梅15克、野烟叶10克。

用　　法：水煎服，每天1剂，分3次服，连用3～5天。

功　　用：退热毒，止痛止咳。

适 应 症：喉咙痛，干咳，吞咽困难，声音嘶哑等症。

2.2　外治药方

2.2.1　Ems bungv xuip dongc uc（翁嘣细筒酷）汉语译意为"吹喉散"

药物组成：龙胆草15克、射干15克、山豆根10克、朱砂根15克。

用　　法：上药焙干碾成细粉，用麦秆吹入喉咙里，每天2次，连用3～5天。

功　　用：退热排毒，消肿止痛。

适 应 症：喉咙痛。

2.2.2　Saov meix bav xeec moux（少美坝穴偶）汉语译意为"九节茶熏剂"

药物组成：鸡爪莲10克、刺黄连15克、大血藤15克、九节茶15克。

用　　法：上药煨开后，用一竹筒对准约罐，再吸药水蒸气到喉咙管里，每次熏蒸10～15分钟，每天1～2次，连用3～5天。

功　　用：退热排毒，消肿止痛。

适 应 症：喉咙痛。

3. Ebl Mac Wenp Dumv（勿麻隐凳）

"勿麻隐凳"，汉语译意为"嘴巴起泡"或"嘴巴舌条生疮"，类似于现代医学的口腔溃疡、舌炎病症。侗医采用退热火毒、补水疗法，以药物内服和外敷治疗"嘴巴起泡"。

3.1　内治药方

3.1.1　Saov ems sic gaoh（少翁石膏）汉语译意为"石膏汤"

药物组成：生石膏15克、蓝靛叶15克、芦苇根15克、银花藤15克、黄花地丁15克、鱼鳅菜15克、老萝卜籽15克。

用　　法：水煎服，每天1剂，分3次服，连用3～5天。

功　　用：退热火毒。

适 应 症：嘴巴舌条生疮，舌部溃疡等症。

3.1.2　Saov jaol nugs yenc（少教奴银）汉语译意为"银花藤汤"

药物组成：土荆芥15克、土牛膝15克、地骨皮15克、银花藤21克、水灯草10克、大青15克、过路黄15克。

用　　法：水煎服，每天1剂，分3次服，连用3～5天。

功　　用：退热火毒、补水。

适 应 症：嘴巴舌条生疮，舌红肿胀痛，或唇、颊黏膜有溃疡疼痛等症。

3.1.3　Saov duc aiv jeml mant（少夺盖金蛮）汉语译意为"黄金鸡汤"

药物组成：黄珠子15克、金银花15克、鸡爪莲10克、九里光15克、折耳根20克。

用　　法：水煎服，每天1剂，分3次服，连用3～5天。

功　　用：退热火毒。

适 应 症：嘴巴舌条生疮，发热、舌或软腭唇或颊黏膜有溃疡疼痛，颈部淋巴结肿大等症。

3.2　外治药方

3.2.1　Ems bungv lail ebl（翁嘣懒欵）汉语译意为"嘴溃散"

药物组成：人中白、明矾、鸡爪莲、过路黄各适量。

用　　法：将鸡爪莲、过路黄焙干碾细，同人中白、明矾调成糊状外涂患处，每天2～3次，连用3～5天。

功　　用：退热毒，收疮口。

适 应 症：嘴巴舌条生疮。

3.2.2　Ems bungv oux lianh（翁嘣欧焰）汉语译意为"米辣子散"

药物组成：米辣子、苕叶细辛、土牛膝根、雨点草、鲜品各适量。

用　　法：上药用木棒捶烂包敷两脚板心（涌泉穴），每天换药1次，连用3～5天。

功　　用：退热毒、收疮。

适 应 症：嘴巴舌条生疮。

4. lds Biaenl（啃病）

"啃病"，汉语译意为"牙痛""痛牙"，包括现代医学的牙周炎、牙龈炎、龋齿等。侗医采用退热火毒，顺气杀虫疗法，以药物内服和外用治疗"牙痛"。

4.1　内治药方

4.1.1　Saov kaok aiv langx nongc（少靠盖朗农）汉语译意为"贯众汤"

药物组成：贯众15克、犁头菜15克、土牛膝15克、野薄荷10克、生石膏20克、鸡爪莲 10 克、蜂窝草 15 克。

用　　法：上药煨水吃，每天 1 剂，分 3 次服，连用 3 ~ 5 天。

功　　用：退热火毒。

适 应 症：牙痛，牙龈变得很松或牙龈呈红色、肿胀和易出血等症。

4.1.2　Saov nugs oux megx dongl（少奴欧麦冬）汉语译意为"麦冬汤"

药物组成：寸冬 15 克、刺黄莲 10 克、土知母 10 克、土牛膝 15 克、生石膏 15 克。

用　　法：上药煨水吃，每天 1 剂，分 3 次服，连用 3 ~ 5 天。

功　　用：退热火毒，补水止痛。

适 应 症：牙痛，牙龈肿胀，疼痛剧烈等症。

4.1.3　Saov xingp kaok munh（少性靠们）汉语译意为"猴姜汤"

药物组成：猴姜 15 克、土荆芥 10 克、黄荆条根 10 克、竹叶菜 10 克、土牛膝 10 克、地骨皮 10 克、喀麻菜 15 克。

用　　法：上药煨水吃，每天 1 剂，分 3 次服，连用 3 ~ 5 天。

功　　用：退热火毒，杀虫止痛。

适 应 症：牙痛，牙有龋洞，吃冷酸疼痛等症。

4.1.4　Saov bav liiuc sunl zaol joc（少坝雷钻皂角）汉语译意为"橘叶皂刺汤"

药物组成：橘子叶 15 克、皂角刺 10 克、金银花 15 克、牛蒡子 15 克、黄珠子 15 克，枯芩 10 克、桔梗 15 克。

用　　法：上药煨水吃，每天 1 剂，分 3 次服，连用 3 ~ 5 天。

功　　用：退热火毒，散血排脓。

适 应 症：牙痛，根尖周围肿胀有脓等症。

4.2　外治药方

4.2.1　Saov ems xugs ebl（少翁续瓮）汉语译意为"含漱方"

药物组成：白杨树叶、杨梅树皮、犁头菜、鲜品各适量。

用　　法：上药洗净用木槌捶烂，兑第二道淘米水拌匀，含药水轻轻地漱口，感觉药水热后吐出再含，每天 5 ~ 6 次，连用 3 ~ 5 天。

功　　用：退热火毒。

适 应 症：各种原因引起的牙痛。

4.2.2　Ems bungv ids biaenl（翁嘣啃病）汉语译意为"牙痛散"

药物组成：白味莲 15 克、马钱子 1 克、赖喀包皮 1 克。

用　　法：上药焙干碾成细粉，用火柴棒蘸一点放在痛牙或牙根周围，每天 2 ~ 3 次。

功　　用：散血止痛。

适 应 症：各种原因引起的牙痛。

注意事项：该药毒性大，儿童和老人禁用。

七、皮肤科医方

1. Ids Danh Lemc（啃担轮）

"啃担轮"，汉语译意为"痛风丹"，即现代医学所指的"荨麻疹"。侗医采用退热湿毒、疏风清凉、止痒疗法，以药物内服和外用治疗"痛风丹"。

1.1　内治药方

1.1.1　Saov mal neit dous laol（少骂乃苋闹）汉语译意为"蜂窝浮瓢汤"

药物组成：马蜂窝 30 克、红浮瓢 15 克、枫树皮 15 克、隔山消 15 克、三角风 10 克、刺楸树皮 10 克。

用　　法：水煎服，每天 1 剂，分 3 次服，连用 5～7 天。

功　　用：退热湿毒、止痒。

适 应 症：痛风丹，皮肤瘙痒，起红疹子、风团，越抓越痒等症。

1.1.2　Saov suic tonv bic（少隋团培）汉语译意为"蛇倒退汤"

药物组成：蛇倒退 6 克、牛蒡子 15 克、黄珠子 15 克、寸冬 15 克、荆芥 15 克、薄荷 10 克、葛麻棒 15 克、木通 5 克。

用　　法：水煎服，每天 1 剂，分 3 次服，连用 3～5 天。

适 应 症：痛风丹。

1.1.3　Saov nugs yinc mal wangc weep（少奴银骂王或）汉语译意为"九里银花汤"

药物组成：九里光 20 克、金银花 15 克、丹皮 10 克、蜂窝草 15 克、黄珠子 15 克、蛇倒退 15 克、土牛膝 10 克。

用　　法：水煎服，每天 1 剂，分 3 次服，连用 5～7 天。

功　　用：退热湿毒，散血止痒。

适 应 症：痛风丹。

1.1.4　Saov meix yaop siul bial（少美摇修坝）汉语译意为"枫树花椒汤"

药物组成：枫树嫩尖叶 15 克、野花椒叶 10 克、蛇倒退 15 克、水冬瓜 15 克、三颗针 15 克、虎耳草 15 克、皂角刺 10 克。

用　　法：水煎服，每天 1 剂，分 3 次服，连用 3～5 天。

功　　用：退热湿毒，疏风止痒。

适 应 症：痛风丹。

1.2　外治药方

1.2.1　Ems saov xugs mal biaenl max（翁少休骂病马）汉语译意为"马齿苋洗剂"

药物组成：马齿苋 50 克、蛇莓 30 克、板蓝根 20 克、桃树枝 20 克、鸡毛 20 克。

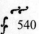

用　　法：上药煨水擦洗患处，每天 1 剂，洗 1 ~ 2 次，连用 3 ~ 5 天。

功　　用：退热湿毒，疏风止痒。

适 应 症：痛风丹。

1.2.2　Ems gaoh yuc bav meix fuc yongc（翁膏油坝美芙蓉）汉语译意为"芙蓉油膏"

药物组成：芙蓉叶 100 克，老茶树叶 100 克，茶油适量。

用　　法：上药焙干碾成细粉，加入茶油调成膏状外擦患处，每天擦 2 ~ 3 次，连用 3 ~ 5 天。

功　　用：退热毒、止痒。

适 应 症：痛风丹。

2　Ids Jingl（啃疗）

"啃疗"，汉语译意为"疗疮病"，泛指现代医学的多种体表化脓性疾患和皮肤深层或皮下的扩散性感染疾患，包括脓疱疮、毛囊炎、疗、疖、痈等。侗医采用退热火毒、散瘀排脓、祛腐生肌疗法，以药物内服和外敷治疗"疗疮病"。

2.1　内治药方

2.1.1　Saov jamx nugs jeml（少讲奴金）汉语译意为"金水蜈蚣汤"

药物组成：金银花叶 20 克、水蜈蚣 20 克、梨嘴菜 25 克、黄花地丁 30 克、七叶一枝花 15 克。

用　　法：水煎服，每天 1 剂，分 3 次服。并用鲜品捶烂外敷患处，每天换药 1 次。

功　　用：退热火毒，打死血。

适 应 症：疗疮病。

2.1.2　Saov sank udt sank jingl（少伞酷伞疗）汉语译意为"退热散疗汤"

药物组成：臭牡丹 20 克、皂角刺 15 克、虎耳草 20 克、茜草 15 克、忍冬藤 20 克、算盘子 15 克、菊花根 20 克、棕瓜根 20 克、化香木 15 克。

用　　法：水煎服，每天 1 剂，分 3 次服。并用化香树叶嚼烂或捶烂外敷患处，每天换药 1 次。

功　　用：退热火毒，散瘀消肿。

适 应 症：疗疮病。

2.1.3　Saov meix fangc lianc il jiuc xongk（少美黄莲厄球凶）汉语译意为"金枪黄连汤"

药物组成：金枪一枝箭 15 克、刺黄连 15 克、金刚藤根 20 克、一口血根 15 克、三百根 20 克。

用　　法：水煎服，每天 1 剂，分 3 次服。

功　　用：退热火毒，散瘀消肿。

适 应 症：疔疮病。

2.1.4　Saov samp begs xeengp nanx（少善百现难）汉语译意为"三百生肌汤"

药物组成：三百根 20 克、四块瓦 20 克、九牛胆 15 克、茯苓 20 克、皂角刺 10 克、向日葵盘 15 克、竹叶细辛 15 克。

用　　法：上药兑米酒水煎服，每天 1 剂，分 3 次服。

功　　用：散瘀排脓，祛腐生肌。

适 应 症：疔疮病。

2.1.5　Saov xaoh jingl meix bangl donc（少消疗美邦团）汉语译意为"苍耳消疗汤"

药物组成：苍耳草根 15 克、散血草 15 克、九里光 20 克、黄花地丁 20 克、独脚莲 25 克、童尿 100 毫升。

用　　法：上药水煎兑童尿吃，每天 1 剂，分 3 次吃，连用 5 ~ 7 天。

功　　用：退热火毒，散血消疗。

适 应 症：疔疮病。

2.1.6　Saov meix zaol goc mal gaos kip（少美皂各骂告剃）汉语译意为"地丁皂刺汤"

药物组成：紫花地丁 20 克、皂角刺 10 克、野菊花 15 克、红牛膝 15 克、天花粉 15 克、小血藤 15 克。

用　　法：水煎服，每天 1 剂，分 3 次服，连用 5 ~ 7 天。

功　　用：退热火毒，散血退肿。

适 应 症：疔疮病。

2.1.7　Saov mal dah kuenp mant（少骂达困蛮）汉语译意为"过路黄汤"

药物组成：过路黄 20 克、紫花地丁 20 克、金银花 15 克、桔梗 15 克、知母 10 克、千年老鼠屎 15 克、蜂窝草 15 克。

用　　法：水煎服，每天 1 剂，分 3 次服，连用 5 ~ 7 天。

功　　用：退热火毒，散血退肿。

适 应 症：疔疮病。

2.1.8　Saov ngox nyebl liongc（少我应龙）汉语译意为"五爪金龙汤"

药物组成：五爪金龙 15 克、青鱼胆 15 克、酸汤杆 20 克、刺黄连 15 克、蒲公英 20 克、十大功劳 15 克。

用　　法：水煎服，每天 1 剂，分 3 次服。并用上药鲜药捶烂外敷患处。

功　　用：退热火毒，散血退肿。

适 应 症：疔疮病。

2.1.9　Saov toik udt sank padt（少退坤散盼）汉语译意为"退热散血汤"

药物组成：蓝靛根 20 克、蜂窝草 20 克、犁头菜 20 克、独脚莲 15 克、土大黄 15 克、大铜钱菜 15 克、小血藤 15 克。

用　　法：水煎服，每天 1 剂，分 3 次服，连用 5 ~ 7 天。

功　　用：退热火毒，散血打肿疱。

适 应 症：疔疮病。

2.1.10　Saov bux tiix sank padt（少补体散盼）汉语译意为"补虚散血汤"

药物组成：阳雀花根 20 克、鸡血藤 20 克、土党参 15 克、臭牡丹根 15 克、散血草 15 克、当归 10 克、皂角刺根 10 克。

用　　法：水煎服，每天 1 剂，分 3 次服，连用 5 ~ 7 天。

功　　用：补体虚，散血排脓，生肌。

适 应 症：疔疮病。

2.2　外治药方

2.2.1　Ems gaoh yuc toik jingl meix zaol nguk（翁膏油退疗美皂库）汉语译意为"牙皂消疗油膏"

药物组成：猪牙皂 15 克、地胡椒 20 克、茗叶细辛 15 克、懒喀包皮 10 克、茶油适量。

用　　法：上药焙干碾成细粉，调茶油成油膏，外涂患处，每天换药 1 次，连用 5 ~ 7 天。

功　　用：退热火毒，散血止痛。

适 应 症：疔疮病。

2.2.2　Ems bogl toik jingl（翁播退疗）汉语译意为"疔疮敷剂"

药物组成：青鱼胆、芙蓉花叶、散血草、犁嘴菜、蜂蜜罐嫩叶鲜品各适量。

用　　法：上药用木槌捶烂外敷患处，如有脓头或已流脓，中间留一小口便于排出脓血，每天换药 1 次，连用 5 ~ 7 天。

功　　用：退热火毒、散血止痛、排脓。

适 应 症：疔疮病。

2.2.3　Ems bogl jic fah sous oux（翁播菊花酬购）汉语译意为"菊花米醋敷剂"

药物组成：野菊花、紫花地丁、一枝黄花、三步跳鲜品各适量、生石灰、米醋各适量。

用　　法：上药用木槌捶烂调醋外敷患处，如有脓头或已流脓，中间留一小口便于排出脓血，每天换药 1 ~ 2 次，连用 5 ~ 7 天。

功　　用：退热火毒，散血止痛，排脓。

适 应 症：疔疮病。

2.2.4　Ems bogl meix dangc ongv kuaot（翁播美糖瓮告）汉语译意为"金

樱子外敷剂"

药物组成：金樱子叶、棕瓜藤、柿子叶。

用　　法：上药洗净嚼烂外敷患处，如有破溃伤口，要留一小口，便于排出脓汁，每天换药 1 次，连用 5 ～ 7 天

功　　用：散瘀排脓、祛腐生肌。

适 应 症：疔疮病。

2.2.5　Yac mant toik jingl geiv aiv（牙蛮退疗格盖）汉语译意为"二黄消疗蛋"

药物组成：土大黄、硫黄各适量、土鸡蛋。

用　　法：将土大黄焙干与硫黄一起碾成细粉，将鸡蛋开一指头大的孔，把药粉倒进蛋内搅匀，再把患指插入蛋内，外用纱布绑好，或用鸡蛋清调成药膏外敷患处，每天换药 1 次，连用 7 天。

功　　用：退热火毒，散瘀消肿，止痛。

适 应 症：疔疮病，甲沟炎。

2.2.6　Ems bogl buc mant（翁播补蛮）汉语译意为"南瓜敷剂"

药物组成：老南瓜把、破碗花根皮或叶、独脚莲、半边莲、黄花地丁鲜品各适量。

用　　法：上药捶烂外敷患处，每天换药 1 次，连用 5 ～ 7 天。

功　　用：退热毒，散瘀消肿。

适 应 症：疔疮病。

2.2.7　Ems bungv fah Lagxwedl（翁嘣花腊沃）汉语译意为"五倍子花散"

药物组成：五倍子花、破碗花、芙蓉花、臭牡丹花、金银花、茶籽油。

用　　法：上药焙干碾成细粉，加茶籽油调成糊状外敷患处，疮面留一小口，便于脓汁排出，每天换药 1 次。

功　　用：散血通瘀，化腐敛疮。

适 应 症：疔疮病。

2.2.8　Ems bogl lanc dih toik jingl （翁播嫩堆退疗）汉语译意为"巴地消疗敷剂"

药物组成：酸酱菜、巴地黄、母猪藤、黄瓜香、红刺尖、酒坯（糟）各适量。

用　　法：上药鲜品捶烂外敷患处，如已破溃，中间留一小口便于排脓，每天换药 1 次。

功　　用：退热火毒，散血消疗。

适 应 症：疔疮病。

2.2.9　Ems bogl meix naov mant（翁播美闹蛮）汉语译意为"号筒杆敷剂"

药物组成：号筒杆、雷公稿叶、刺桑根皮、布冬藤、南瓜嫩尖叶、蜂蜜罐

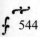

嫩叶鲜品各适量。

　　用　　法：上药捶烂外敷患处，每天换药 1 次。

　　功　　用：退热祛毒，散血消疔。

　　适 应 症：疔疮病。

2.2.10　Ems bogl sangp anl（翁播上干）汉语译意为"家麻根敷剂"

药物组成：家麻根、散血草、野叶烟、巴地黄、糯米菜鲜品各适量。

　　用　　法：上药捶烂外敷患处，每天换药 1 次。

　　功　　用：散血通瘀，消疔止痛。

　　适 应 症：疔疮病。

2.2.11　Ems bungv bav yuc xac（翁嘣坝油霞）汉语译意为"茶油散"

药物组成：茶油枯、熟石灰、稻草灰、白凤仙花叶、土大黄、酸汤脚（用于制作腌茶的酸汤沉渣）、白糖各适量。

　　用　　法：上药焙干碾成粉，加入酸汤脚、白糖调匀外敷患处，中间留一小口便于排脓，每天换药 1 次，连用 7 ~ 10 天。

　　功　　用：退热火毒、生肌。

　　适 应 症：疔疮病。

2.2.12　Ems gaoh yuc kebp（翁膏油扣）汉语译意为"蜈蚣虫油膏"

药物组成：活蜈蚣 2 条、桐子油 100 毫升。

　　用　　法：将蜈蚣放入装有桐籽油的玻璃瓶内浸泡 7 天以上备用。用时取棉签，或鸡鸭的翅膀毛蘸药油膏外涂患处，每天 1 ~ 2 次。连用 7 ~ 10 天。

　　功　　用：退毒散血，排脓收口。

　　适 应 症：疔疮病。

2.2.13　Ems bogl ngeec buc mant（翁播诶补蛮）汉语译意为"嫩南瓜尖敷剂"

药物组成：嫩南瓜尖、蜂蜜罐叶、五爪金龙叶、生黄豆各适量。

　　用　　法：上药用嘴巴嚼烂外敷患处，再用鲜菜叶盖上包好，每天换药 1 ~ 2次，连用 5 ~ 7 天。

　　功　　用：退热火毒，散血退肿。

　　适 应 症：疔疮病。

2.2.14　Ems bogl jaol bul dongl（翁播教布冬）汉语译意为"布冬藤敷剂"

药物组成：布冬藤、五月倍花、芙蓉花、玉簪花、号筒杆各适量。

　　用　　法：上药用木槌捶烂，外敷患处，中间留一小口便于排脓水，每天换药 1 ~ 2 次，连用 5 ~ 7 天。

　　功　　用：退热火毒，散血排脓，生肌。

　　适 应 症：疔疮病。

2.2.15　Ems gaoh xuc xogc jus jeml（翁膏旭学丢敬）汉语译意为"九金拔脓膏"

药物组成：九里光 250 克、金银花 200 克、蒲公英 200 克、山乌龟 150 克、独脚莲 150 克。

用　　法：上药煨三道水后倒去药渣，再用小火慢慢煮熬成浓药膏，外涂患处。每天 3 ~ 5 次，连用 5 ~ 7 天。

功　　用：退热火毒，散血退肿。

适 应 症：疔疮病。

3. Ids Naemx Maoc（唒冷毛）

"唒冷毛"，汉语译意为"痛水毒"，指现代医学所指的"稻田性皮炎"等。侗医采用退水湿热毒、散血止痒的外治疗法治疗"痛水毒"。

3.1　Ems naemx bav meix duil baengl（翁冷坝美对榜）汉语译意为"桃叶洗剂"

药物组成：桃树叶 200 克、苍耳草 150 克、千里光 15 克、鸡毛 100 克。

用　　法：上药煮水洗患处，每天 1 ~ 2 次，连用 3 ~ 5 天。

功　　用：退水湿热毒、止痒。

适 应 症：痛水毒。

3.2　Ems naemx bav meix yeenl yeex（翁冷坝美烟也）汉语译意为"野烟叶洗剂"

药物组成：野烟叶、野花椒叶、红苏麻叶、马桑叶各适量。

用　　法：上药煮水泡洗脚，每天 1 ~ 2 次，连用 3 ~ 5 天。

功　　用：退水湿毒，杀虫止痒。

适 应 症：痛水毒。

3.3　Ems yuc mal naov sup（翁油骂闹素）汉语译意为"薄荷油擦剂"

药物组成：薄荷叶、野油菜、生大蒜、菜油鲜品各适量。

用　　法：上药捶烂，用菜油调匀外涂患处，每天 3 ~ 5 次，连用 3 ~ 5 天。

功　　用：退水湿热毒，杀虫止痒。

适 应 症：痛水毒。

4. Luic Lagx Dinl（兑亚懒）

"兑亚懒"，汉语译意为"烂沙虫"或"痛烂脚丫"，即现代医学所指的"足癣"。侗医采用退水湿毒气、杀虫止痒的外治疗法治疗"烂沙虫"。

4.1　Ems naemx mal samp nguedx（翁冷骂善或）汉语译意为"三月蒿洗剂"

药物组成：三月蒿、黄荆条、木油树叶、蛇倒退鲜品各适量。

用　　法：上药煮水浸泡病脚，每天 1 次，连用 3 ~ 5 天。

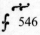

功　　用：退水湿毒，杀虫止痒。

适 应 症：烂沙虫。

4.2　Ems naemx bav meix jaenv aiv（翁冷坝美敬盖）汉语译意为"马桑叶擦剂"

药物组成：马桑叶、号筒杆、地苦胆、野花椒、鬼针草、天南星、独脚莲各100克、酒500毫升。

用　　法：上药碾成粗粉泡酒7天后即可用，每天擦2～3次。

功　　用：退水湿热毒、杀虫止痒。

适 应 症：烂沙虫 。

4.3　Ems bungv eec dinl luic（翁嗙给登擂）汉语译意为"烂脚丫散"

药物组成：皂角刺、五倍子、蛇莲、土烟叶、土荆芥、火坑面上的灰各适量。

用　　法：上药焙干碾成细粉，撒涂在脚丫叉里面，每天1～2次，连用5～7天。

功　　用：退水湿毒，散血杀虫，止痒。

适 应 症：烂沙虫。

5. lds Dongl Baoh（啃董疱）

"啃疱冬"，汉语译意为"冻疱""痛冻疱"，即现代医学所指的"冻疮"。侗医采用散寒湿毒、通血脉的外治疗法治疗"冻疱"。

5.1　Ems naemx mal lianh sot（翁冷骂懒梭）汉语译意为"辣子洗剂"

药物组成：干辣子5个15克、茄子根50克、桃树枝30克、禾麻草30克。

用　　法：后三样加水煨开20分钟后倒进盆里，加入才烧焦的干辣子（剪断）搅拌，趁热浸泡或热敷患处，每天1～2次，连用5～7天。

功　　用：散寒湿毒，通血脉。

适 应 症：预防或治疗冻疱。

注意事项：皮肤破溃者禁用。

5.2　Ems naemx mal demh suic（翁冷骂登隋）汉语译意为"蛇泡草洗剂"

药物组成：蛇泡草30克、三步跳20克、天南星20克、草乌15克、银花藤30克。

用　　法：上药煨水趁热浸泡或热敷患处，每天1～2次，连用5～7天。

功　　用：散寒退毒，散血止痛。

适 应 症：冻疱初起，红肿痒痛等症。

注意事项：皮肤破溃者禁用。

5.3　Ems gaoh naenl meix dongc yuc（翁膏嫩美桐油）汉语译意为"桐籽油膏"

药物组成：土大黄100克、灰包菌30克、刺黄连50克、桐籽油适量。

用　　法：上药焙干碾成细粉，加入桐籽油调成膏状外涂患处，如已破溃，中间要留一小口便于排脓水，每天换药1次，连用5～7天。

功　　用：散寒退毒，排脓，生肌。

适 应 症：冻疮破溃流脓等症。

6. Ids Lav Limx（啃腊嶺）

"啃腊嶺"，汉语译意为"痛开卷口""开卷口"，即现代医学所指的"手足皲裂"。侗医采用退寒散血、润皮生肌的外治疗法治疗"开卷口"。

6.1　Ems gaoh sangx nanx nyangt begs bux（翁膏档腩娘百普）汉语译意为"百草霜生肌膏"

药物组成：土大黄100克、百草霜100克、蜂蜜罐叶100克、桐籽油适量。

用　　法：上药焙干碾成细粉，加桐籽油调匀成膏外擦患处，每天2～3次，连用3～5天。

功　　用：退寒散血，退肿生肌。

适 应 症：开卷口。

6.2　Ems gaohyuc nanx ngap（翁膏油难垮）汉语译意为"狗油膏"

药物组成：白及100克、糯苔100克、五倍子50克、狗油适量。

用　　法：上药焙干碾成细粉，加狗油调匀成膏外擦患处，每天1～2次，连用3～5天。

功　　用：退寒散血，润皮生肌。

适 应 症：开卷口。

6.3　Ems naemx mal sax bah bav laox（翁冷骂耍巴坝老）汉语译意为"大恶鸡婆洗剂"

药物组成：大小恶鸡婆各15克、龙芽草15克、过路黄20克、乌梅根皮20克、松木树浆15克、蛇倒退15克。

用　　法：上药煨水浸泡患处，每天1～2次，连用5～7天。

功　　用：散寒通筋，敛疮生肌。

适 应 症：开卷口。

7. Dos Suic Guadl Xenp（夺陨棍信）

"夺陨棍信"，即"南蛇掛膀症"，汉语译意为"老蛇捆腰"，指现代医学所指的"带状疱疹"等。侗医采用退热火毒、散血止痛疗法，以药物内服和外用治疗"老蛇捆腰"。

7.1　内治药方

7.1.1　Saov jeml mant（少金蛮）汉语译意为"黄金汤"

药物组成：黄花地丁30克、金银花15克、蓝靛根20克、龙胆草15克、皂角刺10克、土牛膝15克、喀麻菜20克。

用　　法：水煎服，每天1剂，分3次服，连用3～5天。

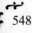

功　　用：退热火毒，散血止痛。

适 应 症：老蛇捆腰，病症初期，红肿热辣刺痛等症。

7.1.2　Saov ems gaos jenc（少翁高近）汉语译意为"枯芩汤"

药物组成：枯芩15克、大青20克、生石膏20克、金银花15克、板蓝根15克、小黄草15克、穿山甲10克。

用　　法：前6样药水煎，穿山甲用沙炒后碾成细粉，取药水吞服药粉，每天1剂，分3次吃，连用3～5天。

功　　用：退热火毒、止痛。

适 应 症：老蛇捆腰，红肿热辣，流脓，疼痛剧烈，烦躁不宁等症。

7.1.3　Saov mal demh suic（少骂登隋）汉语译意为"莲蛇汤"

药物组成：独角莲15克、八角莲5克、蛇莓15克、蛇倒退15克、水灯草15克、死蚕虫10克、知了壳6克。

用　　法：上药煨水吃，每天1剂，分3次服，连用3～5天。

功　　用：退热火毒、止痒。

适 应 症：老蛇捆腰。

7.2　外治药方

7.2.1　Ems gaoh ouxxulfah（翁膏偶秀花）汉语译意为"高粱消丹膏"

药物组成：高粱秆100克、高粱壳100克、小米秆100克、米辣子50克、茶油适量。

用　　法：上药焙干碾成细粉，加茶油调成油膏状外涂患处，每天3～4次，连用5～7天。

功　　用：退热火毒，散血止痛。

适 应 症：老蛇捆腰。

7.2.2　Ems naemx bav gueel aemc（翁冷坝国坑）汉语译意为"苦瓜叶擦剂"

药物组成：虎耳草、苦瓜叶、过路黄、蜂蜜罐叶、米醋各适量。

用　　法：上药捶烂，调米醋涂擦患处，每天3～4次，连用3～5天。

功　　用：退热火毒，止痒止痛。

适 应 症：老蛇捆腰。

第二节　湖南省侗医常用验方（1692个）

一、外科（含妇产科、五官科、皮肤性病科）

1. 治跌打损伤方

1.1　打不死草、三百两树根、大血藤根、丝茅草根、八角莲、松树根、水系草各 15 克。煮水兑酒服，每日 1 剂，日服 3 次，连服 5 ~ 7 天或视病情而定；将上药鲜品适量，洗净捣烂，兑白酒调匀外敷患处，每日换药 1 次，直到痊愈。

1.2　毛虫树根、四眼草根、水冬瓜根、苏木各 15 克，煮水兑白酒内服外搽，1 日 2 ~ 3 次，连用 5 ~ 7 天。

1.3　天青地白鲜品适量，用口嚼烂敷患处，治明伤肿痛。每日敷药 1 ~ 2 次，连敷 3 ~ 5 天。

1.4　百草霜（锅墨烟）、松香各适量，研末撒敷患处，可用于创伤皮肤破损、出血。

1.5　生半夏鲜品适量捣烂敷患处，可止血、止痛。

1.6　陈石灰研细末，用韭菜汁适量调和成膏，收藏于瓷罐中，密封备用，挂于避风雨、日光暴晒之处。如遇有皮肤损伤流血，用茶水洗净洗口，即可敷之。

1.7　取人指甲烧灰存性研末，撒于皮肤破损处，能止血、消炎、生肌。

1.8　干牛粪炒热，敷于跌打损伤未破皮处，可消肿止痛。

1.9　土三七叶、夏枯草、鲜品适量捣烂外敷。未破皮者用少许白酒调敷，已破皮者不宜用酒。

1.10　葱白、白糖各适量，捣烂如泥外敷。

1.11　跌打损伤内服药：当归、红花、白芷、牛膝各 10 克，苏木、木香、桃仁、元参各 6 克，乳香、没药各 3 克。煎水兑米酒服，10 日 1 剂，每日服 3 次，视痛情连服 5 ~ 7 剂。

1.12　鳅鳝草、车前草、黄花草、大铜钱草、五加风、铁马鞭草，各 15 克，三月葆 25 克，过江龙 25 克。均取鲜品捣烂，兑米酒或甜酒渣和匀，外敷伤处，每日换药 1 ~ 2 次，连敷 3 ~ 5 日。

1.13　鱼腥草 15 克、九里光 15 克、毛秀才 15 克，水冬瓜叶 15 克、百鸟不落根 10 克、蜈蚣草 10 克、黄勾藤 10 克、马蹄细辛 5 克，生姜 3 片。煮水兑米酒服。日服 3 次，每日 1 剂，连服 5 ~ 7 天。

1.14　土三七、竹叶青、犁头草、大退消、兰包叶、鲜品适量。捣烂，兑白酒少许调匀外敷，每日敷药 1 次，直至痊愈。

1.15　蛐蟮 5 条，烧存性研末，拐子药 100 克。水煎冲服。

1.16　旱莲草 50 克，田边菊 50 克鲜品适量，捣烂外敷。鹅不食草鲜草适量，捣烂外敷，冲白酒内服，每日 1 ~ 2 次。

1.17　川山甲尾、见风消、鸡伤药、打不死（岩上生的）、蜂屁股针、子令公、香皮、铁马鞭、大白虫叶、蛤蟆叶、失银根鲜品适量，捣烂外敷，每日换药 1 次，直至痊愈。

1.18　血蝎 5 克、四匹瓦 5 克、接骨木 3 克、当归 6 克、接骨草（毛秀才）2 克、大黄皮 3 克、踏地香 1 克、细铜钱草 7 克、良四草 4 克。鲜品捣烂外敷，每日换药 1 ~ 2 次，直到痊愈。

1.19　红藤 15 克、九节风 15 克、矮糯草 15 克、赶子风 10 克、大血藤 15 克、小血藤 10 克、红耳珠草 10 克、粟米草 10 克、良红草 10 克。煮水服，每日 1 剂，日服 3 次，连服 5 ~ 7 剂。

1.20　消肿止痛方：土别 15 克、胆南星 5 克、血竭 15 克、没药 24 克、红花 15 克、羌活 9 克、螃蟹骨 9 克、乳香 30 克、防风 15 克、金毛狗 24 克、三七 3 克、白芷 5 克、七叶一枝花 20 克、西芎 15 克、菖蒲 10 克、冰片 5 克、升麻 15 克。共捣末，每次适量，用白酒调敷患处，每日 1 ~ 2 次，直至肿消、痛止。

1.21　活土别 15 克、乳香 10 克、血竭 10 克、麝香 2 克、朱砂 10 克、巴豆（去壳）3 克研末。瓶装密封备用。内伤重症以水、酒各半煎服，童便引。每日 1 剂，日服 3 次，连服 3 ~ 5 天。

1.22　鲜丝瓜去头晒干炒焦 7 份，三七 2 份，青木香 1 份。共研细末。如遇跌打腰腿扭伤者，每次服 15 克，日服 3 次，开水冲服，然后再服白酒 25 ~ 50 毫升，连服 3 天即效。

1.23　乳香 12 克、草乌 10 克、琥珀 8 克、红花 15 克、没药 12 克、甘草 10 克、丹皮 12 克、杜仲 10 克、花粉 10 克、牛膝 10 克、当归 10 克、骨碎补 9 克、血竭 10 克、肉桂 10 克、土鳖 10 克、三七 5 克、广木香 12 克、羌活 10 克、松节红 5 克。酒水各半煎服，每日 1 剂，日服 2 ~ 3 次，连服 5 ~ 7 天。

1.24　牛膝、毛秀才、朝天一炷香、四开花、黄花草、小血藤、蜈蚣草、马蹄细辛、花椒、生姜各适量，鲜品捣烂，兑米酒调匀，外敷伤痛处，每日换药 1 ~ 2 次，连敷 5 ~ 7 天。

1.25　毛秀才、大血藤、桃仁、红花、当归、赤芍、山栀、丹皮、生地、白及、玄胡各 15 ~ 25 克，乳香、没药 25 ~ 30 克，冰片 5 克。将上药焙干研末混合，即成"外伤散"。临用时取 50 克，用温开水调匀，平摊在无菌纱布上，贴敷于外伤的中心部位，选取大于无菌纱布的膏布，将"外伤散"贴敷于伤处皮肤上，如有伤口，则清创缝合后再换药，有毛发处则剃去毛发再敷药。每日换药 1 次，连续 7 ~ 10 天或视病情而定。本方有活血祛瘀、清热解毒、祛风止痛之功效。

1.26　拐子药：了哥王根皮适量，尿中浸泡 7 天，每次内服 6 ~ 7 克，痛立止。

2. 治跌打重伤（暗伤）方

2.1　踏地香 15 克、芭蕉树根 15 克、铜钱草 15 克、散血草 15 克、九里光 25 克、鱼腥草 25 克、金银花 15 克、仙桃草 15 克。煮水兑酒服。1 日 1 剂，日服 3 次、连服 5 ~ 7 天；外用上药鲜品适量，捣烂兑甜酒渣合匀敷患处，每日换药 1 ~ 2 次，直至痊愈为止。

2.2　当归 25 克、泽泻 25 克、红花 15 克、桃仁 15 克、丹皮 15 克、苏木 10 克、西芎 15 克。酒水各半煎服，1 日 1 剂，日服 2 次，连服 5 ~ 7 天。头部挫伤加蒿木 5 克；上肢损伤加桂枝 5 克；腰伤加杜仲 10 克；肋部伤加白芥子 5 克；腿伤加独活 10 克；脚伤加牛膝 15 克。

2.3　大退消 10 克、大血藤 25 克、马草 25 克、青鱼胆 25 克、车前草 15 克、犁头尖 15 克、铁马鞭草 15 克、田边菊 15 克、棉花籽 15 克、山茶草根 20 克。鲜品捣烂兑酒渣，合匀敷患处，每日换药 1～2 次，连敷 3～5 日。

2.4　九节风、九龙盘、丝茅草根、见风消、大血藤各 15 克。煮水兑酒服，1 日 1 剂，日服 3 次，直至痊愈。

2.5　麻根、韭菜、麻药（草乌）接骨藤鲜品适量。捣烂兑酒渣调匀外敷，每日换药 1 次。连用 5～7 天。

2.6　大血藤、山茶草、踏地香鲜品适量。捣烂兑少许米酒，调匀外敷患处，每日换药 1 次，直到痊愈。

2.7　打不死、三百根、小血藤、茅草根、铁丝草、八角莲、桐木根、塘鱼屎、鸡伤药、铁马鞭、引水树、芭蕉树、踏地香、子令公、满地青。鲜品适量捣烂，外敷患处。肿胀加青鱼胆 15 克；骨痛加血藤 15 克煮水兑酒服、每日 1 剂，日服 2 次，连服 5～7 天。

3. 治跌打损伤昏迷不醒方

3.1　急用韭菜捣汁 20 毫升，兑童便加至 50 毫升灌服。

3.2　半夏 5 克研末，吹入两鼻孔内，取姜汁 10 毫升，加白糖 5 克兑童便至 50 毫升灌服。

3.3　皂角、细辛、半夏、南星各 5 克，共研细末，吹入鼻中，然后用姜汁、芝麻油各 10 毫升，干荷叶适量烧存性，研末用热童便调服，日服 2～3 次，直至病人清醒。

3.4　旧蒲扇适量，烧存性研末，每次取 5 克，加白糖少许，兑米酒冲开水服。

3.5　五匹风 25 克，鹅不食草 50 克，水杨柳、地门冬根、水灯草根、皮沙桐根、笔筒草根、葆笼草根各 15 克。煎水兑米酒服，每日 1 剂，日服 2～3 次，连服 5 天。

3.6　阎王刺根、五匹风、淡竹叶、麦冬、枇杷树叶、金银花、鳅鳝草、车前草各 15 克，阳雀花根 10 克，甘草 5 克。煎水兑酒服，1 日 1 剂，日服 2～3 次，连服 5～7 天。

4. 治跌打损伤血滞、气滞（软组织、皮下瘀血肿胀）方

4.1　生草乌、血七各 10 克，浸泡于 30 度白酒 500 毫升内，3～5 小时后外涂患处，每隔 3～4 小时涂 1 次。本方消散血滞，有毒，忌入口。

4.2 山苍树根 20 克、毛秀才 15 克、风沙藤根（红木香）15 克。水煎服，每日 1 剂，日服 2 次，连服 3～5 日。本方消散气滞。

5. 治跌打损伤疼痛方

毛秀才 15 克、大血藤 15 克、伏地香 10 克。水煎兑少量米酒内服、外搽，

即可止痛。

6. 治胸部损伤（气胸、血胸）方

红木香 10 克、葶苈子 5 克、红枣 4 枚。水煎服，每日 1 剂，日服 2～3 次。虚症忌服。

7. 治"颅脑外伤昏迷急救"方

7.1 伏地香 10 克、毛秀才 10 克、石菖蒲 15 克、大血藤 10 克。水煎趁温搓患者鼻子喂服，服后即呕吐，逐渐清醒。

7.2 血见愁、见血散、血经草、红炎消、扫地风、定风草、清风藤、黄风、王风、黑风、破骨风、定惊草、一枝箭各 15 克，硼砂、朱砂各 5 克。共研细末，每日 3 次，每次 10 克，温开水冲服。

本方为祖传，经临床治验，治颅脑外伤、颅骨修补术后遗症，疗效确切。

8. 治跌打损伤骨凹陷方

常春藤、毛秀才、南五味子等三味鲜叶各适量，捣烂外敷，可使凹陷之骨拔起复原。

9. 治陈旧性伤痛方

嫩桑枝 15 克、常春藤 15 克、毛秀才 10 克、羊耳草 10 克、伏地香 5 克、箭杆风 5 克、狗脊 10 克。水煎服，或浸泡于 30 度白酒 500 毫升内 15 天，饭前每次内服 10 毫升，连服半月。

10. 治跌打损伤（小便不利、血尿）方

锅墨烟 3 汤匙，纱布包好放入 250 毫升水中，煎至呈黑色药液分 3 次服。血尿另加毛秀才、白茅根各 15 克同煎内服。每日 1 剂，连服至痊愈。

11. 治"跌打胸部外伤"（咯血、吐血）方

11.1 蒲江红、麻杨藤、水义花、鸡内金、乌苞根、毛秀才、水灯草、矮地茶各 15 克水煎服。每日 1 剂，日服 3 次，连服 3～5 日。

11.2 侧柏叶 10 克、生地 20 克、桑叶 5 克。水煎服（鲜品加倍用量）。每日 1 剂，日服 3 次，直至咯血、吐血停止。

11.3 路边菊 25～50 克，单味水煎服，日服 3 次，直到痊愈。

12. 治外伤性鼻出血方

12.1 大蒜 1 枚、去皮研烂如泥，左鼻出血贴敷右足心（涌泉穴），右鼻出血贴敷左足心。左、右两侧出血则贴敷双足心。同时用野菊花鲜叶适量捣烂，塞填淌血鼻孔。

12.2 韭菜根 150 克洗净置于砂锅内水煎半小时，去渣饮汤，每日 1 剂，日服 3～5 次，连服 3 日。

12.3 人头发 50 克烧灰研末，吹入鼻孔内即可止血。

13. 治眼外伤出血方

13.1 益母草、关门草、犁头草、鱼腥草、毛秀才、蜈蚣草、天青地红各15克、百鸟不落根25克，生姜3片。水煎服。1日1剂，日服3次，连服3～5天。

13.2 天青地红、三月葆、散血草、犁头尖、野萝卜鲜品适量，捣烂取汁兑人乳滴眼，每日3～4次，直至出血止。

13.3 三月葆叶晒干，研粉撒患眼，或鲜品适量捣烂，敷患眼四周，每日换药1～2次。

13.4 水竹叶、打不死、柽木树叶鲜品适量，捣烂泡淘米水，过滤取汁滴眼，1日3～4次。

13.5 田边菊鲜叶适量捣烂外敷，每日1～2次。

14. 治腰椎间盘突出症方

14.1 坐位整复法：病人坐于板凳的一端，双下肢分放于两侧，令助手按住患者双侧大腿，以阻止病人离开座位。术者站立病人后方，一脚立于地，另一脚置凳上，以膝顶住患部，两手经病人腋下，环抱病人胸部，向上牵引，同时嘱病人自然将上身抬起，术者同时根据腰椎间盘突出的方向和位置，对腰椎进行旋转，脱出的椎间盘即可复位，待疼痛稍缓解后，嘱患者卧床休息，再行滚、揉、弹、拨等手法治疗，以及用侗药内服外洗。

14.2 土鳖15克、骨碎补15克、杜仲15克，狗脊15克、鹿含草15克、伸筋草15克、乌梅10克、白芍15克、木瓜15克、血藤15克、威灵仙15克、牛膝25克、西芎10克、金银花15克、蒲公英15克、杭菊15克、全虫10克、地龙（乌梢蛇）25克、鳖甲15克。煎水服。每日1剂，日服3次，连服25～30天为一疗程。

随症加味：重病不起者加乳香、没药、生地各10克；腰痛加羌活15克；腿痛加独活15克；偏寒冷加附片、桂枝、当归、肉桂各15克；偏热加赤芍、丹皮、黄柏各15克；风胜加麻黄、防风、荆芥穗各10克；湿重加防己、苍术、泽泻、土茯苓各15克；久病体虚加黄芪、白术、当归各25克；肾阳虚加寄生、枸杞、茅根各15克。慢性病患者以童便为引，用酒、水各半煎服。

15. 治外伤骨折方

15.1 龙氏接骨粉组方：毛秀才25克、过路黄15克、金银花15克、三角风15克、海金沙15克、三月葆树根15克、大血藤15克、小血藤15克、过江龙25克、九牛藤15克、九节茶15克。共焙干研末，如遇各种闭合性骨折或跌打损伤患者，首先在复位固定的基础上，将上药用淘米水调成糊状，再兑少许米酒调匀，并铺于纱布上，敷于骨折和外伤肿痛处，外用橡皮胶布密封固定，2～3天换药1次，直至骨骺形成，骨折愈合。本方有清热、解毒、活血祛瘀、消肿止痛之功效。

15.2 接骨风叶（大血藤叶）、莲山泡、过江龙、百鸟不落根、天青地红、

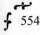

艾叶、田边菊、车前草鲜品适量、洗净捣烂，兑少许米酒合匀后，敷于骨折复位周围，外用小夹板包扎固定，3天换鲜药1次，直至痊愈。

15.3　毛秀才20克，过江龙20克。鲜品洗净捣烂，用米酒或甜酒渣调匀外敷患处，每日换药1次。另将上药等量煎水兑米酒服，每日1剂，日服3次，连服7～10天。

15.4　大蝦蟆1个，生捣如泥，敷于骨折复位处，外用杉木夹板固定，3天换药1次，连续3～5天。

15.5　三百两根、小血藤、桐木树根、打不死、茅草根、杉叶丝、铁线草、铁马鞭鲜品适量。捣烂敷患处，每日换药1次，直至痊愈。

15.6　"骨康灵"内服药：红花6克、桃仁6克、血竭3克、三七10克、乳香3克、没药3克、柴胡10克、黄连5克、黄柏5克、红藤20克、过江龙10克、金银花10克。水煎服，每日1剂，日服3次，连服1周。

15.7　骨康灵外敷药：乌泡树根、野麻叶、土三七全草、百鸟不落根、铁马鞭茎叶、鲜品适量洗净捣烂，兑白酒少许调匀，待正骨复位后，敷于骨折周围，再用芭蕉树皮或杉木树皮包扎固定，隔日换药1次，直至痊愈。随症加味：疼痛难忍加水辣蓼5克；上肢骨折加木瓜10克；下肢骨折加牛膝10克；腰椎骨折加杜仲10克。

15.8　骨复快内服药方：

四匹瓦30克、良性草10克、橡胶藤5克、骨碎补5克。水煎服，每日1剂，日服2次，连服5～7天为一疗程。

15.9　"骨复快"外用药方：

四匹瓦、良性草、橡皮藤、杜仲藤、骨碎补鲜品各适量。洗净捣烂炒热加50度白酒调匀，待骨折复位后敷患处，外用杉木树皮包扎固定，1～2天换药1次，直至痊愈。

15.10　大血藤鲜叶、毛秀才、金钱草、骨碎补、车前草、大铜钱草鲜品适量。洗净捣烂兑少许米酒，外敷骨折复位处，每日或隔日换药1次，半个月为一疗程。关节不能弯曲者加用八棱麻全草、接骨木叶、天青地红、土牛膝适量捣烂用灰面、甜酒渣合匀外敷；内服药：杜仲、大黄、骨碎补、大血藤、九牛藤各10克。煮水兑酒或泡酒服。关节不能弯曲者加桑枝20克、续断15克、泽兰10克、苏木10克、玄胡10克、乳香10克、煮水兑酒服。每日1剂，日服2～3次，连服半个月或直至痊愈。

15.11　骨碎补、大罗伞、大血藤叶、两面针、蛇莓草、四匹瓦、半边莲各适量，捣烂，外敷骨折复位处，夹板固定。每日换药1次，7～15天为一疗程。

内服药方：大血藤15克、金银花藤15克、蛇莓草15克、两面针15克。煎水兑酒服，1日1剂，日服3次，7～15天为一疗程。

外洗药方：大血藤、九牛藤、两面针、龙须掌、七叶莲、过江龙、五花血藤、墨藤、木通各25克。煎水兑酒抹洗患处。每日1～2次，连续7～15天。

15.12 马钱子（炒焦去毛、去壳）5～10粒、牛膝3克捣烂。用白酒调匀，外敷骨折复位周围，上夹板固定。3天换药1次，直至痊愈。

15.13 正骨复位后，外敷草药由接骨草叶、过江龙叶、小血藤叶各适量鲜品捣烂，加入少量甜酒渣合匀，敷于骨折周围，然后用夹板包扎固定，隔日换药1次，直至痊愈。

15.14 内服侗药方：五加皮、大血藤、筋牛藤、土田七、山寿草各25克。煎水兑酒内服。每日1剂，1日2～3次，连服1周。

15.15 泡酒侗药方：接骨草、红藤、杜仲、筋牛藤、过江龙各50克。泡米酒500毫升，泡1周后，日服2次，每次20毫升。

15.16 杉木炭适量研末加白糖蒸溶，合匀铺在白布上，趁温热贴敷骨折复位周围，每日换药1次。

15.17 螃蟹、珍珠母、四脚蛇、伸筋草、仙鹤草、白及各30克、鱼骨180克、人参20克。将上药焙干研成细粉，兑50度白酒，制成糊状，敷骨折处已正骨复位的周围，然后包扎固定，一般在6小时左右可接活各类骨折。

15.18 草乌15克、当归2克、白芷3克。共焙干研末，每次服2克。本方有毒，可止痛，不宜多服。

15.19 当归4克、川芎15克、黄香300克、骨碎补25克、古文钱15克、乳香12克、没药12克、木香5克、川乌20克。共焙干研末，配香油调合成膏，贴敷患处，每日换药1～2次，连敷5～7日。

15.20 生半夏、黄柏各10克。捣烂外敷，每日1剂，敷1～2次，连敷7日。

15.21 归尾10克、土鳖5克、倒退牛10个、没药10克、乳香10克、西红花10克、桃仁5克、自然铜10克、虎骨或豹骨10克、川乌12克、三七20克、骨碎补（去毛）10克（如无倒退牛可用海马代替）。以上药共焙干研末，每次5克，黄酒冲服，日服2～3次，连服7～10天。

15.22 没药、乳香、羌活、独活、骨碎补、赤芍、草乌、降香、三七、全虫各25克，生半夏15克，桃仁5克。共焙干研末，兑米酒合匀，外敷患处，每日换药1次，每次视伤情适量用药，连续1周。

15.23 三七、虎骨各10克，朱砂、神砂各2.5克，乳香、血竭、没药、甜瓜子、炒白蜡、桂枝（醋炙）、麻黄、牛膝各25克，续断、毛姜、自然铜、儿茶、全蝎、黄鼠狼骨各50克，土鳖虫100克，怀七15克。共焙干研末，成人每次兑酒服15克，日服3次，连服半月。

16. 治四肢骨折延迟愈合、不愈合方

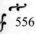

16.1 龙氏接骨活骨汤Ⅰ号方：

毛秀才 10 克、羊耳草 10 克、紫金藤 15 克、伏地香 10 克、金鸡上树 5 克、大血藤 15 克、络丝藤 15 克、朱砂根 10 克、大力草 10 克、草珊瑚 10 克、紫根藤 15 克、虎杖根 10 克、牛膝 10 克。水煎服，每日 1 剂，日服 3 次，连服 2 个月为一疗程。

16.2 龙氏接骨活骨汤Ⅱ号方：

紫金藤 15 克、常春藤 15 克、茜草根 10 克、朱砂莲 10 克、凉粉藤 15 克、苎麻根 10 克、见风消 15 克、醉鱼草根 10 克、勾藤 15 克、桑枝 15 克、狗脊 10 克、箭杆风 5 克。水煎服。每日 1 剂，日服 3 次，连服 1 个月为一疗程。

16.3 龙氏接骨补肾活血续骨汤方：

路边大豆（鸡血藤）15 克、每登帕（接骨柴）5 克、大血藤（红藤）10 克、倒扣草（土牛膝）5 克、九节风（肿节风）10 克、杜仲 10 克、金毛狮子（狗脊）15 克、板栗子 15 克、仙人桥（黄金草）5 克、每梁欧（韩信草）5 克、石岩姜 5 克、络石藤 5 克。每日 1 剂，3 煮 3 服，空腹服，2 个月为一疗程。服药期间忌食酸、腥、冷之食物，多吃含钙食物，体质虚弱者，适当补充补气血药物。

本方是龙氏接骨世家第 10 代传人龙驶根据祖国医学"肝主筋"、"肾主骨生髓"、"瘀不去则骨不能接，瘀去则新骨生"的观点，参照龙氏祖传医方并结合现代医学配制而成。具有补肝肾、壮筋接骨、活血散瘀、理气止痛之功效，同时还具有通经活络、祛风除湿作用，从而能防止"有伤必有寒"之后患。

17. 治刀斧伤止血方

17.1 鲜柽木树叶适量，捣烂外敷伤口，或取干品研末瓶装备用，如遇刀斧伤流血不止，可取柽木叶粉撒敷伤口止血。

17.2 犁头草、三月泡、丝瓜叶、枫木叶、散血草鲜品适量捣烂外敷。

17.3 大血藤叶、黄瓜香、接骨香、引路风、枫木叶、蚂蟥虫鲜品适量，捣烂兑米烧酒调匀外敷患处，每日换药 1 次。

17.4 打不死藤叶（底红）、牛打架、金鸡尾鲜品适量。口嚼烂外敷伤口，每日换药 1 次，直至痊愈。

17.5 生白附子 50 克，白芷、天麻、生南星、防风、羌活各 25 克。共研细末撒敷伤处，亦可视伤情重用上药，水煎黄酒冲服。

17.6 干荷花或干荷叶适量，焙干研末调酒服，1 日 3 次。

17.7 紫苏叶 10 克、淡豆豉 10 克。捣烂外敷。

17.8 韭菜叶 15 克、黄柏皮 15 克、独脚莲 15 克。水煎服，每日 1 剂，日服 3 次，羌活、防风、生南星（姜叶炒）、白芷、白附子各 50 克，熟石膏 10 克、黄丹 10 克，焙干研末过筛，用冷开水调敷患处，每日换药 1 ~ 2 次，直至血止、伤口愈合。

17.9 大血藤根皮 25 克、金银花叶 50 克。焙干研末，外敷患处，每日换药

1～2次，可止血、消炎。

17.10 止血生肌药：丝瓜叶8份，墨鱼骨粉2份。共研细末备用，急用时取药粉撒伤口，本方可止血、消炎、防止伤口感染溃烂，但需忌沾生水。

17.11 嫩桐木树尖适量，捣烂敷患处，可立止血。

18. 治粉碎性骨折方

18.1 旱公牛角1个，火上煅之，干一层刮一层，配小米粉30克，榆树白皮30克，花椒7粒，杨树叶6片。共研细末，以陈醋煎熬成稀糊状，用青布摊贴，外用夹板固定包扎。3日换药1次。

18.2 螃蟹250g捣烂，用黄酒烧开冲服。

18.3 苏木适量研细末，老生姜适量捣烂，共调匀外敷患处，外用蚕茧包扎固定（无蚕茧，药棉亦可替代）。

18.4 杉木炭研细末，白糖蒸后适量和匀，摊于厚纸上，趁热外敷患处。忌生冷、辛、辣之品。

18.5 大红月季花瓣阴干为末，每千克体重取0.5克用50度白酒调服；外用月季花鲜品适量，捣烂敷患处，每日内服，外敷1～2次。

19. 治关节脱位方

牛膝、川乌、草乌、花粉、马钱子、红花、白芷、续断、桂枝、川山甲、山姜、龟版各6克，当归、西芎、赤芍、木瓜、杜仲、血蝎、乳香、没药、土元、勾丁、丹参、鸡血藤各9克，广丹250克、大活血60克、儿茶60克、麻油500克。将上药熬成膏药，待关节复位后，贴敷患处，然后固定。每10天换药1次，连续2～3次。本方对风寒所致的腰腿痛、局部红、肿、痛疗效较佳。

20. 治腐骨疽（损伤性化脓性骨髓炎）方

20.1 内服药方：毛秀才25克、常春藤15克、瓜子金5克、金鸡脚15克、金银花20克。

随症加味：有死骨、流脓者加臭藤15克、伏石蕨15克、皂角刺8克；无死骨、肉芽红活加山姜5克、络石藤10克；体质虚弱加鸡血藤10克；关节屈伸不利加舒筋草8克；疼痛加红木香15克；病在上肢加桑枝15克，病在下肢加走马胎8克。每日1剂，3煎3服，连服半个月为一疗程。

20.2 外敷药方：丁茄、了哥王鲜根皮适量各等份，捣烂，用蓖麻油拌匀于炎症排脓期外敷；用糯米藤、忍冬叶各等份晒干为末。瓶装备用于炎症愈合期。

20.3 蚱蚂15克、蛴螬15克，炒黑共为细末，加熟石膏30克，配香油调匀，制成药纱布条。用九里光、珠砂根各25克煎浓汁洗净伤口，然后用药纱布条塞入骨窥道中，每日换药1次，直至脓液排净，伤口愈合为止。

20.4 内服药：铁线草、黄连、黄芩、黄柏、知母、血见愁、刺五加、再生草、

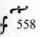

结芯草、五方草、黄球根、生大黄、青龙须各适量，焙干研末用猪板油、蜂蜜酿成流质样软膏，每日服 3 次，每次 1 茶匙，连服半月为一疗程。

外用方：雪山一枝花、白龙根、九根草、针叶草、藤七、接骨木、扫地风、生姜，用鲜品适量捣烂如泥，加白酒调匀，敷贴伤疮，每日换药 1 次，直至痊愈。本方活血消瘀，清热解毒，拔脓去腐。

21. 治"水烫、火烧伤"方

21.1　烧烫伤初期，尚未感染化脓者，用黄连、黄柏、赤芍、桑皮、桔梗、金银花、土茯苓、车前子、山木通、生地、牡丹、连翘各 15 克。水煎服。每日 1 剂，日服 3 次。发热加柴胡 15 克；呕吐加白蔻 15 克。外用仙人掌 15 克、忍冬藤 15 克、黄连 15 克、龙脑香 5 克、冰片 5 克、乳香 5 克制成乳剂外搽。本方清热泻火，健脾开胃，防腐生肌。

21.2　烧、烫伤已感染化脓者，取黄芪、党参、赤芍、黄连、黄柏、柴胡、当归、丹皮、生地、金银花、蒲公英、前仁、木通、桔梗各 15 克。水煎服，每日 1 剂，日服 3 次；外用大黄 5 克、冰片 5 克、乳香 5 克研末调蛋清搽患处，1 日 3 ～ 4 次。

21.3　虎杖根 100 克，煎水熬至糖浆样浓度，先将伤创面用温盐水洗净，然后用鸭毛醮药涂搽患处，1 日 3 ～ 4 次，连用 5 ～ 7 天，治火烧伤效佳。

21.4　南瓜适量，切成小片，装入瓦坛中，埋入黄土内，半年后即化成水，愈陈愈好。如遇水烫、火烧伤患者，即取药液（南瓜汁）外搽，1 日 2 ～ 3 次，可防止起泡感染。

21.5　大黄树适量捣烂取汁外搽，1 日 2 ～ 3 次，直至痊愈。

21.6　食醋淋至火烧水烫创面，可止痛，防起泡。

21.7　浓肥皂水涂搽创面，可止痛。

21.8　酱油涂搽烧烫皮肤创面，防感染。

21.9　凤尾草（靠水沟或河边生长的为佳）适量，烧存性，研细过筛，用茶油调成糊状，先将伤创面用浓茶洗净，再用鹅毛醮药涂搽患处，每日 1 ～ 2 次，连续用药至伤口愈合。

21.10　干绿豆 250 克，研细过筛，加冰片末 15 克，瓶装备用，临用时取药粉适量，加香油调成糊状涂敷患处，每日 1 ～ 2 次，直至痊愈。

21.11　菜油适量，臭虫数个，将臭虫浸泡于茶油内备用，如遇烫烧伤患者，将臭虫油搽患处，可防起泡。

22. 治无名肿毒方

22.1　八角盘磨水搽患处，1 日 3 ～ 5 次，止痛消肿效佳。

22.2　血用（西芎）200 克鲜品洗净捣烂，兑淘米水调匀外敷患处，每日换药 1 次。

22.3 籽上生叶50克、七加风50克、石南藤50克、西芎25克、猴子尾50克、接骨木50克、九牛藤50克。将上药洗净，加水1000毫升，煎至500毫升，1日服3次，每次服50毫升，连服3～5天。外用本方鲜品，切碎浸泡于白酒中，取浸泡液淋洗创面，再用西芎全草适量，捣烂敷患处，每日换药1次，直至痊愈。

22.4 鲜鱼腥草适量，捣烂兑甜酒渣合匀，外敷患处，1日换药1次，对早期无名肿毒疗效特佳。

22.5 毛虫树适量，打刀烟搽患处，每日2次，连用2～3天。

22.6 铁灯台（七叶一枝花）磨水搽，1日4～5次，直至肿消痛止。

22.7 山乌龟磨水频搽患处，可消肿止痛。

22.8 威灵香、黄连、白芷、白及、竹花、四两麻各30克，马钱子15克、天南星15克、草乌10克、川乌10克。用50度白酒3000毫升浸泡半月后，取药液外搽患处，或用药棉蘸浸泡液外敷患处，用胶布封贴，每日或隔日换药1次，直至痊愈。

22.9 韭菜根、地胆、南星、铁灯台鲜品适量。捣烂外敷，每日换药1次，直至痊愈。

22.10 九里光、金银花、鱼腥草各50克。煮水服，每日1剂，日服3次。连服3～5日，外用活蜘蛛1只，捣烂如泥，用鹅翅毛或鸭翅蘸药涂搽患处，1日3～4次，连续3～5日。

22.11 姜黄、白芷、赤芍、天南星、天花粉、大黄各25克。共焙干研末，调白酒搽敷患处，每日换药1～2次，直至肿消、痛止。

22.12 赤小豆25克，白矾10克，月石5克、共研末，用鸡蛋清调搽患处，每日2～3次，直至肿消痛止。

22.13 桑叶适量，用米醋煎煮，待沸即捞出贴敷患处，1日2～3次，直至痊愈。

22.14 生皂角（去籽去筋）适量捣烂，加米醋调和敷患处，每日换药1～2次，连续3～5天。

22.15 马草根、九龙盘、乌葡根、海筋藤根各15克。煎汁兑酒服。每日1剂，日服3次。外用上药适量，捣烂敷患处，每日换药1次。

23. 治毒蛇咬伤方

23.1 侗族民间通用蛇药80种：红将军、蛇伤树、蛇不过、四两麻、八角莲、白芷、大蒜、瓜子金、千叶菜、蒲公英、凤尾草、乌梅、马齿苋、荞麦三七、毛芋、天花粉、布丝紫根皮、黄浆菜、野天麻、野红薯藤、千斤子、三百根、百鸟不白、百鸟不红、七叶一枝花、雄黄、放炮树、铺地墨泡、路边菊、刺椿木、玉簪、山苦瓜、一支箭、半边旗、望江南、水蜈蚣、南蛇藤、过路黄、旱莲草、半边莲、布金草、见风消、青木香、麝香、三角草、穿墙风、韩信草、鬼针草、朱砂根、鸡血藤、叶下珠、酢浆草、木防己、半枝连、辣蓼草、杠板龟、九牛胆、指甲花、东风菜、大半夏、虎杖、寮刀竹、仙桃草、地锦、犁头草、天葵子、五倍子树根、天青地红、板龟菜、三叶蛇葆、九头狮子草、金线吊葫芦、一枝黄花、水芙蓉毛、竹叶菜、红叶七星菜（野香薷）青鱼胆草、鹅不食草、菊叶三七、蒲地莲等80种侗乡草药，具有清热解毒、祛风利湿、消肿止痛、活血祛瘀、去腐生肌等功效。

23.2　臭虫3～5个，焙干研末，瓶装密封备用，如遇毒蛇咬伤时，急取耳垢0.05克混合臭虫粉适量撒于蛇伤周围皮肤处，1日3次，可解毒、消肿、止痛。

23.3　蒲地莲鲜品适量捣烂或用口嚼烂外敷蛇伤皮肤周围（留伤口不敷药以便于蛇毒流出）；取钓鱼柴（血红宝）海金沙、金银花根、仙鹤草根各25克。煎水，内服外洗，每日2～3次，直至局部止痛、消肿。

23.4　细辛5克、雄黄0.5克、麝香0.5克。共研末兑米酒、温开水冲服，1日2次。

23.5　踏地香、马草根、鱼腥草、虎蛇藤、夏枯草、鲜品适量。洗净捣烂外敷或浸淘米水内服。1日换药1次。口服2～3次。直至蛇毒流出、消肿止痛。

23.6　鱼腥草、马草根各25克。煮水兑酒服，每日1剂，日服3次，连服3～5天。

23.7　细节骨草、犁头尖鲜品适量，捣烂兑淘米水搽洗患处，1日2～3次，直至肿消、痛止。

23.8　细辛、雄黄、麝香各5克。研末调水服，每日1剂，分3次服，连用2～3日。

23.9　金凤花根，鲜品适量捣烂，外敷患处（留口），每日换药1～2次，连敷3～5日。

23.10　用破碗或瓷片过火后，迅速将毒蛇咬伤处的皮肤划破放血（注意不要切断大血管），当发现蛇牙后，小心用夹子夹出，然后用盐水或清水从上至下推抹洗净，尽量使毒汁排出。如肿胀延伸，则速用三棱针或瓦针在患肢十宣穴放血消肿。外用剪刀草、七叶一枝花、百合鲜品适量捣烂外敷。要注意留出蛇咬伤口排毒，每日换药1～2次。内服药单味青木香30克煮水服，1日3次，连服5～7天。本方排毒行气，消肿止痛。

23.11　鲜野生柿子（在未成熟前采摘）15枚，75%酒精或50度白酒500毫升，将柿子切成两半，浸泡于酒内备用。如遇毒蛇咬伤疼痛不止时，即将药酒涂搽或喷撒于伤口疼痛处，痛立止。忌食辛、辣、烟酒。

23.12　黄连、黄芩、黄柏、大黄、龙胆草、白芷、北细辛、青木香各适量。焙干研细末，瓶装密封备用。先将青木香、白芷各3克嚼烂，凉水吞服。（保护脏腑，防止蛇毒随血液循环流入心脏。）外用清水洗净伤口，将上述备用药粉用冷开水调成糊状，蛇毒肿到那里，药就敷到那里。要留出伤口莫敷药，以利毒汁排出体外。因药干枯，每隔20～30分钟要用冷开水淋湿，以保持药的湿度，更好发挥药效。伤口要随时清洗，以免毒汁凝固封口。如肿胀扩散，即用三棱针或瓷瓦针拨通伤口。每日换药1～2次，换药前必须将伤口清洗干净。如皮肤起皱、发白，说明药效已发挥。局部发痒则用杠板归适量煎汁外洗，忌食辣椒、大蒜、生姜、鱼虾、鸭肉、牛肉、白酒等辛辣刺激食物。多吃新鲜蔬菜、水果、要安心静养为宜，防止急躁生气。

23.13 毒蛇咬伤后，局部处理至关重要。要及时在伤患肢上端结扎止血带。仔细检查伤口，小心用镊子拔出毒牙。伤口周围用三棱针放血，或取刀片利器切开伤口（防止切断大血管），然后用盐水或清水从上至下抹洗，尽量使毒汁排出。取千斤子5～8粒口嚼烂外敷，中间留口不敷，以利毒汁继续外流。内服药：蛇不过（红的）、半边莲、东风菜、天青地红、野红薯各100克，捣烂，加二道淘米水500～1000毫升，浸泡5～10分钟后，顿服滤出液250毫升，剩余药渣、药液频搽蛇咬伤周围，促使毒汁不断排出体外。另取天花粉20克、白芷20克水煎服，每日1剂，日服3次，连服5～7天。经过上述处理之后，如伤口未继续流出毒汁，肿痛未消退者，在上述药方中再加入黄姜菜、野天麻各100～150克，捣烂外敷（仍需注意留口排毒），如患者肢体冰冷，可在以上口服药中加入布丝紫根皮100～150克捣烂，泡淘米水内服外洗，一般再过6～12小时肢体温度可恢复，毒汁不断流出，肿胀消退，疼痛减轻直至痊愈。此方临床治愈23例，有效率达95%。

23.14 百鸟不白、百鸟不红、八角莲、蛇不过、半边莲、七叶一枝花鲜品适量捣烂，用淘米水浸泡5～10分钟后，顿服250毫升，剩余药渣、药液外搽、外敷蛇伤中毒患处周围，每日1剂，内服外敷2～3次。

23.15 鱼腥草、马草根、细节骨草、犁头尖鲜品适量捣烂，用淘米水浸泡滤出，酒引内服，每次服30～50毫升，直至痛止肿消。

23.16 半边莲、九里光、蛇头蓼鲜品适量，捣烂外敷（留伤口不敷，以利毒汁流出），每日换药2次，直至肿消痛止。

23.17 铁灯台（七叶一枝花）根块磨水外搽，1日4～5次，用铁灯台10～15克煮水口服，日服3次，直至痊愈。

23.18 醉鱼草、海金沙、铺地莲鲜品适量。先将蛇咬伤口用小刀划破，排出毒血，然后用铺地莲咬烂外敷（留口），再用醉鱼草、海金沙煮水内服。1日换药外敷1～2次，内服2～3次，连续5～7天。

23.19 水杨柳根叶、蛇不过藤、夏枯草、犁头草鲜品，适量捣烂，泡淘米水内服外洗。每日2～3次，连续5～7天。

23.20 野胡椒10克、四两麻5克。捣烂泡米酒服，1日1剂，分3次服，直至痊愈。

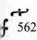

23.21 一点血鲜品适量口嚼烂吞服，可解毒、止痛。

23.22 叫甲（扦地棍）根、叶鲜品适量口嚼烂敷患处，每日换药 1 ~ 2 次。

23.23 蛇不过、杠板归、细叶三点金鲜品适量捣烂泡淘米水，第 1 次外敷患处，第 2 次浸泡液内服。每日 1 剂，日服 3 次。

23.24 毛脚鸡（仙鹤草）根块、口嚼烂生咽并外敷患处。

23.25 野三七鲜品捣烂，外敷（留口）野三七根茎 50 克。煎水服，每日 1 剂，日服 3 次，直至痊愈。

23.26 内服消肿止痛散 20 克（七叶一枝花、一枝黄花、蛇见退、蛇怕草各 5 克），蜈蚣 1 条（焙干研末）冷开水冲服，日服 3 次。连服 5 ~ 7 日，本方主治眼镜蛇咬伤。

23.27 四块瓦根、珠砂根，鲜品适量打烂，用二道淘米水拌匀，自上而下外洗，直至把毒汁排尽。忌酸、辣、酒、露水、房事。

23.28 蜈蚣 1 条（去头足）、乌柏根去粗皮 20 克、半边莲 50 克、两面针 5 克、白芷 10 克、蛇见退 10 克、蛇怕草 10 克。煎水服，1 日 2 剂，每剂分 2 次服。大便通后，去乌柏根，外用四块瓦叶、朱砂根鲜品适量捣烂，用二道淘米水拌匀，自上而下抹洗，伤口用旱莲草捣烂外敷止血。本方主治五步蛇咬伤。

23.29.1 马蹄香 7 克、青木香 10 克、野菊花 10 克、金挖耳 10 克、万年青 10 克，水煎服，1 日 2 剂，外用二道淘米水自上而下抹洗，伤口周围外敷旱烟油。本方主治银环蛇咬伤。

23.29.2 局部处理：立即就地取材，采用草绳、鞋带、布条、长头发等在伤口上方结扎，并每隔 15 ~ 30 分钟放松 1 ~ 2 分钟，结扎直至获得有效治疗后才可松解，一般不超过 2 小时。

23.29.3 冲洗吸引：用泉水、清水、肥皂水等反复冲洗伤口，然后用负压吸引（如拔火罐等），把蛇毒吸出。

23.29.4 烧灼伤口：用火柴或酒精球直接烧灼伤口，可反复进行 2 ~ 3 次，每次 30 秒钟，以破坏蛇毒。

23.29.5 外敷中草药：半边莲、蒲公英、犁头草、鱼腥草、蛇不过、黄连末、荷叶、天青地白鲜品，各适量捣烂外敷（留口），每日换药 1 ~ 2 次，直至肿消痛止。

23.29.6 口服清热败毒，凉血解毒汤：茜草 15 ~ 20 克、生大黄 15 ~ 30 克、生地 15 ~ 20 克、丹皮 15 ~ 20 克、生蒲黄 15 ~ 20 克、白茅根 15 ~ 30 克、水牛角 4 ~ 60 克、半边莲 30 ~ 50 克。水煎服，每日 1 剂，分 3 次服，连服 5 ~ 7 日。

24. 治蜈蚣咬伤方

24.1 取患者或医者的指（趾）甲、用唾液在瓦片、石片或瓷碗上磨汁，频搽患处。

24.2 将活鼻涕虫置于被蜈蚣咬伤处，让其将毒汁吸出，然后用鸡涎适量兑烟屎适量涂搽患处；内服杉木叶、巧心根、金银花各 25 克煮水服，1 日 1 剂，日服 3 次，连服 2 ~ 3 天。

24.3 飞天蜈蚣鲜品适量，捣烂外敷患处，每日换药 1 ~ 2 次。

24.4 九子十弟（天门冬）鲜品适量捣烂外敷患处。1 日上药 1 ~ 2 次，直至肿消痛止。

25. 治竹木刺入皮肉方

25.1 鲜红蓖麻子、鲜了哥王根皮适量。捣烂如泥，加麻油拌成膏状，外敷伤口周围（留口不敷）。

25.2 蓖麻 7 粒，捣烂外敷伤处四周（留口不敷）。

25.3 鸡毛适量烧灰存性，用人乳调匀敷伤处周围。

25.4 葱白剥开加入白矾末，用线扎后水煮，去线捣烂敷患处（留口）。

26. 治枪弹射入皮肉方

26.1 蓖麻子适量，捣烂外敷枪伤周围（留口不敷）。

26.2 活蟹、河虾、松子心、古葫子各适量共捣烂，外敷枪伤四周（留口），可散瘀毒，拔出异物。

27. 治误吞铜钱方

27.1 丝草、鲜黑木耳各适量，捣烂顿服。

27.2 青苔、麻荠子各 15 克，鲜品口嚼咽服。

28. 治磁片入刺皮肉方

白果（三角形的，去毛去心）100 克，浸泡于菜油内备用，如遇有磁片刺入皮肉内患者，急取出捣烂外敷（留口）。

29. 治鱼骨及各种骨卡喉方

29.1 山楂适量研末调敷颈部，并取山楂 50 克煎浓汁含服。

29.2 鲜河虾、活螃蟹、土葫子捣烂。外敷被卡咽喉外部。

30. 治误食水蛭方

30.1 茶油桔饼 5 ~ 10 克烧存性，用温开水 1 次冲服。

30.2 烟屎 5 克、红藤 25 克、煎水兑蜂蜜服，每小时服 1 次，连服 1 ~ 2 日。

31. 治淋巴结核（九子疡）方

31.1 马薯藤 10 克磨酒外搽，1 日 3 次，连用 10 ~ 15 天。

31.2 玉米根 25 克、鱼腥草根 25 克、猫粪 15 克。共焙干研末，茶油调敷患处。1 日 2 ~ 3 次，连用半月为一疗程。

31.3 斑蝥虫烘干 15 克，毛秀才 10 克，箭杆风、见风消、五加风各 15 克，当归 10 克。水煎服，每日 1 剂，日服 3 次。连服 10 ~ 15 天为一疗程。

32. 治"淋巴结炎"（痛串珠）方

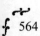

32.1 枫树浆（油）适量，涂于白布上敷患处，每日换药1次，连贴3～5天。

32.2 鲜瓦松适量，捣烂加冰片0.5克，鸡蛋白调匀，搽敷患处，每日1次，连敷7～10天。

32.3 九里光根、猪桃藤根、猫桃藤根各50克。水煎服。每日1剂，日服3次，连服1周。外用上药鲜品适量，捣烂外敷患处。每日换药1次，直至痊愈。

33. 治"隐睾"（走子）方

33.1 团鱼蛋、茶油葆、蜂巢各适量泡米醋外搽。每日3～5次，连搽5～7天。

33.2 杉树根、杉木子、松树根、松子各15克。水煎服，每日1剂，日服3次，连服1周。

34. 治痔疮方

34.1 了哥王叶、犁头尖草各适量。鲜品捣烂敷患处，每日换药1～2次，连用5～7天。

34.2 蒲公英根鲜品适量，捣烂用甜酒渣合匀敷患处，每日换药1～2次，连用1周。

34.3 单味千里光鲜品200～300克（干品100～200克）加水3000毫升，煎熬成2000毫升，过滤去渣盛盆中熏洗患处，当水温降到40度（摄氏）时，即坐浴直至药液冷却。每日2～3次，连用3～5日。

34.4 木耳（干品）30克，用开水泡软，洗净，每早空腹吃。连吃5～7天，即效。

34.5 穿山甲粉0.6克，人指甲（炒焦研末）适量，用白酒冲服。每日1～2次，连服3～5天。

34.6 木鳖子50克研细末，大葱汁、蜂蜜适量。共捣烂如泥，先将患处洗净，后用药抹敷，每日3次，连用5天。

34.7 蜂蜡150克，炉甘石粉150克。先将蜂蜡锅内加温化溶，后将炉甘石粉放入调和成膏状，制成扣子大小药丸，每日早晚各服1次，每次5～7丸，温开水送服。

34.8 麝香0.15克，马钱子1.5克，冰片、铜钱、白矾（明矾）各1.5克，分别研成细末，混合瓶装备用。每次取药粉适量撒于患处，用药2～3次即效。

34.9 蜂蜜250克、芝麻油250克、柿饼500克。将芝麻油炸柿饼至七成焦黄，捞出冷却捣碎分三等份，剩余芝麻油分三份，蜂蜜分三份，每晚用温开水冲服一份，连服3晚。必要时再服3晚即效。

34.10 食盐250克，明矾250克，加水2000～2500毫升煮沸，盛在盆内或桶内，令患者坐上熏蒸，待药液热度减至温热为止。每日熏1次，7天为一疗程。

34.11 炙黄芪15克、炒苦参70克、升麻10克、蒲公英12克、槐花15克、板蓝根 15 克、地榆 15 克、甘草 10 克。用法：鸡蛋 4 个，红糖 50 克，先将以上药倒入瓦罐内加水 500 毫升，用文火煎至 400 毫升，放入鸡蛋，煎至蛋熟，将药渣和蛋壳去净，再煎至 300 毫升，加入红糖，待温 1 次服完，每日 1 剂，连服 10 剂。本方主治内外痔、混合痔、脱肛。服药期间，忌辛辣、酒等刺激性食物，防过饱过饥。

34.12 九里光、金银花各 50 克，煎浓汁，待温至 40 度左右，洗净肛门周围，用千脚虫 1 只捣烂，涂搽患处，1 日 2 ~ 3 次。本方治疗"痔疮"急性发炎效佳。

34.13 龙须藤 100 克、美人蕉 25 克、猪肉 100 克，炖食，每日 1 剂，分 3 次服，连服 3 ~ 5 剂。

34.14 朝阳花鲜品适量，捣烂挤汁兑香油外搽，或烧烟熏患处，每日 3 ~ 4 次，连续 1 周。

34.15 儿子葆、仙鹤草各 25 克。煮水服，每日 1 剂，日服 3 次，连服 5 ~ 7 天。

34.16 土线草鲜品适量，捣烂兑香油涂搽患处，每日 2 ~ 3 次，连续 1 周。

35. 治疗疮方

35.1 三月泡根 15 克、野茄子 10 克、野雅椿 10 克、大百解藤 15 克、车前草 15 克、田边菊 15 克、水杨柳 10 克、水灯草 10 克、土牛膝 15 克、黄芩 15 克、十大功劳 10 克。水煎服，每日 1 剂，日服 3 次，连服 5 ~ 7 天。

35.2 仙人掌、五爪金龙、散血草鲜品适量，捣烂用淘米水浸泡 10 ~ 15 分钟后取药液涂搽患处，1 日 3 ~ 4 次。

36. 治落肛方

36.1 千脚虫焙干研末，调桐油外搽，1 日 2 ~ 3 次，连用 5 ~ 7 日。

36.2 田螺去壳捣烂，调茶油敷患处，1 日换药 1 ~ 2 次，连用 3 ~ 5 日。

36.3 铁灯台、芭蕉根、浮萍各适量捣烂外敷，每日 1 次。

36.4 蚯蚓 2 条捣烂，升麻 5 克同煮猪肉吃，喝汤食肉，每日 1 次，连吃 3 ~ 5 天。

36.5 蝉蜕适量，研细末撒于肛门上，用热敷垫按揉，每次 5 ~ 10 分钟，每日 1 ~ 2 次。

36.6 指甲适量，烧存性，用麻油调匀搽患处，每日 2 ~ 3 次，连用 3 ~ 5 日。

36.7 五倍子适量，研末撒敷患处，1 日 3 ~ 4 次，连用 1 周。

36.8 公鸡血趁热淋涂肛门，连用 3 ~ 5 次。

36.9 蝎子 6 克、僵蚕 6 克焙干研末，鸡蛋 15 个每个破 1 孔，药分 15 等份，装入鸡蛋内，搅匀封好蒸熟，每晚睡前空腹 1 个。

36.10 蜘蛛数个，烧灰存性，调香油搽之，每日 2 ~ 3 次，连续 1 周。

37. 治带状疱疹（蛇皮带）方

37.1 小儿葆、毛秀才、地龙苞、灯笼苞鲜品适量。捣烂泡淘米水搽患处，1日4～5次，连用3～5天。

37.2 老鸦葆叶、藤毛秀才叶各适量，鲜品捣烂兑淘米水涂洗，1日3～4次，连用2～3天。

37.3 无心菜、过山龙（白茨葆）、酸汤葆各适量。焙干研末，兑香油搽患处，1日2～3次，连用2～3天。

37.4 王爪草、土线草、小血藤叶各鲜品适量。捣烂，兑淘米水浸泡，滤液外搽。每日3～5次，连用3天即效。

37.5 灯笼葆草、儿子葆、细米树各鲜品适量。捣烂，兑淘米水浸泡，滤液外搽。每日3～5次，连用3～5天。

37.6 蜂窝、蜘蛛窝适量，烧存性，调香油外搽，每日2～3次，直至痊愈。

38. 治泌尿系结石（石淋、砂淋）方

38.1 海金沙、天葵子、金钱草、车前草各20克。水煎服。每日1剂，日服3次，连服半个月为一疗程。

38.2 金钱草、车前草鲜品各200克。洗净捣烂取汁，加白糖100克调和顿服，每日服2次，连服3～5日，本方主治输尿管结石。

38.3 杉木树尖鲜枝叶36个（约200克）加入红、白糖各100克。用水1000毫升煎熬浓缩成250毫升，趁温服。每日2次，连服5～7日。本方主治尿道结石。

38.4 葵花子树根鲜品100克，洗净晒干捣烂，加水250毫升，煎熬半小时，饭前空腹服，1日3次，连服1月。本方主治尿道结石。

38.5 金钱草、鱼腥草、车前草各50克，将蝼蛄置于瓦片上，覆以生盐后研末，与前三味药煎水冲服，每日2次，连服5～7天。本方主治膀胱结石。

38.6 泽泻10克、车前了10克、知母9克、茵陈9克、白芥根15克、牛膝10克、党参12克、云苓10克、生地10克、黄芪10克、白术10克、菟丝子12克、滑石10克（另包）、甘草3克。水煎服。本方主治肾结石。

38.7 甘桃子25克、鼠杉子15克、拉丝窝10克。煎汁兑酒服。每日1剂，日服3次，连服7～10天。

38.8 石韦、海金沙、金钱草、车前草各25克。煎水服。每日1剂，日服3次，连服半个月为一疗程。

38.9 海金沙50克、黄荆条10克、虎杖10克、白头花10克、车前草15克、通筋藤10克、倒钩藤10克。煎水服。每日1剂，日服3次，连服半个月为一疗程。

38.10 金钱草、石韦、玉米须、木通、车前草、海金沙、土牛膝各10克。加水2000毫升煎至750毫升。每日1剂，分3次服，每次250毫升，7～10天为一疗程。尿血加旱莲草10克；腰痛或尿痛加乌泡树根、灯芯草各10克。

38.11　牛角烧灰研末，每次服8克，用酒冲服，每日服5次，连服5～7天。本方主治膀胱结石。

38.12　萝卜干5～10克、旧铜币3个。浓煎服，每日1剂，日服3次，连服1周，本方能化开膀胱结石。

38.13　海金沙25克、石韦20克、破铜钱草15克、排钱草15克、四叶酸15克、羊路蹄草15克、鸡内金10克、滑石10克（另包）、木通15克、车前籽20克、七叶莲15克、水灯草15克、透骨消15克、踏地香20克、山葡萄20克。水煎兑酒服，每日1剂，分3次服，连服10天为一疗程。本方可治疗各种结石病。

38.14　金银花藤30克、金钱草30克、笔筒草20克、海金沙15克、车前草15克（生药剂量加大三分之一）。水煎服，每日1剂，分3次服，连服15天为一疗程。

38.15　厚朴15克，肉桂、黄柏、知母各10克。水煎服。每日1剂，分2次服，连服7～10剂。本方主治肾结石。

38.16　冬葵子根100克，马鞭草、核桃仁各50克。煎浓汁煮粥喝，每日2次，连服5～7天。本方主治砂石淋。

38.17　黄花鱼头14个、等量当归。研末，用2000毫升水煎至1200毫升，喝汤食鱼头肉。本方主治膀胱结石。

38.18　金鸡尾、海金沙、金钱草、车前草各20克。每日1剂，长期煮水当茶饮，能预防各种结石的形成。

38.19　鲜蛇泡草100克、八月瓜50克、铁线莲30克、黄牛角30克。加水500毫升，浸泡半小时后，煎熬浓缩至200毫升，分2次，每次兑米醋30毫升内服，每日1剂，半个月为一疗程。结合针刺肾盂、三阴交、阴陵泉透阳陵泉、环跳、关元等穴位，嘱患者服药和针刺后原地跳跃10～15分钟，多饮水。

38.20　透骨草100克、柘树根30克、吐丝草20克、石韦20克、车前子20克、杜仲10克、白茅草10克、十大功劳10克。肾结石加九腰子2枚、六月雪10克；输尿管结石加箭杆风15克、红藤10克；膀胱结石加无根藤60克、青叶20克、百改20克。每日1剂，水煎服，日服3次，连续1～2个月。以上为成人剂量，小儿酌减。

38.21　笔筒草、野灯芯草、连线草、水灯心草、无根藤、牛皮茶、石韦、透骨草、小铜钱草、柘树根、车前草、白花草、矮地茶、滑石粉、杜仲、黄花倒水莲、甜叶菊、五倍子、大叶金钱草、马脚草、锡皮草、百灵精、野高粱、黄精、金丝穿珠草、半升米、穿心草、田基黄、白芽根、鸡内金、三月苞、千年地壳化石、鱼腥草、玉米须、消石、茵陈、苡米等。上药剂量各适量，制成粉剂合匀，每袋2.5

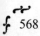

克，冲开水 800 毫升，每次服 400 毫升，每日服 2 次，连服 10 天为一疗程。

38.22 生地、六一散、金钱草、海金沙、鸡内金各 30 克，郁金 20 克，白茅根 15 克，金银花、栀子、木通、瞿麦各 15 克。如肾积水加前仁、草薢、泽泻各 15 克；痛甚者加红花、桃仁各 10 克；草酸钙结石加甲珠、王不留行 15 克，每日 1 剂，3 煎 3 服，13 剂为一疗程。磷酸盐结石服 2 个疗程，尿酸盐和草酸钙结石需服 3 ~ 4 个疗程，忌酸辣、茶水等。煎药不能用铝锅或铁锅装，宜用土药罐煎服。服药时宜大量饮水，增加活动量，以利结石排出。

38.23 海金沙 50 克，黄金条、虎杖、通筋藤、倒钩藤、白头花各 10 克，车前草 15 克。煮水服，每日 1 剂，3 煎 3 服，连服 5 ~ 7 天为 1 疗程（吴传斌）。

38.24 车前 10 克、大黄 5 克、青蒿 10 克、木通 5 克、王不留行 10 克、甘草 5 克、石韦 10 克、乳香 10 克、瞿麦 10 克、金银花 5 克、金钱草 20 克、没药 10 克、萹蓄 10 克、黄芩 5 克、冬葵子 10 克、赤芍 10 克、滑石 5 克（另包）、地丁 5 克、海金沙 10 克、苏木 5 克、栀子 10 克、柴胡 10 克、牛膝 10 克、桃仁 10 克。煎水服，日服 3 次，每日 1 剂，连服半个月为一疗程。

38.25 冬葵子根 100 克、马鞭草 50 克。煎水服，每日 1 剂，日服 2 次，连服 7 ~ 10 日。

39. 治胆结石方

39.1 薏苡仁 50 克水煎服，每日 1 剂，3 煎 3 服，连服半个月为一疗程。本方健脾利水，化石，排石。

39.2 硝石 30 克，元明粉、明矾、生鸡内金、熟鸡内金、麦芽、柴胡、白芍、郁金各 60 克，茵陈 120 克。先将硝石、明矾煅枯，然后研末，炼蜜为丸，如梧桐子大，日服 3 次，每次 1 丸，连服 7 ~ 10 天。本方消炎利胆，化石排石。

39.3 金钱草 30 克、海金沙 30 克、番泻叶 30 克、虎杖 15 克、郁金 5 克、柴胡 6 克、白芍 10 克、白术 10 克、淮山药 10 克、内金 10 克、枳实 8 克。水煎服，每日 1 剂，日服 3 次，连服 10 ~ 15 天。本方清热化湿，利胆排石，扶正健脾。

40、治阑尾炎方

40.1 内服药：踏地根、穿破石、金银花各 20 克。煎水服，每日 1 剂，日服 3 次，连服 5 ~ 7 天。

40.2 外敷药：五月艾、金银花叶、接骨木叶、石菖蒲、四季菜鲜品适量。捣烂，兑白酒少许调匀，敷患者右下腹部，上盖热水袋或用盐水瓶装热水置于药垫之上，每日换鲜药 1 ~ 2 次，5 ~ 7 天为一疗程。本方清热解毒，理气活血，通里攻下，祛瘀止痛。

41. 治狂犬病方

41.1 地榆 150 克，加水 3000 毫升，煎熬 40 分钟左右，熬至 1500 毫升，每隔 3 小时服 1 次，每次 250 毫升，或当茶饮，儿童酌减。连服 2 ~ 3 日。用生黄豆 6 ~ 7 粒，令病人咀嚼（不吞咽），如觉黄豆有腥味，说明病毒已消，可停药；如觉黄豆甜味，为余毒为未尽，应再加服 1 剂。

41.2 马钱子磨水适量口服，1 日 2 ~ 3 次，连用 2 ~ 3 次。

41.3 斑蝥（去足翅）3 克、香附 3 克、南星 5 克、胆矾 5 克。煮水服，每日 1 剂，日服 3 次，连服 3 天见效。

41.4 梓竹笋 50 克，煮水兑酒服，每日 1 剂，3 次分服，7 天为一疗程。

42. 治足后跟疼痛方

42.1 桃仁 5 克，红花、乳香、没药、栀子、赤芍、白芷、生大黄各 15 克，浸泡于 50 度白酒 750 毫升内 1 周，用纱布浸药酒外敷足后跟部，每晚敷药至次日早晨，连用 2 ~ 3 次即效。

42.2 大豆根适量，浓煎水洗脚、泡脚，每日 2 ~ 3 次，每次浸泡 15 ~ 20 分钟，连用 3 ~ 5 日即愈。

43. 治手足皲裂方

43.1 明矾 10 克、白及 15 克、马勃 6 克。水煎 3 次，每次 600 毫升，煎至 300 毫升，3 次药液混合加温，盛于盆中。先洗净患处，再浸入药液中，每日早晚各泡 20 分钟。每剂药可浸泡 3 天，3 剂为一疗程。

43.2 用上药烘干研末，加茶油调匀，搽敷患处，每日 1 ~ 2 次，连用 3 ~ 5 天即效。

44. 治乳腺炎（乳痈）方

44.1 夏枯草 15 克，蔓荆子 15 克，青皮叶、苎草、木别子各 10 克。煮水服，每日 1 剂，日服 3 次，连服 3 ~ 5 剂。

44.2 九牛胆根块磨水外擦，每日 5 ~ 6 次，连擦 2 ~ 3 天（俞光春）。

44.3 红藤 25 克煮水兑酒服，日服 1 剂，3 次分服，连服 2 ~ 3 天即效。

44.4 土线草、狗屁藤、白菜根各鲜品适量，捣烂外敷患处。每日换药 1 ~ 2 次，连敷 3 ~ 5 天。

44.5 水牛葆藤根、凉粉藤、鼠曲藤根鲜品适量，捣烂兑米酒合匀，外敷患处，每日换药 1 ~ 2 次，连续 3 ~ 5 日即效。

44.6 丝瓜叶、藤子叶、红路葆根、秧竹笋耳、野花椒树叶鲜品适量。捣烂外敷患处，每日换药 1 ~ 2 次，连敷 3 ~ 5 日。

44.7 独脚莲 15 克、生姜 5 克。煎汤内服，每日 1 剂，日服 3 次，连服 3 ~ 5 天。

44.8 仙鹤草 10 克、黄柏皮 10 克。鲜品捣烂外敷，每日换药 1 次，直至痊愈。

44.9 岩莲花 25 克、水黄花根 25 克、芹菜 25 克鲜品捣烂，兑甜酒渣，合匀外敷，每日换药 1 次，直至痛止肿消。

44.10 金银花根 50 克、芹菜 25 克、鹅不食草 15 克、芙蓉花 15 克，鲜品

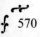

捣烂外敷，每日换药1次，直至痊愈。

44.11　葱白10根、白矾0.5克捣烂，开水冲服，每日2次，日服1剂，连服3～5天。

44.12　生夏枯草50克捣烂取汁，加米酒少许，睡前服1次，连服3次，配合外敷草药，疗效更佳。

45. 治鸡眼方

45.1　银杏叶适量烧焦研末，兑饭粒少许捣烂合匀，贴敷于鸡眼处，外用膏布固定，2～3天换药1次，连用3～5日即效。

45.2　夜间用热水烫脚后，用一块1～2厘米厚的豆腐，贴于鸡眼处，再用塑料布包好，次晨拿掉豆腐，清洗患部，连续治疗3～5日即效。

45.3　每日洗脚后，刮去鸡眼老皮，用蜈蚣1条，置于瓦上焙干，研末涂敷患处，连用3日即效。

46. 治手足冻疮方

46.1　老丝瓜适量烧存性，研末配猪油调匀外搽，每日2～3次，连用3～5日即效。

46.2　尖红干辣椒6克，切细，置于30度白酒中，浸泡10天后，去渣过滤，制成辣椒酒，频搽患处，直至痊愈。

46.3　冬瓜切片晒干，每晚临睡前用干冬瓜烧浓烟熏烤患处，连熏3～4次即效。

46.4　鲜芝麻叶，在生过冻疮的皮肤上反复搓搽，每次20分钟，让叶汁滞留皮肤上1小时，然后洗净，如此数次，有预防冻疮发生之作用。

47. 治各种恶性肿瘤（癌症）方

47.1　治食道癌方

47.1.1　白公鸡4只，让其久饿，待鸡屎拉尽后，捉无毒蛇数条，切成小块喂鸡，等鸡再拉尿时将鲜鸡粪晒干，取50克置砂锅内炒黄，加水银、硫黄各5克，研成细末，以不见水银颗粒为度，瓶装备用。临用时每日3次，每次10克，开水冲服，连服1～2月。

47.1.2　鹅血5～10毫升，兑15度米酒50毫升口服，每日服1次，连服半月即效。

47.2　治胃癌方

47.2.1　乌蛇粉研细末，每日2次，每次服3克，温开水送服，连服2个月为1疗程。

47.2.2　乌蛇粉420克、土元90克、蜈蚣90克。共研末，炼蜜为丸，每丸重3克，每日早晚用温开水送服1次，连服2个月。

47.2.3　清酒1800毫升，倒入锅内煮沸后，加入活鲤鱼（30厘米长），以文火煮至鲤鱼变褐色，约煎6小时，待收干水分，勿让鲤鱼烧成饼状而失效。每日饭前吃适量，一条鲤鱼可吃7天，连服1～2个月。

47.3 治肺癌方

47.3.1 半支莲数斤备用。每日取半支莲50克，加水1500毫升，煎1～2小时待温，当茶喝。每日至少服20次，每次150～200毫升，连服3～5个月。

47.3.2 破碉风15克、半边莲20克、大蓟15克、地龙（茶山上的）焙干研末15克、白花蛇舌草30克、党参12克煮水服。吐血加棕叶烧存性5克，咳嗽加咳马叶15克，胸痛加香附30克、钱地20克，加水1000毫升煎至500毫升，每次服100毫升，每4小时1次，连服20天为一疗程。

47.4 治肝癌方

47.4.1 血参、地黄花、世恶、结芯、再生草、野豆子、钱丝草、鸡爪草、玉可散、细叶四眼草、王珠子、中莲、藤三七、野荞角等14味药各等份，共研成细末。日用量50克，炼蜜为丸，分2次用温开水冲服，连服3个月为一疗程。本方消瘀散结、疏肝健脾、利湿清热，治疗肝硬化腹水亦有疗效。

47.4.2 鲜枇杷叶（干叶也可），切细，浸泡于2倍的50度白酒中，放置1周，待酒变成黑褐色，将毛巾浸入热水中，取出拧干，折成三叠，其上涂枇杷浸膏，将塑料布铺于床上，放置涂有枇杷浸膏的毛巾让患者躺在上面，使肝脏后部与毛巾相对，每次20分钟，每日治疗2～3次。同时，在浸膏中加2倍水稀释，频涂肝脏部位，疗效更佳。

47.5 治乳腺癌方

47.5.1 柴胡15克、海藻10克、昆布10克、元参20克、蒲公英20克、生牡蛎30克、夏枯球10克、七叶一枝花10克、绞股蓝10克、七姊妹15克。每日1剂，日服3次，连服4个月至半年。

47.5.2 小蓟、三七、白芷、蓖麻籽（去壳）均等量，苍耳虫5条。醋浸泡，共捣成糊状外敷。每日换药1次，视创面愈合情况，可持续上药半个月。

47.5.3 柴胡9克、丹皮4.5克、郁金4.5克、龙胆草6克、杏仁10克、桃仁5克，将上药捣烂如泥同煎下方；当归9克、红花3克、桔梗9克、半枝莲12克、鱼腥草12克、金银花12克、黄芩9克、小蓟9克、苡米12克、白花蛇舌草9克、党参15克、黄花10克、甘草3克。水煎服，每剂分2日、6次服，连服7剂为一疗程。

48. 治皮肤肿瘤（良性）方

西芎50克、生地30克、虫蜕20克、白芷50克、当归30克、甘草20克、茯苓50克、蜈蚣4条、桂皮50克、麝香0.6克、象皮100克、冰片10克、杜仲50克、九牛藤30克、茶油1500毫升、黄丹1000克。将上药晒干切碎，置茶

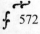

油中浸泡 5 日，黄丹研末过 120 目筛，将已浸泡过的药连同茶油放入铝锅内，以文火煎至药物焦黄为度，去渣过滤。然后将过滤后的药油置入锅内，放入冰片、麝香，再兑入已过筛的黄丹粉，边搅拌边放，正确掌握火候熬炼程度，随时试以滴水成珠法检视，以药膏稀、浓、老、嫩合适为度，最后盛入容器内备用。

本拔毒祛痛药膏对皮肤具有良好的活血穿透性能，每隔 2 日换贴 1 次药膏。使用前，先用酒精洗净患处，将装有膏药的容器在火边加温，再将药膏摊于小方块白纸或白布上，然后贴敷患处。

本方有解毒、活血、止血、祛腐、止痛、生肌之功效，适用于全身各部肿瘤、肿块、淋巴结肿大。

附：治老鼠偷粪（直肠癌）方

1. 猫骨（头骨最佳）1 块，烧存性，升麻根适量捣末，桐洞、黄蜡各 10 克，调匀搽患处，1 日 2 ~ 3 次，连用 1 月为 1 疗程。

2. 牛蒡子根占 70%，赤小豆、当归、大黄、蒲公英各等份共占 30%，共研末调匀，冲温开水服，每次 6 克，每日 2 次，连服 1 月。

49. 治手指脓肿（天蛇头方）

49.1　金银花、犁头草、蒲公英、七叶一枝花各适量，鲜品捣烂，外敷患处，同时用上药各 10 克水煎服，每日 1 剂，日服 3 次。外敷、内服连续 5 ~ 7 天即效。

49.2　生大黄 10 克、硫黄粉 10 克，取鸡蛋开 1 个指头大之孔，将药粉放入蛋内搅匀。然后令患者将患指扦入药蛋内，外用纱布包扎，膏布固定。每日换药 1 次，连续 1 周。

50、治背痈（背花）方

50.1　算盘子树 50 克。煎水兑 15 度米酒口服，每日 1 剂，每次服 15 ~ 20 毫升，日服 3 次，连服半月为一疗程。

50.2　局部处理：用浓茶水或温盐水从上至下抹洗，洗净脓汁和腐肉，然后用鹅毛涂抹野猪膏（加热溶化）。暴露治疗，每日 1 ~ 2 次，直至痊愈。

50.3　断根药：用野棉花树根、松树根各 25 克，煮水内服，日服 3 次，连服 7 天，可防止背痈复发。

50.4　大蓟、小金钱草、紫花地丁、金包铁叶、金银花叶各适量，鲜品捣烂，用二道淘米水浸泡，合匀外搭敷（化脓背痈应留口）。如疼痛，则在上药中加白芷、细辛粉各 5 克，每日换药 1 次，连敷 7 ~ 10 天即效。

51　治妇女月经不调方

51.1　十二月花 20 克，益母草、白马骨、当归、土大黄、元宝草各 15 克。煮水服，每日 1 剂，月经前 1 周左右服，日服 2 次，服至行经即停药。

51.2　益母草、当归、月月红各 10 克，土人参、青木香、饱饭花各 15 克。煮水兑米酒服。每日 1 剂，月经前 5 ~ 7 天开始服药，日服 2 ~ 3 次，直至月经来潮止。

51.3 大血藤 50 克、鸡血藤 25 克、土常山 50 克、全丁草 25 克。煮水兑米酒服，每日 1 剂，日服 3 次，连服 1 周。

51.4 黑血藤 50 克、当归尾、元宝草各 25 克，过路黄 15 克，铁马鞭、益母草各 75 克。煎水服，每日 1 剂，日服 3 次，7 天为一疗程。

51.5 红鸡冠花适量，晒干研末，每次服 10 克，冲开水兑少许米酒服。

51.6 陈粽子叶适量，烧灰存性，莲子炭 10 克研末，用黄酒送服，每日服 2 次，直至月经停止。本方主治月经过多。

51.7 小血藤、青花草根各 25 克，公鸡 1 只蒸烂。分次服，每周 1 ~ 2 次，连服 3 ~ 5 次即效。

51.8 党参 30 克、黄芩 6 克。水煎服。1 日 1 剂，分 3 次服，连服 3 剂。本方主治经量过多。

51.9 月季花、红鸡冠花各 25 克。煎水内服。每日睡前服 1 次，连服 1 周。

51.10 徐长卿根（对月草）25 克煮甜酒或炖肉，分 2 ~ 3 次服，每日 1 剂，连服 5 ~ 7 天。

51.11 小血藤 5 克、益母草 10 克、团经药 10 克、紫苏 10 克、月月红 15 克、红花 10 克、米酒 250 毫升。泡药 1 周，每次服 20 毫升，每日 2 次，连服 3 ~ 5 天。本方主治经期腹痛。

51.12 对月草根 15 克、月月红 10 克、血用（川芎）5 克切碎，泡米酒 250 毫升，3 天后可服，每次 20 毫升，日服 2 次。本方主治痛经。

51.13 元宝草 25 克、大苋菜 15 克、米烧酒 100 毫升，热泡 1 天，每次服 10 毫升，日服 2 次，连服 5 天。

51.14 大风藤 25 克、石菖蒲 15 克、团经药 10 克、红花 10 克。水煎服。每日 1 剂，日服 2 次，连服 3 ~ 5 天。本方主治痛经。

51.15 三七、木通、益母草、红花、地桃花、熟地、人参、麦冬、阿胶各 10 克。填塞于未生过蛋的雌鸡腹内蒸服。连吃 3 ~ 5 剂即效（隔 2 ~ 3 日服 1 剂）。

51.16 党参 30 克、黄芪 6 克。水煎服，每日 1 剂，日服 3 次，连服 3 剂即效。

51.17 桃仁 10 克、红花 6 克、三七 3 克、白术 5 克。水煎服，每日 1 剂，日服 3 次，连服 5 剂。

52. 治妇女闭经方

52.1 鹅不食草 10 克，煮瘦肉 4 两，放少许盐，喝汤吃肉，每日 1 剂，分 2 次吃，连吃 5 ~ 7 日。

52.2 苎草根（长在水井边的）100 ~ 200 克，捣烂水煎成浓汁，每次服 10 毫升，日服 3 次，连服 3 剂，本方可治闭经。

52.3 虎杖根 100 克、臭牡丹 50 克。煎水内服，每日 1 剂，日服 3 次，连服 1 周。

可治闭经腹痛。

52.4　红牛膝25克、架桥枕木5小块、公鸡1只炖服,1剂服3日,每日服2～3次。本方活血通经,主治妇女闭经。

52.5　小血藤10克、青鱼腥草15克,切碎泡米酒250毫升,浸3天,每次服20毫升,每日2次,连服5～7天,本方主治闭经。

52.6　斑麻症草根25克。煮水兑酒服,每日1剂,分2次服。

52.7　背笼草根、李子树根、铜钱草根、震天雷树根、四眼草根、朝天一炷香根、红苋菜根各15克。煎水兑酒服。每日1剂,日服2次,连服7～10天。

52.8　鸡血藤25克、红藤25克、黄荆条15克、斑麻草根15克。水煎兑酒服,每日服1剂,日服3次,连服7～10天为一疗程。

53. 治妇人崩漏方

53.1　大下红叶50克、金银花50克、大血藤25克。炖乌鸡吃,隔1～2日服1剂,连服3～5剂即效。

53.2　血余炭适量研末,冲米酒服,连服2～3次即效。

53.3　红黄栀草、血藤根、红野苋菜、山萝卜各25克。捣烂兑酒服,每日1剂,日服3次,连服1周。

53.4　炉墨灰5～10克。兑米酒或煮甜酒服。每日服2次,连服3～5天。

53.5　石菖蒲15克、乌葆树根25克、大背笼草15克、糖皮树根15克、四眼草根15克。水煎兑少许米酒同服。每日1剂,日服3次,连服7天。

53.6　红野苋菜根25克。煮水兑酒服,每日1剂,2次分服,连服1周。

53.7　人参10克、续断8克、益母草5克、鸡冠花5克、地蜂子6克、木贼3克、大蓟7克、小蓟10克。水煎服,红糖引,每日1剂,日服3次,连服5～7天。

53.8　贯众100克、红蔓菜50克、紫苏根块25克。煮水服,每日1剂,分3次服,连服5～7天。

53.9 丁香100克,夏枯草、木贼、香附子各50克。水煎服,日服1剂,3次分服,连服1周。

53.10　百草霜10克、当归25克。泡米酒500毫升,每次取当归酒25～50毫升,百草霜5克,狗胆汁适量,和匀口服,温开水送下,日服2次,连服5～7天。

53.11　乳香、没药、当归各10克。水煎服,1日1剂,3次分服,连服7天,忌食生、冷、猪鱼肉。

53.12　血用(川芎)15克,黄芩、当归、红蔓菜、红藤、月月红各10克。煮水服,每日1剂,日服3次,连服1周。

53.13　三七、石韦各等量,烘干研末,每次服15克,每日3次,连服7～10

天为一疗程。

53.14 翻白草根、鸡脚草各50克捣碎，米酒送服，每日1剂，3次分服，连服7～10天。

53.15 棕树根、血朋仲、鸡冠花各15克，鸡蛋3个同煮服。每日1剂，分2～3次服，连服5～7天。

54. 治妇女白带过多（妇人摆白）方

54.1 青葙50克、白英50克、茜草50克。炖鸡或炖瘦猪肉分2～3次吃，每隔3日1剂，连服3～5剂即效。

54.2 白及、三白草各15克，白矾5克。煮水服，每日1剂，日服3次，连服7～10天为一疗程。

54.3 土黄连50克、金银花25克、鸡冠花25克、车前草15克、红藤50克煎汁兑酒服，1剂服2天，日服2次，连服7～10天为1疗程。

54.4 十二月花25克、天青地红15克、天青地白15克、田边菊15克、百鸟不落根15克、金银花25克。煮水兑酒服。每日1剂，日服3次，连服12天为1疗程。

54.5 天性草根适量，焙干研末，每次取20克，配鲜活鲫鱼一尾（鱼重150克以上），先将鱼外壳洗净，剖腹去掉肠杂，药粉纳入鱼腹，缝合剖开之口子，用碗盛鱼蒸熟，每日空腹1次，吃完鱼肉，每隔5天服1剂，连服1个月（6次）即效。

55. 治妇女黄带方

55.1 炒山药25克、炒芡实15克、黄柏15克、白果10克、车前子15克。煮水服，每日1剂，日服2次，连服7～10天。本方主治湿热型带下病。

55.2 随症加味：健脾止带可重用炒山药至50克、炒芡实至25克，热甚、口苦、咽干加丹皮、栀子各15克；阴痒加苦参、地肤子各15克；带下腥臭者加椿树根皮、忍冬藤、土茯苓各15克。

55.3 猪苓12克、茯苓12克、车前子12克、泽泻10克、茵陈15克、赤芍10克、黄芩10克、黄柏10克、栀子10克、丹皮10克、牛膝10克。每日1剂，日服2次，连服1周。本方适用于湿毒型黄带。

加味：带下量多呈脓样加忍冬藤、败酱草、蒲公英、连翘各15克；阴痒加土茯苓、白鲜皮、蛇床子各15克。

55.4 外用药方：苦参15克、黄柏12克、地肤子10克、蛇床子10克。水煎外洗，1日2次，连续7～10天为1疗程。

56. 治妇科炎症（外阴炎、阴道炎、宫颈炎、附件炎）方

56.1 地葡萄50克、小血藤根20克、三白草20克。每日1剂，水煎分2次服，连服1周为一疗程。

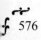

56.2 外用方：九里光、兔耳草各100克。煮水适量，趁热熏洗下阴、坐浴，每次半小时，1日2次，7天为一疗程。本方主治外阴炎、阴道炎。

56.3 灯笼泡、九里光、白英各25克，野鸡凉15克。煮水洗阴部。每日2次，1日1剂，连续7～10天。

56.4 上药洗净外阴和阴道后，用天花粉适量焙干研末过筛，每次取5～10克加入冰片0.5克合匀，用纱布制成小药球填塞宫颈，用白丝线栓住药球置于阴道口外，以便换药时随手拉出。每日冲洗塞药1次，连用7～10天为一疗程。本方主治宫颈炎、阴道炎。

56.5 蛇床子、山豆根、两面针、苦参各15克。煮水服，每日1剂，日服3次。另用上药适量煮水，冲洗阴道并坐浴，每日2～3次，连续7～10天为一疗程。本方主治宫颈糜烂。

56.6 金银花、芭蕉花、珠砂根、枫木树皮各15克。煮水兑酒服，每日1剂，日服2次，连服半个月为一疗程。本方主治附件炎。

56.7 白花蛇舌草20克、半枝莲15克、金银花10克、凤尾草25克、蒲公英20克、木防己15克、甘草5克。水煎服，每日1剂，3煎3服，连服3～5剂。忌辛辣、房事。

随症加味：白带过多加鸡冠花15克、蒲地红20克；白带发黄加茹预20克；阵痛加徐长卿10克；闭经加益母草、小血藤15克；月经过多加龙芽草15克、蒲地红20克。本方以白花蛇舌草为君药，功在清热解毒、消炎止痛、凉血消肿；蒲公英、凤尾草为佐药，辅助君药加强消炎、利尿、除湿；金银花、甘草为使药，调和药性，诸药合用，共奏活血散瘀、行气止痛、消炎解毒、利尿通淋之功效。主方主治附件炎。

57. 治阴道滴虫（阴痒）方

57.1 橄榄核25克、荔枝核25克、山楂核25克，火煅存性研末，开水冲服，每日1剂，分2～3次服，连服7～10天。

外用以上药粉加冰片5克，调麻油外搽，每日搽药2～3次，直至痊愈。

57.2 桃仁适量，捣烂填塞阴道，每次上药前用九里光50克煎浓汁，待温冲洗阴道并坐浴，每日1～2次，连续7～10天为一疗程。

57.3 苦参50克、乌梅50克、枯矾25克、牛黄5克。加红糖100克煎熬成膏状，用消毒带尾线纱布球浸透药膏后填塞阴道，每晚1次，连续1周即效。经临床500余例验证，致病菌转阴率达98%，滴虫转阴率80%，霉菌转阴率70%。

57.4 蛇床子15克、五倍子15克、白矾5克、花椒5克、葱白10根。煎水洗阴部，每日1剂，分2～3次，连续1周为一疗程。

57.5 桃子叶鲜品适量，捣烂用纱布包制成带线小药球，每晚填塞阴道，次晨取出，连续7～10天为一疗程。

58. 治妇女子宫下垂方

红蓖麻子、磨盘草、含羞草各 15 克，田螺 250 克。放少许食盐煮服，每日 1 剂，连服 21 天为一疗程。

59. 治妇人难产方

59.1　当归 50 克、川芎 35 克。煎水，兑灶心土（伏龙肝）适量，兑米酒调服。本方适用于横生倒产。

59.2　冬葵 10 克、鸡蛋 2 个，调制煎服。

59.3　蜂窝糖、麻油、童便、甜酒各 50 毫升，浸泡土狗子 5 ~ 7 个，泡半小时后，1 次顿服浸泡药液即效。

59.4　伏龙肝 15 克研末兑酒服，治横身不顺。

59.5　人参 5 克、乳香 5 克、辰砂 0.5 克，煎水煮鸡 1 只，加生姜汁同服。

59.6　当归 10 克、川芎 10 克、枳壳 10 克、紫苏 3 克、香附（炒）5 克、大腹皮 5 克（姜汁洗）、甘草 3 克。水煎服，日服 2 次。

59.7　高粱根、赤小豆、桃仁、皂角各 15 克。煮水服，1 剂分 2 ~ 3 次服，连服 1 ~ 2 剂。

59.8　凤仙子 10 克、蓖麻子 7 粒。捣烂敷产妇足心即效。

59.9 蜂蜜、鳖甲、乱发、土蜂窝各 15 克。煮水吃，1 剂分 3 次服，连服 1 ~ 2 剂。

60. 治先兆流产方

60.1　云木香 5 克、砂仁 10 克、白人参 10 克、黄芪 15 克、白术、姜半夏、白芍、熟地、茯神、荆芥炭各 10 克、陈皮 3 克、黄芩 15 克、杜仲 10 克、甘草 4 克、菟丝子 20 克、续断 10 克、枣仁 10 克、阿胶 10 克（另包烊化冲服）。水煎服，每日 1 剂，日服 3 次，连服 3 剂。

60.2　白人参 10 克、黄芩 20 克、菟丝子 15 克、白术、茯神、杜仲各 10 克，熟地、黄芩各 15 克，云木香 5 克、甘草 3 克、陈皮 4 克。每日 1 剂，日服 3 次，连服 10 剂。此二方适于气血虚弱之先兆流产。

60.3　桃仁、红花、大黄各 10 克，（大黄用酒炙后下）白芍、白术、茯苓各 10 克、玄明粉 5 克（另包兑服）、当归 9 克、黄芪 20 克、党参 15 克、黄芩 18 克。水煎服，每日 1 剂，日服 2 次，连服 2 剂。

60.4　黄芩 18 克、白参 10 克、黄芪 24 克、熟地 10 克、白术、茯苓、续断各 10 克，当归 9 克、川芎 4 克。水煎服，每日 1 剂，日服 2 次，连服 4 剂。此二方适用于外伤性先兆流产。

60.5　当归、川芎、黄芩、白术、生地、砂仁、陈皮、白芍、桔梗各 15 克，甘草 5 克。水煎服，1 日 1 剂，分 3 次服，连服 3 ~ 5 剂。

60.6　木贼（去节）、川芎（为末）各 15 克，金银花 5 克、百草霜 10 克、

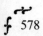

伏龙肝 25 克。煮水，童便、白酒引，日服 1 剂，分 2 ~ 3 次服，连服 3 ~ 5 剂。

60.7 全当归 8 克、川芎 7 克、菟丝子 7 克、白芍（酒炒）5 克、嫩芪（去心）5 克、荆芥穗 3 克、厚朴 3 克、枳壳 2 克。煮水服，每日 1 剂，分 3 次服，连服 7 天。本方称保产无忧方。

61. 治胞衣不下（胎盘滞留）方

61.1 薄荷根 10 克、踏地香 15 克、瓦茶根（岩上生的）15 克、踩不死 25 克、打不死 25 克、马鞭草 15 克、过江龙 15 克。水煎服，一般服 1 次见效，必要时再服 1 次。

61.2 兰鸡草芯适量煮水服。

61.3 蓖麻 7 粒，去壳捣烂，敷脚板心涌泉穴（男胎敷左足，女胎敷右足）。

61.4 红花 15 克、鹿角 1.5 克。煮水 1 次服。

61.5 灶心土适量研末，温酒冲服。

61.6 鸡内金、人指甲各适量烧存性兑酒服。

61.7 倒钩藤 25 克。焙干研末白酒冲服。1 剂即效。

62. 治产后风（产褥热）方

62.1 大血藤、小血藤、茜草根、益母草、马蹄金、铲子球、腾藤皮叶、犁头草、三月苞、屋苞、九节风、枫木尖、木通各 15 ~ 25 克。煎水兑红糖或甜酒服。每日 1 剂，日服 2 次，连服 2 ~ 3 剂。

辨证用药：腹痛重用益母草；腰痛重用茜草根；心痛重用小血藤；发热抽筋重用马蹄金、三月苞。主药要占四分之一或三分之一。

如药不能配齐，注意用单不用双，但最少 7 味，最多 13 味药。

62.2 六月雪、铁线草各 25 克，蜘蛛窝适量。煮水服，每日 1 剂，日服 3 次，连服 5 ~ 7 日。

62.3 接骨草、水杨柳、半边莲、踩不死、金银花、田边菊、车前草各 15 克。水煎服。每日 1 剂，日服 3 次，连服 1 周。

62.4 箭杆风 25 克、百鸟不落根 25 克、三角风 15 克、黄花菜 15 克、生姜 3 片。水煎服。每日 1 剂，日服 2 ~ 3 次，连服 3 ~ 5 剂。本方适用于月家寒。

62.5 十大功劳、黄栀子根、震天雷、田边菊、铁马鞭草各 15 克。煎汁兑酒服。每日 1 剂，日服 3 次，连服 5 ~ 7 天。

62.6 鳅鳝草根 25 克。煮水兑酒服。每日 1 剂，日服 2 次，连服 7 天。

62.7 黄瓜香、丝瓜皮、猪腰子、三月葆、桑羔、水白腊、铁马鞭、白头花、水牛芭、杨柳树根、大叶腊树各 15 克。水煎服。日服 1 剂，分 3 次服，连服 3 ~ 5 天。

63. 产安方

当归、川芎、桃仁、茜草、益母草（童便炒）、荆芥各 10 克，党参（体虚者可用洋参或红参）10克，黄芪、熟地、炭楂肉、麦冬、金银花各20克，红花、炮姜各5克。凡妇女产后均可投服。每日1剂，2次分服，连服3～5剂。本方有清热解毒、防止产后感染、促进子宫收缩复位、化瘀逐瘀、排尽恶露之作用，经本人临床2000余例验证结果，疗效确切可靠。

64. 治产妇无奶方

64.1 甲珠10克、生地10克、当归15克、甘草头5克、通草15克、葱头3个。煎水服。每日1剂，日服3次，连服3～5剂即效。

64.2 贝母10克、牡蛎5克焙干研末，配猪蹄汤服。每日1剂，分2次服，连服1周。

64.3 冬葵子15克炒黄为末，米酒调服。日服1剂，连服1周。

65. 治月家关节疼痛方

过山虎藤、海金沙、小凉粉藤、地枇杷各25克。煎水兑酒内服外洗。每日1剂，1日3次，连用5～7剂即效。

66. 治月家腰痛方

66.1 穿山甲、团鱼壳、三七、牛膝各15克。煮水兑酒服。每日1剂，日服3次，连服7～10天。

66.2 九节风、鸡血藤、白马骨各15克，金银花、山茶根各10克。水煎服。每日1剂，2次分服，连服1周即效。

66.3 六月雪根、牛膝根、检子柴根各25克煮水兑酒，每日服1剂，日服3次，连服7天。

67. 治月家肚痛方

67.1 凤凰尾根15克、鸡脚草15克、鱼腥草15克、算盘子树根10克、水灯草10克、牛膝10克。煮水服。每日1剂，日服3次，连服2～3剂。

67.2 箭杆风10克、见风消15克、三角风15克、野扁豆15克、木杏10克、隔山消10克。水煎服。每日1剂，日服3次，连服3剂即效。

68. 治月家水肿方

68.1 车前草15克、大退消10克、半边莲15克。水煎服。每日1剂，日服3次，连服5～7天。

68.2 臭牡丹根25克。煮猪蹄服。每日或隔日服1次，连服7剂即效。

68.3 田边菊15克、车前草15克、野芹菜15克、锯子草15克、牛膝10克。煎水兑米酒服。每日1剂，日服3次，连服3～5剂。

68.4 半边莲15克、山关门15克、枣树根15克。煎水兑酒服。每日1剂，日服3次，连服5剂。

68.5.1 棕粑叶15克、萝卜种籽25克。水煎服。每日1剂，日服3次，并取煎液洗澡，1日2次，连续1周。

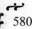

68.5.2 铁马鞭、枣树根、野扁豆根、金银花、三角风各15克，樟木树皮、九龙盘各10克。煮水兑酒服。每日1剂，日服3次，连服3～5天。

69. 治月家肚痛、腹泻方

69.1 黄栀草25克。煮水兑酒服。每日1剂，分2次服，连服2～3天。

69.2 节骨风草50克、鲤鱼1条（1斤重以上）。淘米水适量，清炖，喝汤食鱼肉。分2～3次服完。

70、治月家身痛、气促方

鱼腥草根、四眼草、野红豆根各50克。煮水兑酒服。每日1剂，日服3次，连服2～3天即效。

71. 治妇女不孕症方

71.1 鹅儿肠15克、红牛膝10克、月月红25克、加红糖25克。蒸服，隔日1次，连服半月。

71.2 益母草1000克、当归200克、川芎200克、赤芍200克、木香200克。用甜酒4000毫升浸泡3天后，每日早晚各服20毫升，连服100天。

71.3 当归10克、知母10克、川芎10克、红枣10克、甘草5克。煎水服。每日1剂，2次分服，连服3剂。

71.4 薏苡仁米15克、对元莲25克、元宝草25克、益母草15克、苎草根25克、团经药15克、月月红10克、枣树根皮10克。用米酒250毫升泡3天后，每次服20毫升，日服2次，连服1月。

72. 侗药避孕方

72.1 紫石英5克。煎水服。每日1剂，日服2次，连服半个月可避孕1年。

72.2 轻粉50克、朱砂5克、明矾0.5克。煮水服。每日1剂，日服2次，连服7天可避1年。

72.3 蚕蛾蛋服1000个以上可终生不孕。

73. 治火眼方

73.1.1 水杨柳、天青地白、九里光鲜品适量。捣烂挤汁，兑人乳滴眼，1日滴3～4次，连续5～7天。

73.1.2 桂枝15克、明矾0.3克。共研末兑人乳滴眼，每日3～4次，连滴3～5天。

73.2.1 细辛25克、灯笼草根15克、青鱼胆15克。煮猪肝服。每日1剂，日服2次，连服3～5天。

73.2.2 白矾10克、公猪胆1个。将白矾研末，混合猪胆汁调匀点眼。每日2～3次，连用3～5天。

73.2.3 鱼腥草、金银花、九里光、蒲公英各25克。煎水服。每日1剂，日服3次，连服1周。

74. 治风眼方

蚕桑白浆（即桑树皮中白色浆液）适量点眼，1日3～4次。

75. 治角膜炎方

羊蹄草鲜品适量，捣烂外敷患处。每日换药1～2次，连用3～5天。

76. 治巩膜炎方

野白菜(大丁草)鲜品适量，捣烂外敷患处。每日换药1～2次，连续敷药3～5天。

77. 治眼生白翳方

77.1　常春藤鲜品适量，捣烂兑淘米水调匀，过滤去渣，取药液滴眼。每次2～3滴，每日3～4次，连滴半个月为1疗程。

77.2　半边莲鲜品适量，捣烂挤汁兑人乳滴眼。每次3～5滴，每日3～5次，连滴10～15天。

77.3　野苋菜适量捣烂，敷内关穴使其起泡，左眼敷右手，右眼敷左手。

77.4　白马骨20克焙干，烧存性，研成细末，加入冰片末1克合匀，兑人乳点眼，每次1～2滴，每日2～3次，连点7～10天。

77.5　花钱草适量捣烂，用淘米水浸泡后过滤，取汁滴眼。每次2～3滴，每日3～4次，连点半月。

77.6　谷精草、决明子各25克，煮水洗眼并口服。每日1剂，3～4次，连续3～5天。

78. 治耳出脓血（中耳炎）方

78.1.1　鸠屎适量焙干研末，用竹管吹入耳中，吹药前先用盐水洗净脓液，药棉拭干。每日1～2次，连续3～5天即效。

78.1.2　血余炭、曲鳝焙干研末，枯矾各适量混合，先洗净搽干患耳，然后用竹管将药粉吹入耳中。每日2～3次，连续3～5天即效。

78.2　胆草10克、栀子仁10克、生地10克、前仁10克（布包）、黄芩10克、柴胡10克、泽泻10克、当归10克、木通10克、草乌3克、蒲公英10克、丹参20克、夏枯草10克、石菖蒲10克。每日1剂，2次分服，15天为一疗程。

随症加味：因外感风寒所致者加麻黄、桂枝；肝、肾阳虚者加枸杞、菟丝子；阳气虚损者加淫羊藿、巴戟天；气血亏虚者加黄芪、阿胶；鼓膜穿孔者酌加辛夷、苍耳子。加味药之剂量视病情而定。本方经临床验证，治疗58例，有效率达89.66%，以抗生素为对照组40例，有效率75%，两组比例有显著差异，治疗组明显优于对照组。

78.3.1　鸡爪糖、水冬瓜树叶、水白蜡树叶共捣烂，取汁滴耳。每日2～3次，连续3～5日。

78.3.2　五倍子50克，烧存性，研末用竹管吹入耳中。每日3～4次，连用

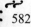

1 周。

78.4 韭菜根鲜品适量，捣烂取汁，兑香油合匀滴耳，1 日 2 ~ 3 次，每次 2 ~ 3 滴，连续 3 ~ 5 天。

79. 治鼻出血（鼻衄）方

79.1 土叶草根、蜈蚣草根、三月荷根各 25 克。煮水兑酒服。每日 1 剂，日服 2 次，连服 2 ~ 3 天。

79.2.1 大蒜 1 枚去皮，研如泥，左鼻出血贴右足心，右鼻出血贴左足心，双鼻出血贴双足心。每日换药 1 次，直至鼻血停止。

79.2.2 野菊花适量，鲜品捣烂塞鼻，可止鼻出血。

79.3.1 田螺 30 克、甘草 5 克、红枣 30 克，共捣烂用甜酒送服。日服 2 ~ 3 次。

79.3.2 叶下珠叶鲜品适量，捣烂塞鼻，可止鼻出血。

79.4 锅底墨烟适量，配甜酒渣煮水服。本方收敛止血。

79.5 夏枯草 15 克、萹蓄 15 克、茯苓 20 克、黄栀子 15 克、金银花 10 克、旱莲草 20 克、淡竹叶 20 克、龙芽草 15 克、十大功劳 15 克、生地 10 克、甘草 3 克。煎水服，每日 1 剂，日服 3 次，连服 2 ~ 3 日即效。

79.6 丹皮、生白芍、黄芩各 9 克、白茅花、蚕豆花、仙鹤草、旱莲草各 12 克。水煎服。每日 1 剂，3 煎 3 服，7 天为 1 疗程。（注意：保持大便通畅。）

79.7 紫草 50 克。煮水分 3 次服，每日 1 剂，连服 2 ~ 3 天。

80、治鼻息肉方

青蒿 25 克，焙干研末，兑石灰粉等量和匀，搽涂鼻腔息肉处，每日 2 ~ 3 次，连用 7 ~ 10 天即效。（俞光春）

81. 治牙痛（龋齿）方

81.1.1 狗尾巴草 200 克、鸭蛋 3 个煮服，分 3 次吃，每日 1 剂，连服 3 天。

81.1.2 大戟适量，烧存性，研末涂患处，每日 2 ~ 3 次，连续 2 ~ 3 天即效。

81.2.1 刀豆根、枫木皮各 25 克，煮水含服，每日 4 ~ 5 次，连用 2 ~ 3 天。

81.2.2 无患子（荔枝果）1 枚，连壳烧存性，研末直搽牙龈肿痛处，1 日 2 ~ 3 次，连用 2 ~ 3 天。

81.2.3 猫桃藤适量，鲜品打刀烟涂搽牙龈肿痛处，1 日 2 ~ 3 次即效。

81.3.1 虎杖 25 克、生甘草 5 克、野花椒根 15 克。75%酒精或 50 度白酒浸泡半个月，去渣过滤备用。取药棉蘸药酒含于牙龈肿痛处，1 日 2 ~ 3 次。

81.3.2 黄牛刺根、野花椒根各适量，同嚼含于牙痛部位，片刻痛止。

81.4 茶油枯饼适量，烧存性，用 50 度白酒浸泡半个月以上。临用时，用药棉蘸药酒含置于牙龈肿痛处，1 日 3 ~ 4 次。本方具有清热止痛之功。

81.5 铁扫帚 20 克、桃子树枝叶 20 克、土细辛 3 克、小血藤 20 克、桐油树皮20克（均为鲜品）、青皮鸭蛋3个，用针将鸭蛋刺几个小孔，将上药切碎研细放入鸭蛋内，带壳煎煮。每付药可煎3次，每日含服4次，服药蛋前先刷牙，用药后20分钟不能进食，不刷牙漱口。本方可清热退火、消炎止痛，适用于风火牙痛。

81.6　山慈菇洗净，切片晒干，研成细粉，过200目筛，瓶装备用。冰片研成细末，按10份山慈菇1份冰片的比例，临时配。用时将复方慈菇散配淘米水适量，含漱10～15分钟，1日4～5次，连续2～3日即效。

81.7.1　皂角、黄连各15克，桑白皮、艾叶各10克，蒺藜根25克。共烧存性，捣烂合匀搽患处，每日1剂，日搽3～4次，连续2～3天。本方主治风火牙痛。

81.7.2　北细辛15克、生石膏50克。煎水趁热频频含漱即效。

82. 治咽喉疼痛（急性咽喉炎）方

82.1.1　硼砂、杨梅各适量，捣烂含服，每日3～4次，连服2～3天。

82.1.2　大血藤50克，焙干研末，用竹管吹入喉，1日2～3次。

82.2.1　甘草、桔梗、玄参、麦冬、当归、黄芩、陈皮（去白）、白术、白茯苓各15克。水煎服，每日1剂，日服3次，连服3～5日。

82.2.2　木鳖、连翘、防风、金银花各15克。煮水频饮含漱，每日1剂，连续3～5天。

82.2.3　牛黄、硼砂、雄黄各5克。研末，吹入喉部，每次0.5克，每日2～3次，连用2～3天。

82.2.4　郁金、雄黄、芭蕉各10克。烧存性，研末，用竹管吹入咽喉内，每次0.5～1克，每日3～4次，连用2～3天。

82.2.5　白硼砂、孩儿茶、蒲黄、青黛、牙硝、枯矾、滑石、寒水石、黄连、黄柏各10克。共研细末吹入喉中，每次1～2克，每日3～4次，连用2～3天。

82.2.6　山豆根、射干、僵蚕各10克、冰片2克。共研细末，吹入喉中，每日3～4次，每次1～2克，连用2～3天。

82.2.7　八爪金龙10克、山豆根10克、麦冬10克、桔梗10克、薄荷10克、甘草5克。水煎服，每日1剂，日服2次，连服3～5天。

82.2.8　射干5克、龙胆草25克、朱砂根草10克、山豆根10克。共焙干研细末，竹管吹入喉内，每日3～4次。另用桔梗、甘草各15克煮水服，每日1剂，日服3次，连服2～3天。

82.2.9　半夏5克、桂枝3克、桔梗5克、甘草3克。水煎服，每日1剂，日服3次，连服3～5天。

82.2.10　熟地30克、萸肉（去核）15克、附子15克（盐水炒）、肉桂10克（去皮）。水煎服，每日1剂，日服3次，连服2～3天。

83. 治慢性咽喉炎方

83.1　三两金 20 克、金银花 20 克、胖大海 10 克。用沸水浸泡 20 分钟后，当茶饮，每日 1 剂，连服 7 ～ 10 天。服药期间忌食辛、辣、烟、酒。

83.2　百两金 5 克、百解 20 克、六月雪 20 克、鬼针草 25 克、灯笼草 25 克、九里光 20 克、金银花 6 克、淡竹叶 20 克、甘草 3 克。水煎服。每日 1 剂，日服 2 次，连服 5 ～ 7 天。如发热、五心火重加栀子 10 克；肺燥痰多加十大功劳、白前各 20 克；咳喘加麦冬、杷批叶各 10 克。本方降火解毒、凉血散瘀、润肺化痰。

84. 治声音嘶哑方

84.1　杉木炭适量，冲开水兑蜂蜜服。日服 3 ～ 4 次，连服 2 ～ 3 日即效。

84.2　甘草、桔梗、乌梅、乌药各 10 克。水煎服，每日 1 剂，日服 2 次，连服 2 ～ 3 日。

85. 治天疱疮方

炉墨烟适量，兑香油涂搽患处，每日 3 ～ 4 次；用黄栀子适量，捣烂泡开水待温含漱，每日 5 ～ 6 次，连续 2 ～ 3 天即效。

86. 治牙龈出血方

86.1　枸杞 50 克，研末煎汤，漱口并徐徐咽下，每日 1 剂，日服 3 ～ 5 次，连续含漱 3 天即效。

86.2　白蒺藜适量，研末搽牙龈出血处；牛膝 25 克，煎汤含漱，每日 3 ～ 5 次，连续 3 ～ 5 天。

87. 治扁桃体炎方

87.1　积雪草（铜钱草）鲜品适量，捣烂绞汁，调米醋含服，每日 4 ～ 5 次，连续 2 ～ 3 日。

87.2.1　取大葱根 5 ～ 6 个，加白矾 0.5 克研末，分 3 次用温开水冲服，徐徐服下，每日 1 剂，连服 2 ～ 3 剂。

87.2.2　茄子切成块状适量，泡于酱油内 3 ～ 4 个小时，取出切细，慢慢吞服。

87.3.1　野青菜适量，泡米汤含服即效。

87.3.2　白菜根、大米适量共捣烂煮水服，每日 1 剂，日服 3 次；射干花根、山豆根适量烘干研末吹入喉中，每日 2 ～ 3 次，连续 2 ～ 3 天。

87.3.3　雄黄、燕子泥适量，捣烂酒调作饼，放少许食盐，敷脖颈处，每日换药 1 ～ 2 次，连续 2 ～ 3 天。

88. 治口腔溃疡方

88.1　乱发 1 束，烧存性，黄连 25 克。煎浓汁调搽患处，每日 3 ～ 4 次，连续 2 ～ 3 日即效。

88.2　麝香、铜青各适量，共研末搽患处，每日 2 ～ 3 次，连搽 2 ～ 3 日。

88.3.1　鱼腥草、金银花、九里光各 25 克，甘草 5 克。煎水服，每日 1 剂，日服 3 次，连服 3 ～ 5 日。

88.3.2　青黛 3 克（研末）、人中白 5 克，调匀涂患处，每日涂 3 ～ 4 次，连涂 2 ～ 3 日即效。

89. 治口臭方

明矾、麝香各适量，研末搽齿上，每日 1 ～ 2 次，连搽 3 ～ 5 天。

90. 治口角生疮方

黄连、黄皮、甘草各 3 克，栀子 3 个。煮水频频拭口，连续 2 ～ 3 天即效。

91. 治副鼻窦炎（脓鼻子）方

91.1　苍耳子 50 克，加水 250 毫升，煎熬至 100 毫升，滤渣留液，瓶装备用。先清除鼻腔分泌物，后用苍耳子液滴鼻，每日 4 ～ 5 次，每次 3 ～ 4 滴，连续 7 天为一疗程。本方散风、止痛、祛湿、杀虫、清热、解毒。

91.2　丝瓜藤根、菖蒲、防风、白芷、薄荷、桔梗、细辛、升麻、蔓荆子、贝母、僵蚕各 15 克。水煎服，每日 1 剂，日服 3 次，连服 3 ～ 5 天。本方散风清热，适用于急性副鼻窦炎。

91.3　金银花 25 克、菊花 15 克、藿香叶 15 克、辛夷 10 克、茜草 15 克、蒲公英 25 克、九里光 25 克、鹅不食草 20 克。煎汁兑酒服。每日 1 剂，日服 2 次，连服半个月。本方清热祛风、芳香化浊，适用于慢性副鼻窦炎。

92. 治生发、育发方

92.1　桑叶 7 片，鲜品捣烂挤汁，频频搽洗患处，1 日 3 ～ 5 次，连续 1 ～ 2 月。

92.2.1　黑芝麻籽 20 克、核桃肉 20 克、白何首乌（牛皮冻）20 克、白芷仁 20 克、墨旱莲 20 克、女贞子 20 克、鬼针草 20 克。水煎服，1 剂服 3 天，每日服 3 次，3 个月为一疗程。

92.2.2　食疗方：黑芝麻 100 克、核桃肉 100 克、大枣 100 克、臭牡丹根 100 克、地骨皮（野枸杞子）100 克。共烘干研末，加产子粉 500 克，冰糖、猪油适量，每次服 20 克，日服 2 次，连吃 3 个月为 1 疗程。

92.2.3　外搽药方（切忌入口）：川乌、天南星、草乌、土牛膝、威灵仙、白芷叶（要用结籽的）各适量泡酒，每晚睡前用药酒搽脱发、白发处，每次 5 ～ 10 分钟，连续 3 个月为 1 疗程。

93. 治"酒渣鼻"（红鼻子）方

93.1　生石膏、生石灰各等份，研细末过筛，装瓶备用。先将鼻子洗净，取药粉适量加少许米烧酒调成糊状，外敷患处，每日 1 次，连用 2 ～ 3 日即效（皮肤破损者忌用）。

93.2　大枫子、木鳖子各 150 克，核桃肉、蓖麻仁各 250 克，去皮、壳后研烂，加入樟脑 100 克、水银 50 克，合匀瓶装，用时将纱布包药适量，擦患处，1 日 3

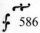

次，连搽 1 周。

93.3 每晨用食盐搽牙，用漱口时吐出之唾液搽患处，每日 1 次，连用 1 个月。

93.4 荞麦粉烧灰存性，研细，香油调敷患处，每日 2 ~ 3 次，连用 10 ~ 15 天。

93.5 水银 9 克、核桃 3 个、大枫子 7 个（去皮）。共研细（勿用铁器），以消毒纱布包好，制成小药袋，搽患处，每日 3 ~ 5 次，连用 1 周。

94. 治皮肤瘙痒症方

94.1 青蒿（苦蒿菜）、大蒜、樟木叶各适量，共捣烂搽患处。用药前先将患处抓搔发红后，再搽药效更佳。本方亦适用于稻田皮炎。

94.2 千里光、青蒿、藿香、地肤子各 30 克，冰片 10 克，煎水外洗。每日 2 次，连洗 3 日即效，本方适用于夏季皮炎。

94.3 生地 24 克、黄芩 15 克、苦参、徐长卿各 12 克，紫草、黑荆芥各 10 克。水煎服，每日 1 剂，日服 2 次，连服 10 ~ 20 剂。（有脾胃虚弱、慢性肠炎、胃痛、腹泻者忌服。）

95. 治老年性皮肤瘙痒症方

95.1 当归、僵蚕、蝉衣各 10 克，白芍、合欢皮各 10 克，白蒺藜、首乌、生地黄各 15 克。水煎服，日服 1 剂，2 次分服，连服 1 周。

95.2 玉竹 30 克、熟地 15 克，防风、荆芥、大枣各 10 克，每日 1 剂，煎水 2 次合并为 400 毫升，每次服 200 毫升，日服 2 次，3 剂为一疗程。本方对老人"寒冬瘙痒症"效佳。

95.3 芒硝 500 克，每天洗澡时放入 50 克，连洗 1 周即效。

95.4 艾叶 60 克，夜交藤（首乌藤）、当归、荆芥、防风、胡麻仁各 30 克，苦参、蛇床子、地肤子、白鲜皮、薄荷各 20 克，花椒、冰片各 6 克，加水 2000 毫升，煮沸 15 分钟，趁热熏患处数分钟，待温冷至摄氏 40 度时，再洗搽患处（全身瘙痒则洗澡），每日 1 剂，每剂洗 2 次，第 2 次再用时，宜加温至 40 度左右，连用 5 ~ 6 剂可愈。

95.5 龙衣（蛇皮）6 克、糯米甜酒糟 200 克，先洗净龙衣切碎加入芝麻油内拌匀，炒干，每次取麻油龙衣粉 3 克、甜酒 100 克，日服 1 次，连服 3 ~ 4 次即效。服药期间忌饮酒、忌吃韭菜。

95.6 蜈蚣 3 条、瘦猪肉 300 克。先将蜈蚣用酒洗净（去泥沙），然后用水（约 1 市斤）煮沸，15 分钟后，取出蜈蚣，将 100 克瘦猪肉剁碎，清水调匀，放入煮好的蜈蚣煎液中（三分之一的水），直至将猪肉煮熟为止。1 次顿服肉汤，每日 1 次，本方可分 3 次服完，隔日服 1 次，忌韭菜及酒。

96. 治风疮（荨麻疹）方

96.1 大蝎子草（红禾麻）取鲜品适量，煎水洗澡，每日 1 ~ 2 次，连洗 2 ~ 3 日（本方有小毒，忌入口）。

96.2.1　红浮萍 100 克、青壳鸭蛋 2 个。煎水喝汤食蛋，每日 1 剂，2 次分服，连服 3 ~ 4 日。

96.2.2　绿升麻 10 克、粉葛根 15 克、生赤芍 10 克、生地 12 克、芸苔 10 克。水煎服，每日 1 剂，日服 2 次，连服 5 ~ 7 剂。

96.2.3　苍术、茵陈、地肤子、防风各 15 克，银花、薏米各 40 克。先用凉水浸泡 20 分钟后，再水煎熬 2 次，共煎出药液 400 毫升，分 2 次服，每日早、晚各服 1 次，趁温热服下，连服 2 ~ 3 剂。

96.3.1　水灯草、车前子、木香叶、天青地红鲜品适量，捣烂搽敷患处，每日 1 剂，搽 3 ~ 4 次，连用 2 ~ 3 日。

96.3.2　百草生、金银花、薏米各 30 克，岩青菜、苍术、茵陈、地肤子、防风各 15 克，地丁、猪苓各 25 克，浮萍 50 克，桂枝 10 克。用凉水浸泡半小时，煎熬分 2 次服，每日 1 剂，连服 3 ~ 4 天。

97. 治白癜风方

97.1　白降汞、硫黄、甘油、酒精各等量合匀，每日涂搽患处 2 ~ 3 次，待结痂脱皮之后则愈。

97.2.1　硫黄 10 克、密陀僧 10 克、白芷 10 克、乌贼骨 10 克、通血香 12 克、梅片 3 克。共焙干研末。将高粱醋 500 毫升置锅内煎熬，敖至 250 毫升后，放入以上药粉调匀。先用黄酒洗净患处，然后涂搽药膏，每日早、晚各 1 次，7 ~ 10天见效。

97.2.2　白翻毛鸡 1 只、金不换根 200 克（鲜品）、蔓荆子 200 克。共煮熟，食肉喝汤，连吃 2 ~ 3 剂即效。

97.2.3　白蛐蟮（蚯蚓）适量，晒干或烘干后放入香油中煎枯，然后取白蟮油搽之，日搽 2 ~ 3 次，连搽 7 ~ 10 天。

98. 治汗斑方

98.1.1　茄子花适量，频搽患处，3 ~ 5 日即效。

98.1.2　猪肝 1 具（春季猪肝勿用）淡煮，顿服，忌房事。每周服 1 ~ 2 次，连服 2 ~ 3 周。

98.2.1　黄瓜蘸硼砂末适量搽患处，日搽 3 ~ 4 次，连搽 5 ~ 7 日。

98.2.2　知母适量用醋磨汁外搽，日搽 2 ~ 3 次，连搽 3 ~ 5 日。

98.2.3　密陀僧、樟脑各适量，共研细末，用黄瓜蒂蘸药末外搽，每日 3 次，连擦 1 周。

98.2.4　茄子 1 个（药 80 克）、硫黄 15 克，先将茄子挖一小孔，将硫黄灌入茄子内后封口，用草木灰火烤，待茄子烤软，让硫黄渗透到茄子内，再轻搽患处，每次 3 ~ 5 分钟，3 ~ 5 次即效（黑色汗斑用紫茄，白色汗斑用白茄）。

99. 治牛皮癣（银屑病）方

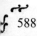

99.1　鹅不食草 100 克鲜品捣烂，伏龙肝（灶心土）50 克，用淘米水浸泡半小时后，过滤取汁，每日搽 4～5 次，连搽半个月为 1 疗程。

99.2.1　硫黄、大枫子、蛇床子、吴茱萸、核桃肉、樟脑各 10 克，大枣（去核）5 枚，将上药焙干研末加水银 6 克，再以麻油拌匀，用细布包药置火旁烤热，趁热搽患处，每日 3～4 次，1 个月为一疗程（搽药前要洗净患部）。

99.2.2　细马蹄草、韭菜根各 30 克，焙干研末，用香油调成糊状，涂搽患处，隔日搽 1 次，连搽 4～5 次即效。

99.2.3　黄柏、土槿皮、柳酸粉各 25 克，大别子 5 粒（研末）、斑蝥虫 5 只（研碎）、蜈蚣 5 条、全蝎 5 只（研碎）。浸泡于 95% 的酒精中，每天摇动 1 次，泡 7 天即可作药用。每日搽患处 2～3 次，直至痊愈。本方有毒，忌入口入眼，也不要搽在健康皮肤上。

100. 治各种皮肤癣方

100.1.1　仙人掌 50 克。焙干研末，调茶油外搽患处，每日搽 3～4 次，连搽 4～5 天。

100.1.2　枸叶树适量，鲜品捣烂取汁，外搽患处，1 日 3～4 次，连搽 3～5 天。

100.1.3　蜂窝、胆矾、竹虱子、苦参各适量。研末调桐油搽患处，每日 2～3 次，连搽 1 周。

100.2.1　枫木球 50 克、蛇床子 25 克、艾叶 25 克。共煎汁用明矾末 15 克掺入，趁热熏洗患处。本方主治阴部奇痒。

100.2.2　黄丹、枯矾各 5 克，冰片 2.5 克。共研细末，撒于瘙痒部位，每日 2～3 次。本方对各种皮肤痒均有止痒效果。

100.3　鲜松针叶（松毛）2000 克，先取 500 克炉上烧，待烟起，把患处置于烟上熏，距离约 10 厘米（防烧伤），当松叶烧透后再陆续添加，继续熏疗，每次 2 小时，每日早晚各 1 次，连熏 4～5 次即效。本方适于手足癣（鹅掌风）。

100.4　野鸡凉（土槿皮）100 克，鲜品捣烂，煮水洗澡，每日 1 剂，1～2 次，连续 3～5 天。

101. 治杨梅结毒（梅毒）方

101.1.1　高枷树根、马鞭草、枫木子适量。烘干研末，调香油外搽，每日 1～2 次，连搽 10～15 天。

101.1.2　地门冬、棕树根、假人参草根各适量。炖猪脚吃，每周服 2 次，连服 2 周为一疗程。

101.1.3　土蜘蛛窝、墨豆根各适量，烧存性，调香油搽患处，每日 1～2 次，连续 5～7 天。

101.2.1　轻粉适量，研细末撒患处，每日 2 ~ 3 次，连续 5 ~ 7 天。

101.2.2　土茯苓、黄连、黑铅、铁浆、陈酱各 10 克，煮水服。每日 1 剂，日服 3 次，连服半月为 1 疗程。

102. 治男子龟头生疮方

大血藤、小血藤、乌龟藤、金银花、九里光、野鸡苞、蚊虫药、黄荆条各 50 克。兑水久熬成膏，每日搽患处 2 ~ 3 次，连搽 5 ~ 7 天即效。

103. 治男、女摆白（淋病）方

103.1　取生长在山顶尖坡上的老杉树浆适量，研烂冲米酒服，每日服 2 ~ 3 次，连服 1 周。

103.2　牛尾藤、百解、金银花、九里光、蒲公英、鱼腥草各 15 克。煎水兑酒服，每日 1 剂，日服 3 次，连服 7 ~ 10 天。

104. 治非淋菌性尿道炎方

马齿苋、金钱草、苦参、金鸡尾、车前草、白花蛇舌草、蒲公英各 30 克，黄芩、黄珠子、瞿麦、木通各 15 克，萹蓄 20 克。水煎服，每日 1 剂，日服 3 次，连服 10 ~ 14 天为一疗程。

105. 治蜘蛛丹方

鸡矢藤适量，捣烂泡米醋搽患处，每日搽 3 ~ 4 次，直至痊愈。（吴庆阶）

106. 治粉刺（痤疮）方

106.1　杏仁适量，去表皮捣烂成粉，拌少量鸡蛋清调匀，每晚睡前涂患处，次日清晨洗净，连涂 1 周。

106.2　黄连 15 克、黄柏 15 克、黄芩 10 克混合捣碎，研末，用冷开水调成糊状，每晚涂搽患处 1 次，半小时后洗净。连用 1 周即效。

107. 治腋臭（狐臭）方

107.1　大蜘蛛 2 个，冰片 1.5 克。先用卫生纸将蜘蛛包成团，放置在草木灰中烧焦，然后取出研末，加冰片用水调匀，将腋部洗净后搽之，每日 2 ~ 3 次，连搽 5 ~ 7 日。

107.2　明矾焙干，研末，洗净擦干腋部，取明矾粉轻轻搽之，以勿损伤皮肤为度。每日 1 ~ 2 次，连搽 3 ~ 5 日。

107.3　自尿（鲜尿）趁热涂搽腋窝，每次搽 1 ~ 2 分钟，然后洗净，每日 2 ~ 3 次，连搽 4 ~ 5 日。

108. 治臭脚（汗脚）方

108.1　睡前用热水（40 度左右）加盐少许，生姜 3 片泡脚，并搓洗 5 ~ 10 分钟，连洗 3 ~ 4 晚即效。

108.2　萝卜煎汤适量，加少许食盐，每日泡脚 1 次。

108.3　葛根、苍术各 50 克，煎水洗脚，每日 2 次。

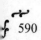

108.4　麻黄根 15 克、白矾 30 克。煎水趁热泡脚，每日 1 ~ 2 次，连续 10 ~ 12 天。

108.5　百部 200 克、雄黄 50 克、苦参 10 克。用 1500 毫升食醋浸泡，每晚泡脚 30 分钟，勿擦干，待其自然晾干即穿袜就寝，连泡 5 ~ 7 晚。

109. 治尖锐湿疣方

板蓝根 30 克、野菊花 30 克、木贼 20 克、枯矾 20 克、地肤子 20 克、苏木 15 克。煎水外洗，每日 1 剂，1 日 3 ~ 4 次，连续治疗 1 个月。

110. 治淋病方

110.1　石杉木浆 5 克，泡甜酒服，每日服 2 次，连服 7 ~ 10 天为一疗程。

110.2　天青地红 15 克、田边菊 15 克、金银花 15 克、山关门草 15 克、龙头花 15 克。水煎服。每日 1 剂，日服 3 次，连服半月为一疗程。

110.3　土黄连 50 克、白鲜皮 100 克、鸡冠花 25 克、大血藤 25 克、车前草 15 克，水煎兑酒服。每日 1 剂，3 次分服，连服 7 ~ 10 天。

110.4　车前草 15 克、节节草 15 克、石韦 15 克、灯芯草 10 克、积雪草 10 克、白茅根 10 克、凤尾草 10 克、金钱草 15 克、金银花 15 克、益母草 15 克、金樱根 15 克、金刚蔸根 10 克、海金沙 10 克、黄柏 10 克、黄连 10 克、三棵针 10 克、厚朴 15 克、夏枯草 10 克、马齿苋 15 克、鱼腥草 15 克。水煎服，每日 1 剂，连服 10 ~ 15 天。治疗期间忌房事、戒烟酒，不吃辛辣等刺激性食物。

111. 治大粪疮方

111.1　九里光、葆高树根各 25 克，煮水服，每日 1 剂，日服 3 次，连服 3 天。

111.2　细皮香鲜品适量，捣烂外敷患处，每日换药 1 ~ 2 次，连敷 2 ~ 3 天。

111.3　葛麻根适量，煮水洗患处，每日 2 ~ 3 次，连洗 2 ~ 3 天。

112. 治麻风病方

元参、漂苍术、熟地、苍耳、薏苡仁、茯苓、车前仁、甘草、白芥子各 100 克，银花 700 克，蒲公英 200 克。先将熟地研烂，余药焙干研成细末，加蜂蜜、熟地调匀为丸，每次服 50 克，开水冲服，每日 2 次，连服 18 天为一疗程。

二、内科病（含小儿科、传染科）验方

1. 内科十神汤（普通感冒和流感防治通用方）

1.1　黄荆条、莲子湾、田边菊、车前草、大百解、毛秀才、细兰叶、水杨柳、倒钩藤、算盘子根、箭竿风、九节风、白头花树。

预防用：每味生药 250 克，兑水 15 千克，用大锅煎熬至 10 千克，可供 50 人 1 日量，分 2 ~ 3 次当茶喝。

治疗用：每味生药 25 克或干药 10 克。煎水服，1 日 3 次，连服 2 ~ 3 天。

本方具有抗病毒、消炎、清热、镇痛等作用。如为胃肠型流感，则需加用虎杖、

鱼腥草、山楂、桎木树叶各25～30克，具有收敛、助消化、杀灭肠道细菌之作用。

1.2 每邦香（白头花）、笔筒草、牛膝、大百解、金银花、箭竿风、六月雪、山蚂蝗、铁马鞭草、车前草、田边菊、细兰叶各鲜品25克。煮水服，每日1剂，日服3次，连服2～3日。

随症加味：头痛加兄安（虎杖）20～25克；咳嗽加假人参25～30克；肚痛加算盘子根20～25克；便秘加鱼尾草10～15克；呕吐加节骨草15克；发热加生石膏5克；煮水兑酒服。本方清热解毒、祛风去湿、消炎镇痛。

1.3 黄芩、黄金条、倒钩藤、白头花、柴胡、车前、白珠子、六月雪、连子弯、金银花、大百解各25克。煮水服，每日1剂，分3次服，连服3～5天。

随症加味：头痛加大蚊虫药15克；腰痛加牛膝15克；腹痛加箭竿风、算盘子各15克；发热加毛秀才15克；咳嗽加拦路虎15克；口干加细兰叶15克。

2. 治伤风感冒方

2.1 川芎、甘草、紫苏、陈皮、干葛、麻黄、升麻、园中四方草各15克。煮水服，每日1剂，日服3次，连服3～5天。若咳嗽加假人参、枇杷叶、竹叶麦冬各15克；头痛加细辛藤10克、石膏5克；心胸闷加酸葡萄15克。

2.2.1 大百解15克、水杨柳15克、黄瓜香10克、笔筒草10克。水煎服，每日1剂，日服3次，连服2～3天。

2.2.2 苍术、荆芥各5克，金线吊葫芦、羊角树各15克，水煎兑酒服，日服1剂，分3次服，连服3天。

2.2.3 麻黄、白芷、陈皮各5克、葱白3根、生姜3片。水煎服，每日1剂，日服3次，连服2～3天。

2.2.4 粟米15克炒热，吸地气3次，生姜3片，甜酒适量。水煎服，每日1剂，分3次服，连服3日。

2.3.1 党参10克、紫苏10克、陈皮10克、桔梗10克、半夏15克、前胡10克、粉葛12克、茯苓15克、葱白连根须3根。煮水服，每日1剂，日服3次，连服2～3天。

2.3.2 生姜、葱白、淡豆豉各适量捣烂，贴敷患者肚脐，每日换药1～2次，连续2～3天。

2.3.3 金银花藤15克、枳壳10克、荆芥10克、广木香、甘草各5克，生姜3片。水煎服，日服1剂，分3次服，连服3天。

2.3.4 升麻10克（蜜炒）、白芍10克（酒炒）、桂枝3克、酸枣仁10克（炒熟）、麻黄3克、黄芪10克。煮水兑酒服，日服1剂，分3次服，连服2～3天。本方适用感冒畏寒。

2.3.5 四季葱3根、生姜3片、土风壳菜50克。煮水服，每日1剂，分2次服，连服2天。本方解表散寒。

2.3.6　马蹄香 10 克、龙胆草 10 克、夏枯草、金银花、白菊花、车前草、牛膝、石南藤、大风藤各 15 克，黄连、石膏各 5 克。水煎服，1 日 1 剂，日服 3 次，连服 2 ~ 3 天。

2.4.1　星历草、箭竿风、见风消、丝茅草、苏木、饭落葆、牛膝、水杨柳、水灯草、竹叶细辛、青葆树、双酸草、九节风各 10 ~ 15 克。煮水兑米酒服，每日 1 剂，日服 2 ~ 3 次，连服 3 ~ 5 天。本方适用感冒全身疼痛。

2.4.2　水灯草 10 克，金银花、牛膝、桑枝叶各 15 克，生姜 3 片，四季葱白 3 根。煎汁兑米酒服。1 日 1 剂，日服 2 ~ 3 次，连服 3 天。

2.4.3　搜山虎、紫苏、红升麻各 15 克，苦参、木通、桔梗各 5 克。煮水兑米酒服，每日 1 剂，日服 2 ~ 3 次，连服 2 ~ 3 天。

2.4.4　铁马鞭草、棕树根、火炭葆、乌葆根、青麻根、笔筒草、黄荆条、百解各 15 克，生姜 3 片。煎汁兑酒服，每日 1 剂，分 2 ~ 3 次服，连服 3 天。

2.5　黄荆条、黄芩、炮腊树、车前、柴胡、细兰叶、梅邦白、毛秀才、大百解各 15 克。水煎服，每日 1 剂，日服 2 次，连服 2 ~ 3 天。

2.6.1　人参、紫苏叶、薄荷叶、藿香叶、荆芥各 10 克，甘草 5 克。放入有盖瓷杯内，然后兑入沸水加盖，浸泡 10 ~ 15 分钟后，当茶喝，可反复冲开水 3 ~ 4 次，服后全身出微汗则止，若不出汗，再继续冲服，每日 1 剂，连服 2 ~ 3 天。

2.6.2　大葱带须根（去皮）切细，取葱丝 70 克，加入生姜丝 80 克，共煎水 200 毫升，放少许食盐，趁热 1 次喝完，1 日连服 2 ~ 3 次，发汗即愈。

2.6.3　鸡蛋 2 个，白糖 30 克，生姜 15 克。用香油炒熟服食，每日 1 次，连吃 2 ~ 3 天。

2.7　路边菊、金银花、竹叶麦冬、六月雪、黄荆条、马鞭草、三叶木通各 15 克。煮水兑酒服，每日 1 剂，日服 3 次，连服 3 ~ 5 天。

2.8　透骨消 50 ~ 150 克，捣烂布包挤汁，推拿全身，每日 2 ~ 3 次，连用 2 ~ 3 日。

2.9　鹅不食草 5 克，焙干研末加白糖，开水冲服。每日 2 次，连服 2 ~ 3 天。

2.10.1　柳叶白前（水杨柳）、木通各 15 克，铁马鞭 10 克。煎水内服，每日 1 剂，日服 3 次，连服 2 ~ 3 天。

2.10.2　黄荆条根茎 15 克、金银花藤 50 克、土荆芥 10 克。煮水服，每日 1 剂，分 3 次服，连服 2 ~ 3 天。如高烧可取黄荆条叶适量，捣烂搽洗全身退烧。

2.11.1　白头花、黄金条、连子湾、倒钩藤、笔筒草、水竹根、黄栀子、箭竿风各 25 克。煮水服，每日 1 剂，日服 3 次，连服 3 ~ 5 天。

2.11.2　田边菊、车前草、水灯草、夏叶芹、黄芩、踏地香、黄荆条各 25 克。煮水兑酒服，日服 1 剂，3 次分服，连服 3 ~ 5 天。

2.11.3　陈皮、连子弯、铁马鞭、水杨柳各 25 克。煮水服，日服 1 剂，分 3

次服，连服 3 ~ 5 天。

2.11.4 算盘子树根、松树根、白头花、鱼眼木各 15 克。煮水兑甜酒服，每日 1 剂，日服 3 次，连服 2 ~ 3 天。

2.11.5 黄芩、上江鹅（背笼果）、满地星、踏地果、山门冬（大竹叶草）、六月雪、常山（梅邦白）、震天雷（黄叶菜）各 25 克。煮水兑酒服，每日 1 剂，日服 3 次，连服 3 ~ 5 天。

2.11.6 柴胡、笔筒草、水灯草、登各安、梅麻甲、四方草、血朋仲、夏叶芹各 25 克。煮水服，每日 1 剂，日服 3 次，连服 3 ~ 5 天。

2.12.1 大百解 15 克、白头花 15 克、笔筒草 10 克。水煎兑酒服，每日 1 剂，日服 3 次，连服 3 ~ 5 天。

2.12.2 小血藤、红藤、棉花树、插杨树各 15 克，生姜 3 片。煎水兑酒服，每日 1 剂，日服 3 次，连服 3 ~ 5 天。

2.12.3 牛膝、九节茶、满山香、土常山各 15 克，生姜 3 片。水煎兑酒服，每日 1 剂，日服 3 次，连服 3 ~ 5 天。

2.12.4 五加皮、凤仙花、见风消、金刚刺、小白叶、金毛狗、红藤、樟木皮、百鸟不落、岩姜、凤尾草、半边风各 15 克。煮水兑酒服。日服 1 剂，分 3 次服，连服 2 ~ 3 天。

3. 治感冒、咳嗽方

3.1.1 水灯草、香薷草各 10 克，牛膝、白马骨各 15 克。水煎服，日服 1 剂，分 2 ~ 3 次服，连服 3 ~ 5 天。

3.1.2 白芷 50 克、生甘草 25 克、生姜 3 片、葱白 3 根、大枣 3 个、豆豉 50 粒。煮水服，每日 1 剂，3 次分服，连服 2 ~ 3 天。

3.1.3 艾叶、臭牡丹、野菊花、三月葆各 15 克。每日 1 剂，煮水兑米酒，分 3 次服，连服 3 天。

3.1.4 夏枯草、金银花、水杨柳、关门阜、白菊花、地门冬、丝茅草各 15 克，笔筒草、水灯草各 10 克。煮水服，每日 1 剂，分 2 ~ 3 次服，连服 3 ~ 5 天。

3.1.5 五匹风 25 克、鹅不食草 50 克、水杨柳、地门冬根、水灯草根、皮沙桐根、笔筒草根、葆笼草根各 15 克。煎水兑米酒服，每日 1 剂，日服 2 ~ 3 次，连服 5 天。

3.1.6 阎王刺根、五匹风、淡竹叶、麦冬、枇杷树叶、金银花、鳅鳝草、车前草各 15 克，阳雀花根、雀不站各 10 克，甘草 5 克。水煎兑酒服，1 日 1 剂，日服 2 ~ 3 次，连服 3 ~ 5 天。

3.2.1 枇杷树叶、朝天一炷香、杉木树上寄生枝、大蓟根、铁马鞭各 15 克，毛枞树根 25 克，麦门冬、金鸡尾各 10 克。水煎兑酒服，每日 1 剂，日服 3 次，连服 3 ~ 5 天。

3.2.2 满天星、水蜈蚣、茨包头各 15 克，丝茅草 25 克。煮水兑酒服，每日 1 剂，日服 3 次，连服 2 ～ 3 天。

3.2.3 百解皮、草果子各 10 克，观音草、丝茅草、笔筒草各 15 克，水灯草、茨包头、田边菊各 25 克。水煎服。日服 1 剂，分 2 ～ 3 次服，连服 3 ～ 5 天。

3.2.4 菖蒲、金鸡尾、九龙盘、麦门冬、竹草根各 15 克。煮水服，1 日 1 剂，日服 2 ～ 3 次，连服 2 ～ 3 天。

4. 治慢性咳嗽（支气管炎）方

4.1.1 岩见愁、青木香、毛青杠、矮陀陀、甘草各 5 克，淫羊藿、五香血藤、独活、岩五甲、木香各 10 克。用米酒 250 毫升浸泡，早、晚各服 1 次，每次服 20 毫升，直至服完。

4.1.2 青鱼胆草 15 克，蒸甜酒吃，每日 1 剂，分 2 次服，连服 1 周。本方适用于剧烈咳嗽、痰中带血者。

4.1.3 黄芩、连子弯、大麦门冬、钢笔草、毛秀才、白珠子、六月雪、紫苏、金银花、土人参、柴胡、车前、蒲地连、见风消、杏仁、核桃各 10 克。水煎服，每日 1 剂，日服 3 次，连服 10 ～ 15 天为一疗程。

4.1.4 白茅根 15 克、藕节 10 克、红枣 5 个。水煎服，每日 1 剂，日服 2 ～ 3 次，连服半个月为一疗程。本方适用咳嗽咯血。

4.1.5 诃子 10 克、荆芥穗 15 克、五倍子 5 克。水煎服，每日 1 剂，日服 2 次，连服 3 ～ 5 剂。本方适用久咳失音。

4.1.6 诃子、茨包头各 15 克、丝茅草 25 克。煎水兑蜂蜜冲服，每日 1 剂，分 3 次服，连服 1 周。

4.2.1 矮地茶、丝瓜根各 25 克，牛舌子树 50 克，煎汁兑蜂蜜服。每日 1 剂，日服 3 次，连服 7 ～ 10 天，本方适用"久咳不愈"。

4.2.2 干柿子、白珠子、毛腊树花、朝天一炷香各 15 克，竹草根、铁马鞭各 25 克。煮水服，1 日 1 剂，日服 3 次，连服 5 ～ 7 天。

4.2.3 满天星、黑门冬、兰花根、鳅鳝草、斗瓦根、金银花各 15 克，水杨柳、水蜈蚣各 10 克，鸡 1 只蒸服。每周 1 ～ 2 剂，连服 2 ～ 3 周。本方适于久咳不愈。

4.2.4 水灯草、五爪风、天门冬、枇杷花各 15 克，生姜 5 片，煎汁兑蜂蜜服，每日 1 剂，日服 3 次，连服 7 ～ 10 天。

4.2.5 车前、柴胡、桑白皮、大血藤各 15 克，猪肺 200 克，煮食，每 2 ～ 3 日服 1 剂，每剂分 2 次服，连服 5 ～ 7 剂。

4.2.6 水杨柳、地门冬、棕树根、笔筒草、枇杷叶、小血藤、水灯草、铁线草各 15 克，丝茅草、芭蕉根各 25 克，生姜 3 片。煮水配猪肉 100 克，喝汤食肉，每日 1 剂，2 次分服，连服半个月为一疗程。

4.3.1 百鸟不落根、高力参、水竹叶、枇杷树皮、火草、大麦门冬各 15 克。水煎服，每日 1 剂，日服 2 ～ 3 次，连服 7 ～ 10 天。

4.3.2 蜂蜜、猪油各适量,久熬成膏,早晚各服20毫升,连服半个月为一疗程。本方主治老年慢性咳嗽。

4.3.3 谷精草、千年矮各50克。煎水兑酒服,每日1剂,日服3次,连服半个月为一疗程。

4.3.4 白鸡冠花、蜡六树各25克。水煎服,每日1剂,分3次服,连服7~10天。

4.3.5 月月红、鸡冠花各50克,蒸母鸡吃,每周服2~3剂,分2~3次服,连服2~3周。

4.3.6 细辛5克、黄茅根、陈茶各15克,金竹叶25克,煮猪板油50克。每日1剂,日服2~3次,连服5~7天。

4.4.1 苦杏仁研末,加等量冰糖混匀,制成杏仁糖,每日早晚各服9克,10天为一疗程。

4.4.2 大蒜、醋各250克,红糖90克。先将大蒜去皮捣烂,泡入糖醋中一周即可服,日服3次,每次1汤匙,直至服完。

4.4.3 芝麻油35毫升,米醋70毫升,鸡蛋3个。先用油炒鸡蛋,然后加米醋炖,吃蛋饮汤,每日早、晚各吃1次,连吃7~10天为一疗程。

4.4.4 豆腐500克,饴糖60克,生萝卜汁50毫升。混合煮沸待温,每日1剂,分2次服,连服1周。

4.4.5 当归、川芎、五味子、茯苓、半夏、贝母、杏仁、陈皮、桑皮、甘草各15克。先将贝母捣成米粒大小,水煎半小时成糊状,后放入其余诸药,再煎20分钟,用红糖调服,每日早、晚各服1次,连服3剂即效。

4.4.6 癞蛤蟆1个去内脏,鸡蛋1个塞入其腹中,用丝线缝合再外包黄泥,放入灶堂中炙烤,待黄泥干裂,将鸡蛋取出吃下,每天1个,连吃4个即效。

4.5.1 桑白皮、蚂蟥各15克,笔筒草、芦根、大百解、竹叶麦冬、珠砂莲、陈皮、田边菊各75克,生姜5克。煎水服,每日1剂,日服3次,7天为一疗程。

4.5.2 土大黄(金不换)、籽上生叶、矮地茶、大麦门冬各25克,百部15克。煎水服,每日1剂,日服3次,连服5~7天。

4.6.1 矮地茶、鱼腥草、桔梗、沙参、白茅根、茜草各10克。煎水服,每日1剂,日服3次,连服7天为一疗程。

4.6.2 火草、大麦门冬、淡竹叶、枇杷树皮或花、百鸟不落根、高力参各15克。煮水服,每日1剂,日服3次,连服7天。

4.6.3 大麦门冬、枇杷树寄生各50克。煎水内服,每日1剂,分3次服,连服1周。

4.7 醉鱼草50克,煎水当茶喝,每日1剂,连服5~7天。本品有小毒,不宜煎久煎浓。

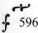

4.8.1 藤毛秀才（全草）50克，洗净切碎炒鸭蛋吃，每日1剂，分3次服，连服1周。

4.8.2 麦门冬5克、当归10克、猪肺200克。煮食，兑蜂蜜适量，鸡蛋1个同服，每日1剂，日服3次，连服5～7天。

4.9 麦斛（籽上生叶）、麦门冬、半椿子各15克。煎水服，每日1剂，分3次服，连服1周。

4.10.1 岩见愁5克、淫羊藿10克、五香血藤10克、青木香5克、毛青杠5克、独活10克、岩五加10克、矮陀陀5克、木香10克、甘草5克。米酒250毫升浸泡7天，早、晚各服20毫升，直到痊愈。

4.10.2 青鱼胆草15克，蒸甜酒吃，每日1剂，分2次服，连服1周，本方适用于咳嗽剧烈、痰中带血。

4.10.3 黄芩、连子弯、大麦门冬、钢笔草、毛秀才、白珠子、六月雪、紫苏、金银花、土人参、柴胡、车前、蒲地连、见风消、杏仁、核桃各10克。水煎服，每日1剂，日服3次，连服10～15天为一疗程。

4.11.1 白鲜皮、桑白皮各15克，猪肝、肺尖子共4个，鸡蛋3个。煮水兑酒服，每日1剂，分2～3次服，连服3～5天。

4.11.2 厚朴、陈皮、半夏、白芷、桔梗各10克，茯苓15克、甘草5克、生姜3片。煎水分3次服，每日1剂，连服3～5天。

4.11.3 小麦门冬、竹草根、白珠子、大麦门冬各15克。煮水服，日服1剂，分2～3次服，连服2～3天。

4.11.4 飞蛾蛋、星子草、踏地香、马蹄香各10克。煮水兑蜂蜜服，每日1剂，日服3次，连服2～3日。本方主治干咳。

4.11.5 干柿子3个，切开放入生姜3片，然后放在火上烘烤后再水煎服。每日1剂，日服3次，连服2～3天。本方治喉痒、干咳效佳。

5. 治咳嗽气喘方

5.1.1 冬花、熟地各15克，桑白皮、麦门冬各25克。煎汁兑酒服，每日1剂，日服3次，连服7～10天。

5.1.2 竹叶草、黄芪、背笼草、假人参、桔梗、臭牡丹、百解木各25克，甘草5克。蒸鸡吃，1剂吃2天，连吃6剂为一疗程。

5.1.3 桑木皮15克，枇杷树皮、臭牡丹各25克，红枣7枚，猪肺250克。共蒸服，每日1剂，分2～3次吃，连吃7天。

5.1.4 官桂5克、火草、笔筒草、酒曲草各15克，猪肺200克。共蒸服，每日1剂，日服2～3次，连吃5～7天。

5.2.1 鸡脚草、桔梗、铜铃草、矮地茶各15克，臭牡丹根25克，蒸鸡或煮服。每2日1剂，分3～4次吃，连吃2～3剂。

5.2.2　五加风、木姜子、枇杷叶各 15 克，桃仁、草果、桑寄生各 25 克。水煎，朱砂 2.5 克冲服，每日 1 剂，日服 3 次，连服 1 周。

5.3.1　白马骨 25 克，切细，焙干研末，蒸鸡蛋 2～3 个吃，每日 1 剂，分 2～3 次服，连服 5～7 天。

5.3.2　枇杷树叶、竹叶麦冬根、法丰夏、天南星各 15 克，桑寄生、牛奶子树各 25 克。煮水兑酒服。每日 1 剂，分 3 次服，连服 7～10 天为一疗程。

5.4.1　糯米 200 克，纯蛤蚧粉 25 克。煮粥，1 次顿服。每天 1 剂，连服 3～5 剂。

5.4.2　五味子 250 克，红皮鸡蛋 7 个，浸泡在 2000 毫升食醋内，一周后取出煎熬，先用武火煮沸，后用文火煮半小时，吃蛋喝汤，可 1 次服或分次服。连服 3 剂即效。

5.4.3　桃仁 5 克、杏仁 5 克、黄栀子 5 克、糯米 7～9 粒、白胡椒 7～9 粒、鸡蛋白 1 个。先将上述药捣烂，然后掺入蛋白合匀，敷贴患者足心涌泉穴（男左女右），每晚睡前敷，对时换药为宜，2～3 次即效。

5.4.4　木别子 100 克、杏仁 7 个、白鸡婆蛋 4 个（蛋白）、二丑（索牛籽）7 个、白胡椒 10 粒。将上药焙干研粉，蛋白调匀，用新白布包药敷双足心，睡前敷药，连续 15 小时以上不下地，连敷 3 次。忌食梨子、酸菜和烟酒。

5.4.5　花生米 100 克，洗净打碎炖汤服之，每日 1 剂，连服 1 周即效。

5.5　射干 15 克，麻黄、紫菀、葶苈、莱菔子、白芥子、胡秃子叶、矮地茶、虎耳草、一把痰各 10 克，细辛、半夏各 7 克，生姜 3 片。水煎服，每日 1 剂，分 3 次服，连服 3～5 剂。

5.6　制附子、制麻黄、细辛、百部、白前、茯苓、山楂、炒白术、法夏、杏仁、贝母、陈皮、枳壳、前仁各 10 克，熟地、枸杞、苏子、双皮、黄芩、瓜蒌、海浮石各 15 克，肉桂、五味子、干姜、葶苈子、炙甘草各 6 克。煎水服，每日 1 剂，分 2 次服，连服 7 天为一疗程。

6. 治发热方

6.1.1　黄连 3 克、黄芩 10 克、黄柏 8 克、黄栀子 10 克。煮水服，每日 1 剂，日服 3 次，连服 2～3 天，本方适用感冒发热。

6.1.2　葛根 15 克、西芎 8 克、黄芩 10 克、甘草 5 克、白姜 3 片、葱白 3 根。煮水兑米酒服，每日 1 剂，分 3 次服，连服 2～3 天。

6.2.1　白叶根 15 克、铁马鞭草 25 克。水煎服，每日 1 剂，日服 3 次，连服 3 天。

6.2.2　灶心土（伏龙肝）25 克，研末，开水冲服。热退则止，热不退可再服 1～2 次。

6.2.3　三月葆根、细米葆、十大功劳、黄栀各 15 克。水煎服，1 日 1 剂，分 3 次服，连服 2～3 天。

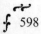

6.2.4 三月葆根、车前草、关门草、野菊花、旱莲草、路边马草各15克，石菖蒲、铁马鞭各25克。煮水兑米酒服，每日1剂，日服3次，连服3～4天。

6.2.5 紫苏、野鸡葆根、水杨柳根各15克，铁马鞭25克。煮水兑酒服，每日1剂，日服3次，连服2～3天。

6.3.1 鳅鳝草、石菖蒲、牛膝、陈皮各10克，甘草5克。水煎服，日服1剂，分3次服，连服3～4天。

6.3.2 黄栀子、牛膝各15克，茨蟒头50克。煮水服，每日1剂，日服3次，连服1～2天。本方主治闷头烧。

6.3.3 六月雪、路边马草、葆妹腮根、算盘子根各15克，生姜3片。煮水兑酒服，日服1剂，分3次服，连服3～4天。本方主治闷头烧。

6.3.4 薄荷25克、石南藤25克。煮水服，日服1剂，分3次服，连服2～3天。

6.4 干红辣椒3～5个、芫荽15克、葱白7根、米醋或青菜酸汤200毫升。先将干辣椒切成两段，芫荽葱白和酸汤一同用砂锅武火急煎，沸后趁热连汤带辣椒、芫荽、葱白1次顿服，边吃边烤火加热，助其发汗，服完后上床加盖棉被，出汗后，擦干全身汗水，换下内衣裤。如此1～2次，高热必退。本方适用重感冒高热患者。

6.5.1 黄金条、虎杖、炮腊树、细兰叶、柴胡、车前草、白头花、毛秀才、大百解各15克。水煎服，每日1剂，日服3次，连服1～2天。

6.5.2 九龙藤、六月雪、水兰叶、水杨柳、艾叶、水竹根、铁马鞭各25克。水煎服，每日1剂，分3次服，连服2～3天。本方适用高热谵妄。

6.5.3 玄明粉5克、朱砂2克研末，用蜂蜜适量调服，温开水送下，日服1～2次。本方适用狂伤寒。

6.6.1 百合15克、满天星25克。煎水服，并抹洗全身，每日1剂，1日2～3次，连用1～2剂。

6.6.2 大黄适量炒为末，每次服5克，冷开水冲服，服1～2次即可。

6.6.3 蚯蚓粪适量，兑凉水调服。

6.6.4 大地龙250克，去泥切断，水煎，童便适量调服。

6.6.5 黄芩、水杨柳、鳅鳝草、车前草各15克。煮水服，每日1剂，分2～3次，连服1～2天。

6.7.1 九龙藤、六月雪、细兰叶、水杨柳、水竹根、黄芩、铁马鞭各15克。水煎服，每日1剂，日服3次，连服2～3天。

6.7.2 过山龙、倭昤草、大血藤、黄金条、六月雪各15克。煮水服，每日1剂，日服3次，连服1～2日。

6.8.1 大麦门冬、小麦门冬、五月菖蒲各15克，甘草5克。煮水服，每日1剂，日服 3 次，连服 3 ~ 5 天。

6.8.2　白珠子、六月雪、麦门冬、天青地白各 15 克。煮水服，每日 1 剂，分 3 次服，连服 5 ~ 7 天。

7. 治头痛方

7.1.1　百鸟不落根 15 克，煮水兑酒服，每日 1 剂，日服 2 次，直至止痛。

7.1.2　生姜 5 克、细铜钱草 10 克。煮水服，1 日 1 剂，分 3 次服，连服 1 ~ 2 日。

7.1.3　牛膝、油藤、葫芦藤各 10 克，大血藤 15 克，金线香 5 克。煮水兑酒服。日服 1 剂，分 2 ~ 3 次服，连服 2 ~ 3 日。

7.2.1　天麻、青藤根各 15 克，葫芦子 10 克。煎汁兑米酒服，每日 1 剂，日服 2 ~ 3 次，连服 1 ~ 2 天。

7.2.2　大血藤根、小血藤各 15 克，桃仁 10 克，煎汁兑酒服，日服 1 剂，3 次分服，直至痛止。

7.2.3　葫芦子、黄荆条各 15 克，石菖蒲 10 克。水煎服，每日 1 剂，分 2 ~ 3 次服，连服 2 ~ 3 天。

7.2.4　桃树根、小血藤、朝阳花各 15 克，瓜子金 10 克。水煎服，日服 1 剂，3 次分服，连服 2 ~ 3 天。

7.2.5　葱白 7 根，臭牡丹叶、半边风、三角风、见风消各鲜品适量。捣烂包头部，每日换药 1 ~ 2 次，直至痛止。

7.2.6　细辛 5 克，橙子树叶 25 克，九里光、大血藤各 30 克。鲜品捣烂，兑甜酒糟合匀，包敷患者头额部和双侧太阳穴，每日换药 1 ~ 2 次，直至痛止。

7.3.1　血用（西芎）、白芷、细辛各 10 克，野椿香树叶 25 克。煮水兑酒服，每日 1 剂，日服 3 次，连服 2 ~ 3 日。

7.3.2　水杨柳、牛膝、铁马鞭各 15 克，细铜钱草 10 克，生姜 3 片。水煎服，每日 1 剂，分 2 ~ 3 次服，连服 2 ~ 3 日。

7.3.3　吴茱萸、黄芪、防风、水杨梅、大血藤、巴岩姜、铁线草各 15 克。煮水服，每日 1 剂，日服 3 次，连服 3 ~ 5 天。

7.3.4　元参、独活、黄花菜各 15 克，白瓜壳 10 克，朝阳花 50 克，葱白 3 根。水煎服，每日 1 剂，日服 3 次，连服 5 ~ 7 天。本方主治头痛目眩。

7.4.1　荆芥、赤小豆、芭蕉树根、地骨皮、玉竹各 15 克。水煎服，每日 1 剂，日服 2 ~ 3 次，连服 3 ~ 5 天。

7.4.2　延胡索 10 克，元参、蔓荆子、白芷、柴胡各 15 克，葱白 3 根。煮水服，日服 1 剂，3 次分服，连服 2 ~ 3 天。

7.5.1　马蹄香适量，焙干研末，每次 5 克，热酒冲服，每日 2 ~ 3 次，直至痛止。

7.5.2　凉伞草（四匹瓦）、百鸟不落根、红花各 10 克。煮水兑酒服，1 日 1 剂，

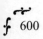

分 2 ～ 3 次服，连服 2 ～ 3 天。

7.5.3 葱白适量，捣烂，外敷患者头部双侧太阳穴，1 日换药 1 ～ 2 次，直至痛止。

7.5.4 西芎、吴茱萸、玉竹、黄芪、防风各 15 克。水煎服，每日 1 剂，3 次分服，连服 2 ～ 3 日。

7.6 桑树根 10 克、血用 10 克、虎杖 15 克、甘草 5 克、葱白 3 根、生姜 3 片。煮水服，每日 1 剂，日服 3 次，连服 3 天。

7.7 细辛 1 克、地黄、龙胆草、红花、菊花各 2 克，羌活、独活、防风、苍术、当归、川芎、白术、柴胡各 3 克。煎水服，每日 1 剂，日服 3 次。连服 2 ～ 3 剂即效。

8. 治偏头痛方

8.1.1 猪脚草、小血藤、巴岩藤各 15 克，西瓜子 10 克。水煎服，每日 1 剂，日服 3 次，连服 2 ～ 3 天。

8.1.2 葫芦子、巴岩藤、大血藤、登举根各 15 克。煎汁兑酒服，日服 1 剂，3 次分服，连服 3 天。

8.2.1 大腊树、三角风、鸡脚草各 15 克。煮水服，每日 1 剂，分 2 ～ 3 次服，连服 2 ～ 3 天。

8.2.2 半边风、箭竿风、芭蕉树根各 15 克。煮水兑酒服，每日 1 剂，日服 3 次，连服 3 ～ 5 天。

8.3.1 干姜、四季葱适量捣烂，外敷偏头痛一侧，每日换药 1 ～ 2 次，直至痛止。

8.3.2 藁本、蔓荆子、羌活、防风各 15 克。煮水服，每日 1 剂，日服 2 ～ 3 次。连服 2 ～ 3 天。

8.3.3 白僵虫 15 克，葱白 3 根，茶叶少许，冲开水服，每日 1 剂，日服 3 次，连服 2 ～ 3 天。

8.3.4 白葛根、柴胡、菊花、血藤、水灯草、禾埂草、桃子树寄生各 15 克。水煎服，1 日 1 剂，日服 3 次，连服 2 ～ 3 天。

8.3.5 萝卜汁适量，冰片 0.5 克，混匀滴鼻，左侧痛滴右鼻，右侧痛滴左鼻，每日 2 ～ 3 次。

8.3.6 雄黄、细辛各适量。研末吹入鼻内，左侧痛吹入右鼻，右侧痛吹入左鼻，每日 2 ～ 3 次。

8.4.1 朝天罐叶（背笼花）100 克，薄荷叶 100 克，饱饭花叶 100 克，鲜品捣烂兑甜酒外敷患处，每日换药 1 ～ 2 次；另取朝天罐根、毛秀才根各 100 克，煎水内服，每日 1 剂，日服 3 次，连服 2 ～ 3 日即效。

8.4.2 三十六根（娃儿藤、上百上）0.5 克、雄黄 0.5 克。研末合匀，用竹管吹入鼻孔内，右侧痛吹左鼻，左侧痛吹右鼻，每日 3 次，连用 3 天。

9. 治全身疼痛方

9.1 过山龙、巴岩藤、岩菖蒲、水灯草、箭竿风、见风消、九节茶、青葆树、丝茅草各 25 克。煮水兑酒服，每日 1 剂，日服 3 次，连服 3～5 天。

9.2.1 大凉药、野丝瓜、见风消、箭竿风、草果各 15 克。水煎兑酒服，每日 1 剂，日服 3 次，连服 3～5 天。

9.2.2 石菖蒲、八卦风、接骨草、杜仲、接骨柴、大血藤各 25 克。煎汁兑米酒服，每日 1 剂，日服 3 次，连服 2～3 天。

9.3 斑麻症草根、丝茅草根、箭竿风、见风消、牛膝根、饭萝葆根、水杨柳根、水灯草根、双酸草根、青葆根各 15 克，竹叶细辛 10 克。煮水兑酒服，每日 1 剂，分 2～3 次服，连服 3～5 天。

9.4.1 连子弯（山蚂蝗）、箭竿风、柴胡、车前、牛膝、大百解、黄芩、紫苏、四方草、白头花、金银花、铁马鞭、毛秀才、倒钩藤各 15 克。煎水兑酒服，每日 1 剂，日服 3 次，连服 5～7 天。

9.4.2 黄芩、铁马鞭、白头花、连子湾、六月雪、大百解、金银花、倒钩藤、鼠灯草、紫苏、柴胡、车前、九节风、毛秀才、钢笔草、白珠子、五爪风、大蚊虫药各 13 克。煎水兑酒服，每日 1 剂，3 次分服，连服 1 周。

10. 治腰痛方

10.1.1 当归、红花、牛膝各 5 克，威灵仙 0.5 克，生桃仁 7 粒，水煎兑酒服，每日 1 剂，日服 2 次，连服 1 周。

10.1.2 刀豆壳适量，烧灰存性，每次 5 克，米酒冲服，日服 2～3 次，连服 5～7 日。

10.1.3 熟地、白芍、牛膝、当归、血用（西芎）、茯苓各 5 克，木瓜、防风、肉桂、独活各 2.5 克，青木香、炙甘草各 1.5 克，生姜 1 片。水煎冲酒服，每日 1 剂，日服 2 次，连服 7～10 天。

10.1.4 血藤、九龙藤、血朋仲、箭竿风、金银花各 15 克，如为妇人则加布团叶、白珠子各 15 克。水煎服，每日 1 剂，日服 2～3 次，连服 10 天为一疗程。

10.2.1 当归、血用（川芎）、小茴香各 10 克，胡椒 7 粒，猪肾 1 个煮食或蒸食，每日 1 剂，分 1～2 次吃，连服 1 周。本方温肾散寒。

10.2.2 桂枝、柴胡、猪牙菜各 15 克，煮水服，每日 1 剂，日服 3 次，连服 7～10 天。

10.2.3 小木通、骨碎补、杜仲、刀豆子各 15 克，丝瓜根 25 克，煮水兑米酒服，每日 1 剂，日服 3 次，连服 5～7 天。

10.2.4 鱼腥草、菊花叶、艾叶各 25 克，鲜品捣烂，兑米酒调匀，外敷患处，每日换药 1～2 次，连敷 3～5 天。

10.3.1 白扁豆根鲜品洗净 25～50 克。酒水各半煎服，每日 1 剂，日服 2～3

次，连服1周。

10.3.2 杜仲15克，天罗布、瓜子仁各25克。炒焦共研末，米酒冲服，每日1剂，分2次服，药渣外敷腰部，连续1周。

10.3.3 丝瓜根适量，烧存性，研末温酒冲服，每日2次，每次服10克，连服5～7天。

10.3.4 荷叶包、小茴香各15克，猪腰子1对，蒸熟吃，每次服猪腰1个，日服2次，每日1剂，连服7天。

以上验方适用于肾虚腰痛。

10.4.1 冬瓜皮焙干研末，每次5～15克，温酒冲服，每日2次，连服7～10天。

10.4.2 罗裙带、龙瓜、杉树皮各适量，煮水兑酒，趁热抹洗腰部，每日2～3次，连续1周。

本组验方适用于损伤性腰痛。

10.5.1 丝瓜根25克，刀豆子、杜仲、大血藤各15克。煎汁兑米酒服。每日1剂，日服3次，连服7～10天。

10.5.2 过山龙、巴岩风、见风消、三角风各15克，牛尾藤25克。水煎服，日服1剂，分2～3次服，连服10天为一疗程。

10.6 熟地50克、当归40克、首乌50克、巴戟天30克、附片20克、淫羊藿20克、杜仲20克、枸杞50克、枣皮30克、红参30克、黄芪50克、肉桂10克、黑故纸20克。于30度米酒5000毫升中浸泡7～10天，每日早、晚各服20毫升，直至病愈。本方适用于肾虚腰痛。

10.7 熟地50克、当归40克、首乌50克、巴戟天30克、附片20克、淫羊藿20克、杜仲20克、枸杞50克、枣皮30克、红参30克、黄芪50克、肉桂10克、黑故子20克。于25～30度米酒5000毫升中泡7～10天，每次服20～3毫升，早晚各服1次，直至痊愈。本方适用肾虚腰痛。

11. 治风湿骨痛（风湿性关节炎、腰腿痛）方

11.1.1 八角风、七叶莲、三角风、铁马鞭、大血藤、五加风、五角风各25克，风荷桂50克。水煎兑酒服，每日1剂，日服3次，连服半个月为一疗程。

11.1.2 巴岩风、海筋藤、红藤、老鸦酸草各15克。酒水各半煎服，每日1剂，分2～3次服，连服7～10天。

11.1.3 牛膝、桂枝、巴岩风、石菖蒲各15克。煮水兑米酒服，1日1剂，日服3次，连服7～10天为1疗程。

11.1.4 九节茶、三角风、下山虎、薜荔藤、铁藤各50克，八角风、八卦风、白芷、延胡索各15克。煎汁兑酒服，每日1剂，日服3次，连服半个月为一疗程。本方活血散瘀，祛风止痛。

11.2.1　九牛藤25克，红藤、木通、三角风、箭竿风、见风消、竹叶青各50克，七加风25克。水煎，分3次服，并取煎液兑米酒抹洗全身，每日2～3次，连续7～10天。

11.2.2　兄安（虎杖）、三叶木通、荞麦三七、倒钩藤、石南藤、一口钟、小血藤、大血藤、鸡血藤、赶山鞭、桑枝、朱砂根、狗脊各30克。取米酒1500毫升，浸泡1周后即可服用，每次20～30毫升，早、晚各服1次，连服1个月为一疗程。

11.2.3　单面针根、一口钟各10克，草乌5克，木别子2克，大血藤、小血藤、散血莲、雪冻花银各10克，50度白酒100毫升，浸泡1周后外搽患处，每日3～5次，直到痊愈。本方舒筋活络，祛瘀止痛。

11.3　三角风、九节风、红藤、无根草、无根藤、小血藤、大血藤、杜仲、巴岩风各50克，铁根线（石南藤）、七叶莲、七加风、箭竿风、见风消各100克，五加皮、青风藤各150克。

随症加味：全身筋骨痛加软筋藤、天青地白、香草、蜈蚣盘各100克；腰痛加红牛膝、猴子尾各150克；关节冷痛加冷骨风、半边风各100克；风湿瘫痪加走马胎150克，重用五加皮至200克。

用法：将以上药物洗净，置于大锅内，加水将药浸没，武火煮沸，文火煎熬2小时，先取150毫升，冷却后兑米酒10～20毫升口服，日服3次。然后将剩余药液倒入大盆中，趁温热抹洗全身，每日2次。1剂药可连续煮3天，3日后另换新药，连续治疗15天为一疗程。一般轻、中度风湿病1个疗程可痊愈，重度慢性风湿病需连续治疗2～3个疗程方能奏效。

本方经临床治验626例，治愈420例，占67％；好转116例，占18.5％；无变化80例，占12.7％，合并风心病死亡10例，占1.6％，总有效率为85.5％。

11.4.1　羌活、防风、赤芍、独活、秦艽、西芎、木香各10克，当归15克，血藤、丹参20克，甘草5克。水煎服，每日1剂，分2次服，连续10日为一疗程。

随症加味：寒胜者加附片5克，桂枝10克；湿胜者加苍术、防己各10克，苡米20克；痛甚者加川乌、草乌各6克，细辛3克；疼痛偏于上肢者加片姜黄6克，葛根、桑枝各15克；疼痛偏于下肢者加牛膝、木瓜、杜仲、寄生各15克。本方适用于风寒湿痹型风湿骨痛。

11.4.2　赤芍、威灵仙、秦艽、苍术、防己、知母各10克，生地、海桐皮各15克，忍冬藤、丹参、鸡血藤各20克，石膏30克，桂枝6克，甘草5克。水煎服，每日1剂，日服2次，连服10天。本方适用于热痹（关节红肿、屈伸不利、痛不可近、遇热痛剧）。

11.5.1　八角枫根25克、草乌头15克、了哥王15克、白酒1000毫升，将

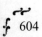

药洗净浸泡于白酒内 1 周后，取药酒外搽全身关节疼痛处。本方有毒，不可内服。每日抹洗 2～3 次，连续用药 7～10 天。

11.5.2　铁根线（过山虎、山菱）、石菖蒲各 10 克，九牛藤 15 克，接骨木 20 克。煎水内服，每日 1 剂，日服 3 次，连服 1 周。

11.5.3　青风藤、九牛藤、蜈蚣草根各 15 克，九节风 50 克。煎水兑酒服，每日 1 剂，日服 3 次，连服 3～5 天。

11.6　毛秀才根 50 克，洗净于白酒 1000 毫升中浸泡 7 天，每次服 30～50 毫升，日服 3 次，服完即效。

11.7　九牛藤 10 克，木通、麦斛、枫荷树各 15 克，白毛骨碎补 20 克。煎水内服，每日 1 剂，日服 3 次，连服 7 天。

11.8　钻筋透骨草 5 克、三七 10 克、荞麦三七 10 克、钻骨风 10 克、芋豆七 10 克、九风藤 15 克、鸡血藤 15 克、香血藤 10 克、伸筋草 9 克、破骨风 12 克、黑风 9 克、桑枝 15 克、行赶 15 克、打不死 8 克、马鞭草 15 克、鱼腥草 10 克、大黄 10 克。用 38 度米酒 1500 毫升浸泡 15 天即可，每日早、晚各服 10～30 毫升，连服 15 日为一疗程。严重心脏病、高血压、胃十二指肠溃疡病患者禁服。

11.9　黄鳝风 100 克、走马风 300～500 克、七叶风 100 克、黑风 100 克、箭竿风 100 克、九节风 100 克、血风藤 100 克、九风藤 100 克、气风藤 100 克、半叶风 100 克、甘草 100 克。上药浸泡于米酒 5000 毫升内，10 天后可服用，每日早、晚各服 25～50 毫升，1 剂药服 3 个月。本方治疗各类风湿骨痛病 1260 例，总有效率为 93.7%。

11.10　大血藤、桂枝、牛膝、杜仲、过山虎、当归、鸡血藤、陈皮、神曲、白豆蔻各 10 克，柴胡、升麻各 12 克，白术、党参各 15 克，甘草 5 克。每日 1 剂，煎水分 2 次服，连服 7～10 天为一疗程。

11.11　薜荔藤、青风藤、野扁豆藤、络石藤、鸡血藤各 100 克，加 50 度白酒 1500 毫升，浸泡 1 个月。每次服 10～25 毫升，每日 2～3 次，连服 20 天为一疗程，忌食酸类食物。

11.12.1　三角风、天青地红、石菖蒲、巴岩风各适量，鲜品捣烂，兑酒炒热敷患处，每日 1～2 次，连敷 1 周。

11.12.2　杜仲、九节风、巴岩藤各 15 克，乌葆根 25 克，洗净切碎，配老鸭子肉用白酒炒食，每剂药吃 2 天，每天 2～3 次，连吃 2～3 剂即效。

11.13　当归、熟地、赤芍、牛膝、黄芪各 15 克，西芎、防风、秦艽、威灵仙各 10 克，鸡血藤 30 克，羌虫、甘草各 5 克。每日 1 剂，日服 2 次，连服 5～7 天。

11.14.1　铜钻、木浆子、千斤拔、小钻各 10 克，鸡血藤、小蒿藤、枫湘桂各 15 克，伸筋草、金樱子各 20 克，乌药 5 克，泡入 500 毫升米酒内，每次内服

10～20毫升，并用药酒外搽患处，每日3次，连续半个月。

11.14.2 九龙盘、跌马风、九牛藤、过江龙、七叶莲、五加皮、两面针、骨碎补、过山虎各25克。水煎服，每日1剂，日服3次，连服15天。

11.15 杜仲、四匹瓦各25克，水煎服，每日1剂，日服3次；外用两面针、七叶莲、大血藤叶、四匹瓦、蛇霉枣各适量泡酒外搽，每日2～3次，连用半月。

12. 治坐骨神经痛方

12.1 飞龙掌血、红藤、过江龙、杜仲、威灵仙、寄生、大血藤、鸡血藤、续断、九节风、木通各25克，用30度米酒1000毫升浸泡7～10天。每次服10～20毫升，每日3次；并用药酒搽抹患处，每日2～3次，连续用药半个月以上。

12.2 大叶风沙藤、南五味子根、散血莲、威灵仙、雪冻花银、牛膝、木瓜、常春藤、当归尾各10克，石南藤12克、双钩藤7克、附子5克、黑杜仲、金毛狗脊各15克、红花5克、钩藤根20克，浸泡于50度白酒1000毫升内，春、夏、秋三季浸泡7～10天，冬季浸泡15～20天即可服用。早、晚空腹服30～50毫升，连服半个月为一疗程，服药期间，忌食鸡、鱼之类食物。

本方祛风除湿、消炎止痛、活血祛瘀、通经活络，献方人多年临床验证，治疗168例，痊愈132例，治愈率78%；好转33例，好转率19.6%；无效3例，占1.8%，总有效率98.2%。随访3年，复发8例，复发率为4.7%，均为重体力劳动患者。

12.3.1 熟地、当归、牛膝、赤芍、枸杞、菟丝子、肉苁蓉各10克，茯苓、续断、杜仲、补骨脂各12克，制没药6克。水煎服，每日1剂，日服2次，连服1周。本方对因腰肌劳损、骨关节损伤所致之坐骨神经痛效佳。

12.3.2 刺猬皮适量，焙干研末，每次服10克，黄酒冲服，每日早、晚各服1次，连服3天即效。

12.3.3 黄芪15克、党参20克、当归、没药各12克，乳香、三棱、莪术各6克，知母、麦冬各15克，每日1剂，水煎，分3次温服。连服15天为一疗程。

12.3.4 当归、川芎、地龙、千年见、地丰各6克，海桐皮3克、木瓜5克、肉桂3克、生地9克、桂枝3克、羌活3克、麻黄3克、红花2克、红糖60克，共为细末，浸于50度白酒450毫升，深埋地下7天或更久，取出时摇匀，每次服25～30毫升，日服2次，连服2剂（即半个月）。

13. 治痛风性关节炎（高尿酸血症）方

13.1 当归、熟地、赤芍、牛膝、黄芪各15克，川芎、防风、秦艽、威灵仙各10克，鸡血藤30克，羌虫、甘草各5克。每日1剂，日服2次，连服5～7天为一疗程。

13.2.1 生葛根50克、苍术10克、白术10克、薏苡仁30克、怀牛膝12克、黄柏10克、丹参20克、地龙15克、秦艽15克、独活12克、防己12克、豨莶

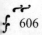

草15克。每日1剂，日服3次，连服15剂为一疗程。

13.2.2 草芥、秦艽、忍冬藤、豨莶草各15克，防己、黄柏各12克，苍术、牛膝各10克，生葛根50克、生甘草6克，煮水服，日服1剂，3次分服，连服半个月后，去草芥，加五加皮10克，再服10剂即效。

13.2.3 秦皮、茜草、金钱草（过路黄）、车前子、天花粉各15克，共研细末，用纱布包好扎紧，炖猪脚吃，每日1剂，分2~3次喝汤食肉，连服7天为一疗程。

13.3 红何首乌（红饭薯）、秦皮、茜草、车前、花粉各15克，走马胎、茯苓、金钱草各25克，滑石5克，将上药焙干研末，用纱布包好，配猪蹄炖服（上肢关节痛用前脚，下肢关节痛用后脚），喝汤吃肉，1剂分3次吃完，每日1剂，连吃1周为一疗程。

14. 治骨质增生（骨刺）方

14.1 血七、大血藤、小血藤各15克，飞龙掌血10克、走马胎20克、九牛藤20克、五甲刺10克、蜈蚣草10克、马蹄风15克，煮水炖猪脚服，每剂服3次，每日1剂，连服3~5剂即效。

14.2 走马胎25克、观音莲20克、接骨木25克、螺丝藤25克。煎水服，每日1剂，日服3次，连服7天。或用上方炖猪脚1只，喝汤食肉，每日1剂，7天为一疗程。外用血用（川芎）鲜品适量，捣烂外敷患处，每日换药1次，连敷1周。

14.3.1 防风、透骨草、当归、血竭、土鳖各36克，白花蛇（干品）20克，威灵仙72克。上药共研为末，每次服3克，日服3次，白开水送服，1剂服30天后，停药10天，再服第2剂，连服3~5剂。

14.3.2 鹿角片9克、怀牛膝12克、威灵仙15克、炮山甲6克、鸡血藤20克、骨碎补12克、炒赤芍10克、蜈蚣2条。水煎服，每日1剂，分3次服，连服5~7天。本方适用于骨质增生急性发作，疼痛较剧者。

14.3.3 鹿角片10克、熟地20克、当归10克、牛膝12克、续断15克、狗脊20克、仙灵脾20克、威灵仙15克、骨碎补12克、鸡血藤20克、枸杞12克。水煎服，每日1剂，分3次服，连服半个月为一疗程。

14.3.4 淫羊藿10克、山萸肉6克、熟地10克、炒当归10克、炒续断12克、茯苓12克、白芍12克、杜仲12克、姜黄10克、五加皮12克、青皮10克、黄芪12克、葛根15克。每日1剂，水煎服，分3次服，连服半月为一疗程。兼有风湿者加羌活、独活、威灵仙各10克同服。本方适用于颈椎骨质增生。

15. 治高血压方

15.1.1 鹅血适量，趁鲜血温热时，加白糖适量，1次顿服，每日服1次，连服2~3次即效。

15.1.2　玉米须适量，煮水或泡沸水当茶喝，每日换鲜药 1 次，连服 2～3 个月为一疗程。

15.2　夏枯草 50 克、地龙 20 克、钩藤 20 克、黄芩 18 克、枸杞 18 克、丹皮 12 克、丹参 24 克、天麻 15 克、泽泻 30 克、西芎 3 克、甘草 2 克、菟丝子 15 克、玉米须 20 克、高丽参 20 克、女贞子 20 克、旱莲草 20 克。煮水服，每日 1 剂，日服 3 次，连服 7 剂。服药期间忌食母猪肉、鸭肉及辛辣、烟酒等。

15.3.1　芹菜，经常当菜炒食，每日至少吃 1 次，每次适量，连吃 2～3 个月为一疗程。

15.3.2　花生米浸米醋，每次吃 10～15 粒，每日 2 次，连吃 3 个月。

15.4　拦路虎、笔筒草、猪牙菜、五爪风各 25 克，煮水灌服。本方适用高血压脑中风昏迷不醒。

15.5.1　皂角粉 100 克、胡椒 20 粒，共研末，每次服 10 克，开水冲服，日服 3 次。本方适用于高血压脑中风失语。

15.5.2　拦路虎、笔筒草、猪牙菜、五爪风各 15 克，煮水服。日服 2～3 次。本方适用于高血压脑中风失语。

15.6　半夏 15 克、皂角 10 克，焙干研末，用竹管吹入患者鼻孔中（男左女右）。本方祛风开窍，用于高血压脑中风。

15.7　芹菜花、玉米须、检子树花（以红色为佳）、蚕豆花各适量，煮水当茶喝，可长期服，无副作用。本方预防高血压，效果较好。

16. 治脑中风偏瘫方

16.1.1　萝卜种、九节风、细波甲、蜡鱼树、箭竿风、血朋仲、五甲皮、白头花、叫交宁、地蜈蚣各 15 克。煮水服，每日 1 剂，分 3 次服，连服 1 个月为一疗程。

16.1.2　血朋仲、老鸦根、江边腊、梱马藤、牛膝、九龙藤、小腊树、细波甲、九筋藤各 15 克。煮水兑酒服，每日 1 剂，日服 3 次，连服 20～30 天为一疗程。

16.2.1　路边大豆、五加皮、谷雨茶各 15 克。煎汁兑酒服，每日 1 剂，日服 3 次，连服半个月为一疗程。

16.2.2　大剥皮藤、小剥皮藤、猪婆藤根、软筋藤、半边风、三角风、血藤各 25 克。煮水兑酒服，每日 1 剂，日服 3 次，连服 15 天为一疗程。

16.3.1　巴树藤、花烟草、大血藤、小血藤、箭竿风、见风消、樟木树皮、半边风、无根藤、木通、大叶细米葆、海金藤、三角风、凉粉藤各 25 克。煎汁兑酒服，每日 1 剂，分 3 次服，连服 1 个月为一疗程。

16.3.2　五加刺、桐油树上寄生、过山龙、穿山龙、铁线藤各 25 克。煮水兑酒服，1 日 1 剂，日服 3 次，连服 15～20 天为一疗程。

16.4　红接骨茶、阳打卦、红藤各 50 克。煎水内服，每日 1 剂，日服 3 次，

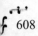

连服 4～5 剂即效。

17. 治冠心病方

17.1.1　马蹄风（观音莲）根切片烤干 50 克、马根 10 克（干品）、田边菊干品 8 克，共蒸猪心 1 个，放少许食盐，分 3 次饭前吃，每日 1 剂，连服半个月为一疗程。本方适用于心肌供血不足。

17.1.2　花筒楼根干品 20 克、花筒楼花干品 10 克、马树 20 克、小风杆 10 克、大血藤 10 克。煎水服，每日 1 剂，日服 3 次，连服 20 天为 1 疗程。本方适用于冠心病心律失常、心动过速。

17.2.1　芭蕉花 25 克、一棕草 15 克、百合花 15 克、莲藕花 15 克、黄珠子 15 克。水煎服，每日 1 剂，日服 2 次，连服 2～3 天。本方清心安神、泻火平肝。

17.2.2　百合（果壳）15 克、油菜壳 10 克、棉花壳 15 克、香椿花 15 克、木浆子 15 克、鱼尾菜 10 克、大血藤 15 克、石菖蒲 10 克、莲花 15 克。水煎服，每日 1 剂，日服 3 次，连服 2～3 剂。本方清心安神、行气活血、开窍豁痰。适用于冠心病、心绞痛。

18. 治风湿性心脏病方

18.1　大血藤、九牛藤、墨藤、通气藤、威灵仙藤、马筋藤、大红藤、半边风、九节风、五爪风树、小风杆、七加风、见风消、箭竿风、三角风、马树、花筒楼杆叶各 30 克。水煎服，每日 1 剂，日服 3 次，每次服 150～200 毫升，半个月为一疗程。与此同时，将口服后剩余液兑 100 毫升米酒趁热洗澡，每日洗 2 次，连续半个月。

18.2　木通 25 克、灯心草 10 克、海金沙 15 克、狗铜铃 10 克、箭竿风 10 克、算盘子 10 克、大凉粉籽 10 克、笔筒草 25 克、蒲地莲 15 克、大坡甲 10 克、小坡甲 10 克。水煎服，每日 1 剂，3 煎 3 服，连服 7 剂为一疗程。本方治疗"风心病"112 例，总有效率达 87.5%，有养血安神、活血定惊、化瘀益气、止咳平喘、温阳利水之功效。

19. 治心悸气促方

19.1　车前草、马鞭草各 25 克。鲜品捣烂，用淘米水浸泡半小时，然后滤汁口服，每日 1 剂，日服 3 次，连服 3～5 日。

19.2　田边菊、九节风、谷雨茶各 15 克。水煎服，每日 1 剂，分 3 次服，连服 1 周。

19.3　杉木树寄生、通气藤、红藤、枇杷树皮各 15 克。煎水兑酒服，每日 1 剂，日服 3 次，连服 5～7 天。

20. 治胃气痛（消化性溃疡病）方

20.1.1　白茅根 100 克。水煎，兑蜂蜜 50 克，日服 1 剂，3 次分服，连服半个月。忌食生、冷、酸、辣和饮酒。

20.1.2　黑豆50克炒黄，取地气3次，煎服，每日1剂，分2～3次服，连服半月，忌辛辣及饮酒。

20.1.3　官桂、石菖蒲各20克，红藤15克、川芎10克。煮水服，每日1剂，日服3次，连服2周为一疗程。注意饮食，以稀、软为主，避免刺激性食物。

20.2.1　五灵脂、良姜、路中马草、臭牡丹各15克，石菖蒲10克、黄芪25克。水煎服，每日1剂，日服3次，连服10～15天。本方清热利湿、平肝健脾、理气行血。

20.2.2　米树根、棉子果、叫登竿各15克，定海根、陈皮各10克，厚朴花、饱饭花各25克。煮水服，每日1剂，分3次服，连服7～10日。忌食酸辣。

20.2.3　血藤、穿心莲、茴香、山楂各15克，雪朋仲25克，饱饭花、老虎舌各50克，煎汁冲鸡蛋吃。每日1剂，日服3次，连服半月。

20.3.1　玄胡索、当归、灵芝、良姜各25克，乳香、没药各10克，煮水服，每日1剂，分3次服，连服15天。

20.3.2　兰花根、算盘树根、万丈深根、血藤各25克，毛脚鸡15克、白蜡树10克、生姜3片。煎水服，每日1剂，日服3次，连服15～20天为一疗程。

20.3.3　兰花根花、凉山坨皮、米树根、柿子盖、黄物草各15克，煮鸡蛋吃。每日1剂，日服3次，连服1周。

20.3.4　白珠子、臭牡丹、饱饭花、四匹瓦、上江鹅、益母草、黄芩各15克，用猪肉4两蒸服。每日1剂，分2次服，连服3～5次即效。

20.3.5　炒盐5克、生姜1片。煎服，每日1剂，日服3次，连服3天。

20.3.6　生芝麻250克，烘干备用，临用时取芝麻15～25克，置铜器内炒焦研末，米酒冲服，日服2～3次，连服5～7天。

20.3.7　熟石灰、明矾各15克。共研细末，每次服0.5克，日服3次，连服10天。

20.3.8　八角、茴香各50克，炒焦研末，填塞入猪尿泡内封口，用米酒煮烂后，分2次吃，每日1剂，连服3～5剂。

20.3.9　九龙藤、叫交宁、金银花、连子湾、地蜈蚣、九筋藤、算盘子、小血藤、川芎各15克。煮水服，每日1剂，日服3次，连服7天。

20.3.10　桂皮20克，五灵脂、石菖蒲、良姜各15克。煮水兑酒服，每日1剂，日服2～3次，连服7～10天。

20.3.11　干姜15克、木香3克、五灵脂、明矾各15克。共焙干研末，每次服5克，日服3次，开水冲服，连服7天。

20.3.12　荔枝、木香各10克，大蒜15片。共捣烂，用黄酒适量冲服，每日1剂，分2～3次服，连服3～5天。

20.3.13　凉伞坨皮、米树根、柿子果、叫登敢各15克，黑豆烧黄取地气3次。

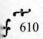

共煮水服，每日 1 剂，日服 3 次，连服 35 天。

20.4.1　九龙藤、叫交宁、连子湾、地蜈蚣、大血藤、九筋藤、鸡头藤、川芎各 25 克。煮水服，每日 1 剂，日服 3 次，连服半个月为一疗程，忌辛、辣、酸、糯米食。

20.4.2　陈石灰、穿山甲、四方草、四匹瓦、椿树花各 15 克，铜锣叶 10 克，丝茅草 25 克。水煎服，每日 1 剂，日服 3 次，连服 1 个月为一疗程。

20.5　走马胎、桔梗、蜡皮各 15 克，辣椒 3 个，朱砂 1.5 克，将上药切碎合匀放入猪心内蒸熟，四季葱 5 根切细共炒食。每日 1 剂，分 1～2 次服，连服 7 剂。本方健脾和胃、宁心安神。

20.6.1　朱砂 1.5 克、蜡皮 15 克、辣椒 3 个、胡椒 7 粒、茯苓 15 克，配猪心蒸服。每日 1 剂，分 2 次服，连服 5～7 剂。忌辛辣、酸冷、忌饮酒。

20.6.2　九层皮 25 克，煮水，兑少许甜酒服。每日 1 剂，日服 3 次，连服 7～10 天。

20.7　木香、隔山消、烟崽草各 15 克，煎汁兑甜酒服，同时用食盐 50 克置铁器上烧红，取新白布包热盐，搽敷上腹心窝处（防止烫伤皮肤），每日 2 次，连续 1 周。

20.8.1　蝙蝠 1 只，河蚌、田螺各 100 克。共煮食，每日 1 次，连服 2～3 次即效。

20.8.2　木浆子、小血藤、石豆壳各 15 克，臭牡丹根 25 克。煮汁调鸡蛋服，每日 1 剂，分 2～3 次服，连服 7～10 天为一疗程。本方主治嘈心病。

20.8.3　臭牡丹根 25 克，石菖蒲、路中马草各 15 克。水煎服，每日 1 剂，日服 3 次，连服 5～7 天。

20.8.4　高粱根、牡蛎粉、木香、皂角各 50 克。水煎服，日服 1 剂，分 3 次服，连服 7～10 天。

20.8.5　蒿木 25 克，苍术、厚朴、吴茱萸各 15 克，胡椒 7 粒研末引，水煎服，每日 1 剂，日服 2～3 次，连服半个月为一疗程。

20.8.6　黄花根、三月苞根各 25 克，广木香 15 克。煎水服，每日 1 剂，3 次分服，连服 7～10 天。

20.8.7　厚朴、木耳各 50 克，焙干研末，白酒冲服，每日 3 次，每次 10 克，连服 3 天即效，必要时再服 2～3 剂。

20.8.8　芝麻 25 克，炒黄，米醋冲服，每日 1 剂，分 2 次服，连服 7～10 天。

20.8.9　北细辛 5 克，细辛藤、马蹄香、算盘子各 15 克，煮水服，每日 1 剂，分 3 次服，连服 10～15 天。

20.8.10　车前草、马薯各 25 克，蒸鸡吃，隔日 1 剂，分 2～3 次服，连服 3～5 次。

20.8.11 甘草5克、栀子10克、五倍子15克、干姜3片。煮水服，胡椒7粒研末引，每日1剂，日服3次，连服半个月。

20.8.12 广木香10克、花椒5克、牛膝15克、箭竿风15克、川芎10克、良姜10克。煮水服，日服1剂，3次分服，连服7～10天。

20.8.13 草果仁、玄胡、五灵脂、没药各20克。共焙干研末，每次服10克，早、晚各服1次，连服半个月为一疗程。

20.9.1 鲜鸡蛋壳若干个，炒焦研粉，每次用米汤水冲服15克，日服3次，连服5～7天。

20.9.2 码卤适量，醋煅7次，每次服1.5克，黄酒冲服，日服2次，连服2～3天。

20.9.3 白胡椒粉、百草霜各适量，每次服1.5～2克，1日3次，连服3～5天。

20.9.4 川芎、木香、三棱、莪术、乳香、没药、葶苈子、巴豆霜、皂角各1.5克。共研细末，以枣泥为丸，如绿豆大小，每次服3～4丸，白开水送服，连服半月为一疗程。

20.9.5 五灵脂15克、延胡索9克、香附9克、佛手9克、甘松6克水煎服，每日1剂，日服3次，连服10～15天。

随症加味：吐苦水加焦山栀6克；吐酸水加红豆蔻6克；右胁痛加柴胡、茵陈各9克；便秘加白蜜120克；吐、痫蛔虫加使君子15克。

20.10.1 雄狗全心、肺各1个，胡椒120克，独头蒜100粒，共煮熟食之，每日1剂，1次或分次吃完，可连服1～3剂。

20.10.2 灵芝菌洗净切薄片，焙干研末，每次服3～5克，温开水或甜酒冲服，日服2次，连服3～5天。

20.10.3 木香100克、鱼腥草200克、甜藤50克。煮水服，1剂服2～3天，每日服3次，连服1～2剂即效。

20.10.4 大麦门冬20粒，炖猪肉或乌鸡吃（不要母猪肉和黄脚鸡），每剂分2～3次吃完，连服2～3剂。

20.10.5 乳香、葶苈子、木香、黑矾、巴豆（去油）各1.5克，丁香0.9克，牙皂3个。共研为末，枣泥为丸，如黄豆大，每日早、晚各服1次，每次2丸，开水送服，连服1周。

20.10.6 芝麻适量，炒黄待温，口嚼咽服，可速止胃痛。

21. 治肚腹痛方

21.1.1 桔梗15克、半夏15克、陈皮15克、生姜5片。水煎服。每日1剂，分2～3次服，连服2～3天。

21.1.2 芦根适量煮浓汁频频饮，直至痛止。

21.1.3 雄老鼠屎14个，韭菜25克。水煎浓汁去渣，日服1剂，分2～3次服，连服1～2日。

21.1.4 见风消、算盘子、无根藤各15克。煎水服，每日1剂，分2次服，连服2～3天。

21.1.5 箭竿风、见风消、白头花、算盘子各25克。煮水服，1日1剂，分2～3次服，连服2～3天。

21.2.1 牛膝、笔筒草、丝瓜片各25克。水煎，兑红糖服，每日1剂，日服2次，连服1～2天。

21.2.2 九节风、大百解、金银花、六月雪、箭竿风、见风消、算盘子各15克。煮水服，每日1剂，分1～3次服，连服2～3天。

21.3.1 柴胡、车前、上江鹅、白头花、茵岩草各10克，洗净切碎，猪肉200克。共炒食。本方消积破瘀，行水解毒。每日1剂，分3次服，连服2～3天。

21.3.2 丝茅草、四匹瓦、蜈蚣草、算盘子根各15克。煮水服，日服1剂，3次分服，连服2～3天。

21.4.1 筒锣叶、椿树花、黄栀子各15克，雄黄5克、硫黄3克。水煎服。本方清热燥湿，杀虫止痛。每日1剂，日服3次，连服1～2天。

21.4.2 肉豆蔻、肉桂、杉树叶、油桐树根、白壳各15克，算盘子25克。水煎服。本方清热利湿，行气活血、杀虫止痛。日服1剂，3次分服，连服3～5天。

21.4.3 田边菊、车前、木楝草根各15克，算盘子根25克。煎汁兑酒服，每日1剂，日服2～3次，连服2～3天。

21.5 雄黄、白枫、槟榔各10克。研末，加米粉适量调匀为豆大药丸，每次服21丸，日服2～3次，连服2～3天。

21.6.1 芝麻根、黄豆根、四匹瓦各15克，麻皮10克。煎水服。日服1剂，分2～3次服，连服2～3天。本方清热利湿，解毒止痛。

21.6.2 三百根、鱼香草、毛秀才各15克，无根草10克。水煎服。每日1剂，3次分服，连服3天。

21.6.3 百鸟不落25克，田边菊、满天飞根、毛秀才各15克。煎汁服，每日1剂，日服3次，连服1～2天。

21.7.1 水竹根、墨竹根、棕树根各25克，三百根、楠竹根、松树根、椿树根、钩藤、黄栀根、槐鱼草、算盘子、海带各15克。煮水服，日服1剂，分3次服，连服1～2剂。

21.7.2 算盘子根、涂粉藤根各25克，竹叶细辛10克，煎汁兑酒服，1剂分2～3次服，连服1～2剂。

21.8.1 毛虫根、杉木、红菌、九龙盘各15克。煎水兑酒服，日服1剂，2

次分服，连服 1 ~ 2 天。

21.8.2　铁马鞭、竹叶细辛、花烟草、葛根各 15 克。煮水兑酒服，每日 1 剂，日服 3 次，连服 2 ~ 3 天。

21.8.3　鳅鳝菜、金鸡尾各 25 克，洗净切碎炒鸡蛋吃；外用白蜡捣烂配甜酒渣合匀敷脐部，1 ~ 2 次即效。

21.8.4　小白叶、踏地香、引路风、毛秀才各 15 克。煮水服，每日 1 剂，日服 3 次，连服 1 ~ 2 天。

21.9.1　山羊血适量，米烧酒冲服。1 次即效，必要时可再服 1 ~ 2 次。

21.9.2　木耳、香菌各 50 克，焙干研末，米烧酒冲服，每日 1 剂，2 次分服，连服 1 ~ 2 剂。

21.9.3　牛尾草、蚊虫药、猫耳草、麒麟尾各 15 克。水煎服，每日 1 剂，3 次分服，连服 1 ~ 2 天。

21.9.4　血朋仲、细筋藤、插地棍、芒冬草、箭竿风、见风消、铜铃草、细艾叶各 15 克。煮水酒引，每日 1 剂，日服 2 ~ 3 次，连服 2 ~ 3 天。本方主治阴证腹痛。

21.10.1　熟附片 5 克、干姜 10 克、肉桂 5 克、益智仁 10 克、川椒壳 5 克、吴茱萸 10 克、丁香 5 克、法夏 5 克、草果仁 5 克（炒）。水煎服，日服 1 剂，分 2 ~ 3 次服，连服 1 ~ 2 天。

21.10.2　苦楝子树皮、狗屁藤（甜藤）15 ~ 25 克，切碎炒瘦猪肉 200 克，睡前顿服。本方主治蛔虫肚痛。

22. 治腹泻方

22.1.1　五倍子 50 克、枯矾 25 克。共研末，每日 1 剂，日服 3 次，米汤送服，连服 2 ~ 3 天。

22.1.2　车前子、牛膝、鸡冠花各 15 克，半边莲 10 克、甘草 5 克。水煎服，每日 1 剂，分 3 次服，连服 3 天。

22.1.3　凤凰草 15 克、丝瓜尾 25 克、生姜 5 克。煮水服，日服 1 剂，3 次分服，连服 2 ~ 3 天。

22.1.4　五爪金龙、羊角叶、金银花、车前草、野菊花各 25 克。煮水服，每日 1 剂，日服 3 次，连服 2 ~ 3 天。

22.1.5　白龙骨、紫苏、木瓜、肉桂、细辛各 10 克，生姜 3 片。引水煎服，每日 1 剂，分 3 次服，连服 2 ~ 3 天。

22.1.6　木瓜、白矾、焦术、石榴皮、茯苓、车前、木通各 25 克。煎水服，1 日 1 剂，日服 3 次，连服 3 天。

22.2.1　三月葆、枫木树叶、石榴皮、凤尾草、白毛脚鸡（仙鹤草）各 25 克。水煎服，每日 1 剂，日服 3 次，连服 3 天。

22.2.2 滑石100克（炒）、藿香150克、丁香5克。共研末，每次服10克，米汤水送服，1日2～3次，连服2～3天。

22.2.3 藿香、车前、灯心草各15克。水煎服，1日1剂，日服3次，连服3天。

22.2.4 金银花、紫苏、半边莲、六月雪、蒲地莲、毛秀才、五爪风、细蚊虫药各25克。煮水服，每日1剂，3次分服，连服2～3天。

22.3.1 算盘子、丝瓜尾各15克，生姜3片。煮水服，每日1剂，日服2～3次，连服2～3天。本方主治热泻。

22.3.2 水杨柳、野菊花、玉米壳各15克。水煎服，1日1剂，分2～3次服，连服1～2日。

22.3.3 白珠子、野萝卜各25克。煮水吃，1剂分2～3次服，连服1～2剂。

22.3.4 草脚葆、乌葆树根、山萝卜各25克。水煎服，每日1剂，日服3次，连服2～3天。本方主治热泻。

22.3.5 五倍子树尖、苦瓜、三月葆各25克。水煎服，日服1剂，分2～3次服，连服1～2天。

22.4.1 五倍子15克，陈茶、生姜各5克，糯米50克，煮粥加食盐少许分2～3次服。

22.4.2 田边菊、车前子各15克，蔗糖适量炒食，每日1剂，分2次服，连服1～2剂。本方适用热泻。

22.4.3 关门草、算盘子根、三月葆根、马齿苋各15克。水煎服，每日1剂，分3次服，连服1～2天。本方适用水泻。

22.4.4 粟葆根、车前子、野鸡葆根、黄粟各15克，鸡冠血适量。水煎服，每日1剂，分2～3次服，连服2～3天。本方主治冷泻。

22.4.5 检子树、三月葆、算盘树根、饭萝葆各15克。水煎服，日服1剂，分3次服，连服2～3日。本方主治火泻。

22.5.1 黄蜡15克、蔗糖50克。水煎服。本方清热补脾，主治黄泻。

22.5.2 铁马鞭、算盘子根、背笼草根、野扁豆根、马草根各15克。水煎服，每日1剂，日服3次，连服3～5天。本方主治久泻不愈。

22.6 枣树根、桐树奶、关门草根、马草根、算盘子根、山萝卜各15克。水煎服，每日1剂，分2～3次服，连服2～3天。

23. 治呕吐方

23.1.1 水灯草15克、苏木1片、鸡冠血适量，朱砂0.5克。煮水服，日服2～3次即效。

23.1.2 倒钩藤15克，鸡冠血适量，朱砂0.5克。煮水服，每日1剂，日服3次，连服1～2日。

23.1.3 金线吊葫芦25克。煮水兑酒服，连服2～3次即效。

23.1.4 牛膝根、皮沙藤各25克，滚地龙虫3个。煎水兑酒服，每日1剂，日服3次，连服1～2天。

23.2.1 灯线照葫芦25克、八角莲、草果子各15克，煎汁兑酒服，每日1剂，分3次服，连服1～2天。

23.2.2 紫苏、水灯草各15克，鸡冠血适量。煎汁，朱砂0.5克，研末冲服，1次即效，必要时再服1～2次。

23.2.3 黄瓜香、接骨草鲜品适量，捣烂兑米酒水服，日服2～3次，连服1～2日。

23.3.1 藿香25克、砂仁10克、陈皮15克、沉香10克、甘草5克、干姜3片。水煎服，1日1剂，分2～3次服，连服1～2日。

23.3.2 熟地100克、山茱萸150克、肉桂5克。煎水空腹，每日1剂，日服3次，连服2～3剂即效。

23.4.1 枫木树皮、甘草各15克水煎服，日服1剂，分2次服，连服1～2剂即效。

23.4.2 黄豆适量捣烂，兑童便调匀，贴敷患者心窝处（上腹中部）1次即效，必要时再敷1次。

23.4.3 枣子2枚（去核）、胡椒2粒研末，置于枣子内，纸包过火，然后煎水服，1～2次即效。

23.4.4 三月葩、算盘子、金银花、杨柳树各15克。煮水服，每日1剂，分3次服。本方主治干呕。

23.4.5 皮黄10克、寡鸡蛋1个、生姜3片、灯草3根、灶心土15克。煎水服，日服2～3次即可止吐。

23.5.1 细节骨草、地龙各15克。水煎兑酒服，每日1剂，分2～3次服，连服1～2剂。

23.5.2 绿豆适量研末，鸡蛋白炒熟，与绿豆粉混合作饼，敷患者双侧足底涌泉穴，1～2次即效。

23.6 竹叶细辛5克、钩藤15克、朱砂2.5克。冲服，鸡冠血适量煮水服，日服1剂，分2～3次，连服1～2剂。

24. 治上吐下泻（急性肠胃炎）方

24.1.1 黄连5克、竹茹3克、干葛5克、大花粉5克、甘草3克、生姜3片。煮水服，日服1剂，分3次服，连服2～3天。

24.1.2 过路黄、黄瓜香、香花草各30克，煮水。燕窝泥50克，先将燕窝泥烧存性研末，然后将药液冲入合匀，静置片刻，过滤去渣，用碗装好，1剂药分2次服，连服2～3剂。

24.2.1 狗麻藤、花椒、灶心土各10克，生姜3片。捣烂泡米泔水合匀去渣，分2次服，连服1～2剂。

24.2.2　石菖蒲、竹叶细辛各10克，黄连5克，萝卜根25克。水煎服，每日1剂，日服2次，连服2天。

24.3　鳅鳝草、石胡妥各15克，玉米根25克。煮水服，每日1剂，分2～3次服，连服1～2天。

24.4.1　紫苏5克、藿香10克、陈皮、厚朴（姜炒）、白术、茯苓、桔梗、大腹皮、白芷各15克，甘草5克。水煎服，日服1剂，3次分服，连服2～3天。

24.4.2　人参、白术、茯苓、陈皮各15克，大枣7粒、生姜3片。煎水服，1日1剂，日服3次，连服2～3天。

24.5.1　青梅子适量，洗净去核，捣烂挤汁过滤去渣，贮于陶瓷瓶内，置于炭火上蒸发水分，浓缩成饴糖状，待冷却凝固成胶状，即成酸梅膏，临用时取3克用温开水溶化饮服，日服3次，连服2～3天。重症可加大每次服量至10克。

24.5.2　章丹、朱砂、橘皮、石矾各等份，鸦胆减半，共为细末，配生枣肉为丸，黄豆粒大，朱砂为衣，用针穿药丸，在植物油灯上烧成焦炭，再研成细末，每次5克，儿童酌减，米汤水送服，如呕吐则饭后服，如泻泄则饭前服。

24.5.3　朱砂1.8克、雄黄2克、牙硝12克、麝香、荜茇各0.6克，煅硼砂、明矾、梅片各3克。共研细末合匀，瓶装备用，每次服6克，儿童酌减，先将药粉放在病人舌根上，后用阴阳水（沸水与冷水各半）送服，1～2次即效。

25. 治霍乱病方

25.1.1　厚朴20克、桂心100克、枳实5枚、生姜100克。煮水分3次服，每日1剂，连服3～5天。本方治霍乱腹痛。

25.1.2　石膏、黄丹、车前草、藿香、陈皮、木香、白术、神曲、桔梗、白芷、法夏、苏叶、茯苓各15克，甘草5克、生姜3片。煮水服，每日1剂，日服3次，连服3～5天。本方主治霍乱上吐下泻。

25.1.3　黄连5克、竹茹2.5克、干葛5克、天花粉5克、甘草10克、生姜2.5克。煎水服，日服1剂，分3次服，连服3天。

25.1.4　木香5克研末，木瓜汁50毫升。热酒调服，每日1～2剂，连服2～3剂。本方主治霍乱转筋。

25.1.6　雄黄、白矾、胡椒、茱萸、木姜子、大蒜各25克，生姜10克。共捣烂抹洗全身，每日1～2次。本方主治霍乱转筋。

25.1.7　木瓜50克，酒1000毫升煎煮分6次服，每日2次，连服3天。

25.1.8　乌梅、木瓜各15克，附子35克（去皮）。煎水放盐服，每日1剂，3次分服，连服2～3天。

25.1.9　木浆子50克、人参100克、陈皮150克、生姜50克，水煎服，日服1剂，分3次服，连服1～2剂。

25.2.1　艾叶适量。煎水服并抹洗全身，每日 2 ~ 3 次，连服 2 ~ 3 天。

25.2.2　厚朴 200 克、桂心 15 克、枳实 25 克、生姜 3 片。煮水服，每日 1 剂，日服 3 次，连服 3 ~ 5 天。

25.2.3　石膏 15 克（烧存性）、黄丹 10 克、甘草 5 克。水煎服，每日 1 剂，分 2 ~ 3 次服，连服 2 ~ 3 天。

25.2.4　木香 5 克，木瓜、藿香各 15 克。水煎服，每日 1 剂，日服 2 ~ 3 次，连服 2 ~ 3 天。

25.2.5　铁线草、铁马鞭各 25 克。煎汁兑米泔水服，若呕吐加金线吊葫芦 10 克，苦瓜根 15 克；若下泻加乌葆根 25 克。水煎服，每日 1 剂，日服 3 次，连服 3 ~ 5 天。

25.3.1　海筋藤、苦瓜根、鸡脚草、包谷根、路边鸡、三百根、绿豆、车前草各 15 克。煎水服，每日 1 剂，日服 3 次，连服 3 天。

25.3.2　箭竿风、香薷草、苟鸡菜、金银花、石膏各 15 克。水煎服，每日 1 剂，分 3 次服，连服 3 ~ 5 剂。

25.3.3　大土叶草、艾叶、丝瓜藤、五爪风、饱饭花各 15 克。煎汁兑酒服，每日 1 剂，分 3 次服，连服 1 ~ 2 剂。本方主治霍乱干呕。

25.3.4　小乌葆根、防风、白芷、金银花、麦门冬、石膏 15 克。水煎服，每日 1 剂，日服 3 次，连服 3 ~ 5 天。

25.3.5　乌梅、西砂、附片、菖蒲、桑叶、山豆根各 15 克。水煎服，每日 1 剂，日服 3 次，连服 3 ~ 5 天。

25.4.1　无根草、马蹄草、大筋藤各 25 克，丝瓜藤、鱼眼葆根各 15 克。煮水服，日服 1 剂，分 3 次服，连服 3 ~ 5 天。本方主治霍乱转筋。

25.4.2　藿香、陈皮、百草霜、千里光、丁香、茯苓、人参各 15 克，干姜 5 克。水煎服，1 日 1 剂，日服 3 次，连服 5 天。

25.4.3　细兰叶、伏龙肝各 15 克，北细辛 5 克。煮水服，1 日 1 剂，日服 3 次，连服 3 ~ 5 天。

25.5.1　薄荷、箭竿风、石菖蒲各 10 克，五加通、包谷根各 15 克。水煎服，每日 1 剂，分 3 次服，连服 3 天。

25.5.2　艾叶适量煮水，抹洗全身，每日 1 ~ 2 次。本方主治霍乱转筋。

25.6　棕树根、针刺梨根、枫木树皮各 15 克，紫苏、丝瓜根、毛秀才各 10 克。煎水服，每日 1 剂，分 2 ~ 3 次服，连服 3 ~ 5 天。若呕吐加曲菜根 15 克；若下泻加狗屁藤 25 克同服。

26. 治痢疾方

26.1.1　鳅鳝草根、红栀草、算盘树根各 25 克，煮鸡吃，每日服 2 ~ 3 次，1 剂 2 天服，连服 3 ~ 5 剂。

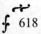

26.1.2　大血葆、算盘子根各25克，煮水兑酒服，每日1剂，日服3次，连服5～7天。本方主治脓痢。

26.1.3　竹叶麦冬、棕树根、算盘子根各25克。煮水酒引，每日1剂，分2～3次服，连服1周。

26.1.4　红四方草、六月雪、算盘根各25克。煮水兑酒服，每日1剂，3次分服，连服5～7天。本方主治内痢。

26.1.5　乌葆树根、斑麻症草根各25克。煎汁酒引，1日1剂，日服3次，连服1周。本方主治尖刀痢。

26.1.7　羊耳树、野茹根、花树根、三月葆、算盘根各25克。煮水兑酒服，每日1剂，日服3次，连服1周。本方主治红痢。

26.1.8　黄栀草、猫桃藤根、紫叶树根、乌葆根各25克。煮水兑酒服，1日1剂，3次分服，连服3～5天。本方主治酒痢。

26.1.9　红、白、黄三种鸡冠花适量，炒焦煮水兑酒服，每日1剂，分3次服，连服5～7天。本方主治五色痢。

26.1.10　大虫菁根、野鸡葆、月思根、算盘根各25克。煮水兑酒服，每日1剂，日服3次，连服1周。本方主治红痢。

26.1.11　六月雪根、皮沙桐根、鳅鳝草各25克。煮水兑酒服，每日1剂，分3次服，连服7～10天。本方主治白痢。

26.2.1　吴茱萸15克，黄连、木香、艾叶、陈皮、白术、法夏各10克。每日1剂，分2～3次服，连服5～7天。本方主治红白痢。

26.2.2　背笼草根、雷花草、月月红、三月葆各15克煮水服，日服1剂，分2～3次服，连服3～5天。

26.2.3　车前、黄腊兰、铁轴草、白痧药、插秧葆各25克，煎汁冲鸡蛋或兑甜酒服，每日1剂，日服3次，连服1周。

26.2.4　陈茶、生姜、黄草纸、食盐各适量，先将陈茶、生姜煎汁，黄草纸烧灰与食盐调匀加红糖为丸如绿豆大，每次服10粒，用姜茶冲服，日服3次，连服5～7天。

26.2.5　金龙草根、柴豆腮根、四面草、穿山甲草根各15克。煎水服，每日1剂，分3次服，连服1周。

26.2.6　鳅鳝草根、牛奶葆藤根各15克，螺蛳3个。水煮服，每日1剂，日服3次，连服3～5天。本方主治酒痢。

26.2.7　鱼眼草根、细米葆、花福、算盘子、野鸡葆各25克。煮水服，日服1剂，分3次服，连服5～7天。本方主治酒痢。

26.2.8　红鸡冠花、红鸟不落、杉木皮各25克。配猪血适量煮食，每日1剂，日服3次，连服3～5天。

26.3.1　斑麻症草根、白黄栀草、红鸡冠花、鳅鳝草、算盘子根各15克，乌葆根25克。煎汁兑酒服，每日1剂，日服2～3次，连服7～10天。本方主治青痢。

26.3.2　红鸡冠花、芭蕉根、算盘子各25克，背笼花、野扁豆各15克。水煎，去渣取汁，用鸡肉炒熟伴药汁和甜酒服，每剂分2～3次服，日服1剂，连服1周。

26.3.3　乌葆树根、金龙爪草根各25克，月月红、白葛花各10克，茶叶根15克。煎汁兑酒服，1日1剂，分2～3次服，连服5～7天。

26.3.4　红鸟不落根、车前草根、白鸡冠花各15克，算盘子根25克。煎汁兑酒服，每日1剂，3次分服，连服5～7天。

26.3.5　紫草根、四方藤根、豆腐花树根各50克，煮猪肉吃，每日1剂，日服3次，连服7～10天。本方主治红痢。

26.4.1　马苋菜50克、四方草15克、一支箭10克。水煎，加红砂糖，分2～3次服，每日1剂，连服7～10天。本方主治红痢。

26.4.2　野落花生根、算盘子根各25克，鸡冠花15克。煮水服，1日1剂，分3次服，连服1周。本方主治红痢。

26.4.3　鳅鳝草根、野鸡葆根、三月葆根、算盘子根、石榴皮各15克。水煎服，日服1剂，分3次服，连服5～7天。

26.4.4　小白叶根50克，炒黄研末冲米酒服，每日1剂，日服3次，连服7～10天。本方主治白痢。

26.4.5　红鸡冠花、四眼草、斑麻症草、牛膝各15克。水煎服，日服1剂，分3次服，连服3～5天。本方主治红痢。

26.5.1　大血葆、算盘子根各15克。水煎酒引，日服1剂，3次分服，连服3～5天。本方主治脓痢。

26.5.2　竹叶麦冬根、臭牡丹根、野鸡葆根、算盘子根各15克，乌葆根25克。水煎服，每日1剂，日服3次，连服5～7天。本方主治红痢。

26.6.1　四方草10克，六月雪根、竹叶麦冬根各15克。煮水兑酒服，日服1剂，分2～3次服，连服1周。

26.6.2　大黄、滑石、朴硝、槟榔、厚朴、白芍、黄连、归尾、茯苓、木香各15克。煮水服，每日1剂，分3次服，连服7天。

26.6.3　马齿苋、葆妹腮各25克，水竹菜15克。水煎服，每日1剂，3次分服，连服3～5天。本方主治黄痢。

26.6.4　算盘子根、三月葆、假人参、六月雪、白映山红根各15克。煎汁兑甜酒服，每日1剂，日服3次，连服7～10天。本方主治白痢。

26.6.5　铁马鞭、背笼草、算盘子根、假千年矮、野扁豆根各15克。水煎服，每日1剂，分3次服，连服5～7天。本方主治水痢。

26.7.1　白葛麻花、母猪藤根、白鸡冠花各15克，算盘子根25克、三月葆

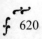

根 50 克。水煎服，1 日 1 剂，日服 3 次，连服 7～10 天。本方主治白痢。

26.7.2 马斜库（猪耳朵菜）、红藤各 25 克，煎汁兑甜酒、红砂糖适量，日服 1 剂，分 2～3 次服，连服 10 天为一疗程。本方主治冷痢。

26.7.3 干牛肉、苦瓜各适量当菜吃，每日 1～2 次，连吃 1 周。本方主治冷痢。

26.8.1 吴茱萸、黄连各 10 克，每日 1 剂，日服 3 次，连服 7～10 天。

26.8.2 薄荷叶适量，煮水常当茶饮，连服半个月。

26.8.3 黄边、黄芩、白芍（生用）、山楂各 10 克，枳壳、厚朴（姜汁炒）、槟榔、青皮各 15 克，当归 5 克，地榆、甘草各 2.5 克，桃花 1.5 克、桃仁 10 克（捣烂）、木香 1.5 克。共煮水服，每日 1 剂，日服 2～3 次，连服半个月。

26.8.4 马齿苋、莱菔子适量捣烂，兑蜂蜜服，每日 2～3 次，连服 7～10 天。

26.8.5 乌梅、枣子、粟壳各 15 克，甘草 5 克。水煎服，1 日 1 剂，日服 3 次，连服半个月。

26.8.6 红鸡冠花、木香、丁香、沉香、当归各 10 克。煮水服，日服 1 剂，分 2～3 次服，连服 7～10 天。

26.8.7 牛膝、野菊花、厚朴、黄连各 15 克，木贼 25 克。水煎服，每日 1 剂，日服 3 次，连服 10～12 天。

26.8.8 艾叶、陈皮、地榆各 25 克，苍术 50 克。煮水服，日服 1 剂，分 2～3 次服，连服半个月。

26.8.9 木香、马蹄香、满山香各 15 克。水煎服，每日 1 剂，分 3 次服，连服 7～10 天。

26.8.10 毛秀才、野菊花各 25 克。煮水兑白糖服，每日 1 剂，分 3 次服，连服 1 周。本方主治白痢。

26.8.11 苦瓜、黄连根、车前子、牛膝、鸡冠花各 25 克，甘草 5 克。水煎服，日服 1 剂，3 次分服，连服 10～12 天。

26.8.12 地榆 500 克。煮水分 3 天服，每日 3 次，连服 2～3 剂。

以上本组验方适用于久痢不止。

27. 治上界野鸡（吐血、咯血、鼻衄）方

27.1.1 白矾适量，研末吹入鼻孔内，可治鼻衄。同时用无根藤、木樟子、谷雨茶各 10 克，煮水服，每日 1 剂，日服 2～3 次，连服 2～3 天。

27.1.2 紫草适量，焙干研末，鸡蛋数个开小孔，将紫草粉放入鸡蛋内，然后封口烧熟，每次吃药蛋 1 个，1 日 3 次，连吃 3～5 天。

27.1.3 大蒜适量捣烂，敷患者足心，左鼻流血敷右侧，右鼻流血敷左侧，每日 1～2 次，直至出血停止。

27.1.4 当归、川芎各 10 克，红萝卜 1 个捣烂。煮水用米酒送服，每日 1 剂，

日服 3 次，连服 3 ~ 5 天。

27.1.5　血藤 25 克，兑烧酒煎服，每日 1 剂，2 次分服，连服 3 ~ 5 剂。

27.1.6　三月葰、黄芩、红豆、上江鹅、红鸡冠花各 25 克。煮水兑酒服，日服 1 剂，分 3 次服，连服 2 ~ 3 天。

27.1.7　上江鹅、黄栀、血朋仲、桃马树、红菌、苏木、马蹄花、石榴花、月月红各 15 克。煮水服，每日 1 剂，日服 3 次，连服 3 ~ 5 天。

27.1.8　野鸡葰根、黄栀草、乌葰根各 25 克。煎水服，每日 1 剂，分 3 次服，连服 2 ~ 3 天。

27.1.9　墨葰尾上生根、细白菜根、五倍子根各 25 克。煮水服，每日 1 剂，日服 3 次，连服 3 ~ 5 天。

27.2.1　鳅鳝草根、五倍子根、细白叶根各 15 克。煎水兑酒服，每日 1 剂，日服 2 次，连服 2 ~ 3 天。本方凉血、止血。

27.2.2　四面草、水竹叶各 15 克，桐油树根 25 克。煎汁兑米酒服，1 日 1 剂，3 次分服，连服 3 天。本方清热、止血。

27.2.3　黄栀根、乌葰根各 25 克，土槿皮 15 克。每日 1 剂，日服 3 次，连服 2 ~ 3 天。本方散瘀、止血。

27.2.4　蛇葰根、五倍子各 15 克，红鸡冠花 25 克。水煎服，每日 1 剂，分 2 ~ 3 次服，连服 3 ~ 5 天。本方清热、敛肺、止血。

27.2.5　麦冬、田边菊、野鸡凉、巴岩风 15 克。水煎服，日服 1 剂，3 次分服，连服 2 ~ 3 天。本方止咳化痰、清热凉血。

27.2.6　细辛草 10 克，夜关门、田边菊、踩不死各 15 克。水煎服，每日 1 剂，3 次分服，连服 3 ~ 5 天。本方益肺养阴、清热凉血。

27.2.7　细米葰根、棕树根、白鸡冠花各 15 克，丝茅草根 25 克，煎汁兑酒服，1 日 1 剂，日服 3 次，连服 2 ~ 3 天。本方凉血、生津。

27.2.8　观音根、韭菜根、牛膝根、四眼草根、震天雷根各 15 克，乌葰树根 25 克。水煎服，每日 1 剂，分 3 次服，连服 3 ~ 5 天。本方温中止血。

27.3.1　岩算盘根、白映山花根、红牛膝、乌泡根各 15 克，细辛草 1.5 克。水煎服，1 日 1 剂，分 3 次服，连服 3 ~ 5 天。本方清热、祛风、止血。

27.3.2　绿豆适量捣烂，合鸡蛋白调匀敷手心，每日 1 ~ 2 次，连续 2 ~ 3 天。本方清热止血。

27.4.1　黄芪、石榴树根各 25 克，枫木树皮 15 克。水煎服，日服 1 剂，3 次分服，连服 3 ~ 5 日。本方收敛止血。

27.4.2　当归、苏木、水灯草根各 15 克，鸡冠血适量水煎服。本方活血、止血、清心降火，每日 1 剂，分 3 次服。

27.5.1　人参、钩藤各 15 克，朱砂 2.5 克（冲服），鸡冠血适量。煮水服，

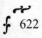

每日 1 剂，分 3 次服，连服 3～5 天。

27.5.2　生地、桔梗、大血藤各 15 克，三月葆根 25 克。煮水兑米酒服，1 日 1 剂，3 次分服，连服 1 周。本方主治咳嗽咯血。

27.5.3　乌葆根、丝茅草根、水杨柳根、柏木根、野鸡凉根各 15 克。煮水服，每日 1 剂，日服 3 次，连服 1 周。本方止咳化痰、止血。

27.6.1　红牛膝、三方草、大血藤、三月葆、月月红、白及各 15 克。煎汁兑酒服，每日 1 剂，日服 3 次，连服半个月为一疗程。本方主治痨病咯血。

27.6.2　白映山根、矩菜根、芭蕉树根、春菜根各 25 克。煮水服，1 日 1 剂，分 3 次服，连服 15 天为一疗程。本方主治肺痨咯血。

27.7　大血藤、算盘子根、乌葆树根、茨果子根各 15 克，白鸡冠花、对叶草各 10 克。煎汁兑米酒服，每日 1 剂，日服 3 次，连服 7～10 天。本方清热、散瘀、止血。

27.8.1　川山甲 5 克、黄栀子 15 克、益母草 25 克、百部 15 克。煮水服，每日 1 剂，日服 3 次，连服 7 天。

27.8.2　韭菜根适量，捣烂冲热酒服。本方适用于流鼻血。

27.8.3　锅烟墨 10 克，兑甜酒糟煮服，每日 1 剂，日服 2～3 次，连服 1～2 日。

27.8.4　红藤、血藤、红鸡冠花、马蹄细辛各 15 克。煎水服，每日 1 剂，日服 3 次，连服 3～5 天。

27.9.1　红鸡冠花、黄芩、八角连、红花各 15 克。煮水服，每日 1 剂，分 3 次服，连服 2～3 天。

27.9.2　桔梗、黄芩、人参、柏叶、荆芥穗、三七各 15 克。每日 1 剂，日服 3 次，连服 3～5 日。

27.10.1　地榆 15 克、白茅根 15 克、莲子芯 7 枚。煮水服，日 1 剂，3 次分服，连服 2～3 日。

27.10.2　人参、生地、黄芩、白前、茜草根、白芍各 25 克，梗桔、甘遂、天冬、知母、诃子、白及各 20 克，五味子 50 克，甘草 5 克。煎水服，1 日 1 剂，分 3 次服，连服 5～7 天。

27.10.3　大黄 100 克，黄连、黄芩、生地各 5 克。煮水服，每日 1 剂，3 次分服，连服 7 日。

27.11　白及 125 克、黄母鸡 1 只去毛去肠杂，将白及放入鸡腹内煮烂，加少许食盐，喝汤食肉，分次吃完。每周服 1～2 剂，可止各种吐血、咯血。（黄忠义）

27.12.1　鳅鳝菜、老花葆、蚊脚草、铁线草、红葛麻藤花各 25 克。煮水服，每日 1 剂，日服 3 次，连服 5～7 天。

27.12.2　夜关门、踩不死、田边菊、毛脚鸡（仙鹤草）各25克。煮水服，每日1剂，分3次服，连服1周。

27.12.3　蒲公英50克，洗净切碎煮鸡吃，分2～3次吃完，隔日1剂，连服2～3剂。

28. 治下界野鸡（便血、尿血、摆红、小产流血）方

28.1　薄荷叶、牛膝根、三七、千年艾、卷柏、黄连、马齿苋各15克，地榆20克。煮水服，每日1剂，日服3次，连服3～5天。

28.2　石榴皮、茄子枝、地榆各20克。煮水，日服1剂，3次分服，连服5～7天。

28.3　白鸡冠花、丹参、艾叶各15克，生姜3片。水煎服，1日1剂，分3次服，连服1周。

28.4　大血藤25克，煎水兑甜酒服，每日1剂，日服3次，连服5天。

28.5　木贼25克。水煎服，每日1剂，分3次服，连服3～5天。

28.6　白及、铁苋菜、白茅根、地锦草各10克，杨梅9克。水煎服，每日1剂，日服3次，连服5天。本组验方主治便血。

28.7　水灯草、蛤蟆叶、白茅根各10克，墨旱莲、仙鹤草各15克。水煎服，日服1剂，分3次服，连服5～7天。

28.8　龙芽草25克，芥菜、旱莲草各100克，炖乌鸡喝汤食肉，1剂分2天，6次分服，每日3次，连服2～3剂。

28.9　毛脚鸡25克，大蓟、阳雀花、栀子、虎杖、石韦、秋海棠各10克。水煎服，1日1剂，日服3次，连服3～5天。

28.10　鹿含草、三棵针各9克，四季红、墨旱莲、何首乌、黄精各20克。日服1剂，分3次服，连服7天。

28.11　黄瓜香、仙鹤草、满天星、半边莲各15克。煎水服，每日1剂，日服3次，连服5～7天。本组验方主治男女尿血症。

28.12　夏枯草花适量，焙干研末，每次10克，温开水冲服，日服3次，连服5～7天。

28.13　三七适量，捣烂研末，每次10～20克，白酒调服，日服3次，连服1周。

28.14　牛膝根适量，焙干研末，每次10～15克，白酒冲服，每日3次，连服7～10天。

28.15　小血藤、泽兰各10克，月月红、元宝草、大蓟各9克，白马骨20克，白茅根15克。水煎服，每日1剂，日服3次，连服5～7天。

28.16　仙鹤草15克，地榆、小二仙草、红鸡冠花各10克，旱莲草、小血藤各9克，野棉花6克。煎水服，日服1剂，分3次服，连服1周。

28.17　芙蓉花、红鸡冠花、桎木各15克，猕猴桃30克，炖瘦猪肉半斤，

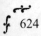

喝汤食肉，每日 1 剂，分 3 次服，连服 5 ~ 7 天。

28.18　仙鹤草 30 克，白茅根、大蓟、小蓟、海蚌含珠各 25 克，地榆 15 克，青蒿、一口血各 9 克。煎水服，日服 1 剂，分 3 次服，连服 1 周。

28.19　龙芽草、益母草各 20 克，对叶草 15 克，徐长卿 12 克，蜘蛛香 9 克。水煎服，每日 1 剂，3 次分服，连服 5 ~ 7 天。

本组验方主治妇女摆红症。

28.20　五倍子、炒木贼、黄精、天冬各 15 克，龙芽草、地榆、仙茅各 10 克，牛膝、桃仁各 9 克。水煎服，每日 1 剂，日服 3 次，连服 1 周。

28.21　白芍、熟艾叶、鹿含草、地榆各 12 克，黄精、益母草、泡参各 20 克，地锦草 30 克。水煎服，每日 1 剂，分 3 次服，连服 5 ~ 7 天。

28.22　仙鹤草 30 克，旱莲草、地锦草、大蓟各 20 克，小蓟 15 克。水煎服，每日 1 剂，日服 3 次，连服 7 天。

本组验方主治妇人小产流血。

28.23　田边菊、车前草各 15 克，三月葰 25 克。每日 1 剂，分 3 次服，连服 3 ~ 5 天。本方行水泻热、凉血止血。

28.24　益母草、白叶根、野鸡葰根、三月葰根各 15 克，煎水兑酒服，日服 1 剂，3 次分服，连服 1 周。本方祛风除湿、行血止血。

29. 治大便不通（便秘）方

29.1.1　粟米草、柴胡、木通、松子仁各 15 克。煮水服，日服 1 剂，分 2 次服，直至通便。

29.1.2　皂角适量，焙干研末，兑蜂蜜合匀，搓成条状塞肛门，1 日 1 ~ 2 次即效。

29.1.3　当归、白芷各等量，焙干研末，每次服 10 克，温开水冲服，日服 2 ~ 3 次。

29.1.4　大黄、皮硝、牙皂各 5 克。水煎服，日服 1 剂，分 2 次服，1 ~ 2 剂即效。

29.1.5　满天星、上江鹅、升麻、猪耳菜各 10 克。炒黄研末，黄酒冲服。1 次即效，必要时再服 1 ~ 2 次。

29.2.1　桐油树根、明胶树根各 15 克。煮水服，日服 1 剂，2 次分服，连服 1 ~ 2 剂。

29.2.2　土狗 3 只，炒黄冲甜酒服。

29.3　打屁虫 5 ~ 7 只焙干研末，用沸酒冲服。1 次即效，必要时可再服 1 次。

29.4.1　皂角、葱子各适量，捣烂兑蜂蜜调匀为丸，填塞肛门即效。

29.4.2　追风草、木通、生地、当归各 15 克，甘草 5 克。水煎服，日服 1 剂，2 次分服，连服 1 ~ 2 剂。

29.4.3　灯笼葆 15 克、推屎虫 7 个、海金沙 15 克。煮水服，日服 1 剂，分 2 次服，连服 1～2 剂。

29.5　大黄、芒硝各 5 克，枳壳 10 克，厚朴、桃仁各 15 克。水煎服，每日服 1 剂，分 2～3 次服，直至通便。

29.6.1　松子仁适量研末，蜂蜜调服，每次服 15 克，连服 1～3 次。

29.6.2　独头蒜 1 个煨热去皮，塞肛门即通大便。

30. 治小便不通（尿闭）方

30.1.1　猪苦胆 1 个，穿刺取胆汁用热酒冲服即效。

30.1.2　瓜蒌 10 克。焙干研末，热酒送服，每日 1 剂，分 2 次服，连服 1～2 剂。

30.1.3　蚯蚓适量，捣烂浸水，滤取浓液顿服，可通小便。

30.1.4　葱白连根适量，捣烂加蜂蜜调匀如泥饼，外敷下腹中部，连敷 1～2 次即通小便。

30.1.5　蜂房烧存性，研末兑酒服，每次服 15 克，黄酒为引，日服 2 次，连服 1～2 天奏效。

30.1.6　田螺 1～2 个捣烂，加食盐少许，贴敷患者脐下，1～2 次即效。

30.2.1　竹叶菜、淡竹叶、竹鸡草、车前草各 50 克，捣烂挤汁加蜂蜜服，每日 1 剂，日服 3 次，连服 1～3 天。

30.2.2　马齿苋、知母各 15 克，茯苓、泽泻各 10 克。水煎服，日服 1 剂，3 次分服，连服 1～3 天。

30.3.1　金针菜（黄花菜）50 克。煮水频服。

30.3.2　皂荚适量，烧存性，研末，每次服 15 克，用米汤水送服，每日服 2～3 次，连服 1～2 天。

30.3.3　葛花 15 克、灯草 7 根。酒煮服，治酒醉尿闭。

30.4.1　田边菊、踩不死、三百根、连子湾各 15 克。煮水服，每日 1 剂，分 2～3 次服，连服 2～3 天。

30.4.2　车前草、水灯草、水竹叶各 15 克。水煎服，每日 1 剂，日服 2 次，连服 2～3 天。

30.4.3　三角草、香瓜草、车前草各 15 克，洗净切碎炒鸡蛋吃，每日 1 剂，上午服，连服 2～3 剂。

30.4.4　马草根、田边菊、三百根各 15 克。煮水服，日服 1 剂，2 次分服，连服 2～3 日。

31. 治遗尿方

31.1.1　公鸡肠 1 具，剪开洗净焙干研末，面粉 250 克和匀，加油盐烙成小薄饼，分 2～3 餐吃完。本方可治小儿遗尿、老人尿频、多尿症。

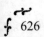

31.1.2　益智仁 20 克、鸡肠 1 具，洗净炖汤服，每日上午服 1 剂，连服 2 ~ 3 剂即效。

31.1.3　牛鞭（公牛外生殖器）1 具，洗净后切碎，加少许食盐炖烂，连汤 1 次吃完。本方主治小儿遗尿。

31.1.4　五味子、胡椒、破故纸各 6 克，共研细末，敷于肚脐上，外用胶布密封固定，每日换药 1 次，连续 4 天为 1 疗程。必要时可重复 1 ~ 2 个疗程。

31.1.5　龟尿少许滴入脐中。（取龟尿方法：将荷叶放入盆内，龟放在荷叶上，以镜照之，龟见自影即撒尿。）

31.1.6　韭菜根 25 克，洗净后捣烂用纱布包好，挤取汁液煮热温服，每日服 2 次，连服 10 天。

31.2.1　鸡蛋 1 个，穿 1 小孔，塞入 5 粒白胡椒，再堵住鸡蛋破孔处，蒸熟温服，每日服 1 ~ 2 个，连服 1 周。

31.2.2　煅龙骨、五倍子各等分研末，每晚取 5 克，用少许温开水调成糊状，填满患者的肚脐孔，外用胶布固定，每 2 日换药 1 次，连续 7 天为 1 疗程。

31.2.3　生黄芪 120 克、生甘草 24 克。水煎服，日服 1 剂，分 2 ~ 3 次服，连服 2 ~ 3 天。

32. 治糖尿病方

32.1.1　扁豆、豌豆各 50 克。煮粥，加猪油、食盐少许，每日 1 剂，分 2 次吃，连服 5 ~ 7 天。

32.1.2　玉米棒子尖部长出的红缨子 50 ~ 100 克。煎水服，日服 1 剂，分 3 次服，连服 7 ~ 10 天为一疗程。

32.1.3　白芍 12 克、甘草 6 克，用 360 毫升水煎至 180 毫升，分 3 次服完，每日 1 剂，连服 5 ~ 7 剂。

32.2.1　生山药 50 克、生黄芪 25 克、知母 30 克、生鸡内金 10 克（捣烂）、土茯苓 90 克、葛根 8 克、五味子 15 克、天花粉 15 克。水煎服，日服 1 剂，分 3 次服，连服 10 剂。随症加味：口渴甚者加野玄参 20 克；尿频者加萸肉 25 克。

32.2.2　上肉桂 9 克（切碎蒸汁兑入）不可火煎，鹿茸粉 3 克（另装胶囊分 2 次随药送服）、黑附块 18 克、桑螵蛸 9 克、野白术 15 克、怀山药 30 克、芡实米 30 克、炙甘草 9 克。文火煎服，日服 1 剂，分 3 次服，属虚寒型糖尿病者，往往 1 剂即效，重者 2 ~ 3 剂可愈。

32.2.3　玄参 30 克、麦冬 24 克、生地黄 24 克。水煎服，日服 1 剂，分 3 次服，连服 7 ~ 10 天。本方为增液汤。

32.2.4　红人参 9 克（浓煎兑入）、麦门冬（去心）9 克、五味子 9 克。水煎服，每日 1 剂，日服 3 次，连服半月。本方为生脉散。

32.2.5　黄芪 50 克、人参 15 克、玉竹 80 克、生地 25 克、山药 25 克、杞子 20 克、

天冬 20 克、菟丝子 15 克、玄参 20 克。水煎服，每日 1 剂，日服 3 次，连服 7 ~ 10 天。本方为益气滋阴饮。

32.2.6　熟地黄 24 克、山药 12 克、茯苓 9 克、桂枝 3 克、附子（炮）3 克、泽泻 90 克、云苓 9 克、丹皮 90 克、苍术 9 克、玄参 9 克、黄芩 9 克。水煎服，每日 1 剂，3 次分服，连服半个月为一疗程。

32.2.7　荞麦、葛根、人参、茯神、瓜蒌根、煅磁石、黄芩、甘草各 6 克、石膏 9 克，共为细末，取猪腰子（肾脏）1 个去脂膜，黑豆 30 克加水同煮，去猪腰，大豆再煎煮去渣，每日 1 剂，分 3 次服，连服 7 ~ 10 天。本方为石子荞麦汤。

32.2.8　知母 18 克、石膏 30 克、甘草 6 克、粳米 30 克、人参 9 克。水煎服，每日 1 剂，分 3 次服，连服半月。本方为白虎人参汤。

32.3　花粉、麦冬、天冬、丹皮、草薢、太子参、益智仁、金樱子、生地、黄连各 10 克。煮水服，每日 1 剂，分 2 ~ 3 次服，连服半月。随症加味：口渴多饮者加石膏、石斛；多食善饥者，重用黄连加熟地；多尿为主者加枣皮、寄生；心律失常加枣仁、苦参；白内障者加磁石；冠心病加川芎、赤芍；脑梗死加川芎、郁金；多发性脓肿感染者加银花、公英。

32.4　夏枯草、金钱草、薄荷、玉米须、杜仲皮、天花粉、肉苁蓉、五味子、延胡索、白术、淮山药、神曲、山茱萸各 15 克。水煎服，每日 1 剂，分 3 次服，连服 1 个月为一疗程。

随症加味：气虚加黄芪、人参；阴虚加天冬、麦冬、石斛、黄精、玉竹；贫血加当归、熟地、阿胶、鸡血藤；消瘦加鹿茸；多尿加海螵蛸、益智仁、金樱子、覆盆子；口渴严重者重用花粉、葛根、石膏。

32.5　天青地白适量，洗净切碎煎水当茶喝，1 ~ 2 月为一疗程。

33. 治遗精方

33.1　黄连 3 克、生地 15 克、当归 15 克、人参 10 克、远志 5 克、白茯苓（去皮）15 克、酸枣仁（炒）7 克、石莲肉 5 克、甘草 2 克、麦冬（去心）10 克。水煎服，1 日 1 剂，日服 2 次，连服 3 ~ 5 剂。

33.2　人参 10 克、石莲肉 5 克、莲须 10 克、芡实 15 克、白茯苓 15 克、远志 5 克、甘草 3 克。水煎服，每日 1 剂，分 2 ~ 3 次服，连服 1 周。

33.3　酸枣 5 克、柏子仁 10 克、石菖蒲 5 克、黄柏（酒炒）10 克。水煎服，日服 1 剂，3 次分服，连服 3 ~ 5 天。

33.4　黄柏、知母（酒炒）各 50 克，牡蛎、龙骨（煅）、芡实、莲子心、白茯苓（去皮）、远志（去心）、吴茱萸肉各 15 克。共研末，朱砂为衣，米汤送服。每日 1 剂，3 次分服，连服 5 ~ 7 天。

本组验方主治肾虚遗精。

34. 治肾炎方

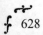

34.1 猪肚1个，紫皮独头大蒜7个，将猪肚洗净，紫皮大蒜剥皮后放入猪肚内，煮至烂熟，吃肉、蒜喝汤，1次或多次吃完即效。

34.2.1 麻黄9克、杏仁9克、石膏12克、甘草3克、射干9克、桑皮9克、茯苓12克、前仁（另包）12克、地骨皮9克、冬瓜皮20克。水煎服，每日1剂，日服3次，连服半个月为一疗程。本方主治急性肾炎风寒型。

34.2.2 银花15克、连翘10克、菊花10克、茅根20克、杏仁9克、石膏12克、甘草3克、射干9克、桑叶10克、蒲公英15克、板蓝根12克。煮水服，1日1剂，3次分服，连服7～10天。本方主治急性肾炎风热型。

34.2.3 生地15克、玄参10克、银花20克、射干10克、茅根30克、甘草3克、蒲公英15克、板蓝根12克、丹皮9克、土茯苓15克。煎水服，日服1剂，分3次服，连服5～7天。本方主治因细菌感染所致肾炎。

34.2.4 白术10克、茯苓10克、猪苓9克、泽泻9克、木通10克、滑石10克、黄芪15克、甘草5克、连翘10克、地肤15克。水煎服，每日1剂，分3次服，连服10天为1疗程。本方主治肾炎水肿。

34.2.5 黄芪30克、党参15克、白术10克、茯苓15克、干姜6克、附片10克、厚朴6克、木香5克、前仁15克、桂皮6克、泽泻12克、大腹皮9克、葫芦巴10克。水煎服，每日1剂，日服3次，连服半个月为一疗程。本方主治慢性肾炎肾病型水肿初、中期患者。

34.2.6 黄芪15克、党参12克、白术10克、茯苓12克、猪苓10克、白芍15克、附片10克、泽泻10克、肉桂5克、前仁10克、木香5克、生姜10克。水煎服，日服1剂，3次分服，连服10～15天。本方主治慢性肾炎偏于肾阳虚患者。

34.2.7 黄芪30克、党参15克、当归10克、熟地15克、白芍10克、白术10克、茯苓10克、炙甘草3克、肉桂5克、鹿胶10克、阿胶12克。水煎服，1日1剂，分3次服，连服1个月。本方主治慢性肾炎后期高度浮肿患者。

34.2.8 生地、枸杞、旱莲草、女贞子、杜仲各15克，生龙骨、生牡蛎、枣皮、丹皮、茯苓各10克。水煎服，每日1剂，日服3次，连服半个月。本方主治慢性肾炎高血压阴虚阳亢型。

34.2.9 制附片、肉桂、山药、熟地、枣皮、杜仲、牛膝、川断、淫羊藿、巴戟天各15克。水煎服，日服1剂，3次分服，连服5～7天。本方主治慢性肾炎高血压属阴阳两虚患者。

34.2.10 熟（生）地15克、淮山药10克、党参15克、黄芪15克、白术10克、茯苓10克、枸杞9克、前仁10克、牛膝10克、泽泻10克、丹皮6克、枣皮9克、菟丝子10克、糯稻根15克。水煎服，每日1剂，分2～3次服，连服7～10天。本方主治肾性血尿患者。

34.3 薏苡仁15克、木鳖10克、糖珠子15克。水煎服，每日1剂，日服3次，连服半个月为一疗程。本方主治慢性肾炎所致尿毒症。

34.4 葫芦菜 25 克。煮水服，每日 1 剂，日服 3 次，连服半月为一疗程。服药期间忌盐。本方主治急性肾炎。

35. 治阳痿方

35.1 小茴香、炮姜各 5 克，焙干研末，加食盐少许，用人乳或蜂蜜调成糊状，贴敷于患者肚脐，外加胶布固定，5～7 天换药 1 次，3～5 剂即效。

35.2 老虎须草 24 克、香花草 60 克、过江龙、木贼各 45 克，共研成细末混合，每次 30 克，黄酒调服，每晚临睡前服，服药前先饮酒效果更佳。

36. 治早泄方

山茱萸 12 克、莲须 9 克、覆盆子 6 克、蒺藜 12 克、牡蛎 18 克、芡实 12 克、山药 9 克、龙骨 6 克。水煎服，1 日 1 剂，日服 3 次，3～5 剂即效。

37. 治黄症（黄疸）方

37.1.1 羌活、藁本、独活、柴胡各 3 克，黄柏、甘草、白茯苓各 10 克，泽泻 15 克、猪苓 20 克、白术 25 克、神曲（炒）30 克、人参 15 克、苍术、升麻各 5 克，葛根 25 克。水煎服，每日 1 剂，日服 3 次，连服 5～7 剂。

37.1.2 黄芩、栀子、龙胆草、木通、茵陈各 10 克，滑石 15 克、黄柏 5 克、升麻 25 克、黄连 30 克、甘草 4 克、灯芯草 3 根。水煎服，日服 1 剂，分 3 次服，连服 7～10 天。

37.1.3 苍术（酒炒）400 克、香附 400 克、青皮 100 克、陈皮 200 克、厚朴（姜炒）100 克、良姜 50 克、乌药 200 克、三棱 50 克、莪术 50 克、青矾 400 克、百草霜适量。同炒为末，用米醋调匀为丸，如梧子大小，每次服 50 粒，日服 2 次，连服半个月为一疗程。

37.1.4 柳枝、薏苡仁根、秦艽、半夏各 50 克，生姜 3 片。水煎服，每日 1 剂，分 3 次服，连服 7 剂。

37.1.5 茵陈、生姜各适量，捣烂搽抹胸前，每日 1～2 次，连续 1 周。

37.2 黄栀、苟柄树、茶油树根各 15 克，九牛胆 5 克。煎水，每日三餐饭后服，日服 1 剂，连服 5～7 剂。

37.3.1 田基黄、黄柏、猪油各 15 克。煮水服，每日 1 剂，日服 3 次，连服 7 剂为 1 疗程。本方主治五种黄疸。

37.3.2 百解皮、水灯草各 10 克，茵陈蒿 15 克。水煎服，每日 1 剂，分 2～3 次服，连服 3～5 剂。本方主治早期黄疸。

37.3.3 丁香 40 粒、瓜蒂 40 个，烧存性，研末，吹入双鼻中，导致鼻孔中流出黄水而退黄，每日 1～2 次，连续 2～3 天。本方主治黄疸如金。

37.3.4 满天星、葆蒿根各 15 克，田螺 100 克。共煮服，每日 1 剂，日服 2 次，连服 1 周。本方主治血症黄疸。

37.3.5　丝茅草、龙胆草、栀子各适量切碎，焙干研末，以猪胆汁调匀为丸如梧子大小，每次 10 克，日服 3 次，连服 1 周。本方主治劳疸。

37.3.6　龙胆草、苦参、茵陈各适量，切碎焙干研末，以牛胆汁调匀为丸，如梧子大小，每次服 10 克，日服 3 次，连服 5 ～ 7 天。本方主治劳疸。

38. 治黄痧病（黄疸型肝炎）方

38.1.1　黄珠子根、四方藤、牛膝、九节风各 25 克，猪肝 100 克。煮食，隔日 1 剂，连服半个月为一疗程。

38.1.2　红浮萍适量，焙干、炒焦、研末，冲米酒服，每次服 10 克，日服 2 次，连服 7 ～ 10 天。本方主治黄痧走胆。

38.1.3　老丝瓜皮适量，炒焦研末，每次 10 克，冲甜酒服，日服 3 次，连服 5 ～ 7 天。

38.2.1　夏叶芹、鹅颈葆、黄栀子、黄药根、灰树、臭牡丹、百解木、白珠子、党参、假人参各 25 克。煮鸡吃，隔日 1 剂，日服 2 ～ 3 次，连服 3 ～ 5 剂即效。

38.2.2　十大功劳、黄栀根各 25 克，六月雪 15 克。煎汁兑酒服，每日 1 剂，分 3 次服，连服 1 周。

38.3.1　丝瓜皮、算盘根、散血草、大百解、燕尾根、黄珠子、铁线草各 15 克。水煎服，日服 1 剂，3 次分服，连服 7 ～ 10 天。

38.3.2　水灯草 10 克、葆高树根 15 克、丝茅草根 25 克。煎汁兑酒服，每日 1 剂，日服 3 次，连服 1 周。

38.4.1　萝卜种、黄叶根、桔梗、假人参、灰树、臭牡丹、白珠子各 25 克。煮乌鸡食，分 2 ～ 3 次吃完，隔日 1 剂，连服 3 ～ 5 剂。

38.4.2　黄栀子 5 个，鸡蛋黄火中焙过受地气 3 次，白珠子 15 克。共煮黑乌鸡吃，分 2 ～ 3 次吃完，隔日 1 剂，连服 5 ～ 7 剂。本方主治黄痧走胆。

38.4.3　十大功劳、木通各 10 克，蛤蟆叶、黄珠子各 15 克。煎水兑酒服，每日 1 剂，分 3 次服，连服 5 ～ 7 天。

38.4.4　黄珠子、算盘根、铁线草、丝瓜皮、散血草各 15 克，燕尾根 20 克、大百解 25 克。水煎服，日服 1 剂，3 次分服，连服 1 周。

38.4.5　艾叶 10 克、茶油树根 5 克、黑竹根 15 克、黄根树 25 克。水煎服，每日 1 剂，日服 3 次，连服 7 ～ 10 天。本方主治黄痧走胆。

38.4.6　茶油树根 5 克、九牛胆 10 克、皮橙、黄栀子、苟柄树各 15 克。煮水服，每日 1 剂，分 3 次服，连服 1 周。本方主治黄痧走胆。

38.5　地苦胆、车前草、大青叶（板蓝根叶）、青鱼胆、茵陈各 25 克。水煎服，每日 1 剂，日服 3 次，连服 5 ～ 7 剂。

38.6.1　苦丁香 5 克，每晚睡前徐徐闻后吹入鼻内，患者即打喷嚏流黄水，每日 1 次，连续 7 ～ 10 天。

38.6.2 溪螺 120 克，用清水洗净浸泡去泥污，用水煎熬加冰糖 120 克，纱布过滤，每日早、晚各服 1 次，连服 5 ~ 7 日，可退黄疸。

随症加味：发热、便秘，加萝卜根 25 克同煎；脾胃虚弱，便溏，加白扁豆 15 克；小便不利、浮肿，加赤小豆 15 克；女患者因血热所致加生茅草 25 克。

38.6.3 高丽参 3 克、云苓 30 克、山药（研末）30 克、朱砂 0.5 克、皂角（微炒）30 克、红花（研末）1.5 克、馒头（去皮）250 克，以上除红花、山药外，均捣烂为丸，如梧子大小，女用红花末为衣，男用山药末为衣，每日服 2 次，每次 8 ~ 9 粒（约 3 ~ 6 克），白开水冲服。

服药期间忌猪肉、榆树皮面、荞麦面、绿豆以及一切生冷和不易消化之食物。

38.6.4 冬瓜 1 个，饴糖 500 克，在冬瓜蒂处开小口，挖去瓜瓤，然后倒入饴糖，将瓜蒂盖上，用炭火煨烤 1 昼夜，待冷取出，吸饮冬瓜内的汤水，每日或隔日服 1 个冬瓜，连服 3 ~ 5 个即效。本方适用于急性传染性黄疸型肝炎。

39. 治黄痧、胀肚（肝硬化腹水）方

39.1.1 癞蛤蟆 5 个、大蒜 49 瓣、猪肚子 1 个，先将癞蛤蟆去头、足和肠杂，与大蒜一起放入猪肚内炖烂分多次吃，连吃 3 ~ 5 剂即效。

39.1.2 四月花（紫薇）根 500 克、七叶黄荆（牡荆）根 18 克、车前草 3 株、山楂树根 60 克、野南瓜根 120 克、栀子根 30 克、路边荆 30 克、水灯草 9 克。第 1 剂水煎后放少量甜酒服，日服 1 剂，分 3 次服；第 2 剂与水豆腐 2 块同煎服；第 3 剂煎液加瘦猪肉 100 克同煮服。腹水消退后，再以本方加艾叶三根煎水煮黄鸡吃。服药期间忌食鱼、虾、竹笋。半个月为 1 个疗程。

39.1.3 苍术、白术、青皮、陈皮各 10 克、厚朴 9 克、枳实 9 克、香附 6 克、木香 6 克、砂仁 10 克、茯苓 15 克、腹皮 15 克、猪苓 15 克、泽泻 15 克、灯芯 6 克、生姜 3 片。水煎服，1 日 1 剂，3 次分服，连服 10 ~ 15 天。

39.2.1 干姜适量捣烂，装入布袋，加水煮沸，用 2 条厚毛巾浸湿姜汤，轮流热敷肝脏部位，全皮肤发红为止（防止烫伤），每日 2 ~ 3 次，连续热敷 3 ~ 5 日即效。

39.2.2 生土豆（马铃薯）洗净，连皮捣烂，除去少量水分，取等量白面灰和适量生姜（捣烂），调匀成饼，外敷肝脏部位，每日换药 2 次，连续 10 ~ 15 天。

39.3.1 红藤、槐花、太了根各 15 克、天麻根 10 克、黄群树根 25 克。煎水配鹅肉 200 克蒸服，日服 1 剂，分 2 ~ 3 次吃，连服 1 周。

39.3.2 上江鹅、下叶芹、黄栀子、黄药根各 25 克。煮水服，日服 1 剂，3 次分服，连服 10 ~ 15 天为一疗程。

39.3.3 蛤蟆叶、鳅鳝草、金银花、铁马鞭草各 25 克。水煎服，每日 1 剂，日服 3 次，连服 7 ~ 10 天。

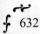

39.3.4　波丝虫2只、蚊皮5克，焙黄研末，温酒送服，日服1剂，分2次服，连服3～5天。本方主治水膨胀。

39.4.1　天门冬15克、红豆25克、车前草25克。煎汁兑酒服，日服1剂，3次分服，连服10天。本方主治水膨胀。

39.4.2　土狗子7个（焙干）、朱砂1.5克。共研末，温开水冲服，日服2次，每日1剂，连服7～10天。本方主治单腹胀。

39.4.3　鱼尾菜10克、满山香15克、水推子下面的虾蟆5只。水煎服，日服1剂，分2～3次服，连服5～7天。本方主治单腹胀。

39.5　车前草、虎杖、虎刺根、钓鱼竿、水梗菜、丹参、半枝莲、半边莲、石穿、白花蛇舌草、田鸡王、地胆草、鸡骨草、刺针草各15～25克。水煎服，每日1剂，日服3次，连服半个月为一疗程。

40. 治全身水肿方

40.1.1　大鲤鱼1尾煮玉米粥吃，隔日服1剂，分2～3次吃完，连服半个月为一疗程。本方主治营养不良性水肿。

40.1.2　水牛蹄1具，去毛洗净炖熬烂后服，每周吃1～2次，连服2～3剂。本方主治营养不良性水肿。

40.1.3　薏苡仁50克。水煎服，并抹洗全身，每日1剂，日服3次，连续1周。

40.1.4　马鞭草、鼠尾草、马兜铃草各15克。水煎服，日服1剂，3次分服，连服5～7剂。

40.1.5　大蒜、田螺、车前子各适量熬成膏，贴敷患者肚脐，每日1剂，连续1周。

40.1.6　七星鱼1条、葱白7根、冬瓜皮50克。共煮服。每周服2～3剂，连服2～3周。

40.1.7　人参、陈皮各10克，木香、厚朴（姜炒）各3克，川芎、白芍（酒炒）、甘草各5克，当归、海金沙、地肤皮各15克，生姜3片、大枣7粒。煎水服，每日1剂，日服3次，连服5～7天。

40.1.8　水杨柳根、山萝卜各15克，茵陈、胆草各10克。炖猪肉100克，日服1剂，分2次服，连服1周。

40.1.9　定海根500克、过山虎700克、五加刺350克、八角香500克、寄生茶500克、防风250克、木贼250克、骨碎补500克、菖蒲250克、肺金草500克、红藤250克、赶山鞭500克、桂皮500克。兑水100千克，煮熬熏蒸，使患者发汗消肿，每日1～2次，连熏3～5天。

40.1.10　青胆叶100克、二宝花、马鞭草、寄生茶、车前草、赶山鞭各250克，海金沙200克。煮水洗澡，每日2次，连洗5～7天。

40.1.11　血用（川芎）、臭牡丹、三百棒、三百根、地枇杷、隔山消、五加皮各 250 克。煮水洗澡，每日 1 剂，1～2 次，连洗 1 周。

40.1.12 牛蒡子 100 克炒干研末，每次服 10 克，热酒冲服，日服 2 次，连服 5～7 天。

40.2.1 野扁豆、三角风各 25 克，铁线藤 15 克。煎汁兑酒服，每日 1 剂，日服 3 次，连服半个月为一疗程。

40.2.2 木瓜 100 克，煮猪肉吃，每日 1 剂，分 3 次服，连服 3～5 天。

40.2.3 车前草、葆高树根各 25 克，假人参根 15 克、毛鸡公草 10 克。煮水兑米酒服，每日 1 剂，日服 3 次，连服 1 周。

40.2.4 铁马鞭草、野鸡凉、豇豆、草豆、枫木树皮各 15 克。煎水兑酒服，1 日 1 剂，分 3 次服，连服 10～15 天。

40.2.5 土牛膝、青葆树根、川山甲草根、四眼草、朝天一炷香、毛虫树各 15 克。煮水兑酒服，1 日 1 剂，日服 3 次，连服 10 天。

40.2.6 小白叶、大血藤根各 25 克，牛膝、九节茶、四眼草各 15 克。水煎服，日服 1 剂，3 次分服，连服 1 周。

40.3.1 团鱼壳 10 克（焙干研末）、水麻菜 100 克。豆腐适量煮食，每日 1 剂，日服 2 次，连服 3～5 天。

40.3.2 萝卜种根、赤小豆、灶心土各 50 克，亮光菜（鲜品）100 克。水煎服，每日 1 剂，分 3 次服，连服 7 天。

40.3.3 九龙盘、黄群草、桐木根各 25 克，箭竿风、见风消各 15 克。水煎服，并取煎液抹洗全身。每日 1 剂，1 日 2～3 次，连续 3～5 天。

40.3.4 春兰草根 100 克，蒸鸡吃，隔日 1 剂，分 2～3 次吃，连服 3～5 剂。

40.3.5 三角风、箭杆风、旱莲草、黄粟树、路中马草、金银花、笔筒草各 15 克，百鸟不落根 25 克。水煎服，并取煎液洗澡，每日 1 剂，1 日 1～2 次，连续 1 周。

40.3.6 萝卜种、苦瓜藤、大退消草、花树根、百鸟不落、凉粉籽各 50 克。煮水兑酒内服，并取煎液洗澡，每日 1 剂，1 日 3 次，连用 5～7 大为一疗程。

40.3.7 兰尾竹根、火蛋葆、黄牛茨、丝茅草根、槐花树、天麻、红藤、太子草、黄胆树各 25 克，配鹅肉或牛肉煮食，每日或隔日 1 剂，日服 2～3 次，连服 3～5 剂。

40.3.8 麒麟尾（玉盏花）250 克煮猪肉吃，每日 1 剂，分 2～3 次服，连服 3～5 剂。

40.4.1 上江鹅、夏叶芹、黄栀子、黄根、灰树、臭牡丹、饭苞树、百解木各 25 克，配母鸡蒸服，分 3 次喝汤食肉，每周服 2～3 剂。

40.4.2 萝卜种、黄栀、毛秀才、白珠子、细线藤煮乌鸡，分 3 次吃，每周服 2 剂，连服 1～2 周。本方主治黄痧水肿。

41. 治慢性肝炎方

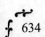

41.1.1 满天星适量，白公鸡1只（刚开叫的小白公鸡），宰杀后留鸡血（不放盐），去头、毛、翅以及除鸡肝以外的内脏，洗净后将满天星填满鸡腹，封口蒸熟，先吃鲜鸡血，后吃鸡肉，每剂分2～3次吃完，连服2～3剂即效。

41.1.2 枳实60克、牡蛎100克、鳖甲100克、白芍80克、当归60克、白术100克、柴胡100克、三棱40克、桃仁60克、山楂80克、砂仁40克、菟丝子60克、山药80克、莪术40克。共研细末，兑蜂蜜为丸，每丸重约15克，每次服1丸，日服3次，连服3个月为一疗程，必要时可服2个疗程。本方适用于慢性甲型肝炎。

41.1.3 泥鳅若干条（表面黏膜保留不洗掉）烘干或焙干，研成粉末，饭后开水冲服15克，1日3次，半月为一疗程。

41.1.4 黄芪30克、虎杖15克、白花蛇舌草15克、露蜂房15克、半枝莲15克、仙鹤草15克、土茯苓15克、仙灵脾15克、鹿衔草15克、柴胡12克、郁金12克、当归12克、生鸡内金12克、桂皮9克、甘草3克。水煎服，先将诸药用冷水浸泡30分钟，武火煮沸，文火煎熬，5分钟即可服用，每日早、晚各服1次，连服6天为一疗程。本方适用慢性乙型肝炎。

41.2 白花蛇舌草、虎杖、茵陈、白花、丹参各30克，柴胡、茯苓各10克、栀子、陈皮、神曲、山楂、郁金各10克，桃仁6克、板蓝根15克、甘草6克。水煎服，每日1剂，分3次服，3个月为1疗程。

随症加减：若两胁疼痛者加云参、川楝子，木香；乏力明显者加黄芪、太子参；胸闷不明显去陈皮、郁金。

42. 治重症黄疸型肝炎方

笔筒草15克、水杨柳15克、野南瓜枝根15克、三泡根15克、茵陈50～100克、大黄30克、胆草10克、栀仁15克、田基黄30克。加水1000毫升，煎成500毫升，煎2次药液混合，每日1剂，分2～3次服，连服10天为一疗程。服药时忌食酸、冷酒及高脂肪类食物。

43. 治脂肪肝方

43.1 丹参、川芎、决明子、山楂、泽泻各15～25克。水煎服，每日1剂，日服3次，连服半个月。本方有降脂作用。

43.2 柴胡10克、当归10克、白药12克、茯苓15克、白术12克、甘草6克、生姜4.5克、薄荷3克。水煎服，日服1剂，3次分服。连服10～15天。随症加减：胁痛明显者加川楝子、延胡索各10克；偏于脾虚者用四君子汤加首乌、草薢各15克；舌边有瘀点加丹参15克。本方适用于肝郁脾虚型患者。

43.3 白芍、女贞子、枸杞子各10克，沙参、生地、麦冬、首乌各15克。煮水服，每日1剂，日服3次，连服2周。失眠者加夜交藤20克、酸枣仁10克；低热加青蒿6克、地骨皮15克。本方适用肝阴不足型患者。

43.4 苍术 12 克，厚朴 10 克、陈皮 6 克、甘草 6 克。水煎服，1 日 1 剂，3 次分服，连服 7 ~ 10 天。必要时加白术、茯苓各 10 克，黄疸加茵陈 18 克。本方适用寒湿困脾型患者。

43.5 柴胡 10 克、香附 10 克、当归 10 克、丹参 15 克、赤芍 10 克、红花 6 克、桃仁 10 克。煎水服，每日 1 剂，日服 2 ~ 3 次，连服 7 ~ 10 天。肝脾肿大者加三棱、莪术各 10 克；肝脾大而硬者加鳖甲、牡蛎各 15 ~ 30 克。本方适用于气滞血郁型。

44. 治肺痨（肺结核病）方

44.1 赤石脂 10 克、仙鹤草 12 克、茜草 12 克、龙骨 9 克、藕节 12 克、蒲黄 12 克、侧柏 9 克、黄芩 12 克、白及 12 克、阿胶（蒸兑）12 克。水煎服，每日 1 剂，连服 5 剂为一疗程。本方主治肺痨咳喘，咯血不止。

44.2 当归头 20 克、白芍（酒炒）10 克、柴胡 5 克、生地炭 12 克、茯苓 12 克、白术 9 克、薄荷 12 克、荆芥（炒黑）4 克、炙甘草 3 克、藕节 3 个、茅根 10 克、血余炭 3 克。水煎服，日服 1 剂，3 次分服，连服 5 ~ 7 剂。本方主治肺痨咳喘、体虚潮热、咯血便溏者。

44.3 麦门冬、野韭菜、沙参、甘草、半夏、冬花、糠皮树、松栀子、山萝卜、兰花根、石龙草各 15 克。水煎服，每日 1 剂，分 3 次服，连服 7 ~ 10 天为一疗程。本方主治肺痨咯血。

44.4 石龙藤、血三七、大血藤、红藤、九牛藤、万年青各 15 克。煮水服，日服 1 剂，3 次分服，连服 1 周。

44.5 韭菜汁适量冲童便服，主治肺痨大咯血。

44.6 月月红、鸡冠花、羊耳菜、竹叶子、黄茅根各 15 克，细辛 5 克。煮水服，每日 1 剂，日服 3 次，连服 1 月为一疗程。服药期间忌食鱼类食物。

44.7 茶树根、扦地棍、上江鹅、苏木、江腊树、益母草、金竹叶各 15 克，陈皮 10 克。煮水兑酒服，每日 1 剂，日服 3 次，连服 5 ~ 7 天。本方主治红痨咯血。

44.8 谷精草、千年矮、白鸡冠花、蜡树各 15 克。煮水服，每日 1 剂，日服 3 次，连服半个月为一疗程。本方主治白痨咯痰。

45. 治摆子病（疟疾）方

45.1 夏枯草、麻雀菜各 15 克。煎鸡蛋吃，每日 1 剂，分 2 次服，连服 3 天。

45.2 桃树尖、满天星、五爪风、车前草、扁豆、红花、细兰叶各适量，捣烂敷双手内关穴，直至敷药局部皮肤起泡即效。

45.3 黄荆条 25 克、过江龙 25 克、狗屁藤（甜藤）15 克、枣树根 15 克。水煎服，每日 1 剂，日服 3 次，连服 3 ~ 5 天。

45.4 田埂大四方草、门波花、马鞭草、蒲地莲、算盘子、柴胡、牛膝、细兰叶各 15 克。煎水服，每日 1 剂，日服 3 次，连服 3 ~ 5 日。

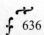

45.5　马草根、鱼眼葆根、黄荆条根各 25 克。水煎服，1 日 1 剂，分 3 次服，连服 3 ~ 5 天。

45.6　漆树根、马草根、五倍子树根各 25 克。煎水服，每日 1 剂，日服 3 次，连服 5 天。

45.7　扁豆藤、柴胡、满天星、牛膝、陈皮、桃树尖各 15 克。煮水兑酒服，每日 1 剂，日服 3 次，连服 3 日。

45.8　田边菊、马草、水冬瓜各 15 克，小风根叶、棕榈叶各 10 克水煎服，1 日 1 剂，分 2 ~ 3 次服，连服 3 ~ 5 天。

45.9　土常山、算盘根各 25 克，鱼眼树根 35 克。水煎服，每日 1 剂，日服 3 次，连服 1 周。

45.10　淫羊藿根、定天雷根、耳桃子、冬瓜根各 15 克。煮水兑酒服，每日 1 剂，日服 3 次，连服 3 天。

45.11　桃子树叶鲜品适量，捣烂外敷双手内关穴至皮肤起泡即效。

45.12　红琉璃、竹根、接骨草、硬兰菜、蛇葆树、细铜钱草、桃子叶、车前子各 15 克。水煎服，每日 1 剂，日服 2 ~ 3 次，连服 3 ~ 5 天。

45.13　红扁豆、桃子树尖、三角风、细铜钱草、蒲地连、车前、三季风各 20 克。水煎服，日服 1 剂，3 次分服，连服 2 ~ 3 天。

45.14　田垠四方草、柴胡、生地、算盘树根、白头花、鱼眼木、棕树珠、踏地果、细兰叶各 15 克。水煎服，每日 1 剂，日服 3 次，连服 3 ~ 5 天。

45.15　警天雷、土凉粉、千年鸟不落、大血藤各 15 克。煮水兑酒服，每日 1 剂，分 3 次服，连服 2 ~ 3 天。

45.16　柴胡、车前、五爪风、马愿草、雅甲、大四方草、扁豆花、满天星、细兰叶各 25 克。水煎服，日服 1 剂，分 3 次服，连服 3 天。

46. 治癫狂病（精神分裂症）方

46.1　倒钩藤、山姜、见风消各 20 克，石菖蒲、大血藤、八角风、黑眼风各 10 克。水煎服，每日 1 剂，日服 3 次，连服 1 个月为一疗程。

随症加味：痰迷心窍型加重石菖蒲剂量 20 ~ 50 克，黄花、远志 50 克；气滞血淤型加丹参 20 克；心脾两虚型加土党参、土人参各 20 克；失眠狂躁型加灯芯草、何首乌各 30 克。本方活血化瘀、养血安神、清心通络、涤痰利窍、滋阴降火、理气解郁、清热平肝、祛风活血，适用于各型精神分裂症。

46.2　槐花、细米葆各 15 克。水煎服，日服 1 剂，分 2 ~ 3 次服，连服半个月为一疗程，本方祛风活血、清肝火。

47. 治内科诸风方

47.1　治头痛风方

羚羊角、天麻、川芎 15 克。煮水兑酒服，1 日 1 剂，分 2 次服，连服 2 ~ 3

天。

47.2　治脑中风方

47.2.1　拦路虎、笔筒草、猪牙菜、五爪风各25克。水煎服，日服1剂，分2～3次服，连服3～5天。

47.2.2　路边大豆、五甲皮、谷雨茶、牛膝各10克。水煎服，1日1剂，3次分服，连服3～5天。

47.2.3　半夏15克、皂角10克。烘干研细末，用竹筒吹入患者鼻孔中（男左女右）。本方开窍、祛风。

47.3　治瘫风方

47.3.1　巴树藤、软筋藤、猪薁藤根各15克。水煎服，每日1剂，日服2～3次，连服10～15天为一疗程。

47.3.2　无根藤35克，过江龙、见风消、凉粉藤各25克，箭竿风、羊角树根、解梦花、巴岩风各10克。水煎兑酒服，每日1剂，日服3次，连服1个月为一疗程。

47.4　治半边风方

47.4.1　血朋仲、公杨梅树、扒牛藤各25克。水煎兑酒服，每日1剂，分3次服，连服5～7天。

47.4.2　细辛5克、无根草10克、麻根、九龙藤、牛膝、五甲皮各15克。水煎服，1日1剂，3次分服，连服7～10天。

47.4.3　五加风、五加刺、箭竿风、见风消、花加草、茶兰草、小见龙各15克。煮水兑酒内服外洗，每日1剂，1日2～3次，连续7～10天。

47.5　治肚痛蹄风方

算盘子根、铁马鞭草各15克，马蹄草10克、竹根3节。煎汁兑酒服，1日1剂，分2～3次服，连服2～3天。

47.6　治肚痛风方

田边菊、算盘子各15克，水灯草10克。煎汁兑酒服，日服1剂，分2次服，连服1～2天。

47.7　治大肠风方

47.7.1　田边菊、算盘根、梨树根各15克。水煎服，每日1剂，日服3次，连服2～3天。

47.7.2　车前草、金银花藤各25克，蜈蚣草15克。煎汁兑酒服，每日1剂，日服3次，连服2～3天。

47.7.3　算盘子、寄生子各10克，樟树子、花椒树子、羊角树木、松木、杉木各15克煎汁兑酒服，日服1剂，分2～3次服，连服2～3天。

47.8　治酒风方

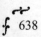

47.8.1 丝茅草根、踏地香、毛枞树根、九节风根、巴岩风根、葆风根、牛膝各 15 克。水煎兑酒服，日服 1 剂，分 2 ～ 3 次服，连服 1 ～ 2 天。

47.8.2 葛根、蒲地风、四方藤、乌葆根、牛膝、巴岩藤、鸡爪糖、茶树、葆风根各 15 克，毛腊根 10 克、九节风 25 克。水煎兑酒服，每日 1 剂，日服 3 次，连服 2 ～ 3 天。

47.9 治冷骨风方

大腊树根、检子树各 25 克。煮水兑酒服，每日 1 剂，日服 3 次，连服 3 ～ 5 天。

47.10 治琵琶风方

满山香 25 克。煮水兑米酒服，每日 1 剂，日服 3 次，连服 2 ～ 3 天。

47.11 治白眼风方

47.11.1 猪心 50 克、猪油 50 克、百草霜 10 克。煮熟加少许食盐，喝汤吃肉，1 次吃完即效。

47.11.2 血朋仲、水杨柳、天青地白各 15 克，五爪风 10 克。煎汁兑酒服。日服 1 剂，3 次分服，连服 1 ～ 2 剂。

47.11.3 倒钩藤、天青地白、韭菜各 15 克，生姜 3 片。水煎服，日服 1 剂，分 3 次服，连服 1 ～ 2 天。

47.11.4 麻雀葆根、老鸦葆根、连子湾各 15 克。煮水服，每日 1 剂，日服 3 次，连服 1 ～ 2 剂。

47.11.5 燕子尾、铁线藤、五爪龙、豇豆藤各 15 克，细辛 5 克。水煎汁兑酒服，1 日 1 剂，日服 3 次，连服 1 ～ 2 天。

47.11.6 老鹰脚 1 对、田边菊、蛇葆、花钱草各 15 克，满天星、香瓜菜各 10 克。煮水服，每日 1 剂，日服 3 次，连服 1 ～ 2 剂。

47.12 治滚地风方

倒钩藤、踏地香（香藤）各 15 克。配猪喉煮食，1 次即效。

47.13 治鸡婆风方

六月雪半斤煮水洗澡，1 日 2 次，每日 1 剂，连用 3 天。

47.14 治黑夜风方

47.14.1 土鲸鱼 1 个（重 250 克以上），剖腹去肠杂，取落花生根 15 ～ 25 克，洗净切碎，填满鱼腹，然后文火煮熟，喝汤吃肉，每日 1 剂，分 2 次服，连服 3 ～ 5 天。

47.14.2 梧桐树（生在草屋上的）50 克。煎水服，日服 3 次，连服 1 ～ 2 天。

47.14.3 马蹄香、细辛各 5 克。焙干研末吹入鼻内，1 日 1 ～ 2 次即效。

47.14.4 芭蕉油 10 毫升，泡米酒 10 毫升，每日 1 剂，分 2 次服，连服 3 ～ 5

天。

47.14.5　皂角刺 25 克，焙干研末蒸猪心吃，每周 2 ~ 3 剂，连服 2 周。

47.14.6　棉花籽适量，兑米酒捣烂敷患者头顶百会穴，每日 1 ~ 2 次，连敷 2 ~ 3 日。

47.15　治黑地风方

47.15.1　箭杆风、见风消、小血藤、大血藤各 15 克。水煎服，每日 1 剂，日服 2 ~ 3 次，连服 2 ~ 3 天。

47.15.2　皂角刺 15 克、谁弄 10 克、猪心 1 个，先将谁弄洗净切碎放猪心内，外用皂角刺刺入猪心四周蒸食。隔日 1 剂，分 1 ~ 2 次服，连服 2 ~ 3 剂。

47.16　治墨风方

47.16.1　红三百两根、下脖树根、海筋藤、鸡脚草各 15 克。煎汁兑酒服，每日 1 剂，分 3 次服，连服 3 ~ 5 天。

47.16.2　太了树根鲜品适量，捣烂兑淘米水合匀，过滤取汁 1 次服即效。

47.16.3　野荞草根、箭竿风、钩藤、九龙盘各 15 克，九节茶 15 克。水煎服，日服 1 剂，分 3 次服，连服 3 天。

47.17　治迷风方

47.17.1　笔筒草、水冬瓜叶、韭菜叶各 10 克。煎汁兑米泔水服，连服 1 ~ 2 次即效。

47.17.2　五爪风、酸瓜叶、细铜钱草、天青地白各 15 克。水煎服，连服 1 ~ 2 次。

47.18　治穿身风方

百竹根（水竹根）、踏地香根、九子黄龙根（九重皮）各 25 克。煮水兑酒服，每日 1 剂，日服 3 次，连服 2 ~ 3 天。

47.19　治鹰爪风方

法夏 15 克、南星 8 克、钩藤 10 克、虫蜕 5 个、全蝎 5 个、柴胡 20 克、枳壳 5 克、五味子 5 克、尖贝 8 克、甘草 5 克。水煎，用姜汁、竹沥引，每日 1 剂，分 2 ~ 3 次服，连服 1 ~ 2 剂。如便秘加桃仁、大黄各 5 克。

47.20　治老鸦（乌鸦）风方

白附片 15 克、羌虫 5 克、朱砂 5 克、天竺黄 10 克、蝉蜕 5 克、柴胡 20 克、防风 15 克、玄参 15 克。煮水服，日服 1 剂，分 2 ~ 3 次服，连服 2 ~ 3 天。无汗加麻黄、桂枝各 10 克；大便不通加枳壳、大黄各 5 克，小便不通加木通、前仁各 10 克。

47.21　治马蹄风方

马蹄草 25 克。煮水兑酒服，1 次即效。

47.22 治酒风方

47.22.1 四月葆、马虫树(江边生的)、大血藤、苏木、葛根各25克。水煎服，连服1～2次。

47.22.2 白葛根、毛秀才、过山虎、红藤各25克。水煎服。

47.23 治狸皮风方

47.23.1 三角风藤、野扁豆根、箭竿风、见风消各15克。煮水服，每日1剂，分2～3次服，连服2～3天。

47.23.2 花钱草鲜品适量，捣烂，兑香油合匀外搽，每日2～3次，连续3～4天。

47.23.3 竹叶细辛5克，煮水兑酒服；儿子葆鲜品适量捣烂焙热外敷，1日2～3次，连续2～3天。

47.24 治贼脚风方

花钱草、打不死草鲜品适量捣烂，兑米酒搽敷，每日2次，连续2～3天。

47.25 治阴箭风方

47.25.1 见风消、延胡索、肉桂、五灵脂、当归、白芷、防风各10克。水煎服，每日1剂，日服3次，连服5～7天。

47.25.2 马蹄香25克煎汁服，每日1剂，分2～3次服，连服3～5天，同时将药渣捣烂外敷患处。

47.25.3 独蒜1个加雄黄、杏仁各5克，共研为丸，每日1剂，2次分服，连服3～5天。

47.25.4 穿山甲10克炒黄，泽兰叶15克，酒煎服，每日1剂，2次分服，连服3～5天。

47.26 治皮风方

箭竿风、见风消、三角风、巴皮风、金银花、黄荆条、血藤、白杨树各25克，煎水服，每日1剂，日服3次；并用药水洗澡，1日2次，连续口服、外洗2～3天。

47.27 治短气风方

47.27.1 倒钩藤根25克、朱砂2克。煮水兑酒服，每日1剂，分3次服，连服2～3天。

47.27.2 青葆树根25克、薄荷根10克。煮水兑酒服，1日1剂，分2～3次服，连服3天。

47.28 治棍地风方

踏地香15克、三角风25克、猪喉1副。共煮食，每日1剂，分1～2次吃，连服1～2剂。

47.29 治扯喉风方

袋子树、硬壳虫各适量，炒焦研末冲米酒服，1次即效，必要时再服1

次。

47.30 治蛇风方

烟屎适量浸水服，1次即效，必要时再服1次。

47.31 治螳螂风方

螳螂窝若干个水煎服，1次即效，必要时再服1次。

47.32 治猪头风方

羊角、羚羊角磨水外搽，1日3～5次，连搽2～3天。

47.33 治扯锯风方

田边菊25克、水灯草10克、虎茸草15克。煎汁兑酒服，每日1剂，分3次服，连服3～5天。

47.34 治望天风方

金银花、铁线草、满天飞、五爪风各15克。水煎服，1日1剂，3次分服，连服1～2天。

47.35 治夜扑风方

黄牛屎适量，烧存性泡酒服，1次即效，必要时再服1次。

47.36 治马蹄风方

马蹄根、铁马鞭根、竹根各3节。煮水服，日服1剂，3次分服，连服1～2天。

47.37 治扇风方

旧蒲扇适量，烧存性冲米泔水服，1次即效，必要时再服1次。

47.38 治笑风方

铁丝草、铁马鞭各15克，丝茅草25克、朱砂0.5克冲服。水煎，服1次即效，必要时再服1次。

47.39 治嘈心风方

大血藤根、羊耳树根各15克，猪肉200克、槽头血100克。共煮食，日服1剂，分2～3次服，连服7～10天。

47.40 治干吐风方

三月葆25克、算盘子根15克。水煎服，每日1剂，日服2次，直至干吐停止。

47.41 治风入心内方

白细辛5克，箭竿风、见风消、饭萝葆、牛膝各15克，水灯草10克、丝茅草25克。煎汁兑酒服，日服1剂，3次分服，连服3～5天。

47.42 治羊癫风方

石菖蒲25克、山羊胎50克。泡酒服，日服1剂，分2～3次服，连服半个月为一疗程。

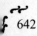

47.43　治脐风方

算盘子根 15 克、葆风根 15 克、铁线草 10 克、丝茅草 15 克。水煎服，1 剂分 2 ~ 3 次，连服 1 ~ 2 剂。

47.44　治饥饿风方

铁器用火烧红淬水服，1 ~ 2 次即效。

47.45　治螺子风方

鸭心 5 个，1 次煮食，1 次即效。本方和胃止呕。

47.46　治反背风方

金银尾 25 克，洗净、切碎炒鸡蛋吃，日服 1 剂，分 1 ~ 2 次服，连服 1 ~ 2 剂。

47.47　治漏底风方

苦瓜藤 15 克、五爪莲 15 克。煎汁兑酒服，日服 1 剂，分 2 ~ 3 次服，连服 2 ~ 3 剂。

47.48　治节骨风方

细米树根、九节风各 25 克，牛膝、过山虎、震天雷、大退消各 15 克，笔筒草 10 克。煎汁兑酒服，每日 1 剂，日服 3 次，连服 5 ~ 7 天。

48. 治诸症方

48.1　治泥鳅症方

48.1.1　牛膝、细米葆各 15 克，鳅鳝草、九节风各 25 克，生姜 3 片、朱砂 1 克（冲服）。水煎服。每日 1 剂，日服 3 次，连服 2 ~ 3 天。

48.1.2　细灯草、猪耳菜、鳅鳝菜各 25 克，水灯草 15 克。煎汁兑酒服，日服 1 剂，3 次分服，连服 2 ~ 3 天。

48.2　治砂仁症方

苋菜根、野棉花根、枣树根、桐油树根、圹梨木、四方草根各 25 克。煮水服，米酒引，1 日 1 剂，日服 3 次，连服 3 ~ 5 天。

48.3　治坶麻症方

48.3.1　细金鸡尾、牛膝、双酸草各 15 克。煮水服，每日 1 剂，3 次分服，连服 1 ~ 2 天。

48.3.2　石菖蒲、鸡脚草各 15 克。水煎服，日服 1 剂，分 3 次服，连服 2 ~ 3 天。

48.4　治蚂蟥症方

烟屎适量，桃痧或冲水服，每日 1 ~ 2 次。

48.5　治贪风症方

乌鸡 1 只、白酒 2.5 千克，煎成 250 毫升（煎煮至乙醇充分挥发为度），喝汤食肉，分 2 ~ 3 次吃，连服 2 ~ 3 剂。

48.6　治黑痧症方

鱼眼树、大百解、茅草根、青葆树、接骨草各15克。煎水兑酒服，日服1剂，3次分服，连服2～3天。

48.7　治火痧症方

鳅鳝草、猪耳朵菜、牛膝、细灯草、黄群（酸笋根）各15克。煮水服，每日1剂，3次分服，连服2～3天。

48.8　治黄痧走皮症方

香树根、黄珠子、钩麻藤、大退消根、水杨柳、江边狗奶树根、茅草根、百解根各25克。煮水服，每日1剂，日服3次，连服7～10天为一疗程。

49. 治小儿病症通用方（总单）

49.1　半边莲、水灯草、木通、车前草、老鸦草、细辛草、水杨柳、黄线草、五爪风、五月泡、龙须草、倭昑草、细茅草根、铜钱草、踏地香、过山虎、黄瓜香、算盘子根（凉用）、大百解、野鸡尾（火旺用）。

49.2　防治小儿感冒三星汤方剂组成：

水灯草、田边菊、车前草、黄瓜香、金银花、紫苏、白头花、蒲地莲各5克。煮水服，每日1剂，日服3次，连服3～5天。本方清热解毒、消炎镇痛、祛风去湿。

49.3　小儿科常用侗药录：

伏龙肝（灶心土）、熟石膏、细铜钱草、九节风、三百根、一枝箭、细辛、燕尾风、巴岩风、三角风、箭竿风、见风消、五爪风、半边莲、黄线草、水灯草、车前草、木通、水杨柳、蔓筋藤、细竹根、大刚药、挖耳草、踏地香、龙芽草、铁线草、老鸦草、细辛、黄瓜香、女儿红、妾昑草、铜钱草、反金风、钩藤、古牛藤、过山龙、九牛筋、蕨菜根、天青地白、天青地红、芹菜、牛膝、木官藤、五月葆、风木、鸡尾凉、节骨草、金银花，以上48种侗药是小儿科常用药，应平时采集或园栽植备用，以应急需。

50. 治小儿发热方

50.1　铁灯台（七叶一枝花）根块切片烘干，每剂15克。煮水服，日服1剂，分3次服，连服3日可退烧。

50.2　铁马鞭、报木树根各10克，香瓜菜、五爪风各5克。水煎服。

50.3　禾秆（稻秆）草适量烧灰，燕子窝泥适量，四季葱白3根。共捣烂，用蛋清调匀敷患儿肚脐，1次即效。

50.4　无根线、竹叶麦冬、水灯草、马筋藤、马树各10克。煮水服，1日1剂，日服3次，连服3天。

50.5　布团叶、水杨柳根、三百根各10克，铁线草、满天星、半边莲各5克。水煎服，每日1剂，分2～3次服，连服2～3天。

50.6　石膏粉适量，米醋调湿，草纸或纱布包裹敷患儿肚脐，每日换药1～2

次，连续 1 ~ 2 日。

50.7 蒲地莲、黄瓜香、细蚊虫药、细辛藤各 5 克。水煎服，日服 1 剂，3 次分服，连服 2 ~ 3 天。

50.8 三月葩、铁线草、水杨柳根、蕨菜根各 10 克。煮水服，日服 1 剂，分 3 次服，连服 1 ~ 2 天。

50.9 燕子泥 50 克、葱白 3 根、水菖蒲鲜品全草 15 克，共捣烂，吸地气 3 次，用鸡蛋清合匀，贴敷患儿肚脐部（肺炎患者可敷双侧胸部），每日换药 2 ~ 3 次，连续 2 ~ 3 次即效。

50.10 大百解、水杨柳各 10 ~ 15 克。煎水分 3 次服，连服 2 ~ 3 天。

50.11 蚯蚓 1 条烧存性，冲开水服即效。

51. 治小儿咳嗽、发热（上感）方

51.1 细辛藤、半边莲、五爪风、柴胡、车前、蒲地莲、毛秀才、鼠灯草各 5 克。煮水服，每日 1 剂，分 3 次服，连服 5 ~ 7 天。

51.2 麦门冬 10 克、枇杷叶、韭菜各 5 克，四季葱 3 根。水煎服，日服 1 剂，3 次分服，连服 3 ~ 5 天。

51.3 五爪风 5 克、细铜钱草、酸瓜草各 10 克。煎汁兑米泔水服，每日 1 剂，分 3 次服，连服 3 ~ 5 天。

51.4 铁线草、木通各 5 克，桑白皮 10 克、四眼草 10 克、生姜 3 片。煎汁兑少许米酒服，1 日 1 剂，3 次分服，连服 1 周。

52. 治小儿水痘方

52.1 柴胡、桂枝、冬花、干葛、苏子各 10 克，升麻、枳壳、北丰、甘草各 5 克，法夏 15 克、生姜 3 片水煎服，每日 1 剂，日服 3 次，连服 3 ~ 5 天。

随症加味：四肢冰冷加附片、肉桂各 5 克；呕吐加砂仁、藿香各 5 克；气喘加五味子 10 克；肚痛加吴茱萸 5 克。

52.2 冰片 0.2 克、黄豆 5 粒、朱砂 0.5 克。共研细末，用鸡翅毛点痘，每日 3 ~ 5 次，连点 2 ~ 3 天。

52.3 满山香、鸡舌草、天青地白、锯子草各 10 克，鲜品捣烂水泡合匀，用白鸡冠血适量，朱砂 0.5 克。蒸服，每日 1 剂，分 3 次服，连服 3 ~ 5 天。若高烧不退加铁马鞭草、丝茅草各 10 克。同煎服，并用鸡蛋壳、甘草适量烧灰敷肚脐，每日换药 1 次，直至烧退。

52.4 紫苏、豆根、隔山消各 5 克。水煎服，每日 1 剂，1 日 3 次，连服 3 ~ 5 天。

52.5 金银花、麻根各 10 克，细辛、朱砂各 1 克（冲服）。以腊雪水煎服，每日 1 剂，日服 3 次，连服 2 ~ 3 天。

52.6　野菊花、水杨柳、竹叶麦冬、水灯草、三百根、山关门各5克。水煎服，1日1剂，分3次服，连服3~5天。

52.7　白马骨、马蹄草、鳅鳝草各10克，水灯草、竹叶细辛、檀香木5克，黄豆或绿豆3粒。煎汁兑少许米酒服，日服1剂，分3次服，连服3~5天。

52.8　升麻、羌活各5克，神曲12克，枳实、厚朴、柴胡、麦芽、莱菔子各10克，甘草、百部各15克，红枣5枚。水煎服，每日1剂，日服3次，连服1周。本方主治小儿水痘发热、腹胀、溏泻。

随症加味：呕吐加木香10克；肚痛加吴茱萸5克；咳嗽加桔梗、冬花各10克；蛔虫加使君子（去壳）5克、黄连5克。

52.9　生党、北芪、肉桂、附片、羌活各10克，吴茱萸、甘草各5克，紫苏、干姜各15克，大枣5枚。煮水服，日服1剂，分3次服，连服3~5天。若呕吐加砂仁、藿香各5克；若泄泻加焦术、茯苓各10克；若肚痛加木香、肉桂各5克。

52.10　川芎15克，桂枝、杏仁、羌活、桔梗各10克，白芍、甘草各5克，细辛2.5克、炮姜2片。煮水服，日服1剂，3次分服，连服3~5天。若无汗加麻黄5克；若咳嗽加花粉、桑皮各5克。本方主治小儿水痘初热流涕、身疼、二便不利。

52.11　犀角（磨服）、羚羊角、黄连、知母、青蒿、麦冬各10克，玄参15克、柴胡20克、生甘草5克。水煎服，熟石膏引，每日1剂，分3次服，连服2~3天。本方主治小儿出水痘高热、谵妄、鼻衄。方中犀角、羚羊角可以水牛角代。若无汗加麻黄5克、紫苏10克；若便秘加枳壳、锦大黄、芒硝各5克；咽痛加射干、山豆根各5克；四肢冷加肉桂5克；咳嗽加花粉、桔梗各5克。

52.12　升麻、麦冬、栀子、赤芍、柴胡、知母、北丰各10克，荆芥穗、甘草各5克，玄参15克、生地20克。水煎服，石膏引，每日1剂，日服3次，连服2~3天。本方主治小儿水痘大热、二便不利。若毒火重加大力、连翘、忍冬、川连各10克；痘斑不退加紫草、青蒿各10克；便秘加枳壳、芒硝、大黄各5克；小便不利加木通、前仁各10克；咽痛加山豆根、射干、桔梗各5克。

52.13　北丰、钩藤、柴胡各10克，升麻、全蝎、甘草各5克，竹黄7克。水煎服，生姜引。每日1剂，分3次服，连服2~3天。本方主治小儿水痘高热抽搐。若便秘加枳壳、大黄、芒硝、厚朴。

53. 治小儿痘毒、痘烂方

53.1　北芪20克、当归25克，赤芍、焦术各15克，肉桂、北丰、高力参、白芷各10克，鹿茸、川芎、淫羊藿各5克，荔枝20枚（去壳）引。水煎服，每日1剂，日服3次，连服5~7天。若腹泻加升麻15克、柴胡20克、粟壳10克、肉蔻10克；若呕吐加丁香10克、西砂10克、神曲15克、藿香10克。

53.2　苍术、薏米、赤苓、前仁各10克，木通8克，干姜、官桂、白芷、淮山药各 5 克。水煎服，大枣 5 枚引，日服 1 剂，分 3 次服，连服 5 ~ 7 天。若口渴加花粉、五味子、干葛各 5 克；若咳嗽加法夏、冬花、桔梗各 10 克。

53.3　九节风草 25 克。煮水，朱砂 0.5 克。点野豆，每日点 4 ~ 5 次。

53.4　年久盖屋草适量，火化研末以鸡蛋清调敷，每日 1 ~ 2 次，连敷 2 ~ 3 日。

54. 治小儿麻疹方

54.1　半老丝瓜 1 个，切片晒干蒸服。每次服 10 克，日服 3 次，连服 3 ~ 5 天。

54.2　白及、银花藤、一朵云、车前草、水三七各 10 克。水煎服，每日 1 剂，分 3 次服，连服 1 周。

54.3　穿山甲 25 克、红稗炒焦 15 克。煎水服，日服 1 剂，3 次分服，连服 5 ~ 7 天。

54.4　黑豆根、黄豆根、绿豆根各 25 克。水煎服，日服 1 剂，分 3 次服，连服 5 天。

54.5　苦楝子 5 克煎水服，棕树根 50 克煎水洗澡。每日 1 剂，1 日 3 次，内服、外洗连续 3 天。

54.6　腊雪水、麻根、朱砂、细草藤各 10 克。煮水服，日服 1 剂，3 次分服，连服 3 ~ 5 天。

54.7　鱼眼葆、五月葆、芋麻根（鲜湿）各 15 克。水煎服，每日 1 剂，分 3 次服，连服 5 ~ 7 天。

54.8　田边菊 15 克、小血藤 10 克、老鸦酸 5 克。煎汁兑香油适量口服，每日 1 剂，3 次分服，连服 3 ~ 5 天。

54.9　箭竿风 5 克、见风消 10 克、无根线 15 克、朱砂 1 克（冲服）。水煎服，1 日 1 剂，分 3 次服，连服 5 ~ 7 天。

54.10　白麻根 15 克、油麻根 10 克。水煎服，每日 1 剂，分 3 次服，连服 1 周。本方主治白麻。

54.11　紫苏、黄年刺、黄群、牛膝、野高粱各 15 克。煮水服，1 日 1 剂，日服 3 次，连服 3 ~ 5 天。本方主治麻出不畅。

54.12　白屋灵 15 克、白芝麻 10 克、绿豆 15 克。水煎服，日服 1 剂，分 3 次服，连服 3 ~ 5 天。

54.13　豆腐适量，糯米适量共煮食，每日 2 ~ 3 次，1 次 200 毫升左右，连服 1 ~ 2 天。本方主治麻出不快。

54.14　副粟 50 克、高粱子 15 克、朝阳花 15 克、皂树子 5 克、猪耳菜子 15 克。开水泡服，每日 1 剂，分 3 次服，连服 2 ~ 3 天。本方主治麻出不畅。

54.15　鬼老风树根、牛膝、箭竿风、见风消各 15 克，水灯草 10 克。水煎服，每日 1 剂，分 3 次服，连服 3 ~ 5 天。本方主治麻狂风。

54.16　蚱老虎适量，烧灰存性，用香油调搽患处，每日2～3次，连续2～3日。本方主治收麻后出麻疮。

54.17　斑鸡蛋壳适量，野老鼠肝肺适量。共煮食，1日2～3次。

54.18　蚯蚓、川芎各10克，黑豆、拦路虎各15克。水煎服，每日1剂，日服3次，连服3～5天。本文主治麻疹咳嗽。

54.19　麦冬、老鼠杉各15克，糯米粉、枇杷叶适量。先将麦冬、老鼠杉煎汁与糯米粉和匀成粑，外用枇杷叶包好蒸熟拌红糖吃，每日1剂，分2～3次吃，连服2～3天。本方主治麻咳不止。

54.20　马齿苋、冬苋菜、金银花、向阳花、山风脚各15克，岩姜10克。水煎服，日服1剂，3次分服，连服3～5天。本方主治麻疹腹泻。

54.21　白胡椒适量研末，金银花15克。煎汁去渣，与鸡肉同蒸服，每日1剂，日服2剂，连服2～3剂。本方主治麻泻不止。

55. 治婴儿胎黄方

55.1　生地、花粉、茵陈各12克，大黄9克。水煎汁，加白糖少许空腹服，每日1剂，连服3天。本方清热解毒、退黄。

55.2　黄连、黄柏、黄胆草、黄珠子各5克。水煎汁，加少许白糖服，1日1剂，分2次服，连服2～3天。本方清热平肝、退黄降火。

56. 治婴儿胎赤（遍身红赤）方

生地、花粉、甘草、连翘各6克。水煎空腹服，每日1剂，日服3次，连服3～5天；外用浮萍捣烂绞汁，调朴硝、赫石粉适量敷婴儿肚脐，用布包紧。每日换药1～2次，连续3～5天。本方清热解毒、平肝降逆。

57. 治婴儿胎垢（蛇胎）方（全身如蛇皮鳞甲样）

57.1　白僵蚕去头适量，研末煎汤外洗，每日2～3次，连续3～5天。

57.2　蛇蜕适量研末煎汤洗澡，每日2～3次，连续3～5天。

此二方均有清热解毒之功效。

58. 治婴儿脱皮方

58.1　木通、藿香、黄芩各5克，麦冬10克。加灯草适量，水煎灌服，每日1剂，分2～3次服，连服3～5天。本方治湿逐水、清热降火。

58.2　倒皮树皮、黄连树皮各适量，捣烂焙干研末，用香油调敷患处，每日换药1～2次，直至痊愈。

59. 治婴儿两腿生疮脱皮方

59.1　黄连皮、黄柏、五倍子各10克。炙焦研末，调猪胆汁外搽，每日2～3次，连续3～5天。

59.2　伏龙肝（灶心土）、冰片10克。研末调香油搽敷患处，每日换药2～3次，连续3～5天。

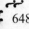

60. 治婴儿胎毒方

60.1　苦楝树皮、花椒、羌活各 25 克，煎水洗澡，每日 2 次，连续 2 ~ 3 天；金银花、蒲公英、连翘、鳅鳝草各 5 克，甘草 2 克，水煎灌服，每日 1 剂，分 3 次服，连服 2 ~ 3 天。本方清热解毒、凉血降火。

60.2　黄连、黄柏、白芷、五倍子各 5 克，伏龙肝、白矾各适量，共研末兑香油调敷。每日 1 ~ 2 次，连续 3 ~ 5 日。

61. 治婴儿夜啼方

61.1　灯芯（烧灰）、朱砂各适量共研末，涂搽乳母之乳头，然后让婴儿吮吸乳汁，夜啼可止。

61.2　蝉蜕 7 个去头、足、翅，取下半截炒焦为末，薄荷 5 克。煎水服，每日 1 剂，日服 2 ~ 3 次，连服 2 ~ 3 日。本方镇静、祛邪。

61.3　朱砂 3 克，睡前以朱砂磨新鲜井水，涂搽患儿心窝和两足心，连续 2 ~ 3 晚。本方有镇静、安神之功。

61.4　九格草 9 节（每节 1 厘米长）、大米 9 粒，缝一小布袋制成药佩，吊在小儿胸前，夜啼渐止。

61.5　水灯草、水杨柳、小岩祥、小蜈蚣草、水竹叶草各 20 克。煎水服，每日 1 剂，分 3 ~ 4 次灌服，连服 3 日。

61.6　灯花 5 朵研末，睡前涂乳母之乳头，让婴儿吮吸，连续 2 ~ 3 晚，夜啼可止。

61.7　吴茱萸 10 克、生姜 20 克、葱白 7 根。均置于碎瓦上，炒黄后滴入桐油适量调匀，净布包好，火烤待温熨脐，冷了加热再熨，如此反复 10 分钟，然后敷于婴儿肚脐，外用胶布固定。

61.8　黑牵牛花适量，米 5 克。捣烂调敷婴儿肚脐，每日 1 ~ 2 次，连续 2 ~ 3 天。本方可镇惊安神。

62. 治婴儿昼夜烦躁不安方

62.1　台乌药 5 克、野向日葵 5 个。水煎调白糖晨服，每日 1 次，连服 3 ~ 5 日，本方安神、镇静。

62.2　淮山药、花神各 10 克。煎汤加白糖调服，日服 1 剂，分 3 次服，连服 3 ~ 5 日。本方健脾、安神。

63. 治小儿夜间说胡话方

七加风树叶 30 克、小风叶 20 克、大小血藤各 10 克、金银花藤 20 克、八角风树 5 克、小薜荔 10 克、马树 20 克、马筋藤 10 克、见风消 10 克。煮水服，每日 1 剂，分 3 次服，每次服 60 毫升。并用煎液兑 50 度白酒适量洗澡，每日 1 次，连续 7 天。

64. 治小儿肚痛方

64.1 细线藤、细铜钱草各 10 克。水煎服，每日 1 剂，日服 2 ～ 3 次，连服 1 ～ 2 天。

64.2 见风消、柿子盖各 10 克。煮水服，每日 1 剂，分 2 次服，连服 2 ～ 3 天。

64.3 五爪风、蒲地莲、黄瓜香、天青地白、铁线草、柴胡、车前、鼠灯草、金银花各 10 克，细辛藤 5 克。水煎服，1 日 1 剂，3 次分服，连服 2 ～ 3 天。

64.4 细线藤、九龙藤、梱马藤、铜钱草各 10 克。水煎服，日服 1 剂，分 3 次服，连服 3 天。

64.5 红老鸦酸 5 ～ 10 克。煮水兑酒服，每日 1 剂，分 3 次服，连服 2 ～ 3 天。

64.6 穿山甲适量，火化研末，每次 5 克，兑米酒服，日服 1 ～ 2 次，连服 2 ～ 3 天。

64.7 毛秀才、百鸟不落、黄线草、满天飞草根各 5 克。煮水服，每日 1 剂，3 次分服，连服 3 天。

65. 治小儿肚胀方

65.1 假凉粉子、算盘树根、萝卜种子各 10 克。水煎服，每日 1 剂，日服 3 次，连服 1 ～ 2 日，并取煎汁洗澡。本方健脾理气、开郁消食。

65.2 水杨柳 10 克、铁线藤 10 克、泥鳅菜 15 克、朱砂 1 克（冲服）。水煎服，每日 1 剂，分 3 次服，连服 2 ～ 3 日。本方清热利湿、行气消积。

65.3 韭菜根汁适量，兑猪油脂煎服，每日 1 ～ 2 次，连服 1 ～ 2 日。本方润肠、消气。

66. 治小儿肚痛、呕吐方

66.1 红老鸦酸 10 克。煮水兑酒服，每日 1 剂，日服 2 次，连服 1 ～ 2 天。

66.2 藿香、煨姜、香茹草、灶心土各 5 克。煎水服，每日 1 剂，分 2 次服，连服 1 ～ 2 天。

66.3 水灯草、苏木各 5 克，鸡冠血适量，朱砂 1.5 克（冲服）。水煎服。每日 1 剂，分 2 次服，连服 2 ～ 3 天。

66.4 倒钩藤 10 克、鸡冠血适量，朱砂 1 克（冲服）。水煎服，日服 1 剂，分 2 ～ 3 次服，连服 2 ～ 3 日。本方清热平肝、补中安神。

66.5 伏龙肝 5 克、熟石膏 5 克。煮水服，日服 1 剂，分 2 次服，连服 1 ～ 2 日。本方清热、退火。

66.6 定天雷树根 5 克、黄瓜香 10 克。煮水服，每日 1 剂，日服 3 次，连服 1 ～ 2 天。本方清热、止吐。

67. 治小儿腹泻方

67.1 细铜钱草 5 克，炒鸡蛋喂食。每日 1 剂，分 2 次服，连服 2 ～ 3 日。

67.2 关门草、马愿草、蚊脚草各 5 克。煮水服，1 日 1 剂，3 次分服，连服 2 ～ 3

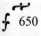

日。本组验方主治婴儿胎泻。

67.3　马蹄草、麻雀草各10克。煎汁兑酒服，每日1剂，分3次服，连服2～3天。

67.4　巴豆3粒，黄蜡1.5克，捣烂贴敷患儿肚脐，每日1～2次，连敷2～3日。本方导气、消积。

67.5　老鸦草、女儿红、妾昐草各5克，黄瓜香10克，细辛3克。煮水服，日服1剂，分2～3次服，连服2～3天。本方清热泻火、理气消食。

67.6　大蒜适量捣烂，贴敷患儿两足心。本方主治小儿腹泻不止。

67.7　炒白术、法夏各100克，丁香3克。共研末，姜片调匀为丸，约玉米粒大小，每次服3～4粒，日服3次，连服2～3天。本方主治小儿久泻不止。

67.8　野桃子树根、毛脚鸡草、马树根各20克。煎水服，每日1剂，日服3次，连服3日。

67.9　踏地香草、马蹄香草各20克。煮鸭蛋吃，每日1剂，日服3次，每次1个鸭蛋，药水200毫升，连服3天。

67.10　焦术、木通、石榴皮、茯苓各10克，甘草3克。水煎服，日服1剂，3次分服，连服2～3日。

67.11　五爪风、插地棍、黄醇瓜、小铜钱草鲜品适量，捣烂，泡淘米水服，每日1剂，分3次服，连服2～3天。

67.12　金银花、铁线草、马筋藤、三角风各10克。煮水服，每日1剂，日服3次，连服3天。

68. 治小儿吐、泻方

68.1　铁线草、半边莲、蒲地莲、五爪风、细蚊虫药、金银花、紫苏各5克。水煎服，日服1剂，2次分服，连服1～2天。

68.2　毛秀才、六月雪、关门草、白头花各5克。煎水服，每日1剂，分2～3次服，连服1～2天。

68.3　金银花、粟米草、细蚊虫药、五爪风、关门草、鼠灯草、白头花、铁线草、蒲地莲各5克。水煎服，每日1剂，分2次服，连服2～3天。

68.4　炮蜡树、黄荆条、蚊虫药、车前、算盘子、柴胡各5克。水煎服，日服1剂，分2～3次服，连服2～3天。

68.5　半边莲、鸡肠草、牡蛎粉各25克。炒干为末，蜂蜜适量调匀为丸，如绿豆大小，每次服4丸，日服3次，连服3天。

68.6　猪苓、泽泻（去毛）、茯苓（去皮）、香薷、干葛、天花粉各10克，升麻、白芍、知母各5克，白术（土炒赤）15克，黄连25克、生姜3片。水煎服，每日1剂，日服3次，连服2～3天。

68.7　海树藤、人参、金线吊葫芦、鳅鳝菜、小血藤各10克。水煎服，每日1剂，日服 3 次，连服 3 天。

68.8　老鸦草、黄线草、水灯草、熟石膏、伏龙肝各 5 克。煮水服，1 日 1 剂，分 3 次服，连服 3 天。本方清热泻火、止吐泻。

68.9　水猪耳草 5 克、麻雀禾 5 克。煮水兑酒服，日服 1 剂，3 次分服，连服 2 ~ 3 天。

68.10　斑麻症草根鲜品适量，捣烂兑井水服，每日 1 ~ 2 次，连服 1 ~ 2 天。

68.11　细药草根、关门草根各 5 克。煎汁兑酒服，每日 1 剂，分 2 次服，连服 2 ~ 3 天。本方可止吐泻。

68.12　半边莲、鸡肠草、牡蛎粉各 15 克，炒干研末，兑蜂蜜为丸（制成 10 粒），每次服 2 粒，开水冲服，每 3 ~ 4 小时服 1 次，直至吐泻止。

68.13　天南星、大枣、人参、白术、茯苓、陈皮、甘草、车前草、藿香、灯芯草各 10 克。水煎服，日服 1 剂，分 2 ~ 3 次服，连服 2 ~ 3 天。

69. 治小儿吐乳方

69.1　防风、吴茱萸各 15 克，砂仁 3 克，藿香 10 克，滑石 5 克。水煎服，每日 1 剂，分 2 ~ 3 次服，连服 2 ~ 3 日。

69.2　大米 7 粒，炒黑研末，兑人乳喂服，可治小儿吐乳。

69.3　人参 10 克、白蜜 10 克。煮水服，每日 1 剂，3 次分服，连服 2 ~ 3 日。

69.4　白茅根 100 克。煮水频服，可止小儿吐乳。

69.5　大枣 1 枚（去核）、斑蝥 1 个（去头翅）。煮水服，每日 1 剂，分 2 次服，连服 2 ~ 3 日。

69.6　大雪梨 1 个，丁香 15 粒刺入梨内用湿纸包 4 ~ 5 层，用火煨熟喂服。

69.7　甘蔗汁 70 毫升，生姜汁 10 毫升，和匀，慢慢喂服。

70. 治小儿大便不通（便秘）方

70.1　桐油树根 5 克。煮水兑酒服，每日 1 剂，分 2 次服，服 1 剂即效。

70.2　枣树根 5 克。水煎服，日服 1 剂，2 次分服，1 剂即效。本组验方清热润肠、开泻。

71. 治小儿小便不通方

71.1　竹叶细辛 5 克，鳅鳝草根、马草根各 10 克。水煎服，日服 1 剂，分 3 次服，连服 2 ~ 3 日。

71.2　水汉菜根 5 克。煮水兑酒服，每日 1 剂，分 3 次服，连服 2 ~ 3 天。

72. 治小儿尿床方（三岁以上小孩尿床）

三百两树根 30 克、臭牡丹根 20 克、马根 10 克。炖猪尿泡吃，放少许食盐调味，每日服 1 剂，连服 1 周。

73. 治小儿盗汗方

四方藤根 20 克、大补药（切片晒干）20 克、马根 10 克、四边菊根 20 克，

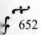

炖瘦肉 250 克，加少许食盐调味，每日 1 剂，日服 3 次，连吃 5 ~ 7 天。

74. 治小儿流涎方

新桑白皮适量，水煎汁涂搽口腔，每日 3 ~ 4 次，连搽 3 ~ 4 日。

75. 治小儿鹅口疮方

75.1 甘草 10 克、黄连 10 克。水煎浓汁，用棉签蘸药液搽拭口腔，每日 3 ~ 4 次，连搽 4 ~ 5 天。本方清热退火。

75.2 槟榔 15 克、冰片 10 克。煅枯研末，撒搽患处，每日 3 ~ 4 次，连用 2 ~ 3 天。本方退凉解毒。

76. 治小儿舌炎方

76.1 蜘蛛窝适量，烧存性，研末撒患处，1 日 2 ~ 3 次，连续 3 ~ 4 天。本方清热解毒。

76.2 黄栀 5 ~ 7 粒，捣烂开水浸泡，滤渣取汁频搽拭患处，连续 2 ~ 3 日即效。

76.3 黄柏、黄连、黄皮各 15 克。焙干研细，用竹沥泡 2 ~ 3 小时后，搽拭患儿舌部。每日 2 ~ 3 次，连续 2 ~ 3 天。

76.4 黄栀子、黄胆草、大黄各 15 克。水煎服，每日 1 剂，日服 3 次，连服 3 ~ 5 天。

76.5 生芙蓉花叶、茎、皮鲜品适量，捣烂调米泔水，用鸭毛蘸药液频搽口腔，连续 2 ~ 3 日。

76.6 蓖麻子肉适量捣烂，以纸取油，将纸搓条点火吹灭，以烟熏舌，1 日 2 ~ 3 次，连续 2 ~ 3 天。

76.7 蒲黄 15 克、僵蚕 10 个。焙干研末，频搽患处，连续 2 ~ 3 日。

77. 治小儿口腔炎方

硼砂 50 克、兰靛花 2 朵。共研细末吹入口腔中，每日 2 ~ 3 次，连续 2 ~ 3 天。

78. 治小儿咽喉肿痛方

78.1 大血藤 5 克、水杨柳 5 克，烘干研末用竹筒吹入咽喉部；小血藤、背笼花根各 10 克，红三百两根 15 克，煮水服，每日 1 剂，日服 3 次，连服 3 ~ 5 天。

78.2 木通、水灯草、金银花、车前草各 5 克，细辛 2 克。煮水服，日服 1 剂，3 次分服，连服 3 ~ 5 天。

本组验方有清热解毒、利尿降火之功效。

79. 治婴儿口角生疮方

79.1 黄连、黄皮、甘草各 3 克，黄栀子 3 个。煎水或泡水，用鸭毛频搽患处，连续 2 ~ 3 日即效。

79.2 血余炭（乱发热灰）适量，猪油调匀搽患处，1 日 3 ~ 4 次，连续 2 ~ 3 日。

80. 治小儿头上生疮方

80.1 鼠曲藤根、苦牛胆各适量，磨水外搽；苋菜叶捣烂外敷。每日1～2次，连续3～4天。

80.2 大腊树子适量焙干研末，调麻油外搽，1日2～3次，直至痊愈。

81. 治小儿遍身奇痒方

81.1 生姜、大蒜适量捣烂，调白酒，布包搽之，直至痒止。

81.2 苦参、蛇床子、川椒、甘草各15克。煎汤外洗，每日1剂，日服2～3次，连续2～3日。

81.3 全蝎、苦参、薄荷各6克，荆芥、甘草、防风各5克。水煎服，每日1剂，1日3次，连服2～3剂。

本组验方清热解毒、消炎止痒。

82. 治小儿中耳炎方

82.1 白矾5克，烧存性，蚯蚓1条烘干为末，混合用竹筒吹入耳中，1日2～3次，连续3～5天。本方消炎、敛疮。

82.2 枯矾5克，研末吹入耳中，每日2～3次，连续3～5天。

82.3 黄柏、知母、防风、天花粉、白茯苓、玄参、白芷、蔓荆子、天麻、甘草各5克，生姜3片。煎水服，1日1剂，日服3次，连服3～5天。

83. 治小儿痢白尿方

马蹄草、五月葆白根、小背笼草、车前草、五爪风、老鼠屎各5克。煮水服，每日1剂，日服3次，连服3～5天。

84. 治婴儿囟门凸出方

黄柏20克、蓖麻20克。共焙干研末调香油，睡前贴敷两足心（涌泉穴），连敷3～5次，囟门可平复。

85. 治小儿囟门延迟愈合（肾气不足）方

85.1 干姜25克、细辛15克、肉桂15克。共焙干研末，另捣生姜汁适量调匀，敷于头颅囟门上，视小儿面赤为止。

85.2 柏子仁、南星各40克。共研为末，每日取5克，用米醋适量调匀，摊在纱布上，视小儿囟门大小剪贴，每日换药1次，干则以热醋润之，如无不良反应，直至小儿囟门愈合为止。

85.3 茵陈、车前子、百合各25克，黄连15克。共研为末，配乌牛乳汁或雄鸡胆汁调涂患儿两足心，并敷头缝，用胶布固定，干则再换鲜药，3～5次即效。

86. 治小儿口腔流涎方

86.1 吴茱萸60克、胆南星20克，研末瓶装备用，临睡前为患儿洗净脚并揩干，取药粉15克，用陈米醋调成糊状，敷贴患儿双侧足心涌泉穴，每日换药1次，连敷3～4天。

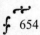

86.2　鲜桑枝适量捣烂取汁，兑葡萄藤汁频刷口腔即效。

87. 治小儿生马牙方

87.1　僵蚕3条去丝、嘴，人中白3克，硼砂3克，青黛3克，冰片2克。共研细末。先用鸭毛或棉签蘸药水洗净口腔，再将以上药粉涂搽，1日3～4次，连续3～4天。本方清热解毒。

87.2　马齿苋全草适量焙干，雄黄1克，冰片2克。共研末，涂搽患牙，1日3～4次，连续3～5天。

87.3　生芙蓉花（叶、皮、根均可）适量捣烂，鸡蛋2个，取蛋清调匀，贴敷患儿心口及肚脐，每日换药1～2次，连续3～5天。

87.4　生香附、生半夏各15克，捣烂调蛋清敷肚脐，每日1～2次，连敷3～5日。

88. 治小儿白口疮方

88.1　甘草10克、鹅不食草5克、冰片0.5克。研末撒患处，每日2～3次，连续3～5天。

88.2　黄连10克、阎王刺根下虫（头向上者），用菜油炒干研末，撒患处，每日1～2次，连续3～5天。

88.3　仙人掌适量，焙干研末，每次取5克，调菜油外搽，1日1～2次，连搽3～5天。

88.4　槟榔15克、鲜白地葓全株25克。煮水，内服外搽，1日2～3次，连服3～5天。本组验方有清热解毒、敛疮之功效。

89. 治小儿斗眼方

89.1　麝香0.5克、朱砂2克、螺蛳7个。共捣烂如泥，敷于患儿囟门上，1次即效，必要时再敷1次。

89.2　桑柴炭10克，研末，滴入雄鸡冠血2～3滴，加食盐混合匀，频搽患处。

89.3　芙蓉花适量，切碎捣烂，用米泔水浸泡半小时，取鸭毛或棉签蘸药搽口内患处，每日2～3次，连续3～5天。

90. 治小儿尿结方

谷精草、车前草、猪鬃草各10克。煎水服，每日1剂，日服3次，连服5～7天。本方清热利尿。

91. 治小儿走子方

91.1　椿木树皮、葓高树各适量。煎浓汁，用韭菜蘸药汁搽患处，每日3～4次，连续1周。

91.2　葛布藤、连子湾、检子树花、地门麦冬、摆灵渺各10克。煮水内服，每日1剂，日服3次，连服5～7天，并用药液外洗，1日2～3次。

91.3　小猪公睾丸烤干为末，瓶装密封，用时取药粉5克，兑烧开之陈酒或甜酒冲服，每日服 2 次，连服 3 ~ 5 天。

92. 治小儿阴囊肿大方

甘草 5 克煎浓汁，用蚯蚓粪调匀外敷，每日 1 剂，换药 2 次，连续 5 ~ 7 天。本方消炎退肿。

93. 治小儿疝气方

枳壳、黄连各 10 克，木香、丁香各 5 克。煮水服，每日 1 剂，日服 3 次，连服 10 ~ 15 天为 1 疗程。

94. 治小儿软骨病方

肉肉菜 150 克、臭牡丹 50 克、猪排骨 200 克。煎汁，与适量米粉混匀，做粑粑蒸熟吃，每日或隔日 1 剂，分 3 ~ 4 次吃，连服 3 ~ 5 剂。

95. 治小儿诸风方

95.1　治小儿惊风方

95.1.1　鸡爪风、柴胡、车前、铁马鞭、天青地白各 5 克。水煎服，日服 1 剂，3 次分服，连服 2 ~ 3 天。若眼闭加关门草、五爪风各 5 克；热甚者加黄瓜香 5 克。同煎服。

95.1.2　紫苏、金银花、五爪风、鼠灯草各 5 克，生姜 3 片煮水酒引，每日 1 剂，分 3 次服，连服 2 ~ 3 天。

95.1.3　荆芥 3 克、薄荷 5 克、钩藤 5 克、三百根 3 克、石根藤 5 克。水煎服，日服 1 剂，分 3 次服，连服 2 ~ 3 天。

95.1.4　紫苏、水灯草各 5 克，五爪风、满天星各 10 克，猛虎下山 2.5 克、生姜 1 片。煎汁兑酒服，每日 1 剂，分 3 次服，连服 2 ~ 3 天。

95.1.5　金银花、三百根各 10 克，半边莲、满天星、香瓜菜、鸡脚草、五爪风各 5 克。水煎服，1 日 1 剂，分 2 ~ 3 次服，连服 1 ~ 2 天。本方可预防小儿起风。

95.1.6　九重皮藤、三百根各 10 克，白杨柳花 5 克。水煎服，每日 1 剂，3 次分服，连服 2 ~ 3 天，并取药液推抹全身，1 日 2 次。

95.1.7　竹叶细辛、百解根各 5 克。煮水兑酒服，日服 1 剂，分 3 次服，连服 3 天。

95.1.8　猴子藤、土药草、打不死、海筋藤、花钱草、金鸡尾、野苋菜、饭萝葆各 15 克。鲜品，捣烂泡淘米水服，每日 1 剂，日服 3 次，连服 2 ~ 3 天。

95.1.9　金银花、五爪风、水灯草各 10 克。水煎服，每日 1 剂，日服 2 ~ 3 次，连服 2 ~ 3 天。

95.1.10　五爪风、水杨柳、铁线草、鳅鳝草、紫苏、半边莲各 15 克。煎汁兑米泔水服，日服 1 剂，3 次分服，连服 3 天。

95.1.11　紫苏、金银花、五爪风、鼠灯草各 5 克，生姜 3 片。水煎服，日服 1 剂，分 3 次服，连服 2 ~ 3 天。

95.1.12　水灯草、观音草各 10 克，白米 25 克（炒焦）。水煎服，每日 1 剂，

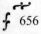

3 次分服，连服 2 ～ 3 天。

95.1.13 香花藤、笔筒草各 5 克，踏地香、过山虎各 10 克，生姜 3 片。水煎服，日服 1 剂，分 3 次服，连服 2 ～ 3 天。

95.1.14 水灯心、白及、三百根各 10 克，生姜 3 片，朱砂 1.5 克（冲服）。每日 1 剂，水煎服，日服 3 次，连服 3 天。

95.1.15 水灯花 10 克，田边菊、半边莲、海筋藤各 15 克。煎汁兑酒服，每日 1 剂，分 3 次服，连服 3 天。

95.1.16 田边菊、半边风各 15 克，海筋藤 10 克、水灯草 5 克。煎汁兑酒服，日服 1 剂，3 次分服，连服 2 ～ 3 天。

95.1.17 半夏、南星、天麻、枳壳、甘草各 10 克。煎水服，每日 1 剂，分 3 次服，连服 3 天。

95.1.18 细辛草、百解根各 5 克。煮水服，1 日 1 剂，分 3 次服，连服 2 ～ 3 天。

95.1.19 九里光、水灯草、满天星、九节风、鸡脚草、地菜草、巧到藤各 5 克。煎水酒引，日服 1 剂，3 次分服，连服 3 天。

95.2 治小儿急惊风方

95.2.1 天青地白、蚯蚓粪、月季花、满天星、五爪金龙、天青地红、酸瓜叶各 15 克。水煎服，并抹洗全身，每日 1 剂，分 2 ～ 3 次，连续 1 ～ 2 天。

95.2.2 连翘、柴胡、地骨皮各 10 克。水煎服，每日 1 剂，日服 3 次，连服 2 ～ 3 天。

95.2.3 龙胆草、黄连、钩藤、黄栀子各 5 克。水煎服，每日 1 剂，日服 3 次，连服 1 ～ 2 天。

95.2.4 木通、薄荷、车前草、灯心草各 15 克，淡竹叶 10 克、甘草 5 克。煮水服，每日 1 剂，3 次分服，连服 2 ～ 3 日。

95.2.5 土叶草、打不死草、饭萝葆树、巴岩藤、海筋藤各 10 克。捣烂兑淘米水服，每日 1 剂，分 2 ～ 3 次服，连服 1 ～ 2 天。

95.2.6 紫苏、金银花、五爪风、鼠灯草各 5 克，生姜 3 片。煎水服，米酒引，日服 1 剂，分 2 ～ 3 次服，连服 1 ～ 2 日。

95.2.7 人参、茯苓、辰山药、藿香、赤石（火煅）、薄荷、白术、辰砂各 15 克。煮水服，每日 1 剂，分 3 次服，连服 1 ～ 2 日。

95.2.8 五爪龙、铁线草、半边莲、水杨柳、白蚯蚓各 15 克。水煎服，日服 1 剂，3 次分服，连服 2 日。

95.3 治小儿慢惊风方

95.3.1 生乌头（去皮）50 克、全蝎（去尾）10 个、生姜 7 片。水煎分 3 次服，每日 1 剂，连服 3 ～ 5 日。

95.3.2　白附子25克、天南星25克、黑附子（去皮）5克，共焙干研末。生姜5片水煎冲服，每日1剂，日服3次，连服7～10天。

95.3.3　胡椒、泡姜、肉桂、丁香、灶心土各10克。研末，泡水澄清，取滤液煎开服，每日1剂，日服2次，连服1周。

95.3.4　马钱子、丁香、白僵蚕各2克。研末，每次服1克，用陈皮汤送服，1日3次，连服3～5日。

95.3.5　乳香50克、甘遂25克。同研末，每次服5克，开水冲服，每日服3次，连服5天。

95.3.6　紫河车50克、七叶一枝花5克、麝香0.5克、薄荷2克。煎水服，日服1剂，3次分服，连服5～7天。

95.3.7　鸡脚草、细铜钱草各15克，醋瓜草、五瓜龙、满地黄各15克。上药捣烂泡米泔水服，每日1剂，日服3次，连服1周。并取煎液推抹头部，若患儿闭眼不开者加一枝香10克；翻眼者加天青地白10克。

95.3.8　粟米草、人参、茯苓、辰砂、藿香、赤石各15克，朱砂1.5克（冲服）。上药用火煅醋漫，汤水送服，日服1剂，分3次服，连服1周。

95.4　治小儿迷风方

95.4.1　韭菜、指甲花、五加风、半边莲、鳅鳝菜、水灯草、鸡脚草、酸瓜草各10克。共捣烂泡淘米水服。每日1剂，3次分服，连服1～2天。

95.4.2　穿山甲草、水冬瓜叶各10克，韭菜15克。共捣烂，用米泔水泡服；并用上述同量药煮水推抹全身，每日1剂，分2～3次，连续1～2天。

95.4.3　鸡脚草、水灯草、倒钩藤、樟木树根各5克。洗净切碎，蒸鸭蛋服，日服1剂，分2次服，连服1～2日。

95.4.4　韭菜叶、半边莲、酸瓜、天青地红各10克。水煎服，日服1剂，分3次服，连服1～2日。

95.4.5　月月花、糯米花、钩藤、黄瓜香、四季葱、金银花、兰靛、关门草、旱灯草、谷雨茶各10克，生姜1片。水煎服，1日1剂，3次分服，连服2～3日。

95.4.6　水灯草、五爪风、满天星、鸡脚草各5克，老鸦酸、水灯草各10克。煎汁兑米泔水服；并取煎汁推抹（男左女右），每日1剂，分2～3次，连续1～2天。

95.4.7　铁线草、大铜钱草、水灯草、花钱草、儿子葆各5克。煎水兑酒服。每日1剂，分2～3次服，连续2～3天。

95.4.8　天青地白、五爪风、妾盼草各5克。煮水服，日服1剂，分3次服，连服1～2天。本方主治小儿暗迷风。

95.4.9　半边莲、酸瓜、满天星各5克。煮水服，日服1剂，分3次服，连服1～2天。本方主治小儿明迷风。

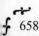

95.4.10　五爪风、柴胡、半边莲、蒲地莲、鸡爪风、打不死、关门草、鼠灯草各10克。煮水服，日服1剂，分3次服，连服1～2天。

95.4.11　花钱草15克，红瓜酸、蔓筋藤各10克，四季葱3根，共捣烂米泔水泡服，1日1剂，分3次服，连服1～2天。

95.4.12　野鸡尾草、五爪风各5克。捣烂泡凉水服，1日1剂，分2～3次服，连服1～2日。并用口含桐油吮吸患儿前额和两臂，1～2次患儿即渐醒。

95.4.13　黄瓜香、四季葱、生姜、谷雨茶、金银花各15克，煮水推抹全身；兰靛菜、旱灯草、关门草、车前草、倒钩藤各5克，煮水服，每日1剂，日服3次，连服1～3天。

95.5　治小儿白眼风方

95.5.1　细辛草、铁线藤、五爪风、细杆豆藤各5克。水煎服，1日1剂，分2～3次服，连服1～2天。

95.5.2　水杨柳、天青地白、五爪龙各10克。煮水服，每日1剂，3次分服，连服1～2天。

95.5.3　水灯草5克，笔筒草、白杨柳花各10克。水煎服，日服1剂，分3次服，连服1～2日。

95.5.4　天青地白10克、韭菜、五爪风各5克，生姜1片。共捣烂，兑淘米水推拿全身，1日2～3次。

95.5.5　五爪龙、半边风、金钩藤各10克。水煎服，并取煎汁推抹头部，1日2～3次。本方清热平肝、舒筋活血、熄风镇痉。

95.5.6　天青地白10克、韭菜5克、生姜3片。煎汁兑米泔水服，日服1剂，分3次服，连服1～2天。

95.5.7　水杨柳、五爪风、天青地白各10克。水煎服，日服1剂，3次分服，连服1～2天。

95.5.8　铁线藤、五爪风、豇豆藤各5克，铁线草10克、三百根15克。煎汁兑酒服，每日1剂，3次分服，连服1～2天。

95.6　治小儿鸡爪风方

鸡爪、鸡头煮水，朱砂0.5克冲服，1剂即效。

95.7　治小儿扁担风方

95.7.1　车前草、野菊花、羊角叶、金银花各10克。捣烂泡淘米水服，日服1剂，分3次服，连服1～2天。

95.7.2　岩虫3个、虎蕨根10克。煮水兑酒服，1日1剂，分3次服，连服1～2天。

95.8　治小儿螳螂风方

螳螂窝或螳螂1个焙干研末冲甜酒服，1剂即效。

95.9　治冷鸡风方

95.9.1　用鸡毛汤水抹洗全身，1日1~2次，连洗1~2日。

95.9.2　芙蓉花适量捣烂，蛋清调匀敷脐；半夏粉适量吹入鼻内，每日1~2次。

95.10　治小儿摇头摆脑风方

95.10.1　巴岩风、枫木树皮、岩姜各5克，半边莲8克。煎水服，每日1剂，分3次服，连服1~2剂。

95.10.2　箭杆风、五爪风、铁丝草各5克，见风消10克。水煎服，1日1剂，3次分服，连服1~2天。

95.10.3　半边莲8克，岩姜、枫木皮、巴岩风、三角风各10克。水煎服，日服1剂，分3次服，连服1~2天。

95.11　治小儿细筋风方

95.11.1　金银花、花钱草、海筋藤各10克，韭菜叶5克、生姜3片。煎汁兑米泔水服，日服1剂，分3次服，连服1~3天；并取煎液推抹全身，1日1~2次。

95.11.2　九节茶、乌葆树根、满天星各10克，韭菜根15克、生姜3片。米泔水煎服，日服1剂，3次分服，连服2~3天。

95.12　治小儿扯筋风方

95.12.1　九龙藤、血朋仲、倒钩藤、铁马鞭、刀豆各5克。煮水服，每日1剂，日服3次，连服3~5天。

95.12.2　栿马藤、燕尾藤、箭竿风、五爪风各10克。煮水服，每日1剂，日服3次，连服3~5天。

95.12.3　蜈蚣草、海筋藤、乌葆根各10克，竹叶细辛5克。煎汁兑酒服，1日1剂，分3次服，连服3天。

95.12.4　巧根、鸡爪糖、三百根、乌葆根各10克。水煎服，每日1剂，日服3次，连服3~5天。

95.13　治小儿扯合风方

95.13.1　金银花、田边菊各10克，水灯草5克。水煎服，日服1剂，分3次服，连服1~3天。

95.13.2　水灯草5克，水杨柳、铁线草各10克，铁马鞭、满天星各15克。煎汁兑酒服，每日1剂，日服3次，连服3天。

95.14　治小儿蛤蟆风方

毛一枝箭、晒不死、五爪风、门波花、蛤蟆叶各5克。煮水兑酒服，日服1剂，分3次服，连服2~3天。

95.15　治小儿反背风方

95.15.1 枫木树皮 10 克、樟木树皮 5 克、烂蒲扇 1 块。水煎服，每日 1 剂，日服 3 次，连服 1 ~ 2 天。

95.15.2 小背笼花 10 克、三月葆根 10 克、丝茅草 15 克。水煎服，每日 1 剂，分 3 次服，连服 1 ~ 2 天。

95.16 治小儿夜啼风方

灯花 4 个、灯心 3 根煮水调母乳喂服，1 次即效。

95.17 治小儿癫狂风方

九里光、钩鱼柴、铁马鞭、天青地白、水高粱各 10 克。煎汁服，每日 1 剂，日服 3 次，连服 7 日。

95.18 治小儿半边风方

海筋藤、水灯草、鳅鳝草各 10 克。煮水服，日服 1 剂，3 次分服，连服 5 ~ 7 天。

95.19 治小儿肚脐风（破伤风）方

细铜钱草、秧苗、椆蕨藤各 10 克。煎水服，日服 1 剂，3 次分服，连服 2 ~ 3 天。

95.20 治小儿蛇风方

95.20.1 半边莲适量，鲜品捣烂兑淘米水服，1 剂即效。

95.20.2 天青地白、鳅鳝菜各 10 克，蛇皮 2.5 克。共捣烂，米泔水泡服，每日 1 剂，分 3 次服，连服 1 ~ 2 剂。

95.20.3 石菖蒲（五月初五采）5 克、向日葵花 10 克、大蒜头半个。水煎服，米酒引，1 日 1 剂，分 3 次服，连服 1 ~ 2 天。

95.20.4 葛麻藤、美脚虾各 10 克，大蒜头半个。水煎服，日服 1 剂，3 次分服，连服 1 ~ 2 天。

95.21 治小儿鹰爪风方

花钱草 10 克、金银花 10 克、岩鹰脚爪 1 对。煎汁兑酒服，分 2 ~ 3 次服完即效。

95.22 治小儿鹦爪风方

田边菊、水杨柳、五爪风、车前草、火神、三可砂各 5 克。煮水服，1 剂分 2 ~ 3 次，服完即效。

95.23 治小儿老鸦风方

95.23.1 巴岩风、箭竿风各 5 克，竹叶草、背笼花根各 10 克。煎水兑酒服，日服 1 剂，分 3 次服，连服 1 ~ 2 剂。

95.23.2 金银花、见风消、大竹叶草、鸡脚草各 5 克。水煎兑酒服，日服 1 剂，分 2 次服，连服 1 ~ 2 天。

95.24 治小儿推磨风方

95.24.1 人头藤5克、三百根、泥鳅菜、三角风各10克。水煎服，日服1剂，3次分服，连服1～2剂。

95.24.2 见风消、五爪草各10克。煎浓汁，绿豆3～5粒炒焦研末，用煎液冲绿豆粉服食，并取煎液推拿双脚，1日2～3次。

95.25 治小儿抓风方

杨早花草、黄牛茨根各5克。煮水兑酒，朱砂0.5克。冲服，日服1剂，分2次服，连服1～2剂。

95.26 治小儿开口风方

三月葆根10克。煮水兑酒服，日服1剂，分2次服。

95.27 治小儿细筋风方

铜钱草、海筋藤、九叶各15克，生姜3片。煮水服，并用药水推拿全身。1剂分2～3次，内服、外洗抹。

95.28 治大肠风方

95.28.1 岩姜1个，捣烂炒鸭蛋吃，日服1～2次，连服1～2天。

95.28.2 金银花、蜈蚣草、竹叶麦冬、棕树根、鳅鳝草、梨树根各10克。煮水兑酒服，日服1剂，分3次服，连服1～2天。

95.29 治小儿肚痛天星风方

95.29.1 皮沙桐、铁马鞭草各10克。煮水兑酒服，日服1剂，分3次服，连服1～2剂。

95.29.2 穿山甲5克、鳅鳝草、水灯草各10克。煮水兑酒服，每日1剂，日服3次，连服1～2天。

95.30 治小儿扯喉风方

水杨柳、水灯草、铁马鞭、铁线草、天青地白、小兰靛根、竹叶麦冬根、关门草、地门冬各5克。煮水兑酒服，日服1剂，分3次服，连服1～2天。

95.31 治小儿扯锯风方

鳅鳝草、水灯草各10克。煮水兑酒服，日服1剂，3次分服，连服2～3天。

95.32 治小儿川身风方

黄栀、连子湾（饿蚂蟥）、芒冬草、鸡头草各10克。煮鸡吃，每日或隔日1剂，分2～3次服，连服1～2剂。

95.33 治小儿观音风方

95.33.1 海筋藤、儿子葆根、韭菜根各5克。煮水兑酒服，每日1剂，分3次服，连服1～3天。

95.33.2 观音座莲10克。煮水服，日服1剂，3次分服，连服2～3天。本方清热、祛风。

95.34 治小儿跳风方

明古葆根、棍草梓各 10 克。煮水抹洗双下肢，并用煎汁兑酒服，日服 1 剂，分 3 次服，连续 2 ~ 3 天。本方清热、镇惊。

95.35　治小儿胎风方

95.35.1　鸡脚藤根、见风消各 5 克。煮水兑酒服，1 日 1 剂，分 3 次服，连服 1 ~ 3 天。

95.35.2　坟脚草、关门草各 5 克。煮水服，日服 1 剂，3 次分服，连服 2 ~ 3 天；并用以上草根捣烂，制成药佩佩带。

95.36　治小儿开星风方

箭杆风、皮沙桐根、铁马鞭草各 5 克。煮水兑酒服，日服 1 剂，分 3 次服，连服 1 ~ 3 天。

95.37　治小儿马蹄风方

95.37.1　算盘子根 5 克。煮水兑酒服，日服 1 剂，分 2 ~ 3 次服，连服 1 ~ 2 天。

95.37.2　马蹄根、铁马鞭、竹根各 3 节。煮水服，每日 1 剂，分 3 次服，连服 1 ~ 2 天。

95.38　治小儿猴子风方

桃仁、黄瓜种、桃子耳、车前草各 5 克。煮水服，每日 1 剂，日服 3 次，连服 1 ~ 2 天。

95.39　治小儿燕子风方

铜铃草、二牲秧、无根草、燕窝、毛秀才各 10 克。煮水兑酒服，每日 1 剂，分 3 次服，连服 1 ~ 2 天。

95.40　治小儿鹿子风方

五爪草、黄瓜香、合金菜各 5 克。煮水服，日服 1 剂，分 2 次服，连服 1 ~ 2 天。

95.41　治小儿鲤鱼风方

95.41.1　取鲜活鲤鱼 1 条，频频拭口即效。

95.41.2　水灯草、打不死、犁嘴草各 10 克。煮水兑酒服，1 剂分 2 ~ 3 次，连服 1 ~ 2 剂。

95.43　治小儿走胎风方

水灯草、无根藤各 10 克。水煎服，日服 1 剂，3 次分服，连服 5 ~ 7 天。

95.44　治小儿风入内方

箭竿风、牛膝各 5 克，水灯草、三百根、丝茅草、见风消、饭萝葆各 15 克。水煎服，每日 1 剂，分 3 次服，连服 2 ~ 3 天。

95.45　治小儿肿风方

95.45.1　红灯笼葆、白灯笼葆、插地棍、黄瓜皮、萝卜种、包谷皮各 10 克。

水煎服，每日 1 剂，日服 3 次，连服 5 ~ 7 天。

95.45.2 水白蜡、鬼樟树各 10 克。煮水服，每日 1 剂，分 2 ~ 3 次服，连服 1 周。

96. 治小儿诸症方

96.1 治小儿单马症方

门波花、水杨柳、水灯草各 5 克，白枹子 10 克。水煎服，日服 1 剂，分 3 次服，连服 2 ~ 3 天。

96.2 治小儿双马症方

田边菊、半边莲、毛秀才各 10 克。煮水服，日服 1 剂，3 次分服，连服 1 ~ 3 天。

96.3 治小儿黑痧症方

鱼眼葆根、合金草、细米葆根、野鸡凉、鱼柳各 5 克。煮水服，1 日 1 剂，分 2 ~ 3 次服，连服 2 ~ 3 天。

96.4 治小儿白痧症方

细米葆、鱼柳、车前草各 5 克。煮水服，每日 1 剂，分 3 次服，连服 2 ~ 3 天。

96.5 治小儿泥鳅症方

紫苏、鱼柳、车前草、荆芥、细朝阳花、黄荆条、铁丝草各 5 克。煮水兑酒服，日服 1 剂，分 3 次服，连服 1 ~ 3 日。

97. 治小儿吊疏惊方

金银花、百鸟不落根、大力子各 15 克，萝卜 25 克。水煎服，每日 1 剂，分 3 次服，连服 2 ~ 3 日。

98. 治小儿疳积病方

98.1 粟米草、六月雪各 15 克。煮水服，每日 1 剂，分 3 次服，连服 5 ~ 7 天。

98.2 柑子树叶 7 片、猪肝 200 克。煮食，日服 1 剂，分 2 ~ 3 次食，连服 1 周。

98.3 米洋参、一朵云（阳地厥）、六月雪、鹅不食草各 10 克。水煎服，1 日 1 剂，3 次分服，连服 7 ~ 10 天。

98.4 鹅不食草干品 50 克，研末蒸瘦猪肉或鸡蛋吃，每日 1 剂，分 2 次食，连用 3 ~ 5 剂。

98.5 煅鸽子屎 10 克、猪肝 200 克。蒸食，每日 1 剂，分 2 次食，连续 3 ~ 5 剂。

98.6 细鱼葆、水关门、小风杆各 20 克，煮水炒猪肝 100 ~ 200 克，每日 1 剂，分 2 ~ 3 次食，连服 3 ~ 5 剂。本方主治疳积入眼。

98.7 背笼草根、猪肝各 50 克。煮食，日服 1 剂，2 次分食，连吃 5 ~ 7 天。

98.8 李子树根、三角藤各 10 克，棕包竹根 15 克。水煎服，1 日 1 剂，3 次分服，连服 7 ~ 10 天。

98.9 金鸡尾、笔筒草各 10 克，蛤蟆 2 个水煮喝汤食肉，每日 1 剂，2 次分食，连吃 5 ~ 7 天。

98.10 萹蓄 25 克、公鸡头 1 个、猪肉 200 克。蒸食，隔日 1 剂，分 2 ~ 3 次吃，连续 5 ~ 7 剂。

98.11 巴岩香全草洗净 50 克，配猪肝 50 克。煮食，日服 1 剂，分 2 次食，连食 7 ~ 10 剂。

98.12 夜关门 50 克，煮鸡蛋或猪肝吃，1 日 1 剂，分 2 次吃，连吃 7 天为一疗程。

98.13 大蚊虫药 25 克、细叶香薷 10 克。水煎服，每日 1 剂，3 次分服，连服 7 ~ 10 天。

98.14 马齿苋 10 克、大叶细米葆 20 克。煮水服，每日 1 剂，分 2 ~ 3 次服，连服 1 周。

98.15 益母草、大叶满坡香、蚂蟥七各 25 克。水煎服，1 日 1 剂，3 次分服，连服 5 ~ 7 天。

98.16 杏子树根 25 克、棕杷叶 15 克、蛤蟆 1 个（去内脏）共煮食，每日 1 剂，2 次分食，连续 7 天为一疗程。

98.17 桃仁 5 克、猴子藤 10 克、巴岩树 5 克、水灯草 5 克。水煎服，每日 1 剂，分 3 次服，连服 7 天。本方主治猴子疳积。

98.18 无根草 10 克、水灯草 5 克。水煎服，1 日 1 剂，分 2 ~ 3 次服，连服 5 ~ 7 天。本方主治小儿疳积走胎。

98.19 鱼眼、细米树适量，捣烂配猪肝煮食，每日 1 剂，分 2 ~ 3 次食，连续 5 ~ 7 天。

98.20 竹叶细辛、引水树各 15 克，配猪肝 50 克。煮食，每日 1 剂，分 2 次食，连续 1 周。本方主治水疳积。

98.21 岩浆、小旱菜、子令公各 10 克。煮水服，每日 1 剂，日服 3 次，连服 3 ~ 5 日，本方主治火疳积。

98.22 四眼草葆 15 克，满天飞、无根花、竹叶细辛各 10 克。水煎服，每日 1 剂，3 次分服，连服 7 ~ 10 天。本方主治小儿疳疾走胎。

98.23 黄荆条 15 克、四眼草 15 克、竹叶细辛 10 克。水煎服，每日 1 剂，3 次分服，连服 1 周。本方主治小儿疳积走胎。

98.24 光棍草、苞灯草、岩江、九里光、竹叶细辛各 5 克。煮水服，每日 1 剂，日服 3 次，连服 5 ~ 7 天。本方主治小儿疳积走胎。

98.25 水杨柳 10 克。水煎服，日服 1 剂，分 3 次服，连服 7 ~ 10 天。本方主治水疳积。

98.26 插田葆、黄栀子、山高粱根各 15 克。煮水服，1 日 1 剂，分 3 次服，连服 5 ~ 7 天。本方主治小儿疳积发黄。

98.27　兰花草、杉树子各 10 克。煎水服，每日 1 剂，分 3 次服，连服 7 天。本方主治小儿疳积身肿。

98.28　苦楝子树皮 5～15 克。煎水服，睡前和清晨各服 1 次，反复 2～3 次。本方主治小儿虫疳积。

98.29　杨青草 10 克、鸡肝 1 具蒸服，每周服 2～3 剂，连服 1～2 周。

98.30　虎藤树根、海筋藤根各 5 克。烧存性，敷患儿肚脐，每日 1 剂，连敷 7 天为一疗程。本方主治小儿疳积走胎。

98.31　田基黄 25 克，制成药佩，连戴 7 日。本方主治小儿疳积走胎。

98.32　野鸦春 30 克。煮水，将患儿内衣蒸熏 1 小时，取出晾干，然后令患儿穿药衣 5～7 天。本方主治小儿疳积走胎。

98.33　无根藤、无根草、蒲公英水煎服，日服 1 剂，3 次分服，连服 5～7 天。本方主治小儿疳积走胎。

98.34　野鸡婆刺、枣树根各适量，与患儿衣服同蒸，取出晾干，令患儿穿药衣 7 天 7 夜。本方主治小儿疳积走胎。

98.35　棕粑叶根、棕树根、鳅鳝草根、金龙找水根、竹叶根各 5 克。煮水服，每日 1 剂，日服 2 次，连服 5～7 天。本方主治小儿疳积走胎。

98.36　灰树、臭牡丹、黄栀、虎肝茨、连子湾、水杨柳、兰花根各 10 克，猪肝 200 克。共煮食，隔日 1 剂，分 2～3 次吃，连吃 3～5 剂。

98.37　柴胡、巴岩风各 10 克。煎水服，日服 1 剂，分 2～3 次服，连服 5～7 日。

98.38　使君子、五谷虫各 15 克，研末煎鸡蛋吃，每日 1 剂，连服 2～3 剂。本方主治小儿虫疳积。

98.39　辛夷 5 克、芦荟 10 克、百部 20 克、羌虫 5 克、钩藤 10 克、全蝎 5 克、党参 10 克、焦术 15 克、酒芍 5 克、黄芪 10 克、淮山 5 克、元术（炒）10 克、大枣 5 枚、胡连 5 克。水煎服，每日 1 剂，日服 3 次，连服 7～10 天。本方主治小儿疳积便溏。若泻甚者加使君子 5 克、泽泻 10 克；若呕吐加砂仁 10 克、藿香 5 克、法夏 10 克；若肚痛加花椒、木香各 5 克。

第三节　广西壮族自治区侗医常用验方（276个）

一、内科

1. 感冒

1.1 处方：小百解5钱、山豆根5钱。

用法：生吃。

主治：普通感冒。

1.2 处方：连翘15克、板蓝根15克、苏叶10克、柴胡10克、杏仁10克、茯苓10克、桔梗8克、陈皮6克、甘草3克。

用法：水煎服，每日1剂，分3次温服。

主治：风热型感冒。

1.3 石膏银花汤

处方：生石膏45克、金银花20克、薄荷8克、蝉蜕8克、藿香8克、甘草5克。

用法：水煎服，每日1剂，分3次温服。

主治：外感高热。

1.4 处方：葱白（连须）、生姜片5钱。

用法：水一碗煎开、加适量红糖趁热1次服下（葱姜不需服下），并马上睡觉，出汗即愈。

主治：感冒初起（侗语：对蛮）。

1.5 处方：白天用葱白（连须）30克、生姜片15克。

用法：水一碗煎开，加适量红糖趁热1次服下（葱姜不需服下）。晚上在睡觉前，用大蒜头捣成糊状，敷两足心（涌泉穴，每足心敷黄豆粒大即可），用布包好，次晨揭去，连用2～3天即愈。

主治：感冒日久。

1.6 处方：菖蒲15克、艾叶20克、苏叶20克。

用法：加水300毫升，煮沸10分钟，倒入浴盆内，擦洗全身。

主治：感冒。

1.7 处方：生姜、葱白、柳树枝、桂枝、荆芥各等分。

用法：共煎汤，先熏后洗头、面或全身，汗出而解。

主治：感冒。

1.8 处方：葱白、青蒿、李树叶各适量。

用法：煎汤先熏后洗全身。

主治：感冒。

1.9 处方：黄荆条鲜枝叶500克。

用法：水煎汁洗浴全身，直至微汗出，浴后避风。

主治：风寒感冒。

2. 急性咽喉炎

处方：喉毒风（鲜品）50 克。

用法：水煎服，每日 1 剂，分 3 次服。

主治：急性咽喉炎。

3. 急性扁桃腺炎

处方：砖底虫 10 ~ 20 只。

用法：焙干研末，吹入患处。

主治：急性化脓性、阻塞性扁桃腺炎。

4. 流行性腮腺炎

4.1　荆板解毒汤。

处方：板蓝根 20 克、蒲公英 20 克、玄参 15 克、牛蒡子 15 克、连翘 15 克、黄芩 12 克、贯仲 12 克、荆芥 10 克、薄荷 6 克。

用法：水煎服，每日 1 剂，分 3 次温服。药渣捣烂敷患处。

主治：流行性腮腺炎。

4.2 处方：蒲公英鲜品 50 克，老陈醋 1 碗。

用法：将蒲公英切碎浸入醋内，一宿后取浸泡液适量于磨刀石上磨浆，取浆敷患处，一般 3 ~ 5 次痊愈。

主治：流行性腮腺炎。

4.3 处方：活蚯蚓数条。

用法：将蚯蚓洗净，装入容器内，加入适量白糖使蚯蚓分泌出一种液体，用木棒拌匀，制成蚯蚓糖浆。用糖浆涂敷患处，纱布盖好，3 小时换药 1 次，数次即有效。

主治：腮腺炎（疖腮）。

4.4 处方：青黛粉 15 克、生石膏 30 克、冰片 3 克、七叶一枝花 15 克。

用法：诸药共研为细末，以米醋适量调为糊状，外敷患处，每日 4 ~ 6 次，一般 2 ~ 3 天即可治愈。

主治：流行性腮腺炎。

4.5 处方：灯心草 1 根。

用法：点油烧之，在虎口之下寸许，手背微窝处，左腮烧右手，右腮烧左手。

主治：腮腺炎。

5. 头痛

5.1 处方：白茯神 50 克。

用法：为末或汤或酒送下，每服 6 克，数服痊愈。

主治：正偏头风痛。

5.2 处方：延胡索7枚，青黛6克、牙皂2个去皮。

用法：共为末，水和丸如杏仁大，每以水化一丸灌入鼻内。左痛灌左，右痛灌右。

主治：正偏头风痛。

5.3 处方：白僵蚕3克。

用法：研为末，葱茶调服。

主治：正偏头痛。

5.4 柴胡川芎饮

处方：柴胡15克、当归15克、白芷15克、僵蚕15克、葛根15克、白芍15克、川芎30克、细辛6克、吴茱萸10克、甘草10克、姜半夏15克、生姜3片。

用法：水煎服，每日1剂，分3次温服。

主治：偏头痛。

5.5 处方：过山香60克、水菖蒲6克、算盘子30克。

用法：上药与猪肉适量煲食之，1日2次，连服3天。

主治：偏头痛。

5.6 处方：生白萝卜汁。

用法：滴鼻，每次2滴（两鼻孔都滴），1日2次，连用4～5天，可除根。忌吃花椒、胡椒。

主治：头痛（各种头痛均可）。

5.7 处方：升麻、天麻各3克，新鲜荷叶一大张。

用法：水煎服，每日1剂。

主治：雷头风。（雷头风者，因头痛而起核块，或头中为雷鸣者是也。）

5.8 处方：生牛蒡子梗叶（无梗叶用根）取自然汁2碗、陈酒1碗、食盐八分。

用法：共熬成膏，擦患处，擦至发热。

主治：头风头痛。

5.9 处方：牛蒡子、石膏各等份。

用法：研为末，清茶调服。

主治：头痛。

5.10 处方：石膏、川芎、白芷各等份。

用法：为末，每服10克，茶清调下。

主治：阳明头痛。

5.11 处方：羌活、防风、红豆各等份。

用法：研为末，每服10克，茶清调下。

主治：太阳头痛。

5.12 处方：黄芩为末。

用法：每次服 6 克，茶酒送下。

主治：少阳头痛。

5.13 处方：当归、木通各等份。

用法：酒浸 3 天，重汤煮熟趁热服下。

主治：风寒头痛。

5.14 处方：川芎 3 克、茶叶 6 克。

用法：水煎服，每日 1 剂。

主治：风热头痛。

5.15 处方：菊花、石膏、川芎各 6 克。

用法：研为末，每服 3 克，茶调下。

主治：风热头痛。

6. 眩晕症

6.1 处方：鸡胆 1 个、鸡骨草 60 克、青蒿 90 克。

用法：水煎服，每日 1 剂，分 3 次服。

主治：头昏目眩。

6.2 处方：川芎、槐角子各 30 克。

用法：研为末、每服 10 克，用茶清调下。

主治：头脑昏眩。

6.3 处方：川芎、干姜各 8 克，甘草（炒）5 克。

用法：水煎服，每日 1 剂。

主治：头晕吐逆、胃冷生痰。

6.4 处方：鸭蛋 1 个、赤豆 20 粒。

用法：搅匀蒸熟，早晨空腹服，每日 1 剂，连用 7 天有特效。忌吃酒、辣。

主治：头晕（侗语：堆包）。

7. 糖尿病

7.1 处方：松树二层皮 30 克、甘蔗芽 60 克、铁线草 90 克。

用法：水煎服，每日 1 剂，日服 3 次。

主治：糖尿病。

7.2 处方：冬瓜子 30 克、麦冬 10 克、黄连 5 克、金樱子根 10 克、土人参 60 克、大飞杨 20 克、南瓜心 20 克。

用法：水煎服，每日 1 剂，分 3 次服。

主治：糖尿病。

7.3 处方：猪胰 1 条、冬瓜皮 50 克。

用法：加水煮熟、少加些油、盐和调料吃下（勿加酒、糖），1 日 1 剂，连

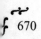

吃 20 天。

主治：糖尿病。

8. 心气痛

8.1 处方：蒲公英适量。

用法：焙焦研末，封贮瓷瓶内，用时加烧酒少许，搓成小丸服之。

主治：心气痛。

8.2 处方：郁金 3 克、香附 2 克。

用法：水煎服，每日 1 剂。

主治：心气痛。

8.3 处方：煅牡蛎粉 6 克。

用法：调酒服。

主治：心痹气痛，气实有痰者。

8.4 处方：人参 30 克、橘皮去白 30 克。

用法：研为末，蜜炼为丸梧子大，每次饮下 50 ~ 60。

主治：结气心痛。

8.5 处方：赤石脂、干姜、蜀椒各 2 克，熟附子 1 克、炮乌头 0.5 克。

用法：共为末，蜜丸梧子大，每次服 1 丸。

主治：心痛彻背。

8.6 处方：龙眼核 500 克（去黑皮）、黑枣 500 克（去核）。

用法：将龙眼煮烂，加黑枣捣烂如泥，和丸，每次 10 克，淡盐水送服。

主治：心悸怔忡。

9. 胃脘痛

9.1 处方：香附子（炒）150 克、乌药（泡）100 克。

用法：共研细末，水醋煮，蒸饼糊丸，如梧子大，每服 2 ~ 3 粒，开水送服。

主治：胃脘气痛。

9.2 胃炎煎剂

处方：白术 15 克、丹参 15 克、党参 15 克、茯苓 15 克、香附 10 克、春砂仁 8 克、甘草 5 克、青黛 1 克。

用法：水煎服，每日 1 剂，分 3 次温服。

主治：浅表性胃炎。

9.3 健胃汤

处方：党参 25 克、白芍 25 克、陈皮 20 克、玄胡 15 克、白芷 15 克、白术 10 克、黄芩 10 克、葛根 10 克、车前子 10 克。

用法：水煎服，每日 1 剂，分 2 次服。

主治：慢性胃炎、十二指肠炎。

9.4 溃疡汤

处方：黄芪 20 克、乌贼骨 15 克、白芍 15 克、白及 15 克、香附 10 克、当归 10 克、玄胡 10 克、甘草 10 克、乌药 10 克、厚朴 10 克、佛手 10 克、肉桂 3 克。

用法：上药每剂水煎 2 次，浓缩得滤液 80 毫升，每次服 20～30 毫升，饭前 30 分钟服，每天 3 次。

主治：胃十二指肠溃疡。

9.5 处方：生地 12 克、黄芩 6 克、麦冬 10 克、天冬 10 克、枳壳 10 克、石斛 10 克、茵陈 12 克、丹参 12 克、木香 6 克、玄胡 6 克、甘草 9 克。

用法：水煎服，每日 1 剂，分 3 次温服。

主治：胃炎。

9.6 处方：金不换 10 克、倒金勾 20 克、千里香 15 克、一炷香 10 克、木姜子 20 克、通成虎 6 克、饿蚂蟥 20 克、水田七 10 克、白芷 3 克。

用法：水煎服，每日 1 剂，分 3 次服。

主治：胃炎、胃下垂。

9.7 处方：柴胡 9 克、香附 6 克、枳壳 10 克、川芎 9 克、白芍 6 克、甘草 5 克、广木香 5 克、砂仁 5 克、陈皮 9 克。

用法：水煎服，每日 1 剂，分 2 次服。

主治：胃十二指肠溃疡。

9.8 处方：大钻 8 克、小钻 8 克、铁灯台 10 克、青牛胆 10 克、山姜根 6 克、过岗龙 8 克。

用法：水煎服，每日 1 剂，分 3 次服。

主治：胃脘痛。

9.9 处方：松花粉 120 克、救必应 30 克、香附 12 克、甘草 15 克。

用法：共研末装瓶，每次服 3 克，每日 3 次。

主治：各种胃痛。

9.10 处方：鸡矢藤生 100 克（或干品 30 克）。

用法：水煎服，每日 1 剂，7 天为一疗程。

主治：胃炎。

9.11 处方：大钻（生用 50 克，干用 20 克）。

用法：水煎服，每日 1 剂。

主治：胃炎。

9.12 处方：八角莲根 20 克。

用法：焙干研末，分 2 次服。

主治：胃炎。

9.13 处方：八角莲。

用法：磨水内服。

主治：急性胃炎。

9.14 处方：九节枫、八角莲、七叶一枝花、黑心姜、姜黄各 15 克。

用法：水煎服。每日 1 剂。

主治：急性胃炎。

9.15 处方：两面针、飞龙掌血、一枝香、三加皮各 15 克。

用法：水煎分 3 次服，每日 1 剂。

主治：急性胃炎（胃寒痛）。

9.16 处方：樟树子 2 粒

用法：研末，开水送服，每日 2 次，每次 1 剂。

主治：急性胃炎或腹泻。

9.17 处方：大蒜头 30 克。

用法：将大蒜连皮烧焦，再加一碗水烧开、加适量白糖空腹食用，1 日 2 次，连用 7 天可根治。

主治：胃痛。

9.18 处方：鸡蛋壳 30 个。

用法：炒焦研成粉，麦面粉半斤炒焦，一起拌匀，早晚饭前开水冲服，1 次 6 克（约半调羹），1 日 2 次，7 天为一疗程。

主治：胃、十二指肠溃疡。

10. 肝硬化

10.1 加减地黄汤

处方：淡附片 12 克、白茯苓 12 克、车前子 12 克、木瓜 12 克、淮山药 30 克、熟地 30 克、萸肉 12 克、泽泻 12 克、鸡内金 10 克、党参 20 克、商陆 10 克、炒香干蟾蜍 15 克、干姜 5 克。

用法：水煎服，每日 1 剂，分 3 次温服。

主治：肝硬化腹水。

10.2 处方：黄芪 20 克、山药 20 克、丹参 20 克、薏苡仁、车前子、大腹皮各 30 克，党参、白术、茯苓、仙灵脾、鳖骨各 15 克，泽泻、郁金、青皮、陈皮各 12 克、附子、甘草各 6 克，大黄沙 20 克。

用法：水煎服，每日 1 剂，分 2 次服，10 天为一疗程。

主治：肝硬化腹水。

10.3 处方：山桔根 75 克、二重楼 20 克、半边莲 20 克、马鞭草 20 克。

用法：水煎服，每日 1 剂，日服 2 次，每次服 100 毫升，10 天为一疗程。

主治：肝硬化。

10.4 处方：玉叶金花根 50 克、虎杖 20 克、田基黄 50 克、山栀子 20 克、百鸟不落根 30 克、车前草 30 克。

　　用法：水煎服，每日 1 剂，分 3 次服，15 天为一疗程。

　　主治：肝硬化腹水。

　　10.5 处方：肖梅、草鞋板根、穿破石根、黄栀子、大田基黄、小田基黄各 30 克。

　　用法：水煎服，每日 1 剂，分 2 次服。

　　主治：肝硬化腹水。

　　10.6 处方：蚂蝗七、骨碎补、不出林各 30 克。

　　用法：水煎服，每日 1 剂，分 3 次服。

　　主治：肝硬化腹水。

　　10.7 处方：穿破石、大田基黄、小田其黄、黄栀子、虎栀子、虎杖各 30 克。

　　用法：水煎服，每日 1 剂。

　　主治：肝硬化腹水。

11. 气管炎

　　11.1 处方：黄栀子 15 克、黄连 15 克、竹寄生 15 克、子弹藤 15 克、五指牛奶 15 克、麦冬 15 克、枇杷叶 15 克、灯芯草 15 克。

　　用法：水煎服，每日 3 次。

　　主治：慢性气管炎。

　　11.2 处方：鱼腥草 50 克、玉叶金花 30 克、半夏 5 克、麦冬 10 克、桔梗 15 克、麻黄 5 克、川贝 10 克。

　　用法：水煎服，每日 1 剂，分 3 次服，7 天为一疗程。

　　主治：支气管炎。

　　11.3 处方：金桔 250 克、石仙桃 60 克。

　　用法：水煎服，每日 1 剂，分 2 次服。

　　主治：咳嗽。

　　11.4 处方：鲜楠竹沥 50 ～ 70 毫升。

　　用法：口服，每晚 1 次。

　　主治：支气管炎黏痰不易咳出者。

　　11.5 处方：白前 20 克、牛蒡子 5 克、灵芝 15 克、南沙参、北沙参各 10 克、百合 15 克。

　　用法：水煎服，每日 1 剂，分 3 次服。

　　主治：老年慢性支气管炎。

　　11.6 处方：石仙桃 20 克、桐树寄生 20 克、不出林 20 克、鹅不食草 15 克、鱼香草 10 克、麦冬 15 克、白前 15 克、马黄七 10 克、穿破石 20 克。

　　用法：水煎服，每日 1 剂，分 3 次服。

　　主治：急性支气管炎。

11.7 清解活化汤

处方：鱼腥草 30 克、金银花 30 克、侧柏叶 30 克、丹参 45 克、三七 10 克、黄芩 10 克、连翘 15 克、生石膏 80 克、浙贝 10 克、杏仁 10 克、北五味 10 克、大黄 10 克、甘草 10 克。

用法：水煎服，每日 1 剂，分 3 次温服。

主治：大叶性肺炎。

11.8 处方：生黑芝麻 10 克（约一调羹）、冰糖适量。

用法：共捣碎，早晨空腹开水冲服，3 天痊愈，少吃鱼类。

主治：干咳（感冒或其他原因引起均可）

11.9 处方：白萝卜 100 克、鸭梨 100 克。

用法：一起切碎，加水一碗煮熟，加适量冰糖食用，1 日 2 次，连用 3 天。

功效：清热化痰。

主治：痰咳（包括急性气管炎、支气管炎、儿童气管炎）。

11.10 处方：冬天打霜后丝瓜藤 30 克、甘草 3 克。

用法：水一碗煎汤 1 次服下，1 日 2 次，连用半月至 20 天，可根治。忌烟酒、辣物。

主治：慢性气管炎。

11.11 处方：明矾 50 克。

用法：研成粉用醋调成糊状，每晚睡前取黄豆大一团敷足心（涌泉穴，两足都敷），用布包好，次晨揭去，连用 7 天有特效。

主治：咳嗽（肺气肿及气管炎等引起咳嗽）。

11.12 处方：黄栀子、黄连、竹寄生、桑叶、五指牛奶、麦冬、枇杷叶、灯芯草各 15 克。

用法：水煎，分 3 次服，每日 1 剂。

主治：慢性支气管炎。

11.1 3 处方：黄连、黄柏、山栀子、半枝莲各 15 克，黄鸡脚 1 只。

用法：炖服，每日 1 剂。

主治：肺炎。

12. 哮喘

11.1 处方：牛尾茶、土党参、桔梗、笔筒草、三叶半夏、黄连、竹寄生、五指牛奶、麦冬、枇杷叶、灯芯草各 15 克。

用法：水煎服，每日 1 剂。

主治：哮喘。

12.2 处方：干蚯蚓 250 克。

用法：炒黄研成粉，用白糖水冲服，1 次 6 克。（约半调羹粉），1 日 2 次，服完即愈。忌吃辣物。

主治：哮喘（儿童哮喘同）。

13. 肝炎

13.1 处方：谷沙藤根、大黄沙根、穿破石根、黄栀子根、桐子树根各 15 克，黄脚鸡 1 只（除内脏）。

用法：将药切碎放入鸡腹里蒸熟吃，一般 3 ~ 5 天愈。

主治：急性黄疸型肝炎。

13.2 处方：马蹄金 6 ~ 15 克。

用法：水煎服，每日 1 剂。

主治：肝炎。

13.3 处方：密蒙花、黄栀子根、火炭子各适量。

用法：水煎服。

主治：肝炎。

13.4 处方：山栀子、黄饭花、小罗伞、九里光、黄藤各适量。

用法：水煎服。

主治：黄疸型肝炎。

13.5 茵陈平胃汤

处方：茵陈 50 克、栀子 15 克、黄柏 15 克、白术 15 克、陈皮 15 克、厚朴 15 克、枳壳 15 克、炒神曲 15 克、麦芽 15 克、茜草 10 克、甘草 5 克。

用法：水煎服，每日 1 剂，分 3 次温服。

主治：急性黄疸型肝炎。

13.6 丹附茵郁二草汤

处方：丹参 30 克、附片 12 克、茵陈 60 克、郁金 15 克、金钱草 30 克、白花蛇舌草 30 克、太子参 30 克、白茯苓 30 克、佛手 10 克。

用法：水煎服，每日 1 剂，分 3 次服，30 剂为一疗程。

主治：慢性黄疸型肝炎。

13.7 健脾补肾汤

处方：黄芪 30 克、黄精 20 克、淮山药 20 克、续断 15 克、仙灵脾 15 克、白花蛇舌草 15 克、枸杞子 15 克、白茯苓 15 克、虎杖 15 克、夏枯草 15 克。

用法：水煎服，每日 1 剂，分 3 次温服。

主治：慢性乙型肝炎。

13.8 处方：黄根树、田基黄、枸杞菜根、牛古刺、山栀子、半边莲、一点红各 30 克。

用法：水煎服，每日 1 剂，分 3 次服。

主治：急性黄疸型肝炎。

13.9 处方：黄豆 20 克、大黄沙 30 克、黄花母树 30 克、十大功劳 20 克、黄连 10 克、黄栀子根 30 克、思黄草 20 克、穿破石 10 克、九牛胆 6 克、玉叶金花 10 克。

用法：水煎服，每日 1 剂，分 3 次服。

主治：病毒性肝炎（黄疸型）。

13.10 处方：思黄草 20 克、黄花母 20 克、茵陈 10 克、大白解树 20 克、玉叶金花 20 克、九牛胆 10 克、虎杖 10 克、龙胆草 3 克、鸡骨草莓、黄芪各 10 克。

用法：水煎服，每日 1 剂，分 3 次服。

主治：乙肝病毒携带者。

13.11 处方：白花蛇舌草、田基黄各 60 克（鲜品）。

用法：水煎服，每日 1 剂，日服 2 次，每次服 100 毫升，10 天为一疗程。

主治：慢性肝炎。

13.12 处方：黄花草 50 克、地黄藤 50 克、黄栀子根 50 克、黄饭花根 50 克、田基黄 50 克、虎杖 10 克。

用法：水煎服，每日 1 剂，分 3 次服，15 天为一疗程。

主治：急性肝炎。

13.13 处方：白茅根 60 克。

用法：烧一碗水服汤，1 日 3 次，一般需服半月，忌辣物。

主治：慢性肝炎。

13.14 处方：黄连、豆柏、大黄炒、黄荆条、山栀子、半枝莲、不出林各 30 克。

用法：水煎服，每日 1 剂。

主治：急性黄疸型肝炎。

14. 胃癌

处方：灵芝 50 克、蜂蜜 100 克。

用法：用白酒 1000 毫升浸泡密封 20 天后饮用，每次 15 毫升，每日 2 次。

主治：胃癌。

15. 腹痛

15.1 处方：小钻根（鲜）10 克。

用法：嚼食，10 分钟后见效。

主治：绞肠痧腹痛。

15.2 处方：食盐适量。

用法：炒熟，布包烫之即愈。

主治：腹痛。

16. 肾炎

16.1 处方：白茅根 20 克、土茯苓 15 克、夏枯草 25 克、桑白皮 15 克、大腹皮 15 克、蝉蜕 10 克、杏仁 10 克、连翘 10 克、白术 10 克、青皮 10 克。

用法：水煎服，每日 1 剂，分 3 次温服。

主治：急性肾炎。

16.2 益母地黄益肾汤

处方：益母草 30 克、半边莲 30 克、紫苏叶 30 克、熟地 15 克、泽泻 15 克、黄芪 15 克、淮山药 15 克、茯苓 15 克、山萸肉 10 克、丹皮 6 克。

用法：水煎服，每日 1 剂，分 3 次温服。

主治：慢性肾炎。

16.3 处方：海金沙、车前草、金钱草、凤尾草、木通草、翠云草各 60 克。

用法：水煎服，每日 1 剂，分 3 次服。

主治：慢性肾炎。

16.4 处方：双肾草（鹅毛玉凤花）15 克，车前草、茯苓各 10 克。

用法：水煎服，每日 1 剂。

主治：慢性肾炎。

16.5 处方：透骨消、车前草、野灯芯、半边莲、白花蛇舌草、酸味味（酢浆草）各 15 克。

用法：水煎服，每日 1 剂。

主治：急性肾炎。

16.6 处方：葡萄藤 4 克、银花 4 克、草鞋板 4 克、一点红 3 克、猕猴桃 4 克、咳嗽草 4 克、车前草 2 克、旱莲草 4 克。

用法：水煎服，每日 1 剂，分 3 次服。

主治：急性肾炎。

16.7 处方：陈皮 15 克、杏仁 9 克、麻黄 15 克、姜皮 12 克。

用法：水煎服，每日 1 剂，日服 3 次。

主治：急性肾炎。

16.8 处方：黑鱼 200 克左右、绿茶叶 6 克。

用法：鱼去鳞、肠后，将茶叶包入鱼肚内用线捆好，加一碗水煮熟，吃鱼喝汤，1 日 1 剂，连吃 10～15 天。忌酒、盐、香蕉、房事。

主治：急、慢性肾炎。

17. 风湿性关节炎

17.1 处方：九节风 15 克、穿破石 15 克、三加皮 15 克、风藤（四方藤）15 克、蒙花树 15 克、扶方藤 15 克、红毛蛇（阳石蕨）15 克。

用法：煎水内服，1 日 3 次。

主治：风湿性关节炎。

17.2 处方：牛膝、九节风、大钻、杜仲藤、五指牛奶、九　龙盘、竹根，以上生药各 60 克。

　　用法：用 1500 毫升水煎至 500 毫升，冲米酒（22 度）500 毫升，口服，1 日 3 次，1 次 50 毫升左右。

　　主治：风湿性关节炎。

　　17.3 处方：厚朴 10 克、续断 15 克、杜仲 12 克、苏木 12 克、细辛 3 克、牛膝 12 克、金银花 10 克。

　　用法：水煎服，每日 1 剂，日服 2 次。

　　主治：风湿骨痛。

　　17.4 处方：黄芪、当归、怀牛膝各 30 克，鸡血藤、防风、木瓜各 15 克，白芍、桂枝各 6 克，威灵仙 10 克。

　　用法：水煎服，每日 1 剂，9 天为一个疗程。

　　主治：风湿病。

　　17.5 处方：三角枫、五加皮、九龙藤、骨风藤、七叶莲各 30 克。

　　用法：水煎服，每日 1 剂。另用七叶莲煮水外洗。

　　主治：风湿骨痛。

　　17.6 处方：木贼、红凉伞、四块瓦、柿子树寄生、棕树根、七叶莲、五加皮、臭牡丹、走马胎各 30 克。

　　用法：水煎浓液，冲少许米酒服，每日 3 次，另用部分药渣外洗。

　　主治：风湿骨痛。

　　17.7 处方：石蒜 30 克、大蒜 20 克、生姜 20 克、细辛 20 克、威灵仙 30 克。

　　用法：取上药研为细末，加老陈醋浸一宿，调成糊状后，装瓶中密封。用时取适量敷患处，纱布包扎，24 小时换药。

　　主治：风湿性关节炎。

　　17.8 处方：鸭嘴花、骨碎补、黄柏、松根、桑寄生、生姜、葱须、食盐各 50 克。

　　用法：共研末调匀，黄酒调敷患处，每天换药 1 次。

　　主治：风湿关节炎。

　　17.9 处方：五加皮 30 克、大黄 30 克、黄柏 18 克、虎杖 25 克、威灵仙 18 克、大伸筋 15 克、鸡血藤 60 克。

　　用法：以上药研末，加冰片、食盐各 15 克，用鸡蛋清调敷患处。

　　主治：风湿性关节炎。

　　17.10 处方：鸡血藤 50 克、川芎 20 克、川断 100 克、狗脊 100 克、巴戟天 100 克、牛膝 50 克、葫芦巴 100 克、赤芍 60 克、桂枝 100 克、当归 15 克、两面针 50 克、半枫荷 100 克、王不留行 50 克。

　　用法：共水煎先熏后洗，每日 2～3 次。

　　主治：慢性风寒湿性关节炎（风寒湿痹）。

17.11 处方：桑枝 100 克、海桐皮 100 克、豨莶草 30. 海风藤 30 克、络石藤 50 克、忍冬藤 150 克、鸡血藤 20 克。

用法：共水煎，先熏后洗。

主治：急性关节炎（热痹）。

17.12 处方：新鲜烟叶、高粱酒、松香粉各适量。

用法：将烟叶捣烂取汁，与松香粉调匀，晒干。用时加高粱酒调敷患处，每日换药 1 次，7 天即见效。

主治：风湿关节痛。

18. 肺结核

18.1 处方：天冬、麦冬、熟地、阿胶（烊化冲）贝母、百部、甜杏仁各 9 克。

用法：水煎服，每日 1 剂，分 2 次服。

主治：肺结核。

18.2 处方：白果仁 12 克、白毛夏枯草 30 克。

用法：将白果仁捣碎，与夏枯草水煎，每日 1 剂，分早晚 2 次服。

主治：肺结核。

18.3 处方：百部 15 克、仙鹤草 15 克、枇杷寄生 60 克、鱼腥草 60 克、蒲地稔 30 克、红糖 250 克。

用法：水煎服，每日 1 剂，分 3 次服，连服 1 个月。

主治：肺结核。

19. 肠炎

19.1 处方：海蚌含珠 50 克、田基黄 30 克。

用法：水煎服，每日 1 剂。

主治：肠炎腹泻。

19.2 处方：金鸡脚 15 克。

用法：水煎服，每日 1 剂，分 3 次服。

主治：肠炎腹泻。

19.3 处方：生姜 160 克、黄连 40 克。

用法：将药切成小块，用文火烤，待生姜烤透时，去生姜，将黄连研末，1 次 4 克，空腹频服。

主治：慢性腹泻。

19.4 处方：番石榴 2 ~ 3 个，蜂蜜少许。

用法：将番石榴去外壳，取果肉，加水一碗半，煎至大半碗，去渣，加蜂蜜调味，每天 1 剂，分 3 次服。

主治：消化不良、腹泻。

19.5 处方：毛算盘 10 克、羊耳菊 6 克、三月泡 10 克、公沙根 6 克、大叶桉树皮5克、松毛5克。

用法：水煎服，每日1剂，分3次服。

主治：急性肠炎。

19.6 处方：生白狗肠60克，加生姜数片。

用法：水煎服，每日1剂。

主治：急性胃肠炎（上吐下泻）。

19.7 处方：火炭母6克、蟠桃叶15克、凤尾草15克。

用法：水煎服，每天1剂，分3次服。

主治：急性胃肠炎。

19.8 处方：白茯苓8克、白术8克、莲子8克、芡实8克、金樱子10克、乌梅10克、淮山药10克、车前子5克、凤尾草5克。

用法：水煎服，每日1剂，分3次服。

主治：慢性腹泻。

19.9 处方：樟树子2粒。

用法：研末内服，每次1剂，每天3次。

主治：急性腹泻。

19.10 处方：草鞋根30克、三月泡2株、吴茱萸2粒。

用法：草鞋根水煎服，余药嚼服，日1~2剂。

主治：慢性腹泻。

19.11 处方：枫树嫩叶（侗语：把美要）30克。

用法：生吃。

主治：急性腹泻。

19.12 处方：麦面粉25克。

用法：炒焦，加适量白糖用开水调匀，饭前服，1日2次，2~3天有特效。忌吃柿子、香蕉、油腻。

主治：肠胃炎、腹泻。

19.13 处方：大蒜2头。

用法：连皮放火内烧焦，再煮一碗水空腹服，1日2次，连用3天。

主治：腹泻（久泻不愈特别有效）。

20. 消化不良

20.1 处方：鸡肫皮20克。

用法：炒黄研成粉，饭前用白糖水冲服，1日2次，1次10克（约半调羹），儿童减半，1剂服完即可。忌吃田螺。

主治：消化不良。

20.2 处方：白萝卜籽25克。

用法：煎一碗汤服，1日3次，连用3天。

功效：消积顺气。

主治：消化不良。

21. 痢疾

21.1 处方：七叶一枝花9克。

用法：烘干碾粉，每次用米酒15毫升冲服3克，内服每日1剂。

主治：痢疾。

21.2 处方：金樱根60克、草鞋根60克、算盘子60克。

用法：水煎服，每日1剂，分3次温服。

主治：细菌性痢疾。

21.3 处方：鲜荷叶适量、陈皮10克、甘草6克。

用法：荷叶烧枯碾末，每服6克，陈皮、甘草煎汤服。

主治：痢疾。

21.4 处方：金银花适量。

用法：焙干研细，红多加黄糖，白多加白糖冲服。

主治：痢疾。

22. 心脏病

21.1 银翘白虎汤

处方：银花20克、连翘20克、防己20克、木瓜20克、知母20克、粳米20克、生石膏100克、甘草10克。

用法：水煎服，每日1剂，分3次温服。

主治：风湿性心脏病。

22.2 处方：白果叶15克、核桃10克、芭蕉心头10克、灵芝10克。（冲服）、棉花籽5克、灯芯草10克、松桃6克、黑老虎果10克、羊角七15克。

用法：水煎服，每日1剂，分3次服。

主治：冠心病。

22.3 处方：花生壳30克、绿豆15克。

用法：煎一碗汤服下，1日2次，一般需服15天。

主治：冠心病。

23. 高血压

23.1 清脑降压汤

处方：何首乌45克、石决明25克、珍珠母25克、白菊花15克、钩藤15克、金银花10克、地龙10克。

用法：水煎服，每日1剂，早晚温服。

主治：原发性高血压。

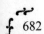

23.2 活血潜降汤

处方：牛膝 20 克、丹参 20 克、泽泻 20 克、钩藤 30 克、桑寄生 20 克、生地 20 克、槐花 10 克、杞子 10 克、山楂 10 克、白附片 3 克，茶叶 2 克、川贝 6 克。

用法：水煎服，每日 1 剂，分 3 次温服。

主治：原发性高血压（Ⅱ期）。

23.3 处方：钩藤 30 克、玉米须 60 克、夏枯草 20 克、黄瓜藤 6 克、野菊花 10 克、生杜仲 15 克、猪苦胆汁 15 克。

用法：水煎服，每日 1 剂，分 3 次服。

功效：清热平肝。

主治：原发性高血压。

23.4 处方：夏枯草 30 克、石决明 30 克、牛膝 10 克、钩藤 10 克、槐花 15 克、人头草 10 克。

用法：水煎服，每日 1 剂，分 2 次服。

主治：高血压。

24. 高血脂

24.1 处方：芹菜籽 50 克。

用法：用纱布包好，放 5000 毫升水煎汤，早、中、晚各饮 1 杯。不怕辣者，可早、中、晚食生蒜 2 头。

主治：高血脂、高血压。

24.2 处方：玉米须适量。

用法：开水冲沏，代茶饮。

主治：经常服用，对肥胖症、慢性肾炎、膀胱炎、胆囊炎、风湿病、高血压等均有效。

25. 低血压

升压汤

处方：红参 10 克、黄芪 30 克、黄精 30 克、萸肉 25 克、五味子 15 克、当归 15 克、炙甘草 15 克、炙升麻 8 克、熟附片 8 克。

用法：水煎服，每日 1 剂，早晚温服。

主治：低血压。

26. 中风

26.1 清脑饮

处方：丹皮 60 克、田七 15 克、葛根 50 克、地龙 15 克、川芎 40 克、淫羊藿 12 克、郁金 12 克、山楂 20 克、玄参 20 克、羌活 12 克、白附子 12 克、牛膝 20 克、玉桂 5 克、车前子 15 克、白菊花 15 克、夏枯草 20 克、麦冬 20 克、伸筋草 20 克。

用法：水煎服，每日1剂，连服6剂，用小汤匙慢慢喂服。

主治：脑出血（昏迷不醒型）。

26.2 处方：满山香30克、四块瓦10克、松树心10克、半夏5克、千斤拔20克、走马胎25克、七汁莲20克、三白斤20克、路路通15克、八角莲6克、桐树寄生20克、麻骨风15克、九节风15克。

用法：水煎服，每日1剂，分3次服。

主治：中风偏瘫。

26.3 处方：黑豆100克、独活15克。

用法：先加水500毫升，用武火煮至黑豆开花，再放入独活用文火煎20分钟，去渣取汁，米酒冲服，1日2次。

主治：中风后遗症、半身不遂。

26.4 处方：马钱子3克、川芎6克、蜈蚣草10克、全蝎6克、酸桐广根15克、通草5克、灯心草10克、夏枯草6克、地龙15克、钩藤根15克、毛芦尖6克。

用法：水煎服，每日1剂，分3次服。

主治：中风摇头不止，言语不清，口流涎水。

26.5 处方：榕树须60克、鸭蛋1枚。

用法：每日1剂，用水3碗，煎取1碗，日服1次。

主治：中风半身不遂。

26.6 处方：生芹菜汁50克。

用法：每日喝1次，病轻者服半月，病重者服一月可愈。忌吃羊肉、鸭血。

主治：中风。

27. 精神病

27.1 处方：婴儿毛发15克、猪脑1个。

用法：烘干碾粉，冲甜酒，滤去渣服，药渣敷百会穴，每日1剂。

主治：精神病。

27.2 处方：①野菠萝根30克，小麦冬、天冬、千斤拔各15克，辰砂6克（研末冲服）。

②水菖蒲根适量。

用法：方①水煎冲辰砂末服剂；方②磨醋擦颈后凹陷处。

主治：精神病。

27.3 处方：钩藤12克、山羊角10克、水牛角10克、夏枯草10克、生铁250克。

用法：水煎服，每日1剂，分3次服。

主治：精神分裂症。

27.4 处方：朱砂6克、郁金180克、白矾150克。

用法：上药共研为末，装瓶备用，日服3次，每次6克，开水送下。

主治：癫狂症。

28. 癫痫

止痫灵汤

处方：全蝎 10 克、丹参 15 克、珍珠母 15 克、青礞石 15 克、生龙骨 15 克、生牡蛎 15 克、黄精 10 克、柴胡 10 克、黄芪 10 克、石菖蒲 10 克、三棱 6 克、莪术 6 克、川芎 6 克、黄芩 6 克。

用法：水煎服，每日 1 剂，分 3 次温服。

主治：癫痫。

29. 神经衰弱

29.1 处方：猪脑 50 克。

用法：加入蜂蜜 1 调羹，蒸熟吃，1 日 1 次，连吃 5 ~ 10 天。

主治：神经衰弱。

29.2 处方及用法：睡前用半脸盆热水，加 50 毫升醋，双脚浸泡 20 分钟，并生吃葱白 1 ~ 2 根。

主治：失眠多梦。

29.3 处方及用法：鹅蛋 1 只，打入碗内加适量白糖搅匀，蒸熟早晨空腹服，连吃 5 天。忌吃海带、花椒、动物血、酒、绿豆等。

功效：清脑益智、增强记忆。

主治：记忆力差。

30. 狂狗咬伤

处方：红花 3 克、川芎 3 克、防风 3 克、甘草 3 克、茯苓 6 克、枳壳 6 克、前胡 6 克、柴胡 6 克、羌活 6 克、地榆 18 克。

用法：水煎服，每日 1 剂，日服 3 次。

主治：狂狗咬伤。

31. 贫血

处方及用法：杀鸡、鸭时，将鲜血流在一张干净白纸上，晒干揉成粉，用葡萄酒调服，1 次半调羹。1 日 2 次，连服 15 天。忌海带。

主治：贫血。

32. 呕血

处方：海螵蛸 60 克、血竭 9 克、三七 3 克、大黄 3 克。

用法：水煎服，每日 1 剂，日服 3 次。

主治：呕血。

33. 便秘

33.1 处方及用法：煮熟的南瓜 1 碗，加入猪油 5 钱和适量的盐，吃下，1 日 1 次，1 次见效，3 日可愈。

主治：大便秘结。

33.2 处方：麻油 25 克、蜂蜜 25 克。

用法：二药调和服下。

主治：大便不通。

34. 肾结石

34.1 基本方：美蜡茗 12 克、冬葵子 12 克、绞莪 20 克、滑石 12 克、骂卡库 20 克、金钱草 15 克、桑独缦 20 克、海金沙 12 克、鸡内金 12 克、连线草 12 克、甘草 6 克。

辨证加减：尿中带血加小蓟、生地、藕节以凉血止血；肾阴虚热型加女贞子、旱莲草、生地、丹皮；膀胱湿热型加白茅根、小蓟；肾阳虚者加干姜、附片、桂枝；脾胃虚弱者加白术、党参、黄芪、砂仁；腰痛或肾绞痛剧烈者加玄胡、赤芍、炙甘草等。

用法：水煎服，每日 1 剂，分 3 次服。

主治：肾结石。

34.2 处方：①威灵仙、赤芍各 60 克，共烘干研末，蜂蜜 30 克、酒 150 毫升。②车前草、金钱草各 120 克。

用法：将威灵仙、赤芍末与蜂蜜、酒拌匀，蒸熟服，车前草、金钱草煎水送服，1 日 2 次。

主治：肾结石。

34.3 处方：金钱草 50 克、筒笔草 50 克、海金沙 50 克、蜂房 50 克、车前草 30 克。

用法：水煎服，每日 1 剂，分 2 次服，15 天为一疗程。

主治：肾结石。

34.4 处方：金钱草 18 克、沉香 3 克、大黄 6 克、木通 12 克、冬葵子 12 克、生地 12 克、归尾 9 克、大枣 18 克、血琥珀 3 克。

用法：加水 1000 毫升，煎至 300 毫升，每日 1 剂，渣复煎 1 次，分 2 次服。

主治：肾结石。

34.5 排石汤

处方：金钱草 40 克、海金沙 20 克、石韦 20 克、泽泻 15 克、冬葵子 15 克、三棱 15 克、丹参 15 克、乌药 15 克、女贞子 12 克、川楝子 12 克、补骨脂 10 克、菟丝子 10 克、鸡内金 10 克、海浮石 10 克、穿破石 10 克。

用法：水煎服，每日 1 剂，3～4 次温服。适当活动。

主治：泌尿系结石。

34.6 化瘀尿石汤

处方：三棱 15 克、莪术 15 克、赤芍 15 克、车前子 15 克、制山甲 10 克、桃仁 10 克、川牛膝 10 克、白芷 10 克、枳壳 10 克、金钱草 40 克、厚朴 10 克、

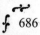

乳香6克、没药6克、生苡仁6克。

用法：水煎服，每日1剂，分3次温服。

主治：输尿管结石。

34.7 处方：三棱草15克、鱼香蓼15克。

用法：水煎服，每日1剂。

主治：尿路结石。

34.8 处方：车前草、雷公根、毛杜仲、彬木嫩芯各50克。

用法：水煎服，每日3次。

主治：尿路结石。

34.9 处方：灯芯草、爬墙风、红灯笼泡各60克。

用法：水煎冲米酒服，1日服3次，一般1～3剂愈。

主治：尿路结石。

34.10 处方：扑地香3克、木贼10克、栀子3～5粒、马鞭草15克。

用法：水煎服。

主治：尿道结石。

34.11 处方：鸡内金、玉米须各50克。

用法：煎一碗汤1次服下，1日2～3次，连服10天。忌吃肝脏、肥肉、蛋黄。

主治：胆、肾、尿道结石。

35. 尿频

处方：生韭菜籽150克。

用法：研成粉，每次6克，用白开水送服，1日2次，一般需服2～10天。忌浓茶、牛奶。

主治：尿频（小便次数多）。

36. 小便不通

36.1 处方：杨柳树叶50克。

用法：煎一碗汤1次服下，1日2次，2～3天即可通尿无阻。

主治：小便不通。

36.2 处方：车前草适量。

用法：水煎服。

主治：小便不通。

37. 尿失禁

处方：鸡肠1副。

用法：洗净晒干，炒黄研成粉，用黄酒送服，每次3克，1日3次，服完即愈。忌姜、辣。

主治：尿失禁（尿急、控制不住）。

38. 死精症

生精汤

处方：熟地黄 15 克、赤芍 15 克、萆薢 15 克、大云 15 克、菟丝子 15 克、巴戟 15 克、金樱子 15 克、杞子 15 克、黄柏 10 克、丹皮 10 克、车前子 20 克、仙灵脾 20 克、狗脊 15 克。

用法：水煎服，每日 1 剂，早晚空腹服。

主治：死精症。

39. 遗精

处方：桑螵蛸 4 个、杉木浆 15 克。

用法：水煎服、每日 1 剂。

主治：遗精。

40. 疟疾

处方：土牛膝 30 克。

用法：水煎服，临发一小时前服之，或发时服均有效。同时用满天星清早塞两耳，每耳各 1 丸，三年久疟，亦可立愈。

主治：疟疾。

41. 中暑

处方：芦根、绿豆各 5 钱。

用法：加一碗水煮开，加适量冰糖，去芦根吃豆喝汤，日服 2 次，连服 3 天。

功效：生津润肺，降火解热。

主治：中暑。

42. 打鼾

处方：花椒 5 ~ 10 粒。

用法：睡前用开水泡一杯水，待水凉后服下（花椒不服下），连服 5 天，以后再也不打鼾。

主治：打鼾（吹鼻子）。

43. 鼻衄

43.1 处方：韭菜根、卷柏、茅根各等份。

用法：捣烂，加鸡蛋清调匀，左鼻孔出血敷右脚涌泉穴，右鼻孔出血敷左脚涌泉穴。

主治：鼻子出血。

43.2 处方：大蒜头适量。

用法：捣烂，敷足底心。

主治：鼻衄。

43.3 处方：韭菜适量。

用法：取汁一碗，饮之立愈。

主治：鼻衄。

43.4 处方及方法：先用细麻绳结扎中指根，左侧鼻孔出血扎右指，右侧鼻孔出血扎左指。

主治：鼻衄。

43.5 处方：枇杷叶去毛 15 克、生藕叶 15 克、瘦猪肉 60 克（切片）。

用法：加水煮熟，吃肉喝汤，1 日进 1 剂，连进 10 剂，永不复发。

主治：鼻衄。

44. 牙痛

44.1 处方：紫苏根晒干。

用法：烧红点痛处即愈。

主治：牙痛。

44.2 处方：虎杖 30 克、甘草 30 克。

用法：于 75% 酒精 500 毫升中浸泡，1 周，用时用药棉酌塞龋齿洞内或者牙缝内，每日 2 次。

主治：龋齿牙痛。

45. 打嗝

处方：手指甲一小条。

用法：点燃闻味，即止。

主治：打嗝。

46. 晕车

处方及用法：乘车时切一片生姜含口中，或用一块膏药贴在肚脐上。对于晕车较严重者，可两方同用，有特效。此条孕妇禁用。

二、儿科

1. 小儿发热

1.1 处方：地龙 2～3 条、凤尾草 15 克、细辛 2 克。

用法：水煎服，每日 1 剂。

主治：小儿高热。

1.2 处方：草鞋根 12 克、金银花 10 克。

用法：水煎服，每日 1 剂。

主治：小儿发热。

1.3 处方：紫苏叶 6 克、四季葱 5 克、生姜 1 片。

用法：水煎服，每日 1 剂。

主治：小儿发热。

1.4 处方：燕子窝泥适量，鸡蛋 1 个（取蛋白）。

用法：捣匀敷心窝，每次 10 ~ 20 分钟，每日 1 ~ 3 次。

主治：小儿高热。

1.5 处方：鸡蛋 1 个，雄黄、四季葱各适量，银器 1 只。

用法：鸡蛋煎熟，将雄黄、葱、银器放入蛋内，用布包好，搽患儿全身。

主治：小儿发热。

2. 小儿惊风

1.1 处方：山栀子、黄连、丹皮、钩藤、地龙各 15 克，生石膏 30 克。

用法：共研成细末，每次取药末 15 克，加入面粉、鸡蛋清适量调匀，敷于患儿双侧足心，用纱布固定。

主治：小儿高热惊风

2.2 处方：甘草 0.6 克、朱砂 0.3 克、生大黄 1 克。

用法：共为细末，加黑砂糖 0.3 克，将开水调和，徐徐灌下即愈。

主治：小儿惊风。

2.3 处方：葱蒜适量。

用法：捣烂，擦额上及脉息等处。

主治：小儿惊风。

3. 小儿麻疹

处方：黄竹心 30 克、葛根 60 克、甘草 3 克、生地 30 克、车前草 90 克。

用法：水煎服，每日 1 剂，日服 3 次。

主治：小儿麻疹。

4. 小儿咳嗽

4.1 处方：飞杨草 15 克、朝天罐 30 克、桐树寄生 15 克、枇杷叶（去毛）5 张。

用法：水煎服，每日 1 剂，分 3 次服。

主治：小儿肺炎咳嗽。

4.2 处方：鱼腥草 60 克、萝卜 60 克、鸡胆 2 个、蜜糖 200 克。

用法：水煎服，每日 1 剂，分 3 次服。

主治：百日咳，急、慢性支气管炎。

5. 小儿疳积

5.1 处方：蝗虫（蚂蚱）20 ~ 30 只。

用法：用热水烫死后，加油盐煎炒当零食吃，一天食完。

主治：小儿疳积。

5.2 处方：独脚金 5 克、鹅不食草 5 克、小飞杨草 5 克。

用法：水煎服，每日 1 剂，5 天为一疗程。

主治：小儿疳积。

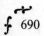

5.3 处方：独脚金 15 克，鹅不食草、饿蚂蝗、蚂蝗各 9 克。

用法：水煎服，每日 1 剂。

主治：小儿疳积。

5.4 处方：独脚金（五寸疳）15 ~ 30 克。

用法：配瘦猪肉或猪肝蒸服，每日 1 剂。

主治：小儿疳积。

5.5 处方：葱汁、生姜汁、生大黄汁、石榴汁各等量。

用法：每日服半碗，连服 7 天。

主治：小儿疳积。

6. 小儿腹泻

6.1 处方：鲜含珠草 20 克。

用法：水煎服，每日 1 剂。另用药线点灸脐周四穴、内关、足三里，每日 1 次。

主治：小儿秋季腹泻。

6.2 处方：吴茱萸、木香各 5 克，公丁香、地榆各 4 克。

用法：捣烂用生姜汁调润贴敷济部，固定，隔 48 小时换药，每次 1 剂。

主治：小儿腹泻。

6.3 处方：干姜、白胡椒、透骨草、甘草各 9 克，艾叶 15 克。

用法：将以上药洗净和入砂罐内，加水 1500 毫升，煎煮 10 ~ 20 分钟，待温浸洗双足。每日 1 剂，分 3 次洗，每次 20 ~ 30 分钟，2 ~ 3 日痊愈。

主治：小儿泄泻。

6.4 处方：胡椒 10 克。

用法：用嘴嚼碎后敷于肚脐上，然后用胶布贴于肚脐上固定，以免胡椒散失，24 小时更换 1 次，3 ~ 4 次即愈。

主治：婴幼儿泄泻。

7. 小儿夜啼

7.1 处方：葛根 6 克。研粉、蜜糖适量。

用法：开水冲化调入蜜糖，温服。

主治：小儿夜啼。

7.2 处方：朱砂 3 克、僵蚕 4 克、淡竹叶 6 克、五倍子 5 克、夜交藤 8 克、糯米适量。

用法：将上药混合研为细末，加米汤适量，将药末调和成一小圆形药饼，晚上睡前 3 小时左右敷脐部神阙穴（脐孔处），外盖纱布，再用胶布固定，连敷 3 ~ 4 晚，夜啼可止。

主治：小儿夜啼。

8. 小儿遗尿

8.1 处方：糖罐子 20 克、猪膀胱 1 个。

用法：将糖罐子煎汁去渣，入猪膀胱煮熟，吃肉喝汤，每晚 1 次。

主治：小儿遗尿。

8.2 处方：桑螵蛸 10 克、益智仁 6 克、金樱子 6 克、五味子 6 克。

用法：水煎服，每日 1 剂。

主治：小儿遗尿。

三、外科

1. 疔疮疖肿

1.1 处方：石蒜末 20 克、大蒜末 15 克、蒲公英 30 克、草乌尖 20 克、半边莲 10 克、细辛 10 克。

用法：共研成粉末，调匀，加适量糯米酒或鸡蛋清调匀成湿糊状，装瓶内密封备用，时间越久，功效越佳。用时取适量摊纱布上敷患处，24 小时换药。

主治：疔疮疖肿。

1.2 处方：石蒜 60 克、大蒜 30 克、大恰葛 50 克、小恰葛 25 克、南星 30 克、半边莲 30 克、细辛 15 克、川乌 30 克、虎杖 30 克、大黄 30 克。

用法：以上药共研为末，装瓶内备用。用时取适量粉末加黄酒调匀敷患处，隔 24 小时换药。

主治：无名肿毒。

1.3 处方：了哥王叶适量。

用法：上药捣烂外敷患处，1 天 1 次。

主治：外生疖肿。

1.4 处方：十大功劳 10 克、山栀子根 30 克、臭牡丹根 30 克。

用法：水煎服，每日 1 剂，分 3 次服。

主治：多发性脓肿。

1.5 处方：天花粉适量。

用法：研末，用桐油调匀涂患处。

主治：痈疮（背花）。

2. 颈淋巴结核

1.1 处方：一点红、荔栀子、小叶黄连各 15 克。

用法：水蒸，分 3 次口服，每日 1 剂。另用毛交菜适量，捣烂敷患处。

主治：颈淋巴结核。

2.2 处方：猪胆 10 个、陈醋 500 克。

用法：熬如膏状。先用花椒熬水洗患处，然后用药膏敷患处。

主治：颈淋巴结核。

2.3 处方：石蒜末 30 克、大蒜末 20 克、细辛末 15 克、四块瓦（研粉）15 克、韭菜根鲜品 30 克。

用法：先将韭菜根捣烂，再将以上药末调匀，然后加黄酒、麻油搅拌密封于瓶内备用。用时取适量摊纱布上敷患处，24 小时换药 1 次。

主治：颈淋巴结核。

3. 急性阑尾炎

3.1 处方：辣了根 30 克、一包针根 30 克。

用法：水煎服，每日 1 剂，日服 3 次，每次服 50 毫升。

主治：急性阑尾炎。

3.2 处方：虎杖、金银花、猕猴桃、山豆根、十大功劳各 12 克，红藤、旱莲草各 9 克，一点红 6 克。

用法：水煎服，每日 1 剂。

主治：阑尾炎。

3.3 处方：大蒜 12 个，石蒜 1 个，芒硝、虎杖、大黄末各 100 克，醋适量。

用法：将大蒜和石蒜去皮洗净，并同芒硝捣成糊状。先用醋在压痛处搽，再将药外敷阑尾处，周围用纱布围成圈，以防药液外流。2 小时后去掉，以温水洗净，再加醋调大黄、虎杖粉末敷患处 12 小时，如此换药以治愈为度。

主治：阑尾炎。

4. 乳腺炎

4.1 处方：黄花菜 120 克、蒜头 60 克。

用法：共捣溶，加酒少许敷于患处。

主治：乳房红肿胀痛。

4.2 处方：大蓟根、犁头草（鲜品）各适量。

用法：将上药捣烂，外敷患处，每天换 1 次药。

主治：急性乳腺炎。

4.3 处方：独活 10 克、柴胡 10 克、羌活 10 克、饿蚂蟥 20 克、了哥王 20 克。

用法：上药煎水外洗患处，每天 2 次。

主治：急性乳腺炎。

4.4 处方：燕子窝（泥）、蒲公英各适量。

用法：混合捣烂，加鸡蛋清调匀，敷患处。

主治：急性乳腺炎。

5. 胆囊炎

5.1 疏肝利胆汤

处方：茵陈 30 克、金钱草 30 克、麦芽 30 克、白芍 20 克、川楝子 15 克、柴胡 12 克、玄胡 12 克、木香 10 克、枳壳 10 克、前仁 10 克、大黄 6 克（后下）、甘草 5 克。

用法：水煎服，每日 1 剂，分 3 次温服。

主治：胆囊炎。

5. 2 处方：酸根 15 克、金钱草 15 克、水杨梅 10 克、土茵陈 10 克、红木香 8 克、青皮 6 克、陈皮 6 克。

用法：水煎服，1 日 1 剂，分 3 次服。

主治：急、慢性胆囊炎。

5.3 处方：冬瓜籽、绿豆各 15 克。

用法：煎一碗汤，1 次服下。1 日 3 次，连用 10 日。

主治：胆囊炎。

6. 胆石症

6.1 柴胡郁金排石汤

处方：柴胡 12 克、郁金 15 克、姜黄 15 克、白芍 10 克、茵陈 15 克、黄芩 10 克、木香 10 克、枳壳 10 克、大黄 10 克（后下）、芒硝 10 克（后下）。

用法：水煎服，每日 1 剂，分 2 次温服。

主治：胆石症。

6.2 处方：丹参 20 克、桑独缦 15 克、哇缦 15 克、牛膝 15 克、三棱、莪术各 12 克、炮山甲 10 克、木香 15 克、乡绞狭 10 克、香附 20 克、红花 8 克、绞乡 10 克、大黄 8 克（后下）、芒硝 6 克（冲服）。胁痛明显加乳香、没药；黄疸加茵陈、栀子。

用法：水煎服，每日 1 剂，分 3 次服。

主治：胆结石。

7. 坐骨神经痛

7.1 蠲痛汤

处方：熟地 30 克、鸡血藤 25 克、续断 15 克、独活 15 克、威灵仙 15 克、鹿衔草 15 克、全当归 15 克、川牛膝 15 克、生甘草 15 克、金狗脊 15 克、炒白芍 40 克。

用法：水煎服，每日 1 剂，分 3 次服。

主治：坐骨神经痛。

7.2 消灵汤

处方：独活 15 克、川芎 10 克、当归 15 克、熟地 20 克、走马胎 15 克、五加皮 15 克、乌梢蛇 15 克、牛膝 15 克、桂枝 10 克、附片 8 克、秦艽 10 克、细辛 6 克、木瓜 10 克、防风 10 克。

用法：水煎服，每日 1 剂，分 3 次温服。

主治：坐骨神经痛。

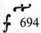

7.3 处方：红马胎 10 克、白马胎 10 克、当归 15 克、枫寄生 15 克、鸡血藤 20 克、牛膝 10 克、威灵仙 10 克、甘草 5 克。

用法：水煎服，每日 1 剂，分 3 次服。

主治：腰腿痛。

7.4 处方：全蝎 15 克、乌梢蛇 15 克、蜈蚣 10 条。

用法：上药烘干共研末，日服 2 次，每次 1.5 克，开水送服。

主治：坐骨神经痛。

7.5 处方：无根藤、杜仲、软筋藤各适量。

用法：水煎，兑米酒少许外熏洗，每日洗 3 次，半个月为 1 个疗程，4 个疗程。

主治：坐骨神经痛。

7.6 处方：九龙盘 20 克、白竹根 30 克、土茯苓 20 克、千斤拔 30 克、黄狗头 30 克、蜈蚣草 20 克、补骨脂 15 克、血党 15 克、半枫荷 25 克。

用法：水煎服，每日 1 剂，分 3 次服。

主治：腰痛。

8. 肋间神经痛

处方：两面针 15 克、九节风 15 克、透骨消 15 克、鸟不落 15 克。

用法：以上用生药，加盐少许，共捣烂，酒炒热外敷痛处。

主治：肋间神经痛。

9. 骨质增生

9.1 处方：千斤拔 500 克、米酒 2500 毫升，泡半个月。

用法：1 日 3 次，1 次 20 毫升。

主治：骨质增生。

9.2 处方：侗家酸菜叶 1～2 张、白岩石 1 块。

用法：将白岩石放入火中烧烫后取出放在地上，然后把酸菜叶铺在岩石上，患者将足跟踩上烫敷。可重复多次。

主治：跟骨疼痛（跟骨骨刺）。

10. 肾亏腰痛

处方：龙骨 3 克、锁阳 30 克、当归 15 克、杜仲 15 克、杞子 30 克、红枣 30 克。

用法：用米酒 500 毫升浸泡半个月后服用，每日 2 次，每次 15 毫升。

主治：肾气亏虚引起腰痛。

11. 骨折

11.1 处方：泡桐木根、梨木嫁接处的皮、一点红、石南藤、一枝黄花、毛秀才（地方名）、过路黄（地方名）、大散血（地方名）各适量。

用法：捣烂酒炒外敷，隔天 1 次。

主治：骨折。

11.2 处方：垂盆草、狗肝菜、旱三七、水泽兰、透骨消、一点红、扶方藤各适量。

用法：捣烂加适量白酒外敷患处，3 天换药 1 次。

主治：骨折。

11.3 处方：毛冬青、见风消、九里明各适量。

用法：将药捣烂外敷。药品简单，使用方便，确有疗效。

主治：骨折。

11.4 处方：透骨消、尚登助改（侗语）各适量。

用法：捣烂，加酒炒热敷患处。

主治：骨折。

11.5 处方：五加皮、五加风、毛山、蚂蝗七、一枝香、车前草、金樱叶各适量。

用法：捣烂，加酒炒热敷患处，每天敷 1 次。

主治；骨折。

11.6 处方：九节风 30 克、一点红 60 克、杉木内皮 60 克、芭蕉树 250 克、骨碎补 90 克、铁凉伞 60 克。

用法：上药捣烂加酒少许，复位后敷患处，2 天换 1 次药。

主治：骨折。

11.7 处方：大散血 20 克、四块瓦 250 克、松枝心 100 克、杉木白皮 100 克、饭团根 200 克、园保草 100 克、小散血 200 克、红号菜叶 100 克、大兰 100 克、桐树皮 200 克、红背三七 100 克、九节风 100 克、石菖蒲 100 克、枫寄生 100 克。

用法：上药捣烂外敷患处。2 天换 1 次药。

主治：骨折、跌打损伤。

11.8 处方：大驳骨 20 克、透骨消 20 克、大红血 15 克、小红血 15 克、美登阴 15 克、骂同笔 10 克、公鸡头 1 个、公鸡蛋 2 个、鸡爪 2 个、鸡翅尖 2 个。

用法：上药共捣烂，外敷骨折处。

主治：骨折。

11.9 处方：杉木炭（研粉）60 克、蚂蟥 5 只（去腹内杂质研粉）、白糖 100 克。

用法：将白糖蒸溶，与药粉共调成胶状摊布上，敷患处，2 天换 1 次，连换 3 次。

主治：筋断骨折。

11.10 处方：透骨消、漆树叶、雪某叶、山豆根叶、百花雪叶各等量。

用法：捣烂、加米酒炒热外敷。

主治：骨折。

11.11 处方：透骨消、跌凉伞、水泽兰、马脚叶各等量。

用法：捣烂，加米酒加温外敷。

主治：骨折。

11.12 处方：四方藤、爬山虎、大叶蛇泡簕、小驳骨、红花地桃花、艾叶各 50 克。

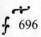

用法：水煎熏洗，洗毕擦干，再外敷其他接骨药物，每换外敷药前先熏洗，可促进消肿，加速骨折愈合时间。

主治：骨折。

11.13 处方：扶芳藤、野葡萄藤、小韭菜根、拐子药各等量。

用法：捣烂加酒炒热，复位后外敷患处。

主治：骨折。

12. 跌打损伤

11.1 处方：透骨消 6 ~ 15 克。

用法：水煎服，取汁冲鸡蛋 1 个吃，每日 1 至 2 剂。

主治：跌打内伤。

12.2 处方：两面针根茎 3 克、透骨消 6 克、大钻（登高人）15 克、鸡血藤 15 克。

用法：水煎服，每日 1 剂。

主治：跌打损伤。

12.3 处方：田七 6 克、乌七 6 克、土麻药 6 克、当归 15 克。

用法：捣烂，加米酒炒热敷患处。

主治：跌打损伤。

12.4 处方：刘寄奴、宽筋藤、伸筋草、银花藤、鸡血藤、络石藤各 100 克，乳香、没药各 10 克，透骨草 50 克。

用法：水煎熏洗。

主治：跌打损伤。

12.5 处方：鲜飞天蜈蚣适量。

用法：捣烂外敷患处，一天换药 1 次。

主治：跌打损伤、出血或瘀血肿痛。

12.6 处方：小筋藤 80 克、泽兰 80 克、马蹄草 80 克。

用法：水煎熏洗，每日 1 ~ 2 次。

主治：挫擦伤。

12.7 处方：韭菜 250 克、童尿半杯。

用法：将韭菜洗净捣汁，与童尿调匀，炖热灌服。1 剂即愈。

主治：跌打重伤昏迷不省人事。

12.8 处方：鲜漆树叶适量。

用法：捣烂外敷患处。

主治：外伤出血。

13. 骨髓炎

处方：藤黄 0.3 克、麝香 0.3 克、鸡蛋 1 个。

用法：将前 2 味药研末，鸡蛋煎成饼，把药末撒于蛋饼上，用纱布裹住，贴于患处，每天 1 次，每次 2 小时，至伤口将愈合时，改用梅片末撒于伤口，直至痊愈。

主治：骨髓炎。

14. 拔竹刺

14.1 处方：香菌脚。

用法：将香菌脚晒干碾末，外敷被刺的伤口，一般敷一小时以后见刺头露表皮。在实践中证实，的确效佳。

主治：被竹刺。

14.2 处方：红蓖麻子、老鼠屎、小虾子各适量。

用法：一起捣烂外敷。经试验几例均有效。

主治：被竹刺。

15. 抽筋

处方：水瓜皮 39 克。

用法：煎水外洗。

主治：抽筋。

16. 毒蛇咬伤

16.1 处方：铁登台适量。

用法：外涂伤口边。

主治：各种毒蛇咬伤。

16.2 处方：蛇不过 60 克、半边莲 30 克、金刚藤叶 30 克、一点红 90 克。

用法：将上药捣烂，加米酒（22 度左右）250 毫升，取药酒内服，药渣敷患处，1 日 2 次。

主治：各种毒蛇咬伤。

16.3　二灵解毒散

处方：威灵仙 20 克、五灵脂 20 克、生大黄 20 克、川芎 20 克、连翘 20 克、浙贝 20 克、川连 20 克、雄黄 15 克、细辛 15 克、石膏 30 克、卢甘石 20 克、了刁竹 20 克、半边莲 20 克、蜈蚣 5 条。

用法：共研为细末，每次服 5 克，外用适量。

主治：毒蛇咬伤。

16.4 处方：扛板归、小田基黄、半边莲、犁头草、一点红各适量。

用法：捣烂外敷伤口周围。此方经治 15 例均有效。

主治：毒蛇咬伤。

16.5 处方：野芋头茎适量。

用法：捣烂外敷伤口周围。

主治：毒蛇咬伤。

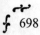

16.6 处方：八角莲。

用法：磨酒后分为两份，一份口服，一份从受伤肢体近端开始向远端擦药，但须留咬处的牙痕，立即见效。

主治：毒蛇咬伤（扁头风蛇效显著）。

16.7 处方：红乌柏适量，蛇不过适量。

用法：将红乌柏放入口中嚼烂外敷伤处，蛇不过煮水外洗，每日 2 次，换 2 次药，2～3 次即可愈。

主治：毒蛇咬伤。

16.8 处方：七叶一枝花。

用法：七叶一枝花磨酒分为两份，一份内服，一份外擦。经临床实践该方具有良效，用生药效果更佳。

主治：毒蛇咬伤。

16.9 处方：龟壳 120 克、七叶一枝花 90 克、八角莲 90 克、雄黄 21 克。

用法：上药焙干共研末，用蜂蜜 60 克。拌匀，制成黄豆大之药丸，装瓶备用。日服 2 次，1 次服 4 丸。另取 3 丸用口水溶化，从上至下搽到伤处。

主治：毒蛇咬伤。

16.10 处方：两面针叶、半枝莲、小远志、骂接所（侗语）各适量。

用法：捣烂外敷，用烟屎小量内服。

主治：毒蛇咬伤。

16.11 处方：樟树子 2 粒。

用法：捣烂，一半敷伤口，一半冲水内服。

主治：毒蛇咬伤。

17. 蜈蚣咬伤

17.1 处方：鼻涕虫 1 只。

用法：将鼻涕虫捣烂敷在伤口上。

主治：蜈蚣咬伤。

17.2 处方：樟树叶适量。

用法：煎水冷服。

主治：蜈蚣咬伤。

附：被不同动物咬伤的应急急救措施

1. 毒蛇咬伤

被毒蛇咬伤后一般在局部留有牙痕、疼痛和肿胀，还可见出血及淋巴结肿大，其全身性症状因蛇毒性质而不同。急救原则是及早防止毒素扩散和吸收，尽可能地减少局部损害。一般蛇毒在 3～5 分钟即被吸收，故急救越早越好。

1.1 绑扎伤肢。在咬伤肢体近侧约 5～10 厘米处用止血带或橡胶带等绑扎，以阻止静脉血和淋巴液回流，然后用手挤压伤口周围或用口吸（口腔黏膜破溃者忌吸），将毒液排出体外。

1.2 冲洗伤口。先用肥皂水和清水清洗周围皮肤，再用生理盐水、0.1％高锰酸钾或清水反复冲洗伤口。

1.3 局部降温。先将伤肢浸于 4～7 摄氏度的冷水中 3～4 小时，然后改用冰袋，可减少毒素吸收速度，降低毒素中酶的活力。

1.4 排毒。咬伤在 24 小时以内者，以牙痕为中心切开伤口成"＋"或"＋＋"形，使毒液流出，也可用吸奶器或拔火罐吸出毒液。切口不宜过深，以免损伤血管。若有蛇牙残留宜立即取出。切开或吸吮应及早进行，否则效果不明显。

1.5 药物治疗。常用的解毒抗毒方剂：半枝莲 60 克、白花蛇舌草 60 克、七叶一枝花 9 克、紫花地丁 60 克。水煎内服外敷。还可用侗药利尿剂及支持疗法，对本病有辅助治疗作用。

加强野外作业的防护，掌握毒蛇习性，尽量不要裸露腿足，穿长筒靴可避免蛇伤。被毒蛇咬伤后切忌奔跑，宜就地包扎、吸吮、冲洗伤口后速到医院治疗。

2. 狗咬伤

一般分为疯狗咬伤和一般狗咬伤，疯狗咬伤以 6～8 月多见。咬伤后应立即冲洗伤口，先用 20％肥皂水和大量清水反复冲洗伤口，也可用醋冲洗，并进行必要的清创，然后用侗药消炎酊烧灼伤口。若疑为疯狗咬伤应尽早到医院诊治。

3. 蜂蜇伤

一般只表现局部红肿疼痛，多无全身症状，数小时后即自行消退。若被蜂群蜇伤时，可出现如头晕、恶心、呕吐等症状，严重者可出现休克、昏迷或死亡，有时可出现血红蛋白尿，出现急性肾功能衰竭。过敏病人则易出现荨麻疹、水肿、哮喘或过敏性休克。应用小针挑拨或纱布擦拭，取出蜂刺。局部症状较重者，也可以火罐拔毒和局部封闭疗法，并予止痛剂。全身症状较重者宜速到医院诊疗。对蜂群蜇伤或伤口已有化脓迹象者宜加用清热解毒之侗药内服外敷。

4. 蜈蚣咬伤

局部表现有急性炎症和痛、痒，有的可见头痛、发热、眩晕、恶心、呕吐，甚至谵语、抽搐及昏迷等全身症状。应立即用弱碱性溶液（如肥皂水、浅石灰水等）洗涤和冷敷，或用等量雄黄、枯矾研末以浓茶或烧酒调匀敷伤口，也可用鱼腥草、蒲公英捣烂外敷。有全身症状者宜速到医院治疗。

5. 猫鼠咬伤

局部多出现红肿疼痛，严重时累及淋巴管、淋巴结而引起淋巴管炎、淋巴结炎或蜂窝组织炎。咬伤部位在四肢时，可暂用止血带，用盐水或清水冲洗伤口，并用侗药消炎酊外敷，症状较重者宜到医院治疗。

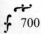

6. 毛虫蜇伤

应设法将刺入皮肤的毒毛拔出，可以用橡皮膏布粘贴皮面，再撕去膏布，毒毛就被拔出来了。然后抹点口水或用侗药消炎酊涂擦，一般便可以治愈。

7. 水蛭咬伤

水蛭吸附皮肤时，可以用手拍打使水蛭脱落，千万不要用力拔落。伤口用5% ~ 10%的碳酸氢钠液冲洗止血，涂侗药消炎酊以防感染。

8. 蝎蜇伤

应该尽快用布带扎紧伤口的上方，以防被蝎毒污染的血液流入心脏，并设法拔出毒钩，再用双手从周围向伤口处反复挤压，直至挤出血水。然后用碱水或浓肥皂水涂抹患处，或用明矾研碎调米醋敷在伤口处也有比较好的效果。

9. 其他动物

在日常生活中蝎和毒蜘蛛咬伤也是常见的。蝎蜇伤者局部可见大片红肿、剧痛，重者可出现寒战、发热、恶心、呕吐、舌和肌肉强直、流涎、头痛、昏睡、盗汗、呼吸增快及脉搏细弱等，儿童被蜇伤后严重者可因呼吸、循环衰竭而死亡。毒蜘蛛咬伤者局部苍白发红或出现荨麻疹，重者可发生局部组织坏死或全身症状。处理原则与毒蛇咬伤相同。全身症状明显者宜速到医院找医生诊疗。

18. 水火烫伤

18.1 处方：金英叶、甜茶藤各适量。

用法：金英叶晒干研粉，调茶油外涂，换药时用甜茶藤煮水外洗。

主治：水火烫伤。

18.2 处方：韭菜、蜜糖各适量。

用法：将药捣烂后外敷患处，经临床实践有效。

主治：水火烫伤。

18.3 处方：牛胆汁、石炭、鸡蛋白各适量。

用法：牛胆汁与石炭拌好晒干备用，烫伤时用蛋白调拌外擦。

主治：水火烫伤。

18.4 处方：蚯蚓 10 余条。

用法：用凉开水洗净装入瓶中，撒上 25 克。白糖拌匀盖好，半日即化成水，用棉絮蘸搽患处。

主治：水火烫伤。

19. 痔疮

19.1 处方：蒲公英 500 ~ 1000 克。

用法：用水煮沸半个小时，倒入豆腐乳罐内，坐于罐上熏肛门，1 日 2 次。

主治：内外痔疮。

19.2 处方：鲜马齿苋、野菊花、酸藤根各适量。

用法：煎汤熏洗，每日 2 次。

主治：内外痔疮。

19.3 处方：鸡绞梨树二层皮适量。

用法：煎水熏洗。

主治：内外痔疮。

20. 脱肛

20.1 处方：茶子树蚂蚁窝 1 个。

用法：烧灰调茶油外涂患处。

主治；脱肛。

20.2 处方：麻子 6 粒、麻叶 2 张。

用法：将麻子捣烂敷药囟门处，另用少量放叶子上垫坐，一般 5～7 天愈。

主治：脱肛、子宫脱垂。

20.3 处方：生烟叶 3 张。

用法：捣烂，外敷患处，托起脱肛，约几分钟即可缩回。

主治：脱肛

20.4 处方：①蓖麻子适量。②糖罐子根 30 克、蜜糖 50 克。

用法：将蓖麻子捣碎贴头顶心（百会穴）。另用糖罐子根煎汁冲蜜糖 50 克。
服，每天 1 次。

主治：脱肛。

21. 湿疹、疥疮、癣

21.1 处方：苦楝树二层皮 80 克、黄皮 80 克、九里明 80 克、地肤子 80 克。

主治：湿疹、疥疮。

21.2 处方：米泔（即淘米水）5000 毫升、熟盐 60 克。

用法：煮沸后倒入盆中，待温后，用毛巾擦洗，1 日 1 次，连洗 3 日即愈。
愈后炖服黄鳝数条，每服 1 条，能根治此症，永不复发。

主治：皮肤瘙痒症。

21.3 处方：苦参 15 克、鲜辣椒叶 50 克、鲜马齿苋 50 克、苦楝叶及枝、果
实各 50 克。

用法：水煎浓汁熏洗患处，每日 1～2 次。

主治：癣、湿疹。

21.4 处方：苦参、黄柏、蛇床子、地肤子、土槿皮各 30 克。

用法：煎水外洗。

主治：湿疹、癣及皮肤瘙痒。

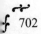

21.5 处方：九里光 60 克、黄柏 20 克、忍冬藤 50 克、蛇床子 30 克、蒲公英 60 克、苍耳子 30 克、五倍子 6 克、白鲜皮 30 克、荆芥 30 克、防风 20 克、苦参 20 克、明矾 10 克。

用法：水煎，先熏后洗。每日 1 ~ 2 次。

主治：湿疹

21.6 处方：苦参、臭蒿（黄花蒿）各适量。

用法：水煮熏洗。

主治：老年皮肤瘙痒。

21.7 处方：蛇床子 40 克、白鲜皮 40 克、地肤子 20 克、苦参 60 克、露蜂房 15 克、鹤虱 30 克、大枫子 20 克、枯矾 15 克、黄柏 15 克、大黄 30 克、杏仁 15 克。

用法：水煎熏洗，洗后避风。

主治：顽固性皮肤瘙痒。

21.8 处方：芒硝、苦参、百部、蛇床子、鹤虱各 15 克。

用法：共煎水，每晚熏洗 1 次。

主治：男女阴部瘙痒。

四、妇科疾病

1. 月经不调

1.1 处方：鸡蛋 1 个、红枣 10 枚、甜酒 90 克。

用法：炖服，每日 2 次。

主治：月经不调。

1.2 处方：干芹菜 50 克、黄花菜 25 克。

用法：用水一碗，煎至半碗服，每天 1 剂，分 3 次服。

主治：月经不调。

2. 月经过多

2.1 处方：水韭菜 30 克。

用法：水煎服，一天 3 次，1 次 1 剂。

主治：月经过多。

2.2 处方：小鸡血藤、路边菊、佩鹤草、当归各 15 克。

用法：水煎服，每日 1 剂。

主治：月经过多。

3. 崩漏

处方：生烟叶（或烟丝）适量，盐少许。

用法：共捣烂，敷肚脐。

主治：崩漏。

4. 痛经

4.1 三香调经止痛汤

处方：制香附 15 克、广木香 10 克、香白芷 10 克、玄胡 15 克、益母草 15 克、白芍 15 克、当归 15 克、炒五灵脂 10 克、川芎 10 克、桃仁 6 克、红花 6 克、炙甘草 6 克。

用法：水煎服，每日 1 剂，分 3 次温服。

主治：痛经。

4.2 处方：益母草、旱莲草、连线草各 30 克。

用法：水煎服，每日 1 剂，日服 3 次，每次服 50 毫升。

主治：痛经。

4.3 处方：紫茉莉 60 克。

用法：30 克，煎水内服；30 克，捣烂外敷。

主治：附件炎。

5. 白带过多

5.1 处方：白鸡冠花 10 克、红枣 10 枚、土白术 12 克、白山药 12 克、党参 9 克、蒲公英 30 克、四季花 10 克、无花果 20 克。

用法：水煎服，每日 1 剂，分 3 次服。

主治：白带过多。

6. 不孕症

6.1 清宫汤

处方：益母草 100 克、赤芍 15 克、当归 15 克、桃仁 12 克、红花 12 克、香附 12 克、川牛膝 12 克、木香 12 克、沉香 12 克、红藤 12 克、丹参 12 克。

用法：按月经周期服药，每次月经来潮时即开始服药 3 剂。水煎服，每日 1 剂，1 个月周期为一疗程。

主治：不孕症（子宫后位略小型）。

6.2 处方：祖姐虽（侗）根 30 克、路边菊 30 克、十二月花 15 克。

用法：水煎服，每日 1 剂。

主治：不孕症。

6.3 处方：蛇食草、鼠食草、笔筒草、车前草、透骨消、八方藤、鸡血藤各 15 克、女贞子 30 克。

用法：水煎服，每日 1 剂。

主治：不孕症。

7. 子宫脱垂

7.1 处方：灯笼泡、蓖麻杆各 60 克。

用法：水煎服，每月 1 剂。另用蓖麻子两粒，捣烂如膏状，加甜酒拌匀外敷，敷前先涂上桐油。

主治：子宫脱垂。

7.2 处方：①穿山甲 15 克。

②蓖麻子 5 至 6 粒。

③柚子叶 2 张。

用法：①用水煎服，每日 1 剂；②捣烂敷百会穴；③烘软贴突出部位，将其托回原处。

主治：子宫脱垂。

7.3 处方：①怕帮必（鱼）适量。

②叶叶花 15 至 30 克。

用法：将①捣烂敷脱出部分；②水煎服，每日服 1 剂。

主治：子宫脱垂。

处方：鲜算盘子根、茎（侗语：美雪黑）30 ～ 60 克。

用法：水煎服，每日 1 剂。

主治：胎漏。

8. 难产

8.1 处方：鲜当归叶、小饭豆壳、桃仁各 30 克。

用法：当归叶生嚼服，后二味水煎服。

主治：难产。

8.2 处方：燕子窝 30 克。

用法：水煎服或研末，开水送服，每日 1 ～ 2 次。

主治：难产、胎衣不下。

9. 胎盘不下

9.1 处方：小饭豆、桃仁各 30 克。

用法：水煎服，每日 1 剂。

主治：胎衣不下。

9.2 处方：红鸟不落根 30 克。

用法：水煎服。

主治：胎盘滞留。

9.3 处方：紫茉莉 15 克、野独活 30 克。

用法：水煎服。

主治：胞衣不下。

9.4 处方：蓖麻子 1 粒，巴豆 1 粒、麝香 0.3 克。

用法：共捣烂敷脐部及双涌泉穴，胎盘下后去药。

主治：胎盘不下。

10. 产后大出血

处方：鸡血藤、大血藤各 30 克，当归、仙鹤草各 15 克。

用法：水煎取汁伴鸡蛋 1 个煮熟，甜酒送服，每日 1 剂。

主治：产后大出血。

11. 避孕、绝育

11.1 处方：棕树根、桑奔打更（侗）、松树根各 30 克，旱莲草、美必帮（侗）各 15 克。

用法：水煎，每次月经干净后服 1 剂，连服 3 个月可终身绝育。

主治：避孕、绝育。

11.2 处方：棕树根、红花地桃花根各 30 克，瘦猪肉 150 克。

用法：水煎每月经干净后服，每月 1 剂。连服 7 天、5 个月为一次疗程。

主治：避孕、绝育。

12. 堕胎

12.1 处方：了哥王 15 克、芝麻仁 60 克、小叶野玉兰 15 克。

用法：加水煎至 60 ～ 90 毫升，冲米酒 45 毫升服。

主治：堕胎。

12.2 处方：车前草 30 克、土狗 6 只。

用法：烘干研末冲酒服。

主治：堕胎。

12.3 处方：马鞭草、红凉伞、泽兰、益母草、扑地香、羊耳艾、木通各 15 克，了刀竹 9 克，十滴水 5 毫升。

用法：水煎混十滴水服。

主治：堕胎。

12.4 处方：了哥王根一节，长约 4 ～ 5 厘米。

用法：以酒精浸泡 1 个月，取出晾干，纳入子宫内。

主治：堕胎。

第四节　侗医医方《药品总薄》验方摘录（322 个）

1. 麻疹见刑症：治麻疹见刑，审其风寒，毒热气虚三法，如有风寒束表，鼻流清涕，闭塞不得透彻，宜加味升葛汤：升麻、葛根、赤芍、甘草、荆芥、防风、山楂，水煎。如有毒热内盛，口渴烦躁，应过不得透彻，宜三黄石膏汤：石膏、黄芩、黄连、麻黄、豆谷、黄柏，水煎。

2. 治麻疹收没症：治麻出三日当收没收，毒热内切，宜荆防败毒：胡荽、酒黄芩、荷叶、防风、连翘、芥穗、大青叶、牛角、人中黄、灯心、芦根引。外用胡荽黄酒半斤同煎，勿令浅气候，调官粉搽之。治麻出三日，当收不收，虚热内攻，宜柴胡四物汤：当归、川芎、黄芩、白芍、地骨、麦冬、知母、生地、柴胡、人参、娑竹、姜、枣。若有气倦怠饮食咸少，胃弱不得透彻，宜人参败毒散：人参、川芎、柴胡、前胡、羌独活、枳实、桔梗、赤苓、甘草，姜引。身热不退，麻疹已发犹热，毒热太过使之然，宜化毒清表汤：黄芩、黄连、葛根、牛蒡子、连翘。

3. 治水症伤寒方：金鸡尾、岩孔内凤尾草、动干树皮、红枣3个、川芎、红酒引。

4. 治痢疾伤寒方：乌梅3个、茨果根，此药作酒引。

5. 治吐泻伤寒方：草果、石榴皮、位子活、柿子盖、陈茶叶、陈曲子，此药作酒引。

6. 治泻肚伤寒方：夜关门草、遍地青、满天青，此药作酒引。

7. 治摆子伤寒方：半边莲、细朝阳花、水皂角，用酒引。

8. 治甲食伤寒方：葛根、父子草果、陈曲子、石榴皮、柑橘皮，用开水引。

9. 治虚火筋顶伤寒方：黄连9克，黄栀子15克，黄白皮、陈茶叶各9克，此药煎水一碗服。

10. 治狂症伤寒方：分皮9克、黄芩9克、黄连9克、黄栀子9克、柿子盖3个、位子活3个、半边莲9克、白头翁9克、石榴皮9克、柑子皮9克，此药煨水酒引。

11. 治流鼻血伤寒方：萝卜头、红鸡冠花、丝瓜肠，用开水引。

12. 治痛疤伤寒方：老金银花、黄金条、牛茨毛脚鸡、四眼草、龙须草、半边莲、牛膝、关门草，此药用酒引。

13. 治大人小儿绞肠痧方：盐三分、茶叶共炒黑，冲水服。防风、卜花、地骨、元参、生知母、木通、桔梗、生甘草、生姜，灯心引。

14. 麻疹没后，身犹热，毒雍遏使之然。宜柴胡清热汤：柴胡、地骨、麦冬、赤芍、生知母、黄芩、生甘草、生姜，灯心引。

15. 麻未出，烦渴，宜白虎汤：石膏、生知母、生甘草，糯米引。

16. 麻收后渴，宜竹叶石膏汤：人参、半夏、甘草、石膏、麦冬、木竹叶、生姜、粳米百余粒。水煎。

17. 谵妄，麻未出谵妄，宜三黄石膏汤：黄芩、黄连、生地、连翘、栀子、黄叶、银花草、丹皮，灯心引。

18. 喘急麻初热，咳嗽作喘急，宜麻杏石甘汤：前胡、连翘、仁黄、黄芩、瓜蒌、桔梗、麦冬、双皮、元参、甘草，芦根引。

19. 咳嗽，麻初热咳嗽，受风邪，宜加味葛根汤：升麻、葛根、赤芍、前胡、苏叶、杏仁，姜引。

20. 治痢疾方：白牛茨、三月袍、水杨柳、水白虫、蜈花、斋粑草根、毛脚鸡、铁线草、野蔭根、红毛袍、虾蟆叶，乃是追迁二剂，陈砂糖引，三剂野蔭根、毛脚鸡，乃是断根药也。

21. 治黑眼风：吹秧虫、叫得头下来的胎牛、江中水泡、天青地红。焙干为末，成丸子茨豆大，开水送下即效。

22. 治呕吐方：灶心土、火心土、土风子窝，用荆芥煨水冲吃，为三合土。

23. 治黄泡疮方：铁壳桐树皮，煎水先吃后洗。

24. 治小儿泄泻不止方：龙芽草兜，炒三四次加砂粉糖煎。

25. 治小儿火痢脱肛方：赤石脂、阿子、龙骨共为末，米汤下。

26. 治小儿脱肛方：陈壁土煎水熏洗，将其研末敷之托入。

27. 治半边身不活动方：倒钩藤、六月雪、水摘兰、大血龙、牯牛草、一支箭、泥鳅叶、震天雷、九吊风、九里光、三月苞、五加皮茨、饱饭花、艳尾风、见杆风、见风消、风水替生子、铁门栅漫藤、半边莲、三角风、金银藤、姜木皮、老鸦梅、芭墙风、粘粘草、背龙草、鸡爪风、蛇苞树、五加皮、水灯草、金鸡尾、木门头藤、解梦花、铁线草、马边根，煨水洗，对酒引。

28. 喉痛麻，毒热甚，上攻喉，表邪无汗，口不渴，宜元参升麻汤：荆芥、防风、牛蒡子、升麻、葛根、元参、甘草，水煎。

29. 麻毒热或上攻喉，素热有汗，口又渴方，宜凉膈消毒饮：荆芥、防风、栀子、连翘、薄荷、牛蒡子、芒硝、大黄、甘草，灯心引。

30. 失音麻毒声哑肺热壅，宜元参汤：方见前麻发失音。肺受克，宜加味凉膈散：薄荷、栀子、元参、甘草、牛蒡子、麦冬、桔根、黄芩，水煎。

31. 没后失音，火伤肺，凉调服儿茶散：硼砂、儿茶15克共细末凉水调服。

32. 呕吐麻毒发热生，呕吐火邪如肺使之然，宜竹茹石膏汤：半夏、赤苓、石膏、陈皮、甘草、竹茹，生姜引。

33. 泄泻毒热，移毒火肺肠筋，初热升果汤，已发黄连解毒汤，见谵妄痢疾未发已发，毒热凝火结大肠，悉用清热导滞汤：山楂、厚朴、牛蒡子、条苓、当归、青皮、枳壳、白芍、甘草、槟榔、连翘、黄连，姜引。

34. 治百痨方：先用苏韭菜根，煨水对酒引，后又用雀树根、六月雪煎猪蹄吃。

35. 治火痢火泻方：酸石榴1个，煅存性放地下一夜，以出毒研为末，再石榴皮1块，煎汤冲服，每服6克，日三服神效，并治初泻不止。

36. 治肠风泻血、久而不愈：威灵仙、鸡冠花、谷芽，苡米醋煮干，炒为末，以鸡子白和作小饼再为末，每服6克，陈米饮下，日二服。

37. 治大便泻血方：血余碳、狂烧灰、鸡冠花、侧柏叶各50克为末，卧时酒服6克，早服6克，二三日即效。

38. 治肠风下血方：鸭蛋子范元内甜皮包鸭子吞下，又用包鸭子煮鸡吃。

39. 治肚泻方：无根草，煨水酒引。

40. 治大小便不通方：桐油子，大便不通磨头大的，小便不通磨头小的，磨冷水一碗吃下即通。

41. 治行路起火肚痛方：盐冲开水吃，又三月苞尖开水吃热鸡。

42. 治老少人芽乳膀脚痛方：猫蛇叶、蛇苞树煨水，对酒引。

43. 治大便不通方：通大广，小便不通方：用响唝桐二剂，共煮水酒引。

44. 治远牙咳嗽火难痊不来，师柱费线须方：款冬花作末，煮汤一吃便安然。

45. 治儿痘出后肚子硬一块：鸡蛋清调竹笋、草灰粑成巴敷硬处。

46. 治小儿摆子转童子痨方：桐油树上替生子煮猪肺吃。

47. 治软膝风、瘫风方：大蜡树叶，打炼合烧酒糟焙热敷。

48. 治潮心病方：猪心头 1 个，白蜡 1.5 克、朱砂 4.5 克，以朱砂、白蜡研末放入猪心头内，于饭上蒸熟食之。

49. 治生腿瘤方：锯鱼菜根打烂，合烧酒糟焙热敷。

50. 治咳嗽病方：老喉木、铁炉喉、老火筒煨水酒引；又六月雪叶为末，煎鸡蛋吃即效。又桐油鸡蛋吃，呕吐立效；又山麦冬、竹叶麦冬、水凉柳根、青木香煎水吃。

51. 治妇人无乳方：穿山甲鳞烧灰成末，当归、川芎、白芍、熟地、通草用猪蹄 1 对煮食之。

52. 治潮心病口吐清水方：臭牡丹、阳梢花根、茯苓、白蜡、朱砂、粽粑竹心 7 个，煮猪心头，每日吃 1 碗。

53. 治妇人行月不对方：月月红、饱饭花、假人参兑酒引。

54. 治妇科阴风症方：八面风、枫木皮、芭蕉头兑酒引。

55. 治妇科红崩山方：大背龙花煨水酒引，又用糠皮树根煨水兑酒引。

56. 治妇科崩山方：菖蒲 150 克，煎水兑酒引。

57. 治妇科月经不通方：老鼠屎烧灰，煨水酒引。

58. 治妇科发骨烧咳半声嗽方：炉芒竹根、锯鱼菜、大叶、踏地香、铁马鞭头 1 剂，后 2 剂加四眼草、铁棉草、羊耳叶根、野鸡凉、斋粑果、鸡血藤、壇叶，煨水对酒引。

59. 治摆白方：番天亮、蛤蟆菜、天青地白、乌苞根，煨水对酒引。

60. 治月家痛方：糠皮树根、松枝成四眼、水竹根黄、桑藤、大蓝菇、铁马鞭、百改、白茨根，血气病加子午烧笔草根、黄牛茨根，对酒引。

61. 治月家转狂方：草果根、震天雷根、寸冬根，酒引，服后用茨黄、黄连、栀子根、铁马鞭煨水酒引。

62. 治月家肿胀方：母猪藤根、野茄子根、一铺网根，煨水酒引。洗药萝卜头、箭杆风、见风消煨水酒服后洗。

63. 治痢症方：半川子根、铁门刚、过江龙、三月苞根、黄茨根煨水酒引，若不断根用毛脚鸡煨水酒引，乃是断根药也。

64. 治泻白痢方：水冬瓜尖、子讨草，煨水酒引。治腰痛宜杜仲、故纸、芙蓉、青盐各 6 克为末，猪腰子 1 个，破开将药放入腰内蒸同吃。

65. 走气痛方：水牛干粪烧成灰粉，用阴阳水 6 克酒引。

66. 跌打损伤方：旧蒲扇烧灰，砂糖煨酒引。又若打死气不绝用蚯蚓 3 条烧灰酒引。

67. 治红脚黄泡疮方：酸广响角蔸共打烂桐油涂搽。

68. 治拐脚毒、生脚毒或生膝头骨，木香流气饮：归芎、白芍、苍术、木香、牛膝、木瓜、乌药、宅下、桂心、红花、甲皮、威灵仙，水煮。

69. 治小儿夜啼：朱砂写甲寅二字贴在床头，又肚脐上写子午，脐下写邓酉。

70. 治内外痔疮方：蛇苞草，煨水酒引。

71. 治黄瞳病：青矾、新红朱砂、细辛、铁皮、黄豆，煨水酒引。

72. 治心痛大肠风老痒方：风酒病俱用前方加杉木、松木、羊角树、木姜树、花椒树、替生子，煨水酒引。

73. 治杨梅疮花疮方：铜钱草、火灰苞、苋菜、五倍子、瓦上青，共研成粉、调香油敷。大便不通者用橘子树根、桐油树根，煨水酒引。

74. 治月家肚子痛方：白鸡冠花 1 蔸。煨水酒引。

75. 治月家红崩山县方：饱饭花根、葛蒲根，煨水酒引。

76. 治妇科难产方一：大白蜡、五皮火虾、自睡枕头草剪三节，煨水酒引。

77. 治妇科难产方二：旧帽阴煨水对酒引，又单麻打擦两足心即下。

78. 治妇科鬼邪交方：鹿角下，煨水引。

79. 难产晕鬼符方：四字，禹王见仪，此字不匆。

80. 治妇人身弱方：黄菇、党参炒乌鸡，吃即效。

81. 治妇人阴内痛方：艾叶、白矾、苦菖蒲、臭牡丹根、杨梅皮，浓煎洗之。又阴肿，艾叶 15 克、防风浓煨水洗之。

82. 治安胎和气喘方：孕三四个月，只是虚弱之体，气血不足惯随胎者，宜进此药：桔梗、合香、陈皮、苍术、砂仁、益志、黄芩各 6 克，枳壳 6 克、甘草、苏叶、小茴各 6 克。有虚者加青皮、草果，又咳嗽加杏仁，又潮热不退加黄芩、柴胡各 6 克；又气喘急者加沉香 4.5 克，分另研和药以服之。

83. 治小便不通方：黄芩、杏仁 2 个，煨水空心引。

84. 治咳嗽吐红方：野鸡凉根、水凉柳、茅根、柏木根，共煨水酒引，忌煎胶，忌吃鱼羊牛鹅肉。

85. 治男人摆白方：笔筒草、车前草，煨酒引。

86. 治女人摆白方：鸡冠花、车前草，煨水酒引，又用布烧柴根煮乌鸡吃。

87. 治干经药方：粽粑叶、明矾为末，放入竹筒吹入，宜用老鸦酸、荷花、天青地红煎开水小碗，和筷子一双立在小碗屁股上。

88. 治酒痢难下方：月月红、白葛花、白虑椿花苞，好酒引，又茶叶根煨酒引，

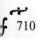

酒病肿却用粟米苞尖根煨水洗。

89. 治九子痒方：蓖麻子放入鸭蛋内，每蛋放 7 枚，煨热去壳，连吃 3 个。另用蓖麻子煨水洗三五次即效。

90. 治螺蛳骨烂方：螺蛳烧灰拌麻油擦立效。

91. 治潮心痛方：砍肉砧板上皮肉刀削下煨水酒引，又方用白蜡、砂糖、茯苓、胡椒、茶叶、生姜、四方草、薄荷、葱头、毛秀才根、糯饭叶根各 6 克煨酒引。

92. 治内外痔方：斋巴草根酒引。甘草 3 克半、益母草、枳壳各 6 克，附子、各砂仁 6 克、茯苓 15 克、小茴 6 克，冲水服之，治自然产（指妇人家痔）。

93. 治七八个月胎垂方：行步艰难待，有气冲胃前，胀咳嗽，方服知母补胎散：知母、苏叶、枳壳、益母草、黄芩、滑石各 6 克，煨服。

94. 保胎方（保胎为圣散）：八九个月余胎欲产时忽然肚痛，先行其水，婴儿不降，因前食热毒之物伤胎，不顺不降生者，宜服益母草、枳壳各 6 克、砂仁 6 克、当归 6 克、甘草六分、白芍 3 克，煨水引。

95. 治妊娠恶阻方：谓胎气恶其饮食，恶开食气，好食酸味，肥人专阻二陈汤去半夏，动胎宜桂枝 6 克、陈皮 6 克、茯苓 6 克、甘草 1 克、砂仁 6 克、白术 3 克、乌梅 3 克，人瘦人兼淡兼熟治之，人参、橘皮 6 克，人参、橘皮、白术、麦冬、甘草、厚朴各 9 克，生姜 3 片，行茹引。

96. 治中箭药：五倍子、树皮打烂敷口子。

97. 治刀伤血流不止方：丝瓜皮咬烂敷口子，干丝瓜叶成粉敷口亦可。

98. 治黄痧肿方：汤果根、水苋菜、红浮漂，煨水酒引，馔蛇草、红毛秀才根、虾公茨、打鼓藤、发槌合香油涂搽，苞米水引。

99. 治风眼流泪方：冰片、炉甘石烧灰，马脑为末点眼。

100. 治小儿痘疮方：入目草决明、赤芍、甘草、花彩各 3 克，入麝香、少许米甜水调食后服，以愈为度。

101. 治小儿痘疹热毒入目方：密蒙花、青葙子、草决明、草前各 24 克共为末，猪肝切开入叶湿布包煨熟空心引。

102. 治痘入目生翳方：谷精草、菜豆皮、蝉蜕、白菊花各 24 克，猪蹄 1 个，米泔水调服。

103. 治隔食吃不下还下泻方：明矾捣、陈茶三皮，泡开水吃即愈。

104. 治摆子火了难方：老鼠屎烧灰冲酒引。

105. 治半边风痛方：金银花藤、叶合烧酒糟捶烂敷。

106. 治痢疾方：算盘子根、毛脚鸡、半川子根、田坎苞根、关门草，煨水对酒引。

107. 治伤寒出头革药方：水泽兰根、水皂角根、生姜大片，煨水引。

108. 治脚毛疮难好火烤方：茨榜头根、茨桐木根，泡桐油，鸭毛扫（搽）之即愈。

109. 治胎中伤寒方：艾叶、阿胶、川芎、陈皮、五味子、黄芪、当归、白术、人参、白芍、杜仲，蜜甘草煎水引。

110.治催生方：鸣鸡蛋1个，香葱酸摘烂，用自己头发一挤，揉葱蛋酸揉匀口嚼。急生要月分足大谢师。

111.治胎衣不下方：牛膝、芒硝各6克，冲水引。又方用脱衣散：牛膝6克、归尾6克、木通30克、骨3克，各和酒饭上蒸食之。

112.治小儿腹胀方：干蚯蚓1个灌入蛋内煨熟去蚯蚓，给小儿食之。

113.治小儿水胀方：螃蟹打烂4~5个敷脐。

114.治小儿滞头毒方：陈茶叶、砂糖、生姜，水煎服。蚯蚓干服之。

115.治小儿泄泻方：陈茶叶、生姜、砂糖，煎水服。

116.小儿头痛方：艾饼服，顶心即愈。

117.小儿脐肿方：荆芥煎洗，次用葱灸，过地下去火毒，打炼贴脐。

118.小儿失意暴怒卒死各气厥方：槟榔、沉香、乌叶、枳实、木香，白酒末服或研末白水调3~4次服。

119.小儿眉疮方：小麦炒黑研末酒调服之。

120.小儿腹痛方：生姜取汁，令暖调面成饼敷脐。

121.治小儿头疮方：松子烧灰油调扫（搽），又用枯求树心桐油调扫（搽）之。

122.治黄疮方：铁壳树皮煎水吃。

123.治小儿泄泻不止方：龙芽草兑酒炒加砂糖浓煎。

124.治儿脚跟肿痛方：臭牡丹根打烂炒热，敷三四次即愈。

125.治檐底疮方：五倍子火虾和飞丹敷之。

126.压死并摔死者一时无药，急掐人中穴，并艾灸两大拇指甲离一韭菜叶处，各灸三壮即活。

127.治胎衣不下，腹中不痛，由气虚不能出方：葵子拌、枳壳4.5克冲水引，又保生无忧散：当归、川芎、白芍、枳壳、木香草4.5克，乳香、血余冲水引。

128.治胎衣不下腹中胀痛：没药、血竭各6克细末，用童便陈酒煎服。

129.治子死腹中，用佛水散：当归、川芎酒引自然落下，落不下加平胃散、苍术、厚朴、陈皮、甘草、朴硝。横生逆产加黑料豆、炒羔，蒸热水一半童便一半冲水引。

130.治人咬伤方：用糖鸡屎敷，此是仙方也。

131.治疯犬咬伤方：龙芽草莸浓煎，临服入酒少许。

132.治痘翳入目方：青剪刀果捶烂，泡乳用新布滤过，饭上蒸热，鸭毛扫（搽）之。又方罗林树果捶烂照前方用。

133.治撰蛇单方：三月苞叶茶油扫（搽），又用粟米苞尖焙干为末合茶油扫（搽）。

134.治小儿烂耳底方：胭脂绞出脓来，龙骨、枯矾、轻粉、冰片、麝香、海螵蛸为末，吹入耳内即效。

135.治小儿疳疾走胎方：水冬瓜根、三百根、铁线草、半边莲、耳叶根、毛脚鸡、六月雪、大江叶各适量，生姜3片，煨吃效验为神。洗膜方：用毛脚鸡、棕粑叶根、水竹根、铁马鞭、五爪连、三百根、同线草、猫蛇叶根、漫筋藤各适量，每逢单日洗澡。

136.治黄疱疮验方：栀子9克、水艮3克、雅黄3克、木别6克、粉6克、蛇床3克、樟脑3克、黄柏3克、铜绿3克、苦参3克、硫黄3克为末，香油扫（搽）。

137.治遗精症心神不足方：炒散龙骨、益志、人参、茯苓、远志，共末酒下。大遗精用金樱丸：枸杞、金樱子、莲芡实、当归、茯苓、熟地，制丸吃。

138.治气痛方：野茄子菜，口咬烂搽患处。

139.治羊毛疔羊痧症方：芙糯米、铁门刚，煨水冲朱砂引。若疔症用钉桃栓身上，活动之后用鸡蛋白合千脚泥敷患处。

140.治男人小便短涩方：笔筒草、水凉柳，煨水引。

141.治女热疾方：鸭舌草，煨水引。

142.治脚毛丹方：三月苞叶，起苞泡泡子叶，焙干为末作香油扫（搽）。

143.治男人小便短涩方：谷精草、鸭舌草，煨水引。

144.治颈上生疮方：海藻、海石花、丹白药，煨水酒引，忌盐40天。

145.治妇科月内发骨烧血气病方：烂皮藤、大血藤，煨酒引。

146.治小儿上吐下泻方：石膏烧过开水吃，又用银戒指烧红冲鸳鸯水吃即止。

147.治小儿小便不通方：四季葱头捶烂放入肚脐内，贴生姜一片，姜皮上用艾烧，1剂即通。

148.治隔食吃不下喉下泻方：明矾捣碎，茶三皮，泡开水吃下即愈。

149.治九子羊方：夏枯草打烂敷，用鱼尾草根、岩醋抹，若烂用山辣蓼子根煨水对酒，先吃后洗即效。

150.治牙痛方：椿水皮、灯笼泡、花椒煨水熏。又韭菜子、萝卜子煨水治之。

150.治黑眼风初起方：陈皮、茯苓、桔梗、细芹菜、菖卜瓜、姜仁、薄荷、胆星、黄芩、天麻，水煎服。

151.治妇科月家肚痛方：鸡冠花三蔸煨水酒，若红硼山先用饱饭花根、菖蒲根煨水酒引。

152.治腹中有家泻肚方：乌梅3个，槐米、山枣子适量，煨水酒引。

153.治腹中有芎打摆子方：田中蚯虫、火虾为末甜酒引。

154.治月家转狂方：草果根、震天雷根、寸冬根，煮水服。茨连根、黄栀子根、铁马鞭煨水酒引。

155.治对口疮方：蛇苞树泡，淘米水洗。

156. 治小儿转食病，三清汤：水竹叶、葛根、荆芥煨水酒引。

157. 治肛门生疮大便难出方：先以解毒为主，苍术、陈皮、川朴、甘草、大黄、槟榔，煎水服。次用大黄、山甲、黄芩、山楂、天丁、白芷、赤芍、归尾、银花共末空心服。外用猫儿屎研烂同井底泥敷之，后用生甘草、朴硝、五倍子、黄柏煨，每日熏洗。

158. 治风热锁喉颈项，服清暑疏风汤方：当归、川芎、荆芥、羌活、独升麻、葛根、苍术、白芍、白芷、桔梗、紫苏、桂心、枳壳、木鱼、藁本蔓，凉水煎葱姜，热服入酒加川朴、柴胡。

159. 接骨方：木内蜈捶烂敷立效，禾蜈亦可。

160. 治杨梅疮初起，遗粮汤：当归、防风、杏仁、木瓜、银花、木通、白苏皮、苍术、威灵仙、遗粮、人参水引，天花粉、防风、天丁、防己、白鲜皮、连翘、黄芩、川芎、当归、海风藤、银花、木瓜、蝉蜕、薏苡仁、甘草、遗粮水煎。

161. 治痔漏千金秘方：牡蛎6克，火虾入地窖埋之去火毒，为细末以津调掺之。

162. 治连铁膀痛方：八面风、黄瓜香，对酒引。

163. 治瘰症方：黄栀子根、六月雪、茨连，对酒引。

164. 治白蛇症痛肚出白汗方：山中鸡爪子，煨水酒引。

165. 治阴症风方：枫木皮、爬墙风、龙须草，水煎酒引。断根药方：八角风，对酒引。

166. 治脚生暗疱方：红老鸦酸泡酒挪（揉搓）。

167. 治生毡帽疮方：破毡烧灰，合鱼油扫（搽）即愈。

168. 治老痒疯方：鱼鳞树根、剪刀果根、白菜根、雄黄煨水对酒，先吃后洗。

169. 治脸上生虫疮方：野青菜合蒜梗烧灰泡鱼油扫（搽）。

170. 治菌子闹人方：禾上鸡屎磨成粉充酒引。又方：葛麻花煨水酒引，又用水中沉木头对酒引。

170. 治牛鹅子方：将口扳开用针挑破，后用药方：红茨棒头、牛藤、水杨柳、三月苞、野鸡凉、笔筒草、震天雷、山林摇、大血藤、野猪根捶烂敷。

171. 治突然发痧鉴症表药方：铜线草、蛤蟆菜、水杨柳、水灯草、晃子树、黄金条鸭极班、麻镇铁门栅，对酒引。

172. 治鬼脸疮方：鬼头风窝、凤凰窝洗即效，又用鬼脸脚烧灰敷。

173. 治锁喉疯方：琴线门等灰煨水引。又方用龙头花根煨水对酒引，夏枯草共打烂酒炒热敷之或头烧酒更好。又方若胆合烂头酒糟敷之。

174. 治疔疮顶方：白矾、葱头子同打烂分作7块，每日送下。

175. 治疔疮顶毒八心方：烦闷恍惚服芩连解毒汤：黄芩、黄连、白栀子、寸草、草牛蒡子，灯心引。

176. 治毒夺命汤：羌活、独活、青黄连、花粉、赤芍、细辛、蝉蜕、姜虫根、

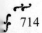

银花、川芎、归尾、白芷、连翘、黄芩、栀子、郎在脚、木瓜、牛膝、艾仁、宅兰，煎时用胆汁热熏。又方用杏仁、水银、雄黄共末，做枣大丸子棉里纳阴内。

177. 治小儿吐泻不止方：五倍子2个（一生一熟）、甘草10克，每服5克，用米泔水下。

178. 治小儿泄泻方：茯苓、木香、葛根、姜枣引。

179. 治单腹胀方：牡丹、萝卜头、草果、射干，为末调对甜酒引。

180. 治喉痛肿方：大力子、桔梗、甘草，煨水吃效。

181. 治男女夜盲症方：夜关门草根，煨水洗。

182. 治症隔食呕吐方：碓头糠合蜂蜜做丸子，开水送下。

183. 治生坐板疮方：团鱼壳烧灰合桐油，鸭毛扫（搽）即愈。

184. 治生虫疮出黄水方：瓦上猴毛竹、上猴毛凤凰窝、消黄水、冰水片为末，桐油扫（搽）。先用棕树根、黄金条、九里光煨水洗，又把鲫鱼焙干，金银花、消黄为末桐油扫（搽）。

185. 治脸上生疖疮方：野青叶、蒜梗烧灰，泡香油扫（搽）。

186. 治膀疮方：端午艾叶垀花椒一扫（搽），先消黄、细铜钱草为末泡鱼油扫（搽）之。田麦芽、枳壳、白芍，生姜引。

187. 治小儿疖痛口吐清涎，安疖汤：胡粉、鹤虱、白矾、川楝子各9克共末，每次吃6~9克。水牯胀、黄痧胀，造丸药：雄黄9克、细釉草9克、蓖麻子9克、桐油9克、芭菫子9克、朱砂9克，为末，用蜂蜜米合粑粑用姜汤引。后用赶药方：茨榜头、大血藤、笔筒草、棕树根、过江龙、黄栀子根、四眼草、巴墙风、铁马鞭、震天雷、黄荆条、野鸡凉、乌苞根、毛脚鸡、麦门冬，女的加山枣子、臭牡丹根、大蓝蓓、黄桑藤。

188. 治小儿马脾风、急惊风方：肺胀喘促、闷乱咳嗽、烦渴痰鸣，若不急治，死在旦夕。用白牵牛炒半生半熟，大黄、槟榔各6克研末，每用钱半以蜜糖调服，名"四黄夺命散"。

189. 治月家病方：黄桑、臭牡丹、茨榜头、铁门栅、田坎垀、九龙盘、棕树根、山枣子、虾火茨、川芎、山蓝、大血藤、野鸡凉，手脚不活加巴墙风、五加皮、见风消、见杆风、甘草，煨水引。

190. 治油疮方：变妻珠，煨水洗。

191. 治闷头烧方：茨榜头、黄栀子，又后用藤屎为末扫（搽）。

192. 治生疮不论黄泡细疮方：叶茱萸成粉手板上揉，鼻上闻之，又茶油扫（搽）之即效。

193. 治漆疮方：千荷叶1个，水一斗，煎至五升洗之，花椒水亦可。

194. 治黄泡疮方：铁马鞭、凤凰壳烧灰泡过，灯油扫（搽）。又用老丝瓜皮烧灰，琉璃根打烂泡，桐油扫（搽）。又方用鸡蛋清煎成粉、炉煤灰、野花椒成硫黄合生猪油布包性轻搽，又方用刀豆壳成粉桐油扫（搽）。

195.治黄泡疮难好方：无论杨梅疮，方用九里光熬膏合冰片鸭毛扫（搽），又黄泡疮用乌苞根破开夹猪板油在内烧，然滴下油作药治之，神效。

196.治黄疮方：韭菜蔸合端午艾打烂泡油扫（搽）。

197.治脚跟烂疮生疔疮流黄水方：蛐蟮明香撬焙成粉后，毛灰合冰片调茶油扫（搽）。

198.治脚板背上通孔流黄水烂方：鸿鸥毛烧灰，合冰片为末擦。

199.治脚毛疮陈疱久烂难以收口方：好细茶口咬烂敷之，专方治之，用百合开之双花煨水酒引。

200.治坐板疮方：艾叶、紫苏煎水洗之后，用松香仁合纸卷成条，浸桐油，燃出油揉之。

201.治下阴两边生疮湿养方：牡蛎、黄丹、枯矾，共末搽之。

202.治一切疳疮湿烂难以收口方：木香、轻粉、炭泡、野鸡凉、铁马鞭、水杨柳、三月苞、乌苞根、棕树根、震天雷，煨水生姜引，又老吹火筒推，大粪蛆7个冲间水引。

203.治伤寒却虚方：蓖麻根、火灰苞、水灯草、泥鳅菜、棕树根，煨水姜引吃。

204.治伤寒转哑方：瓦上霜、地虱婆、八角连，煨水姜引，两大手拇指合拢烧一燋。闷头用凤凰窝末冲开水引。

205.治伤寒不出头方：五加皮、柑子皮、生桑、白皮萝卜子、水行叶、细辛草，酒引。

206.治老幼中风方：胎羊、党参、朱砂为末，酒引。

207.治伤寒吐泻两脚转筋方：四肢冷适用半夏、砂仁、人参、甘草、杏仁、匾蓄、木瓜、藿香蒿、厚朴、赤黄芩、菖蒲，泻加黄连、生姜3片、枣子，又鼻涕虫焙炒为末泡开水搽吃。冷病用螃蟹焙成粉冲酒引。

208.治伤寒表药方：火炭苞、蓖麻根、百解、笔筒草、棕树根、乌苞根、黄荆条、铁马鞭，女的加黄藤煨水酒姜引发汗。又冷药方用乌椒树、快大蒜头、狗毛草捶烂包手脉（男左女右）。又方：铁马鞭、臭牡丹泡米汤横身擦；用穿山甲磷成粉充酒引；用蜘蛛3个包手：水皂角生姜引。

209.治红脚黄泡疮疔方：酸管蔸、口角蔸共打烂桐油扫（搽），枯矾、滑石粉、草石脂，共末麻油扫（搽）。

210.治陈疮深口久不愈方：陈茶叶1两、雄黄9克、九里光9克，煎水洗。

211.治诸疮方：一扫光、枫子肉、枯矾9克、花椒、五倍子、硫黄、青矾、水银各共15克，末油调扫（搽）。

212.治遍身疮疥方：威灵藤、蔓荆子、何首乌、荆芥、苦参各等量。共末服酒下，1日3次。

213. 忌发物疮疥方：苍术、皮硝、花椒、苦参，水煎洗熏。疮疥药艾叶、雄黄、核桃壳为末，纸卷作同烧熏之。

214. 治裙编疮生于脚筋方：黄蜡 6 克、麻油 50 克为煎火熬后，入黄丹 100 克，细火熬成粉膏，随疮摊呈，用四应膏、好红花、枯矾、五倍子、黄柏，共末敷之。

215. 治小儿眉疮方：小麦冬炒黑研末调服之。

216. 治小儿头疮方：柃子烧灰油调扫（搽）。又方：用枯求树心打烂桐油调扫（搽）。

217. 治黄疱疮方：铁壳桐树皮煎水洗后吃。

218. 治小儿满头疮疖方：香菇、扁豆、白芷、尾川朴、黄连、姜黄、防风、连翘煎服，又用木槿花打烂敷之。

219. 治头疮胎毒恶疮方：黄连、黄柏、白芷、五倍子，共磨水调至开碗内不流，伏地封口，艾熏黄研末，油调扫（搽）。

220. 治红病方：茨果根子、算盘子根、金网藤、风果根、野鸡凉、乌苞根、大血藤、四眼草、鸟不落、白鸡冠花对叶，煨酒引。又半川子树煨水酒引。

221. 治小儿疳疾走胎方：七星草、螺丝菜、巴墙风、蝦蚣茨、四眼草、黄荆条、箭杆风、竹根，煎水服。肚痛泻加漫筋藤先吃后洗澡。又火麻根即效。

222. 治疳疾药方：鸭蛋 1 个去清，干布渣粉、大便蛆粉调合煨热扯过地气，吃即效。又蚌蛤肉敷肚脐也效，鸡 1 个破开取肠留心肝敷肚脐也效。又羊须顶草煨水酒引。又若干鸡走胎转摆，用树上青蝦蟆治之。又用螃蟹捶烂敷肚脐起效。

223. 治小儿惊风方：黄荆条、花荆芥、薄荷，酒引。又用半边莲、牯牛草、白摇摇花、车前草、对叶草、五爪风、细铜钱草、铁线草、毛脚鸡、天青地白、三百根，若退火加铁马鞭。

224. 治蛤蟆风方：端午艾煨水酒引，后用桐油推节菜头蝦蟆煨水引。又千脚泥敷脐子。

225. 治蒙龙肚痛方：老母屎烧灰冲酒引。又方用大血藤、九龙盘、乌苞根、过江龙、老喉木、茨螃头山条道搽。

226. 治小儿头疮方：黄丹、黄柏、铜绿、枯矾，共末合油扫（搽）之。

227. 治小儿舌生疮方，泻黄散：合香、防风、石姜，水煎。

228. 治口舌生疮吹药方：鸡内金烧枯矾共末吹之。又外法口舌疮方，白矾调蛋清合醋涂足心。

229. 治小儿鹅口疮方：火玄明粉、硼砂、雄黄、黄连，共末吹之。

230. 治小儿雪口疮方：火硝 9 克、冰片 9 克、铜绿 3 克，共末饮之。

231. 治小儿口疮方：牛黄、硼砂、雄黄、青胎硝、黄连、黄柏，共末吹之。

232. 治背花方：鸡菌皮成粉艳，又猪婆藤根打烂合烧酒粘敷。

233. 治黄痧病方：江螺蛳焙干为末，顶上小青布五寸烧灰煨甜酒引。又红浮漂烧灰冲酒引。

234. 治劳痛吐血方：三方草、大血藤、三月苞、月月红，煨水酒引。

235. 治连铁痛膀胱翻身气痛方：猫蛇菜根、摘菜（鱼腥草）根、刀豆壳，煨水酒引。

236. 治下阴肿子方：小茴香、巴芒、螳螂窝，煨水酒引。外用小茴、紫苏、生姜同捣烂敷背。

237. 治小便不通方：水竹叶、蝦蟆叶（车前草）、水灯草，煨水引可通。

238. 治大痢白泻方：算盘子根、茨果子根、野棉花根、红九里光，水煎服。若转红花便血加鸡冠花、月月红树、大血藤，煨水对酒、陈砂糖引。

239. 治妇人生子包衣不落方：桂米、包壳、宁麻根、白叶、艾根，煨水酒引效。

240. 治黄痧走胆方：老丝瓜皮冲酒引。

241. 治黄痧病方：黄腺草、焙龙草、九里光、水杨柳、莲花、陈棕粑、饭罗垉、黄荆条、震天雷，煎酒吃。

242. 治转食病方：锤子把糯煨水酒引。又用肥牛草、牛屎，上抵狗屎草、鸡茼道、燕子窝、螺蛳泥烧灰，流水、生姜引。又用苦瓜根、反荔枝根、破布扇、老火筒煨水吃洗澡。

243. 治妇人后手不来方：山林滛毛、茨菜、蓖麻子为末煎甜酒引。又生芝麻子，口咬烂漱酒。刀斧伤止血：过江龙、乌苞根、大水苞，煨水酒吃。

244. 治妇人崩山方：老杉木、乌苞根、四眼草、姜煨水引。

245. 治妇人干病方：西果子捶烂灌入大肠下，用椿木煎水趁热大口吃。

246. 治妇人有喜方：朱砂、四眼草、过江龙、乌苞根、铁门栅木。

247. 治小儿痛脐风方：黄花草焙热敷肚脐。又用端午艾切碎调鸭蛋桐油煎敷肚脐即效。

248. 治水火烫伤方：挑笋罐烧灰合冰片、桐油调鸭毛扫（搽）。又雷公药、茨果子捶烂放入口袋装起，滤水鸭毛扫（搽）。又无毛的老鼠崽烧灰擦。

249. 治小便入大肠方：木树根、田坎水苞，煨水酒引。

250. 治慢惊风方：附子、甘草、人参、山药、黄芪、肉桂、白术、茯苓，姜枣引。

251. 治出麻方：羌活、前胡、半夏、陈皮、赤芍、茯苓，水煎服。

252. 治两耳脓水方：海螵蛸、蛇退、梵麝香，共末吃之。

253. 治脓耳臭烂方：枯矾、龙骨、黄丹、海螵蛸，米泔浸共末加麝香敷之。

254. 治两目痛耳流脓水方：荆芥、当归、白芍、柴胡、枳壳、黄芩、栀子、桔梗、甘草，水煎服。

255. 治伤寒发表方：黄荆条、金银花、三味火咳、通关根、野棉花、裘树、半边莲、假人参、黄腺草、车前草、虾蟆叶、鸡脚风、猛虎下山、五爪风、细铜钱草、水灯草、毛脚鸡、摇摇花、见竿风、野鸡凉、竹叶麦冬、细辛草、绪叶、

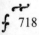

四方草、见风消、大血藤，煨水对酒朱砂引（此药共二十三种，合共煎吃）。

256.治霍乱转筋方：半边莲、田关门草。

257.治大便不通方：通火、海硝、挪敢煨水，桐树根、四季葱煨水吃可通。

258.治吊疏方：百鸟不落、萝卜头1个煨水吃。又洗丹胀方：臭牡丹、萝卜头、草果、射干为末甜酒吃。

259.治麻白色心血不足方：官栋乡、当归、生地、解红花、蝉蜕，生姜、大枣引。

260.治麻或红色紫灰色或麻太甚方：大青、玄生、万羔、知母、木通、骨皮、荆芥、甘草、淡竹叶、水片煨水热服。

261.治麻既出热甚小便短涩方：连翘、黄芩、防风、麦穗、荆芥、木通、车前子、当归、柴胡、蝉蜕、芍药、黄芩、白滑、石膏、桃仁、紫草，灯心煨水引。

262.治男行路膀胱气胀方：川楝子、小茴香、橘枝核、荔枝核，四味合研用甜酒引。

263.治麻热余尽未出完面兼吐泻方：官栋软、软柴胡、陈皮、黄芩、法夏、云苓、甘草，灯心引。

264.治麻大热不退方：官栋软、软柴胡、沙参、桔梗、冬苓、龙胆、甘草，灯心引。

265.治月家肚痛方：阳雀花根、水杨柳、金银花、竹叶、细辛草，煨水酒引。

266.治飞钉肚痛方：地身药，烂铁钉烧红冲水，摭菜水煮引下即愈。

267.治板油肚子痛疼方：白瓜内层皮、桥梁、杉木、红窖、竹叶、细辛草、木通，煨水引。

268.治筋脚痛方：牡牛花、野鸡尾草、细叶、金刚藤，共煨水洗之。

269.治咳嗽气喘喉痒方：牛奶子根、茨果根、竹叶、麦冬根，煨水酒引。

270.治腹胀方：茨果根、火炭苞根、丝毛草根、焙龙草根，煨水酒引。

271.治牙子肿痛方：椿木皮煨水即愈。

272.治肚泻伤寒方：龙须草、地心菜，煨水引即止即愈。

273.治出鼻血（上界野鸡）方：五倍子花、鸡公花，酒引。又方：棕树根、丝茅草根、白鸡公花，酒引。又方：水蝦蟆叶泡凉水吃。

274.治久病骨痛方：剪刀果、刺壳子根、鸡爪糖、樟木皮，酒引。久病用月月红酒引。肿脚用粟米苞根酒洗引。

275.治月家肿胀方：母猪菜、野茄子根、枯炼钢，煨水酒引。萝卜头、见竿风、见风消。

276.治月家转摆方：料川花煨酒引。若转风用八角风煮肉吃，山枣子根、半川子根、沙力子根、细木草、刺壳子根、三月苞根、算盘子根煨水酒引。

277.治疯狗咬伤方：龙牙草煨水吃，又蛇苞树敷，紫竹叶、见竿风、见风消、燕尾风洗。

278. 治天蛇头方：半边莲敷即愈。

279. 治痔疮外痔敷药方：鸡爪风咬烂敷，熏药皮烧灌入老便壶内煨水熏即效。

280. 治骨痴方：地花合烧酒捶烂敷。

281. 治霍乱症方：姜木树上灰的果子冲酒引。

282. 治水肿胀日退下夜肿早起又肿方：腹毛9克、厚朴9克、桑皮6克、丁皮6克、生军6克、苏子6克、葶苈6克、山楂9克、香附、青皮6克，菜节生姜皮引。压根边揉三十六下安起，耳开两边耳朵背一边推九下，两边耳朵上扯九下放九下，然后用姜于手脉推上转下共三十下。掌根为气门，两手分推三十六下，食指外边推三十六下，三指里面推三十六下，大指曲拢推三十六下，大指曲拢补三十六下，绕过虎口上下共推三十六下，揉虎口三十六下，手背为玉阿风，揉三十六下，手拐为阳血，揉三十六下，指用推大指盖推下得的四指与小指朝边外指推三十六下，然后用姜放在手板中揉三下，两手从病人大手掌根推，二日总共三十六下，掌根两手推三十六下，口吐原水在人字不明比两手分用口吹三下即凉也，以救其命。（完法后看病症来或推，不可乱用。人家男女要谨好记着不可失也，推后用要治病方：香遂藤、茨果根、细辛根、二支箭、行叶细皮、大炷香、半边月、变子风、乌鸦风、铁豆风、饭豆根、野白鸡阴爪藤。）

283. 治痘风眼方：月砂6克、防风3克、归尾1.5克、连翘黄芩4.5克、槟榔3克、蝉蜕6克、羌活9克、双皮6克煨水服。

284. 治担肩疮方：五倍子、火蝦和龙丹敷之。摔死一时无药，急于用人中穴艾灸，并两脚大拇指甲离一燋（韭菜叶许）各灸三壮即活。

285. 治咽喉眼边鼻喉干虫吃方：乡桃树皮、人言、胆矾、雄黄、蛇床共末，纸卷成条烧烟熏之，后用艳叶方：冰片、明矾、硼砂、花椒、五倍子、鸡内金、茵陈共末，麻油扫（搽）。

286. 治竹木刺入肉不出方：牛膝根打烂敷，次日出。

287. 治阴虚盗汗方：柏子仁、党参、白术、半夏、香油黄根、五味各50克，麦麸15克、枣肉为丸饮下。阳虚自汗用牡蛎、黄芪、麻黄根、浮小麦水煎。

288. 治老幼气血虚弱方：推风、气，命关。

289. 治久病肚子痛方：小肚子二横烧三燋（背花用鸡菌皮碾成粉艳）。

290. 治肿舌方：果子、果根苞米汤水沓吃。

291. 治黄痧症方：红螺丝焙干为末顶上小青布五寸烧灰，煨甜酒引。

292. 治错食瘟牛马猪羊肉出疔毒方：桐油捶烂绞汁3碗。又度山红火灰铁门栅酒引。

293. 治小儿阴肿方：峨眉豆根煎水酒引。

294. 治女眼目不清方：夜关门煨水洗。

295. 治团鱼恋窝方：猪腰子捶烂和烧酒揉敷，若烂用灰抹。

296. 治泥鳅肚手背花方：瓦上侯毛、水打柴艳、信茨塎头煨水洗，又猫骨烧灰撒。

297. 治脚丁生疮疱方：猪腰子烧灰撒。

298. 治月家转摆方：大蓝兰、黄桑藤煨水引。

299. 治肚痛方：土蜂窝烧红冲开水引。

300. 治久病肚子痛方：先吃泻药，后用姜叶、五加皮捶烂合外敷。

301. 治干鸡走胎方：红根草、螺丝盖、羊须草，煨水酒引。（老药匠李志道传）

302. 治小儿咳嗽伤寒方：青苞树、苋菜根、黄腺草，煨酒引。（老药匠曹求坤传李氏娭安传）

303. 治小儿水火干鸡症方：把墙风、笔筒草、羊须草，煨酒引。（老药匠李氏娭安传）

304. 行路起火方：陈汗裤带拿来泡凉水吃可好。（石匠师傅传方）

305. 着凉伤寒方：车前草、水灯草、黄荆条、川芎、四季葱头、琵琶叶，煨水对酒引。（老师傅石金明传方，民国二十六年丁丑岁次抄写，杨老先生传度）

306. 治产后血流不止方：锅墨好酒调服即止。

307. 治闷头烧方：凤凰窝为末冲开水引。

308. 治头眩伤寒（虚火冲顶）方：豆叶、麦冬、天门冬、半边月、大屈草、石榴皮、柑子皮，煨水生姜引。

309. 治闭眼伤寒方：三月苞根、兰花草、细皮、苦瓜藤根、毛脚鸡、大朝阳花根、石榴树根、柑子皮、甘草、川乌、红枣、黄连、草果作生姜引。

310. 治哑口伤寒不言方：野邪科、风子窝，用生姜3片引。

311. 治头眩伤寒是虚穴冲顶方：竹叶麦冬、天门冬、半边风、大掘草、石榴皮、柑子皮，生姜引。

312. 治小儿咳嗽方：竹叶麦门冬根、蝦蟆叶三蔸煨服，砂糖一块引。

313. 治闭眼伤寒方：三月苞根、兰花草、细皮、苦瓜藤根、毛脚鸡、大曹兰根、石榴树根、柑子皮、红枣、川芎、黄连、草果作生姜引。

314. 治咳嗽气喘喉咙刺痒方：牛奶子根、茨果子3个、竹叶、麦冬，水煨吃。

315. 治菌子中毒方：禾上鸡屎磨成粉冲水引。又方：用菖麻对酒引，又水内陈木头冲酒引。

316. 治小儿十四样慢惊风方：潘天亮、传二虫、五爪风、同线草、水灯草、细香藤、猛虎下山，对酒引。

317. 治油疮方：婆珠煨水洗后用撑屎为末扫（搽）。

318. 治黄疹方：红藤、黄栀子、焙龙草，煨水酒引。

319. 治摆子方：四方草泡凉水引，又火麻叶三节合白米七粒做香包植身即愈。（老师傅石金明传）

320.治摆子难好方：草门乐米7粒，红铜钱1个，大蒜1个，共水上竟1个，生姜机子树尖包手腕，男左女右，又狗尾巴夫子剪末焙成粉冲开水引即好。（席匠俞师傅传）

321.治黑眼风火焦图形方：灯火断两耳宅脚各一焦，两饭楸脚各一焦，后掌风推当中一焦，两手总筋各一焦，两膝下各一焦，鼻子尖一焦，方用要枣皮、丹皮、元走、红枣、甲皮、京子、红了信，煨水引。

322.治女人月阴塞闭小肠痛方：用女包脚布（药名叫金莲片）洗水澄清兑水酒引。

第七章

侗族药膳

侗族是一个古老的民族，源于南方古越，历史悠久，他们居住在湘、桂、黔、鄂交界地区，大部分县、市、乡镇、村庄都坐落在山峦之中，这里春、夏、秋、冬四季分明，雨量充足，土壤肥沃，适宜于各种植物的生长。茂密的森林里，百花竞放，万紫千红，新春樱花吐艳，初夏楸树开花，立秋丹桂飘香，入冬白兰送旧。在这个山岭覆盖的高山丛林里，名贵的观赏植物和野生药材品种繁多，有治头痛的特效药"天麻"，有治疗毒蛇咬伤的特效药"七叶一枝花"，有强精壮骨的"淫羊藿"，有麻醉镇痛的"三七"，有治断骨伤筋的特效药"毛秀才"，有滋阴补血的"大血藤"，有活血壮骨的九死一生"还阳草"，还有治疗咳嗽和老年慢性支气管炎的"野生蜜蜂蜜"，以及灵芝、党参、八角莲、当归、茯苓、黄柏、杜仲、走马胎、白芍等数千种名贵中草药材。文献资料中挖掘整理的侗药达134个科属294个品种。

　　智慧的侗族先民们在生产生活中逐渐发现，许多食物不仅可以充饥，补养身体，并且可以医治一批简单的疾病，结合药材便可治好许多常见病，他们通过不懈的积累，总结、归纳形成了一套独特的"药食同源"的理论，祖先们认为药物和食物不可分，药物是食物，食物也是药物，都具有寒、热、温、凉"四气"和辛、甘、酸、苦、辣"五味"归经的特点。在侗乡，人们上山劳作，不小心被岩石片或刀割伤，随手捋一把做叶子粑的蒿菜，用嘴嚼碎敷在伤口上，很快就会止血；鼻子出血了，用路边的山泉水在后颈部拍几下，仰着脖子，鼻血就不会再流了；生冻疮，把萝卜一切两半在火上烧热，来回在疮面上摩擦，不久就能消肿止痒、痊愈；被烫伤，用鸡蛋清涂在创面上，不久就能止痛，伤面不起水泡。这些是很简单的食物治疗方法，而更丰富的药膳单方散见于侗族的聚居区。

第一节　内科药膳（214 个）

1.　刀豆煮猪腰

　　原料：刀豆 100 克、黄芪 50 克、猪腰（猪肾）1 个。

　　制作：将刀豆、黄芪、猪腰洗净，切成寸方块，然后同置于砂锅内，加适量水，用文火慢炖熟即成。

　　用法：吃刀豆、猪腰肉，用汤送服。食用时加少许冰糖作为药引，每日 1 剂，连服 5 ~ 7 天。

　　功效：温中行气，壮腰健肾。

　　主治：胃脘胀满，肾虚腰痛，急、慢性肾炎。

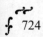

方解：刀豆：味、甘，性温，具有温中行气、止呕降逆、补肾的功效。黄芪：味苦，性平，具有补气、升阳固表、托疮排脓生肌的功效。猪腰：味咸，性平，具有补气，固肾的功效。

2. 双参炖土鸡

原料：土党参100克、高丽参100克、四方草根100克、鸡1只（约750克）。

制作：将土党参、高力参、四方草根洗净，切成饮片，同置入砂锅内，加适量水，煮熟，食用时加少量食盐调味。

用法：取出药渣，吃鸡喝汤，分2次服，每日1剂。每隔3天，服用1次，3～5次为一疗程。

功能：补气益气，养阴清肺。

主治：久病体虚乏力，胃脘胀满，咳嗽，气促心悸。

方解：土党参：味甘，性平，具有补中益气、健脾润肺之功效。高丽参：味甘，性微寒，具有养阴清肺、补中益气之功效。四方草：味苦，性寒。有凉血、活血、通络、补血之功效。

3. 墨藤煮瘦肉

原料：墨藤50克、鸡血藤50克、瘦猪肉100克。

制法：将上药洗净切成片，一同置入砂锅内，加水适量，煮至肉烂即可。

用法：食用时将药渣取出，药汤顿服，每日2次，连服7天。

功效：具有补血益气、强筋壮骨之功效。

主治：气虚乏力，四肢酸软，血虚面黄，腰痛，关节酸痛。

方解：墨藤：味甘，微苦，性平，有活血养血。补中益气、利湿的功效。鸡血藤：味苦、甘，性温，有补血活血、通络的功效；猪肉：味咸，性平，有补益气血的功效。

4. 百草霜烧烤猪肝

原料：百草霜适量、猪肝50克。

制作：将猪肝切块，放百草霜适量拌匀，置于炭火上烧烤，待猪肝熟，表面成焦黄即成。

用法：将猪肝上的百草霜稍拍打一下，食用，每日1次，连服7天。

功效：温中和胃，止血，止呕，清肝，明目。

主治：夜盲症，虚寒出血，反胃吐食，脾虚泄泻。

方解：百草霜：味辛、性温，有温中和胃、止血、止呕、清肝明目的功效；猪肝：味咸，微辛，性温，入肝经有补肝养血、明目的功效。

5. 黄姜煮鸡蛋

原料：黄姜25克、鸡蛋1个。

制法：将鲜黄姜洗净，切成薄片或捣烂。水适量，黄姜放入锅肉先煮，煮开两分钟后，再将鸡蛋打入同煮，蛋熟即可。

用法：喝汤及蛋白。每天 2 次，7 天为一疗程。

功效：破血行气，利胆，通经止痛。

主治：黄疸不退（急性肝炎），痛经，肩周炎。

方解：黄姜：味辛，苦，性温，破血行气，利胆，通经止痛；鸡蛋：味甘，性温，温中，益气，补精。

6. 田鸡粥

原料：田鸡 100 克、臭牡丹根 50 克、土党参 50 克、大米 50 克。

制法：将田鸡刮肚，取出内脏不要，水适量，将药、田鸡、米置入砂锅内，煮成粥。

用法：食用时将药渣取出，分 2 次内服，每日 2 次，可以加少许食盐调味。

功效：补中益气，健脾和胃。

主治：久病体虚，小儿疳积，胃脘胀满，久咳不愈。

方解：田鸡是一种蛙类，生长在田野里，3 ～ 4 月份活动在田野中。其肉质细嫩含有丰富的营养物质，味咸、性平，有补中益气、生肌固涩之功效；臭牡丹味甘，微苦，性温，补气，固表，升阳，敛汗，益气生血，排毒，利尿消肿；土党参味甘，性平，有补中益气、健脾润肺之功效。

7. 满天星炒鸡蛋

原料：鲜满天星 50 克、鸡蛋 1 个。

制法：先将鲜满天星全草洗净，切碎，上锅放少许植物油，待锅内油烧五成熟后，放满天星稍炒，然后将鸡蛋打入锅内，加少许食盐同炒熟即可。

用法：顿服，每天 2 次。

功效：温胃，消肿止痛，止咳化痰。

主治：胃脘胀痛，百日咳，结膜炎等。

方解：满天星（天胡荽）：味辛，性平，有温胃、清热利尿、化痰止咳、消肿止痛的功效。鸡蛋：味咸，性平，蛋清有护胃止痛、润肺的功效。

8. 芭蕉花煮猪心

原料：芭蕉花 100 克、远志 25 克、猪心 1 个。

制作：把芭蕉花洗净切碎，猪心切成四瓣。将芭蕉花、远志、猪心，加适量水，同置入砂锅内煮熟。

用法：食猪心，药汤送服，每天 1 剂，连服 7 天。

功效：宁心安神，除痰通窍。

主治：心律不齐，阵发性心动过速，失眠多梦。

方解：芭蕉花形似心脏，味甘，微苦，性温，有活血化瘀、通络平心的功效。远志有入心开窍、宁心除痰的功效。猪心味甘，性平，入心经，有宁心、敛汗安神的功效。三药协同作用，对上述疾病有特效。

9. 天青樱子煮猪膀胱

原料：天青地红根 25 克、金樱子 25 克、猪膀胱 1 个。

制作：天青地红根、猪膀胱洗净，切成段；金樱子削外刺，破开挖出金樱子留肉，加适量水，一同放入砂锅内煮至猪膀胱熟烂即成。

用法：取出药渣，食药汤及猪膀胱，每天 1 剂，连服 5 天。

功效：补肝肾，涩精，益肾缩尿。

主治：老年夜尿多，遗精，小儿尿床。

方解：天青地红：味辛微苦，性温，入肝、肾经，补肝肾，强筋骨，安胎。金樱子：味酸，涩，性平，入肾、脾经，有涩精，止泻之功效。猪膀胱：味甘、咸，性平，入脾、胃、肺经，有滋补气血的功效。

10. 黄豆炖猪蹄

原料：黄豆 100 克、黄芪 50 克、猪蹄 250 克。

制作：猪蹄从蹄尖上量五寸（约五两），将猪蹄洗净，剁成数块，同黄豆、黄芪置入砂锅内，加适量水，用文火炖烂熟，去渣。

用法：每日 1 剂，早、中、晚分次温服，吃猪蹄喝汤。

功效：补脾益肠，补气升阳。

主治：营养不良性水肿，久病体虚，产后体弱少乳。

方解：黄豆：味甘，辛，微苦，性凉，解表，除寒，补脾益肠，温胃。黄芪：味甘，性平，补气，升阳，固表。猪蹄：味咸，性平，入胃经，有补血、通乳、固肾精的功效。

11. 赤小豆汤

原料：赤小豆 100 克、党参 50 克、枸杞 50 克。

制作：先将赤小豆用冷水浸泡半个小时，赤小豆先煮半熟，然后加入党参、黄芪同煮开，再用文火煨 10 分钟。

用法：每日 1 剂，早、中、晚分次温服，喝汤。

功效：利水消肿，补益肾气。

主治：肾囊肿，卵巢囊肿，肾虚。

方解：赤小豆：味甘，性平，入心、小肠经。利尿消肿解毒。党参：味甘，性平，入肺、脾经。补中益气，生津止渴。枸杞：味甘，性平，入肝、肾经。有养血明目、补益肝肾的功效。

12. 黄芪乌梅粥

原料：黄芪 50 克、乌梅 25 克、苡仁 50 克、山楂 25 克、粳米 50 克。

制作：将上药一同置入砂锅内，煮烂成粥。

用法：每日 1 剂，早、晚各温服 1 次。连服 7～10 天。

功效：补中益气，消渴降糖。

主治：消渴症（糖尿病）。

方解：黄芪：味甘，性平。补中益气，敛汗。乌梅：味酸、涩，性平，入肝、脾、肺、大肠经。消渴，安蛔。山楂：味酸，性微温，入脾、胃、肝经。消滞，行气，散瘀。苡仁：味甘，性平。有利水渗湿、健脾止泻的功效。

13. 黄精蒸猪脑

原料：黄精 50 克、猪脑 100 克。

制作：将黄精去杂洗净，切成片和猪脑一起置入碗内，放在蒸笼上或锅内蒸熟即成。

用法：吃黄精及猪脑，每日 1 剂，早、晚各吃 1 次。

功效：补气养阴，健脾，润肺，益肾固精。

主治：肺虚咳嗽，精血不足，阳痿早泄，头痛，耳鸣。

方解：黄精：味甘、涩，性平。补气养阴，健脾，润肺，益肾固精。猪脑：味甘，性寒，入肾经。有补脑、固气的功效。

14. 麦冬，百合炖老鸭

原料：麦冬 50 克、百合 50 克、老鸭 1 只（约 1000 克左右）、枸杞 50 克。

制作：将鸭宰后去毛和内脏，洗净，放入麦冬、百合、枸杞，置砂锅内，加水适量，用文火将鸭肉炖烂，放少许食盐调味。

用法：吃肉用汤送服，每剂 2 天，多次服用。

功效：养阴生津，润肺清火，清心祛痰。

主治：肺燥干咳，痰稠，内热消渴，失眠多梦。

方解：麦冬：味甘，微苦，性微寒，入肺经。养阴生津，清心祛痰。百合：味甘，苦，性寒。养阴润肺，养心安神。鸭肉：味甘，咸，性寒，入肺、肾经。有滋阴养胃、利水消肿的功效。

15. 天黄补心汤

原料：天麻 20 克、黄精 20 克、茯苓 20 克、猪心 1 个。

制作：将天麻、黄精、茯苓洗净切碎，用纱布包好，猪心洗净切块一同置入砂罐内，加水适量，用文火慢煨，待猪心熟去药渣。

用法：每天 1 剂，早晚服，食猪心用汤送服。

功效：平肝，熄风，补气养阴。

主治：风寒头痛，血管性头痛，冠心病。

方解：天麻：味甘，性平。平肝，熄风，止痉。黄精味甘，性平。补气养阴，健脾，益肾固精。茯苓：味甘，性平，渗湿利尿，健脾宁心，养心安神。猪心：味甘、咸，性平，入心经。宁心，敛汗安神。

16. 淮山苡仁粥

原料：淮山药 20 克、苡仁 20 克、芡实 20 克、粳米 50 克。

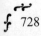

制法：将淮山药洗净切块，苡仁、芡实洗净一同置入砂罐内，煮成粥。

用法：每天 1 剂，早晚分服，食用时加适量白糖或食盐。

功效：补脾养胃，补肾涩精。

主治：脾虚食少，久泻不止，肾虚遗精。

方解：淮山药：味甘，性平，入脾、肾经。补脾养胃。苡仁味甘，淡，性凉。入脾、胃经。健脾渗湿。芡实：味甘，涩，性平。有健脾、固精之功效。

17. 万年青煮猪心

原料：万年青根 50 克、远志 25 克、参须 25 克、猪心 1 个。

制法：将万年青根洗净切片，远志、参须、猪心一同置入砂罐内，加适量水，文火煮熟。

用法：每天 1 剂。食用时取出药渣，早晚各温服 1 次，吃猪心，药汤送服。

功效：强心利尿，疏风散寒。

主治：风湿心脏病、肺气肿、肺心病。

方解：万年青：味苦，涩，性寒，有小毒。清热解毒，疏风散寒，强心利尿。远志：入心开窍，宁心除痰。参须：味甘，苦，性微温，入脾、肺经。补气，固脱生津。猪心：味甘、性平，入心经。宁心，敛汗，安神。

18. 百鸟不落根煮猪蹄

原料：百鸟不落根皮 100 克、葛根 50 克、猪前脚 5 寸。

制作：将百鸟不落根洗净，刮去根表皮杂质，取根皮切成段；葛根洗净切块，用纱布包，同猪蹄一起放入砂锅内煮至猪蹄熟烂。

用法：吃猪蹄和药水，每日 1 剂，日服 3 次。连服 5 ~ 7 天。

功效：祛风湿，凉血祛瘀，消肿止痛。

主治：痛风，风湿性关节炎。

方解：百鸟不落：味苦，涩，性微温。有祛风、消肿、止痛的功效。葛根：味甘，辛，性凉。有解肌退热、生津、消渴之功效。猪蹄：味咸，性平。入胃经。有补血、通乳、固肾的功效。

19. 独活煮鸡蛋

原料：独活 10 克、土鸡蛋 1 个。

制作：将鸡蛋和独活置砂锅内，加水适量，煮熟，然后把鸡蛋取出敲破，再置入药水中煮数分钟。

用法：吃鸡蛋，药汤送服，每日 1 剂，连服 7 天。

功效：祛风燥湿，散寒止痛。

主治：头痛，高血压。

方解：独活：味辛，性温，入肝、肾、膀胱经。祛风燥湿，散寒，止痛。鸡蛋：

味甘，性平。有补气养血之功效。

20. 地精定风草炖鸡汤

原料：地精 15 克、杨尔红子 20 克、定风草 15 克、鸡肉 200 克。

制作：地精、杨尔红子、定风草洗净，鸡肉切丁，同置瓦罐内加水适量炖熟。

用法：每日 1 剂，早晚温服，吃鸡肉，用汤送服（药也可吃）。

功效：补气血，添精髓。治头痛、头晕。

方解：地精（何首乌）：味苦、甘、涩，入肝、肾经。能补肝，益肾，养血祛风。治肝肾阴亏，发须早白，血虚头晕。《本草纲目》："何首乌：白者入气分，赤者入血分……此物性温味苦涩。苦补肾，温补肝，能收敛精气，所以能养肝、固精益肾，健筋骨，乌鬓发，为滋补良药。不寒不燥，功在地黄、天门冬诸药之上。"定风草（天麻）：甘、平，入肝经。熄风，定惊。治眩晕眼黑，头风头痛。杨尔红子（枸杞）：甘、平。入肝、肾经，滋肾，润肺。鸡肉：甘、温，入脾、胃经。温中益气，补精，添髓。

禁忌：实证，邪毒未清者不宜。

21. 凤眼莲花炖猪蹄

原料：凤眼莲鲜品 250 克，猪前蹄 1 只（约 5 寸长）。

制作：采摘水葫芦中部膨胀的一节为用，并洗净切碎，猪蹄洗净切块同置瓦罐内，加水适量煮浓汤。

用法：1 剂分 3 ~ 4 天吃完，温服，连服 2 ~ 3 天。

功效：补血托毒，行瘀散结。治甲状腺肿大。

方解：凤眼莲（水葫芦）：清凉解毒，除湿，祛风热，外消热疮。猪蹄：甘、咸，平。入胃经。补血通乳，托疮，治疮痈，疮毒。

22. 五梅杨尔红子粥

原料：五梅子 10 克、杨尔红子 15 克、红枣 9 枚、粳米 100 克。

制作：将五梅子洗净用消毒纱布包好，杨尔红子、大枣洗净，粳米淘 2 次，同置砂锅内，加水适量煮成稠粥，入少许食盐，食时去药渣。

用法：取出药渣，食饮，每天 3 次。

功效：益气生津，补脾和胃。治脾胃虚弱。

方解：五梅子（五味子）：酸（皮肉甘酸，核中辛苦，都有咸味）、温。入肺、肾经。功能敛肺，滋胃，生津，收汗，涩精。《本草纲目》："五味子，入补药熟用，入嗽药生用。五梅子（五味子）酸咸入肝而补肾，辛苦入心而补肺，甘入中宫益用胃。"红枣：甘温，入脾、胃经。补脾和胃，益气生津，调营卫，解药毒。杨尔红子（枸杞）：甘、平，入肝、肾经。滋肾，润肺，补肝明目。粳米：甘、平，入脾、胃经。补中益气，健脾和胃。

禁忌：有肺热、肝气动者忌用。

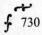

23. 桂圆羊脑汤

原料：桂圆 10 克、红枣 40 克、杨尔红子 40 克、羊脑髓 1 具。

制作：将桂圆肉、大枣、杨尔红子同置砂锅内，加水适量，煎出药性。再加羊脑髓煮熟，入少量食盐，加调味佐料。

用法：每日 1 剂，早晚分服，吃羊脑髓和药，用汤送服。

功效：补脑益智。治健忘。

方解：桂圆（龙眼肉）：甘、温。入心、脾经。功能益心脾，补气血，安神。治健忘，惊悸，怔忡。大枣：甘、温。入脾、胃经。补脾和胃，益气生津。《长沙药解》："大枣补太阴之精，化阳明之气，生津润肺燥，养血疏肝而熄风……其味浓而质厚，则长于补血，而短于补气。"杨尔红子（枸杞）：甘、平。入肝、肾经。补肝明目。羊脑髓：甘、温。治风寒入脑，头痛久不愈。

禁忌：有痰水、滞湿者忌服。

24. 荷叶鸡蛋汤

原料：荷叶 1 张、绿壳鸡蛋 1 个。

制作：将荷叶和鸡蛋置瓦罐内，加水适量，煮至蛋熟，去壳再煮 40 分钟。加红糖适量溶化。

用法：每日 1 剂，分 2 次服，食蛋用汤送服。

功效：祛湿升阳。治眩晕。

方解：荷叶：甘、涩、平，入心、肝、脾经。功能清暑利湿，升发清阳。治暑湿泄泻，眩晕，雷头风。《本草纲目》："生发元气，裨助脾胃。涩精浊，散瘀血。"红糖：甘、温。补中缓肝，活血散瘀。

禁忌：上焦邪盛忌服。

25. 天麻猪羹

原料：公猪脑髓 1 个、野天麻 12 克。

制作：将猪脑和天麻置罐内，加水适量，用文火炖 1 小时，炖成稠羹汤。

用法：每日 1 剂，分 2 次，饭后服。

功效：熄风填髓。治眩晕。

方解：天麻：甘、平。入肝经。功能熄风定惊。治眩晕，头风，头痛。《本草纲目》："天麻乃肝经气分之药。"《素问》云："诸风掉眩，皆属于肝。"故天麻入厥阴之经而治诸病。按罗天益云："眼黑头旋，虚风内作，非天麻不能治。"猪脑：甘、寒。治头风，眩晕，耳鸣。

禁忌：不能与御风草根同用。

26. 枸杞粥

原料：枸杞、豆豉、猪肉末、粳米各 20 克。

制作：把粳米、肉末、豆豉、枸杞同置入砂罐内，加水适量，用文火煮成粥。

用法：每日 1 剂，早、晚各服 1 次。食用时可加少许食盐。

功效：强筋骨，补精气，除血糖，平血压，利小便，明目安神，滋肾养血。

主治：筋骨酸软，体虚乏力，高血压，尿糖症。

方解：枸杞：味甘、性平，入肝、肾经。养血明目，补益肝肾。豆豉：味甘、辛，微苦，性凉。解毒，除寒，补脾益肠，温胃。粳米：味甘、性平，入脾、胃经。有补中益气、健脾和胃之功效。肉末（猪肉）：味咸，性平。入肝、脾经。有降火滋补之功。四药协同，有理筋骨、补精气、滋肾养血的功效。

27. 参杞羊头汤

原料：先将羊头洗净，剁成方块，置入砂罐内，加水适量，文火炖 40 分钟，羊头骨肉熟烂，取出羊骨，加枸杞、党参、山药再煮 20 分钟即成。

用法：每日 1 剂，早晚各温服汤药 1 次。食用时可加少许食盐调味。

功效：健胃补脾，益肠。

主治：虚劳羸瘦，脾虚腹泻，头晕，耳鸣。

方解：枸杞：味甘、性平。入肝、肾经。养肝明目，补益肝肾。党参：味甘、性平。入肺、脾经。补中益气，生津止渴。山药：味甘、性平。入脾、肾经。补脾养胃。羊头：味甘、性温，入脾、肾经。有益气补虚、温中缓下之功。

28. 枸杞麦冬茶

原料：枸杞、麦冬各 10 克。

制作：将枸杞、麦冬同放入茶杯内，用开水冲泡 10 分钟即成。

用法：每日 1 剂，不定时当茶饮。

功效：滋阴健脑，明目。

主治：中风后头晕目眩，视物不清，血压升高，面红额赤。

方解：枸杞：味甘，性平。入肝、肾经。有养肝明目、补益肝肾功效。麦冬：味甘，微苦，性微寒。归心、肺、胃经。有养阴生津、润肺清心之功。二药协同，达到滋阴健脑、明目的功效。

29. 生发补肾汤

原料：核桃、枸杞、熟地、首乌、山萸肉各 10 克，猪里脊肉 50 克。

制法：将诸药洗净，肉切方块一同置入砂罐内，加适量水，用文火煮熟。

用法：每日 1 剂，早、晚分 2 温服。吃肉，药汤送服，连服 7 天。

功效：滋阴补肾，生发养发。

主治：少年白发，肾虚腰痛，遗精。

方解：核桃仁：味甘，性温。温补肺肾，定喘，润肠。枸杞：味甘，性平，入肝、肾经。养肝明目，补益肝肾。首乌：味苦涩，性微温，入肝、肾经。补精血，益肝肾。熟地：味甘，性微温，入心、肝、肾经。山萸肉：味酸，涩，性微温。入肝、肾经。有补肝肾，涩精，止汗之功效。

30．桃花粥

原料：赤石脂 40 克、干姜 10 克、粳米 30 克、瘦肉 50 克。

制作：瘦肉洗净切方块，先将粳米、瘦肉置入砂罐内煮 30 分钟后，再将药放入汤中煮 20 分钟即成。

用法：每日 1 剂，早、晚各 1 次温服，吃肉，汤送服。

功效：温中涩肠，养胃和中。

主治：下痢腹痛，便脓血，久泻不愈，胃脘胀满。

方解：赤石脂：味甘、咸，性温，入胃、大肠经。固肠止泻，为主药。干姜味辛，性温，入脾、胃经，能温中祛寒，为辅药。粳米：味甘，性平。入脾、胃经，补中益气，健脾和胃，为佐药。诸药协同达到温中涩肠、养胃和中的功效。

31．杨尔红子鸽子蛋

原料：杨尔红子 10 克、桂圆 10 克、冰糖蛋 5 克、鸽子 3 枚。

制作：上药和鸽蛋加水适量，隔水蒸半小时。

用法：一日 1 剂，连药渣顿服。

功效：滋胃润肺，养心安神。

方解：杨尔红子（枸杞）：甘、平。入肝、肾经。功能滋肾，润肺，补肝，明目。治肝肾阴亏，头晕，目眩，目昏多泪。《本草经疏》：“枸杞子，润而滋补，兼能退热，而专于补肾，润肺，生津，益气。为肝肾真阴不足，劳乏内热补益之要药。”《本草汇言》：“……枸杞能使气可充，血可补，阳可生，阴可长，火可降，风湿可去，有十全之妙用。”桂圆肉：微温，养心安神。冰糖：甘、平。鸽卵：甘、平。

32．莲子大枣糯米粥

原料：莲子 15 克、大枣 10 枚、党参 20 克、尿珠子 20 克、野薯棒 20 克、糯米 50 克。

制作：将上药洗净后置瓦罐内，加水适量，浸泡半小时，再将淘好的糯米放入瓦罐内同煮成粥。

用法：一日 1 剂。早晚分服，12 天为一疗程。

功效：清阴益气。治眩晕。

方解：莲子：甘、涩、平。入心、脾、肝、肾经。养心益肾，补脾，涩肠。孟诜云：“主五脏不足，伤中气绝，利益十二经脉血气。”大枣：甘、温，入脾、胃经，补脾和胃，益气生津，调营卫。治心悸怔忡。党参：补气。尿珠子（薏苡仁）：利湿。野薯棒（山药）：甘、平。入肺、脾经。能健脾，补肺，固肾，益精。糯米：甘、温。入脾、胃，肺经。补中益气。

禁忌：痰热风病者不宜。

33. 麦斛草煮蛋

原料：新鲜麦斛草100克、土鸡蛋2个。

制作：将麦斛草和鸡蛋置瓦罐内，加水适量煮至蛋熟，将蛋打损，再煮数分钟。

用法：每日1剂，分2次服，5天为一疗程。严重者可服2个疗程。

功效：化痰祛风。治眩晕。

方解：麦斛草：甘、凉。功能清热化痰，生津养胃。《湖南药物志》："清热，消瘀，活血，化痰止咳。治头晕痛，风湿痛。"《闽东本草》："清热除烦，生津解渴。治心烦，口渴，眩晕等。"鸡蛋：甘、平。滋阴养血。

病案举例：某校，李老师，女，45岁。患眩晕病3年，服上方一月即愈，追访两年无复发。

34. 龙芽草鸭蛋汤

原料：龙芽草30克、爬泥鸡30克、红枣5个、绿壳鸭蛋2个、猪瘦肉100克。

制作：先将龙芽草、爬泥鸡二味洗净，用消毒纱布包好放入砂罐内，再将红枣和瘦肉洗后切片，和鸭蛋同置罐内，加水适量煮熟，去渣。

用法：每日1剂，早晚分服，用汤送服。

方解：爬泥鸡（水杨梅）：辛、温。功能补虚益肾，活血，解毒，治头晕目眩，四肢无力，遗精阳痿等。龙芽草（仙鹤草）：苦、辛。入肝、肺、脾经。健脾止血，有强心作用。治肝脓疡等。红枣：甘、温。入脾、胃经。补脾和胃，益气，调营卫。主心腹邪气。鸭蛋：甘、凉。滋阴，清肺。猪肉：甘、咸、平。入脾、胃、肾经。滋阴润燥。

禁忌：湿热、痰滞者慎服。

35. 黄参理脊汤

原料：黄芪20克、党参20克、肉香菜10克、里脊肉100克（猪脊椎腹侧的瘦肉）。

制作：将里脊肉洗净，切片备用，先把黄芪、党参、肉香菜洗净，置入砂罐内，煮开后，用文火再煮10分钟后放入切好的肉片一起煮熟。

用法：喝汤和肉，早、中、晚各服1次，连服用3～5天。食用时可加少许盐调味。

功效：补中益气，升阳固表。

主治：阳虚自汗，头痛目眩。

方解：黄芪：味甘，性平，入肺、脾经。补气，升阳固表，消渴利水。党参：味甘、咸，性平。入胃经，有补血，填肾精健腰脚。

在湖南通道、广西三江等地，在宴请席上常用的此作为补身汤，又称"飘香汤"。

36. 观音座莲煮猪蹄

原料：观音座莲 20 克、百鸟不落 20 克、刺桐木根皮 10 克、猪蹄 1 只（5 寸长即可）。

制法：刺桐木根皮洗净，去掉表皮层，切细片，猪蹄洗净，剁成方块，与他药一同置入砂罐内，煮至熟烂。

用法：取出药渣吃猪蹄，药汤送服，每日 1 剂。早、中、晚分服。连服 7 天。

功效：疏风胜湿，活血祛瘀，通经活络。

主治：坐骨神经痛，骨质增生，风湿骨痛。

方解：观音座莲：味辛、苦、咸、性温。入肝、肾经。活血祛瘀，通经止痛。百鸟不落：味微温，性苦涩。利风湿，活血祛瘀，消肿止痛。刺桐木根：味苦、性平。祛风湿，通经络。猪蹄：味甘、咸、性温。入胃经。能补血壮骨。

37. 桑枝算盘炖猪蹄

原料：桑枝 20 克、算盘子根 30 克、猪蹄 5 寸长。

制作：将桑枝、算盘子根洗净切碎，用消毒纱布包好，猪蹄洗净切块一同置砂罐内，加水适量，炖熟，去渣。

用法：日 1 剂。早晚服，食猪蹄用汤送服。

功效：祛风通络，治风湿性关节炎。

方解：桑枝：苦，平。入肝经。祛风湿，利关节，行水气。治风热湿痹，四肢拘挛。《本草摘要》："桑枝，专功风湿拘挛。"算盘子根：苦，平。功能清热利湿，活血解毒，散瘀。主治风湿痹痛。猪蹄：甘、咸，平。入胃经。补血。

禁忌：孕妇忌服。

38. 苦刺芽舒筋炖猪蹄

原料：苦刺芽根 30 克、舒筋草 30 克、猪前蹄 5 寸长。

制作：将苦刺芽根、舒筋草洗净切碎，用消毒纱布包好，猪蹄洗净切块同置砂罐内，加水适量煮熟，去渣。

用法：日 1 剂，分 2 次服，吃猪蹄，用汤送下。

功效：祛风利湿。治风湿性关节炎。

方解：苦刺芽（刺三甲）：苦、辛，凉。入肺、肾经。功能清热解毒，祛风利湿，舒筋活血。舒筋草：微甘，温。舒筋活血，除湿。

禁忌：孕妇忌用。

39. 毛刺桐根煮猪蹄

原料：毛刺桐根（楤木根）根皮 100 克、乳香 10 克、没药 10 克、葛根 20 克、猪前蹄 1 个。

制作：先将上药按常规煎法，煎出药液后用纱布过滤去渣，再用药水煮猪蹄。

用法：吃猪蹄和药水，日 1 剂。分 3 次服，连服一星期。

功效：活血定痛，祛风除湿。治腰椎劳损、肢痛扭伤。

方解：毛刺桐根（楤木根）：辛，平。祛风湿，利小便，散瘀血，消肿毒。主治风湿性关节炎，跌打损伤等。乳香：辛、苦，温。入心、肝、脾经。活血止痛，消肿生肌。治跌打损伤。没药：苦、平。入肝经。散血生肌，消肿止痛。治跌损，金疮。葛根：甘、辛，平。入脾、胃经。升阳解肌。治温热头痛项强，疗疮疡止血。

禁忌：胃虚者，孕妇勿用。

病案举例：邱某某，男，25 岁，芷江县麻缨塘乡人。因劳作扭伤踝关节一周，活动不利，经当地服药打针未见好转，前来求治于笔者，服上方一周痊愈。

40. 独活煮鸡蛋

原料：独活 15 克，土鸡蛋 1 个。

制作：将独活和鸡蛋置砂锅内加水适量煮熟，将鸡蛋敲损，再煮数分钟。

用法：吃鸡蛋，用汤水送服，日 1 剂。连服 7 天。

功效：祛风止痛。治头痛。

方解：独活：辛、苦，温。入肾、膀胱经。祛风胜湿，散寒，止痛。治风寒湿痹，腰膝酸痛，头痛，齿痛等。《本草求真》："独活，辛苦微温，比之羌活，其性稍缓，凡因风干足少阴肾经，伏而不出，发为头痛，则能搜而治矣。"鸡蛋：甘，平。养血。气血安和，邪则自散。

禁忌：阴虚血燥者慎服。

病案举例：张某某，女，38 岁，芷江县水宽乡人。头昏头痛月余。自购西药止痛片治疗半月无明显好转，前来求治。经服上方 1 周头痛痊愈，追访半年未复发。

41. 土当归、熟地炖猪蹄

原料：土当归 10 克、熟地 15 克、杨尔红子 20 克、猪前蹄 1 个（约 5 寸长）。

制作：将土当归、熟地、杨尔红子略加清洗，置瓦罐内，再将猪蹄洗净，切块放入，加水适量，炖熟，入少许盐。

用法：日 1 剂，早晚分服，吃猪蹄用汤送服。

功效：补血养血，补肾。治贫血。

方解：土当归：甘、辛，温。入心、肝、脾经。功能补血和血，调经止痛。《注解伤寒论》："脉者血之府，诸血皆属心，凡通脉都必先补心益血，……用当归之苦温，以助心血。"熟地：甘，微温。入肝、肾经。滋阴，补血。张元素："熟地黄补肾，血裹者须用之，又脐下痛，属肾经，非熟地黄不能除，乃通肾之药也。"杨尔红子（枸杞子）：甘，平。入肝、肾经。能补肝，滋肾。猪前蹄：甘、咸，平。入胃经。能补血，通乳。

禁忌：脾胃虚弱，气滞痰多者忌服。

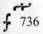

42. 黑风煮鸡蛋

原料：黑风 10 克、土鸡蛋 1 个。

制作：将黑风和鸡蛋共置瓦罐内，加适量水煮熟。

用法：鸡蛋煮熟后，趁热捞出置前额和两处太阳穴推滚敷几分钟，然后吃蛋，用汤送服。

功效：祛风养血。治头昏。

方解：黑风：苦，凉。清热解毒。肝木风，黑风能祛风。头昏一般为肝风内动而引起，或肾虚所致。鸡蛋：甘，平。滋阴润燥，养血。治风先治血，气行血行，营卫自和。五脏安利，病邪去矣。

禁忌：中满、肝郁、痰饮者慎服。

病案举例：王某某，女，52 岁，芷江县木叶溪乡人。头昏、目眩月余，在当地治疗服中西药无明显好转，前来求治。嘱其服上方一周痊愈，追访一年无复发。

43. 倒挂牛筋汤

原料：倒挂藤 30 克、牛蹄筋 80 克、红枣 6 枚。

制作：先将牛蹄筋用清水浸泡一夜，翌日用开水浸泡 4 小时后再用清水洗净，将倒挂藤洗净、切碎，用消毒纱布包好，红枣洗净置砂锅内，加水 1250 毫升，煮至剩 250 毫升，去药渣。

用法：日 1 剂。早，晚分服，中病即止。

功效：活力舒筋，强筋。治风湿，腰膝酸痛，麻木瘫痪。

方解：倒挂藤（鸡血藤）：苦、甘，温。入心、脾经。功能治血，舒筋。治腰膝酸痛，麻木瘫痪。《现代实用中药》："为强壮性之补血药，适用于贫血性之神经麻痹症……麻木不仁等。"牛蹄筋：补肝强筋、益气血续筋伤。大枣（红枣）：甘，温。补脾。

44. 四面风炖猪蹄

原料：四面风 18 克、猪后蹄 1 只（约 750 克）。

制作：将四面风洗净，猪蹄洗净切大块，同置瓦罐内，加水适量煮熟，去渣和汤，只吃猪蹄。

用法：日 1 剂。早晚分服。或 2 日 1 剂分 4 服。中病即止。

功效：破血通经，补血。治坐骨神经痛。

方解：四面风（鬼箭羽）：苦，寒。入足厥阴经。功能破血，通经，杀虫。治癥瘕，破瘀血。猪蹄：甘、咸，平。入胃经。补血托毒。

禁忌：孕妇忌用。

45. 白金条炖猪蹄

原料：白金条 3 克、猪前蹄 1 只（约 5 寸长）。

制作：将白金条洗净、切碎，用消毒纱布包好，猪蹄洗净切作几大块，同置砂锅内，加水适量炖熟，去药渣。

用法：日1剂。早晚分服，吃猪蹄用汤送下。

功效：祛风通络，散瘀，补血。治风湿性关节炎。

方解：白金条（八角枫根）：辛，温。有毒。功能祛风，通络，散瘀，镇痛，并有麻醉及松弛肌肉作用。治风湿疼痛，麻木瘫痪，劳伤腰痛，跌打损伤。猪蹄：甘、咸，平。入胃经。能补血，托疮，填肾精而健腰脚。

禁忌：孕妇、小儿及年老体弱的病人均不宜食用。八角枫根有毒，剂量必须严格控制，应从小剂量开始，至病人出现不同程度的软弱无力，疲倦感觉为度。

46. 锦鸡双膝蒸子鸡

原料：锦鸡儿根30克、川牛膝15克、怀牛膝15克、子鸡1只（约500～750克）。

制作：将鸡宰后去毛和内脏，再将上药洗净纳入鸡腹内，装入一大碗中，置锅内隔水蒸熟去药渣。

用法：日1剂。分2次温服，吃鸡肉用汤送下。

功效：祛风活血，通经。治坐骨神经痛。

方解：锦鸡儿根（阳雀花根）：甘、微苦，平。祛风活血，止痛，利尿，补气益肾。治风湿性关节炎，跌打损伤。川牛膝：甘、微苦，平。入肝、肾经。祛风，利湿，通经，活血。治风湿腰膝疼痛，膝痿痉挛，癥瘕。怀牛膝：甘、苦、酸，平。入肝、肾经。散瘀血，消痈肿，补肝肾，强筋骨。治腰膝骨痛，四肢拘挛，痿痹。鸡：甘，温。入脾、胃经。温中，益气，补精，添髓。治虚劳羸瘦。

禁忌：实证，邪毒未尽者，脾虚者及孕妇忌用。

病案举例：笔者20世纪70年代末曾患过坐骨神经痛，当时病情比较严重，30余天不能行走，经中西医治疗无效，得一好友告之，服用本方2剂而愈。

47. 过山龙炖猪蹄

原料：过山龙10克、山苎麻10克、仙人掌10克、地枇杷10克、臭枫根10克、猪蹄1个（约5寸长）。

制作：用竹刀削去仙人掌的刺和皮，连同其他药共用一消毒纱布包好，将猪蹄洗净切大块，同置砂锅内，加水适量炖烂熟，去药包。

用法：日1剂。早晚分服，温服。

功效：疏风胜湿，活血散瘀。治坐骨神经痛。

方解：过山龙（过江龙）：辛，大温。功能疏风胜湿，舒筋活络，利尿，散瘀。治手足湿痹，麻木不仁，筋骨疼痛。山苎麻（红线麻）：辛、苦，寒。有小毒。能祛风湿，通经络，解毒，消肿。治腰脚疼痛，麻木不仁，风痹抽麻，老鼠疮，蛇咬伤。仙人掌：苦，寒。入心、肺、胃三经。能行气活血，清热解毒。治痞块、蛇伤。地枇杷（地瓜藤）：苦，寒。功能清热，利湿，活血，解毒。治风湿疼痛，跌打损伤。臭枫根（臭牡丹根）：辛、苦，温。能行气健脾，祛风平肝，消肿解毒。治风湿痛，脚气。猪蹄：甘、咸，平。入胃经。能补血。

禁忌：仙人掌忌铁器，其汁入目，使人失眠。

48. 活血莲炖猪蹄

原料：活血莲 15 克、四枝通 10 克、豨莶草 10 克、三叉果 20 克、猪蹄 500 克。

制作：将活血莲、四枝通、三叉果洗净，切碎豨莶草用酒炒后共用一消毒纱布包好，再将猪蹄洗净切成大块，同置砂锅内加水适量炖熟去药渣。

用法：日 1 剂。早晚分服，温服，吃蹄子用汤送服。

功效：祛风除湿，补肾壮阳。治风湿性关节痛。

方解：活血莲（散血莲）：微辛，寒。能祛风清热，活血解毒。治风湿关节痛。四枝通（破骨风）：甘，寒。能祛风除湿，清热，止痛。豨莶草：苦，寒。入肝、脾、肾经。功能祛风湿利筋骨，降血压。治四肢麻痹，筋骨疼痛，腰膝无力，受伤出血。三叉果（淫羊藿）：辛、甘，温。入肝、肾经。能补肾壮阳，祛风除湿。治阳痿不举，筋骨挛急，半身不遂，腰膝无力，风湿痹痛，四肢不仁。猪蹄：甘、咸，平。入胃经。能补血，托疮。

禁忌：阴血不足者，相火易动者慎服，孕妇忌服。

病案举例：杨某某，男，55 岁，芷江县土桥乡人。双侧膝关节部疼痛月余，经当地医治未见显效，前来求治于笔者，经服上方 2 周病情缓解，能参加劳动。

49. 追风七炖母鸡

原料：追风七（五气朝阳草）鲜品 100 克、母鸡 1 只（500～750 克）。

制作：将追风七洗净切碎，用消毒纱布包好，再将鸡宰后去毛、去内脏洗净。将药包放入鸡腹内，同置瓦罐内加水适量，炖熟，去渣。

用法：日 1 剂。分 2 次服用，早、晚温服。

功效：祛风除湿活血，补虚。治腰腿痹痛。

方解：追风七（五气朝阳草）：甘、辛，平。功能祛风除湿，活血消肿。治腰腿，痹痛，跌打损伤，咽喉，瘰疬。鸡：甘，温。入脾、胃经。能温中益气，补精，添髓。治虚劳羸瘦，气少。

禁忌：实证，邪毒未尽者不宜。

50. 千里马炖猪肉

原料：千里马（千斤拔）100 克、猪瘦肉 200 克。

制作：将千里马洗净切碎，用消毒纱布包好，猪肉洗净切片，同置瓦罐内加水适量炖熟，去渣。

用法：日 1 剂，早晚分服，温服，吃肉用汤送下。

功效：祛风利湿，消瘀解毒。治风湿痹痛。

方解：千里马（千斤拔）：甘、辛，温。入脾、肾二经。功能祛风利湿，消瘀解毒。治风湿痹痛，慢性肾炎，跌打损伤，痛肿，喉蛾。猪肉：甘、咸，平。

入脾、胃、肾经，功能滋阴润燥，补肝益血。

禁忌：湿热痰滞内蕴者慎服。

51. 四大天王炖猪蹄

原料：四大天王 10 克、猪蹄（约 5 寸长）1 只。

制作：将四大天王洗净切碎，猪蹄洗净切大块，同置瓦锅内加水适量，炖熟去渣。

用法：日 1 剂。分 2 次，早、晚温服，吃猪蹄用汤送服。

功效：祛风除湿。治风湿性关节炎。

方解：四大天王（四块瓦）：辛，温。有毒。功能祛风，除湿，活血，散瘀。治风湿咳嗽，麻木，跌打损伤。猪蹄：甘、咸，平。入胃经。能补血，通乳，托疮。填肾精而健腰脚。

禁忌：有心脏病，吐血病史者及孕妇忌服。

52. 锦鸡儿地枇杷煮鸡蛋

原料：锦鸡儿根 250 克、地枇杷 250 克、鸡蛋 12 个。

制作：将锦鸡儿根、地枇杷根茎洗净切碎。和鸡蛋一起置入瓦罐内加水适量煮熟。

用法：每天吃 3 个鸡蛋，连服 4 天为一个疗程。

功效：祛风活血，利湿解毒。治坐骨神经痛。

方解：锦鸡儿根（阳雀花根）：味甘、微苦，性平。功能祛风活血，止痛，利尿，补气益肾。治风湿性关节炎，跌打损伤，乳汁分泌不足，浮肿，痛经。地枇杷（地瓜藤）：苦，寒。功能清热，利湿，活血，解毒。治风热咳嗽，风湿疼痛，骨痛，跌打损伤，无名肿毒，无名肿毒。鸡蛋：甘，平。滋阴润燥，解毒熄风。

禁忌：黄疸，痞满，肝郁，痰饮，脚气，痘疱者不可食。

53. 升麻炖猪蹄

原料：升麻 10 克、猪前蹄 1 个（约 5 寸长）。

制作：将猪前蹄洗净，切成若干块，将升麻用消毒纱布包好，同置瓦罐内，加水适量炖熟，去渣。

用法：日 1 剂。早晚分温服，吃蹄子用汤送服。

功效：补血祛风。治风湿性关节炎。

方解：升麻：甘、辛微苦，凉。入肺、脾、胃经。功能升阳，发表透疹，解毒。治时气疫疠。《日华子本草》："安魂定魄，游风肿毒。"猪蹄：甘、咸，平。入胃经。功能补血，通乳，托疮。填肾精而健腰脚，滋胃液以滑皮肤。

禁忌：上盛下虚，阴虚火旺者忌服。

54. 双血清风蛋

原料：倒挂藤 20 克、散血莲 10 克、清风藤 10 克、四枝通 10 克、首乌 15 克、坤草 20 克、尿珠子 25 克、土鸡蛋 7 个。

制作：将上药和鸡蛋清洗干净，同置瓦罐内，加水适量，煮熟后将鸡蛋打损再煮 10 分钟，去渣。

用法：每天吃 3～5 个鸡蛋，分早、中、晚服，用汤送下。同时用一个未剥壳鸡蛋趁热从颈椎推滚至肩胛，反复若干遍，鸡蛋冷了加热再用。连服 3 剂。

功效：祛风除湿。治肩周炎。

方解：倒挂藤（鸡血藤）：散血莲、清风藤（青风藤）、四枝通（破骨风）能祛风除湿。首乌（何首乌）：能补肝，益肾，养血，祛风。坤草（益母草）：活血，祛瘀，调经，消水。尿珠子（苡米）：健脾，清热，利湿。鸡蛋：滋阴润燥，养血。

禁忌：肝肾功能不全者慎用。

病案举例：田某，女，58 岁，退休职工。患肩痛 5 年，1999 年到我处诊治，用上方服用 3 剂痊愈，至今 8 年追访未复发。

55. 算盘七炖子鸡

原料：算盘七 15 克、子鸡 1 只（约 750 克）。

制作：将算盘七洗净切碎，用消毒纱布包好，把鸡宰后去毛、内脏，洗净切成若干块放锅内用烧酒炒七次，打地铺七次，然后同药一起放入瓦罐内加水适量炖熟，去渣。

用法：日 1 剂。早晚分服，温服，连服数剂。

功效：活血行气，强筋壮骨。治筋骨痿软，坐骨神经痛。

方解：算盘七（老虎姜）：甘、辛，平。功能润肺养阴，健脾益气，祛痰止血，消肿毒。治诸虚不足，虚劳咳嗽，筋骨痿软。子鸡：甘，温。入脾、胃经。功能温中，益气，补精，添髓。

禁忌：实证、邪毒不清者不宜食。

56. 千年长生炖猪蹄

原料：千年见 15 克、长生草 20 克、猫耳朵 15 克、八角连 10 克、牛膝 15 克、三叶木通 10 克、猪蹄 1 只（约 500 克）。

制作：将猪蹄洗净切大块，再将上药清洗并用消毒纱布包好，同置砂锅内加水适量炖熟，去药渣。

用法：日 1 剂。早、中、晚温服，吃猪蹄用汤送下。

功效：祛风胜湿，散寒，强筋骨。治风湿痛，坐骨神经痛。

方解：千年见（千年健）：辛，温。入肝、肺经。功能祛风湿，壮筋骨，止痛，消肿。治风湿痹痛，肢节酸痛。长生草（独活）：辛，苦，温。入肾、膀胱经。功能祛风，胜湿，散寒，止痛。治风寒湿痹，腰膝酸痛。猫耳朵（寻骨风）：苦，平。能治风湿关节痛。八角连（八角莲）：苦、辛，平。有毒。入肺经。能清热解毒，化痰散结，祛瘀消肿。牛膝（怀牛膝）：甘、苦、酸，平。入肝、肾经。功能补肝肾，强筋骨。治腰膝骨痛，四肢拘挛。木通（三叶木通）：苦、凉。入心、小肠经。能补血，托疮。

禁忌：阴虚血热者及孕妇忌用。

57. 六汗扯丝皮蒸猪腰

原料：六汗 5 克、扯丝皮 5 克、杨尔红子 10 克、猪腰子 1 个。

制作：将六汗、扯丝皮共研成细末。把猪腰子切开，去膜，切划若干刀痕，再将药末和杨尔红子纳入其中，合拢，用棕叶捆扎好，装入碗内置锅中隔水蒸煮。

用法：日 1 剂。顿服（连药一起吃下）。3 天服 1 次，7 个猪腰为一个疗程。

功效：六汗（续断）：苦、辛，微温。入肝、肾经。功能补肝肾，续筋骨，调血脉，主绝伤，生新血，破瘀血。治腰膝酸痛，膝无力。扯丝皮（杜仲）：甘微辛，温。入肝、肾经。功能补肝肾，强筋骨，安胎。治腰脊酸痛，足膝痿弱。杨尔红子（枸杞）：甘，平。入肝、肾经。能滋阴，润肺，补肝，明目。治肝肾阴亏，腰膝酸软。猪腰子（猪肾）：咸，平。治肾虚腰痛。

禁忌：阴虚火旺，怒气郁者忌用。

58. 杨尔红根炖猪骨

原料：杨尔红根 50 克、猪童子骨 500～750 克。

制作：将杨尔红根洗净、切片，把童子骨洗净砍断、打碎，同置瓦罐内炖熟，去渣。

用法：日 1 剂。分 2 次，早晚温服。

功效：补肝肾。

主治：再生障碍性贫血、白血病。

方解：杨尔红根（枸杞子根）：苦，微寒。补肝肾，清风热。治腰膝痿弱，关节疼痛，头风，赤眼，牙痛。猪骨：甘、咸，平。治疮癣，解毒，补钙。

59. 绿豆尿珠子粥

原料：绿豆 200 克、尿珠子 200 克。

制作：将绿豆和尿珠子加适量水，煮至半生半熟，离火待用。

用法：每日 1 剂，分多次服，连服 5 天。

功效：清热解毒，生津止渴，利尿。

主治：中毒性痢疾，吐泻不止，高热口渴，口舌生疮，解附子中毒。

方解：绿豆：甘、凉。入心、胃经。清热解毒，消水，利水。尿珠子（薏苡仁）：甘、淡，凉。入脾、肺、肾经。健脾，补肺，消热利湿。

禁忌：脾胃虚寒，滑泄者忌服，孕妇慎服。

60. 九里光鲫鱼汤

原料：九里光 10 克、田边菊 10 克、鲫鱼 100 克。

制作：将九里光根、田边菊根洗净切碎，用纱布包好，鲫鱼剖肚取出内脏洗净，一同置入砂锅内，加适量水，一同煮开后，再用文火煮 15 分钟即可。

用法：服用时取出药渣，吃鱼，药汤送服，每日 2 次。

功效：清热解毒，清肝明目。

主治：疗疮肿疖，无明肿毒，湿疹。

方解：九里光（眼明草）：味苦，性寒。清热解毒，凉血消肿，清肝明目，杀虫，止痒。田边菊：味苦，性温。清热解毒，收敛止血，化瘀消肿。鲫鱼：味甘、辛，性平。入胃、肝、脾经。有祛湿散寒、滋补肝肾、去翳明目之功效。古人云："吃九里光鲫鱼汤，十年不生疮。"

61. 猪肾杜仲方

方药：猪肾 1 只、杜仲 15 克。

制作及用法：把猪肾切开去除筋膜后切成薄片，杜仲打成细粉末，然后将猪肾片置于炭火上烤熟，撒上杜仲粉末即食，不可加盐或酱油。

主治：各种病因所致腰痛，肾炎引起的水肿等症。

62. 猪肠参芪方

方药：猪肠（最好选用直肠段，俗称肠脏头）500 克、黄芪 24 克、党参 20 克、大枣 10 枚、精盐 6 克。

制作及用法：将猪肠洗净切成小块，与上药放入砂锅（或砂罐）内煎煮至熟，放入精盐调匀即成。分 2 次吃完，每天中午、晚上各吃 1 次，连续吃 5 ~ 7 次。

主治：中老年脱肛症，中气虚弱等。

63. 治盗汗方

方药：夜含苏根块 100 克、瘦猪肉 250 克、精盐 6 克。

制作及用法：把夜含苏根块洗净切成小块，与猪肉同放锅中盖煮至肉熟，加入精盐调匀食用。1 天分 2 次吃完，吃肉喝汤。

主治：各种病因引起的盗汗症，尤以阴虚盗汗为佳。

64. 侗医治胃脘痛

方药：鲜磨芋 100 克、猪肚 500 克、胡椒粉 1 克、生姜 3 克、精盐 6 克。

制作及用法：将鲜蘑芋去皮洗净切成两块，把猪肚洗净去油切成片，同生姜片放入锅内加水煮沸，除却上面浮油后将蘑芋放入同煮，小火慢熬至口尝猪肚不麻嘴时，加入胡椒粉、精盐拌匀方可食用。

上方为 1 日量，分 2 次吃，可连吃 3 ~ 5 天为一疗程，也可间断服用。

主治：慢性胃炎，浅表性胃炎，早期胃溃疡，食积气痛，纳食不佳等病症。

65. 刺桐木根煮狗肉

原料：刺桐木根 20 克、葛根 20 克、四方草 10 克、狗肉 100 克。

制作：刺桐木根、葛根、四方草洗净、切碎，狗肉洗净，切成方块置入砂锅内，煮熟烂。

　　用法：服用时取出药渣，吃肉，药汤送服，每日1剂，早、晚各服1次。

　　功效：祛风利湿，消肿止痛，通经活络。

　　主治：痛风，风湿骨痛，腰痛足麻。

　　方解：刺桐木（浙桐皮、鼓钉树）：性平，味苦。入肝、肾经。有祛风利湿、活血祛瘀、消肿止痛、通经活络之功效。葛根：味甘、辛，性凉。入脾、胃经。有解肌退热、升阳生津的功能。狗肉：味咸，性温，入胃、肾经。有补气温中、散寒祛风之功。茜草：味苦，性寒。凉血活血，祛瘀通经。

　　66. 桑苞泡酒

　　原料：桑苞（桑葚）500克、高粱酒1000毫升。

　　制作：将桑苞（鲜品）洗净，置瓦罐内加水适量煮熟，晾干浸泡于高粱酒中100天。

　　用法：每晚饮1小杯。

　　功效：补肝，益肾，熄风滋液。

　　主治：关节不利，目暗，耳鸣。

　　方解：桑苞（桑葚）：甘、寒。入肝、胃经。能补肝益肾，熄风，滋阴。《本草经疏》：“桑葚：甘寒益血而除热，为凉血补血益阴之药。”酒：甘、苦、辛、温，有毒。入心、肝、肾经。功能通血脉，御寒气，行药势。

　　禁忌：脾胃虚寒、阴虚者不宜。

　　67. 土韭菜甘草汤

　　原料：土韭菜150克、甘草20克。

　　制作：上药加水适量，水煎。

　　用法：每日1剂，分2次服。

　　功效：散风透疹。

　　主治：风疹。

　　方解：土韭菜：辛、温。入肝、胃经。温中行气，散血，解毒。《本草经疏》：“韭，生则辛而行血，熟则甘而补中，益肝，散滞，导瘀是其性也”。甘草：甘、平。入脾、胃、肺经。和中缓急，润肺，解毒，调和诸药。

　　禁忌：实证者忌服。

　　68. 走马胎煮猪脚

　　原料：走马胎20克、杜仲10克、猪脚1只。

　　制作：将走马胎、杜仲洗净切成片，猪脚洗净，剁成方块。同置入砂锅内煮一小时，猪脚熟烂，药性出即可。猪脚用前脚从蹄上量5寸。

　　用法：取出药渣，吃猪脚，用药汤送服，早晚各1次。

　　功能：祛风除湿，活血祛瘀，消肿止痛。

主治：风湿骨痛，手中麻木，骨质增生，腰间盘膨出。

方解：走马胎：味辛，性温。入肝、肾经。祛风除湿，活血祛瘀。古人云："两脚走不开，离不了走马胎"，其意是走马胎是一味治疗风湿痹痛、跌打损伤的特效药。杜仲：味辛、性温。有祛风散寒，消瘀止涌之功。猪脚：味甘、咸，性平，入胃经。有补血，通乳，壮骨健胃的功能。诸药协同作用，达到活血祛瘀，祛风除湿的特有功效。

69. 黑芝麻粥

原料：黑芝麻 25 克、粳米 50 克。

制作：将黑芝麻炒香，捣碎和粳米同入砂罐内，加水适量，煮成粥。

功效：补肝肾。治大便燥结，妇人少奶。

用法：每日 1 剂，早、晚分服。

方解：黑芝麻：甘、平。入肝、肾经。功能补肝、肾，润五脏。治肝肾不足、虚风眩晕、风痹、瘫痪、大便燥结、须发早白、妇人乳少。《本草求真》："胡麻（黑芝麻）本属润品……凡因血枯而见二便艰涩，须发不乌，内湿内乘发为疮疥，并小儿湿疹，变黑归肾，见有燥象者，宜以甘缓滑利之味以投。"粳米：甘、平。入脾、胃经。补中益气，健脾和胃。

禁忌：脾弱便溏者慎服。

70. 蚕豆皮葛根茶

原料：蚕豆皮（蚕豆壳）15 克、葛根 15 克。

制作：将蚕豆壳炒炭存性，与葛根同置罐内加水适量，煮开后再文火煮 15 分钟。

用法：日 1 剂。代茶喝。

功效：除烦止渴。治糖尿病烦热。

方解：蚕豆壳：炒制后有促进消化、健胃、止渴之功效。葛根：甘、辛，平。入脾、胃经。能除烦止渴，治烦热消渴。《本草经疏》："葛根，解散阳明温病热邪之要药也，故主消渴（糖尿病），身大热，热壅胸膈。"

禁忌：胃寒者慎服，表虚汗多，蚕豆过敏者忌用。

71. 玉竹炖猪胰

原料：玉竹 15 克、羊拐糖 30 克、猪胰 1 副。

制作：将玉竹、羊拐糖、猪胰洗净置瓦罐内，加水适量，文火炖 1 小时，食时入少许食盐（最好不放盐）。

用法：日 1 剂。分 2 次服，久服有效。

功效：滋阴生津，消烦止渴。治糖尿病。

方解：玉竹：甘，平。入肺、胃经。功能养阴润燥，除烦，止渴。治热病阴伤，小便频数。《四声本草》："补中益气。"《本草经疏》："其性本醇良，气味和缓，故可长资其利，用而不穷。正如斯药之能补益五脏，滋养气血，根本既治，余病自除。"羊拐糖（黄精）：甘，平。入脾、肺、肾经。能补中益气，润心肺，强筋骨。《本草纲目》："补诸虚，止寒热，填精髓，下三尸虫。"《本经逢源》："黄精宽中益气，使五脏调和，肌肉充盛，骨髓强坚，皆是补阴之功。"猪胰：寒。益肺，补脾，润燥。

禁忌：忌辛辣。

72. 包谷须野薯棒粥

原料：包谷须（玉米须）20克、野薯棒15克、杨尔红子15克、糯米80克。

制作：将杨尔红子、包谷须（玉米须）、野薯棒洗净置瓦罐内，加水适量煎2次，过滤取汁，入糯米再煮成粥。

用法：每日1剂。早晚饭前分温服。

功效：滋阴生津止渴，治糖尿病。

方解：杨尔红子（枸杞子）：甘，平。入肝、肾经。功能滋肾，润肺，补肝，明目。治肝肾阴亏，腰膝酸软，消渴，遗精。《本草求真》："枸杞……祛风明目，强筋健骨，补精壮阳，然究因于肾水亏损，服此甘润，阴从阳长，水至风熄，故能明目强筋，是明指为滋水之味，故书又载能治消渴。"消渴乃阴亏所至。盖诸病皆系下部虚寒，枸杞甘以补养肝肾，是益其源，则五脏安利矣。野薯棒（山药）：甘，平。利尿，泄热，利胆。治高血压、胆囊炎、胆结石、糖尿病。糯米：甘温。补中益气。治消渴溲多。

禁忌：有实热，脾虚多湿者，不宜。

73. 杨尔红根鸭跖粥

原料：杨尔红根30克、鸭跖草15克、粳米100克。

制作：将杨尔红根、鸭跖草洗净入瓦罐内，加水适量煎2次，去渣，过滤取汁，加入粳米煮咸粥，搅匀。

用法：日1剂。早晚分温服。

功效：清热生津。治糖尿病，高血压。

方解：杨尔红根（地骨皮）：甘，寒。入肺、肝、肾经。清热，凉血。《本经》："主五内邪气，热中消渴，周痹。"地骨皮乃地之骨也，甘淡而寒，下焦肝肾虚热者宜之，所谓热淫于内，泻以甘寒也。鸭跖草：甘，寒。入心、肝、脾、肾、大小肠诸经。功能行水，清热，凉血，解毒。

禁忌：脾胃虚寒者忌服。

74. 光旁红枣猪肝汤

原料：光旁250克、红枣30克、龙牙草30克、猪肝200～250克。

制作：将龙牙草洗净切碎，用消毒纱布包好，光旁洗净切大片，红枣清洗干净，一起置瓦罐内，加水适量，煮20分钟，去除纱包药渣；再将猪肝洗净切片加入

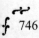

罐内煮熟。

用法：日1剂。早晚分温服，吃猪肝、藕、枣，用汤送服，隔2天再服，3服为一疗程。

功效：养血补血，健脾补肝。治贫血。

方解：光旁（藕）：甘，寒。入心、脾、胃经。健脾，开胃，益血。《本草经疏》："藕……熟者甘温，能健脾开胃，益血，补心，故主补五肝，实下焦……久服令人心欢止怒也。"红枣：甘，温。入脾、胃经。补脾和胃。主气血津液不足。龙牙草（仙鹤草）：苦、辛，平。入肺、肝、脾经。猪肝：甘、苦，温。入肝经。补肝，养血，明目。

禁忌：湿痰，积滞者慎服。

75. 尖粟猪肚汤

原料：尖粟仁50克、猪肚200克、生姜3片、食盐少许。

制作：将尖粟仁清洗干净。猪肚洗净切片，把锅烧热，加入适量菜籽油，下猪肚爆炒数分钟加水适量，入生姜炖至猪肚半熟时，加入尖粟仁同煮熟，入少许食盐。

用法：日1剂。早、晚当下饭菜用。

功效：健脾，补肾。治虚劳羸瘦。

方解：尖粟（金椎粟）：甘，平。滋补，健胃，补肾。治肾虚，痿弱，消瘦。猪肚：甘，温。补虚损，健脾胃。治虚劳羸瘦，小便频数。小儿疳积中。《本草经疏》："猪肚，为补脾胃之要品，脾胃得补，则中气益，利自止矣。"

76. 红枣炖老鸭

原料：老鸭1只，红枣7枚。

制作：将鸭宰后去毛和内脏，洗净，放入红枣，置砂锅内加水适量，用文火将鸭肉炖烂，入少许食盐。

用法：吃肉用汤送服，一剂可做2~3天多次服。

功效：补虚除热。治痨热骨蒸。

方解：鸭肉：甘、咸，平。老鸭性寒，入肺、肾二经。功能滋阴养胃，利水消肿。主治痨热骨蒸。咳嗽，水肿。红枣：甘温。入脾、胃经。补脾和胃，调营卫，解药毒。

禁忌：有湿痰，积滞肠风者忌之。

77. 黑豆红枣丸

原料：黑大豆500克、红枣100克。

制作：将黑大豆放入锅内炒香，研成粉。红枣洗净蒸熟去核，捣烂和黄豆粉一起做成水糊丸子，如桐子大。

用法：每次2枚（约30克），早晚分服。

功效：健脾和胃。治脾虚。

方解：黑豆：甘，平。入脾、肾经。活血利水，祛风，解毒。《别录》："黑豆……散五脏结积内寒。"大枣：甘，温。入脾、胃经。补脾和胃，益气生津，调营卫，解药毒。

禁忌：痰湿、积滞者不宜。

78. 土人参松苓炖鸡汤

原料：土人参10克、松苓10克、白术10克、甘草3克、熟地15克、芍药根15克、土当归10克、母鸡1只（重750克左右）、猪排骨250克。

制作：先将母鸡宰后去毛内脏，洗净，再将上药洗净，用消毒纱布包好放入鸡腹内，将排骨洗净切碎一同置砂锅内，加水适量，先用武火煮开，再用文火慢慢煮熟，停火后去纱布药渣加少许食盐。

用法：吃肉用汤送服，日1剂，分多餐服。

功效：补气补血，健脾渗湿。治久病愈后虚羸。

方解：土人参、熟地、当归、芍药根能补气活血，调经养血。松苓、白术，渗湿健脾。甘草和中。鸡肉、猪肉、补虚，治虚劳羸瘦。

禁忌：实证，邪毒未清者不宜。久病初愈者慎服。

79. 核桃仁炖猪肾

原料：核桃仁30克，扯丝皮30克，雄猪肾2个。

制作：用竹刀剖开猪肾去膜洗净，加扯丝皮和核桃仁，同置瓦罐内，加水适量炖熟，食时加少许食盐。

用法：日1剂，分2次服，食腰子用汤送服。

功效：滋肾壮腰。治腰痛。

方解：扯丝皮（杜仲）：甘，微辛，温。温阳，理气，补肝肾。核桃仁：滋润补肾，治腰痛。猪肾：治肾虚腰痛。

禁忌：阴虚火旺者慎服。

80. 山岔果核桃蛋

原料：山岔果10克、核桃仁20克、七叶胆5克、土鸡蛋2个。

制作：将山岔果、七叶胆洗净，用消毒纱布包好，和核桃仁、鸡蛋同置瓦罐内，加水适量，用武火烧开，再用文火煮30分钟，去渣。

用法：每日1剂。早晚分服，温汤送下。

功效：补肾固精填髓，改善和增强记忆力。治健忘。

方解：山岔果（淫羊藿）：辛、甘、温。入肝、肾经。补肾壮阳。《本草纲目》："淫阳藿，性温不寒，能益精气。真阳不足者宜之。"核桃仁（胡桃仁）：甘，温。入肾、肺经。功能补肾固精。《医学衷中参西录》："胡桃，能滋补肝肾，强健筋骨之要药，故善治腰疼腿疼，一切筋骨疼痛。"七叶胆：苦，寒。消炎解毒。鸡蛋：甘，平。滋阴润燥，养血。

禁忌：痰火炽热，相火易动者慎服。

81. 土韭菜裹猪腰

原料：猪腰子 1 副、青盐 6 克、土当归 4.5 克、大茴香 4.5 克、扯丝皮 15 克、韭菜适量。

制作：将猪腰用竹刀剖开去膜，洗净待用。扯丝皮加青盐炒制，大茴香、土当归烘燥，再将上四味研末放入猪腰内合拢，置碗内过一夜，次日早晨用韭菜上下左右包裹好，置锅内隔水蒸熟，出锅后去韭菜，用烧酒洗去药末。

用法：日 1 剂。分 2 次服，空腹用陈酒送服（酒为引，不可多喝，防醉）。

功效：温肾壮腰。治腰痛、腰膝无力。

方解：土韭菜：辛，温。入肝、胃、肾经。功能温中，行气，散血。当归：甘、辛，温。入心、肝、脾经。补血和血，破恶血，养新血。大茴香（八角）：辛、甘，温。入脾、肾经。功能温阳，散寒，理气。治肾虚腰痛。扯丝皮（杜仲）：甘、微辛，温。入肝、肾经。补肝肾，强筋骨。猪肾：咸，平。治肾虚腰痛。

禁忌：阴虚内热，目疾患者均忌食。

82 刀巴豆煮鸡蛋

原料：刀巴豆 3 个、益智仁 15 克、鸡蛋 3 个。

制作：将刀巴豆（连壳带子）、益智仁、鸡蛋置瓦罐内，加水适量煮熟。

用法：每天食 2 ~ 3 个鸡蛋，用汤送服，7 天为一疗程。

功效：温阳补肾。治腰痛。

方解：刀豆：甘，温。入手、足阳明经。功能温中下气，益肾补元。治肾虚腰痛。益智仁：辛，温。入脾、肾经。温脾，暖肾，固气，涩精。《本草纲目》："益智，行阳退阴之药也。三焦命门气弱者宜之。"鸡蛋：甘，平。补五脏。

83. 藕节糯米粥

原料：肥大藕 1 节（约 500 克）、糯米适量。

制作：选一节肥大藕，一端留节，另一端去节，将糯米灌入藕孔，灌满为止，置砂锅内加水适量煮熟。

用法：吃藕饭，用汤送服。

功效：补肾祛温。治风湿腰痛。

方解：藕：甘，寒。入心、脾、胃经。熟用健脾开胃，蒸食补五脏。藕节：甘，平。入手少阴、足阳明、足厥阴经。散瘀血，生新血，补腰肾，和血脉。糯米：甘，温。入脾、胃、肺经。补中益气。

84. 斑鸠窝阳雀蛋

原料：斑鸠窝 30 克、阳雀花根 30 克、地枇杷藤 30 克、黄茅草根 30 克、鸡蛋 4 个。

制作：将斑鸠窝、阳雀花根、地枇杷藤、黄茅草根洗净切碎，和鸡蛋同置瓦罐内加水适量煮熟。过滤去渣。

用法：日 1 剂。早晚分服，温服，吃蛋用汤送服。

功效：活血利温。治风湿疼痛、坐骨神经痛。

方解：斑鸠窝（海金沙草）：甘，寒。能清热解毒，利水通淋。治尿路感染，尿路结石，小便不利，肾炎水肿等。阳雀花根（金雀根）：苦、辛，平。入肺、脾经。功能清肺益脾，活血通脉。治关节痛风，跌打损伤等。地枇杷藤（地瓜藤）：苦，寒。能清热，利湿，活血，解毒。治风湿疼痛，无名肿毒。黄茅草根（白茅根），甘，寒。入肺、胃、小肠经。凉血，止血，清热，利尿。治热病烦渴，除瘀血，血闭寒热。鸡蛋：甘，平。滋阴润燥。

禁忌：脾胃虚寒、溲多不渴者忌服。

85. 四肢通炖猪蹄

原料：四肢通 15 克、五爪龙根 30 克、猪蹄 1 个五寸长。

制作：将上药洗净切碎，同猪蹄入罐内，加水适量炖熟，去药渣。

用法：日 1 剂。连服 2～3 天。

功效：活血通经。治肩周炎，腰腿痛。

方解：四肢通：辛，涩，平。能祛风除湿，降血脂。五爪龙（蛇含），苦、涩，平。祛风除湿，活血通经。猪蹄：甘、咸，平。入胃经。补血，托疮。填肾精而健腰足。

86. 野薯棒配羊肾

原料：野薯棒 30 克、杨尔红子 30 克、羊腰子 2 个。

制作：将野薯棒、杨尔红子洗净，羊肾洗净，剖开去膜切片、同置瓦罐内加水适量煮熟，加点调味佐料。

用法：日 1 剂。早晚分服，吃羊腰子、野薯棒、杨尔红了，用汤送服。

功效：补肾。治肾虚腰痛。

方解：野薯棒（山药）：甘，平。入肺、脾、肾经。功能健脾，补肺，固肾，益精。《医经溯洄集》：“干山药，虽独入手太阴经，然其亦能强阴，且手太阴经为足小阴之上原，原既有滋，流岂无益。”杨尔红子（枸杞子）：甘，平。入肝、肾经。功能滋肾，补肝。《本草经疏》：“枸杞子，润而滋补，兼能退热，而专于补肾，润肺，生津，益气。为肝肾真阴不足，劳乏内热补益之要药。”羊腰子（羊肾）：甘，温。能补肾气，益精髓。治肾虚劳损，腰脊疼痛。

禁忌：脾虚、有实邪者忌服。

病案举例：刘某某，男，48 岁，芷江县牛牯坪乡人。乏力伴腰痛 2 月，求治于笔者，服上方 7 剂后，乏力、腰痛痊愈。

87. 杨尔红叶羊肾粥

原料：杨尔红叶 500 克、黑大豆 30 克、羊肾 1 对、粳米 100 克。

制作：将杨尔红叶洗净，用消毒纱布包好，粳米淘 2 次，黑大豆打碎，羊肾洗净剖开去膜、切片，同置砂锅内，加水适量，煮成稠粥。去药渣，入少许食盐。

用法：日 1 剂。多餐分食。

功效：补虚。治老人腰腿无力。

方解：杨尔红子（枸杞子）：苦、甘、凉。入心、肝、脾，肾四经。功能补虚益精，清热，止渴，祛风明目。治虚劳发热，烦渴，障翳夜盲，热毒疮肿。黑大豆：甘，平。入脾、肾经。能活血，利水，祛风，解毒，散五藏结积内寒。羊肾：甘，温。补肾气，益精髓。治肾虚劳损，阳痿，尿频。粳米：甘，平。入脾、胃经。补中益气，健脾和胃。除烦渴。

禁忌：恶乳酪。

88. 巴岩姜刀巴豆炖猪腰

原料：巴岩姜 30 克、刀巴豆 12 克、白扁豆 18 克、猪腰子 1 个。

制作：将巴岩姜、刀巴豆、白扁豆洗净，猪腰洗净剖开去膜，同置瓦罐内加水适量炖熟，去药渣。

用法：日 1 剂。分 2 次服。连服 1 ~ 2 周。

功效：补肾。治肾虚腰痛，久泻。

方解：巴岩姜（骨碎补）：苦，温。入肝、肾经。能补肾，活血。治肾虚，久泻，腰疼，风湿痹痛。刀豆：甘，温。入手、足阳明经。能温中下气，益肾补虚。治肾虚腰痛。扁豆：甘，平。入脾、胃经。健脾和中，消暑化湿。猪肾：咸，平。治肾虚腰痛，老人耳聋。

禁忌：患寒热病者忌服。

89. 杨尔红根炖猪脚

原料：杨尔红根（鲜品）50 克、猪后脚 1 个（约 750 克，男人用左脚，女人用右脚）。

制作：将杨尔红根洗净、切碎，用消毒纱布包好。猪脚洗净切大块，同置瓦罐内加水适量，炖熟去渣，入少许食盐。

用法：日 1 剂。分早晚温服，吃猪脚，与汤同服。

功效：清热，凉血。治肾炎，腰痛。

方解：杨尔红根（枸杞子根）：甘，寒。入肺、肝、肾经。能清热，凉血。治虚劳潮热盗汗，去下焦肝肾虚热。《本草纲目》："枸杞之滋益不独子，而根亦不止于退热而已。……盖其苗乃天精，苦甘而凉，上焦心肺客热者宜之；根乃地骨，甘淡而寒，下焦肝肾虚热者宜之，此皆三焦气分之药，所谓热淫于内，泻以甘寒也。"猪脚：甘、咸，平。入胃经。补血，通乳，填肾精而健腰足。

禁忌：脾胃虚寒者忌用。

90. 扯丝皮、野薯棒蒸猪腰

原料：扯丝皮 15 克、野薯棒 5 克、枣皮 18 克、猪腰 1 对。

制作：将扯丝皮、野薯棒、枣皮洗净，加少量水浸泡 1 小时，将猪腰子洗净，剖开去膜，同置碗内，放锅里隔水蒸 90 分钟。

用法：日 1 剂。分早晚服（连服一周）。

功效：补肝肾。治肾虚腰腿痛。

方解：扯丝皮（杜仲）：甘、微辛，温。入肝、肾经。补肝肾，强筋骨，安胎。治腰脊酸疼，足膝痿弱。《本草纲目》："杜仲，古方只知滋肾，惟王好古言是肝经气药。润肝燥，补肝虚，发昔人所未发也。"野薯棒（山药）：甘，平。入肺、脾、肾经。功能健脾，补肺，固肾益精。枣皮（山茱萸）：酸，微温。入肝、肾经。能补肝肾，涩精气，固虚脱。治腰酸痛，阳痿，遗精。《医学入门》："枣皮本涩剂也，何以能通发邪？盖诸病皆系下部虚寒，用之补养肝肾，以益其源，则五脏安利，闭者通而利者止。非若他药轻飘疏通之谓也。"猪腰：咸，平。治肾虚腰痛。

禁忌：命门火炽，强阳不痿，素有湿热者，忌服。

病案举例：吴某某，男，45 岁，芷江县上坪乡马路坡村人。腰痛伴下肢浮肿月余，求治于笔者。服上方 5 剂，腰痛停止，浮肿消失。

91. 猪腰思仙

原料：扯丝皮 10 克、猪腰子 1 个、青菜叶适量。

制作：将扯丝皮研末，用竹刀剖开猪腰，去内膜，洒上杜仲末合拢，用青菜叶包好，外面再用黄泥全部糊上，放草木红火灰中煨熟，去泥壳。

用法：日 1 剂。顿服。连服 5～10 天。

功效：温阳补肾，治肾虚腰痛。

方解：扯丝皮（杜仲）：甘、微辛，温。入肝、肾经。补肝肾，强筋骨。治腰膝酸疼。《本草纲目》："盖肝主筋，肾主骨，肾充则骨强，肝充则筋健，屈伸利用，皆属于筋。杜仲色紫而润，味甘微辛，其气温平，甘温能补，微辛能润。故能入肝而补肾，子能令母实也。"猪腰：咸，平。治肾虚腰痛。《本草纲目》："猪肾性寒，不能补命门精气。放药所用，借其引导而已。"

禁忌：阴虚火旺者慎服。

病例：吴某某，女，45 岁，住芷江镇。主诉腰痛 3 月余，多方治疗无效，求治于笔者，用上方服猪腰 5 个而愈。

92. 松薯蒸猪腰

原料：松薯 10 克、猪腰子 1 个。

制作：将松薯研末，猪腰子洗净切开、去膜，再用刀划若干条槽，把松薯末撒到腰子槽内。放碗内，置锅里隔水蒸熟，入少许食盐。

用法：日 1 剂。顿服。

功效：利水，补肾。治风湿腰痛。

方解：松薯（茯苓）：甘、淡、平。入心、脾、肺经。功能渗湿利水，益脾和胃，宁心安神。治小便不利，遗精，淋浊。《本经疏证》，"夫气以润而行，水以气而运。水停即气阻，气阻则水淤。茯苓者，纯以气为用，故其治咸以水为事。"猪腰：咸，平。治肾虚腰痛，遗精，盗汗。老人耳聋。

93. 阳雀花根煮粥

原料：阳雀花根 100 克、大米 200 克。

制作：将阳雀花根洗净，切细和大米置锅内，加水适量煮成粥。

用法：日 1 剂，分 2 次服，连服 10 天。

功效：平补阴阳，久服轻身健体。治风湿性关节炎。

方解：阳雀花根：甘、微苦、平。祛风活血，止痛利尿，补气益肾。治风湿性关节炎，乳汁分泌不足，浮肿，痛经。

94. 大锯子猪蹄汤

原料：新鲜大锯子草根 3 个（约 30 克）、猪前蹄 1 个（约 750 克）。

制作：将猪蹄洗净切块，加大锯子草根入砂锅内，加水适量煮熟。

用法：去大锯子草根，吃蹄肉和汤，日 1 剂，分 2 ~ 3 次服，连服数天。

功效：活血利水。治老年人头面，下肢虚肿。

方解：大锯子草根（茜草根）：苦，寒。入心、肝经。能行血止血，通经活络。治瘀滞肿痛。《本草纲目》："茜根气温行滞，味酸入肝而咸走血，专于行血活血。"猪蹄：甘、咸，平。入胃经。能补血。

禁忌：脾胃虚寒及无瘀滞者忌服。

病例：唐某某，男，70 岁，住牛牯坪乡。因双下肢浮肿半年，反复发作，求治于笔者。后用上方炖猪蹄，服 3 剂而愈。

95. 土牛膝炖猪蹄

原料：土牛膝 50 克、猪前蹄 2 个（约 1000 克）。

制作：将猪蹄洗净、切丁，加入土牛膝，置砂锅内加水适量，先用武火烧开，再用文火炖熟。

用法：吃猪蹄，牛膝，用汤送服，1 剂分 2 天服食。

功效：补肝肾，强筋骨。治下肢无力。

方解：土牛膝：甘、苦、酸，平。入肝、肾经。功能散瘀血，消痈肿，补肝肾，强筋骨。治腰膝骨痛，四肢拘挛，痿痹。《本草经疏》："牛膝，走而能补，性善下行，故入肝肾。主寒湿痿痹，四肢拘挛。膝痛不可屈伸者，肝脾肾虚，则寒湿之邪客之而成痹，及病四肢拘挛，膝痛不可屈伸。此药性走而下行，其能逐寒湿而除痹也必矣。"猪蹄：甘、咸、平。咸入肾，强腰膝，健筋骨，甘能补，平补肝肾。

禁忌：中气下陷、脾虚、下元不固、孕妇均忌服。

96. 千里马配猪脚

原料：千里马（处方名千斤拔）50 克、猪前蹄 1 个（约 750 克）。

制作：将千里马洗净，切段。猪蹄洗净切丁，同置砂锅内，加水适量，煮熟，熟后加少许食盐。

用法：吃蹄肉，用汤送服。

功效：祛风湿强筋骨。治下肢无力。

方解：千里马：性平，味甘微涩无毒。舒筋活血，祛风湿强筋骨，引药下行。主治腰腿痛。猪蹄：甘、咸、平。入胃经。补血，填肾精而健腰足，滋胃液以滑皮肤，长肌肉可愈漏伤，助血脉能充乳汁，较肉尤补。

97. 土韭菜、核桃黄酒饮

原料：土韭菜 15 克、核桃仁 50 克、黄酒 50 毫升。

制作：上药和酒共煎。

用法：日 1 剂。顿服。连服 20 天。

功效：补肾壮阳。治阳痿。

方解：核桃仁：滋润补养。治腰痛。韭菜：辛，温。入肝、胃、肾经。温中，行气。黄酒：甘，温。通血脉，御寒气，行药势。

禁忌：阴虚阳盛者慎服。

98. 水马蒸飞奴

原料：水马 30 克、三岔果 10 克、石菖蒲 15 克、飞奴（鸽）1 只。

制作：将三岔果、石菖蒲洗净切碎，和水马一起用碗盛好，加少量水浸润 2 小时，将鸽宰杀去毛洗净，去内脏，再将上药入鸽腹内，用碗装好，置锅内隔水蒸 3 小时，吃时去三岔果和石菖蒲、水马。

用法：2 日 1 剂。分 2 次吃，食鸽和汤。

功效：补肾壮阳。治阳痿。

方解：水马（海马）：甘，温。入肝、肾经。功能补肾壮阳，调气活血，治阳痿。《本草新编》："海马，亦虾属也，入肾经命门，专善兴阳，功不亚于海狗，更善堕胎，故能催生也。"三岔果（淫羊藿）：辛、甘，温。入肝、肾经。功能补肾壮阳，祛风除湿。治阳痿不举。石菖蒲：辛，微温。入心、肝、脾经。能开窍，豁痰，理气，活血，散风，去湿。治健忘，气闭耳聋。鸽：咸，平。入肝、肾经。能滋肾益气，祛风解毒。

禁忌：阴虚阳亢者及孕妇忌用。

99. 蚕笋黄豆汤

原料：蚕笋 15 克、黄豆 15 克。

制作：将蚕笋洗净，切碎，用消毒纱布包好，和黄豆一起置瓦罐内，加水适量，煮至黄豆烂熟，去药渣。

用法：日 1 剂。早、晚服，吃黄豆用汤送下。

功效：健脾宽中消水。治肾炎水肿。

方解：蚕笋（地笋）：甘、辛，温。功能活血，益气，消水，利九窍，通血脉，排脓治血。黄豆（黄大豆）：甘，平。入脾、大肠经。功能健脾宽中，润燥消水。治水胀，腹胀羸瘦。

禁忌：《本草纲目》："多食壅气，生痰，令人身食。"

100. 荔枝干

原料：荔枝干 10 枚、益智 15 克。

制作：将荔枝干清洗干净。

用法：每日 1 次。睡前细嚼慢咽，顿服一个月，连服 1 ~ 2 个月。

功效：补脾益肾。治遗尿。

方解：荔枝：甘、涩，温。入脾、肝经。功能生津，益血，理气，止痛，益智，补脾精，滋肝血。

禁忌：阴虚火旺者慎服。

101. 无根藤籽附片炖狗肉

原料：无根藤籽 12 克、附片 10 克、狗肉 500 克、生姜、葱等调料适量，食盐少许。

用法：先将狗肉洗净切成大片，放砂锅内加食油炒数分钟后加水适量，再将菟丝子、附片用水清洗好用，消毒纱布包好放入砂锅内一起用武火炖开，然后用文火慢慢炖熟，停火前数分钟加入生姜、葱和食盐。

用法：去除纱布药袋，吃肉饮汤，日 1 剂。分 2 次服。

功效：温肾助阳。治大汗亡阳，腰膝酸痛，房事不举。

方解：无根藤籽（菟丝子）：辛、甘，平。入肝、肾经。补肝肾，益精髓。治腰膝酸痛，遗精。《本草经疏》："五味之中，性辛通四气，复兼四味，《本经》曰：肾苦燥，急食辛以润之，菟丝子之属是也，与辛香燥热之辛，迥乎不同矣。"附片：辛、甘，热，有毒。入心、脾、肾经。功能回阳补火，散寒除湿。治阴盛格阳，大汗亡阳。虞抟："附子禀雄壮之质，有斩关夺将之气，能引补气药行十二经，以追复散失之元阳；引补血药入血分，以滋养不足之真阴。"狗肉：咸，温。入脾、胃、肾经。能补中益气，温肾助阳。治脾肾气虚。《本经逢原》："犬肉，下元虚人，食之最宜。"

禁忌：阴虚阳盛，真热假寒，阴虚火旺，强阳不痿者，及孕妇忌服。

102. 紫苏蔸红糖煮鸡蛋

原料：紫苏根蔸 7 个、土鸡蛋 3 个、红糖适量。

制作：将紫苏根蔸和鸡蛋放入砂罐内，加水适量，煮 10 分钟，取出鸡蛋剥壳，再放入罐里煮 20 分钟，去掉紫苏蔸，将蛋夹碎，加入红糖搅匀。

用法：吃蛋喝汤，日 1 剂，分 2 次服。

功效：行气宽中，滋阴止嗽。治久咳不愈。

方解：紫苏梗蔸：辛、甘，微温。入脾、胃、肺三经。功能理气，舒郁，止痛。治胸膈痞闷。《本草崇原》："疏肝，利肺，理气，和血，解郁，止痛，定嗽。"红糖：甘，微温。鸡蛋：甘平。滋阴，养血。

禁忌：实证者勿宜。

103. 侧耳根矮地茶煮鸡蛋

原料：侧耳根 30 克、矮地茶 30 克、蛤蟆叶 15 克、绿壳鸭蛋 3 个。

制作：将侧耳根、矮地茶、蛤蟆叶洗净，再将矮地茶、蛤蟆叶和鸭蛋置瓦罐内，加水适量煮开后，加入侧耳根再煮至蛋熟，去渣。

用法：日 1 剂。分早、中、晚 3 次服。

功效：清热解毒，止咳化痰。治肺热咳嗽。

方解：侧耳根（鱼腥草）：辛，寒。入手太阴经。功能清热解毒，利尿消肿。治肺炎、肺脓疡。矮地茶（紫金牛）：苦，平。能镇咳祛痰，活血，利尿，解毒。治肺结核咳嗽，咯血，吐血。蛤蟆叶（车前草）：甘，寒。入手太阳、阳明气分。利水，清热，祛痰。鸭蛋：甘，凉。滋阴，清肺。治肺热，咳嗽。

禁忌：脾阳不足，精气不固者忌用。

104. 元宝草炖猪瘦肉

原料：元宝草（鲜品）60 克、白茅根（鲜品）50 克、猪瘦肉 100 克。

制作：将元宝草、白茅根洗净，用消毒纱布包好，和瘦肉 起放瓦罐内，加水适量，炖至肉烂熟，去约渣。

用法：食肉和汤，每日 1 剂，连服 3 ~ 5 天。

功效：清肺泻热，宁嗽止血。治肺热咳嗽咯血。

方解：元宝草：苦、辛，凉。入肺、脾经。活血止血，解毒。治吐血，衄血。白茅根：甘，寒。入肺、胃、小肠经。凉血，止血，清热，利尿。《本草经疏》："劳伤虚羸，必内热，茅根甘能补脾，甘则虽寒而不犯胃。甘寒能除内热。血热则妄行，溢出上窍，为吐，为咯，为鼻衄，齿衄，凉血和血则斯证自除。"瘦肉：甘、咸，平。入脾、胃、肾经。滋阴，润燥。咳嗽咯血属热者，更须肥浓以滋润之。

禁忌：脾胃虚寒，湿痰停饮者，忌服。

105. 侧耳根炖猪肺

原料：侧耳根（鲜品）100 克、枇杷叶 2 张、猪肺 1 副。

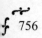

制作：将侧耳根洗净切碎，枇杷叶去背毛洗净切碎，用消毒纱布包好。再将猪肺洗净，切小块置砂锅内，入少许菜籽油炸炒片刻，加水适量，将上药放入砂锅同煮，至熟透，去药渣。

用法：日1剂。分早，中，晚3次服完，中病即止。

功效：清热解毒，化痰。治肺病，咳嗽。

方解：侧耳根（鱼腥草）：辛，寒。入手太阴经。功能清热解毒，利尿消肿。治肺炎。枇杷叶：苦，凉。入肺、胃经。能清肺和胃，降气化痰。治肺热痰嗽，咯血。《本草汇言》："枇杷叶，安胃气，润心肺，养肝肾之药也。"猪肺：甘，平。治肺虚咳嗽，咯血。

禁忌：胃、肺虚寒，及阴性疮疡者忌服。

106.　一串鱼枇杷叶炖猪蹄

原料：鲜一串鱼30克、鲜枇杷叶30克（去毛）、猪肺50克。

制作：将一串鱼、枇杷叶、猪肺清洗干净，同置瓦罐内，加水适量煮15～20分钟，去渣。

用法：日1剂。分早、中、晚三餐服。

功效：清肺降气，化痰止咳。治肺热咳嗽。

方解：一串鱼（钓鱼杆）：苦，凉。功能清热，行水，消肿，解毒。治肺热咳嗽。枇杷叶：苦，凉。入肺、胃经。能清肺和胃，降气化痰。治肺热痰嗽，咯血。《本草纲目》："枇杷叶，治肺胃之病，大都取其下气之功耳，气下则火降痰顺，而逆者不逆，……咳者不咳矣。"猪肺：甘，平。治肺虚咳嗽。

禁忌：胃寒，肺感风寒者不宜。

107.　金刚藤炖猪肉

原料：红金刚藤块根（鲜品）500克、夏枯草100克、猪瘦肉200克。

制作：将金刚藤洗净、切碎，用消毒纱布包好，猪肉洗净切片，同置砂锅内煎煮1小时。去药渣。

用法：日1剂。分2～3次服完，食肉用汤送下。

功效：滋阴活血，解毒。治颈淋巴结结核。

方解：金刚藤：苦、辛，平。除风湿，活血，解毒，镇惊，熄风。治瘰疬，癌肿。猪肉：甘、咸，平。入脾、胃、肾经。滋阴，润燥。夏枯草：苦寒。消结，治瘰痛。

禁忌：湿热痰滞者慎服。

病案举例：曹某某，男，9岁，芷江县牛牯乡青叶树村人。双侧颈部淋巴肿大三月，求治于笔者服用上方2周后淋巴消失。

108.　野薯棒蜈蚣粥

原料：野薯棒20克、水蜈蚣20克、粳米50克、枇杷叶15克（支背面毛）、蜂蜜 30 克。

制作：将野薯棒、水蜈蚣、枇杷叶置瓦罐内，加水适量，煎 2 次。过滤取药汁，加入粳米煮成稠粥；再加入蜂蜜煮片刻和匀。

用法：每日 1 剂，分 2 次服，早、晚饭前半小时温服。

功效：健脾补肺，止咳化痰。治感冒后久咳嗽。

方解：野薯棒（山药）：甘，平。入肺、脾、胃经。功能健脾，补肺，固肾，益精。《药品化义》："山药，温补而不骤，微香而不燥，循循有调肺之功。治肺虚久嗽，何其稳当。"水蜈蚣：辛，平。治感冒风寒，筋骨疼痛，咳嗽。枇杷叶：苦，凉。入肺、胃经。清肺和胃，降气化痰。治肺热痰嗽。蜂蜜：甘，平。润燥，解毒。滑利之品，能润泽三焦。

禁忌：有实邪者忌服。

109. 米醋泡紫苏萝卜

原料：生萝卜 200 克、紫苏叶 20 克、米醋适量。

制作：萝卜洗净切片，紫苏叶洗净切碎，置碗内，加入适量米醋和好浸泡数小时。

用法：每日 1 剂。当下饭佐菜。

功效：辛温解表，消食解毒。治疗风寒感冒。

方解：紫苏叶：辛，温。入脾、肺经。能发表，散寒理气，和营。萝卜：甘、辛，凉。入肺、胃经。功能消积滞，化痰热，下气，宽中，解毒。《本草衍义》："莱菔根世皆言草木中惟此下气速者，为其辛也，不然。如生姜、芥子以辛也，何止能散而已？莱菔辛而甘，故能散缓而又下气速也。"醋：酸，苦，浊。入肝、胃经。能散瘀，止血，解毒，杀虫。

禁忌：不能与地黄、何首乌同食，食之则令人髭发白。

110. 双花冰糖饮

原料：棉花菜 15 克、冬花 10 克、冰糖 10 克。

制作：将棉花菜、冬花洗净，置瓦罐内加水适量煎出药性，用消毒纱布过滤去渣，再将冰糖放入罐内同煮 10 分钟。

用法：日 1 剂。分早、中、晚温服。

功效：化痰，止咳，和胃润肺。治慢性支气管炎。

方解：棉花菜（鼠曲草）：甘，平。入肺经。功能化痰，止咳，祛风寒。治咳嗽痰多，气喘。冬花（款冬花）：辛，温。入肺经。能润肺下气，化痰止嗽。治咳喘。冰糖：甘，平。入脾、肺经。功能补中益气，和胃润肺，止咳嗽，化痰诞。

禁忌：阴虚劳嗽忌用，糖尿病人忌服。

111. 双冬贝母萝卜饮

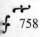

原料：麦冬 10 克、天门冬 10 克、贝母 10 克、冰糖 50 克、蒜头 4 瓣、大萝卜 1 个（500 ～ 750 克）。

制作：将萝卜洗净切片，再将麦冬、门冬、贝母、蒜头洗净和冰糖一起纳入其中，用一大碗盛好置锅内隔水蒸熟。

用法：日 1 剂。分 2 ～ 3 次服完，温服，吃萝卜汤，连吃 3 个萝卜。

功效：养阴清肺，润燥降火，止咳。治干咳。

方解：麦冬：甘、微苦、寒。入肺、胃、心经。功能养阴润肺，清心除烦，益胃生津。治肺燥干咳，虚劳烦热，热病津伤，咽干口燥。门冬（天门冬）：甘、苦，寒。入肺、肾经。功能滋阴，润燥，清肺，降火。治阴虚发热，咳嗽，吐血。贝母（川贝母）：苦、甘、凉。入心、肺二经。能润肺散结，止嗽化痰。治虚劳咳嗽，吐痰咯血。冰糖：甘，平。入脾、肺二经。能补中气益气，和胃润肺，止咳嗽，化痰诞。蒜头（大蒜）：辛，温。入脾、胃、肺经。功能行气滞气，暖脾胃，清痕积，杀虫。治饮食积滞，百日咳。萝卜（莱菔）：辛、甘、凉。入肺、胃经。能清积滞，化痰滞，下气宽中，解毒。治痰嗽失音，肺痿吐血。

禁忌：脾胃虚，暴感风寒者慎用，糖尿病人忌服。

病案举例：曾某某，女。七岁时因干咳二十余天，多方求医治疗无效，后得一位老医师的指导，按上方服用，吃三个萝卜的药膳后即愈，至今二十多年未复发。

112. 猴江树包猪心

原料：猴江树根皮（鲜品）750 克～ 1000 克、白胡椒 25 ～ 50 克、猪心 1 个、黄泥巴适量。

制作：胡椒研末，把猪心洗净切开，去肉膜，用刀在猪心上面划若干条刀口，纳入胡椒末合拢，再用猴江树根皮将猪心包裹好，外面糊上黄泥约 1 寸厚，置柴火上（或炭火）烤熟，去泥层和猴江树根皮。

用法：日 1 剂。顿服（或分 2 次服完）。

功效：温中，消痰。治惊悸，虚寒性支气管炎。

方解：猴江树（香樟根皮）：辛，无毒。入肝、脾经。功能理气活血，除风湿。治上吐下泻，心腹胀痛，风湿痹痛，跌打损伤。白胡椒：辛，热。入胃、大肠经。能温中，下气，清痰，解毒。治寒痰食积，脘腹冷痛，反胃，并解食物毒。《本草纲目》："胡椒大辛热，纯阳之物，肠胃寒湿者宜之，热病人食之，动火伤气，阴受其害。"猪心：甘、咸、平。入心经。能治惊悸，怔忡，自汗，不眠。黄土：甘，平。入脾、胃经。能和中解毒。

禁忌：阴虚火旺者忌用。猪心不与吴茱萸合食。

病案举例：补某（老师），男，45 岁。患咳嗽、气喘三年，经多方诊治效不显，后来我处就诊。服用上方 1 剂而愈，追访二年未复发。

113. 红砂糖蒸鸡

原料：红砂糖 100 克、母鸡 1 只（约 750 克）。

制作：将鸡宰后去毛洗净去内脏，切成若干块，放入锅内加点食油爆炒数分钟起锅，倒入红砂糖拌均匀，用一大碗盛好置锅内隔水蒸熟。

用法：日 1 剂。分早、中、晚分服，温服。

功效：活血祛瘀。治支气管炎。

方解：红砂糖（赤砂糖）：甘，温。入肝、脾、胃经。功能补中缓肝，活血和瘀。治口干呕哕，虚羸血痢。鸡：甘，温。入脾、胃经。能温中益气，补精，添髓。治虚劳羸瘦。

禁忌：有痰湿者及邪毒未清者不宜食，糖尿病人忌食。

114. 鲫鱼炖萝卜

原料：白鲫鱼 250 克、羊肉 250 克、萝卜 500 克。

制作：将鲫鱼洗净，剖开去内脏，羊肉洗净切片，萝卜洗净切成丁，同置砂锅内，加水适量炖熟。

用法：日 1 剂。早、晚分温服，吃鱼、羊肉和萝卜，用汤送服。也可 2 日 1 剂，分四次服用。

功效：补虚，化痰热。治肺痿咯血。

方解：鲫鱼：甘，平。入脾、胃、大肠经。功能健脾利湿。治脾胃虚弱，纳少无力，痈肿。《本草经疏》："鲫鱼入胃……脾胃主肌肉，甘温能益脾生肌，故主诸疮久不瘥也。""鲫鱼调胃实肠，与病无碍。诸鱼中惟此可常食。"羊肉：甘，温。入脾、肾经。功能益气补虚，温中暖下。治虚劳羸瘦。萝卜（莱菔）：辛，甘，凉。入肺、胃经。功能清积滞，化痰热，下气，宽中，解毒。治痰嗽失音，吐血，衄血，消渴。

禁忌：外感时邪，内有宿热者忌服。

115. 猪肺裹尿珠子

原料：猪肺 250 克、尿珠子 50 克。

制作：将尿珠子炒干燥研末，用纸包好放地上摊凉去火毒。另将猪肺洗净切片放砂罐内加水适量炖熟。

用法：日 1 剂。分 2 次服，用猪肺蘸裹尿珠子吃，汤送服。

功效：健脾，补肺。治肺痿，肺痈。

方解：猪肺：甘，平。治肺虚咳嗽，咯血。尿珠子（薏苡仁）：甘，淡，凉。入脾、肺、肾经。功能健脾，补肺，清热利湿。治湿痹，筋脉拘挛肺痿，肺痈，肠痈。《本草纲目》："薏苡仁，阳明药也，能健脾，益胃。虚则补其母，故肺痿、肺痈用之。"

禁忌：脾虚无湿者，妊妇忌之。

116. 百部溏心蛋

原料：百部 10 克、鸡蛋 1 个、白糖 15 克。

制作：将百部置砂锅内加水适量，煎浓汁，去渣，趁沸将鸡蛋打入药液中煮 2 分钟成溏心蛋，加白糖半匙和匀。

用法：日 1 剂，顿服。吃蛋用汤送下，可长期服用。

功效：滋阴润肺，止咳。治肺结核。

方解：百部：甘、苦，微温。入肺经。功能温润肺气，止咳，杀虫。治风寒咳嗽，百日咳，肺结核，老年咳喘。鸡蛋：甘，平。滋阴润燥。白糖：甘，平。入脾经。功能润肺生津。治肺燥咳嗽。

禁忌：热嗽，糖尿病人忌用。

117. 九龙盘蒸冰糖

原料：九龙盘（盘龙参）15 克、冰糖 20 克。

制作：将九龙盘洗净切碎，和冰糖一起放锅内，加少许水，置锅内隔水蒸熟，去渣。

用法：日 1 剂。早、晚分服。

功效：清热，润肺，治咳嗽吐血。

方解：九龙盘（盘龙参）：甘、苦，平。益阴清热，润肺。治病后虚弱，阴虚内热，咳嗽吐血，头晕，腰酸，淋浊带下，疮疡痈肿。冰糖：甘，平。入脾、肺二经。补中益气，和胃润肺，止咳嗽，化痰涎。

禁忌：有湿热瘀者慎服，糖尿病人忌用。

118. 儿茶川连梨

原料：儿茶 1 克、川连 1 克、梨汁 150 毫升。

制作：将儿茶、川连共研末。将梨用榨汁机榨取梨汁，再将药末倒入梨汁内和匀。

用法：日 1 剂。早、晚分服。

功效：清热化痰。治热病咳嗽。

方解：儿茶（孩儿茶）：苦、涩，凉。入心、肺经。功能清热，化痰，止血，消食，生肌，定痛。治痰热，咳嗽，消渴，口疮。川连（黄连）：苦，寒。入心、肝、胃、大肠经。功能泻火，燥湿，解毒，杀虫。治时行热毒。梨汁：润燥，清热，化痰。治热病津伤，烦渴，消渴。

禁忌：脾虚便溏，阴虚烦热者慎服。

119. 冷饭蔷炖团鱼

原料：冷饭蔷 20 克、团鱼 1 只（约 500 克）。

制作：将冷饭蔷用消毒纱布包好，把团鱼宰杀后切成小块，同置砂锅内，加水适量炖熟、去渣。

用法：日 1 剂。早、晚分温服，连服十天。

功效：敛肺，滋肾。治慢性支气管扩张。

方解：冷饭蕌（五味子）：酸，温。入肺、肾经。功能敛肺滋肾，生津敛汗，涩精。治肺虚喘咳，口干作渴。《本草纲目》："五味子，入补药熟用，入嗽药生用。""五味子酸咸入肝而补肾，辛苦入心而补肺，甘入中宫益脾胃。"团鱼（甲鱼）：甘平。入肝。功能养阴清热，平肝熄风，软坚散结。治痨热骨蒸，阴虚风动。

禁忌：脾胃阳虚及孕妇忌服。

注：团鱼反矾石，忌苋菜、鸡蛋。

120. 白瓜琴糖姜汁饮

原料：白瓜 1 个（约 500 克）、琴糖 500 克、生姜汁适量。

制作：将白瓜洗净切碎，与饴糖同置砂锅内，加适量水煮至极烂。用消毒纱布绞汁、再浓缩。待浓缩后再加十分之一的生姜汁调和装瓶密封待用。

用法：每日 3 次，每次 10 毫升，温开水冲服。

功效：平喘下气，润燥，生津。治哮喘病。

方解：白瓜（越瓜）：甘，寒。入肠、胃经。功能利小便，解热毒，收湿气。琴糖（饴糖）：甘，温。入脾、胃、肺经。功能缓中，补虚，生津，润燥。治肺燥咳嗽，咽痛。《本草经疏》："饴糖，甘入脾，而米麦皆养脾胃之物。故主补虚令……肺胃有火则发渴，火上炎，迫血妄行则吐血，甘能缓火之标。"火下降则气顺，肺金亦肃矣。生姜汁：辛，温。入肺、胃、脾经。能发表，散寒。

禁忌：脾胃虚者慎服。

121. 杏仁白糖饮

原料：杏仁 10 克、白糖 10 ~ 30 克。

制作：将杏仁捣烂，置瓦罐内，加水适量煮沸后加入白糖拌匀。

用法：日 1 剂。分 2 次服食。

功效：止咳，平喘。治外感风寒咳嗽。

方解：杏仁：苦，温，有毒。入肺、大肠经。功能祛痰止咳，平喘润肠。治外感咳嗽，喘满，喉痹，肠燥便秘。白糖：甘，平。入脾。功能润肺生津。治肺燥咳嗽，口干燥渴。

禁忌：痰湿者不宜用，小儿减量。

122. 萝卜浸琴糖

原料：萝卜 500 克、琴糖 200 克。

制作：将萝卜洗净，连皮切成薄片，用大碗盛好，加入琴糖，拌和均匀，浸渍 24 小时。

用法：每日 3 次，每次喝汁 30 毫升。

功效：化痰热，润燥。治肺热咳嗽。

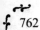

方解：萝卜（莱菔）：辛、甘，凉。入肺、胃经。功能消积滞，化痰热，下气，宽中，解毒。治食积胀满，痰嗽失音，肺痿吐血。琴糖（饴糖）：甘，温。入脾、胃、肺经。功能缓中，补虚，生津，润燥。治劳倦伤脾，里急腹痛，肺燥咳嗽。

禁忌：脾胃虚者慎服。

123. 山马兰煮鸭蛋

原料：山马兰（鲜品）60克、绿壳鸭蛋2个。

制作：将山马兰洗净、切碎，用消毒纱布包好，同鸭蛋一起置瓦罐内，加水适量煮熟，将蛋打损再煮5~10分钟，去药渣。

用法：每日1剂。早、晚温服，吃蛋用汤液送下。

功效：祛痰镇咳，滋阴，清肺。治慢性支气管炎。

方解：山马兰（山白菊）：苦、辛，凉。能疏风清热，解毒，祛痰镇咳。治风热感冒，扁桃体炎，支气管炎，疔疮肿毒，蛇咬，蜂螫。绿壳鸭蛋：甘，凉。功能滋阴，清肺。治肺热咳嗽。

禁忌：气虚寒嗽者不宜用。

124. 虫草胎盘饮

原料：虫草15克、鲜胎盘约60克左右。

制作：将新鲜胎盘洗净切碎同虫草一起置瓦罐内，加水适量，炖至烂熟。

用法：日1剂。分3次服，早、中、晚各服三分之一，温服，吃胎盘，虫草，用汤送下。

功效：补虚损，益精气，止咳化痰。治哮喘。

方解：虫草（冬虫夏草）：甘，温。入肺、肾二经。功能补虚损，益精气，止咳化痰。治痰饮喘嗽，虚喘，痨嗽，咯血，自汗盗汗，阳痿遗精，病后久虚不复。《重庆堂随笔》："冬虫夏草，具温和平补之性……功胜九香虫。凡阴虚阳亢而为喘逆痰嗽者，投之悉效。"胎盘（紫河车）：甘、咸，温。入肺、肝、肾经。功能补气，养血，益精。治虚损，羸瘦，劳热骨蒸，咳喘，咯血。《本草经疏》："人胞乃补阴阳两虚之药，有返本还元之功。"

禁忌：有表邪者慎用。阳盛阴虚者，法当壮水以制阳，不宜服用。胃火齿痛忌之。

125. 双百瘦肉汤

原料：百部10克、粑合10克、白及10克、杨尔红根10克、棕树根10克、瘦肉200克。

制作：将上药洗净，用无菌纱布包好，再将猪肉洗净，切碎同置砂锅内，加水1500毫升，用文火煮1小时，去渣。

用法：日1剂。早晚分服。吃肉用汤送服。

功效：滋阴润肺杀虫。治肺痨。

方解：百部：甘、苦，微温。入肺经。能温润肺气，止咳，杀虫。治风寒咳嗽，百日咳，肺结核，老年咳喘。《本草纲目》："百部，亦天门冬之类，故皆治肺病杀虫，但百部气温而不寒，寒嗽宜之，天门冬性寒而不热，热嗽宜之，此为异可。"粑合（百合）：甘、微苦，平。入心、肺经。润肺止咳，清心安神。治肺痨久嗽，咳唾痰血。《本草述》："百合之功，在益气而兼之利气。在养正而更能去邪……为渗利和中之美药也。"白及：苦、甘，凉。入肺经。补肺，止血，消肿。治肺伤咯血。《重庆堂随笔》："白及最黏，大能补肺，可为上损善后之药。"杨尔红根（地骨皮）：甘，寒。入肺、肝、肾经。清热，凉血。治肺热咳喘。地骨皮其苗乃天之精，苦甘而凉，上焦心肺热者宜之，根乃地之骨，甘淡而寒，下焦肝肾虚热者宜之，此皆三焦气分之药。所谓热淫于内，泻以甘寒也。棕树根：苦、涩，平。消肿解毒。猪瘦肉：甘、咸，平。入脾、胃、肾经。滋阴，润燥。肺痨乃虚证，以上药之功能加猪肉之肥浓以滋润上，斯病岂不瘳乎！

病案举例：芷江县芷江镇小溪村，张某，患肺结核，经县级医院 X 光拍片检查为空洞型肺结核，服上方 10 个月后，复查痊愈，恢复劳动能力。随访 5 年，未复发。

126. 野粑合白糖饮

原料：野粑白 50 克、白糖 10 克、猪油少许。

制作：将百合洗净放入碗内，加白糖和猪油，并加适量水，置锅内蒸熟。

用法：日 1 剂，顿服。

功效：润肺止咳。治阴虚久咳。

方解：野粑合（百合）：甘、微苦，平。入心、肺经。功能润肺止咳，清心安神。治肺痨久嗽，咳唾痰血。《本经逢原》："百合，能补土清金，止嗽，利小便。"白糖：甘，平。入脾经。润肺，生津。猪油（猪脂膏）：甘，凉。补虚，润燥，解毒。

禁忌：痰湿、风寒痰嗽、中寒使滑者忌服。

127. 野粑合蜂蜜茶

原料：野粑合 300 克、蜂蜜 500 克。

制作：粑合研末，加入蜂蜜和匀，置玻璃瓶密封待用。

用法：1 日 3 次，每次取 20 克，冲开水调服。

功效：润肺止咳。治肺痨久嗽。

方解：野粑合（百合）：甘、微苦，平。入心、肺经。功能润肺止咳，清心安神。治肺痨久嗽，咳唾痰血。《本草从新》："朱二允云：久嗽之人，肺气必虚，虚则宜敛，百合之甘敛，甚于五味之酸收也。"蜂蜜（蜂蜜）：甘，平。入肺、脾、大肠经。补中，润燥，解毒。治肺燥咳嗽。《本草经疏》："石蜜，其气清和，其味纯甘，施之精神气血，虚实寒热，阴阳内外诸病无不相宜。《经》曰：里不足者，以甘补之。"

禁忌：风寒痰嗽，痰湿内蕴，便滑者忌服。

128. 蚌壳肉煮苦瓜汤

原料：蚌壳肉 100 克、苦瓜 250 克。

制作：将活蚌壳，用清水养 2 天，每天换水 1～2 次，去尽泥沙脏物。打开蚌壳取出蚌壳肉，再将苦瓜洗干净，剖开去心，切片，同蚌壳肉置砂锅内加水适量煮烂熟，入少许食油和盐调味。

用法：日 1 剂。分早晚温服。

功效：清热，滋阴，润脾补胃。治糖尿病。

方解：蚌壳肉（蚌肉）：甘、咸，寒。入肝、肾二经。功能清热，滋阴，明目，解毒。治烦热，消渴，血崩带下。苦瓜：苦寒。入心、脾、胃经。功能清暑涤热，明目，解毒。治热病烦渴引饮，恶疮。《随息居饮食谱》："表则涤热，明目清心，熟则养血滋阴，润脾补肾。"

禁忌：脾胃虚寒者慎用。

129. 洋葱羹

原料：洋葱 250 克。

制作：①将洋葱洗净切碎，常规炒法。

②取洋葱 50～100 克，加水适量，用武火煮 1～2 分钟。

用法：①法、②法均可随时食用。

功效：降脂、降糖、消积。适用于糖尿病并发动脉硬化。可提高胰岛素水平，降低血糖，抑制高脂肪引起的血胆固醇升高。

130. 野薯棒白芍粥

原料：野薯棒 25 克、白芍 15 克、粳米 50 克。

制作：将野薯棒、白芍洗净，粳米淘二遍，同置砂锅内，加水适量煮成稠粥。

用法：日 1 剂。顿服（或分 2 次服）温服。

功效：补肺益精。治阴虚发热型糖尿病。

方解：野薯棒（山药）：甘，平。入肺、脾、肾经。功能健脾，补肺，固肾，益精。治脾虚泄泻，消渴，遗精，带下，小便频数。《药品化义》："山药，温补而不骤，微香而不燥，循循有调肺之功。"白芍（白芍药）：苦、酸，凉。入肝、脾经。功能养血柔肝，缓中止痛，敛阴收汗。治阴虚发热，崩漏，带下，除血痹，破坚积。通顺血脉，散恶血，逐贼血，利膀胱。粳米：甘，平。入胃经。利小便，止烦渴，养肠胃。

禁忌：有实邪者，虚寒泄泻者慎服。

131. 百本茯神粥

原料：百本 15 克、茯神 15 克、白术 15 克、粳米 50 克。

制作：将百本、茯神、白术洗净置砂锅内，加水适量煎 40 ~ 50 分钟，去渣，将粳米淘洗后纳入砂锅内煮成稠粥。

用法：日 1 剂。顿服（或分 2 次服），温服。

功效：补气利水。治消渴（糖尿病）。

方解：百本（黄芪）：甘，微温。入肺、脾经。功能益卫固表，利水消肿，托毒，生肌，补虚损，破癥癖，五劳羸瘦，止渴，敛汗。茯神：甘淡，平。入心、脾经。功能宁心，安神，利水，开心益智，养精神。《药品化义》："茯神，其体沉重，重可去怯，其性温补，补可去弱。"白术：苦甘，温。入脾、胃经。功能补脾，益胃，燥湿，和中。治胃气弱，虚胀，泄泻，痰饮，水肿，除热。粳米：苦，平。温中益气，补下元。

禁忌：实证，阴虚阳盛者慎用。

132. 南瓜绿豆粥

原料：南瓜 250 克、绿豆 150 克。

制作：将南瓜洗净切片，绿豆淘洗干净，同置砂锅内，加水适量煮烂熟。

用法：日 1 剂。分 2 次食用。

功效：补中清热。治Ⅱ型糖尿病（有降糖降脂作用）。

方解：南瓜：甘，温。入脾、胃经。功能补中益气，消炎止痛，解毒杀虫。绿豆：甘，凉。入心、胃经。功能清热解毒，消暑，利水。治暑热烦渴。

禁忌：气滞湿阻、脾胃虚寒滑泄者忌食。

133. 苦瓜瘦肉汤

原料：苦瓜 250 克、瘦猪肉 100 克。

制作：将苦瓜和瘦肉洗净切片，同置砂锅内加水适量煮汤，熟后入少许食盐。

用法：日 1 剂。分早晚服。

功效：清暑涤热，滋阴。治糖尿病。

方解：苦瓜：苦，寒。入心、脾、胃经。功能消暑涤热，明目，解毒。治热病烦渴引饮，中暑，痈肿丹毒，恶疮。猪瘦肉：甘、咸，平。入脾、胃、肾经。功能滋阴，润燥。治热病伤津，消渴羸瘦，便秘。

禁忌：脾胃虚弱，湿热痰滞内蕴者慎用。

134. 芡实炖老鸭

原料：芡实 200 克、老鸭 1 只（约 1000 克）。

制作：将老鸭宰后去毛洗净，去内脏，纳入芡实，置砂锅内加水适量，煮沸后入黄酒少许，改用文火炖 2 小时至烂熟，入少许盐。

用法：日 1 剂，分 2 ~ 3 次食用，吃鸭肉用汤送下。

功效：固肾涩精，滋阴利水。治肾虚遗尿，阳痿，泄泻。

方解：芡实：甘涩，平。入脾、肾经。功能固肾涩精，补脾止泄。治遗精，

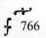

淋浊，带下，小便不禁，大便泄泻。老鸭：甘、咸，凉。入肺、肾二经。滋阴养胃，利水消肿。治痨热骨蒸，水肿。

禁忌：外感前后，疟痢疳痔，气郁痞胀，溺赤便秘，食不运化，新产后，肠风下血者皆忌用。

135. 野薯棒花粉茶

原料：野薯棒 30 克、天花粉 30 克。

制作：将野薯棒和天花粉同置瓦罐内加水适量，煎出药性，去渣。

用法：每日 1 罐。频饮之代茶喝。

功效：健脾，补肺，益肾。治初期糖尿病。

方解：野薯棒（山药）：甘，平。入肺、脾、肾经。功能健脾，补肺，固肾，益精。治脾虚泄泻，消渴，遗精，小便频数。花粉（天花粉）：甘、苦、酸，凉。入肺、胃经。功能生津，止渴，降火，润燥，排脓，消肿。治热病口渴，消渴。

禁忌：脾胃虚寒，有实邪者忌用。

136. 鳅鱼荷叶饮

原料：鳅鱼 500 克、干荷叶 10 张。

制作：将鳅鱼用清水养 3 天，每天换水 1～2 次，待排尽腹内脏物后去头尾，置屋瓦上，用小火烤干，再烤焦，待冷后研细末，再把干荷叶研末与之和匀，装瓶密封待用。

用法：每日 3 次，每次服 3 克，用新鲜井水调好，渴时服下。服至不思饮水时止。

功效：补中升阳。治糖尿病（口渴思饮者）。

方解：鳅鱼（泥鳅）：甘，平。入脾经。功能补中气，祛湿邪。治消渴，阳痿，传染性肝炎。荷叶：苦涩，平。入心、肝、脾经。

禁忌：荷叶畏桐油、茯苓、白银。

137. 枣皮地髓粥

原料：枣皮 15 克、地髓 15 克、泽泻 10 克、粳米 50 克。

制作：将枣皮、地髓、泽泻洗净，粳米淘二遍，同置砂锅内加水适量煮 1 小时。

用法：日 1 剂。顿服（或分 2 次服）。10 天为一疗程。

功效：补肝肾填骨髓，治肾阴虚型消渴（糖尿病）。

方解：枣皮（山茱萸）：酸，微温。入肝、肾经。功能补肝肾，涩精气，固虚脱。治腰膝酸痛，小便频数，助水脏。《医学入门》："山茱萸本涩剂也，何以能通发邪？盖诸病皆系下部虚寒，用之补养肝肾，以益其源，则五脏安利，闭者通而利者止，非若他药轻飘疏通之谓也。"地髓（生地）：甘、苦，凉。入心、肝、肾经。功能滋阴，养血，填骨髓，补虚损。治阴虚发热，消渴。泽泻：甘，寒。入肾、膀胱经。功能利水，渗湿，泄热。治消渴，淋沥，逐膀胱三焦停水。粳米：补中益气，补下元，长智。

禁忌：脾虚泄泻者慎用。

138. 白蜡树子蒌根粥

原料：白蜡树子 15 克、蒌根 20 克、粳米 50 克。

制作：将白蜡树子、蒌根清洗干净，粳米淘二遍，同置砂锅内，加水适量煮成稠粥。

用法：日 1 剂。顿服。或早、晚温服。

功效：补气舒肝，降火润燥。治肾阴虚型糖尿病。

方解：白蜡树子（女贞子）：苦、甘，平。入肝、肾经。功能补肝肾，强腰膝，养精神，除百疾，补气舒肝，通经和血，安五脏。治阴虚内热，腰膝酸软，须发早白，消渴，淋浊。《本草经疏》："女贞子，气味俱阴，正入肾除热补精之要品，肾得补，则五脏自安，精神自足，百病去……"蒌根（天花粉）：甘、苦、酸，凉。入肺、胃经。能生津，止渴，降火，润燥，排脓。治热病口渴，消渴，黄疸。《药征续编》："凡渴有二证，烦渴者石膏主之，但渴者栝楼根主之。"粳米：甘，平。入脾、胃经。能补中益气，健脾和胃，除烦渴。治诸虚百损。

禁忌：脾胃虚寒，阳虚滑泄者忌用。

139. 土当归沙参炖母鸡

原料：土当归 30 克、南沙参 50 克、母鸡 1 只（重 750 ~ 1000 克）。

制作：将鸡宰后去毛洗净，去内脏，再将土当归、沙参清洗干净纳入鸡腹，置砂锅内加水适量，放入葱、姜、盐，先用武火烧开，再改用文火炖熟。

用法：日 1 剂。分 2 ~ 3 餐食用。

功效：和血益气。治 II 型糖尿病（气血亏虚者）。

方解：土当归：辛，温。功能除风和血，利尿消肿，疏风补虚。南沙参：甘、微苦，凉。入肺、肝经。能养阴清肺，除寒热，补中而益肺气，安五脏。鸡肉：甘，温。入脾、胃经。能温中益气，补精，添髓。治消渴。

禁忌：风寒作嗽者忌用，证实邪毒未清者不宜食。

140. 仙茅鸡

原料：仙茅 40 克、乌骨鸡 1 只（重 750 ~ 1000 克）。

制作：将鸡宰后去毛，洗净去内脏，再将仙茅切碎用消毒纱布包好，纳入鸡腹，置砂锅里加水适量，用文火炖熟，去药渣，加调料。

用法：日 1 剂。分 2 ~ 3 餐食用，吃鸡肉用汤送下。

功效：温阳补精。治 II 型糖尿病（肾虚尿多者或泻泄者）。

方解：仙茅：辛，温，有毒。入肾、肝经。功能温肾阳，壮筋骨。治阳痿精冷，小便失禁，填骨髓。鸡肉：甘，温。入脾、胃经。能温中益气，补精添髓。治虚劳羸瘦，消渴，水肿，小便频数，病后虚弱。

禁忌：阴虚火旺者忌用，证实邪毒未消者不宜。

141. 野燕麦野薯棒粥

原料：野薯棒 30 克、野燕麦 30 克。

制作：将 30 克野薯棒洗净切片，同燕麦共置砂锅内，加水适量煮成稠粥。

用法：日 1 剂。分 1 ~ 2 次食用。

功效：健脾补虚，固肾益精。治Ⅱ型糖尿病。

方解：野燕麦（野麦子）：甘，温。有温补作用，治虚汗不止。野薯棒（山药）：甘，平。入肺、脾、肾经。功能健脾，补肺，固肾，益精。治脾虚泄泻，久痢，虚劳咳嗽，消渴。

禁忌：有实邪者慎用。

142. 田鸡粳米粥

原料：田鸡肉 50 克、花生油 3 克、食盐 3 克、粳米 100 克。

制作：先将田鸡肉清洗沥干，加入花生油和盐拌匀备用，再将粳米淘二遍置砂锅内加水适量煮开，纳入田鸡肉，用文火焖熟。

用法：日 1 剂。分 2 ~ 3 次食用。

功效：清热解毒，滋阴降火。治Ⅱ型糖尿病。

方解：田鸡（青蛙）：甘，凉。入膀胱、肠、胃经。功能清热解毒，补虚，利水消肿，滋阴降火。治劳热浮肿，水臌。花生油：甘，平，香。能滋阴润燥和脾胃。粳米：甘，平。入脾、胃经。功能补中益气，健脾和胃，除烦渴。治诸虚百损。

143. 花粉联贴饮

原料：花粉 30 克、葛粉 30 克、联贴 1 具。

制作：花粉研末和葛粉和匀，将联贴洗净切碎，置瓦罐内加水适量煎煮。

用法：日 1 剂。分 3 次服，早、中、晚各取三分之一，用烧开的联贴汤冲调好服下。连服数天，中病即止。

功效：生津止渴，除烦清热。治糖尿病（热病伤津）。

方解：花粉（天花粉）：甘，苦，酸，凉。入肺、胃经。功能生津，止渴，降火，润燥，排脓，消肿。治热病口渴，消渴。《药征续编》："凡渴有二证，烦渴者石膏主之，但渴者栝楼根主之。"葛粉：甘，辛，平。能生津止渴，清热除烦。治烦热，口渴，热疮，喉痹。联贴（猪脾）：涩，平。能健脾胃，治脾虚，气弱。

禁忌：脾胃虚寒，大便滑泄者忌食。

144. 联贴蜂蜜丸

原料：猪联贴 1 具、蜂蜜适量。

制作：将联贴洗净切碎，沥干水，置屋瓦上摊开，用小火烤干燥，研末。蜂蜜炼好，相合为丸，装瓶密封待用。

用法：每日 2 次，分早、晚服，每服 15 克，温开水送下，可经常服食。

功效：健脾胃。治糖尿病（肺热伤津）。

方解：联贴（猪脾）：涩，平。能健脾胃，助消化。治脾胃虚热，气弱。蜂蜜：甘，平。入肺、脾、大肠经。能补中，润燥，止痛，解毒，和百药。《本草纲目》："和营卫，润脏腑，通三焦，调脾胃。"

禁忌：痰湿内蕴，中满痞胀及泄泻者忌服。

145. 大芸绿扣子粥

原料：大芸 15 克、绿扣子 15 克、粳米 50 克。

制作：将大芸、绿扣子洗净，粳米淘两遍，同置砂锅内加水适量煮成稠粥。

用法：日 1 剂，顿服（或分 2 次服）。温服。

功效：养阴补肾，益胃生津。治阴虚型糖尿病。

方解：大芸（肉苁蓉）：甘、酸、咸，温。入肾、大肠经。功能补肾，益精，润燥，滑肠。治阳痿，不孕，腰膝冷痛，带下，血崩，血枯便秘。《本草经疏》："肉苁蓉，滋肾补精血之要药……甘能除热补中，酸肝入肝，咸能滋肾，肾肝为阴，阴气滋长，则五脏之劳热自退。"绿扣子（麦门冬）：甘、微苦，寒。入肺、胃、心经。功能养阴润肺，宁心除烦，益胃生津。治虚劳烦热，消渴，热病津伤，便秘，五劳七伤，安魂定魄。粳米：甘，平。主诸虚百损，强阴壮骨。

禁忌：胃弱，便溏，痰饮湿浊，相火旺者忌食。

146. 银耳赤根菜汤

原料：银耳 20 克、赤根菜 150 克。

制作：将银耳洗净，赤根菜洗净撕开。先在锅内加水适量烧开，再将银耳、赤根菜放入锅内煮熟，入少许盐（宜淡不宜咸）、油调味。

功效：治咳嗽，痰中带血。

用法：日 1 剂。顿服。可常常食之。

方解：银耳（白木耳）：甘、淡，平。能滋阴，润肺，养胃，生津。治虚荣咳嗽，痰中带血，虚热口渴。赤根菜（菠菜）：甘，凉。入手太阳、阳明经。能养血，止血，敛阴，润燥。治坏血病，消渴引饮。《内经》云：以滑养窍是也。

禁忌：风寒咳嗽者忌之。

147. 野薯棒、猪牙煮猪胰

原料：野薯棒 5 ~ 30 克、猪牙参 15 克、灵眼 5 克（去心）、麦麸 30 克、面粉 20 克、鸡蛋 1 个、猪胰 50 克。

制作：将野薯棒、猪牙参、灵眼洗净，和麦麸、面粉、鸡蛋、猪胰同捣如泥，加少许植物油和水做成粑，隔水蒸熟。

用法：日 1 剂。分早晚服。连服 20 天。

功效，健脾，除虚热。糖尿病人保健疗法。

方解：野薯棒（山药）：甘，平。入肺、脾、肾经。功能健脾，补肺，固肾，益精。治脾虚泄泻，消渴，遗精，小便频数。《药品化义》："山药，温补而不骤，微香而不燥，循循有调肺之功。治肺虚久嗽，何其稳当。……又取其甘则补阳，以能补中益气，温养肌肉，为肺脾二脏要药。土旺生金，金盛生水。"猪牙参（盘龙参）：甘、苦，平。益阴清热。治病后虚弱，阴虚内热。灵眼（白果）：甘、苦涩，平，有毒。入肺、肾经。能敛肺气。治小便频数。小麦麸：甘、凉。入手阳明经。治虚汗，盗汗，糖尿病。面粉（小麦粉）：甘、凉。入心、脾、肾经。能养心益肾，除热，止渴。治脏燥，炽热，消渴。鸡蛋：甘，平。滋阴润燥，养血。猪胰：寒。益肺，补脾，润燥。

禁忌：湿热瘀滞，实邪者，忌服。

148. 红豆粥

原料：红豆 50 克、粳米 100 克。

制作：将赤小豆洗净，粳米淘 2 次，同置砂锅内，加水适量，煮成稠粥，入少许食盐。

用法：每日 1 剂，分 2 次服（中病即止）。

功能：利尿除湿，沽血排脓。

方解：红豆（赤小豆）：甘、酸。入心、小肠经。王好古："治水者唯知治水，而不知补胃，则失之壅滞。赤小豆消水通气而健脾胃。乃其药也。"《本经疏证》："盖气血皆源于脾，以是知血与同源而异浚，浚其源，其流未有不顺者矣……赤小豆两者兼治，既损其盛，又补其衰。"粳米：甘，平。入脾经。健脾和胃。五种米中，惟粳米之功为第一耳。

149. 麦麸瘦肉泥

原料：小麦麸 30 克\猪瘦肉 50 克。

制作：将猪肉砍成肉泥，拌上麦麸做成肉圆（或肉饼），置锅内隔水蒸熟。

用法：日 1 剂。顿服。

功效：健脾益气，固表止汗。治自汗，盗汗。

方解：小麦麸：甘、凉。入手阳明经。治虚汗，盗汗，糖尿病，风湿痹痛。

150. 莲子黑枣小麦羹

原料：莲子 7 粒、黑枣 7 个、浮小麦 50 克。

制作：将上药置瓦罐内，加水 750 毫升，煎取 400 毫升。

用法：日 1 剂，分 2 次服。连服 3 剂。

功效：健脾益气，固表止汗。治自汗。

方解：莲子：甘、涩，平。入心、脾、肝、肾四脏。能养心，益肾，补脾，涩肠。

151. 甘蔗生姜饮

原料：甘蔗汁 150 毫升、生姜汁 20 毫升。

制作：甘蔗适量去粗皮，用榨汁机取汁，用碗装好，再用清洗干净的生姜适量榨取汁 20 毫升，加入碗内和匀，隔水炖熟。

用法：热服，日 1 剂。顿服（小儿酌减）。

功效：和胃止呕，治呕吐不止。

方解：甘蔗：甘寒。入肺、胃经。功能清热，生津，下气，润燥。治热病津伤，心烦口渴，反胃呕吐，并解酒毒。生姜：辛热。入脾、胃、肺经。《药品化义》："生姜主散，干姜主守，一物大相别。"甘蔗：甘寒。生姜热，皆是一冷一热，一阴一阳，寒因热用，热因寒用，君臣相佐，阴阳自和，最得之妙。所以有成功而无偏胜之害也。

152. 龙芽炖母鸡

原料：龙芽草 60 克、黄荆根 15 克、喝鸡婆 40 克、母鸡 1 只（750 克左右）。

制作：将鸡宰后去毛洗净，去内脏，再将仙鹤草、喝鸡婆、黄荆根洗净切碎装入鸡腹内，同置砂锅加水适量，炖熟，去药渣。

用法：吃鸡肉，药汤送服，2 日 1 剂，分 4 次服，连服 3 ~ 4 剂。

功效：健脾，止血。治胃出血。

方解：龙芽草（仙鹤草）：苦辛，平。入肺、肝、脾经。功能止血健脾。治咯血，尿血，创伤出血。喝鸡婆（大蓟）：甘，凉。入肝、脾经。凉血，止血，祛瘀。治吐血，衄血。《本草经疏》："大蓟根最能凉也，血热解，则诸证自愈矣。其性凉而能行，行而带补，补血凉血。则荣气和，荣气和故令脾健也。"黄荆根：辛，温。入手少阴经。理气止痛。鸡肉：甘，温。入脾、胃经。温中，益气，补精，添髓。

禁忌：实证，脾胃虚寒者忌用。

病案举例：朱某某，女，42 岁，芷江县上坪乡人。消化道出血，排黑便 2 天，在当地服西药无明显好转，仍解黑大便，头昏乏力精神差。求治于笔者，服上方 1 剂后，病情好转，续服上方三剂而愈。

153. 土当归炖童子鸡

原料：土当归一苑（约 25 克）去尾、籽鸡（未开叫的）一只（约 500 克）。

制作：将鸡宰后去毛洗净不剖，只在鸡后腹部开一小洞，去内脏和淋巴，勿用水洗，以便保留腹内的血，再将当归切成两片合拢放入鸡腹内，用线缝合刀口，置砂锅内加水适量，炖熟，熟后再加少许食盐。

用法：吃鸡肉，用汤送服。日 1 剂。分多次服。

功效：补血活血止血。治胃出血。

方解：土当归：甘，辛，温。入心、肝、脾经。能补血和血，调经止痛，润燥滑肠。《珍珠囊》："头补血，身行血，尾破血。"《汤液本草》引作"头补血，身和血。梢破血"。鸡肉：甘温。入脾、胃经。温中，益气，补精，添髓。

禁忌：湿盛中满者忌服。

病案举例：李某某，女，74 岁，芷江镇人。2004 年因胃出血住院治疗，出院后还是屙黑便。求治于笔者，用上方服半月余痊愈，随访至今未复发。

154. 龙芽茶蛋

原料：龙芽草 30 克、绿茶叶 10 克、鸡蛋 2 个。

制作：将龙芽草洗净切碎，和绿茶、鸡蛋同置瓦罐内，煮至蛋熟，将蛋打损再煮 20 分钟。

用法：早、晚各吃一个鸡蛋。

功效：健胃，降血压。治高血压。

方解：龙芽草（仙鹤草）：入肺、肝、脾经。功能止血，健胃。主治咯血、吐血、跌打、创伤出血。绿茶：苦，甘，凉。入心、肺、胃经。能清头目，除烦渴，化痰，消食，利尿，解毒。《本草纲目》："茶苦而寒，阴中之阴，沉也，降也，最能降火，火为百病，火降则上清矣。"

禁忌：失眠者慎服。

155. 猴江木藏猪心

原料：猴江木一截长约 6 寸许、直径 4 寸许，猪心 1 个。

制作：将樟树木锯成两半，挖空，大小刚好放入猪心，将两半合拢用黄草纸包好，外面糊一层厚黄泥，放柴草火里烧熟。

用法：吃猪心，每日一个。连吃数个。

功效：温中益气。治胃病。

方解：猴江木（樟木）：辛，温。入肝、脾、肺三经。功能祛风湿，行气血，利关节。治心腹胀痛，痛风。猪心：甘、咸，平。入心经。治怔忡，自汗。《千金方·食治》："主虚悸气逆"。

禁忌：孕妇忌服。

病案举例：吴某某，男，57 岁，岩桥乡石板溪村人。患胃痛多年，经多处求治未见好转，后经笔者介绍服上方 5 剂而愈，追访至今未见复发。

156. 观音掌炖猪肚

原料：观音掌（仙人掌、鲜品）50 克、猪肚 1 个。

制作：用竹刀削去仙人掌皮、刺，切片，将猪肚洗净切片，同置瓦罐内，加水适量，炖烂熟。

用法：两日 1 剂，分数次吃完，吃肚片用汤送下。

功效：补虚损。治胃痛，十二指肠溃疡。

方解：仙人掌：苦，寒。入心、肺、胃三经。能行气活血。清热解毒。治心胃气痛。猪肚：甘温。补虚损，健脾胃，治虚劳羸弱。《本草经疏》："猪肚：为补脾胃之要品，脾胃得补，则中气益，利自止矣。"

禁忌：仙人掌汁不能溅入眼睛，入则使人失明。虚寒者忌用，并忌铁器。

病案举例：刘某某，男，38岁，芷江县艾头坪乡人。上腹部时痛时止，反复发作，经当地服药打针稍有好转，求治于吾。经服上方2周病情明显好转，能参加劳作。

157. 猪肚藏黑豆

原料：猪肚1个、黑大豆500克。

制作：将猪肚洗净，把黑大豆装入猪肚内，猪肚的口用线扎好，置砂锅内，加水适量煮熟。

用法：吃豆及猪肚，用汤送服，日1剂（或两日1剂）。

功效：健脾益胃。治胃溃疡。

方解：黑大豆：甘，平。入脾、肾经。能活血，利水，祛风，解毒。《本草汇言》："黑大豆，解百毒，下热气之药也。缪氏曰，善解五金，八石，百草诸毒及虫毒。"猪肚：甘，温。补虚损，健脾胃。治虚劳羸弱。《本草经疏》："猪肚，为补脾之要品，脾胃得补，则中气益，利自止矣。"

158. 生姜冲开水饮

原料：生姜50克。

制作：将生姜洗净，不去皮，捣烂绞取汁20毫升。

用法：用开水150～200毫升冲服，日1剂，顿服。

功效：温胃散寒。治胃寒痛。

方解：生姜：辛，热。入脾、胃、肺经。能温中逐寒。回阳通脉。治心腹冷痛，肢冷脉微。李杲曰："姜，生辛，炮苦，阳也，生用逐寒邪而发表，炮则除胃冷而守中。多用之耗散元气，辛以散之，是壮火食气故也，须以生甘草缓之。"

禁忌：阴虚内热，血热妄行者忌服。

159. 黑豆贯猪肠

原料：黑豆500克\猪大肠1副（约500克）。

制作：先将黑豆洗净，加清水浸泡一夜，再将猪大肠洗净，将黑豆装入肠内，两头用线捆好，放入砂锅内加水适量，用武火煮开，再用文火慢慢煮熟，食时加少许盐。

用法：日1剂（或两日1剂分服）。

功效：健脾涩肠。治肠风下血。

方解：黑大豆：甘，平。入脾、肾经。功能活血，利水，祛风，解毒。《本草纲目》："黑豆入肾功多故能治水，消胀、下气，制风热而活血解毒，所谓同气相求也。"猪肠：平。入大肠经。治便血，脱肛。

病案举例：张某某，男，15岁，芷江县罗卜田乡人。经常脱肛便血，中西药治疗不效，后求治于笔者，经服上方10剂而愈。

160. 猴江子禾花醒酒茶

原料：猴江子、禾花（禾苗抽穗时的花）、山楂、白扁豆花、葛花各50克。

制作：将上药用开水冲泡半小时。

用法：醉后当茶饮，或喝酒前、喝酒时都可饮。

功效：和中行气，生津。治酒醉、高血脂。

方解：猴江子（樟树子）：辛，温。无毒，散寒祛湿，行气止痛。《湖南药物志》："利尿，解酒。"禾花：清香，甘平。山楂：酸甘，微温。入脾、胃、肝经。消食积，散瘀血。《本草纲目》："化饮食，消肉积，癥瘕。"《本草再新》："消食磨积，利大小便。"扁豆花：清香，甘，平。入脾、胃经。健脾和中。葛花：甘，凉。入足阳明经。能解酒醒脾。

禁忌：脾胃虚弱者慎服。

161. 胡萝卜杨尔红根皮粥

原料：胡萝卜50克、杨尔红根15克、玉米须50克、粳米100克。

制作：将杨尔红根、玉米须置瓦罐内，加水适量，煎两遍过滤取汁，再将胡萝卜切细末同粳米一起入罐内煮成稠粥。

用法：每日1剂。早、晚饭前半小时温服。

功效：降压，降脂。治高血压、高血脂。

方解：杨尔红根（地骨皮）：甘，寒。入肺、肝、肾经。功能清热，凉血。《本经》："主五内邪气，热中消渴。"玉米须：甘，平。能利尿，泄热，平肝，利胆。主治高血压，糖尿病等。胡萝卜：甘，平。入肺、脾经。健脾，化滞。《本草求真》："胡萝卜，因味辛则散，味甘则和，质重则降。故能宽中下气，而使肠胃之邪，与之俱去也。"粳米：甘，平。入脾、胃经。补中益气，健脾和胃。

禁忌：脾胃虚寒者慎服。

162. 水芹菜煮鸡蛋

原料：水芹菜50克、地地菜50克、玉米须100克、水牯草50克、鸡蛋6个。

制作：将上药洗净和鸡蛋同置瓦罐内，加水适量，煮至蛋熟，将鸡蛋打损再煮20分钟。

用法：每天吃2个鸡蛋。早晚各吃1个，待血压正常后，每星期吃2剂，维持一段时间。

功效：降血压。适用于高血压患者。

方解：水芹菜：辛，凉。能平肝，解表。治高血压，失眠。地地菜（荠菜）：甘，平。入足厥阴经。功能和脾，利水，止血，明目。玉米须：甘，平。能利尿，泄热。平肝利胆，主治高血压，糖尿病。水牯草（夏枯草）：苦、辛，寒。入肝、胆经。清肝，散结，降压。现代常用于治疗高血压病，属肝热，阳亢之证者。鸡蛋：甘，平。滋阴润燥，养血。

禁忌：脾胃虚弱者慎服。

病案举例：刘某某，男，55 岁，芷江县新店坪镇人。头昏头痛 6 月余。在当地医院查血压为 160/90mmHg，经服用上方一月，头痛头昏缓解，复查血压为 120/70mmHg。

163. 葛根山药蛋

原料：葛根（鲜品）150 克、山药蛋（洋芋）100 克。

制作：将葛根洗净切片，洋芋洗净剥皮，同置瓦罐内加水适量煮熟。

用法：日 1 剂。早晚分服。

功效：健脾，除烦。有降血压作用。

方解：葛根：甘、辛，平。入脾、胃经。能升阳解肌，除烦止渴。治头痛项强，高血压。洋芋：甘，平。补气，健脾，消炎。

禁忌：表虚汗多，胃寒者忌用。

164. 黑芝麻槐花粥

原料：黑芝麻（炒香）25 克、槐花 15 克、粳米 100 克。

制作：将槐花用消毒纱布包好，同黑芝麻一起入瓦罐内，加水适量，煎熬后去槐花，再纳入粳米煮成稠粥。

用法：每日 1 剂。早、晚饭前温服。长期服食。

功效：健脾胃，益肝肾。可治疗和预防动脉硬化。

方解：黑芝麻（黑脂麻）：甘，平。入肝、肾经。补肝肾，润五脏。治肝肾不足，病后虚羸。《玉楸药解》："补益精液，润肝脏，养血舒筋……经阻诸证。"槐花：苦，凉。入肝、大肠经。能清热，凉血，止血。粳米：甘，平。入脾、胃经。补中益气，健脾和胃。

禁忌：脾胃虚弱，便溏者，慎服。

165. 野粑合小人参煮瘦肉

原料：野粑合 25 克、小人参 15 克、猪瘦肉 100 克。

制作：将野粑合、小人参洗净，猪肉洗净切片，同置瓦罐内加水适量煮熟。

功效：滋阴安神。治病后体虚。

方解：野粑合（百合）：甘、微苦，平。入心、肺经。功能润肺止咳，清心安神。治肺痨久嗽，热病后余热未清，虚烦惊悸，神志恍惚。小人参：甘，温。补虚弱。猪瘦肉：甘、咸，平。入脾、胃、肾经。功能滋阴，润燥。治消渴羸瘦。

禁忌：风寒痰嗽，中寒便滑者不宜。

166. 刺梨子瘦肉汤

原料：刺梨子 25 克、白玫瑰花 25 克、猪瘦肉 100 克。

制作：将刺梨子、白玫瑰花洗净，用消毒纱布包好，猪瘦肉洗净切片，同置瓦罐内加水适量炖熟，去药渣。

用法：吃肉用汤送下，日 1 剂。顿服（小孩酌减）。

功效：固精滋阴。治遗尿，遗精，老人尿频。

方解：刺梨子（金樱子）：酸、涩、平。入肾、膀胱、大肠经。功能固精涩肠，缩尿止泻。治滑精，遗尿小便频数，自汗盗汗，崩漏带下。白玫瑰：甘、微苦，温。入肝、脾经。理气解郁和血散瘀。瘦肉：甘、咸、平。入脾、胃、肾经。功能滋阴，润燥。治热病伤津，消渴羸瘦。编者按：遗精梦遗之症，皆尿窍闭而精窍开，仅用涩精之味以固精门，则愈涩而愈遗矣。用玫瑰理气解郁而利水，用金樱子涩于利之中，玫瑰补于遗之内，此用药之秘也。

禁忌：有实火，邪热者忌服。

167. 百本土人参鸡

原料：百本 10 克、土人参 5 克、杨尔红子 10 克、野薯棒 10 克、土当归 5 克、仔鸡 1 只（约 250～750 克）。

制作：先将鸡宰后去毛，洗净，去内脏和头爪，再将土当归和百本用消毒纱布包好，连其他药一起装入鸡腹内，合拢，用瓦钵装好，置锅内隔水蒸熟。

用法：吃时去掉纱布包的药，其他的药可吃，可入少许盐，日 1 剂。可分几次服食。

功效：益气健脾，补血滋阴。治老年人气虚体弱。

方解：百本（黄芪）：甘，微温。入肺、脾经。功能益卫固表，利水消肿，托毒。土人参：甘，微苦，温。入脾、肺经。功能大补元气，固脱生津，安神。李杲："土人参，能补肺中之气，肺气旺则四脏之气皆旺，肺主诸气故也。"杨尔红子（枸杞）：甘，平。入肺、肾经。功能滋肾，润肺，补肝，明目。野薯棒（淮山）：甘，平。入肺、脾、肾经。能健脾，补肺，固肾，益精。土当归：甘、辛，温。入心、肝、脾经。补血和血，调经止痛，润燥滑肠。

禁忌：湿阻者慎服，少儿不宜。

病案举例：王某某，女，45 岁，芷江县芷江镇人。头昏、心悸、乏力、纳差一月余，经服用上方 10 天，上述症状明显好转，能做一般的家务劳动。

168. 土韭菜汁

原料：土韭菜 50～100 克。

制作：将本地土生韭菜洗净滤干，用榨汁机绞细取汁。

用法：日 1 剂。顿服。

功效：行气活血。治心绞痛。

方解：土韭菜：辛，温。既可做菜，又是多种菜肴的调料。入肝、胃、肾经。功能温中，行气，散血，解毒。《本草拾遗》："温中，下气，补虚，调和腑脏，令人能食，益阳，止泻白脓，腹冷痛。并煮食之。"《日华子本草》："止泄精尿血，暖腰膝，除心腹痼冷，胸中痹冷，痃癖及腹痛等，食之肥白人。"《滇南本草》："滑润肠胃中积，或食金、银、铜器于腹内，吃之立下。"

禁忌：胃气虚而有热者勿服，阴虚内热及疮疡，目疾者均忌食。

169. 小人参炖猪肉

原料：小人参 30 克、百本 30 克、杨尔红果 30 克、猪瘦肉 200 克。

制作：将小人参、百本、杨尔红果清洗干净，用消毒纱布包好；猪肉洗净切片，同置砂锅内加水适量炖熟，去药渣。

用法：日 1 剂，早、中、晚分服，吃肉用汤送下。

功效：补益脾肺，补肝，明目。治腰膝无力，头晕，虚劳内伤，肺热咳嗽。

方解：百本（黄芪）：甘，微温。入肺、脾经。功能益卫固表，利水消肿，托毒，生肌。治自汗，盗汗，血痹，浮肿。杨尔红果（枸杞子）：甘，平。入肝、肾经。能滋肾，润肺，补肝，明目。治肾阴亏，腰膝酸软，消渴，遗精，头晕，目昏。小人参（胡萝卜）：性平，味甘、辛。功能下气补中，健脾化滞，降脂降压，降糖强心，防癌，抗炎。

禁忌：实证，阴虚阳盛者慎服。

170. 黄毛龙芽煮鸡蛋

原料：地地菜 30 克、黄毛根 30 克、龙芽草 30 克、土鸡蛋 2 个。

制作：将地地菜、黄毛根、龙芽草洗净、切碎，鸡蛋洗干净外壳，同置瓦罐内加水适量煮熟，把鸡蛋打损再煮 10 分钟左右，去渣。

用法：日 1 剂。早晚分服，吃蛋用汤送服。

功效：凉血，活血，下气。治头晕，理百病。

方解：黄毛根（黄茅根）：甘，寒。入肺、胃、小肠经。功能凉血，止血，清热，利尿。治热病烦渴，吐血，衄血。龙芽草（仙鹤草）：苦、辛，平。入肺、肝、脾经。能止血，健胃。治咯血，吐血，下气活血，理百病。地地菜（荠菜）：甘，平。入足厥阴经。功能和脾，利水，止血，明目，健胃消食，化积滞。鸡蛋：甘，平。滋阴润燥，养血。

禁忌：脾胃虚寒者忌服。

171. 葱豉黄酒饮

原料：四季葱白（鲜品连须）30 克、淡豆豉 20 克、黄酒 50 毫升。

制作：将淡豆豉，放入砂锅内，加水一小碗，煮开 10 分钟，再把带须的葱白洗净切小段放入锅内继续煮 5 分钟，然后把黄酒倒入锅内，立即停火出锅。

用法：日 1 剂。趁热顿服，注意避风寒。

功效：解表通阳，宣郁。治风寒感冒。

方解：四季葱：辛，温。入肺、胃经。功能发表，通阳解毒。治伤寒，寒热头痛，阴寒腹痛，痈肿。淡豆豉：苦，寒。入肺、胃经。能解表，除烦，宣郁，解毒。治伤寒热病，寒热头痛，烦躁，胸闷。《本草汇言》："淡豆豉，治天行时疾。疫疠瘟瘴之药也。……此药乃宣郁之上剂也。"黄酒：甘、苦、辛，温。有毒。

入心、肝、肺、胃经。功能通血脉，御寒气，行药势，杀百邪恶毒气。

禁忌：伤寒传入阴经，或直中三阴者不宜用。

172. 百本桂皮炖地羊

原料：百本 15 克、党参 15 克、地羊 1000 克、桂皮 3 克、八角 1 克、生姜 50 克、橘皮 10 克、辣椒适量、大葱适量、墨鱼 250 克、猪肥肉 250 克。

制作：先将墨鱼、猪肥肉洗净分别切好待用，再将地羊洗净切大片，置砂锅内加水适量，煮沸 3～5 分钟，起锅，地羊连汤水倒入捞筛沥水，用冷水冲洗两遍，再放砂锅内加水适量，并纳入百本、党参、桂皮、八角、橘皮，一起炖开沸腾数次后起锅，捞出地羊同肥肉一起入另一只锅，加墨鱼、爆炒辣椒，连同第 2 次汤水继续炖熟，入生姜、葱再炖片刻。

用法：1 剂分 2 天吃完，热食（架火锅）吃地羊、墨鱼、肥肉，用汤送下（汤里还可以下豆腐和蔬菜）。

功效：补元阳，滋阴。治脱影。

方解：百本（黄芪）：党参、桂皮（肉桂）补元气，治亡阳虚脱。地羊（狗肉）补中益气，温肾助阳。猪肥肉：滋阴润燥。墨鱼（乌贼鱼肉）养血滋阴。

禁忌：热病忌用。

病案举例：龙某，男，34 岁。患脱影多年，多方求医未果，且身体十分虚弱。后来我处就诊，嘱其用以上方法服用 1 剂，病愈，现已三年未复发。

173. 水菖红糖饮

原料：水菖 10 克、艾叶 10 克、葱白（连须）7 根、红糖 20 克。

制作：将水菖、艾叶、葱白洗净切碎用消毒纱布包好，和红糖一起置瓦罐内，加水适量煎开后再煎 15 分钟，去渣。

用法：日 1 剂。时时代茶饮，连服 2～3 剂。

功效：温经，逐寒湿。治风寒头痛。

方解：水菖（白菖）：苦、辛、温。功能化痰，开窍，健脾，利湿。治癫痫，惊悸健忘，神志不清，湿滞痞胀，风湿疼痛。艾叶：苦、辛、温。入脾、肝、肾经。能理气血，逐寒湿，温经，止血。治心腹冷痛，利阴气，散风寒。葱白：辛、温。入肺、胃经。能发表，通阳，解毒。治伤寒寒热头痛，阴寒腹痛。红糖：甘、温。补中缓肝，活血散瘀。

禁忌：阴虚血热，痰湿者慎服，糖尿病人忌服。

174. 加皮炖肥肉

原料：五加皮 50 克、猪奶部肥肉 50 克。

制作：将五加皮洗净，用消毒纱布包好，猪肥肉洗净切片，同置瓦锅内加水适量炖熟，去药渣。

用法：日 1 剂。早晚分服，隔日再服。连服 5 ~ 10 剂，见效停服。

功效：强筋健骨，利血脉，祛瘀。治肝肾虚损性耳聋。

方解：五加皮，辛，温。入肝、肾经。功能祛风湿，壮筋骨，活血祛瘀。治风寒湿痹，筋骨挛急，腰痛，阳痿，脚弱，跌打劳伤。猪肥肉：甘，凉。补虚，润燥，解毒，利血脉，解风热，润肺。

禁忌：阴虚火旺者慎服。

175. 黑风蒸鸡

原料：黑风 30 克、子鸡 1 只（约 750 克）。

制作：将黑风洗净切碎，用消毒纱布包好，再将鸡宰后去毛洗净去内脏纳入药包，置锅内隔水蒸熟，去渣。

用法：日 1 剂。早晚温服，连服数剂。

功效：益气祛风。治厥阴经头痛。

方解：黑风（黑风散）：苦，凉。清热解毒，祛风镇痉。鸡：甘，温。入脾、胃经。功能温中益气，补精，添髓。治中虚胃呆纳少，虚劳羸瘦。

禁忌：凡实证，邪毒未清者不宜食。

176. 羊肉野薯棒粥

原料：羊肉 100 克、野薯棒 20 克、粳米 100 克。

制作：将羊肉洗净切碎，粳米淘两次，和野薯棒一起放入瓦罐内，加水适量煮成稠粥。

用法：日 1 剂。早晚分温服。连服 5 ~ 7 天。

功效：健脾益气，清虚热。治骨蒸痨热。

方解：羊肉：甘，温。入脾、肾经。功能益气补虚，温中暖下。治虚劳羸瘦，腰膝酸软。野薯棒（山药）：甘，平。入肺、脾、肾经。功能健脾，补肺，固精，益精。治脾虚泄泻，虚劳咳嗽，长肌肉，久服耳目聪明。粳米：甘，平。入脾、胃经。能补中益气，健脾和胃，除烦渴。

禁忌：有实邪者，内有宿热者忌食。

177. 爬泥鸡炖肉

原料：爬泥鸡 50 克、猪瘦肉 200 克。

制作：将爬泥鸡洗净、切碎，用消毒纱布包好，猪肉洗净切片同置瓦罐内加水适量炖熟、去渣，入少许盐。

用法：日 1 剂。早晚分服，吃肉用汤送服。

功效：活血益肾。治头痛、头晕。

方解：爬泥鸡（水杨梅）：辛，温。功能补虚益肾，活血，解毒。治头晕目眩，四肢无力，遗精阳痿，骨折。瘦肉：甘、咸，平。入脾、胃、肾经。功能滋阴，润燥，补肝，益血。

禁忌：湿热痰滞者慎服。

178. 臭枫根炖猪蹄

原料：臭枫根 50～100 克（鲜品）、猪蹄 1 只（约 5 寸长）。

制作：将臭枫根洗净切碎，用消毒纱布包好。猪蹄洗净切块，同置砂锅内加水适量炖熟，去渣。

用法：日 1 剂。早晚分温服。

功效：行气健脾，消肿，解毒。治水肿病。

方解：臭枫根（臭牡丹根）：辛，苦，温。能行气健脾，祛风平肝，消肿解毒。治崩漏，高血压，风湿痛，浮肿，消膨胀。猪蹄：甘、咸，平。入胃经。能补血，托疮，填肾精而健腰脚。

179. 野薯棒芡实白糖饮

原料：野薯棒 10 克、芡实 10 克、莲子 10 克。

制作：将野薯棒、芡实、莲子同置屋瓦上焙干燥，研末备用。

用法：取药末 20～30 克，加入适量白糖和水调匀，置锅内隔水蒸熟吃。每日 1 次。

功效：健脾涩肠补肺。治体虚泄泻。

方解：野薯棒（山药）：甘，平。入肺、脾、肾经。功能健脾，补肺，固肾，益精。治脾虚泄泻，久痢，消渴，遗精，带下，小便频数。芡实：甘、涩，平。入脾、肾经。功能固肾涩精，补脾止泄。治遗精，淋浊，带下，小便不禁，大便泄泻。《本草新编》："芡实：佐使者也，其功全在补肾去湿……性又不燥，故能去邪水而补真水。"莲子：甘涩，平。入心、脾、肾经。功能养心，益肾，补脾，涩肠。治夜寐多梦，遗精，淋浊，久痢，虚泻。白糖：甘，平。入脾。功能润肺，生津。治中虚脘痛。

禁忌：气郁痞胀等实邪者忌用，糖尿病人忌服。

180. 赤豆包谷须白糖饮

原料：赤豆 30 克、包谷须 60 克、白糖适量。

制作：将赤豆和包谷须洗净，置瓦罐内加水适量煎煮，去渣。加入适量白糖和匀。

用法：日 1 剂，代茶饮。

功效：利水除湿。治水肿病。

方解：赤豆（赤小豆）：甘、酸，平。入心、小肠经。功能利水除湿，和血排脓，消肿解毒。治水肿，脚气，泻痢，便血，痈肿。《本草经疏》："痈肿脓血，是血分病，水肿是气分病，何以赤小豆均能治之？盖气血皆源于脾，以是知血与水同源而异派，浚其源，其流未有不顺者矣。"包谷须（玉米须）：甘，平。功能利尿，泄热，平胆，利胆。治肾炎水肿，黄疸肝炎，高血压。白糖（白砂糖）：

甘，平。功能润肺生津。助脾气，缓肝气，明目和中。

禁忌：有湿痰者不宜。糖尿病人服食去白糖。

181. 千人拔炖乌骨鸡

原料：千人拔 520 克洗净、切碎，用消毒纱布包好，将鸡宰后，去毛、内脏，洗净将药纳入鸡腹内，置瓦罐内加水适量炖烂熟，去药渣。

用法：日 1 剂。早晚分温服，吃鸡用汤送服。

功效：行血，益气，强筋健骨。治劳伤虚损。

方解：千人拔（牛盘草）：甘，平。入肝经。功能消热，行血，长力，强筋骨。鸡肉：甘，温。入脾、胃经。温中，益气，补精，添髓。治虚劳羸瘦。

禁忌：实证，邪毒未清者不宜。

182. 米醋煎鸭蛋汤

原料：绿壳鸭蛋 3 个、米醋适量。

制作：将锅烧热入少许菜油，把鸭蛋打入锅内煎，边煎边翻并加入醋一起煎，连续煎 3 次，加 3 次醋，再加入适量水煮开，入少许食盐。

用法：日 1 剂。顿服。连续服 3～5 天。

功效：滋阴，解毒，杀虫。治阿米巴痢疾。

方解：醋：酸苦，温。入肝、胃经。功能散瘀，止血，解毒，杀虫。《会约医镜》："治肠滑泻痢。"鸭蛋：甘，凉。功能滋阴，清肺。治膈热，咳嗽，泄痢。

禁忌：脾阳不足，寒湿下痢，筋脉拘挛者忌服。

183. 芹菜水牯草粥

原料：芹菜（鲜品）50 克、水牯草 50 克、粳米 100 克。

制作：将芹菜、水牯草洗净放入瓦罐内，加水适量煎熬出药性，用消毒纱布过滤去渣，再加入粳米熬成稠粥。

用法：日 1 剂。早晚分温服。

功效：平肝清肝。治高血压。

方解：芹菜（水芹菜）：辛，凉。平肝，解表透疹。治高血压，失眠。水枯草（夏枯草）：苦辛，寒。入肝、胆经。功能清肝，散结。治乳痈，乳癌，肝炎，血崩，带下。《本草求真》："夏枯草，辛苦微寒，……是以一切热郁肝经等证。得此治无不效，以其得籍解散之功耳。"粳米：甘，平。入脾、胃经。能补中益气，健脾和胃。

禁忌：脾胃虚弱者慎服。

病案举例：毛某某，男，65 岁。头昏头痛 2 月余，经当地医生测血压 160/90mmHg，自购降压药治疗月余效不显，求治于我。经服上方 30 天，自觉症状好转。检查血压为 130/80mmHg。

184. 丝瓜瘦肉汤

原料：丝瓜 100 克、瘦猪肉 50 克。

制作：将瘦肉洗净切小片，丝瓜刮皮洗净切片，先在锅内加入适量水烧开，再放入瘦肉，开几滚，然后放入丝瓜煮熟，入少许食盐调味。

用法：日 1 剂。顿服（可 1 日吃 2 餐）。连服 5 ~ 7 天。

功效：清热，凉血，解毒。治便血。

方解：丝瓜：甘，凉。入肝、胃经。功能清热，化痰，凉血，解毒。治崩漏，血淋，痈肿。《本草求真》："丝瓜性属寒物，味甘体滑，凡人风痰湿热，蛊毒血积，留滞经络，发为痈疮疡，崩漏肠风，水肿等症者，服之有效。"瘦猪肉：甘、咸，平。入脾、胃、肾经。功能滋阴，润燥。治便秘。

禁忌：湿热痰滞内蕴者慎服。

185. 侧柏子炖猪心

原料：侧柏子 50 克、猪心 1 个。

制作：将猪心剖开去膜洗净，再将侧柏子清洗干净，纳入猪心内合拢装入碗里，置锅内隔水蒸熟，去药渣。

用法：日 1 剂。早晚分温服，连服 3 ~ 5 个猪心。

功效：养心安神。治习惯性便秘，惊悸。

方解：侧柏子（柏子仁）：甘，平。入心、肝、脾经。功能养心安神，润肠通便。治惊悸，遗精，盗汗，便秘。猪心：甘、咸，平。入心经。治惊悸怔忡，自汗，不眠。

禁忌：便溏及痰多者忌服。

186. 佛手玫瑰花

原料：佛手 8 ~ 10 克、玫瑰花 5 ~ 6 克。

制作：将佛手和玫瑰花同放一茶杯内，用开水冲泡 30 分钟。

用法：日 1 剂。不分时候，时时代茶喝。

功效：理气解郁。治口苦。

方解：佛手：辛、苦、酸，温。入肝、胃经。功能理气，化痰。治胃痛，呕吐。玫瑰花：甘微苦，温。入肝、脾经。能理气，解郁，和血散瘀。

禁忌：阴虚有火，无气滞者忌服。

187. 茴香炮姜荷包蛋

原料：茴香 10 克、炮姜 8 克、鸡蛋 2 个。

制作：取洗净生姜，用毛边纸七层包裹，水中浸透，置火灰中煨至纸色焦黄，去纸，将茴香用消毒纱布包好，和炮姜同置瓦罐内，加水适量，煎出药性，去药渣，打入鸡蛋，煮熟。

用法：日 1 剂。顿服。连服 2 ~ 3 天。

功效：温胃散寒。治习惯性腹痛（寒痛）。

方解：茴香：辛，温。入肾、膀胱、胃经。功能温肾散寒，和胃理气。治小腹冷痛，肾虚腰痛，胃痛，补命门不足。炮姜：辛、苦，大热。入肺、胃、脾经。鸡蛋：甘，平。能滋阴润燥，养血安胎。

禁忌：阴虚火旺者忌服。

188. 红枣蒸奶汁

原料：红枣 5 ~ 7 枚、冰糖 50 克、甜酒 50 克、猪板油 50 克、奶汁 1 小杯。

制作：将红枣去核，和冰糖、甜酒、猪板油、奶汁盛入碗内，煮饭时放饭上蒸熟。

用法：日 1 剂。早上空腹温服，连服 15 ~ 30 天。

功效：益气补血。治贫血，头昏。

方解：红枣（大枣）：甘，温。入脾、胃经。功能补脾和胃，益气生津，调营卫，解药毒。治气血津液不足，养血补肝。冰糖：甘，平。入脾、肺二经。功能补中益气。甜酒：甘、苦、辛，温。入心、肝、肺、胃经。能通血脉，行药势。猪板油（猪脂膏）：甘，凉。功能补虚，润燥，解毒。奶汁（人乳汁）：甘、咸，平。入心、肺、胃经。功能补血，润燥。治虚劳羸瘦，补真阴。

禁忌：有湿痰，积滞，脏气虚寒，滑泄不禁者不宜，糖尿病人忌服。

189. 茶醋

原料：茶叶水、米醋 20 毫升。

制作：泡一杯浓茶，取 50 毫升茶叶水和米醋混合后即成。

用法：日 1 剂。顿服。

功效：解毒，杀虫，涩肠。治习惯性腹泻。

方解：茶叶：苦、甘，凉。入心、肺、胃经。功能清头目，除烦渴，化痰，消食，利尿，解毒。米醋：酸、苦，温。入肝、胃经。功能散瘀，止血，解毒，杀虫。治肠滑泻痢。

禁忌：脾胃湿甚，盘脉拘挛者，忌服。

190. 粑合莲心粥

原料：粑合 15 克、莲子心 30 个、粳米 50 克。

制作：将粑合、莲子心、粳米同置瓦罐内，加水适量，煮成稠粥。

用法：日 1 剂。早晚温服，连服 15 ~ 30 天、

功效：清心安神。治失眠。

方解：粑合（百合）：甘、微苦，平。入心、肺经。能润肺止咳，清心安神，清痰热，补虚损。莲子心：苦，寒。入心、肺、肾经。能清心、去热。治心烦，口渴。粳米：甘，平。入脾、胃经。能补中益气，健脾和胃。

禁忌：风寒咳嗽，中寒便滑者忌服。

病案举例：张某，女，30 岁，教员。心悸失眠月余，自购安神补心的中成药内服，无明显效果，求治于我。嘱其服上方 2 星期，病情缓解。

191. 收元粳米粑

原料：粳米 1000 克。

制作：将患者睡的木板床上的棉垫卷起，将床清扫干净，铺一层干净白棉布，将粳米均匀撒在白布上，再铺上棉垫和床单，晚上睡在床上。第二天早晨起床后掀开棉单，可见床板白布上有一人形的汗渍湿影，这种病叫做脱影。将米收集晒干，磨成粉，加水适量和匀做成铜钱大的米粑，用水煮熟，捞起来晾干。

用法：1 剂分 3 日吃完。作零食吃。

功效：收敛元气。治脱影病。

方解：粳米：甘，平。入脾、胃经。功能补中益气，健脾和胃，补下元。治诸虚百损，强阴壮骨。

病案举例：李某，男，43 岁，芷江岩桥乡桃水村人。自诉夜晚入睡后，第二天晨起床上有一人影，经多方治疗无效，求治于笔者，按上方服 3 剂而愈。

192. 白芋荷梗炖猪蹄

原料：干白芋荷梗 3 根（约 50 克）、猪前蹄 1 个（750 克左右）。

制作：将干白芋荷梗洗净，切成约 1 寸长一段，猪蹄洗净切成小块，同置砂锅内加水适量，入少许食盐炖熟。

用法：日 1 剂。分 2 ~ 3 餐食。吃猪蹄及芋荷梗，喝汤送下。

功效：和脾利水，固表敛汗。治体虚自汗、盗汗。

方解：芋荷（芋叶）：辛，凉。《日华子本草》："冷，无毒。"功能止泻，敛汗，消肿毒。治自汗，盗汗，痈疽肿毒。《华子本草》："除烦止泻，疗妊孕心烦迷闷……"《医林纂要》："敛自汗，盗汗。"芋梗（芋荷杆）：治泻痢，疗肿毒，利水和脾。猪蹄：甘、咸，平。入胃经。能补血托毒填精，自汗阳虚，盗汗阴虚，滋阴助阳（阴中求阳）斯病自瘳矣。

病案举例：王某，男，35 岁，城镇桃花溪村人，自诉夜晚入睡后胸背部出汗，醒后内衣湿透，求治于我，按以上方法服 5 剂痊愈。

193. 生姜红糖饮

原料：生姜 10 克、红糖 15 克。

制作：将生姜洗净切成细线，置瓦罐内加水 150 毫升，倒入红糖煮沸。

用法：日 1 剂。顿服，温服。

功效：发表散寒，活血化瘀。治风寒感冒。

方解：生姜：辛，温。入肺、胃、脾经。功能发表，散寒，止呕，散痰。治感冒风寒，呕吐，痰饮，喘咳，胀满，泄泻。解半夏、天南星及鱼蟹、鸟兽肉毒。红糖（赤砂糖）：甘，温。入肝、脾、胃经。功能补中缓肝，活血化瘀。

禁忌：有痰湿者不宜用。

194. 夜交红糖饮

原料：夜交藤 30 克、红根 30 克、臭藤 30 克、红糖 50 克。

制作：将夜交藤、红根、臭藤用清水清洗干净，置瓦罐内加水适量，煎煮 30 分钟，用消毒纱布过滤去渣，将红糖加入药液中和匀再煎 5 分钟。

用法：日 1 剂。分 2 次服。下午 5 时服一半，9 时（睡前）再服一半，温服。

功效：养心，安神，导滞和瘀。治失眠症。

方解：夜交藤：甘、微苦，平。入心、肝经。功能养心，安神，通络，祛风。治失眠，劳伤，多汗，血虚身痛。《本草正义》："夜交藤……今以治夜少安寐，盖取其能引阳入阴耳。"红根（丹参）：苦，微温。入心、肝经。能活血祛瘀，安神宁心，排脓，止痛。治心绞痛，骨节疼痛，惊悸不眠，恶疮肿毒。臭藤（鸡矢藤）：甘、酸，平。能祛风活血，止痛解毒，消食导滞。红糖（赤砂糖）：甘，温。入肝、脾、胃经。能补中缓肝，活血化瘀。

禁忌：丹参反藜芦。

病案举例：杨某，女，76 岁。因外伤骨折，瘀肿疼痛，夜不能寐，彻夜不眠，苦不堪言，经用上方治疗 10 天，失眠症消失。

195. 长生草煮鸡蛋

原料：长生草 25 克、鸡蛋 6 个。

制作：将长生草洗净，和鸡蛋同置瓦罐内，加水适量煮至蛋熟，取出蛋剥壳，并用小锐器（如牙签）在蛋上插若干小孔，再放入罐内煮 20 分钟。

用法：每天吃蛋 2 个，1 次吃完。连吃 3～6 天。

功效：祛风胜湿。治眩晕。

方解：长生草（独活）：辛、苦，温。入肾、膀胱经。功能祛风，胜湿，散寒，止痛。治风寒湿痹，腰膝酸痛，手脚挛痛，慢性气管炎，头痛，齿痛。《本草求真》："独活，辛苦微温。……凡因风干足少阴肾经，伏而不出，发为头痛，则能善搜而治矣。"

禁忌：阴虚血燥者慎用。

196. 赤参胞衣丸

原料：赤参 25 克、三七 25 克、土党参 25 克、当归 25 克、人胞衣 25 克、蜂蜜适量。

制作：将赤参、三七、党参、土当归、人胞衣共研细末，炼蜜为丸。

用法：每日服 3 次，每次 2.5 克，米汤水送服。

功效：活血祛瘀，解毒，养新血。治慢性肝炎。

方解：赤参（丹参）：苦，微温。入心、肝经。功能活血祛瘀，安神宁心，排脓，止痛。治癥瘕，积聚，瘀血腹痛，恶疮肿毒。三七：甘、微苦，温。入肝、胃、大肠经。功能止血，散瘀，消肿，定痛。治吐血，咯血，癥瘕。土当归：甘，平。入手、足太阳经气分。能补中，益气，生津，鼓舞清阳，振动中气。当归：甘、辛，温。入心、肝、脾经。能补血和血，调经止痛。治癥瘕结聚，除客血内塞，养新血。人胞衣（紫河车）：甘、咸，温。入肺、肝、肾经。能补气，养血，益精。治虚损，羸瘦。蜂蜜：甘，平。入肺、脾、大肠经。能补中，润燥，止痛，解毒。

禁忌：痰湿内蕴，无瘀邪者慎服。

197. 海螺参蒸子鸡

原料：海螺参 100 ~ 200 克（鲜品）、子鸡 1 只（750 ~ 1000 克）。

制作：将鸡宰后去毛内脏，将海螺参洗净，切碎纳入鸡腹内，用大碗装好，置锅内隔水蒸熟。

用法：日 1 剂。分 2 ~ 3 餐吃完。连吃 2 ~ 3 只鸡。

功效：益气补精。治病后虚弱。

方解：海螺参（山海螺）：甘、辛，平。功能消肿，解毒，排脓，祛痰，催乳，壮阳道，滋补强壮。子鸡：甘，温。入脾、胃经。功能温中，益气，补精添髓。治虚劳羸瘦，中虚，产后乳少，病后虚弱。

禁忌：实证，邪毒未清者不宜食。

病案举例：笔者"文革"时被冤入狱三年多，出狱后送"五七"干校改造，当时身体很虚弱。干校旁边乡村的一位基层干部给笔者找了此种药蒸鸡吃，吃了两只鸡后，身体很快恢复了健康。

198. 韭菜子煮粥

原料：韭菜子 30 ~ 40 粒、粳米 100 克。

制作：将韭菜子洗净，粳米淘 2 次，同置砂锅内加水适量煮成稠粥，入少许食盐。

用法：日 1 剂。早晚分温服，连服 5 ~ 10 天。

功效：壮阳固精。治梦泄遗精。

方解：韭菜子（韭子）：辛、咸，温。入足厥阴经。功能补肝肾，暖腰膝，壮阳固精。治阳痿梦遗，小便频数。《本草纲目》："韭乃肝之菜。肾主闭藏，肝主疏泄……韭子之治遗精漏泄。小便频数，女人带下者，能入厥阴，补下焦肝及命门之不足。命门者藏精之府，故同治之。"粳米：甘，平。入脾、胃经。能补中益气同，健脾和胃。

禁忌：阴虚火旺忌用。

199. 龙芽草煮鸡蛋

原料：龙芽草 50 克（鲜品 100 克）、鸡蛋 2 个。

制作：将龙芽草洗净，和鸡蛋同置瓦罐内，加水适量煮熟，去渣。

用法：日 1 剂。早晚分吃，吃蛋用汤送下。

功效：活血行气，解毒熄风。治血虚性眩晕。

方解：龙芽草（仙鹤草）：苦、辛，平。入肺、肝、脾经。功能止血，健胃，活血下气，理百病，散痞满。鸡蛋：甘，平。滋阴润燥，养血，除烦，解毒熄风。

200. 止血草炖猪蹄

原料：止血草（鲜品）20 克、猪蹄 1 只（约 750 克）。

制作：将止血草洗净切片，猪蹄洗净切大块，同置砂锅内加水适量炖熟，去药渣。

用法：日 1 剂。早晚分温服。

功效：清热行瘀，健脾开胃。治体虚力弱。

方解：止血草（土大黄）：辛，苦。功能清热，行瘀，杀虫，解毒。治咯血，肺痈，腮腺炎，跌打损伤，烫伤。《贵州民间方药集》："开胃健脾，补体虚力弱。"猪蹄：甘、咸，平。入胃经。能补血，通乳，托疮，填肾精而健腰脚。

201. 锦鸡儿炖母鸡

原料：锦鸡儿（鲜品）150 克、黑牛膝 100 克（鲜品）、五加皮 50 克、母鸡 1 只（约 750 ~ 1000 克）。

制作：将锦鸡儿、黑牛膝、五加皮洗净、切碎，母鸡宰后去毛、内脏，同上药置瓦锅内，加水适量，炖熟，去药渣。

用法：2 日 1 剂。分 4 次服，吃鸡用汤送服。

功效：祛风湿，强筋骨。治风湿关节痛。

方解：锦鸡儿（金雀根）：苦、辛，平。入肺、脾经。功能清肺益脾，活血通脉。治关节痛风，跌打损伤。黑牛膝（紫金龙）：辛，微苦，凉。有毒。止痛，降压，止血。治各种疼痛，跌打损伤。五加皮：辛，温。入肝、肾经。能祛风湿，壮筋骨。活血去瘀。治风寒湿痹，筋骨挛急。

禁忌：孕人忌服，阴虚火旺者慎服。

202. 地精蒸鸡蛋

原料：地精 20 克、鸡蛋 1 个。

制作：将地精研末，把鸡蛋打入碗内，撒入地精调匀，置锅内隔水蒸熟。

用法：日 1 剂，顿服。15 天为一个疗程。

功效：滋阴补肝肾。治须发早白，头晕。

方解：地精（何首乌）：苦，甘，涩，微温。入肝、肾经。功能补肝，益肾，养血，祛风。治肝肾阴亏，发须早白。血虚头晕，腰膝软弱，筋骨酸痛，遗精，慢性肝炎。《本草纲目》："何首乌：白者入气分，赤者入血分。肾主闭藏，肝主疏泄。此物气温味苦涩。苦补肾，温补肝，能收敛精气，所以养血益肝，固精益肾，健筋骨，乌鬓发，为滋补良药。不寒不燥，功在地黄，天门冬诸药之上。气血太和，则风虚，痛肿，瘰疬诸疾可知（除）矣。"（编者按：……诸疾可知矣，是指诸疾应知首乌之功能，性味，该明理而自去，不可强留。……诸疾可除矣，义通，但用词不妥，不合时珍本意。）鸡蛋：甘，平。滋阴润燥，养血，安胎。

禁忌：大便泄泻，有湿痰者不宜。

203. 猪板油和蜂蜜

原料：猪板油 500 克、蜂蜜 500 克。

制作：将猪板油洗净切成小颗粒，入锅内煎至半熟时将蜂蜜加入和匀，停火出锅用碗装好备用。

用法：1 日 2 次。早晚吃饭时每取 100 克入热饭内，加少许食盐吃，10 天为一疗程，未愈再服。

功效：润肠通便。治老年习惯性便秘。

方解：猪板油（猪脂膏）：甘，凉。功能补虚，润燥，解毒。治脏腑枯涩，大便不利。《本草纲目》："解……诸肝毒，利肠毒，通小便，除五疸水肿。"蜂蜜：甘，平。入肺、脾、大肠经。补中，润燥，止痛，解毒，主治肠燥便秘。

禁忌：痰温内蕴，中满痞胀，外感诸病均忌（注：猪板油不可和梅子同食）。

204. 白及冲藕粉

原料：白及 10 克、藕粉 15 克。

制作：将白及研末，和藕粉同置碗内，冲入开水适量和匀。

用法：日 1 剂，顿服，连服数天。

功效：止血，治吐血，呕血。

方解：白及：苦、甘，凉。入肺经。功能补肺，止血，消肿，生肌，敛疮。治肺伤咯血，衄血。藕粉：甘、咸，平。养血止血，调中，开胃。治虚损失血。

禁忌：外感咯血，肺痈初起及肺胃有实热者，忌服。

205. 荷叶杨拐糖鸡

原料：荷叶 1 片、杨拐糖 30 克、野薯棒 30 克、母鸡 1 只（500 ~ 1000 克）。

制作：将鸡宰后去毛、内脏和爪子，洗净切开，将杨拐糖、野薯棒二味清洗干净，用水泡胀后放入鸡内，用清洗干净的荷叶将鸡于糠火内焖煨，或用瓦钵装放锅内隔水蒸熟。

用法：食肉与汤。此药也可食，可常食。

功效：补虚劳，健脾胃，填精髓。治虚劳羸弱。

方解：荷叶：苦、涩，平，入心、肝、脾经。功能清暑利湿。《本草纲目》："生发元气，裨助脾胃。涩精虫，止渴生津，解火热。"黄精（杨拐糖）：甘，平。入肺、脾、肾经。能补中益气，润心肺，强筋骨。《本草纲目》："补诸虚，止寒热，填精髓，下三尸虫。"黄精得土之淳气，为补脾之胜品，土为万物之母，母得养则水火既济，木金交合而诸邪自去，百病不生。且黄精补而不燥，滋而不腻，脾虚，肺肾阴亏咸宜。山药：甘，平（生凉，熟温）。入肺、脾、肾经。功能健脾，补肺，固肾，益精。《本经》："补中益气力，长肌肉，久服耳目聪明。"鸡肉：乌母鸡温，味酸。白母鸡：酸，甘，平。黄雌鸡：咸，甘，温。入脾、胃经。能温中益气，补精添髓。可治虚劳羸瘦，中虚，消渴，病后虚弱，等之。

禁忌：有实邪者忌服。

206. 大茴肉桂炖牛肉

原料：大茴1个、肉桂2克、大蒜3瓣、生姜3片、牛肉500克。

制作：将牛肉洗净切片，炒干水，加食油炒，再加入大茴、肉桂略炒香，加水炖熟后入大蒜、生姜，再炖10～15分钟。

服法：食牛肉和汤。

功效：补肾强身。治腰膝冷痛。

方解：大茴：辛，甘，温。入脾、肾经。能温阳，散寒，理气。治中寒呕逆，寒疝腹痛，肾虚腰痛。《医林纂要》："润肾补肾，舒肝木，达阴郁，舒筋，下除脚气。"肉桂：辛，甘，热。入肾、脾、膀胱经。能补元阳，暖脾胃，除积冷，通血脉。治命门火衰，肢冷脉微，亡阳虚脱，腰膝冷痛，上热下寒等。《本草纲目》："肉桂下行，益火之原，此东垣所谓肾苦燥，急食辛以润之，开腠理，致津液，通其气者也。"《本草经疏》："肉桂，去五味辛甘发散为阳，四气热亦阳；味纯阳，故能散风寒……辛以散之，热以行之，甘以和之，故能入血行血，润肾燥。"

禁忌：阴虚火旺者忌服，孕妇慎服。

207. 百本红根蒸猪心

原料：百本15克、党参15克、红根30克、猪心1个。

制作：将猪心剖开洗净，划若干刀口，再将上药洗净，浸透放入猪心内，合拢入碗里，置锅内隔水蒸熟。

用法：吃猪心和汤。日1剂，分2次服。

功效：益气活血。治心脏病。

方解：百本（黄芪）：甘，微温。入肺、脾经。能益卫固表，利水消肿，托毒，生肌。《医学启源》："善治脾胃虚弱。内托阴证疮疡必用之药。"李杲曰：《灵枢》云："黄芪益气。又黄芪与人参、甘草三味，为除燥热，肌热之圣药，脾胃一虚，肺气先绝，必用黄芪温分肉……以益元气而补三焦。"党参：甘，平。入手、足太阴经气分。补中，益气，生津。《本草正义》："党参力能补脾养胃，润肺生津，健运中气，本与人参不甚相远。其尤可贵者，则健脾运而不燥，滋胃阴而不湿，润肺而不犯寒凉，养血而不偏滋腻。鼓舞清阳，振动中气，则无刚燥之弊。"红根（丹参）：苦，微温。入心、肝经。能活血祛瘀，安神宁心。排脓，止痛。治心绞痛，癥瘕，积聚，惊悸不眠，恶疮肿毒等，有"一味丹参散功同四物汤"之说。猪心：甘、咸，平。入心经。治惊悸不眠。

208. 野薯棒、大枣、莲子、尿珠、水粥

原料：野薯棒15克、大枣10克、莲子10克、尿珠子200克。

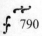

制作：将野薯棒、大枣、莲子、尿珠子置锅内加适量水，熬成粥。

用法：日1剂。分2～3次服。

功效：温中散寒，补脾健胃。治食冷过多而引起的腹痛。

方解：野薯棒（山药）：甘，平。入肺、脾、肾经。功能健脾，补肺，固肾，益精。久服耳目聪明。大枣：甘，温。入脾、胃经。功能补脾和胃，益气生津，调营卫，解药毒。治胃虚食少，气血津液不足，营卫不和，心悸怔忡，女人脏燥。《药品化义》："养血补肝。"莲子：甘、涩，平。入心、脾、肾经。养心，益肾，补脾，涩肠。尿珠子（苡米）：甘、淡，凉。入脾、肺、肾经。功能健脾，补肺，清热，利湿。《本草纲目》："薏苡仁，阳明药也，能健脾、益胃，土能胜水除湿。"

禁忌：中满痞胀，及大便燥结者忌服，妊妇慎服。

209. 灵仙煮鸡蛋

原料：灵仙（鲜品）30克、鸡蛋3个。

制作：将灵仙洗净切碎，鸡蛋洗净，同置瓦罐内加水适量煮熟后，将鸡蛋打损再煮10分钟去渣。

用法：每日1剂，早晚各吃蛋1个，温服。第1次吃时将鸡蛋先咬一口置于牙痛处温含之，待冷后吃下，吃后用药液漱口（药汤不吃）。

功效：祛风湿，散癖积。治痛风，顽痹，腰膝冷痛，癥瘕积聚，破伤风，诸骨鲠咽。

禁忌：气虚血弱，肾炎病者忌用。

210. 园木子粥

原料：园木子100克、粳米100克。

制作：将园木子破碎，用清水泡2小时，洗去苦涩味，置砂锅内加水适量，煮至半熟。再将粳米淘2次放入锅内同煮熟。

用法：日1剂。顿服（或早、晚服）。

功效：健脾，除恶血。治泻痢。

方解：园木子（楮子）：味苦涩。《饮膳正要》："味酸甘，平。无毒。性微寒。"功能止泄痢，食之不饥，健行，除恶血，止渴。粳米：甘，平。入脾、胃经。能补中益气，健脾和胃，除烦渴，止泻痢。

禁忌：气实肠燥者不宜。

211. 姜炭白糖饮

原料：干姜10克、白糖适量。

制作：将干姜炒炭存性，研末，装瓶密封备用。

用去：2岁以下小孩每次0.3克，2～5岁每次0.6克，每日3次。加适量白糖，用温开水冲服。

功效：温中止泻。治心腹冷痛泄泻。

方解：干姜：辛，热（炒炭后大热）。入脾、胃、肺经。功能温中逐寒，回阳通脉。治心腹冷痛，吐泻，肢冷脉微，寒饮喘咳，阳虚吐、衄、下血。《药品化义》："生姜主散，干姜主守，一物大相迥别。"白糖：甘，平。入脾。功能润肺，生津。治肺燥咳嗽，中脘痛。

禁忌：阴虚内热，血热妄行者忌用。

212. 鸡蛋黄油

原料：鸡蛋 3 个。

制作：将鸡蛋煮熟，剥壳去蛋白，将蛋黄放入上釉的瓦罐内捏碎，置火上慢慢细烤，烤出蛋油（一般需要 4 ~ 5 小时才能烤好）。装瓶密封备用。

用法：每日 3 次。饭前滴 2 ~ 3 滴入口，用温开水送服。

功效：滋阴润下，解毒熄风。治大便秘结。

方解：鸡蛋：甘，平。功能滋阴润燥，养血，安胎，解毒熄风，除烦润下。治热病烦闷，烫伤。

禁忌：无积滞者不宜用。

病案举例：笔者 2006 年冬因膀胱瘤开刀，手术后出院很长时间大便秘结。中西药用了不少，用时稍轻松几天，停药又复发，后用上方烤了三个蛋黄油，服后恢复正常。

213. 睡虫冲阴阳水

原料：睡虫 5 ~ 7 只。

制作：取屋瓦一张，将睡虫置屋瓦上焙焦研细末（注：不要焙焦黑），放入一大碗内，上面再铺盖一个略小的碗，用开水一大杯，井水一大杯，同时倒入碗内，冲泡五分钟，稍加摇晃，即成。

用法：日 1 剂，顿服，连服 2 ~ 3 次。

功效：和中化湿，治上呕下泻。

方解：睡虫（地牯牛）：辛、咸，温，有毒。功能治砂淋，疟疾，疔疮，瘰疬，通窍利水。开水：淡，热。井水：甘，凉。一热一凉，一阴一阳，寒用热制，热用寒制，阴阳相济，以调肠胃而平衡五脏，最得制方之妙，故助以成功而无偏胜之害也。

214. 猫儿刺白糖

原料：猫儿刺 50 克、白糖 500 克、井水 1 碗。

制作：取猫儿刺 50 克切碎，新汲井水一碗，泡 10 分钟。

用法：将泡好的水 1 次性喝完，然后吃白糖，一直吃腻为止，连服 2 ~ 3 天。

功效：清热解毒，止血。治胃出血。

方解：猫儿刺（十大功劳）：苦，寒。功能清热解毒，润肺止咳。白糖（白砂糖）：甘，平。功能润肺，生津。治中脘痛。井水（新汲井水）：甘，凉。井泉，地脉也，源远而质洁。人之经血象之，人乃地产，资禀与山川之气相为流通，金石草木，尚随水土之性，而况万物之灵者乎。

禁忌：有湿痰者不宜用，糖尿病人忌用。

第二节　外科药膳（14个）

1. 红枣桃花粥

原料：红枣 30 克、桃花 3 克、粳米 100 克。

制作：将红枣，桃花清洗，粳米淘 2 次，同置瓦罐内加水适量煮成稠粥。

用法：日 1 剂。分 2 次服。

功效：调营卫，解毒。有美容作用。治面斑。

方解：红枣：甘，温。入脾、胃经。补脾和胃，益气生津，调营卫。治妇人脏燥，气血津液不足。《长沙药解》："大枣，补太阴之精，化阳明之气，生津润肺而除燥。养血滋肝而熄风，疗脾胃衰损，调经脉虚芤，其味浓而质厚，则长于补血，而短于补气。"桃花：苦，平。入手少阴、足厥阴经。功能利水，活血，通便，凉血解毒。粳米：甘，平。入脾、胃经。补中益气，健脾和胃。

禁忌：孕妇忌服。

2. 黄毛细辛炖猪肚

原料：黄毛细辛 10 克、麦芽 10 克、红木香果 10 克、茴面青籽 10 克、猪肚子 250 克。

制作：将黄毛细辛、麦芽、红木香果、茴香青籽用清水洗净，用消毒纱布包好，猪肚洗净切片，同置砂锅内加水适量，炖熟，去药渣。

用法：每天 1 剂。早晚分服，吃猪肚用汤送下。

功效：健脾开胃，理气解郁。治胃气病。

方解：黄毛细辛（徐长卿）：辛，温。功能镇痛，止咳，利水消肿，活血解毒。治胃痛、牙痛、风湿疼痛、腹水、水肿。麦芽：甘，微温。入脾、胃经。功能健脾，开胃和中消食。治宿食不化，胀满，不思饮食。红木香果（南五味子）：酸，温。入肺、肾经。能补元气不足，收耗散之气。茴面青籽（香附）：辛、微苦、甘，平。入肝、三焦经。能理气解郁，止痛调经。治气郁不舒。猪肚：甘，温。能补虚损，健脾胃，治虚劳羸弱。

禁忌：阴虚血热者，慎服。

3. 杉皮炖肥肉

原料：杉木皮 15 克、土党参 20 克、花生米 25 克、猪肥肉 300 克。

制作：将杉木皮去粗皮切碎，和土党参一起用消毒纱布包好，将猪肥肉洗净切碎，连同花生米置瓦罐内，加水适量炖熟，去渣。

用法：日1剂。早晚分服，用汤送下。

功效：健脾和胃，解毒。治胃痛、胃溃疡。

方解：杉木皮：能治水肿，脚气，金疮，漆疮，烫伤。土党参：甘、微苦，性温。能健脾胃，补肺气，祛痰止咳。花生米：甘，平。入肺、脾经。能润肺和胃。猪肥肉：甘，凉。补虚，润燥。治脏腑枯涩。

禁忌：体寒湿滞，便泄者不宜食用。

病案举例：杨某，女，45岁。患胃痛3年，2002年来我处诊治，按上方服用月余，后到医院做胃镜复验已全面愈合。

4. 青蒿粥

原料：青蒿100克（鲜品）、粳米100克、红糖适量。

制作：将青蒿洗净切碎，粳米用清水淘二遍，同置砂锅内加水适量，用武火煮开，再改用文火煮2个小时，煮成稠粥。

用法：日1剂。分2次温服，连服30天。

功效：清热解毒，活血祛瘀。治慢性胆囊炎。

方解：青蒿：苦、微辛，寒。入肝、胆经。功能清热解毒，除蒸。治温病，暑热，骨蒸劳热，疟疾，痢疾，黄疸，疥疮，瘙痒。粳米：甘，平。入脾、胃经。功能补中益气，健脾和胃，除烦热，长智。红糖（赤砂糖）：甘，温。入肝、脾、胃经。功能补中缓肝，活血祛瘀。

禁忌：产后脾胃虚弱者不宜。忌与当归、地黄同用。

病案举例：田某某，女，65岁，贵州人。右上腹部疼痛，伴口苦半月余，经医院B超检查为慢性胆囊炎。经当地医院中西药治疗未见明显好转。求治于笔者，经服上方2月而愈，随访至今未见复发。

5. 过路黄炖猪肚

原料：过路黄10克、侧耳根10克、猪肚200克。

制作：将过路黄、侧耳根洗净切碎，用消毒纱布包好，猪肚洗净切片同置砂锅内，加水适量炖熟，去药渣。

用法：日1剂。早晚分温服，连服5～7天。

功效：清热解毒，补虚。治胃炎。

方解：过路黄（大金钱草）：甘、淡，平。功能清热，利湿，消肿，解毒。治黄疸，胆结石，肾结石，膀胱结石，反胃噎膈。侧耳根（鱼腥草）：辛，寒。入手太阴经。能清热解毒，利尿消肿。治肺炎，痈肿，疥癣。猪肚：甘，温。补虚损，健脾胃，补中益气。

禁忌：虚寒症及阴性外疡者忌服。

6. 饱饭花树皮兑蜂蜜

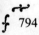

原料：饱饭花树皮 1 ~ 2 克、蜂蜜适量。

制作：夏秋季当树皮自行剥落时，收集晒干燥，研成细末，装瓶密封备用。

用法：一日 1 ~ 2 次，每次 1 ~ 2 克，兑蜂蜜适量食用。

功效：止血，消痈肿。治胃出血。

方解：饱饭花树皮（紫薇树皮）：味微酸，性寒。功能止血，敛疮消痈肿。治痈肿疮毒。蜂蜜：甘，平。入肺、脾、大肠经。能补中，润燥，止痛，解毒和营卫，润脏腑通三焦，调脾胃。

禁忌：孕妇忌用。

7. 顺经草炖鸡

原料：顺经草（韩信草）10 克、土鸡 1 只（约重 500 ~ 750 克）。

制作：将韩信草洗净切碎，用消毒纱布包好，再将鸡宰后去毛、内脏洗净，把药包放入鸡腹内，同置瓦罐内加水适量炖熟。去渣。

用法：日 1 剂。早、中、晚分服，温服，吃鸡肉用汤送服。

功效：活血解毒，补中益气。治胃炎、胃痛。

方解：顺经草（韩信草）：辛、苦、平。入心、肝、肺三经。能祛风，活血，解毒，止痛。治跌打损伤，吐血，咯血，痈肿，疮毒等。鸡：甘，温。入脾、胃经。功能温中，益气，添精，补髓。治虚劳羸瘦，中虚。

禁忌：实证，邪毒未清者不宜，孕妇忌用。

8. 土细辛炖子鸡

原料：土细辛 2 克、子鸡 1 只（约 750 克）。

制作：将鸡宰后去毛，去内脏，洗净，再将土细辛用消毒纱布包好纳入鸡腹内，置瓦罐内加水适量炖熟，去药渣。

用法：日 1 剂。早晚分温服，连服 3 ~ 5 剂。

功效：补虚，活血。治腰脊劳伤。

方解：土细辛（杜衡）：辛，温。功能散风逐寒，清痰行水，活血，平喘，定痛。治风寒感冒，跌打损伤。子鸡：甘，温。入脾、胃经。功能温中，益气，补精，添髓。治虚劳羸瘦，病后虚弱。

禁忌：凡实证，邪毒未清者不宜食。

9. 侧耳根煮鳅鱼

原料：侧耳根（鲜品）100 克、泥鳅串（鲜品）100 克、鳅鱼 250 克

制作：将侧耳、泥鳅串洗净、切碎，放砂锅内加水适量，煎出药性，用消毒纱布过滤去渣，汤药仍放在砂锅内，将鳅鱼洗净，剖腹去内脏放入砂罐内煮熟，入少许食盐。

用法：每日 1 剂，分早晚服，连服 5 ~ 7 天。

功效：清热解毒。治疥癣，湿疹。

方解：侧耳根（鱼腥草）：辛、寒。入手太阳经。功能：清热解毒，利尿消肿，治肺炎，水肿，疥疮，天泡疮，湿疹。鳅鱼（泥鳅）：甘、平。入脾经。功能补中气，祛湿邪。治传染性肝炎，疥癣。

禁忌：虚寒症及阴性外疡忌用。

10. 红豆犁口草调稀粥

原料：红豆 300 克、犁口草 500 克。

制作：将红豆、犁口草研细末，装瓶密封备用。

用法：每日 3 次，每次取药末 10 克，用稀粥一杯，调匀吃下。

功效：消肿、解毒、排脓。治慢性疔肿及多发性疔肿。

方解：红豆（赤小豆）：甘、酸。入心、小肠经。功能利尿除湿，和血排脓，消肿解毒。治水肿，脚气，痈肿。《本经疏证》："痈肿脓血，是血分病，水肿是气分病，何以赤小豆均能治之？盖气血皆源于脾，以是知血与水同源而异源，浚其源，其流未有不能顺者矣。……痈肿脓血为火之有余，水肿则火之不足，赤小豆两煮兼治，既损其盛，又补其衰。"犁口草（地丁）：苦，寒。入肝、心经。能消热利湿，解毒消肿。治疮疡，痈肿瘰疬，目赤，喉痹，毒蛇咬伤。粳米粥能补中益气，健脾和胃。

11. 九牛藤筒骨汤

原料：九牛藤 50 克、大血藤 50 克、猪筒骨 250 克。

制作：将九牛藤、大血藤洗净切成片，猪筒骨敲损，一同置入砂锅内煮30分钟。

用法：每日 1 剂，早、晚各服汤 1 次。服时可加少许食盐调味。

功效：活血祛瘀，降风利湿，舒经活络，生肌止血。

主治：跌打损伤，骨折难愈，颈椎病。

方解：九牛藤：味辛、微苦，性温。入肝、肾、脾经。活血祛瘀，舒经活络，生肌止血。大血藤：味苦，性平。入肝、肾经。清热解毒，活血祛瘀，祛风降湿，补血益气。猪筒骨：味甘、咸，性平。入脾、胃经。有补血生肌，益肾壮骨之功效。

12. 毛秀才泡酒

原料：毛秀才根 100 克、血七 100 克、红藤 100 克、米酒 2500 克。

制作：将毛秀才根、血七、红藤洗净切成饮片，晒干后浸泡于米酒中，一般需浸泡 15 天，即可服用。

用法：每天早、晚各服 1 次，每次 1 小杯。

主治：各种骨折初、中期，跌打损伤，风湿腰痛。

方解：毛秀才：味苦，性寒。活血散瘀，消肿止痛，祛风除湿。红藤：味苦、涩，性平。清热解毒，活血祛瘀，固肠止泻。米酒：味甘、苦，性温，有毒。入心、肝、肾经。有通血脉，御寒气，行药势之功。

13. 泥鳅串酒煎

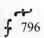

原料：泥鳅串 200 克（鲜品）、黄酒适量。

制作：将泥鳅串根茎洗净捶烂置瓦罐内，加入适量酒煎煮，煎出药性。

用法：喝药液酒，将药渣敷患处。

功效：清热解毒。治无名肿毒，疖疮。

方解：泥鳅串（野菊）：苦、辛，寒。功能清热解毒。治痈肿，疖疮，目赤，瘰疬，天疱疮。酒：甘、苦，辛温。有毒。入心、肝、肺、胃经。功能通血脉，御寒气，行药热，杀百邪恶毒气。

禁忌：阴毒不宜用。

14. 牛毛豆腐汤

原料：牛毛草 50 克、鲜豆腐 1 块（约 500 克）。

制作：将牛毛草洗净切碎，用消毒纱布包好，豆腐切成片条，同置砂罐内加水适量煮熟。去药包，入少许食盐。

用法：日 1 剂。早、晚分服。

功效：舒筋活血。治复发性陈旧伤痛。

方解：牛毛草（牛毛毡）：味辛，性温。功能治外感风寒，身痛，咳嗽，痰喘。豆腐：甘，凉。入脾、胃、大肠经。功能益气和中，生津润燥，清热解毒。治赤眼，内热郁蒸。

病案举例：刘某，男，75 岁，退休干部。1987 年 5 月 1 日因车祸身受重伤，左肩胛骨断裂，经医院治疗半年后出院，可损伤处多年来一直疼痛，多方求医未果。于 1997 年来我处诊治，用上方（家传秘方），共服 18 剂，痊愈，至今已历时 10 年无复发。

第三节　妇科药膳（45 个）

1. 石榴树根炖瘦肉

原料：石榴树根 30 克、瘦猪肉 100 克。

制作：将石榴树根洗净切碎，用消毒纱布包好，瘦猪肉洗净切小片，同置砂锅内，加水适量，炖熟，去药渣，入少许食盐。

用法：日 1 剂。分 2 次服，连服 3 剂。

功效：涩肠，止带。治泻痢，赤白带。

方解：石榴树根：苦、涩，温。功能杀虫，涩肠，止带。治蛔虫、绦虫，久泻、久痢，赤白带下。猪肉：甘、咸，平。入脾、胃、肾经。功能滋阴润燥，补肝，益血。

病案举例：杨某，女，35 岁，芷江竹坪铺乡沙湾村人。因泻痢月余，用西药治疗未见好转，求治于笔者，经服上方三剂而愈。

2. 刺梨子根、算盘子根蒸猪尾脏

原料：刺梨子根 30 克、算盘子根 30 克、猪尾脏 1 条。

制作：将刺梨子根、算盘子根各 30 克洗净切片，放入干净的猪尾脏内，用碗盛好，置锅内隔水蒸熟。

服法：去药渣，吃猪尾脏和汤，日 1 剂，分 2 次服。

功效：涩肠止血。治内痔出血，子宫脱垂。

方解：刺梨子（金樱子根）：酸、涩、平。固精涩肠，治滑精，遗尿，痢疾泄泻，崩漏带下，子宫脱垂，痔疾等。算盘子：苦、平。能清热利湿，活血解毒，使外痔内清。猪尾脏：甘、微寒。入大肠经。治便血，血痢，痔疮，脱肛。金樱子根涩，能收能固，加算盘子根活血解毒，合猪尾脏甘补、寒凉泄火凉血之功，故能治内痔出血、外痔内消和子宫脱垂（异病同治）。

3. 侗族鸡粥补虚方

原料：鸡肉 250 克、粳米 100 克、胡椒粉 1 克、生姜丝 10 克、精盐 6 克、鸡汤 2000 毫升。

制作及用法：将鸡肉切成小丁块，把粳米末淘洗干净连同鸡肉汤、生姜丝一起放入锅内烧开后，用小火慢慢煎熬成粥，再加入精盐、胡椒粉搅匀即可食用。连食 3 天即见效。

主治：病后体虚，中虚纳少，泄泻痢疾，消渴，水肿，小便频数，妇女崩漏带下，产后气血亏损及乳汁少等病症。

4. 调经草炖猪蹄

原料：调经草（鲜品）50 克、猪前蹄约 5 寸长、黄酒 250 毫升。

制作：将调经草洗净切碎，猪蹄洗净切大片，同置瓦罐内，加水 250 毫升，并将黄酒 250 毫升倒入其中，同炖熟，去渣。

用法：日 1 剂。早、晚分服，吃蹄子，用汤送服。

功效：调经化瘀。治月经不调、关节疼痛。

方解：调经草：辛、温。功能调经化瘀。治月经不调。猪蹄：甘、咸，平。入胃经。补血，通乳，托疮。

5. 止血食疗方

方药：红糖（用块状为佳）50 克、地榆 20 克、芭芒草根（又称芒冬草）20 克、鸡蛋 4 个。

制作：先用纱布（或白布）把地榆、芭芒草根包好，放入砂罐内加水煎熬半小时，去药，加入红糖，同时放入鸡蛋稍煮，再把蛋打破，继续煮熟即成。

用法：每次吃 2 个鸡蛋，每天吃 2 次，连续 3～5 天。

主治：崩漏，产后滴血不休，月经量多，以及肠风便血、痔疮出血等病症。

6. 紫草煮猪肚

原料：紫草根 10 克、鸡血藤 10 克、猪肚 200 克。

制作：将紫草根、鸡血藤洗净切碎，用纱布包好，猪肚洗净切成条状，一同置入砂罐内煮熟烂。

用法：服用时，取出药渣，吃猪肚条，用药汤送服，每天早晚各服 1 次，连服五天。

功效：凉血活血，清热解毒。

主治：妇人血崩，刀伤出血，胃出血，月经不调。

方解：紫草根：味苦、性寒。入肝、脾、肾经。凉血活血。清热解毒，润肠通便。鸡血藤：味甘、微苦，性温。补血，活血，通络。猪肚：味甘，性平。入脾、胃经。补益中气和胃补脾。

7. 鸡冠花红糖汤

原料：鸡冠花 10 克、当归 10 克、红砂糖 10 克。

制作：将鸡冠花、当归洗净，置入砂罐内煮开，文火煮 10 分钟即可。

功效：收敛止血，止带调经，补血活血，调经止痛。

主治：崩漏，月经不调，妇女痛经，赤白带下。

方解：鸡冠花：味甘、涩，性凉。入脾、肾经。收敛止血，止带止痢。当归：味甘、辛，性温。入肝、肾、胃经。补血活血，调经止痛。红糖：味甘，性平。入胃、肝经。补益气血，润肠行气。

8. 土党参猪脚汤

原料：土党参 20 克、淮山、木通各 10 克，猪脚 200 克。

制作：将土党参、淮山、木通洗净切片，猪脚从蹄尖上量 5 寸约 200 克，洗净剁成方块，一同放入砂罐内煮至猪脚熟烂即可。

用法：每天 2 剂，早晚各服 1 次，吃猪脚药汤送服。

功效：补中益气，补肾生精，下乳通淋。

主治：产后少乳，汗出不止，经闭乳少。

方解：土党参：味甘，性平。入脾、肺经。补中益气，健脾润肺。淮山：味甘，性平。健脾养胃，生津益肺，补肾生精。木通：味淡、苦，性寒。有清热利尿，通经下乳之功效。猪肚：味甘，性平。入肝经。有补中和胃，益气养血之功效。土党参：补中益气。淮山：健脾养胃。木通：清热利尿，通经下乳。三药协同作用，对产后乳少之症有特效。

9. 土当归炖羊肉

原料：土当归 30 克、羊肉 500 克、料汤 10 毫升。

制作：将土当归洗净，羊肉洗净切片，同入砂锅内，加水 3 碗，先用武火烧开，再用文火将肉炖烂熟，停火后加料汤。

用法：吃羊肉，用汤送服，日1剂，分2次服。

功效：补血益气。治虚劳羸瘦、产后虚冷。

方解：土当归：甘、辛，温。入心、肝、脾经。功能补血活血，调经止痛。《日华子本草》："治一切风、一切血，补一切劳，破恶血，养新血及主癥瘕。"羊肉：甘、温。入脾、肾经。益气补虚，温中暖下。治虚劳羸瘦、腰膝酸软、产后虚冷。李景："羊肉：甘、热。能补血之虚，有形之物也。能补有形肌肉之气。"

10. 月月红煮鸡蛋

原料：月月红花10克、甜酒100毫升、细砂糖10克、鸡蛋2个。

制作：将月月红、甜酒置入坐吃山锅内，加适量水约一小碗煮开，再把鸡蛋打入锅内已开的药汤中煮熟，加红砂糖。

用法：每日2剂，早晚各服1次，吃蛋药汤送服。

功效：活血调经，痛经，鼻出血。

方解：月月红花（月季红）：味甘，性温，入肝经、活血调经，收敛止痛。甜酒：味甘，性温。补益气血，舒经通脉。砂糖：味甘，性平。入肝经，健脾护肝。鸡蛋：味甘、咸，性平。入胃、脾经，有补体益气之功。

11. 紫苏鲫鱼汤

原料：紫苏10克、鲫鱼1条（250克左右）。

制作：将鲫鱼洗净剖开去内脏，放锅内，加茶油少许，煎炒片刻，入食盐少许和紫苏，加水适量煮汤。

用法：食鱼和汤，每日1剂。

功效：和营安胎。治胎动不安。

方解：紫苏叶：辛，温。入肺、脾经。解表散寒，理气，和营。孟诜云："除寒热，治冷气。"《本草汇言》："紫苏，散寒气，清肺气，宽中气，安胎气，下结气，化痰气及治气之神药也。"鲫鱼：甘，平。入脾、胃，大肠经。健脾利湿，治脾、胃虚弱。

禁忌：温病，气弱表虚者忌用。

12. 野薯棒红枣粥

原料：野薯棒30克、红枣7枚、猫耳朵15克、桂圆10克、粳米200克。

制作：将上药清洗干净，用淘米水冲洗1次，同入瓦罐，加水适量煮成粥。

用法：每日1剂，连服1～2星期。

功效：健脾安胎。治习惯性流产。

方解：野薯棒（淮山）：甘、平，入肺、脾、肾经。健脾，补肺，固精，益肾。《医经溯洄集》："干山药：虽独入手太阳经，然其亦能强阴，且手太阳经为足小阴之上原，原既有滋，流岂无益。"猫耳朵（黑木耳）：甘，平，入胃经。凉血止血，治血淋，崩漏。大枣：甘，温，入脾、胃经。补脾和胃，益气生津，调

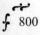

营卫，解药毒。主治妇人脏燥。桂圆：甘、温，入心、脾经。益心脾，补气血，安神。《本草纲目》："食品以荔枝为贵，而资益则龙眼性和平也。"

禁忌：实邪者忌服。

13. 博士草煮鸡蛋

原料：博士草 10 克、狼牙草 10 克、益明草 10 克、鸡蛋 2 个。

制作：将博士草、狼牙草、益明草洗净切碎，用纱布包好，和鸡蛋置砂罐内，加水适量煮熟后，取出鸡蛋打损再煮 5 分钟即可。

用法：每日 1 剂，顿服，吃蛋用药汤送服。

功效：活血调经，收敛止血，散瘀。

主治：月经不调，产后血瘀，白带过多，子宫出血。

方解：博士草（鱼腥草）：味辛，性平，微寒，入肺、肾经。清热解毒，消肿排脓，止咳，利尿。狼牙草（仙鹤草）：味苦、涩，性平。敛血止血，止泻，解毒。益明草（益母草）：味辛、苦，性微温，入肝经。有活血调经，祛瘀止痛，利尿消肿之功。鸡蛋：味甘，性平，入胃经。补气血，滋阴润燥。本方博士草消热解毒、消肿排脓；狼牙草敛血止血；益明草活血调经、祛瘀止痛，三药协同作用，对产后瘀血、白带过多有特效。

14. 红藤坤草鸡蛋汤

原料：坤草 25 克、红藤（大血藤）15 克、桑根 15 克、月季花 10 克、鸡冠花 15 克、绣花针（钢针）1 颗、红糖 15 克、土鸡蛋 1 个。

制作：将上药洗净放入瓦罐内，再将绣花针插入鸡蛋里和红糖一起置罐内，加水适量煮熟。

用法：吃蛋，药水送服（注意不要把钢针折断或误食）。

功效：活血调经止痛。治妇女红崩。

方解：坤草（益母草）：辛、苦、凉。入心、肝经。活血祛瘀、调经、消水，治月经不调，崩中漏下。《本草正》："益母草，性滑而利，善调女人胎产诸证。故有益母之号。"红藤（大血藤）：苦、平。入肝、大肠二经。功能败毒消痈，活血通络。桑根：甘、寒。《肘后方》："治血露不绝。"月季花：甘、凉。入肝经。凉血止血。治妇人崩中、赤白带下。红糖：甘；鸡蛋：甘、平。滋阴养血。

禁忌：阴虚火旺慎服。

15. 紫草煮猪肚

原料：紫草 25 克、茜草 25 克、猪肚 250 克。

制作：将紫草、茜草、猪肝洗净，紫草、茜草切碎，猪肚切成指大肚条，一起置入砂锅内煮熟即成。

用法：吃药汤及猪肚，每日 1 剂，早晚各服 1 次。

功效：凉血活血，清热解毒，润肠止泻。

主治：胃出血，崩漏下血，经闭血瘀。

方解：紫草：味苦，性寒。凉血活血，清热解毒，润肠通便。茜草：味苦性寒，有凉血活血，祛瘀，通经的功效，入肝、肾经。猪肚：味咸，性平，入脾、胃经。有温骨，益气作用。

16. 桂圆莲子粥

原料：桂圆肉 15 克、莲子 15 克、粳米 100 克。

制作：将龙眼、莲子清洗干净，米淘二次，同置砂锅内加水适量煮成稠粥，入少许食盐。

用法：日 1 剂，顿服。连服 10 ~ 20 天。

功效：养血安神，补益心脾。治妇人崩漏带下，虚劳羸弱。

方解：桂圆肉（龙眼肉）：甘，温。入心、脾经。功能益心脾，补气血，安神。治虚劳羸弱，健忘，怔忡。《本草纲目》："食品以荔枝为贵，而资益则以龙眼为良，盖荔枝性热，而龙眼性和平也。"莲子：甘涩，平。入心、脾、肾经。能养心，益肾，补脾，涩肠。治夜寐多梦，遗精，淋浊，久痢，妇人崩漏带下。《玉楸药解》："莲子甘平，甚益脾胃，而固涩之性，最宜滑泄之家，遗精便溏，极有良效。"

禁忌：内有痰水、湿滞，中满痞胀，大便燥结者忌服。

17. 红枣土当归煮蛋

原料：土当归 15 克、红枣 7 枚、杨尔红子 10 克、坤草 15 克、鸡蛋 4 个。

制作：将上药和鸡蛋置瓦缸内，加水适量煮熟，后将鸡蛋打损再煮 5 ~ 10 分钟。

用法：日 1 剂，分 2 次服。用药水送服鸡蛋。

功效：活血调经。治痛经，经闭。

方解：坤草（益母草）：辛，苦，凉。入心包、肝经。活血，祛瘀，调经，消水。治瘀血腹痛，崩中漏下。土当归：甘、辛，温。入心、肝、脾经。补血和血，调经止痛，润燥滑肠。治月经不调，经闭腹痛。《日华子本草》："治一切风，一切血；补一切劳，破恶血，养新血及主癥癖。"红枣：甘，温，入脾、胃经。补脾和胃，益气生津，调营卫，解药毒，治妇人脏燥。杨尔红子（枸杞）：甘，平。入肝、肾经。润肺，补肝，明目。鸡蛋：甘，平。滋阴润燥。

禁忌：暑湿诸病前后，外邪实热，脾胃虚弱者忌。

18. 艾叶煮鸡蛋

原料：艾叶 50 克、鸡蛋 3 个。

制作：将艾叶、鸡蛋置瓦罐内，加水适量煮熟后剥壳再煮 5 分钟。

用法：日 1 剂。分 3 次服。用药汤送服鸡蛋。

功效：温中安胎。治妇人小腹冷痛，安胎。

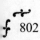

方解：艾叶：苦，辛，温。入脾、肝、肾经。理气血，逐寒湿，温经止血，安胎。《本草纲目》："艾叶生温，熟热，纯阳也。可以取太阳真火，可以回垂绝元阳，服之则走三阴而逐一切寒湿，转肃杀之气为融和。"《本草汇言》："艾叶，暖血温经，行气开郁之药也。"开关窍，醒一切沉涸伏匿内闭诸疾。温中除湿，调经脉，壮子宫。鸡蛋：甘，平。滋阴润燥。

禁忌：阴虚血热者慎用。

19. 鸡冠花配母鸡

原料：鸡冠花 10 克、莲子 20 克、母鸡 1 只（重 500 ~ 750 克）。

制作：将母鸡宰后去毛、内脏、爪子，洗净，将上药放入鸡腹内合拢，置于瓦罐内，加水适量，先用武火、后用文火炖熟。

用法：日 1 剂。分 3 次服。赤带用红色鸡冠花。

功效：利湿止带。治妇女带下。

方解：鸡冠花：甘，凉。入肝、肾经。凉血，止血。治妇女崩中，赤白带下。莲子：甘，涩，平。入心、脾、肾经。养心，益肾，补脾，涩肠。鸡肉：甘，温。入脾、胃经。温中，益气，补精，添髓。主虚劳羸瘦。白带因湿寒，黄带因湿热，赤带因血热。温、凉齐进，甘补益气，斯证自瘳矣。

病案举例：杨某某，女，25 岁，芷江镇红卫村人。腰痛伴白带量多三月余，求治于笔者。笔者嘱其按上方治疗，连服 5 剂而愈。

20. 包谷须煮鲫鱼汤

原料：鲫鱼 1 条（250 克左右）、包谷须 30 克。

制作：鲫鱼洗净，剖开去内脏，和包谷须共置瓦罐内，加水适量煮成汤。吃时入少许食盐。

用法：日 1 剂。连服 1 星期。

方解：健脾通乳。主治产后无乳。

方解：鲫鱼：甘，平。入脾、胃、大肠经。健脾利湿。包谷须（玉米须）：甘，平。利尿，泄热，平肝，利胆。《滇南本草》："宽肠下气，治妇人乳结，乳汁不通。"

病案举例：谭某某，女，24 岁，芷江镇小溪村人。产后一星期无乳汁，来镇医院求治于，笔者。嘱其按上方服一星期后，赴医院告知乳水充盈。

21. 月季花冲黄酒

原料：月季花 15 克、黄酒 100 毫升、红糖少许。

制作：将月季花晒干研末，加少许红糖放碗内，冲入黄酒。

用法：日 1 剂。分 2 次服。

功效：活血调经。治月经不调。

方解：月季花：甘，温。入肝经。活血调经，消肿解毒。治月经不调，经来腹痛。

红糖：甘，温。益气补脾，缓急止痛。黄酒：辛，温。温经散寒，行气活血而发散。

禁忌：热邪者勿宜。

病案举例：许某某，女，30岁，芷江镇十万坪人。逢经期腹痛，伴汗多半年余，经服中西药未见好转。后来镇医院求治于笔者，遂嘱其按上方治疗而愈。

22. 坤草煮鸡蛋

原料：坤草50克、鸡蛋3个。

制作：将坤草和鸡蛋置瓦罐内，加水适量煮熟后，再将蛋打损煮5分钟。

用法：日1剂，顿服。用药汤送服鸡蛋。

功效：活血调经止带。治产后腹痛，恶露不下。

方解：坤草（益母草）：辛，苦，凉。入心包、肝经。能活血，祛瘀，调经，消水。治月经不调，胎漏难产，胞衣不下，产后血晕，瘀血腹痛等。鸡蛋：甘，平。滋阴润燥。

禁忌：阴虚血少者忌服。

23. 艾叶坤草粥

原料：干艾叶10克、坤草10克、糯米80克、红糖50克。

制作：将艾叶、坤草洗净置瓦罐内，加水适量，煎汁2次，过滤取汁，加入糯米熬成稠粥，再加入红糖煮片刻和匀。

用法：日1剂。早、晚饭前温服（注：月经过后3天，月经来前3天停）。

功效：活血以，温经养血。治妇女月经不调。

方解：艾叶：苦、辛，温。入脾、肝、肾经。功能理气血，逐寒湿，温经，止血，安胎。治月经不调，崩漏，带下，胎动不安。《本草汇言》："艾叶，暖血温经，行气开郁之药也。开关窍，醒一切沉涸伏匿内闭诸疾。"坤草（益母草）：辛、苦，凉。入心包、肝经。能活血去瘀，调经，消水。治月经不调，胎漏难产、瘀血腹痛。《本草正》："益母草，性滑而利，善调女人胎产诸证。故有益母之号。"红糖：甘。糯米：甘，温。补中益气。

禁忌：阴虚血少者忌服。

病案举例：杨某某，女，24岁，住芷江镇大垅坪村。经期腹痛6月，求治于笔者，服上方15天，经期正常，无腹痛。

24. 百本红根坤草鸡

原料：家养土母鸡肉150克、杨尔红子20克、茵面青子12克、延胡10克、红根15克、坤草20克、鸡矢藤老壳20克、川芎12克、百本20克、羊拐糖15克、大血藤15克、月季花12克。

制作：将上药洗净，和鸡肉放入砂锅内，加水适量，用武火煮开后再用文火煲1时个半小时。

用法：去药渣，吃鸡肉，汤送服。日1剂，分4次服。

功效：活血化瘀，止血止痛。治妇人痛经。

方解：百本（黄芪）、羊拐糖（黄精）、鸡矢藤老壳（首乌）、杨尔红子（枸杞）补中益气，滋阴润肺。茴面青子（香附）、延胡、红根（丹参）、坤草（益母草）、川芎、大血藤、月季花能理气，活血化瘀，调经止痛。

禁忌：阴虚血少，无瘀血者忌服。

25. 十样错煎鸡蛋

原料：十样错（黄脚鸡）鲜品100克、鸡蛋1个。

制作：将十样错叶洗净切成碎末，把鸡蛋打在锅内，入十样错和均摊开煎成蛋饼至熟。

用法：养阴生津。治月经不调，血虚头晕。

方解：黄脚鸡：甘、平。能养阴润肺，生津止渴。主治月经不调，血虚，眩昏。鸡蛋：甘、平。滋阴润燥，养血安胎。

禁忌：鸡蛋动风气，不可多食。

26. 艾叶砂仁粥

原料：艾叶30克、砂仁20克、大米100克。

制作：艾叶、砂仁加水100克，共煎一个小时，过滤去渣，用药水煮大米成粥。

用法：日1剂，分2次服，从怀孕起连服5个月。

功效：理气，开胃，安胎。治妊娠呕吐，胎动不安。

方解：艾叶：苦、辛，温。入肝、脾、肾经。理气血，逐寒湿，温经止血，安胎。砂仁：辛，温。入脾、胃经。行气温中，化湿醒脾安胎。

禁忌：阴虚血热及素有失血者为禁。

27. 和山姜煮鸡蛋

原料：和山姜20克、大血藤10克、小血藤10克、坤草10克、鸡蛋4个。

制作：上药和鸡蛋置瓦缸内，加水适量，一起煎煮。

用法：日1剂，分2次服。用药水送服鸡蛋。

功效：调经补血。治月经不调。

方解：和山姜：辛，热。无毒。能去恶气，温中，祛风散寒。大血藤：苦，平。入肝、大肠经。能败毒消痈，活血通经。《简易草药》："治筋骨疼痛，追风，健腰膝，壮阳事。"小血藤："辛，温。行血，活血，止痛，散瘀。"坤草（益母草）：辛、苦，凉。入心、肝经。功能活血，祛瘀，调经，消水。《本草汇言》："益母草，行血养血，行血而不伤新血，养血不滞瘀血。诚为血家之圣药也。"鸡子：甘，温。温中益气。本方旨在调经养血，祛邪补精，故对月经不调之患者有捷效。

禁忌：血气素虚，滑陷不固者，非所宜。

28. 土当归炖团鱼

原料：团鱼1只（约750克）、当归15克。

制作：将团鱼杀后，和当归一起置锅内隔水蒸熟。

用法：吃团鱼喝汤。

功效：补血活血。治妇女闭经。

方解：团鱼（甲鱼）：甘，平。滋阴凉血，治骨蒸劳热。主治妇人漏下羸瘦，去血热。土当归：甘，辛，温。入心、肝、脾经。补血，和血，调经，引血归源。

禁忌：脾胃阳虚及孕妇忌服。

忌：苋菜、鸡蛋。

29. 翻山虎炖肉

原料：翻山虎根（又名映山红根）30～60克、猪瘦肉100克。

制作：将翻山虎洗净切碎，用消毒纱布包好，猪肉洗净切片，同置瓦罐内，加水适量煮熟，去渣。

用法：日1剂。分3次服。

功效：活血，止血。治吐血，衄血，月经不调。

方解：翻山虎（杜鹃花根）：酸，甘，温。功能活血，止血，祛风止痛。主治吐血，衄血，月经不调，崩漏，肠风下血等。猪肉：甘、咸，平。入脾、胃、肾经。滋阴，润燥。主热病伤津。

禁忌：湿热痰滞者慎服。

病案举例：补某某，女，25岁，芷江大洪山人。月经不调二月，伴量多，求治于笔者。经服上方5剂。月经正常。

30. 百节泥鳅汤

原料：百节藕30克、侧耳根40克、鳅鱼200克。

制作：将百节藕、侧耳根洗净切碎，用消毒纱布包好，将泥鳅清洗去内脏，置锅内用菜油煎炸片刻，再将纱布药包和泥鳅同置瓦罐内加水适量，煮烂熟去药包。

用法：日1剂，早晚分服，吃泥鳅，用汤送服。

功效：补虚，利湿。治白带。

方解：百节藕（三白草根）：甘、辛，寒，有小毒。功能利水除湿，清热解毒。治淋浊，带下。侧耳根（鱼腥草）：辛，寒。入手太阴经。能清热解毒，利尿消肿。治淋病，白带，痔疮。鳅鱼（泥鳅）：甘，平。入脾经。能补中气，祛湿邪，治消渴。

禁忌：虚寒症，阴性外疡者忌服。

31. 艾叶、苎麻根煮鸡蛋

原料：艾叶9克、苎麻根20克、紫苏根10克、鸡蛋2个。

制作：将艾叶、苎麻根、紫苏根洗净切碎，同鸡蛋置瓦罐内，加水适量煮熟，打损鸡蛋再煮 5～10 分钟，去药渣。

　　用法：日 1 剂，分 2 次服，吃蛋用汤送下。

　　功效：逐寒湿，安胎。治虚寒胎动不安。

　　方解：艾叶：苦、辛，温。入脾、肝、肾经。功能理气血，逐寒温，温经，止血，安胎。苎麻根：甘，寒。入足厥阴经血分。能清热止血，解毒，散瘀。紫苏根：辛、甘，微温。鸡蛋：甘，平。滋阴润燥，养血，安胎。

　　禁忌：胃弱泄泻者，勿服，诸病皆由血热者亦不宜用。

32. 四叶参炖猪蹄

　　原料：四叶参（山海螺）鲜品 100 克、猪蹄 1 个（约 5 寸长）。

　　制作：将四叶参洗净切片，猪前蹄洗净切大块，同置瓦罐内加水适量炖烂熟，去渣。

　　用法：日 1 剂。早、中、晚分服，温服，吃猪蹄喝汤。

　　功效：补血、催乳。治妇人少乳。

　　方解：四叶参：甘、辛，平。功能消肿，解毒，排脓，祛痰，催乳。治肺痈，乳痈，肠痈，肿毒，瘰疬，喉蛾，乳少，白带。猪蹄：甘、咸，平。入胃经。功能补血，通乳，托疮。治妇人乳少，痈疽，疮毒。

33. 五雷消浓煎兑酒

　　原料：五雷消 100 克（鲜）、米酒适量。

　　制作：将五雷消洗净切碎，置砂罐内加水适量浓煎，去渣，兑入米酒（根据个体差异加之）。

　　用法：日 1 剂，顿服，温服。连服 2～3 天。

　　功效：活血，破瘀，通血脉。治妇女血崩。

　　方解：五雷消（地耳草）：苦、甘，凉。功能清热利湿，消肿解毒，活血，破瘀，消内热。能治传染性肝炎，泻痢，喉蛾，肠痈，蛇咬伤。酒：甘、苦、辛，温，有毒。入心、肝、肺、胃经。能通血脉，御寒气，行药势，杀百邪恶毒气。

　　禁忌：阴虚，失血者慎服。

34. 桂圆土当归炖羊肉

　　原料：桂圆 3 克、土当归 4 克、生姜 3 克、羊肉 100 克、米酒 90 毫升、水 540 毫升。

　　制作：将羊肉洗净切碎，当归、生姜洗净，连同桂圆一起放入砂罐内，把米酒和水倒入罐内，用文火煎煮，把水煮剩到 270 毫升为佳。停火，放地上稍去火毒。

　　用法：日 1 剂。早晚分服，连服 1～5 星期。

　　功效：补血和血调经养血。治妇人不育症。

　　方解：桂圆（龙眼肉）：甘，温。入心、脾经。功能益心脾，补气血，安神。

治虚劳羸弱。《药品化义》："桂圆,大补阴血,凡上部失血之后,入归脾汤同莲肉,芡实以补脾阴。"土当归:甘、辛,温。入心、肝、脾经。功能补血和血,调经止痛,润燥滑肠。治月经不调,经闭腹痛。《日华子本草》:"治一切风,一切血,补一切劳,破恶血,养新血及主癥癖。"生姜:辛,温。入脾、胃、肺经。功能温中逐寒,回阳通肺。羊肉:甘,温。入脾、肾经。能益气补虚,温中暖下。米酒:甘、苦、辛,温。入心、肝、肺、胃经。能通血脉,行药势。

禁忌:阴虚内热,血热妄行者忌服。

35. 河蚌红糖饮

原料:河蚌肉250克、红糖100克。

制作:将活河蚌放入盆内,用清水养5～7天,每天换水1～2次,排尽蚌内污物后,将活蚌清洗干净,盆器洗干净,将活蚌重新放入盆内,加放少量水,入红糖调匀,喂河蚌,4～6小时后取出活蚌打破取肉,用碗装好,并将喂蚌的糖水纳入碗内,置锅内隔水蒸熟。

用法:日1剂。顿服(或分2次服完)连服7天。

功效:清热,滋阴,活血祛瘀。治血崩、带下。

方解:河蚌肉(蚌肉):甘、咸,寒。入肝、肾经。功能清热,滋阴,明目,解毒。治烦热、消渴、血崩、带下、痔瘘、目赤、湿疹、肝热、肾衰。红糖(赤砂糖):甘,温。入肝、脾、胃经。功能补中缓肝,活血和瘀。治虚羸血痢。

禁忌:脾胃虚寒者慎用。

病案举例:申某,女,35岁时患血崩数年,各方医治无效,后按上方服用七天即愈。现年92岁,仍健康如常,还能料理家务事。

36. 小米炖子鸡

原料:小米50～100克、子鸡1个(约750克)。

制作:将小米淘洗两遍,用水浸泡润透;将鸡宰后去毛洗净,剖开去内脏,去爪子,将小米纳入鸡腹内,置砂锅内加水适量炖熟。

用法:日1剂。分2～3次吃完,连吃3～5只鸡。

功效:和中益肾补虚。治习惯性流产。

方解:小米(粟米):甘、咸,凉。专入肾,兼入脾、胃。功能和中,益肾,除热,解毒。治脾胃虚热,反胃,呕吐,消渴。《本草纲目》:"粟之味咸淡,气寒下渗,肾之谷也。……渗利小便,所以泄肾邪也,降胃火,故脾胃之病宜之。"鸡肉:甘,温。入脾、胃经。功能温中,益气,补精,添髓。

禁忌:凡实证,邪毒未清者不宜食。

37. 凉粉树果实煮鸡蛋

原料:凉粉树果实25克(鲜品50克)、鸡蛋2个。

制作:将凉粉树果实和鸡蛋同置瓦罐内,加水适量煮熟。

用法：日1剂。只吃鸡蛋，顿服（或早、晚服），连服7天。

功效：利湿活血，壮阳道。治女子不育症。

方解：凉粉树果实（薜荔果）：味甘，性平。入手太阳、足阳明经血分。功能通乳，利湿，活血，消肿，固精，壮阳道。治乳汁不下，遗精，淋浊，乳糜尿，久痢，痔血，肠风下血，痈肿，疔疮。鸡蛋：甘，平。能滋阴润燥，养血安胎。治热病烦闷，胎动不安。

禁忌：肝郁、痞满、痰饮、痘疮者不可食。

38. 桑树替心芽炒猪肝

原料：替心芽10克、猪肝200克。

制作：将替心芽研末，猪肝切片一起入锅炒熟。

用法：日1剂。早晚服，连服15～30天。

功效：补肝养血，通调血脉。治女子不孕症，风湿痹痛，脱发。

方解：替心芽（桑寄生）：苦、甘，平。入肝、肾经。功能补肝肾，强筋骨，除风湿，通经络，益血，安胎。（编者按：寄生一本于桑，抽其精英，性专祛风逐湿，通调血脉，为补肾补血要剂。缘肾主骨，其华在发，苦入肾，肾得补则筋骨有力。精血同源，血得补则发受其灌荫而不枯脱落矣。）猪肝：甘、苦，温。入肝经。功能补肝，养血，明目。

39. 艾叶坤草蛋

原料：艾叶10克、坤草15克、桑树根15克、杉树根10克、苎麻根10克、土鸡蛋6个。

制作：将上药洗净切碎，和蛋一起同置瓦罐内，加水适量煮熟，去渣。

用法：两日1剂。每日分3次服，吃蛋用汤送下。

功效：调经活血，治月经不调崩漏。

方解：艾叶：苦、辛，温。入脾、肝、肾经。功能理气血，逐寒湿，温经止血安胎。治月经不调，崩漏。坤草（益母草）：辛、苦，凉。功能活血，祛瘀，调经，消水。治月经不调，胎漏，崩中漏下。桑树根：甘，寒。活血通络，利湿。治惊痫，筋骨痛，高血压。杉树根：辛，温。活血祛瘀。治淋病，关节炎，跌打损伤。苎麻根：甘，寒。入足厥阴经血分。功能清热，止血，解毒，散瘀。鸡蛋：甘，平。滋阴润燥，养血安胎。

禁忌：阴虚血少血热者忌服。

40. 尿珠子粥

原料：尿珠子150克。

制作：将尿珠子用清水淘2遍，置瓦罐内加水适量煮成稠粥，入少许食盐。

用法：日1剂。早、中、晚分服。

功效：健脾，补肺，清热。治产后颜面上雀斑。

方解：尿珠子（薏苡仁）：甘、淡，凉。入脾、肺、肾经。功能健脾，补肺，清热利湿。编者按：妇人产后雀斑，乃气虚精亏，肺主皮毛，肾为髓海，面部之疾，治肺论。"薏苡仁阳明药也，能健脾，益胃，虚则补其母。"薏苡仁粥补土胜水除湿，与生化汤有异曲同工之妙。

禁忌：脾弱便难者慎服。

41. 穿山甲冲甜酒

原料：穿山甲 5 克、甜酒适量。

制作：将炮制好的穿山甲研末和甜酒，冲入开水中搅均匀。

用法：日 1 剂，顿服。

功效：通经下乳。治产妇乳汁不下。

方解：穿山甲：咸，凉。入肝、胃经。通经下乳。《本草纲目》："盖此物能窜经络达于病所故也。谚曰：穿山甲，王不留行，妇人食了乳长流，亦言其迅速也。"甜酒：甘、辛，温。入心、肝、肺，胃经。通血脉，行药势。

禁忌：气血不足者慎服。

42. 艾叶、米饭花煮鸡蛋

原料：艾叶 50 克、米饭花 30 克、土鸡蛋 3 个。

制作：将艾叶和米饭花洗净，同鸡蛋共置瓦罐内加水适量煮熟。

用法：每日 1 剂。只吃鸡蛋，分 3 次吃，早、中、晚各吃 1 个，连服 7 天。

功效：温经益气，养血安胎。治妊娠胎动不安。

方解：艾叶：苦、辛，温。入脾、肝、肾经。功能理气血，逐寒湿，温经，止血，安胎，利阴气，生肌肉，使人有子。治月经不调崩漏，带下，胎动不安。米饭花（饱饭花）：酸、甘。能强筋益气，消肿。治筋骨酸软，四肢无力。鸡蛋：甘，平。功能滋阴润燥。

禁忌：阴虚血热之孕妇慎用。

43. 韭菜子核桃煮鸡汤

原料：韭菜子（又名韭子）10 克、核桃仁 10 克、杨尔红子 20 克、鸡肉 200 克。

制作：将韭菜子洗净，用消毒纱布包好；核桃仁、杨尔红子洗净，鸡肉洗净切丁，同入瓦罐加水适量煮熟。去药渣。

用法：日 1 剂。分 2 次服，吃鸡肉、枸杞子，用汤送服。

功效：补精，固精，添髓。治阳痿。

方解：韭子：辛、咸，温。入足厥阴经。补肝肾，暖腰膝，壮阳固精。治阳痿梦遗。核桃仁（胡桃仁）：甘，温。入肾、肺经。功能补肾固精，温肺定喘。杨尔红子（枸杞子）：甘，平。入肝、肾经。滋肾，补肝。治遗精，腰膝酸软。鸡肉：甘，温。入脾、胃经。补精，添髓。

禁忌：阴虚火旺，脾虚有湿者忌用。

44. 双耳粥

原料：猫耳朵 10 克、白木耳 10 克、糯米 100 克、蜂蜜 30 克。

制作：将猫耳朵、白木耳洗净，同糯米一起置瓦罐内，加水适量煮成稠粥，再加入蜂蜜煮片刻和匀。

服法：每日 1 剂。早、晚、饭前半小时温服。

功效：滋补养颜，祛斑。主治雀斑。

方解：猫耳朵（黑木耳）：甘，平。入胃、大肠经。凉血止血。孟诜："利五脏，宣肠胃气排毒气。"白木耳：甘、淡，平。功能滋阴，润肺，养胃，生津。蜂蜜：甘，平。入肺、脾、大肠经。能补中，润燥，止痛，解毒。《药品化义》："蜂蜜采百花之精，味甘主补，滋养五脏，体滑主利，润泽三焦。"糯米：甘，温。入脾、胃、肺经。补中益气。

禁忌：大便不实者忌服。

45. 韭菜子煮鸡蛋

原料：鸡蛋 2 个、韭菜子 20 粒。

制作：取傍晚鸡生的蛋置瓦罐内，加水适量煮至半熟时，取出蛋来用筷子在蛋上捅一小洞，每个塞入韭菜子 10 粒，继续煮熟透。

用法：吃蛋和韭菜子，日 1 剂。早晚各吃 1 个，10 天为一疗程。如未愈再服一至二个疗程。

功效：壮阳固精。治阳痿，遗精，尿频，妇女白带。

方解：韭菜子（又名韭子）：辛、咸，温。入足厥阴经。功能补肝肾，强腰膝，壮阳固精。治阳痿梦遗，小便频数，带下，淋浊。《本草纲目》："韭乃肝之菜，肾主闭藏，肝主疏泄。……能入厥阴，补下焦肝及命门之不足，命门者藏精之府，故同治云"。鸡蛋：甘，平。能滋阴润燥，养血安胎。《本草便读》："鸡子内黄外白，入心肺，宁神定魄。"

禁忌：阴虚火旺者忌服。

第四节　儿科药膳（37 个）

1. 食积方（二则）

方一：楠木树皮（即香樟树）干品研极细末，每次 3 克，鲜猪肝 50 克。

制作及用法：把猪肝切成小薄片，置炭火上烤熟，涂少许酱油或盐水，再将楠木树皮粉末均匀撒于烤熟的猪肝上，方可食用。

上述为 1 次服用量，每天 1 次，可连服 3～5 天。

主治：儿童厌食，夜盲症及疳积等症。

方二：鲜猪肝 50 克、鸽子屎 3 克。

制作及用法：取新鲜鸽子屎，去除杂质后烘干研极细末，将猪肝切成小块，置炭火上烤熟，涂上盐水或酱油，把鸽子屎粉末均匀撒于猪肝上即食。

上方为 1 次至 2 次服用量，每天 1 ~ 2 次，可连续服 3 ~ 5 天。

主治：小儿厌食疳积，食滞纳差等症。

2. 鸭胆止咳饮

原料：沙参 10 克、麦冬 10 克、鸭胆 1 个、冰糖适量。

制作：将沙参、麦冬洗净，加适量水置入砂罐内煮出药味，用纱布过滤去渣，再将鸭胆剖开倒出胆汁加入药液中煮 2 分钟即可。

用法：每天 1 剂，分 2 次，用冰糖冲服。

功效：养阴清肺，化痰益气。

主治：肺燥干咳，虚痨咳嗽，小儿百日咳。

方解：沙参：味甘、微苦，性微寒。归肺、胃经。养阴清肺，养胃生津。麦冬：味甘、微苦，性微寒。归心、肺、胃经。有清肺化痰，止咳，定喘之功效。冰糖：味甘，性平。归脾经。润肺，生津。

3. 梨子川贝饮

原料：鲜梨子 1 个、麻黄 1 克、川贝 3 克。

制作：将梨子洗净去粗皮和核心，将川贝研末和麻黄共放梨子内，用碗盛好，置锅内隔水蒸熟，去麻黄。

用法：日 1 剂，分 2 次服。

功效：润燥止嗽。治百日咳。

方解：梨子：甘、微酸，凉。入肺、胃经。功能生津，润燥，清热，化痰。治热病津伤烦渴，消渴，热咳，痰热惊狂。麻黄：辛、苦，温。入肺、膀胱经。功能发汗，平喘，利水。治骨节疼痛，咳嗽气喘。有通九窍，调血脉，御山岚瘴气的功用。川贝（川贝母）：苦、甘，凉。入肺经。功能润肺散结，止嗽化痰。治虚劳咳嗽，吐痰咯血，心胸郁结，肺痈，肺痿。

禁忌：脾胃虚寒，及有湿痰者不宜。

4. 银柴胡苦瓜蒌黄豆粥

原料：银柴胡 20 克、苦瓜蒌 50 克、金刚刺 20 克、黄豆 250 克。

制作：将以上原料洗净加水适量煮成粥。

用法：日 1 剂。分 3 次服（小儿酌量）。

功效：清虚热生津液。治初期糖尿病，小儿疳积，骨蒸痨热。

方解：银柴胡：甘、微寒。入肝、胃经。退虚热，清疳热。治小儿疳热赢瘦。《本经逢原》："银柴胡，其性味与石斛不甚相远，不独清热，兼能凉血。"苦瓜蒌（天花粉）：甘、苦、酸，凉。入肺、胃经。生津，止渴，降火润燥。金刚刺（金刚藤）：苦、辛，平。活血，解毒，镇惊，熄风。抗癌。黄大豆：甘，平。

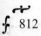

入脾、大肠经。健脾宽中，润燥消水，治疳积泻痢，疮疡肿毒。

5. 谷精草煮鸡蛋

原料：谷精草 10 克、鸡蛋壳（孵化后）5 克、糯稻根 5 克、鸡蛋 1 个。

制作：将谷精草、糯稻根、鸡蛋壳洗净，与鸡蛋一起放入锅内煮熟。

用法：每日 1 剂，吃蛋，用药汤送服，食用时可加少许冰糖，连服 3 ~ 5 天。

功效：疏散风热，清肝明目，止虚汗，退虚热。

主治：小儿疳积，目赤肿痛，目生翳障。

方解：谷精草：味辛、甘，性平。疏风散热，清肝明目和胃健脾。糯稻根：味甘，性平。止虚汗，退虚热。鸡蛋壳（孵化后的蛋壳）：味甘、性平。有健脾化积，消滞之功效。

6. 飞飞菜烤鸡肝

原料：飞飞菜 15 克、鸡肝 1 具。

制作：将飞飞菜研末，鸡肝洗净切成片，置屋瓦上烤，将药末撒其上不断翻滚，直至烤熟。

用法：每日 1 剂，顿服。

功效：健脾消食。治小儿疳积。

方解：飞飞菜（乙廉）：苦、平。能祛风，清热，利湿，凉血散瘀。鸡肝：甘，微温，入足厥阴经。功能补肝肾，治肝虚目暗，小儿疳积，妇人胎漏。

禁忌：飞廉恶麻黄。

7. 散血丹蒸猪肝

原料：散血丹洗净切碎，猪肝洗净切片，同放碗内，加少许水，置锅内隔水蒸熟，去渣。

用法：每日 1 剂，分 2 次服。

功效：清热利尿，消食导滞。治小儿疳积。

方解：散血丹（金钱草）：苦、辛，凉。功能清热利尿，消肿解毒。治膀胱结石，小儿疳积。猪肝：甘、苦，温。入肝经。功能补肝养血，明目。

8. 蛇倒刺冰糖饮

原料：蛇倒刺 10 克（鲜品用 20 克）、冰糖 5 克。

制作：将蛇倒刺洗净，切碎放小碗内，纳冰糖，置饭上蒸熟去渣。

用法：1 ~ 2 岁内小孩，1 剂分 2 天，6 ~ 8 次服用；2 ~ 5 岁小孩，1 剂 1 天，分 3 ~ 4 次服用，温服。

功效：清热，补肺平喘。治小儿百日咳。

方解：蛇倒刺（杠板归）：酸、苦，平。功能消肿，利水，清热活血，解毒。治水肿，黄疸，泄泻，百日咳，淋浊，丹毒瘰疬。冰糖：甘、平，入脾、肺经。补中益气，和胃润肺，止咳嗽，化痰涎。

禁忌：体虚者慎用。

9. 鸡矢藤乌龙汤

原料：鸡矢藤 15 克、乌龙根 30 克、山楂 10 克、猪瘦肉 100 克。

制作：将鸡矢藤、乌龙根、山楂洗净切碎，用消毒纱布包好，猪肉清洗切片，同置瓦罐内加水适量，煮熟，去渣。

用法：每日 1 剂，分 3 次服（小儿酌减量服），食肉喝汤。

功效：消食开胃，导滞。治小儿厌食。

方解：鸡矢藤（臭藤）：甘、酸，平，健脾除湿，益气补虚。常用于小儿瘦弱，脾弱气虚，食积疳积等。乌龙根（铁仓金）：苦、平。治小儿胃纳呆滞；山楂：酸甘，微温。入脾、胃、肝经。消食化积，活血散瘀。治内积，癥瘕，小儿乳食停滞。猪肉：甘、咸，平。入脾，胃，肾经。滋服，润燥。《本经逢原》："精者补肝益血。"

禁忌：脾胃虚弱，湿热痰者慎用。

10. 冬苋菜包鸡蛋

原料：冬苋菜叶 3 张、土鸡蛋 1 个。

制作：用冬苋菜叶将鸡蛋包好，外面糊一层黄泥，置火中煨熟。

用法：去黄泥、菜叶、蛋壳食用。每日 1 剂，连服数日。

功效：滋阴敛汗。治小儿盗汗。

方解：冬苋菜叶：甘、寒。功能清热行水，滑肠。鸡蛋：甘、平，滋阴润燥，养血。治热病烦闷。

禁忌：脾虚者慎用。

11. 三月苞刺梛炖洋鸭

原料：三月苞 12 克、刺梛子 12 克、洋鸭肉 200 克。

制作：将三月苞梛子清洗干净，用消毒纱布包好，再将洋鸭肉洗净切小块，入锅内用食油爆炒后加入适量水，将纱布药包放入锅内炖至洋鸭肉熟透，停火去药渣，入少许食盐。

用法：每日 1 剂，早晚分吃，用药汤送下。

功效：补肝肾，固精缩尿。治小儿遗尿。

方解：刺梛子（金樱子）：酸、涩，平。入肾、膀胱、大肠经。能固精涩肠，缩尿止泻，治滑精，遗尿。《本草经疏》："《十剂》方，涩可去脱，脾虚滑泄不禁，非涩剂无以固之。"三月苞（覆盆子）：甘、酸，平。入肝、肾经。功能补肝肾，缩小便，助阳，固精，明目。《本草经疏》："覆盆子，其主益气者，言益精气也……《大明》主安五脏，益颜色，养精气，长发，强志。皆取其益肾添精。甘酸收敛之义耳。"洋鸭肉：助阳道，健腰膝，补命门，暖水脏。

禁忌：肾虚有火，邪热都忌服。

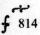

12. 山楂白糖饮

原料：山楂 10 克、白糖适量。

制作：将山楂炒炭存性研末，装瓶密封待用。

用法：两岁以内小孩，每次 0.3 克；2～5 岁，每次 0.6 克。加入适量白糖，用温开水冲服，每日 3 次。

功效：清积，助脾气。治小儿泄泻。

方解：山楂：酸、甘，微温，入脾、胃、肝经。功能消食积散瘀血，驱涤虫。治肉积，癥瘕，痰饮，痞满，吞酸，肠风，泻痢。白糖（白砂糖）：甘，平，入脾经。功能润肺，生津。治中虚脘痛，肺燥咳嗽。

禁忌：脾胃虚弱者慎用。

13. 吴萸白糖饮

原料：吴茱萸 20 克、白砂糖适量。

制作：将吴茱萸焙干，研成细末，瓶装备用。

用法：3～6 岁以内小儿，每次 0.5～1 克，加入适量白糖用温开水冲服，1 日 3 次（婴儿不宜服用）。

功效：散寒止痛，降逆止呕，助阳止泻。

主治：小儿腹泻，妇人行经腹痛，脘腹胀痛，五更泄泻。

方解：吴萸（吴茱萸）：味辛、苦，性热，有小毒。归肝、脾、胃、肾经。有散寒止痛，降逆止呕。助阳止泻之功。白糖：味甘，性平。归脾、肝经。润肺，生津，调和肝气。

14. 金樱子煮猪尿泡

原料：金樱子 50 克、猪尿泡 1 个。

制作：将金樱子刮去外刺，切开挖出内子及纤毛。一同猪尿泡（猪膀胱）置入罐内煮烂即成。

用法：每天 1 剂，早晚各 1 次，食用时取出药渣，吃猪尿泡，药汤送服。

功效：固精缩尿，涩肠止泻。

主治：小儿夜尿，遗精滑精，久泻久痢。

方解：金樱子：味酸，甘，涩，性平。归肾、膀胱、大肠经。有固精缩尿，涩肠止泻之功效；猪膀胱：味甘，咸，性平。入脾、胃、肺经。有补气固精的功效。

15. 双黄甜酒汤

原料：黄姜 10 克、田基黄 10 克、甜酒 50 克。

制作：将黄姜、田基黄洗净切碎，置入砂罐内煮 15 分钟，取出药渣，加甜酒同煮开。

用法：每日 1 剂，顿服，连服 3～5 天。

功效：健胃补脾，破血行气。

主治：小儿疳积，黄疸。

方解：黄姜：味辛、微苦，性温，入肝、脾经。破血行气，通经止痛。田基黄：味甘、苦，性凉。入肝、胃、脾经。利湿退黄，清热解毒，健胃补脾。甜酒：味甘、性温。有活血，养阴，生津的功效。

禁忌：三岁以下儿童不宜服用。

16. 一枝香煮鸡肝

原料：一枝香9克、猪肝150克。

制作：将一枝香洗净。切碎，猪肝洗净切片，先将一枝香入瓦罐内加水适量，煎出药性，去渣，再将猪肝放入药汤内煮熟。

用法：日1剂，分2次服。早晚温服。

功效：凉血，活血。治小儿疳积（中病即止）。

方解：一枝香（毛大丁草）：苦、辛，平。入肝、肺经。功能宜肺，止咳，发汗利水，行气活血。治小儿食积，跌打损伤。猪肝：甘、苦，温。入肝经。能补肝，养血，明目。治血虚萎黄，肝风。

17. 黑豆猪尿泡

原料：黑豆50克、糯米50克、猪尿泡1个。

制作：将黑豆和糯米清洗后，加水适量浸泡一夜，再将猪尿泡洗净纳入黑豆和糯米，置锅内隔水蒸熟。

用法：日1剂，顿服。连服数剂。

功效：益肾缩尿。治小孩遗尿。

方解：黑豆（黑大豆）：甘，平。入脾、肾经。功能活血利水，祛风，解毒。治风毒脚气，风痹筋挛，解药毒。《本草纲目》："黑豆入肾功多。故能治水，消胀，下气，制风热而活血解毒，所谓同气相求也。"糯米：甘，温。入脾、胃、肺经。功能补中益气。猪尿泡（猪脬）：甘、咸，平。功能治遗尿。

禁忌：素有痰热风病及脾病不能转输者不宜食。

18. 狗肉煮鸡蛋

原料：黄狗肉500克、土鸡蛋5个。

制作：先将鸡蛋煮熟备用，再将狗肉洗净切片入砂锅内用茶油爆炒，待炒出香味后加水适量，并将鸡蛋打损纳入其中，同炖至狗肉烂熟，取出鸡蛋。狗肉另加调料吃。

用法：每天早晨空腹吃，每次1个蛋，连吃5天。

功效：温肾助阳。治小儿遗尿。

方解：狗肉：咸，温。入脾、胃、肾经。功能补中益气，温肾助阳。治脾肾气虚，浮肿，壮阳，补虚劳，益气力。鸡蛋：甘，平。能滋阴，养血。

禁忌：热病后忌用。

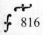

病案举例：杨某某，女，3岁，芷江镇人。晚上遗尿半月余，经中药治疗效不显，求治笔者，按上方服5天而愈。

19. 刺榔子根煮鸡蛋

原料：刺榔子根 20 克、鸡蛋 2 个。

制作：将刺榔子根洗净切碎，和鸡蛋置瓦罐内加水适量煮熟后，将鸡蛋打损再煮5分钟。去渣。

用法：日1剂。分早、晚服，吃蛋用汤送服。

功效：固精涩肠。治小儿遗尿。

方解：刺榔子根（金樱根）：酸、涩、平。功能固精涩肠。治滑精，遗尿，痢疾泄泻，崩漏带下，子宫脱垂。鸡蛋：甘，平。能滋阴润燥，养血安胎。

20. 一枝黄花蒸冰糖

原料：一枝黄花 5 克、冰糖适量。

制作：将一枝黄花洗净，和冰糖置碗内，加适量水，放饭上蒸，饭熟后拿出过滤去渣。

用法：日1剂，分多次服。

功效：疏风清热，祛痰止咳。治小儿百日咳。

方解：一枝黄花（山马兰，黄花草）：性平，味苦、辛、微甘，无毒。入肝、胆经。功能疏风清热，解毒排脓，消肿止痛，祛痰行血。治百日咳，小儿惊风。冰糖：甘，平。入脾、肺经。补中益气，和胃润肺，止咳嗽，化痰症。

21. 雪梨蒸野生尖贝

原料：尖贝 5 克、雪梨 1 个。

制作：将梨削皮切成片，放入碗内，并将尖贝研末撒于上面，置锅内隔水蒸熟，出锅后再加少许蜂蜜。

用法：日1剂，多餐饮服。

功效：润肺止咳。治小儿久咳不愈。

方解：野生尖贝（川贝母）：苦、甘，凉。入肺经。功能润肺散结，止咳化痰。《本草经疏》："贝母，肺有热，因而生痰，或为热邪所干，喘嗽烦闷，必此主之。"《长沙药解》："贝母苦寒之性，泄热凉金，降浊消痰，其力非小，然清金而不败胃气，甚可嘉焉。"梨：甘、微酸。入肺、胃经。生津润燥，清热，化痰。《本草衍义》："梨，多食则动脾，少则不及病，用梨之意，须当斟酌。"

禁忌：脾胃虚寒，湿痰，寒嗽忌服。

22. 鸡杏子皮炒猪肝

原料：鸡杏子皮 5 克、猪肝 100 克。

制作：将鸡杏子皮焙燥、研末，猪肝切片放锅内炒，加少许茶油，待猪肝快熟时加入鸡内金炒匀。

用法：日1剂，分2次服，连服5剂。

功效：健脾消积。治小儿疳积。

方解：鸡杏子皮（鸡内金）：甘，平。入脾、胃经。能消积滞，健脾胃。《本草经疏》："肫是鸡之脾，乃清化水谷之所，其气通达大肠、膀胱二经。烦因热而生，热去故烦自止也，今世又以之治诸疳疮多效。"猪肝：甘，苦，温。入肝经。补肝，养血，明目。

病案举例：杨某某，男，5岁，芷江镇十万坪村人。因不思饮食，面黄肌瘦三个月。该患儿母亲求治于我，嘱其用上方服5剂而愈。

23. 瘪桃干蒸冰糖

原料：瘪桃干（碧桃干）10个、冰糖适量。

制作：将碧桃干洗净和冰糖放碗内，加少许水，置锅内隔水蒸熟。

用法：1日1剂。吃冰糖水，顿服。

功效：活血滋阴敛汗。治小儿盗汗。

方解：碧桃干：酸、苦，平。入手足厥阴经。治盗汗，遗精，吐血等。冰糖：甘，平。入脾、肺经。补中益气。

病案举例：蒋某某，女，7岁，芷江县竹坪铺村人。熟睡后，胸背部大汗，两个月后其母带患儿求治于我，服上方10剂而愈。

24. 斑鸠窝煮鸡蛋

原料：斑鸠窝（又名海金沙草）全草、鲜品50克、鸡蛋1个。

制作：将斑鸠窝全草洗净，切碎和鸡蛋置瓦罐内煮熟后，将鸡蛋剥壳再煮5分钟。

用法：吃蛋用药汤送服，日1剂，连服2~3天。

功效：利水消积。治小儿疳积。

方解：斑鸠窝（海金沙藤）：甘，寒。清热解毒，利水通淋。《天宝本草》："平肝济火，治小儿蟥疳。"鸡蛋：甘，平。能滋阴润燥。疳积属脾胃虚弱。

25. 油桐根炖瘦猪肉

原料：油桐根15克、瘦猪肉250克。

制作：将油桐根洗净切碎，用清洁纱布包好，再将瘦猪肉洗净切片，同置砂锅内加水适量，用武火煮开后再用文火慢慢炖熟。

用法：去药渣，日1剂。（或两日1剂），分2次服。间隔两天再服，以此类推，以愈为度。

功效：滋阴散结杀虫。治儿童肺结核病（童子痨）。

方解：油桐根：辛，寒。有毒。能消食，利水，化痰，杀虫。猪肉：甘，平。滋阴补血，补虚。

禁忌：中病即止，不宜多服。

26. 地锦草炒猪肝

原料：地锦草（粉末）5 克、猪肝 100 克。

制作：将地锦草洗净，晒干或烘干，研末待用。将猪肝切片，入锅内炒，加少许茶油，再加入地锦草末，炒均匀。

用法：日 1 剂，分 2 次服，连服一周。

功效：健脾消积，滋阴清热。治小儿疳积。

方解：地锦草：辛，平。止血，利尿，健脾解毒。猪肝：甘、苦，温，入肝经。补肝，养血，明目。

病案举例：邓某某，女，4 岁，芷江县麻缨塘乡人。消瘦纳差三月，经乡卫生院医生诊断为疳积，服用健胃消食片及山楂冲剂后效不显，后求治于笔者，按上方服 10 剂而愈。

27. 泥鳅汤

原料：泥鳅 150 克。

制作：用温开水洗去泥鳅表面的黏液，去头尾，剖腹去内脏，置锅内加入适量茶油煎至黄焦色，再加水适量煮汤，入少许食盐。

用法：日 1 剂（小孩酌减）。

功效：滋阴敛汗。治盗汗。

方解：泥鳅：甘，平。入手太阴经。能补中气祛温邪。治消渴，阳痿。《滇南本草》："……通血脉而大补阴。"

28. 益智仁炖猪尿泡

原料：猪尿泡（猪膀胱）1 个、益智仁 5 克、三月苞子 10 克。

制作：将猪尿泡洗净，再将益智仁、三月苞子放入脬内，置锅内加水适量炖汤。

用法：2 日 1 剂。吃猪脬和汤，分 2 次服。

功效：缩尿止遗。治小儿遗尿。

方解：益智仁：辛，温。入脾、肾经。能温脾，暖肾，固气，涩精。治遗精，小便余沥，夜多小便。《本草纲目》："益智，行阳退阴之药也，三焦命门气弱者宜之，心者脾之母，进食，不止于和脾，火能生土，当使心药入脾胃药中，庶几相得，故古人进食药中，多用益智，土中益火也。"三月苞子（覆盆子）：甘、酸，平。入肝、肾二经。功能补肝肾，缩小便，助阳，固精。治遗精，溲数，遗溺。猪尿泡（猪脬）：甘、咸，平。治遗尿。

禁忌：肾虚有火，血燥有火，不可误用。

病案举例：李某某，男，5 岁，芷江镇小溪村人。晚间遗尿 6 月余，其母求治于笔者，服上方 5 剂而愈。

29. 刺榔子大米饭

原料：刺榔子（金樱子）5 克、醋少许。

制作：将刺梨子洗净入碗内，置饭上蒸熟，熟后加入少许醋和匀。

用法：日1剂。分3次服。

功效：固精涩肠。治小儿腹泻。

方解：刺梨子（金樱子）：酸、涩，平。入肾、膀胱、大肠经。能固精涩肠，缩尿止泻。《本草经疏》："《十剂》云，涩可去脱，脾虚滑不禁，非涩剂无以固之。"醋：酸、苦，温。入肝、胃经。散瘀，止血。《会约医镜》："治肠滑泻痢。"刺梨子放饭上蒸，得米饭甘、平之性味，能补中益气，健脾和胃，故能除烦而止泻。

30. 陈年酸菜水饮

原料：陈年泡酸菜之水500毫升。

制作：用家庭常用坛类器皿泡制酸萝卜酸菜等，泡熟后，去原物所剩之水，长年保存，陈久则佳。

用法：将酸菜水烧开，待温服下，日1剂，分3次服。小孩酌情减量。

功效：收敛止泄。治小儿慢性腹泻。

方解：酸菜水：酸、咸。入肝、肾经。其酸与醋同功，有解毒，杀虫散瘀之力，酸则收敛故可止泄。

禁忌：脾胃弱者慎服，有肝病者忌服。

31. 豆蔻山楂粥

原料：肉豆蔻8克、山楂25克、麦芽15克、粳米80克、冰糖30克。

制作：将豆蔻、山楂、麦芽置瓦罐内，加水适量煎汁2次，去渣取汁入粳米熬成粥后，入冰糖煮片刻搅匀。

用法：日1剂，早晚饭前温服。

功效：健胃化积，消食导滞，镇痛祛风。治小儿偏食肉类引起腹胀、腹痛、消化不良。

方解：肉豆蔻：辛，温。入脾、大肠经。功能温中行气，涩肠止泻。《本草衍义》："肉豆蔻，善下气，多服则泄气。得中则和平其气。"山楂：酸、甘，微温。入脾、胃、肝经。能消食积，散瘀血，驱绦虫，治肉积，癥瘕，小儿乳食停滞。朱震亨："山楂大能克化饮食。若胃中无食积，脾虚不能运化，不思食者多服之，反克伐脾胃生发之气也。"麦芽：甘，微温。入脾、胃经。消食和中，治食积不消。冰糖：甘，平。入脾、肺经。补中益气，和胃润肺。

禁忌：脾胃虚弱者慎服，胃火齿痛者不宜。

32. 鹅不食地锦草炒饭

原料：水皂角25克、五雷消（地耳草）15克、地锦草10克、鹅不食草10克。

制作：将上药洗净，晒干燥研末装瓶密封，用时根据小儿的饭量，取适量米饭炒熟，加入上药末6克炒匀。

用法：每日 2 餐，早晚各炒 1 次服，连服 10 天。

功效：健脾生津，消食除疳。治小儿疳积。

方解：水皂角：甘、苦，平。能清肝明目，和脾利水。五雷消（地耳草）：苦、甘，凉。功能清热利湿，消肿解毒。治传染性肝炎、疳积，小儿惊风等。地锦草：辛，平。能清热解毒，活血，止血，湿热黄疸。鹅不食草：辛，温。入手太阴经气分。功能祛风，散寒，胜湿。《湖南药物志》："治疳积腹泻。"

病案举例：芷江镇下菜园村，小儿黄某，患水疳积面黄肌瘦，吃饭时常大量喝水，服上方 10 天后痊愈。

33. 瓜子金猪肝汤

原料：瓜子金 15 克、猪肝 100 克。

制作：将瓜子金（干品）15 克，或鲜品 30 克洗净切碎，置砂锅内加水适量，煎成汤剂后去渣，再将猪肝切片入内煮熟。

服法：吃猪肝和汤，日 1 剂，分 2 次服，连服 7 天。

方解：瓜子金：辛、苦，平。《江西草药》："性寒，味苦。"猪肝：甘、苦，温。入肝经。功能补肝，养血，明目。治血虚萎黄等。小儿疳积为热病，瓜子金苦寒能泄火。猪肝甘温能补。

34. 红枣藏鸡杏皮

原料：红枣 20 个、鸡杏皮 20 克、白糖少许。

制作：将红枣去核，鸡内金炒黄研末，分别放入红枣内，加点白糖置锅内，隔水蒸熟。

用法：1 日 2 次。每次 10 个，连服 10 天。

功效：健脾胃，消积滞。治胃虚纳少，食积胀满。

方解：红枣（又名大枣）：甘，温。入脾、胃经。能补脾和胃，益气生津。《长沙药解》："大枣，补太阴之精，化阳明之气，生津润肺而除燥，养血滋肝而熄风。疗脾胃衰损，调经脉虚芤。"鸡杏皮（鸡内金）：甘，平。入脾、胃经。消积滞，健脾胃。治食积胀满。《医学衷中参西录》："鸡内金鸡之脾胃也，中有瓷、石、铜、铁皆能消化，其善化瘀积可知……"白糖：甘，平。润肺，生津。

35. 矮地茶煮鸡蛋

原料：矮地茶 200 克（鲜品）、鸡蛋 8 个。

制作：将矮地茶洗净切碎，和鸡蛋同置瓦罐内，加水适量煮熟后，打损鸡蛋再煮 30 分钟，去渣。

用法：2 日 1 剂。分数次吃完，吃蛋用汤送服。

功效：升阳举陷。治小儿脱肛。

方解：矮地茶（紫金牛）：苦，平。能镇咳，祛痰，活血，利尿，解毒。治疝气，肿毒。鸡蛋：甘，平。功能滋阴润燥，养血，安胎。解毒熄风，润下止逆。

禁忌：鸡蛋动风，不可多食。

36. 藕炖排骨汤

原料：壮老藕 500 克、猪排骨 500 克。

制作：将藕洗净，用竹刀切成小段，和排骨置于砂锅内，加水 1000 毫升，入少许食盐炖熟。

用法：食藕、肉、汤。可常食。

方解：藕：甘，寒（熟者甘，温）。入心、脾、胃经。生用清热，凉血，散瘀。熟用健脾，开胃，益血。《本草汇言》："藕，凉血散血，清热解暑之药也，其所主，皆心脾血分之疾。"大便秘结为下焦有热，藕清芳寒洁，入胃经，以甘淡之味凉解胃之炽火，炽火去，其伏火自退，血热血滞之病，悉潜消而默化矣。猪肉：甘、咸，平。入脾、胃、肾经。能滋阴润燥，治热病伤津，便秘。精者补肝益血。《本草备要》："猪肉，其味隽永，食之润肠胃，生精液。"

禁忌：有湿痰、寒痰者慎服。

37. 大蒜炖牛肉

原料：大蒜 100 克、牛肉 500 克、生姜 3 ~ 5 片。

制作：将牛肉洗净切片炒干水后加食油略炒，再置于砂锅内加水炖熟，然后加入大蒜和生姜再炖 15 ~ 20 分钟，入少许食盐。

用法：食牛肉、大蒜及汤。2 日 1 剂，中病即止。

功效：行滞气，暖脾胃，消疳积，解毒，杀虫。

方解：大蒜：辛，温。入脾、胃、肺经。治饮食积滞，脾腹冷痛等。《本草纲目》："能通五脏，达诸窍，去寒湿，辟邪恶，消痈肿，化癥积肉食。"生姜：辛，温。入肺、胃、脾经。能发表，散寒，开痰。牛肉：甘，平。入脾、胃经。补脾胃，益气血，强筋骨。《本草纲目》："牛肉补气，与黄芪同功。"

禁忌：阴虚火旺者，时行疾后者，有眼疾者忌服。

第五节　五官科药膳（19 个）

1. 防风煮鸡蛋

原料：防风 15 克、苍耳子 10 克、土鸡蛋 1 个。

制作：将防风、苍耳子用清水冲洗去石砂，同鸡蛋一起置入砂罐内，加水适量，煮熟后，将蛋打损放回罐内再煮 5 分钟。

用法：每日 2 剂，早晚各 1 次，吃蛋用药汤送服。

功效：祛风，燥湿，通窍。

主治：慢性鼻炎，过敏性鼻炎，头痛鼻塞。

方解：防风：味辛，性微温。入肺、肝经。解表，祛风，燥湿。苍耳子：味甘、苦，性温。入肺经。发汗，通窍，祛风湿。鸡蛋；味甘、咸，性平。入脾、胃经。补血，滋阴润燥。

2. 茅根煮黄鳝

原料：茅根 10 克、鸡冠花 10 克、黄鳝 200 克。

制作：将茅根、鸡冠花洗净切碎，用纱布包好，黄鳝剖开取其内脏，同上药置入砂锅，加适量水煮熟。

用法：每日 2 剂，早晚各 1 次，取出药纱布药包，吃鳝肉，用药汤送服。

功效：凉血止血，清热利尿。

主治：小儿鼻出血，血热吐血，血尿。

方解：茅根：味甘，性寒。入肾经。凉血止血、清热利尿。鸡冠花：味甘、涩，性凉。入脾、肾经。有收敛止血、止带、止痢之功。鳝鱼：味甘，性平。有补气血，健脾之功效。

3. 千里猪肝汤

原料：千里光 10 克、杨尔红子 15 克、猪肝 100 克。

制作：将千里光、杨尔红子洗净置瓦罐内，加水适量煎30分钟，用消毒纱布过滤去渣，再将猪肝加入药液内煮熟，入少许食盐。

用法：每日 1 剂，分 2 次服。

功效：千里光（草决明）：苦、甘，凉。入肝、大肠经。清肝明目，利水，通便。治风热赤眼，青盲、雀盲。《本草正义》："千里光（决明子）明目，乃滋益肝肾，以镇潜补阴为义，是培本之正治……最为有利无弊。"杨尔红子（枸杞子）：甘，平。入肝、肾经。补肝，明目。猪肝：甘、苦，温。入肝、肾经。补肝，养血明目。

禁忌：恶大麻子。

4. 藕节枇杷叶炖肉

原料：藕节 20 克、鲜枇杷叶 60 克、猪瘦肉 100 克。

制作：将枇杷叶去毛和藕节洗净，猪肉洗净切片，共置瓦罐内加水适量，煮熟去渣。

用法：每日 1 剂，分 3 次冷服。

功效：凉血、止血。治鼻衄。

方解：藕节：甘、涩，平。入手少阴、厥阴经。能止血、散瘀。《本草汇言》："藕节，消瘀血，止血妄行之药也。"枇杷叶：苦、凉。入肺、胃经。清肺和血。治咳。《本草经疏》："《经》曰：诸逆冲上，皆属于火……枇杷叶性凉，善下气。气下则火不上升。"猪肉：甘、咸，平。入胃、脾、肾经。滋阴润燥。治热病伤津。

禁忌：胃寒及肺感风寒者忌服。

5. 半春子根煮鸡蛋

原料：半春子根（鲜品）50克、土鸡蛋7个。

制作：将半春子根洗净切片，同鸡蛋一起置瓦罐内加水适量煮熟，去渣。

用法：每日吃2~4个鸡蛋，用汤送服。

功效：清热，消肿。治风火牙痛。

方解：半春子根（蔓胡颓子根）：酸、微涩、凉。功能清热，利湿，消肿止血。治风湿痹，肝炎，吐血，跌打损伤。鸡蛋：甘，平。能滋阴润燥，养血，解毒熄风。

6. 绿豆汤煮鸡蛋

原料：绿豆100克、鸡蛋2个。

制作：将绿豆置入瓦罐内，加冷水适量浸泡30分钟，煮沸15分钟，捞出绿豆，加入鸡蛋煮熟。

用法：每日1剂，只吃鸡蛋，早晚各吃1个，连服3~5天。

功效：清热解毒，滋阴熄风。治复发性口腔溃疡。

方解：绿豆：甘，凉。入心、胃经。能清热解毒，消暑，利水。治暑热烦渴，水肿，泻痢，丹毒，痈肿。鸡蛋：甘，平。能滋阴润燥，解毒熄风。

禁忌：脾胃虚寒滑泄者忌用。

7. 辛夷白芷茶

原料：辛夷15克、白芷30克、炒苍耳子7.5克、茶叶5克。

制作：将上药原料置入瓦罐内，加水适量，烧开后再煮15分钟去渣。

用法：每日1剂，代茶喝，频频饮之，中病即止。

功效：祛风通窍。治鼻炎病。

方解：辛夷花：辛、温，入肺、胃经。功能祛风通窍。治头痛，鼻渊，鼻塞不通，齿痛。苍耳子：辛，温，有毒。入肺、肝经。功能疏风，散执，辟秽，解毒。治头痛目赤。茶叶：苦、甘，凉。入心、肺、胃经。能清头目，除烦渴，化痰，消食，利尿，解毒。治头痛昏。

禁忌：阴虚血燥忌用。苍耳子幼苗有剧毒，切勿采食。

8. 响亮草炖猪耳朵

原料：响亮草（响铃草）50克、猪耳朵1对（注：连内耳在内）。

制作：将响亮草洗净，切碎，用消毒纱布包好，将猪耳朵洗净剖开，把耳珠内的脏物排尽，切成大片，同置瓦锅内加水适量，入少许盐炖烂熟，去渣。

用法：2日1剂。分4次服，早晚温服，食耳朵，用汤送下。

功效：补脾肾。治气虚，耳鸣，耳聋。

方解：响铃草：苦、微酸，寒。入肺经。功能敛肺气，补脾肾，利小便，消肿毒。治久咳痰血，耳鸣，耳聋，慢性肾炎，膀胱炎，肾结石，疬疮，恶毒。猪耳朵：补耳。

9. 杨耳红子粥

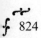

原料：杨耳红子 50 克、粳米 100 克。

制作：将杨耳红子清洗干净，米淘二次，同置砂锅加水适量，煮成稠粥。

用法：日 1 剂，顿服。连服一段时间。

功效：滋阴，补肝，明目。治老年肝肾虚，视力下降。

方解：杨耳红子（枸杞）：甘，平。入肝、肾经。能滋肾润肺，补肝明目。《本草求真》："枸杞，甘寒性润。……服此甘润，阴从阳长，永至风熄，故能明目强筋。"粳米：甘，平。入脾、胃经。补中益气，健脾和胃。《本草经疏》："粳米即人所常食米，为五谷之长，人相赖以为命也。"

禁忌：外邪实热，脾虚有湿者忌服。

10. 杨尔红羊肝汤

原料：杨尔红子 20 克、羊肝 200 克。

制作：将杨尔红子洗净，羊肝洗净切片，同置瓦罐内炖熟。

用法：日 1 剂，早晚分服，吃羊肝、杨尔红子，用汤送下。

功效：补肝明目。治慢性眼疾。

方解：杨尔红子（枸杞子）：甘，平。入肝、肾经。功能润肾，润肺补肝，明目。据书载可祛风明目，强筋健骨，补精壮阳，然究因于肾水亏损，服此甘润，阴从阳长，水至风熄，故能明目强筋，指为滋水之味。羊肝：甘、苦，凉。入肝经。益血，补肝，明目。治肝虚目暗昏花，雀目，青盲，障目。

禁忌：外邪，实热，脾虚有湿者，慎服。

11. 锅底墨拌猪肝

原料：锅底墨（百草霜）10 克、地锦草（铺地锦）10 克、猪肝 200 克。

制作：将地锦草洗净，晒干燥（或焙燥），研末；锅底墨用细筛筛去杂质，混合。猪肝洗净切薄片，取一块陈旧老瓦洗净，将猪肝平铺其上，并将上药末撒于猪肝上，边烤边翻边撒药末，至烤熟。

用法：日 1 剂。早晚分服，7 天为一疗程。

功效：清热，消积，活血。主治夜盲症。

方解：百草霜：辛，温。入肝、肺、胃经。功能止血，消积，去妄热，止妄血，下气行痰。《本草经疏》："百草霜乃烟气结成，其味辛，气温无毒。能散瘀滞，能止血，无益肠胃，救标则可，治本则非，故不宜多服。"地锦草：辛，平。清热解毒，活血止血。猪肝：甘，苦，温。入肝经。能补肝，养血明目。治夜盲，目赤。

12. 雷公屎煮麻雀蛋

原料：雷公屎 200 克、麻雀蛋 15 个。

制作：先将麻雀蛋煮至半熟，起锅用凉水冲洗剥壳待用。再将雷公屎洗净，滤干水。把锅烧热加入适量食油，待油开发出香气加入少许生姜，把雷公屎放入翻炒1~2分钟，加点白醋，再加水适量煮开，加麻雀蛋，再煮5分钟，加入少许食盐和四季葱调味。

用法：日1剂。分3次服。

功效：清热明目。治夜盲症。

方解：雷公屎（葛仙米）：甘、淡，寒。清热明目，治夜盲症。雀蛋：甘、咸，温。入肾、命门二经。补肾阳，益精血，调冲任。

13. 楼蜂包肉蛋汤

原料：楼蜂包5克、猪瘦肉150克、绿壳鸭蛋3个。

制作：将瘦肉洗净剁碎，做成小个丸子待用，再将楼蜂包放入砂锅内，加水适量，煎煮半小时，过滤去渣，将肉丸放入汤药中，煮至肉熟，把鸭蛋打入其中，煮至蛋熟。

用法：日1剂，分2~3次服，食蛋、肉，用汤送下。

功效：消痛消肿，祛风。治风火牙痛。

方解：楼蜂包（露蜂房）：甘，平。有毒。入阳明经。功能祛风，攻毒，杀虫。治惊痫，瘾疹瘙痒，乳痈，疔毒，风火牙痛等。《本草纲目》："楼蜂包（露蜂房）：阳明药也。外科齿科及他病用之，亦皆取其以毒攻毒，兼杀虫之功耳。"猪肉：甘、咸，平。入脾、胃经。功能滋阴，润燥。鸭蛋：甘，凉。滋阴，清肺。治喉痛、齿痛。

禁忌：湿热痰滞者慎服。

14. 百本蒸瘦肉

原料：百本15克、杨尔红子20克、猪瘦肉100克。

制作：将百本、杨尔红子洗净用水浸泡30分钟，猪精肉洗净同放碗内，入少许食盐，置锅内隔水蒸熟，吃时去渣。

用法：日1剂，顿服。

功效：补肝，明目。治老人视力减退，视物不清。

方解：百本（黄芪）：甘，微温。入肺、脾经。益卫固表，利水消肿，补气托毒。《本草汇言》："黄芪：补肺健脾，实卫敛汗，驱风运毒之药也。"杨尔红子（枸杞子）：甘，平。入肝、肾经。滋肾，润肺，补肝，明目。治肝肾阴亏，腰膝酸软，头晕，目眩，目昏多泪。瘦肉：甘、咸，平。入脾、胃、肾经，滋阴，润燥。

禁忌：实热，脾虚，痰滞者慎服。

病案举例：田某某，男，65岁，芷江县新店镇人。头昏、视力减退月余。服用上方三周头昏减轻，视力明显好转。

15. 穿山龙玄参炖瘦肉

原料：玄参30克、穿山龙20克（鲜品50克）、生甘草10克、猪瘦肉100克。

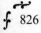

制作：将玄参、穿山龙、甘草洗净，猪瘦肉洗净切片，同置瓦罐内，加水适量煮熟，去渣。

用法：每日1剂。分3次冷服。

功效：治鼻衄。

方解：玄参：苦、咸，凉。入肺、肾经。滋阴降火，除烦。主治吐血，衄血。《本草纲目》："肾水受伤，真阴失守，孤阳无根，发为火病，法宜壮水以制火，故玄参与地黄同功。"穿山龙（白茅根）：甘，寒。入肺、胃、小肠经。凉血，止血，清热。主吐血，衄血。《本草求原》："白茅根，和上下之阳，清脾胃伏热，生肺津以凉血。为热血妄行上下诸失血之要药。"甘草：甘，平。入脾、胃、肺经。和中缓急，调和诸药。瘦肉：甘、咸，平。治热病伤津。

禁忌：脾胃虚寒，多湿者忌服。反黎芦。

病案举例：杨某某，男，15岁，芷江镇人。鼻衄伴头昏一周。服用本方3剂后，鼻衄止，头昏好转，追访三月未复发。

16. 青木香藤煮鸡蛋

原料：青木香全草50克、白芷10克、鸡蛋3个。

制作：将青木香藤、白芷、鸡蛋放砂罐内，加水适量煮熟后，将蛋剥壳再煮数分钟。

用法：1日3次，每次吃1个鸡蛋加三分之一汤液。

功效：清热泻火。治风火牙痛。

方解：青木香，辛、苦，微寒。入肝、胃经。行气止痛，解毒消肿。白芷：辛，温。入肺、脾、胃经。祛风，燥湿，消肿，止痛。治头痛，眉棱骨痛，齿痛，鼻渊等。鸡蛋：甘，平。生凉，熟温。能滋阴润燥，养血安胎。风火牙一般由脏腑热上升而致病。故宜清热，降气，止痛。鸡蛋能滋阴，上药合性，故病自瘳矣。

禁忌：虚寒，脾弱，阴虚血热者慎服，肾炎病人慎用。

17. 九盏灯煮蛋

原料：九盏灯30克、马鞭草25克、鸭蛋3个。

制作：将九盏灯、马鞭草、鸭蛋清洗干净，同置瓦罐内，加水适量，煮至蛋熟，取蛋剥壳再煮15分钟，停火，去渣。

用法：日1剂。早、中、晚分服，每次1个蛋，用汤送服。

功效：清热解毒。治风火牙痛。

方解：九盏灯（天香炉）：辛，平。入肺、肝、大肠经。能祛风化湿，止血散瘀去腐。治口腔炎。马鞭草：苦，凉。入肝、脾经。清热解毒，活血散瘀。治牙疳，痛肿疮毒。鸭蛋：甘，凉。滋阴，清肺。

禁忌：脾阳不足，寒湿，痞闷者忌服。

病案举例：罗某某，女，35岁，芷江县岩桥乡人。牙痛三天，在当地服用西药后无明显好转，求治于笔者。经服上方2剂牙痛止。

18. **铁扇白菊炖猪蹄**

原料：铁扇子15克、白菊花15克、水皂角根20克、猪蹄（公猪前脚蹄）500克。

制作：将铁扇子、白菊花、水皂角根洗净，用消毒纱布包好，猪蹄洗净切块，同置砂锅内加水适量，炖熟，去渣。

用法：日1剂。早晚分服，吃猪蹄用汤送下。

功效：清热，明目，凉血解毒。治红眼病，视物不清。

方解：铁扇子（桑叶）：苦、甘，寒。入肺、肝经。功能祛风清热，凉血明目，治风温发热，头痛，目赤。《本草经疏》："桑叶，甘所以益血，寒所以凉血。甘寒相合，故下气而益阴，是以能主阴虚寒热及因内热出汗。"白菊花：甘、苦，凉。入肺、肝经。功能疏风，清热，明目，解毒。治头痛，眩晕，目赤，心胸烦热。水皂角根（合萌根）：甘，寒。能清热利湿，消积，解毒。治疳积，目昏，牙痛。猪蹄：甘、咸，平。入胃经。能补血。

禁忌：气虚，胃寒者慎用。

19. **藕节白茅根饮**

原料：藕节（鲜品）200克、白茅根（鲜品）50克、鲜荷叶1张。

制作：将藕节、白茅根、荷叶洗净切碎，一同放入瓦罐内，加水适量，煎煮成浓汁。

用法：日1剂。顿服。连服数天。

功效：凉血，止血。治吐血，呕血，便血，鼻衄。

方解：藕节：甘，寒。入心、脾、胃经。功能清热，凉血，散瘀。白茅根：甘，寒。入肺、胃、小肠经。功能凉血，止血，清热，利尿。治吐血，衄血。荷叶：苦、涩，平。入心、肝、脾经。功能清暑利湿，升发清阳，止血。治吐血，衄血，崩漏，便血。

禁忌：脾胃虚寒，溲多不渴者忌服。荷叶畏桐油、茯苓、白银。

病案举例：毛某某，男，15岁，学生。鼻衄反复发作月余，服中西药效果欠佳，经人介绍求治于笔者。经服用上方一周鼻衄已止，追访一年无复发。

第八章

侗族医药文化

侗族医药文化树大根深，枝繁叶茂。

流传在侗乡的民间故事传说、民间歌谣、谚语里涉及侗族医药的很多。

这些丰富多彩的侗族医药文化，闪烁着侗族人民的智慧才艺，体现了侗族医药的作用和魅力。

第一节　侗族医药民间故事传说

一、侗族医仙玛麻妹与贯贡的故事

相传古代，有个侗族后生名叫贯贡，他是远近闻名的大孝子。一天贯贡的母亲生了病，他走遍侗乡的村寨去求医问药，忽遇医仙玛麻妹，遂接回家中为其母治病，结果玛麻妹用两付侗药煎汤服用，病情很快好转而获痊愈。贯贡感激玛麻妹的医术和医德，二人产生了爱情并结成夫妇。并随玛麻妹识药治病，成了当地良医。玛麻妹语重心长地对贯贡说："翁硬将退焜，翁嘎将杜给，翁荡将退播赛耿，消腌欲用巴当同。"（侗语，汉译为：苦药能退热，涩药可止泻，香药消肿止痛，关节肿痛要用叶对生。）贯贡听后，感悟很深，从此在临床上运用自如，医术提高很快，成了侗乡名医。

二、一位侗翁医魂为解放军治病的情缘传说

新中国成立前的贵州省天柱县，森林蔽日，毒蛇虎狼成群伤人，交通极其闭塞。官匪勾结，他们聚啸山林，打家劫舍，坐地分赃，人民深受其害，民不聊生。加上根本没有什么卫生医疗条件，侗乡地区各种瘟疫频发，老百姓吃不饱穿不暖，有病也无钱医治，病来只能听天由命，只能靠民间医人求救苟延残喘。有些病患四处流浪，饥寒交迫，抛尸野外，呈现一片凄凉悲惨的境状。

出生于天柱金凤山间的彭茂清自幼跟随父亲，靠着自己祖传的医术走村串寨为乡民们拿脉看病，有钱人家施舍点小钱度日，无钱人家分文不取。父亲以传承侗医入口巫师默师方法请祖师爷与神灵护之与保佑，阴阳相应，巫药同行，治疗各种疑难杂症有神奇效果。父亲能识别和使用 2000 种侗家草药，由于他熟识传统侗族医药，以阴阳为本，七诊合一，辨病论治，行医 50 年来得心应手，药到病除，在当地声誉极高，深受侗乡的父老乡亲尊重。彭茂清自小聪明好动，因喜欢跟随父亲四处穿寨走乡给乡里父老看病而最受父亲喜爱。看到那些因无钱医治疾病而死去的乡亲父老，打小就在彭茂清的心灵里烙上了像祖辈那样热心为侗乡父老乡亲救死扶伤、分文不取的医德理念。

1949 年 10 月 22 日，中国人民解放军经由黔阳托口，越过"黔东第一关"进入天柱，11 月 4 日下午，占领天柱县城。天柱县城获得解放。

然而，闻风而逃的国民党天柱残部逃到石洞后并不甘心，为了卷土重来，

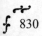

继续维持其反动统治，纠集三穗、剑河、锦屏保警队600多兵力进攻

在1949年11月30日的县城激战中，参战的解放军同志也有不少负

时的彭茂清已经通过父亲及乡亲们摆门子说共产党解放军是专为老百姓

的好军队，他们是为了天柱人民的解放而远道而来的。彭茂清于是跟父亲

己带些能治疗枪伤和一些能治疗疑难病的祖传草药去给受伤的解放军战士

得到父亲极力赞成，并把开好的药方交给了他。开始，解放军部队都不相信

清，认为他这么小根本不会看什么病，也不相信侗家草药能有神奇的疗效，得

把父亲开来的药按照父亲传授的方法把药捣烂后，烧上一炷香，口中念念有词，

以求祖师爷和神灵保佑解放军受伤战士早日康复，然后用侗家草药、竹夹子为受

伤解放军战士取出弹头，再用嘴将药水往伤口上一喷，奇迹出现了！受伤解放军

战士伤口还在汩汩冒出的血就立即止住了，不出几日伤口便结痂痊愈。其中有几

个因受伤导致神志不清、呈现忧郁和狂躁的伤员，经内服外敷，用他的侗家草药

"安神丹草"后仅休息半天神智便恢复，康复后继续参加了保卫天柱的战斗。事

后，那些康复的解放军战士都伸出大拇指对彭茂清直说：侗家医药真是太神了！

彭茂清在跟随解放军往蓝田方向转移中，继续为战斗中受伤的伤病员抢救治疗，

连续几天几夜都没休息过。他的过硬医术和无私的帮助受到了当时的解放军官兵

的高度评价。

1950年1月3日，中国人民解放军进军天柱，1月5日，天柱县城重新回归

于人民。当部队经整修即将开赴解放贵阳前线时，部队的一名领导找到彭茂清热

情地握住他的双手说："彭郎中，谢谢你的侗家妙方，给我们的同志治好了病。

我们很欢迎你加入我们的队伍，很希望你能继续用侗家妙药更好地为部队服务！"

彭茂清热泪盈眶，紧紧握住部队领导的手说："感谢解放军，感谢共产党，让我

们穷苦人翻了身！我们侗家人有句古话：家有老人不出远门。我上有老下有小，

他们都需要我的照顾。"

历史的车轮碾过了匆匆的岁月。解放后，由于政府加大了医疗卫生的发展

和投入，人民的卫生医疗状况有了极大的提高，各种疾病得到了有效救治。彭茂

清老人在漫长的行医生涯中，依然默默地利用自己的祖传秘方为当地的父老乡亲

服务，当年的那些悠悠往事已经随着岁月的流逝渐渐淡化了。而他治疗各种疑难

顽症和精神病的独特医术更是受到当地群众的高度评价。一些知道他当年为解放

军治病故事的老人对其当年的精神更是尊敬有加。1969年12月，他在天柱远口

遇到了四处流浪年仅12岁的龙之荣，对其热爱侗族医学、吃苦耐劳、勤奋学习

的精神深为感动，并在多次的接触了解后更为龙之荣的身世凄凉所感动，遂改变

祖上沿袭的祖传秘方传内不传外的传统观念，毅然将自己五十余年的侗族医学治

疗精神病的精髓传授给了龙之荣。

如今，彭茂清老中医侗医治疗精神病的医术在龙之荣的传承和推进下得到

立了全国乃至世界第一家侗医治疗精神病专

由来和现状

就有巫医和药医两大派系。巫、药共存由来已久，源
以巫医为主，是从神道鬼师发展起来的脉络体系，阴阳
卜看相，求神拜佛，为人民驱邪除魔。由于某些疾病在发
自愈的自然规律中，通过巫医介入，许多病者神奇般转危为安
学文化卫生知识还很落后的时候，把疾病的康复归功于巫医。随着
向发展，文化卫生水平的提高，在侗医发展中期，巫医和药匠有机结合
既用巫术，又用侗药为人治病，即所谓"神、药两用"，人们抗衡疾病的
增强了，从社会发展的目光看，这当然算是进了一大步。

药匠是侗族人民在生产劳动和日常生活中，逐渐积累起来与疾病抗衡的医
药派系。通过侗汉文化交流，中医理论不断传入侗乡，药匠们对阴阳五行、四诊
八纲、方圆产物和医术本草运用自如，经验丰富，职业民族医随之产生，这是侗
医中、晚期的核心力量。解放后侗医发展很快，专科特色突出，如骨伤科、蛇伤
等，巫医逐渐被人们遗弃，近年有所兴起。风湿骨痛等慢性病的诊疗，成了侗乡
人民医药中不可替代的医药力量。

四、三省坡下骆团侗寨草医传承的故事

相传1847年，汉族草医向医生带领全家老少来到地处三省坡脚的独坡八寨
之一骆团侗寨采挖草药，因误食蘑菇毒菌，全家都倒在地上不能动弹。幸而被骆
团村一名叫吴国亮的汉子发现了，此时向老还能勉强说话，他断断续续地告诉吴
国亮一个解毒秘方，吴国亮按向草医之意用粪蛆伴甜酒糟给他们喝下，可惜向草
医的老伴年老体衰，经不起毒菌攻心一命呜呼了，向草医的儿子胃口好，吃的毒
菌多，中毒亦深，无法救活，好端端的一家6口就失去了两条生命。其余4人吃
下粪蛆伴甜酒糟后，呕吐大作，逐渐苏醒而获痊愈。向草医为报答骆团侗民的救
命大恩，决定把自己多年积累的草医秘方毫无保留地传授给吴国亮，自己则带着
儿媳、孙子、孙女返回广西老家去了。吴国亮因读过书，能识字，不负向草医之
托，通过自己多年临床实践，救治无数病人，独创许多新医方、药方。后又将其
医术传授其子吴友祥，儿子又传给孙子吴光顺，孙子传给曾孙吴再良。再良打破
内传规矩，将其侗医草药治病技术广为传播，在全村、全乡赤脚医生会议上无私
献方，吴万治、吴文义、吴信凡学成后均担任大队赤脚医生。

五、侗医药药材药名趣谈

侗药材名称繁多，不少已被录入《中药大辞典》，人们将其排列成为趣文，特择录如下，以飨读者。

（一）数字有序

一支箭、二丑、三七、四匹瓦、五加皮、六月雪、七叶一枝花、八角莲、九牛胆、十大功劳、百叶霜、千年老鼠屎、万年青。

（二）十二相属

鼠曲草、牛膝、虎茸草、兔丝子、龙胆草、蛇床子、马鞭草、羊霍叶、猴儿七、鸡冠花、猪岑、狗尾巴草。

（三）颜色齐备

红藤、黄连、兰花根、白马骨、紫苏、青蒿、黑芝麻。

（四）味道十足

酸枣仁、甜茶、苦楝子、辣蓼草、咸盐末、香附子、臭牡丹。

（五）四季分明

春牡丹、夏枯草、秋菊、冬苋菜。

（六）金属俱全

金钱草、银杏、铜钱草、铁脚威灵仙。

（七）畜禽尽有

鸡矢藤、鸭跖草、鹅不食草、羊耳草、猪婆藤、鹿蹄草、马齿苋、狗肝菜、牛筋树。

（八）包罗万象

天门冬、地榆、大叶紫珠、小腊树、阴地蕨、杨（阳）梅、金樱子、木芙蓉、水蜈蚣、火草、土荆芥。

六、侗药鸡血藤治风湿的由来

传说很久以前，在侗寨的深山里，住着一位懒汉，此人名叫吴正作。他活到49岁，仍然单身一人，每日吃了就睡，睡醒便吃。他住在草棚里雨天漏雨，阴暗潮湿，天长日久，风湿病越来越严重。

一天，正作腰痛难受，他强支撑着身子，要去虎山寨找老草医杨老爹医治。一路树木茂密、杂草丛生，遮天盖地的青藤像蜘蛛网样布满路旁，一段大路被藤子拦住了。正作只好顺藤往上爬，一不小心，跌落下二十多丈的悬崖。算他命大，跌至半山时，碰巧有一根大青藤缠住了他的腰，才没跌下岩底，免遭粉身碎骨之灾。但碰撞之后，已经昏了过去。

不知过了多久，他慢慢苏醒过来，把脚一伸，感觉踩在悬崖上一块大平台上，他随手拔出柴刀，一刀砍断了缠住腰部的大青藤，只见大藤断端随即流出鸡血样的浆液，喷射在他的身上，湿透了他的衣服，一时间鲜红的浆液凝结在他身上，过了三四袋烟的功夫，正作的腰痛病却神奇般地消失了，他才慢慢爬出来。

回到寨子里，正作走门串户，逢人便说："我碰上好事啰，我的腰痛有药治了。"从此，他用这种青藤为乡亲治腰痛，煮水内服外洗，治愈了许多病人。正作再也不偷懒了，成了一名专治风湿病的良医。

由于这种大青藤砍断后流出像鸡血一样的浆液，人们就叫这种藤为"鸡血藤"。

"鸡血藤"能治风湿、腰痛病就这样流传下来了。

七、"黄酒"为"百药之长"

在侗族民间，草医草药的单方、验方和秘方中，绝大部分是将药汤煎熬好之后，以黄酒为引（即兑服），这可算是侗医药独具一格的特征。

黄酒是以米、麦、谷蒸熟佐以酒曲，通过发酵，然后蒸馏而成。内中含有丰富的糖、维生素、醋酸、脂肪和多种矿物质成分，乙醇量极微。黄酒香醇可口，性温和，入药兑饮，能引药上行，通利血脉，有散湿气、提精神、增食欲、润皮肤等多种功能。

从侗乡古籍医药藏书《草药通书》中获悉：三百余药方中，有二百四十个药方注明以"黄酒为引"，特别注明"黄酒与寒性药兑服可缓其寒，与滞性药同饮可助其行，加强通调气血，舒筋活络"。因而黄酒兑服百药，有引药归经，提高药效之功能，故古侗医书记述"黄酒乃百药之长"也。

时下，社会上各种药酒层出不穷，天麻、人参、黄芪、灵芝、五加皮、枸杞子都直接制成内服"药酒"。从"蛇酒"等抗风湿药酒，到以各种补药浸泡而成之补药酒，比比皆是，人们应根据自己的病情，饮酒量大小以及有无禁忌症区别选用，方能身受其益，免遭其害。

八、"婢姬孝母，喜得龙骨跳"的故事

侗乡有一个传说，在十里南山脚下，一家农户住着母女两人，其女名叫婢姬，父亲姓吴，已病故多年。婢姬自幼聪慧过人，母女俩相依为命，苦度光阴。一天，母亲身染重病，进而半身不遂，卧床不起。婢姬见势不妙，急而无方，遂背着母亲离家觅医，闻听南山北面有位名老大师，能治百病，决心向十里南山奔走求医。时值天气炎热，母亲在背上气息奄奄，到了山顶，母亲口渴嚷着喝水，婢姬背着老母来到一大树脚下，小心放下母亲，急忙向南山洞找水。由于天旱，洞口泉流已枯竭，婢姬壮着胆子，直向漆黑的洞里探索找水。洞中非常幽静，往里走忽听岩洞深处发出滴滴答答的响声，她不顾一切往里面寻找，踏着高低不平

的石壁，忍受洞中腐臭熏鼻的恶气，终于找到了一水潭。婢姬用双手捧着清凉的泉水喝了个够，然后在洞中寻找能盛水的东西，满满地舀了一斤多洞中泉水，三步并作两步，来到母亲身旁。但仔细一看，盛水器却是半边野兽的头颅骨，她害怕极了，两手打颤，凉水滴在母亲头上，其母突然惊醒，直叫口渴。婢姬不顾一切，扶着母亲喝了两口凉水，其母即能自己坐起来继续大口大口地喝，直至把水喝完。婢姬仔细一瞧，骨头缝里夹着一条又大又肥紫蓝色的蚯蚓，便惊恐地扔掉头颅骨，哭着对其母说："此水不干净，你连渣子都喝进去了，真是'眼不见为净'啊。"而此时，其母顿觉心平气和，精神倍增。母女迈步下山，到了大师家中，说明来意，并告诉在路上误饮污物浊水之事，大师听了哈哈大笑，为其高兴。婢姬不解，问大师为何发笑。大师说："那是精骨水，龙骨跳，是良药，有神效。喝了这天下少有，世上难得的神水，你的病很快就会好起来的。"果然，第二天，母亲什么药也没吃，一身轻松，告别大师回到家中。此事一传开，民间就有人将动物骨头炖汤饮或将蚯蚓焙干为末，用黄酒浸泡备用。"蚯蚓"叫"地龙"的药名也从此传开了。

九、"鸡蛋两卵，可清肺火"的传说

话说婢姬母子从南山大师家回来后，母亲因感风寒，突然发热，头痛，咳嗽，吐痰，气喘，胸痛，食欲不振。婢姬见老母水米不沾，心急如焚。因家中贫困，无钱买鱼肉烧汤孝敬母亲，就把自家喂养的老母鸡生下的四个鸡蛋拿来，准备打碗清蛋汤给母亲补补身子。遂将鸡蛋敲烂置于碗中，真奇怪，发现一个鸡蛋有两个蛋黄，忙问其母："此蛋能否食用？"母亲听了并不在乎，因为"双黄蛋"是常有的事，就回答女儿说"可以吃得"。第二天又打一个蛋烧汤，又是"双黄蛋"，而母亲的病状逐渐减轻了。一连四天，一天一个蛋，碰巧都是"双黄蛋"。母亲吃了后却奇迹般退烧了，咳嗽吐痰也消失了，精神很快恢复。婢姬不解，专程前往南山大师家去问个明白。大师笑着说："本来鸡蛋一般只有一个卵，热症病人食之不妥，人们常说鸡蛋提火，但事情不是绝对的，特殊的食物就有特殊的性质。俗话说：鸡蛋两卵，可清肺火。你母亲吃了双黄蛋，故而病愈了。"婢姬听后恍然大悟，谢完大师就高兴回到家中。

此事一传开，侗族民间就有用"双黄蛋"治疗"肺结核"的秘方流传至今。

十、侗族"乌饭节"的由来及乌树叶的药用价值

相传宋代古城罗蒙县（即今湖南省通道县县溪镇），当时的土官杨再兴就是侗族。他眼看侗乡瘟疫连年流行，人民贫病交加，民不聊生，因而自作主张，减免了老百姓的苛捐杂税，却无法完成向朝廷进贡的银两和粮食。皇上以杨再兴犯上作乱之罪，将其禁锢于源州府砦县监狱，引起了侗族人民的极大愤慨，遂联

合城州侗族首领杨盛台和融州（贵州榕江）侗族首领粟仁催等举兵营救杨再兴。朝廷闻讯后加强了戒备，而侗族乡亲们送入狱中的饭菜都被狱卒没收分食了。杨再兴在狱中饿得骨瘦如柴，气息奄奄，怎么办呢？乡亲们左思右想，其中一侗族药匠吴老爹建议用乌饭叶捣烂，浸出的乌汁用来煮饭，煮出的饭乌黑似煤炭，看起来不能食用，吃起来香味可口。然后差人送入监狱，狱卒见了不予盘查。再向狱卒贿送一些银子，才允许将黑饭送入狱中。杨再兴吃了乌米饭后，身体慢慢强壮有力。不久杨盛台和粟仁催分兵两路来砦县营救，杨再兴恢复了体力，砸烂牢房，里应外合，逃出虎口。这一天正是农历四月初八。侗乡人民每逢这一天，都要煮乌米饭来纪念。据考证：乌饭叶又名南烛，为杜鹃科小灌木植物的茎叶，在医籍中记载始见于《开宝本草》："南烛枝叶，味苦平，无毒，止泄除睡，强筋益气力，久服轻身，长年令人不饥，变白祛老。取茎叶捣碎渍汁，浸粳米，九浸九蒸九曝之后米粒紧，正黑如珠，玉袋盛之，可适远方，日进一合不饥，益颜色坚筋骨，能行。取汁饮用或炒饭，名乌饭，亦名乌草，亦名牛筋，言食之分健于牛筋也。"

现代医学证实，乌树叶之功效是强健身体、滋补营养，且有止泻作用。其浸出液能使体外艾氏腹水癌细胞变性，其茎叶中含有丰富的单宁花青素、黄酮化合物、酚类化合物、维生素、有机酸等。据报道，其根还能医治跌打损伤、疔疮肿痛、牙痛等症。

从侗族民间这一故事传说到查证古医书，再到现代药理研究，本品实为难得的药食同源佳品。近代中药专家叶橘泉先生经实验研究后介绍本品能治疗痢疾久泄，又治饭后瞌睡，有奇效。其叶能杀虫止痒，可治疥疮、麻风。

十一、茶叶入药的故事

相传很久以前，侗寨中有一位姓李的药匠，经常上山采药，为人治病。他走遍了千山万水，收集许多动、植物药材，为乡亲们治病疗疾，药到病除，名声大振。

有一天，李药匠在采药的山沟里见到一条有毛的虫，他仿照古代药师尝药的做法，大着胆子吞服了这条毛虫，不料中毒昏迷在一株老茶树下。不知过了多久，突然风雨交加，雨珠从茶叶村上滴入李药匠的口中，他咽下生茶叶水，不久就苏醒了。他睁眼一看，原来自己躺在老茶树下面，心里思考着，刚才我吞食毛虫之后昏过去了，又无人来解救我，是否茶叶有解毒作用呢？立即爬起来摘了一些茶叶嫩尖嚼烂吞服，感觉鲜美可口，精神倍增。回到寨中说明原委，众人大惊。从此，侗寨人将茶叶树移栽至屋边菜地，遇各种中毒即取茶叶煎汁饮下解毒，茶叶入药就这样传下来了。

十二、《夜怕浦信》（田鸡补身）的故事

故事是发生在我国20世纪60年代三年自然灾害时期，通道县坪坦乡吴老汉生有三男一女，家庭生活极为贫困，正在这个时候，大儿子得了麻疹，因无钱医治而并发肺炎。好在吴老汉有祖传清热解毒草药一方，及时治好了儿子的肺炎。但病后因营养不良，使得儿子骨瘦如柴，身体一直得不到恢复。那年代饭都没有吃的，哪来鸡、鸭、鱼、肉来补身体，有一天吴老汉出工路过一田段，看到田里有一群拇指大小的花斑田蛙，吴老汉想，这些田蛙个个圆肥肉赖，一定有营养，可能是一种能补身健体的好东西，于是便就脱鞋挽裤进田里抓了十几只拿回家来。他将田蛙剖腹刮肠，加些补中益气的土党参、臭牡丹根和糯米，煮起粥来给儿子吃，几天下来，儿子便能到户外活动，而面色也初见红润，体质有了很大改善。后来继续服用七天，他的儿子从有气无力、骨瘦如柴、面黄肌瘦变成了身肥体壮，完全恢复了健康，从此就总结出了用"田鸡粥"补身方法。后来侗族地区的侗医凡是遇到了久病体虚的病人，都给他们服用"田鸡粥"。这是侗族人民长期与疾病做斗争的经验总结和智慧结晶，如常所说："藕皮散血，起自疮人，牵牛逐水，近出野老"。在数千年的岁月里，广大侗族人民在生活实践中积累了极为丰富的医疗经验，形成了独特而完整的医疗理论体系，对于我国民族的繁衍昌盛和疾病的防治起着巨大的作用。民族医药与中华民族一起走过了几千年的风雨历程，是中华民族的瑰宝，为中华民族的崛起做出了不可磨灭的贡献。

十三、靖州杨梅的故事

人们一提起杨梅，就使人想起"望梅止渴"和"未尝先说齿流涎"的诗句。人们在尽情品尝靖州杨梅的同时，不由想到：江南一带到处是山，为什么靖州杨梅这么倍受青睐，闻名遐迩？而靖州的杨梅又独以木洞杨梅为最佳呢？

相传明末清初，吴三桂引清兵掳掠中原，遭到中原人民的英勇抗击。当他带头窜至靖州偏远的木洞时，适逢杨梅成熟季节，吴三桂的兵马又饥又渴，便摘梅充饥解渴。吴三桂连吃数颗，酸得龇牙咧嘴。他本患龋齿，经酸梅一刺激，痛得更是难受，一怒之下，当即下令将杨梅树砍光，然后拔营向贵州方向而去。第二年春天，木洞来了一位白胡子老翁，他先在一个叫上冲的地方选好几蔸杨梅树蔸，用利斧一砍两开，将带来的梅枝插入，然后用泥土堆好，夯紧。说来也怪，那插入的梅枝茁壮成长，结的杨梅与山梅大为不同，黑里透红，又鲜又亮，甜里带酸，酸里带甜，特别好吃。山民无不欢喜，便效法在杨梅蔸上插入梅枝，不到数年功夫，木洞满山又长起了杨梅树。

这自然是个传说，但也反映了人们对美好事物的向往。大凡世界上美好的东西，都不是凭空而降，而是经过世世代代艰苦劳动而创造成功的。那位白胡子

老翁语焉不详，而一位大名叫周道宏的老人却是真真实实的事。

清嘉庆十一年（1806年），坳上木洞村民周道宏首开野生杨梅人工培植试验。他翻山越岭，寻找当地野生杨梅的优良单株枝条。他身为山民，当然不懂植物学中的遗传论、进化论，但凭借自己的经验和直觉，凭着坚忍不拔的毅力和决心，数载寒暑，终于使杨梅嫁接成功。

杨梅能够开胃止渴、杀菌止泻，是侗乡人民最喜爱的水果之一。

十四、凉伞公母岩的传说

新晃侗族自治县凉伞乡西北角的凉山岭上，屹立着两座巨石，一座上面宽大下面窄小，像一个撑着雨伞的巨人，肃立峰顶；一座婀娜多姿，像一位美女亭亭玉立于峰顶侧面的悬崖之上。人们称它们为公岩、母岩。

传说很古以前，这凉山岭下有个寨子叫枫木塍。寨里有个勤劳、朴实、憨厚的青年叫曼郎。隔河也有个寨子，叫紫竹坪。寨里有个财主的女儿叫耶娘。曼郎家里穷，从小就在耶娘家看牛帮工。小时候，曼郎和耶娘非常要好，常在一起玩耍，曼郎每次从山上赶牛回来，都要摘些野花、野果给耶娘。耶娘虽然生长在富豪之家，可一点也没有小姐的娇气，常常闹着要同曼郎一起上山玩耍。有时，还把家里的米粑偷偷送给曼郎。真是青梅竹马，两小无猜。后来，二人渐渐长大，两人的心像牵了一根无形的丝线，他们常私约幽会，倾诉衷肠，并发誓终身相伴，永不分离。后来，耶娘的父母知道了，他们把曼郎叫去，狠狠地骂了一顿之后，将曼郎赶出家门，并不准他再踏进这紫竹坪寨门半步。同时，又把耶娘关在绣楼里，叫丫鬟看守着。接着，又在卡玛媒婆的撮合下，给耶娘找了个婆家，那男人的年纪比她大三倍。嫁日就定在三月初三。耶娘死活不愿，哭得像泪人一样。而曼郎眼望紫竹坪，想着耶娘，相思成病，身体也一天天地消瘦下去。

三月初三，耶娘的嫁日到了。不管她如何反抗，终被强迫背上花轿，抬着就走。接亲的队伍越过西溪，登上凉山。突然，耶娘从轿里钻了出来，一边喊着曼郎的名字，一边拼命向凉山顶奔去。接亲的人没命地追赶，没等耶娘被接亲人拉住，耶娘已像一片红叶从凉山顶上侧面的悬崖壁上飘了下去。这时，天空中闪出一道白光，顿时裂开了一条缝，雷声不断轰鸣，雨水不断地从裂缝中倾泻出来，大地也剧烈地抖动。那些迎亲的人，尽被抛下悬崖。眨眼间，整个凉伞地区一片汪洋，变成了一座天湖。人们和曼郎绕着这茫茫的天湖，呼唤耶娘的名字，寻找耶娘。整整找了七天七夜，可始终找不到耶娘的踪影。

为了寻找耶娘，也为了帮助灾民恢复家园，曼郎决心在天湖北面挖一道缺口，把水放干。他挖了几天几夜，挖得精疲力竭，可山口一点也没有挖开。但他不灰心、不气馁，继续坚持挖。也许是他的精神感动神灵吧，一天，他正挖得起劲的时候，天湖北面一片通红，接着是一声巨响，北面山口裂开了，天湖水从裂缝中汹涌地往外奔流。

天湖水慢慢退下去了，曼郎又撑着伞四处寻找耶娘的踪迹。当湖水退到凉山岭的悬崖半壁时，只见耶娘纤细的身躯，静静地依偎在悬崖古松旁，脸上浮泛着甜甜的微笑，好像这里什么事情也没发生。曼郎见了，呼唤着耶娘的名字，朝悬崖奔去，奋身跳下悬崖，奔向耶娘。

从此，这对情真意切的恋人，化为一对石像，巍然挺立在风景旖旎的凉山顶上，人们都叫他们为公岩、母岩。他们真挚的爱，感动着一代又一代的男女青年。为了纪念他们，每年到了农历三月初三，当地青年男女都梳妆打扮，呼朋引伴，到这里来幽会、唱歌、黄斗带，尽情玩乐。年复一年，渐渐成了当地的习俗。

凉山顶上，至今仍耸立着这对形象奇特的公岩、母岩，成为独特的稀世奇观。古老的民间传说，吸引着各地游客慕名而来，都以一睹他们的姿容为快。

十五、侗族傩文化与侗医驱瘟逐疫的传说

"我是砍柴的、挖土的、割草的、犁田的种田人。种田人敬奉土地神，而土地神是天上地下的土地，坳头坳尾的土地，村头寨尾的土地，田坎土坎的土地……十二个土地都是我。"种田人向土地神祈求五谷丰登，六畜兴旺。土地神慨然允诺。种田人又祈求土地神驱瘟逐疫。土地神便作法驱瘟，种田人拜谢土神……这是傩戏《跳土地》的剧目，其中土地神扮演者是傩文化村86岁的农民龙子明。在傩文化村，几乎所有的农民都称得上是艺人，可这些农民从不外出卖艺，而是地地道道的种田人。龙子明老人说，只有在农历七月半的"中元"和春节元宵的"上元"2个时间，才集体表演傩戏。傩戏共有80套节目，108人饰演玉皇大帝、雷公、电母、姜公、关羽等人物，这种集体活动需四天四夜才能表演完毕，它是我国原始农耕文化在侗乡的具体演绎，在其发展过程中又融进了战争、巫、医等内容，使得傩文化更加丰富。那么，傩文化在这里究竟是如何产生和发展的呢？这得联系到傩文化村的由来与变迁。龙子明老人虽然已是须发皆白，但他的记忆力还是出奇的好。他说，傩文化村有龙、姚二姓，明永乐十七年（1419年），原居靖州平溪龙寨的龙氏人见四路村"山环水绕，气聚风茂，可以为宅"，遂由龙寨迁来。姚姓于明成化二十二年（1486年）由县内新寨乡迁田家寨，后其子辈再徙四路村。龙、姚二姓迁进傩文化村以后，对古老的傩戏进行了发展。傩戏又名"咚咚推"，综合了演唱、对白、舞蹈等艺术，由钹、包锣、唢呐、鼓四种乐器伴奏，节目风格原始、神秘、粗犷、绮丽，是儒、释、道三教合而为一的奇特现象。

傩文化村在姚姓人迁入后，又迁入杨姓人。此后，经过三姓侗胞四百余年的苦心经营，到清道光、咸丰年间，傩文化村已发展为住户近二百，人口逾千，

成为远近闻名的场墟。傩文化村的繁荣，为傩戏的发展提供了条件。那时，除春节和遭瘟疫时演唱外，每逢场期也常进行演出。

十六、赵家茶

江口赵家茶，又叫贡品茶。早在明、清时期，就已闻名遐迩。此茶饮后能开胃、健体、解渴、生津，能治腹泻、肚痛、抽筋等病，故有延年益寿之功效。尤其在清明节采摘而制作的清明茶，更有一种神奇的功效。老人将要咽气，如果能喝一碗赵家清明茶，马上精神大振；有人病危，饮了清明茶后，就能转危为安。据说乾隆皇帝下江南私访，染病客栈，店家冲碗赵家茶给他喝，翌日病愈。他问这是什么草茶，店家说：这是赵家清明茶。从此，江口赵家茶成为贡品茶，声名远扬，十分畅销。

清嘉庆八年（1803年），岁贡邑人彭仕琛有《过江口》七绝诗云："罗岭头边噪暮鸦，风翻水涌浪生花，卢全此日匆匆过，不暇山家问赵茶。"

十七、侗医对"红藤"的传说

古时候，侗族人民最爱好打猎（追野猪），常到天柱县最高的原始森林中去打猎。有一次，猎人彭某追赶被头一天打伤的野猪，野猪走投无路，凶猛地向他反击。由于山险壁陡，彭某不小心跌倒在红藤树下，而红藤水正好一滴一滴地滴进彭某的口中。天黑了，猎人们收哨口（躲着打野猪的地方）清理人数，发现彭某不见了。这么大的森林，去哪里找人呢？过了一晚，彭某慢慢苏醒过来了，才发现是吃了被砍断的红藤水救了他一命。后来他回到家里，把当时的情况告诉了大家，人们这才发现红藤活血化瘀、疏经活络，能治跌打重伤。古人还传说"红藤"红色鲜艳，心是五花心，能采五方天之灵气，称它为藤中之王，是吉祥上品。

红藤生长在贵州高原天龙山上，天龙山因山峰险峻，常年雾蒙蒙，故又叫山神顶。山顶的原始森林林中长有一棵万余年的古老红藤和灵芝。但山神顶四周都是悬崖陡壁，无法上去，所以这棵红藤根本无法去采。老祖宗传说：人不管患什么病，只要得到红藤和灵芝吃下去就可消除百病。但是要想采到山神顶的灵芝和红藤，这太危险了，从古至今，侗乡人民每到冬至后，便到山神顶悬崖下捡红藤落叶药用。因这颗红藤太古老、太神奇了，侗乡人民都把他当成神仙药，大人小孩腹泻，用它的叶子来煎服就止泻了。

第二节　侗族医药民间歌谣

一、侗医偏方歌诀50首

　　妇人难产　铁锥火炼透中红　淬酒乘温饮一盅　专保妇人临产难　即时分娩喜相逢

　　小儿撮口　撮口脐风不一般　千儿难得两三痊　快觅僵蚕细为末　蜜调涂上口中安

　　小儿痢症　泻痢脱肛不用焦　槐花为末米汤调　食前一盏频频进　效验如同鼓应桴

　　水烫火烧药方　水烫火烧不可当　肉皮溃烂痛非常　蛋清米酒来淋洗　胜过灵丹妙药方

　　咽喉肿痛　咽喉闭塞难开言　幸有硼砂可保全　捣和杨梅如枣大　口中含咽即时安

　　狐臭妙方　身患狐臭不能堪　授汝良方用童便　加热频频来抹洗　从此不再臭味传

　　救悬梁人　悬梁自缢真吓人　急忙扶下地上眠　皂角细辛吹鼻内　须臾魂魄自还原

　　耳中流脓　耳中疼痛似刀剜　出血流脓久不干　鸠屎夜明吹入耳　除脓消肿保平安

　　口内生疮　口疮发作痛难言　麝香铜青一处研　干捻些儿顿掺上　不久便会自安然

　　饮食不化　饮食不化莫心焦　急找枳实隔山消　小茴香来同煎服　日服3次自然安

　　无名肿毒　无名肿毒不用愁　地胆南星加重楼　三味一同磨水搽　消肿止痛疗效佳

　　狗咬奇方　家狗咬了用何方　急取甘草与红糖　口嚼黄豆齐包上　三日自然得安康

　　枪弹入骨　枪弹入骨痛难当　推屎扒虫用一双　地古牛来加七个　蓖麻七可拌蜜搽

　　丹田气痛　丹田气痛心着忙　赐尔奇方怀中藏　小茴香配广木香　玉京文术共酒尝

　　久痢不止　七个乌梅七个枣　三个粟壳七寸草　再加灯心共酒煎　赤白痢症顿时好

　　月经不通　妇人月经不能通　鼠粪烧灰立见功　热酒调服逢扁鹊　只服一剂显

神通

妇人乳肿　乳疮肿痛叫声连　焦炒芝麻细细研　灯盏油调涂上面　除脓消肿即
时痊

痔瘘奇方　凡人痔瘘痛成疮　遗种蚕蛾纸半张　碗内烧灰调好酒　服之病去水
烧霜

接骨丹方　接骨谁知甚药佳　急时觅取大蛤蟆　先捣如泥涂患处　复位固定疗
效佳

解酒毒法　药能解酒不寻常　草药一剂干葛汤　频频饮下三四盏　酒前醉后均
要尝

牙痛妙方　牙齿疼痛不堪言　得法犹如遇良医　大戟烧灰痛处咬　名方留下岂
虚传

刺毒肿痛　刺毒肿痛叫声连　无血无脓但难眠　松脂研烂为细末　帛封其上保
安康

眼睛流泪　迎风冷泪听根源　腊月寻桑非等闲　若得梢头不落叶　煎汤频洗自
然安

喉生双哦　牛膝生根取汁擂　男女均可鼻中吹　喉生双蛾来势猛　酒调药服自
然平

蜈蛇蝎伤　蜈蚣蛇蝎毒非常　人被咬伤痛莫当　我有灵丹疗效好　只用姜汁加
雄黄

消渴解毒　瓜蒌根是天花粉　服下能令诸疮消　采来青药煎白水　食之解毒津
液生

小便出血　小便尿血莫延迟　陈艾为末茶调服　选用红色效更好　血尿从此自
然无

倒生横生　儿在腹中倒横生　全家惊恐泪长流　寻取伏龙肝末服　及时转院求
大夫

产后无乳　妇人乳汁不行时　莴苣三枚研作泥　好酒调服开通路　乳汁充盈任
儿服

人中果毒　世上果实诸多样　性毒有无冷与寒　误食中毒如何解　朴硝加麝即
时安

赤眼妙方　赤眼难开不见天　宣洲土产好黄连　浸泡人乳淹三宿　点上光明即
豁然

刀斧伤方　金疮刀斧偶伤残　只用黄丹加白矾　消炎生肌兼止痛　数日愈合不
留瘢

治口臭法　患者口臭气难当　但取明矾共麝香　两样研末搽齿上　顿时不闻臭
气扬

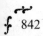

杀蚊虱法　木别川芎二味均　雄黄减半共调匀　用蜜为丸烧一粒　蚊虱自然不相侵

破伤风方　破伤风病莫迟延　脱壳秋蝉二三钱　牙关紧闭难医治　烧灰酒饮自安然

骨鲠卡喉　骨鲠单方野芋根　又方甘草兑砂仁　全凤花实根并用　三法同用显神灵

蛇犬咬伤　细辛毕茇及雄黄　用酒研来入麝香　不论蛇伤并犬咬　即时服下便安康

安胎良方　紫苏陈皮艾叶葱　细研砂仁煎酒同　安胎保儿有奇效　小腹胀痛顿时休

止心腹痛　草果元胡索取先　灵芝没药乳香添　酒调一盏后温服　心腹疼痛自然安

母猪风症　痰迷心窍猪婆风　南心半夏黄芪共　母猪胞方打成面　泡参排风奏奇功

狂犬咬伤　疯狗本是害人王　黑竹根行吞下肠　化石红娘与丑牛　斑蝥四个加雄黄

避瘟疫方　菖蒲苍术与姜黄　枫尤为丸带身旁　何惧瘟疫来传染　一家大小保平安

水积黄肿　水肿本要医得早　水杨柳根掺水炒　茵陈胆草山萝卜　常炖肉吃肿黄消

湿肿气肿　气肿湿肿用何方　甘草白矾广木香　黑豆二两同锅炒　祛湿消肿乐安康

吐酒妙方　吐酒之人你听明　藿香甘草加砂仁　葛花竹沥用得早　不拘多少服后灵

翻胃回食　翻胃回食最无情　猫儿衣胞正可行　洗净烘干打成面　甜酒兑服自然灵

臁疮妙方　臁疮生在脚腿上　令人行动好作难　马蹄壳子烧灰好　麻油调搽得自然

对口妙方　疮生脑后顶窝心　我有奇方不难觅　抱蛋鸡婆窝热屎　取来搽上定能愈

火烧水烫　汤烫火烧有药医　祖传秘方对君提　石灰澄水调桐油　胜过药膏不稀奇

种子仙方　种子奇方益母草　何首乌用香附炒　臭草阳雀根宜老　子鸡炖服果然好

二、侗医诊病歌诀

（一）看五脏六腑定歌诀

心惊有热作痴逆　天河水过入洪地　肝筋有病服乡闭　推脾土病即退

脾土必效应胃筋　有食不消土大肠　八卦调肺筋有病　咳嗽多可把肺筋

少按摩X经有病　小便X推动其余　此字不齐明水必救　得大肠内有病泄泻
多

可把大肠用心磨　小肠有病气来攻　粪门板门清通　命门有病元气虚

脾土大肠挂推五脏有病生寒热　天河六脏神仙秧　膀胱有病（生寒热）作
麻痴圣

水八卦运大河　胆经有病口作苦　治怕有吵法脾土　五脏六腑各有推

千金秘诀传古今

（二）看病人面色定诀法歌

凡看小儿先观神色　大止兼察脉理　肝有病则面青　心有病或赤脾就面黄

肺有病绞肿有脓血　乌梅木香大肠热其　肛门红痛宜用升麻汤

（三）看指脉定诀歌

五指尖头冷筋来　不可当筋即警也　若还指中热必正　是伤寒中指独自冷

麻痘症相男左女右　分明仔细看儿必跳热　热是看惊热而还跳　是惊风凉而
翻眼是水加

此是入门探候诀　人家有请不可误失也

三、侗医治病歌诀

（一）二便闭歌云

二便闭结甚难医　急炒盐来塞蒲脐　蒜片覆盐推艾熨　利便良方少人知

（二）二生云

大路不走草成窝　坐立不正背成驼　酒多伤身气多伤人　寒从脚起病从口
入

（三）治耳疾歌

耳心若是年年贯　我有单方不用钱　螺蛳壳烧打成面　油调入耳加枯矾

贯耳心求具难堪　有医方子用白矾　擂细用点芭蕉油　摘入耳内黄水干

寸耳马夹身发战　生地牛蒡大黄煎　青靛脚子姜葱引　捣烂敷上永不现

（四）治喉哑声歌

咽喉哑声不能言　甘草桔梗各三钱　乌梅乌药煮煎好　热水吃下声可言

（五）治双蛾子方

人生蛾子在咽喉　哭泣难言苦难愁　偷油婆用火焙干　打面吹下即时安

（六）治女人阴疮

女人下身生阴疮　　蛇床五倍共白矾　　花椒葱白同煎好　　每日洗之自然安

（七）治女人月水不通

妇人月水不能通　　鼠粪烧灰立见功　　热酒调时逢扁鹊　　只消一服显神通

（八）治胞衣不下

胞衣不下好惊人　　搞得一家不安宁　　牛膝放入阴户内　　口服蓬壳即太平

胞衣不下大人焦　　蓖麻中下足心包　　男胎包左女包右　　腰膝一伸往下标

灶中图示伏龙肝　　药钱功殊不等闲　　为末酒调温口服　　胎衣不下是灵丹

（九）治胎儿横生倒产歌

小儿腹中将倒生　　浑家惊恐泪长倾　　寻取伏龙肝末服　　酒调一剂便分身

横生倒产有何难　　当归一两芎七钱　　包衣不下仍可服　　一方二用是仙方

（十）治火伤方歌谣

汤热火烧有药医　　我有奇方对君提　　石灰清水调桐油　　便得主药更稀奇

汤火烧伤不可当　　肉皮清烂痛非常　　泡清好酒来淋洗　　信是神仙海上方

（十一）治内外出血方歌

尾闾不禁沧海竭　　九转灵丹都慢说　　惟有班龙顶上珠　　能补玉堂关上穴

（十二）卫生歌云

瓜果生冷宜少食　　免致秋来成疟痢

（十三）治小儿误吞铜钱歌云

小二误吞一铜钱　　一家大小泪涟涟　　樗挤梧挑加茸子　　捣成吃下化为泉

（十四）治狗咬伤方歌云

家狗咬了用何方　　急取甘草与蜂蜜　　口咬黄豆来包上　　三日自然得安康

疯狗本是害人王　　黑竹根笋吞下肠　　化石红娘与丑牛　　斑蝥四个令雄黄

（十五）治眼病歌方

眼露不明虚肾家　　水皁角根白菊花　　蚕桑叶炮前口吃　　食下眼光比前佳

火眼发时痛难当　　愿求海上有奇方　　公猪苦胆白矾兑　　一点眼泪清凉光

诸般火眼痛难当　　我有良药巧妙方　　白矾放入猪胆内　　点上一时得安康

（十六）烂皮风眼有良方

蚕桑书上取内浆　　每日擦在眼皮上　　明日去风一扫光　　白牛身上虱子血

一点即散忽然睛　　人有痘子熟眼睛　　倘若不医误平生

第三节　湖南通道侗乡流传的侗族医药谚语

方梗中空能治风　　对枝对叶可消红　　叶中有刺能消肿　　亮面浆多治毒功

草木中空能治风　　对叶对枝散调红　　毛毛有刺能消肿　　亮面浆多能治脓

主根性寒园根暖　　白花性寒红花暖　　红花都是暖病药　　辣口止血有大功
气味辛辣为蛇药　　酸涩之药止泻凶　　苦惊皆为退身火　　甜味起浆补气血
麻痒昏头带毒性　　打毒一般用得着　　百草都是药　　只要你会看
不知是根草　　知了是个宝　　两脚难移　　离不开五加皮
即是冤家病　　有求就必应　　秋天谷子黄　　摆子（疟疾）先上床
亡人得半边莲　　可以和蛇眠　　睡前洗个脚　　胜吃安眠药
睡前洗个澡　　一夜睡得好　　食勿言　　睡勿语　　酒勿醉　　色勿迷
巫家算命　　医家治病　　酒多伤身　　气多伤人　　寒从脚起
病从口入食物不净　　吃了生病　　七叶一枝花　　深山是它家
七叶一枝花　　疮疖要用它　　损伤跌打　　要用四匹马
母乳不通　要用木通　辛香定痛除寒湿　甘主生肌补益用
红红病在心　　面红者热　　青青病在肝　　面青者痛
黄黄病在脾　　面黄者虚　　黑黑病在肾　　面黑者败

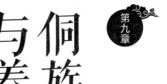

侗族医药
与养生保健

侗族医药文化包含着养生保健文化，侗族医药促进了养生保健文化的发展和完善，保障了侗乡人民的健康。本章从侗族文化习俗、村庄建设、饮食、饮水等多方面，对侗族医药与养生保健作了科学总结。

第一节　侗族文化习俗与养生保健

侗族没有自己本民族的文字，但他们有自己的歌谣、故事、款词、戏剧、村寨、鼓楼、花桥、稻作等丰富而神秘的文化。侗族文化对侗族医药的起源、形成和发展产生了深远的影响，对侗族人民的养生保健起到了积极的促进作用。侗族医药是侗族传统文化的重要组成部分，是侗族文化的宝贵遗产，应努力发掘、整理、继承和提高，加以保护、开发与利用。

侗族分布特点是大聚居、小分散，20 世纪50 年代国家为侗族创制拉丁字母的侗文，现在通用汉文。侗族医药作为侗族传统文化的重要组成部分，其起源、形成和发展深受侗族传统文化的影响。

一、侗族"萨"文化与侗族医药

"萨"是侗族伟大的原始祖母神，又称"萨玛""萨岁"等，"侗族的土塘田埂，稻作耕作都是萨所赐"。萨神通广大，能主宰一切，侗家人把她视为至高无上的神，认为她能赋予人们力量去战胜敌人、战胜自然、战胜灾害、战胜疾病，赢得村寨安乐、风调雨顺、五谷丰登、人畜兴旺，千百年来受侗族人民崇拜。"萨"侗语即称祖母（奶奶），"玛"即大，"萨玛"可汉译为"大祖母""先祖母""圣祖母"（又称"萨岁"）。

有许多侗族古歌叙述了侗族医药起源的传说，如玛麻妹是位女性，是传授医药的"萨桑恩"（即医药师的祖母），也是一位女神。还有侗族医药中一些男性病在病名前冠以"妇男"二字，如男子血尿、淋浊，称为妇男摆红症、妇男摆白症等。这些都足以证明侗族医药文化与"萨"文化的渊源关系，在它的文化内涵中，显示出侗族母系氏族时期遗留下来的印迹。

二、侗族"款"文化与侗族医药

侗族款组织，被称为"没有国王的王国"。侗款是侗族社会特有的政治制度和社会组织，款组织有一系列的法律性质的款规、款约，是侗族的习惯法。随着社会的不断进步，款词的应用范围越来越广，有的描绘英雄人物，有的再现侗族社会历史变迁，还有关于祖先崇拜、道德规范、生产、生活习俗等各类丰富多彩的款词；侗族款文化由社会政治制度、规约（法学）发展到历史、文学、艺术、民俗、宗教、卫生等领域。款组织对外实行军事同盟，共同抗敌；对内实行自治，保持着文明有序的生活环境。这些组织"彼此相结，歃血誓约，缓急为援，名曰盟款"，能及时处理各种突发事件，加强了抵御贼寇骚扰的力量；同时

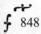

还对"瘟疫"流行，通过款的形式告诫款民，如某村发生"瘟疫"，由款民在各个路口设卡，禁止外人进入，也有在村口或者每户人家大门上挂上一种"白腊树叶"，外乡人一进这寨门看见悬挂的树叶，就知道这个村寨或这个家庭有传染病人，故此就望而却步，避免互相串门，起到预防和隔离传染病的作用。侗款作为一种很成熟的制度文化，维系着整个侗族社会稳定和发展，同时也维护侗民身体健康和侗族医药的发展。

三、侗傩文化与侗族医药

侗族冲傩文化，主要表现在原始图腾崇拜、祖先崇拜和万物有灵观念支配下的自然崇拜。侗族信奉的是多神论的原始宗教，自然崇拜如山川、河流、古树、巨石等，主要有雷神、土地神、水神。祖先崇拜主要为女性，如"萨岁"、医药始祖"萨桑恩"的"玛麻妹"、传播天花的"萨多"、制造酒曲的"萨宾"等。在侗族中有"灵魂不死"之说，认为人死了以后，到所谓的阴间是"高村鹅安"去交换灵魂，等待轮回转世或升天界。

侗族冲傩认为，人之所以生病是因为鬼神作祟，病人失去灵魂才生病，必须进行"招魂"。正因为受冲傩文化的影响，而衍生出了冲傩医学。冲傩医学的治病方式主要表现在招魂、驱邪送鬼、符水这些方法至今仍在民间流传，常用于治疗骨折、跌打损伤、骨刺梗咽等病，可有止痛、止血、软化骨刺功效（也许是心理疗法）。

四、侗族稻作文化与侗族医药

据我国文物考古部门考证，侗族地区发现动物化石远在70万～150万年之间；有人类群体活动的历史可以追溯到1万～5万年前；侗族稻作文化现象可以追溯到7400年以前的高庙古遗址文化，还有通道与靖州苗族侗族自治县之间的4500年前斗蓬坡古文化遗址的稻作文化文物出土。侗族是一个古老的稻作民族，在其稻作民俗中，最有特点的要数傩俗。中国的傩文化是农耕文化的一个重要组成部分，源于巫文化，是巫文化的进一步表现形式。巫为术，傩为仪式。傩文化是属于思想意识，而巫则为行为意识。两者有血缘关系，却又有着实质性的区别。南方水稻耕作民族的傩文化，主要表现在还愿仪式上，比如：风调雨顺丰收时要还傩愿、娱人娱神，即人神同乐；天灾人祸、害虫横行、天旱水灾时要请愿，也要表演傩戏，之后要还愿；家有人生病久治不愈，婚后多年膝下无子，都会请神还愿。这种精神寄托仪式就是民间源于远古时期的傩文化。

医药的起源，与原始稻作发展有着十分密切的关系。在我国传统中医药的起源中有《帝王世纪》记载"伏羲氏……乃尝味百药而制九针，以拯夭枉焉"，《史记纲鉴》记载"神农尝百草，始有医药"等。神农氏被视为我国原始农业的代表，伏羲氏则为早期畜牧业的代表，这表明我国传统医药的起源与原始农业和原始畜牧业有着密切的关系。侗族医药也是如此。

侗族原始稻作文化在不断发展过程中，对侗族医药的起源、发展起到了积极的促进作用，从"食"农作物和肉类食物中，不断总结出哪些植物或动物肉可以养生保健，哪些可以却病驱邪。在实践中不断观察和总结，从而认识了很多的植物药和动物药。这是侗族医药从"冲傩医学"向"经验医学"和"初级理论医学"的发展过程。《三江县志》载："蛮溪獠峒，草木蔚荟，虺蛇出没，江水有毒，瘴气易浸"，"南方凡病皆谓之瘴……治瘴，其药用青蒿石膏及草药服之"。《黎平府志》载："黎平治妇男大小病，山中所采叶，俗名草药，亦颇有效。"这说明侗族人民已对疾病的病因和药物治疗有了一定的认识，也说明稻作文化对侗族医药发展有着直接的促进作用。

第二节　侗族村寨建筑与养生保健

侗族喜欢聚族而居，村寨一般都依山傍水，村前是清澈的河流或者溪流，村后是山林。侗族村寨的房子多用杉木建造，在寨子中间，多有高耸入云的鼓楼，那是侗族村寨的标志，也是侗族文化的集中体现。寨里多有鱼塘和水井，寨边是田垄，道路多用青石板或鹅卵石铺成。村口一般建有寨门，河上建有风雨桥或石板桥。侗族这些村寨特色、居住环境不但与经济生活相关，而且与侗族医药也有着密切的关系。侗寨文化内容十分丰富，如"干栏"建筑与侗族医药。"干栏"为古越人的建筑，《魏书·僚人》中说："依树积木，以居其上，名曰干栏"，用侗语来解释"干栏"二字的含义，即为"侗人的房子"。（"干"者，侗人也；"栏"者，家也，房子也。）至今仍然保持古代越人的"干栏"式建筑的基本构架。木楼层高二到五层不等，一般多数为三层，底层一般不住人，多圈养牲畜、家禽，堆放柴火、劳动工具和杂物等；二层是火堂（厨房、餐厅）、楼廊、堂屋、卧室；三层为卧室和仓库等。这种"干栏"建筑，干爽通风，对于地处气候炎热潮湿、瘴气弥漫的侗人居住地区，可以有效避免湿气侵袭，减少或减轻风湿病、哮喘病、慢性支气管炎等疾病的发生。同时寨子多建在山区，山多林密，古时常有毒蛇猛兽出没，人居住在二层以上，底层四周围以木栅，能有效地预防毒蛇猛兽的侵害。"干栏"住宅对环境卫生和预防疾病及人体保健都非常有利。

第三节　侗族饮食与养生保健

侗族的饮食文化自成一体，大致可用"杂"（膳食结构）、"酸"（口味嗜好）、"欢"（筵宴氛围）三个字来概括。杂指食源广博而异杂。据粗略估计，

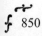

侗族的常见食料不少于五百种，天上飞的，水里游的，地上长的，草中爬的，只要能吃，无不取食，显示出他们的聪明才智和很强的生存适应能力。酸，指侗族嗜好酸味，自古便有"侗不离酸"的说法，他们自己亦称："三天不吃酸，走路打倒蹿。"侗族善腌制酸菜、酸肉、酸鱼、酸鸭等。在侗家菜谱中，带酸味的占半数以上。在侗家人的心目中：糯米饭最香，甜米酒最醇，腌酸菜最可口，叶子烟最提神，酒歌最好听，宴席上最欢腾。

侗族的饮食文化特点与侗族医药保健有着密切的关系。侗族饮食品种多而杂，且都素淡，少有肥甘厚味，比较有益健康。侗族多居住高寒山区，以糯米为主食，糯米具有补中益气的功效，食糯米，暖脾胃，益中气，有增强体力及保健作用。清明节用黄饭花煮水泡糯米后蒸出的黄糯米饭，兼有清肝明目的作用。四月八的黑糯米饭兼有清热解毒等作用。食用油以茶油为主，茶油除具有极高的营养价值外，还有润肺清肝、清热化湿、杀虫解毒、调节肠胃系统及中枢神经、缓解紧张、促进内分泌和血液循环等多种功效。茶油外用可治疗烫伤、跌打损伤，刮痧等。茶麸烧成炭趁热泡水盖好，然后服用泡过的茶麸水可发汗解表，治疗感冒。侗家腌制的酸菜酸肉，具有开胃提神、醒酒解毒、益肝补肾等功效，可防治高血脂、高血压等。侗家还有一道独特的菜——牛瘪，是用牛的胃内容物和小肠液，用纱布过滤后，煮沸加上茶油、花椒、姜、酒、辣椒等配料，然后放入牛肉、牛杂煮熟食用。牛吃百草，可治百病，又称"百草汤"，有清热化湿、健脾和胃、凉血解毒、消肿散结等功效，可防治各种胃肠疾病、咽喉炎、扁桃腺炎、结膜炎、皮肤瘙痒、痤疮等。

另外侗民喜欢抽生烟叶和大艾叶。大艾叶易燃，抽烟时用大艾叶引火，还可将大艾叶搓成艾绒，烧灸治疗风湿性关节炎、跌打损伤、慢性劳损、慢性疼痛等。所抽烟斗内的烟油还可治疗各种痧症，防治毒虫叮咬等。

侗族的饮食文化丰富多彩，具有保健和防病治病的食物数不胜数，说明侗族的饮食特点、饮食习惯与地域环境、防病保健有着十分密切的关系。侗族饮食文化的发展，对侗族医药的发展起到直接和积极的促进作用。

综上所述，侗族是一个勤劳、智慧的民族，侗族传统文化源远流长，神秘而丰富。侗族医药是侗族文化的重要组成部分，也是侗族的宝贵文化遗产。侗族医药的起源、形成与发展深受侗族传统文化的影响，侗族的萨文化、款文化、傩文化、稻作文化、村寨文化、饮食文化、干栏文化、水井文化、歌耶文化，等等，都对侗族医药的发展起到积极的促进作用。笔者仅就侗族的部分传统文化与侗族医药的关系作一初步探讨，以祈抛砖引玉。如有谬误，敬请各位专家学者批评指正，以求共同探讨，共同努力抢救、挖掘整理这一侗族文化遗产，为继承、提高、开发利用、弘扬光大侗族医药做出贡献。

第四节 侗族饮水文化与养生保健

侗族的饮水建筑文化博大精深，其水井的设计建造形状颇有古朴的侗民族文化特色，它作为一种记载侗族古文化、良好卫生习俗、群体防病意识的载体展示给外界，传承给后人，起到了承前启后，弘扬民族文化之效应，值得深入探索研究。

一、侗族水井的设计造型及建筑格调

侗族水井的设计造型归纳起来，主要有瓢型水井、石桶井、窑口井、石牛井、方池型水井、四合井等几种不同形状的水井。大多数水井从建筑到现在有的已有200多年历史，至今仍然保存完好，展示了一部独特的侗族"水井文化"。

石瓢井，又称岩瓢井，主要建造在交通要道旁，供来往人群饮用。因这种设计形状像瓢，建筑材料为青岩石而得名。修造水井选用青石料凿成瓢状，瓢的柄端伸入泉水出口处，泉水流入石瓢满而溢出。瓢柄长短不一，有的长达二三米，有的仅几十厘米，柄宽20厘米左右，柄的正中凿出一枧状水槽。石瓢盛水部分为圆形呈锅底状，边缘凿出水口，石瓢除盛水外，还起到沉淀泥砂杂物的作用。石瓢井盛水不多，满后自出水口溢出，不盛陈水。井旁多古树参天，枝叶繁茂，树荫下置有木凳或石凳，供来往行人乘凉休息。

石牛井，其设计造型有的是整牛状，有的是牛头状。据从江县文化馆张子刚先生撰写的资料记载，石牛井最负盛名的是建于清道光十六年（1836年）的贯洞石牛井，这口井又叫娘美井。其井池低于地面，周围用石灰石砌成井墙，壁上浮雕有禽、花卉等图画，工艺十分考究。有两道台阶步入井池内，有一头用整块白玉石雕成的牛井，四肢蜷曲于腹下，头伸向水池，像要喝水一样，神态自若，栩栩如生。泉水从石牛嘴中汨汨流出，注入盛水池中。挑水的人只要将水桶套入石牛嘴下，泉水即流入桶里。这口石牛井已被列为县级文物保护单位，居住在这里的侗民们都自觉地保护和维护石牛井的卫生。

石桶井，设计形状如大圆桶。这种井较为常见，有的一寨一口，有的一寨有几口。它是整块巨石雕凿而成的，大半截埋入地里，只有二三十厘米留在地面上作井沿，井沿边凿有出水口，水满自然溢出，保持井中的水流动而不陈腐。

还有一种石桶井与众不同，整个都置于地面上，是用三截石桶连接成的，井沿高出地面70～80厘米左右，泉水连接于有盖的石枧流入井内。井沿上部凿有出水枧槽，供人们接水和水满溢出之用。另外还有一种内圆外方用整块石头凿成的水井，建在从江县西山镇的有两口，其中一口是清乾隆年间修建在陡寨村中的田坝井。

窑口井，这种井像烧砖瓦窑的窑口，呈半圆形，多数修建在靠坡坎边有泉水眼流出的地方。井壁有青料石砌成方形，底井用石板铺平，井口上方用规则料石拱砌成半圆形窑口状，下方用一块一米多长的石板镶砌井沿，高出地面二十余厘米，井的中间或靠边沿凿有溢水枧槽，供接水或饮水时使用。

方池井，这种井用青石板四面镶砌为框，长宽1.2米左右，井深总高度1～1.2米，埋于土地下面约80厘米，高出地面20～40厘米（以防地面上污水流入井中），井底用青石板铺墁，在井壁正中间凿一铜钱大小的泉眼或凿成龙头状泉眼，让泉水从泉眼中流入方池井中，在高出地面的井沿上方凿有枧槽，供接水和井水满而外溢的洪口。方池井的前面左右两侧，各修建有一尺来高的石礅或两尺来长的石凳，专供挑水人放桶和起肩挑水之用。据史料记载，清朝的嘉庆和道光年间侗族地区亦出现"方池型水井"的建造。

四合井，这种井又叫房屋四合井，它是用青石板镶砌成的，将四合井砌好后，在石砌墙的上方，用木料修建成两面倒水的小房屋，也有少数因地制宜，依靠山坡山泉水的来源修建成一面倒水的小房屋。这种四合井远看像八字顶的房屋，近看似小小亭阁，其房屋柱子及檐口上雕刻有花鸟山水和禽兽等图像。两面倒水的房屋四合井较为著名的有从江县境内的弄吾井和榕树井。榕树井又叫"七两井"，据说清乾隆年间修建此井时，耗资白银七两，故名曰"七两井"。一面倒水的房屋井，最早的是修建于清嘉庆二十五年（1820年）的从江县占里寨头那口水井。

上面提到的侗家水井，除了石瓢井没有雕刻有装饰图案外，其余的水井内壁和井底往往刻有游鱼、龟、螃蟹和太极图，井的外壁刻有诗文、碑文、对联，以及龙、狮子、麒麟、白鹤、鹿、花瓶、花卉或山水、陶罐等装饰图案。这些图案的设计说明侗族人民热爱大自然的山水，喜欢与自然中各种动物相存相依，其雕刻的工艺刀法有的细腻、有的粗犷，证实了当时居住在这里的侗族文化艺术和石雕工艺是比较先进的。因此，笔者认为，侗家水井建筑文化，是研究侗族传统文化和民族群体保健防病思想意识及侗族医药发展史的历史文物资料。

二、侗家水井建筑与侗族文化发展

侗家水井建造形状之所以独特，主要是所修建的水井表现了侗族居住环境的优雅，水井大多选择在依山傍水、山清水秀的地方，侗族人民在山泉水源之地居住和生活，此其一也；其次，是在修建水井时充分体现了侗族文化的发展史实，它通过修造各种水井时，采用了石板镶砌和石雕艺术，反映出侗族先民们无论在文化层次、诗画创作、欣赏水平以及石雕工艺技术的发展都达到了一定的高度，其文化发展的速度在当时来说也是比较快的。如榕江县周年荣先生在《榕江侗族水井》一文中说"侗族石房井乃为大青石板镶砌，通高1.7米左右，确凿歇山顶，小青瓦，屋前壁开拱门，以利探身取水，门头刻横联，左右刻对联，门边壁上刻序文记事，文势滔滔，犹如泉泄"。同时还记载了这样一个传说："在古时高俾（现在榕江县仁里的高俾寨）地方，有一对侗族青年逃婚至此，幽情凄意，日夜情歌，又互相捧洁泉充饥，终相拥而死。后人为纪念他（她）俩忠贞不渝的爱情，便凿双手岩瓢井于此。至今，人们途经此地，每遇夕阳入山，村景迷人，风动树叶之时，还会仿佛隐约听到那对恋人不绝如缕的哀怨歌声。"这段传说史料，仿佛让人们看到了当时侗族村寨中诗书图文的画卷，一派兴旺发展的景象，想到了当时侗族青年为了抵制和冲破长期受"父母之命，媒妁之言"封建意识禁锢的动人情景，同时也证明了侗族文化在不同时期随着社会向前发展而不断进步的史实。

三、侗家水井建筑与其民族群体保健防病意识的关系

笔者根据现有史料和对至今仍然保存完好的侗家水井建筑的格调及其保留下来的碑文进行考证，证实了侗家水井如石瓢井、石桶井、方池井、房屋四合井、窑口井等各种不同的水井，在设计及建筑时，都具有几个共同特点：一是选择修建水井地址是十分讲究的，主要是选择在距离村寨附近古树参天（或树林茂密），而且有岩石或砂石之处，并有很好天然山泉水流出的地方修建水井，在这样的地形处修建水井，不仅有树林保持水源不枯竭，还能保证水源在流入水井前充分得到岩石和砂石多层的自然过滤，其流出的清泉水质是非常清洁卫生的。二是凡在坪地坝中或傍靠山坡修建的水井，因井口朝上，很容易被掉下的树叶或刮风吹进去的杂草脏物以及下雨直接掉（流）入井中，容易造成井中水质污染，所以在修建水井时都设计和修筑有井盖板或房屋加以保护，如石牛井、窑口井和房屋四合井修建时都做了很好处理。三是在修建水井的同时，都在水井的旁边立有保护水井建筑和水质卫生的石碑，这些石碑刻有捐资修建水井的人名和捐资数额、修建水井的年代（时间），有的刻有保护水井和水质卫生的乡规民约。如天柱县坪地镇石硬村大寨的寨头有一古井，原立有一块高约2米、宽约1.2米的告示碑，碑文刻有修建水井的时间、捐款和参加修建的人员名单以及保护水井的寨规，非常可惜的是因石碑的边沿刻有龙、凤、麒麟等图案，在文化大革命期间被当作"四旧"而遭毁坏，至今无法修复。

通过观察分析侗家水井的建筑和水源卫生的处理与保护，不管处理的效果如何，这种带有侗家古朴文化胎记的群体防病意识，在当时民族文化落后、卫生科学发展十分缓慢的时期，侗族先民能在生活实践中意识到："水乃人赖以生存之源泉而不可少，水源只有流动而不腐，可确保人之康泰，可防灾疫暴生之符也"，说明侗族先民们在与大自然做斗争中，通过各种顺应自然和天人合一的方法和手段防止疾病的发生、瘟疫的传播，这种群体防病思想是十分符合当今疾病预防科学原理的，在当时能如此重视群体保健防病，是非常难能可贵的。因此，侗族水井文化与侗族医学预防疾病的思想意识、防病方法的相互关系及其科学原理，是值得我们深入探讨研究的。

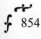

第十章

侗族医疗、学术团体、科研单位

改革开放以来，特别是进入21世纪后，侗族医疗机构、学术团体和科研单位陆续建立和发展壮大起来，出了人才、出了成果、出了经验，有力地促进了侗族医药事业和侗乡医疗卫生事业的发展。

第一节　侗族医疗单位

一、贵州省黔东南苗族侗族自治州中医医院

　　贵州省黔东南自治州中医医院成立于 1980 年，目前是全州唯一的一所二级甲等中医医院，是黔东南自治州中医及中西医结合医疗、教学、科研中心，也是州、市医保定点医疗机构。

　　医院开放病床 200 张，现有职工 200 余人，在职专业技术人员 160 余人，其中主任医师 2 人（1 人被聘为贵阳中医学院硕士研究生导师），副主任医师 23 人，中级职称 41 人。全院共有临床和医技科室 26 个，住院部分为内一、内二、外一、外二、妇产、康复（针灸、理疗）六大病区。医疗业务范围涉及心血管、老年病、呼吸、消化、神经内科、神经外科、风湿病、儿科、苗医苗药、骨伤、普外、泌外、脑外、胸外、针灸、推拿、理疗、妇科、产科、肛肠、内分泌、眼科、口腔、耳鼻喉等领域，其中苗医肺科是国家中医药管理局"十一五"重点建设专科，针灸科、肛肠科及眩晕病专科是贵州省中医药管理局重点建设专科，各具特色。近年来，医院医疗设备不断更新完善，目前拥有进口高档螺旋 CT、电视监控 X 光机、进口高档彩色和黑白 B 超、进口动态心电图机、进口电子胃镜、进口膀胱镜、高档麻醉机、三维正脊电脑牵引治疗仪、进口腹腔镜、进口输尿管肾镜及气压弹道碎石系统、动态多参数心电监护仪、进口全自动血球分析仪、全自动放免仪、全自动生化分析仪、微生物检测系统、高档病理检查系统等一批价值逾千万元的现代医疗设备，能满足临床的各种需要。

　　在医疗特色方面，中医、中西医结合治疗各种老年病、糖尿病、不孕不育、胃肠疾病、急性胰腺炎、妇科疾病、肛肠疾病、软组织损伤以及过敏性皮肤病等有独特的疗效；运用苗医苗药治疗结核病、各种肿瘤、痛经、骨髓炎等效果显著，在群众中有较好的口碑；针灸推拿理疗治疗中风后遗症、腰突症等也取得了满意疗效；以院长、主任医师罗洪为学科带头人的泌尿外科开展的泌尿外科及男科手术居省内领先水平；骨伤科开展的人工全髋关节置换术、人工肱骨头置换术、人工肩关节置换手术处于州内先进行列；科内自制的中药栀龙膏治疗急性软组织损伤，收效快，费用低，深受患者喜爱。医院将中医特色与现代科学技术紧密结合，使医院整体医疗水平有了显著的提高。

　　在不断提高医疗质量的同时，医院始终把医德医风建设放在极为重要的位置，通过加强医德医风建设，促进医院全面发展，先后被评为全国民族团结进步

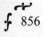

先进集体、省卫生系统职业道德建设先进单位、州级行风建设优秀单位以及州市文明单位。

二、贵州省黔东南苗族侗族自治州天柱侗医精神病专科医院

坐落在贵州黄金城天柱的黔东南苗族侗族自治州民族医药研究所天柱精神病研究室、黔东南天柱侗医精神病专科医院，历经几十年的发展，从一家民间医疗诊所发展为中国乃至世界第一家集科研、预防、治疗为一体的侗医专业治疗精神病的专科医院。目前该院拥有专业管理人员19人，主治医生4人，专业护理人员9人，后勤管理人员4人，病床54张。设立有住院部、门诊部、病人娱乐室、财务室、陈列室等十个科室。

（一）发展历程

现年54岁的龙之荣是黔东南苗族侗族自治州民族医药研究所天柱精神病研究室负责人、黔东南天柱侗医精神病专科医院院长。因其聪明好学，在12岁时得民间草药侗医彭茂清收为学徒，遂将一些常见疑难病和精神病的诊断治疗方法传授给他。离开恩师彭茂清后，曾到各地流动行医。他省吃俭用，节衣缩食，用辛苦积攒下来的钱买来《中医理论》《方剂学》等中医书籍如饥似渴地学习。16岁那年，他回到天柱，大叔龙作尧看到他漂泊四处，无家可归，虽穷困潦倒，却痴心医学，很是感动和同情，便把自己的一些治疗精神病的要诀和方法传给他以弥补临床不足。在治疗的过程中，他不断摸索钻研，参考历代医家对精神病的治疗方法，并把祖传秘要加以灵活运用，收到了明显的治疗效果。鉴于他在治疗精神病方面突出的疗效，1983年经天柱县卫生局批准成为个体医生，1993年再次改批成立了天柱县精神病专科诊所。

1999年4月，经黔东南苗族侗族自治州民族医药研究所考核、审查，确认龙之荣在利用侗民族医药治疗精神病方面医术独特、疗效可靠，并经黔东南苗族侗族自治州卫生局批准，注册成立了黔东南苗族侗族自治州民族医药研究所天柱精神病研究室，并在黔东南苗族侗族自治州民族医药研究所原所长、贵州名中医龙运光的指导下医术得到全面提高。

2007年贵州省中医药管理局副局长黄维中等领导在考察天柱精神病研究室时，对该室开展工作和取得的成绩给予了高度的评价，并提议把研究室扩建成具有侗族治疗特色的专科医院。经过黔东南苗族侗族自治州民族医药研究所申报，黔东南苗族侗族自治州卫生局批准扩建为黔东南天柱侗医精神病专科医院，并于2008年10月12日正式挂牌。

（二）治疗特色

该院集几十年的治疗实践经验，将侗族医药的理论和侗药的精髓融入现代医学中，辨证论治，标本兼治。采用黔东南侗族地区丰富的天然中草药资源研制

成系列药方，治疗各种精神病、癫痫病、神经肌肉萎缩性瘫痪，由于药效强，见效快，治愈率高。在治疗中，根据患者的病情程度，采取个体化对症下药，能使患者在短期内迅速康复，少复发。该院自从事治疗精神病以来，从未出过医疗事故。在收费方面，根据卫生、物价部门颁布的有关规定及患者的实际情况，合理收费，信誉可靠。2010年12月，天柱县人民政府将该院纳入了天柱县新农村合作医疗定点机构。

该院目前设床位54张，有专业监管和专职护理人员，环境清静优雅，整洁卫生。

（三）科研成果

该院是国内目前唯一一家集科研、预防、治疗为一体的以侗民族医药为主治疗精神病的专科医院，疗效显著，治愈率高。据统计，截至目前已收治各类精神病人4105例，其中男性2214例，女性1891例，年龄在9～80岁之间，平均年龄在26.4岁，门诊452例，住院3653例，病情最长32年，最短7天。经采用侗民族中草药治疗以上4105例患者，痊愈和好转共3969例，总有效96%，无效136例，占总病例的4.3%。

在不断提高自己医疗技术的同时，该院的各科室临床医生还注重总结临床经验，不断提高自己的理论知识水平，其中龙之荣院长撰写的《癫狂综合征的1例报告》《癫狂阴阳辨证论治之我见》《对癫狂症的临床观察治疗之我见》《中草西医结合治疗癫狂之我见》等学术论文，以其新颖独特、注重实效、剖析深刻及具有民族特色的治疗原则和方案，受到医学界同行的好评。其中《对癫狂症的临床观察治疗之我见》一文，在2001年6月第三期国家级权威研讨会上评为中华医学优秀论文一等奖，并收入大型医学科研丛书《中华医学优秀学术论文选》第二卷。同年，经中华医学科技编委会组织专家评审，该文被评为优秀医学科技成果一等奖，并入刊《中华实用医药科技优秀学术成果文库》中。《龙之荣侗医基础知识概述》《民族医药治疗癫狂症临床分析》《侗医癫狂阴阳辨证论治之我见》分别于2004年、2007年、2009年在中国民族医药学会主办的全国侗族医药研讨会上被专家评为优秀论文一、二、三等奖。该论文还被《美国中华健康卫生杂志》刊物转载，后被转刊于《JOURNAL OF NEUROLOGY》国际论文集中。撰写的《中草药治疗癫狂病602例的临床观察》一文刊载于国家级权威医刊《中医杂志》，转载出版于《柏林国际医学优秀科技文选》。该院医生杨小菊、杨仁兵撰写的《侗医龙之荣基础知识整理概述》一文发表在《中国民族医药杂志》，并荣获全国医疗技术优秀成果一等奖、2009年第三届全国侗族医药学会学术研讨会优秀论文一等奖。

2001年11月19日，该院龙之荣院长应邀出席了在苏州召开的中国心理卫生协会职业群体专业委员会学术年会组织工作会、全国临床医药学与心理卫生学术会、心理咨询与治疗培训班。2002年6月应欧洲神经学会邀请由卫生部组团参加在德国柏林举办的第十二届国际神经学大会，先后考察德国、法国、比利时、卢森堡、荷兰、挪威、英国、丹麦等国的精神病院，并与各国精神病专家进行交流、探讨。龙之荣是2006年全国第2次残疾调查医师组评委之一。目前还担任中国民族医药学会侗族医药专家委员会委员、黔东南苗族侗族自治州民族医药分会副秘书长、天柱民族医药学会副会长等职务。2007年被黔东南苗族侗族自治州人民政府评为"优秀民族医生"，2010年被天柱县委、天柱县人民政府评为首届"拔尖人才"并享受政府津贴。

对于该院的辉煌的研究成果和业绩，《贵州日报》《贵州工人报》《贵州都市报》《人民日报海外版》《中国中医药报》《贵州民族报》《贵阳广电生活报》《家庭指南报》《怀化日报》《边城晚报》《黔东南日报》《中华群英谱》《爱我中华》、中央电视台、贵州电视台、湖南电视台、黔东南电视台、天柱电视台等都先后作了详尽报道。

（四）黔东南天柱侗医精神病专科医院产业简介

黔东南天柱侗医精神病专科医院历经几十年的发展，从一个江湖郎中到民间医疗诊所，发展到黔东南苗族侗族自治州民族医药研究所天柱精神病研究室，从黔东南州民族医药研究所天柱精神病研究室发展到中国第一家乃至世界第一家侗医医院——黔东南天柱侗医精神病专科医院。近20年来，黔东南天柱侗医精神病专科医院由小到大，由弱到强，走出了一条独具特色的民族医药产业发展之路，是国内乃至世界上唯一一家集科研、预防、治疗为一体的侗民族医药治疗精神病的研究机构。

医院产业状况

1. 医院占地面积：1 370平方米，医院建筑面积：1 200平方米。

2. 医院医疗设备：传统煎药系列设备及大型电子自动煎药机1台。

3. 医院办公设备：电脑3台、打印机3台、扫描仪1台、传真机1台。

4. 工作人员20人：行政管理人员3人、主治医生2人、护理人员6人、后勤管理4人、保安4人、救护车驾驶员1人。

5. 医院科室：院长办公室、财务室、护理部、后勤部、门诊部、住院部、陈列室、中药房、煎药房等。

三、湖南省通道侗族自治县民族中医院

通道侗族自治县民族中医院始建于1978年，坐落在通道县双江镇寨上街。系全县中医医疗，预防保健、科研和教学的中心，是医保、城镇居民医保、农合定点医院之一，曾获国家民委"民族团结进步模范单位"，省、市"文明单位""创优质服务先进单位"称号。拥有固定资产1 000余万元，医技用房3 300平方米，

住院用房 3 800 平方米，编制病床 100 张。全院现有在职职工 101 人，临时工 50 人，中级职称 30 多人。设有门诊部、急诊科、内儿科、骨伤科、外科、妇产科、检验科、放射科、心电图、B 超、胃镜室、药剂科等 10 余个科室。三个特色专科：骨伤科、乳腺科、糖尿病专科。年门诊量 4 万余人次，住院病人 2 000 多人次。骨伤科是湖南省重点骨伤专科，2008 年又被纳入全国农村医疗重点建设单位。

医院拥有西门子双排螺旋CT 机、四维彩超、大型高频X 光机、电子胃镜、心电监护仪、呼吸机、日本东芝移动式手术X 射线机、IC 型脊柱牵引康复床、血液净化治疗仪、血液DXF-100 镇痛气体呼吸装置、多功能妇科光谱治疗仪、电脑胎儿监护仪、微电脑新生儿抢救台、经颅多普勒、脑地形图、进口全自动生化仪、电解质分析仪、血凝仪、进口尿液分析仪等系列设备。医院还装备有3 辆急救车，开通了急救电话"120"，方便了群众就医。

四、广西三江侗族自治县中医医院

目前全院在职职工172 人，其中卫技人员136 人，副高级职称2 人，中级职称48 人。开放床位82 张。设有门诊部、急诊科、内科、外科、妇产科、儿科、麻醉科、手术室、侗医科、针灸推拿科、口腔科、五官科、社区服务部等临床科室，拥有500mA X 光机、CR 机、飞利浦彩色B 超、三维B 超、电子胃镜、全自动生化仪等一批先进仪器。能开展较高难度的胃肠外科、肝胆外科、泌尿外科、骨伤科、妇科、产科手术。骨伤科、侗医科、针灸科、妇科是该院的中医民族医特色科室，在湘、黔、桂三省（区）毗邻地区群众中享有较高声誉。

近几年来，在党和政府的民族医药强大政策支撑下，根据县城建设总体规划和医疗机构合理布局的要求，医院于2008 年启动"医院整体搬迁"项目。新院址位于县城河东开发区、321 国道旁，占地面积60 余亩，投资3 500 万元建设门诊大楼、住院大楼、医技大楼以及辅助设施建设。项目在2012 年投入使用，业务用房面积12 955 平方米，设病床200 张，全院岗位设置225 个，新建的中医院将成为一所布局合理、功能完善、技术先进、服务高效的新型现代化综合医院。同时，利用北欧投资银行贷款项目，投资300 万美元购置一批先进的现代化医疗设备。财政部、国家中医药管理局、自治区卫生厅中医药管理局支持的中医人才培训项目（3 万元/人）、中药房建设项目（50 万元）、民族医建设项目（60 万元）、针灸科建设项目（60 万元）、中医诊疗设备项目（110 万元）相继落户我院。在2～3 年内将建成为桂北地区先进的综合性中医医院。

广西三江侗族自治县中医医院是一家集医疗、预防、康复、教学、科研为一体的国家二级甲等中医医院。侗医专科是该院最具有民族医特色的科室，2010 年被列为"广西卫生厅民族医重点专科"。

三江侗族自治县中医医院在1990 年成立伊始，即设有民族民间医诊疗室，

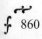

当时有一名医生坐诊，开展针灸、刮痧、拔火罐等诊疗业务。由于人员变动大，到1993年民族民间诊室被取消，并入门诊部，改设针灸推拿科，针灸推拿科医生仍坚持配合用民族医技如药线灸、刮痧等方法为病人服务。2007年在党和政府的民族医药政策指引下，中医院在原民族民间诊疗室和针灸推拿科的基础上设立"侗医专科"，配有医生2名、护士1名。开始只有一些药线、针灸、火罐等简单的医疗用具，后得到自治区卫生厅相关领导的高度重视和亲切关怀，区卫生厅中医药管理局领导多次亲临三江县中医院指导侗医专科建设工作，并在财力上给予大力扶持，使侗医专科得到很快发展，于2010年8月份列为"广西壮族自治区卫生厅民族医重点专科"建设项目。现侗医专科已有3名医生，2名护士，诊疗床位12张，拥有颈椎自动牵引机、腰椎倒立牵引机、六合治疗仪、电针治疗仪、艾灸箱、侗医刮痧板、刮痧梳、侗医药筒、侗医药线、灯草灸等诊疗设备。该科主要以侗医侗药和中医中药内服、外洗相结合的办法，配合刮痧、挑痧、药罐、火罐、针灸、推拿、药线点灸等方法治疗各科疑难杂症，如颈椎病、胸椎病、腰椎病、风湿性关节炎、结石、胃炎、胃溃疡、贫血、哮喘、各种虚症、小儿重度腹泻、脱肛、带状疱疹及各种皮肤瘙痒症等，均收到满意的疗效。

三江中医院侗医专科将坚持走民族医特色发展道路，不断挖掘整理民间有效验方，科学分析侗医药的独特功效，继承发扬侗族特色诊疗医技，继续增加和完善各种诊疗设备，扩大业务范围，不断提高社会效益和经济效益，为三江各族人民身体健康及民族医药事业的发展做出应有的贡献。

五、贵州省黔东南苗族侗族自治州苗侗民族医院

贵州省黔东南苗侗民族医院于2007年10月1日正式建院。建院以来，医院确定了"以病人为中心、以质量为核心、以特色为优势"的办院方针，以"优质、高效、低消耗"为总体目标，走科技兴院之路。全院干部职工同心同德、积极进取、锐意改革，使医院的医、研、防各项工作均得到了全面发展和提高。2007年被凯里市消费者协会评为"消费者信得过医院"，2009年被《贵州都市报》评为"老百姓放心医院"，同时也是州、市医保及新农村合作医疗定点医疗机构。现已成为贵州省具有苗侗医药特色的综合性医院。

黔东南苗侗民族医院房屋面积4 000多平方米，资产总值500万元，其中医疗设备200万元。建院至今，为社会解决就业人员68人，其中卫生技术人员占全院职工总数的85%，高级职称5人，中级职称6人，初级职称12人。年门诊量1.2万人次，开设病床80张，医院设有内科、外科、民族医学科等6个科室。

我院强化"以病人为中心、以质量为核心"的服务理念，深入开展卫生诚信建设和医疗人性化服务，优化医疗环境，提高服务质量和水平，取得了较好的社会效益和经济效益，树立了卫生行业的良好服务形象。为满足广大患者的需求，

医院设有普通门诊和专家门诊，实行全年 365 天无假日门诊，随时为患者提供全员、全程、全方位优质服务。

地址：贵州省凯里市金井路 6 号

电话：13885523364　邮编：556000

六、贵州省黔东南苗族侗族自治州便民民族医院

黔东南便民民族医院成立于 2009 年 4 月，是一所集民族医药科研和临床治疗于一体的非营利性的民营医院。医院现有业务用房（租用）1 360 余平方米，门诊部设在凯里市区内。门诊部开设有中医科、皮肤科、妇科、针灸理疗科、中药民族药房、西药中成药房、药物炮制室等科室。住院部位于凯里市东部，开放病床 30 张。门诊设有中医专家诊室、民族医科、西医内科、妇儿科、针灸理疗科、化验室、B 超室、心电图室、煎药房、中药民族药调配室、西药中成药调配室，拥有 B 超机、心电图机、煎药机等医疗设备。

该院由家传第五代侗医传承人龙彦合、龙滢任担纲。特聘贵州省名中医、侗医药专家、中医主任医师龙运光先生为顾问，并任民族医药科研组组长。同时聘有临床医疗经验丰富的中医、西医师和民族医师坐堂坐诊。医院除收治常见病、多发病人外，主要应用中医药、侗医药和西医药结合治疗糖尿病、甲肝、乙肝、肝硬化、肝硬化腹水、脂肪肝、甲亢、高脂血症、高血压、妇科病（月经不调、崩漏、阴道炎、宫颈炎、带症、子宫肌瘤、囊肿、非器质性不孕症、乳腺增生、肿块等）、男科病（阳痿、早泄、不育、遗精、滑精、前列腺炎、前列腺增生）、泌尿系结石、腰椎间盘突出、骨质增生综合症、颈椎增生综合症、痛风性关节炎、类风湿性关节炎、强直性脊柱炎、各种软组织损伤疼痛、鼻渊、面瘫、带状疱疹、中风后遗症、骨折、牛皮癣、湿疹、暗疮、痤疮等病症，对各种早中期癌症及术后放化疗康复治疗有所研究，曾治疗肺癌、鼻咽癌、原发性肝癌、膀胱癌、子宫癌等病例100多例，取得了较好的疗效。

黔东南便民民族医院以团结协作发展、努力奋进做强的精神，朝着振兴侗族医药事业的目标前进。

院长：龙滢任（15808552132）　　　副院长：龙彦合（15885839858）

顾问：龙运光（13908551811）

地址：贵州省凯里市文昌路上街 9 号（门诊部）　贵州省凯里市华联路 146 号（住院部）

电话：0855-8258221（门诊部）　　0855-8248321（住院部）

邮编：556000

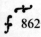

七、贵州省黔东南苗族侗族自治州慈源民族医院

黔东南慈源民族医院是得到黔东南州人民政府支持，经黔东南州卫生局批准，以西医、中医、民族医相结合而成立的集科研、治疗、预防为一体的综合性医院。该院位于贵州省优秀旅游城市——凯里，交通便利、环境幽雅，医院诊断设备先进，开设床位60余张，在职职工60余人，其中卫生技术人员40余人，高、中级专业技术人员10余人。

医院设有内科、外科、妇产科、口腔科、民族医学科等临床科室，民族医学科包括：血液科、肿瘤科、疑难重症等特色专科。另设有B超、心电图、心电监测、放射、检验等功能科室。

医院组织了享有声望的西医专家和著名的民族中草药医师，还邀请省内外疑难病专家教授长期坐诊并指导各项医疗工作，开展各类常见病的临床治疗，并引进了先进的显微医疗设备及医疗技术人员，针对各种手足外伤进行手术治疗，其中断肢（指）再植术在黔东南地区乃至省内已达到领先水平。

在提高医疗质量和医院管理的同时，以"发扬民族医药、造福人类健康"为己任，坚持"以患者为核心，以科技为依托，以诚信为根本"的宗旨，将医疗和科研有机地结合起来。管理上与时俱进，开拓创新、锐意进取，抢抓机遇，深化改革，加快学科发展，极力挖掘贵州苗、侗等各民族医药的丰富资源，不断提高医疗水平及服务质量，为人类的健康事业做出更大的贡献！

咨询热线：0855-8512999

传真：0855-8513606

网址：http:www.ciyuan120.com

地址：贵州省凯里市环城东路575号

市内乘车路线：乘6路、7路、8路公共汽车到凯运大道城东车站下车。

八、贵州省黔东南苗族侗族自治州黔东南骨伤医院

龙氏苗药骨伤技术传承至今已有一百多年的历史。一百多年前，四川人杨再富因避灾荒，背井离乡，颠沛流离，沿途乞讨，来到镇远县蕉溪镇鱼塘村大坪溪组。龙华湘的先祖勤劳俭朴，家底颇丰，而且心地善良、淳朴厚道，便收留了杨再富。杨再富为报收留供养之恩，便将随身绝学"骨伤手工整复疗法"传给龙氏先祖龙绍坤，后经龙治贤、龙贵臣、龙作泮三代人的传承创新，其祖传骨伤疗法得以逐步发扬光大。第四代传人龙作泮在当赤脚医生时，在当地名气很大，被蕉溪公社卫生院吸收，成为一名国家医务工作者。20世纪70年代修建湘黔铁路时，来自各地的务工人员，因工导致骨伤的，纷纷来到该院就医，因其医技精湛，治愈率很高，医名远播凯里、福泉、贵定、贵阳、遵义、湖南、四川等地。

其个人事迹突出，已载入《镇远县志》。第五代传人龙占育从搞农业生产合作社时起，一直在农村从事乡村赤脚医生工作，义务行医，主治骨伤兼治其他疾病，其为人厚道，医技高超，在当地颇负盛名。

龙华湘祖上五代都从事骨伤治疗，可谓骨医世家。受家传熏陶，从小耳濡目染，15岁起随祖父、父亲潜心研习骨伤疗法，常常上山下乡，走村串寨，风里来雨里去。在当赤脚医生的那些年，因刻苦钻研，积极实践，理论联系实际，对祖传之法了如指掌并发扬光大。20岁时，就能独立行医，因医技高明，疗效显著，深得患者的高度信任和好评。

2006年扩建了镇远县龙华湘骨伤科民族医院，医院占地面积10 400平方米，建筑面积3 600平方米，设施齐全，配备精良，环境优美，是镇远县唯一一所花园式民族医院。二十多年来，龙华湘亲手治愈骨伤患者达二万六千余例，完全康复率达百分之九十五以上。医治范围覆盖本省大部分地区和湖南部分地区。其个人事迹突出，近几年来，得到各级政府的嘉奖。

地址：凯里市韶山南路78号

电话：0855-8268120 院长：13885584365

邮编：556000

九、贵州省黔东南苗族侗族自治州康复民族医院

黔东南康复民族医院位于贵州省黔东南苗族侗族自治州州府所在地——凯里市城区内，是一所"现代医学与传统医药"理念有机结合的民族综合性康复医院。医院业务用房1 800平方米，设康复病床40张，14个科室，是一所集医疗、康复、保健、科研、教学、药物生产为一体的专业性康复机构。

医院现有职工62人，正高3名（其中硕士生导师1名）、副高3名、主治医师3名；民族民间医师药师2名；针灸师、保健师、验光师、检验师、技师、护师等若干人。院长李伟力主任医师（硕士生导师），是国内眼科知名专家，执医三十余年，拥有上万例准分子治疗近视、超声乳化治疗白内障的临床经验和疑难病诊治经验。眼科团队成员大多数经过国际奥比斯在上海、昆明、广州、温州医学院及印度眼科医院的临床专业培训。每天能独立完成40余台次的白内障摘除和人工晶体植入手术。

医院开设的科室有：视力康复（白内障、斜弱视、近视）、听力康复、智力康复、微笑专科（口腔）、肢体功能康复、烧烫伤治疗及康复等。

地址：凯里市友庄路综合大楼16号

邮编：556000 电话：0855-8066697

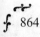

十、贵州省天柱县中医医院

（一）医院概况

天柱县中医院组建于1984年，现有在职职工41人，其中领导干部3人，员工38人，目前主要承担中西医结合相关诊疗。

（二）基础配置及人力资源现状

该院目前没有固定的办公用房，现办公用房为租用房，设有中西门诊、放射科、化验室、B超及心电图室、理疗室、门诊观察室及住院病房。目前有在职职工41人，在职人员中：副高职称3人、中级职称有15人、初级职称20人、管理人员2名。专业技术人员占职工总数96%，聘用检验人员1名、收费员2名。医疗设备有300mA X 光机、彩超机、心电图机、全自动生化分析仪、尿液分析仪、电解质分析仪、全自动血球分析仪、心电监护仪、呼吸机、煎药机、中药粉碎机、微波治疗仪、牵引床等。

（三）采用中医药治疗疾病新开展项目

腰椎间盘突出症、面瘫、中风后遗症、腰腿痛、风湿性关节炎、颈腰椎骨质增生、痛风性关节炎、泌尿系结石、内外痔、肛瘘、阑尾炎、急慢性肝炎、神经衰弱、神经性头痛、急慢性支气管炎、慢性肠炎、慢性胃炎、胃溃疡、急慢性胆囊炎、急慢性肾炎、乳腺增生、月经不调、盆腔炎、卵巢囊肿等项目。

地址：天柱县凤城镇环城东路 邮编：556600

电话：0855–7522565

院长：孙根胜　手机：13985849521

十一、贵州省锦屏县民族中医医院

锦屏县民族中医医院创建于1990年，经过全院职工的共同努力，医院规模不断壮大，目前医院床位编制35张，实际开放床位60张，设有内儿科、外妇科、康复理疗科、风湿病专科等四个临床科室。门诊设有专家门诊、风湿病门诊、内科、儿科、外科、妇科等门诊，以及化验、超声、心脑电图、放射、中西药房、消毒供应室6个医技科室。医院拥有彩色 B 超诊断仪、彩色经颅多普勒、500mA X 光机等大中型现代化医疗仪器设备。目前业务使用面积 1 600 平方米。职工正式编制48人，实际在编46人，自聘人员27人，共73人。其中卫技人员62人，占职工总数的85%；医师24人，其中中医类别医师10人，占医师比例42%；药剂人员6人；中医护士1人，非中医护士26人，中医护士占护士总数比例为3.7%。院级领导班子中医药人员比例66.7%。全院具有中级以上职称人员16名，其中副主任医师职称人员4人。

新开展业务有小针刀治疗腰腿疼，针灸理疗，腹腔镜胆囊、阑尾、宫外孕、卵巢良性肿瘤切除术，开展利普刀治疗妇科宫颈糜烂、宫颈息肉、阴道炎，胆道镜治疗肝内胆管结石等，取得良好疗效。

　　地址：锦屏县三江镇富民路 276 号

　　邮编：556700　　电话：0855-7221520

十二、贵州省黎平县中医医院

　　黎平县中医医院是黎平县中医医疗、教学、科研中心，黎平县"白内障复明中心"，"视觉第一中国行动"定点医疗单位，县残联眼病残疾鉴定指定单位，是州县两级文明单位，县新型农村合作医疗、城镇职工基本医疗保险及黎平县个体私营经济协会定点医疗机构。现有业务用房 1 797 平方米，职工 103 人，其中本科学历 22 人，大专学历 56 人，副高职称 4 人，中级职称 18 人，有 4 人为省级各中医医学专业学会理事或委员。医院医疗设备齐全，拥有 500mA X 线电视透视系统、体外冲击波碎石机、中药煎药机等一批现代化高、精、尖检查及治疗设备。中药品种齐全。设门（急）诊部和 2 个住院病区，开放住院病床 72 张，留观床位 12 张，输液观察椅 11 张，针灸推拿床 12 张，中西医结合诊治内、外、妇、儿、眼科等各科疾病。开展颅脑、腹部、肛肠、妇科、脊柱、四肢骨折、眼科等手术及内外科急救，同时开展体外冲击波碎石、针灸康复治疗及中药煎药服务。

　　国家援建农村特色建设专科：康复理疗科。

　　康复理疗专科现已获国家中医药管理局批准为国家农村特色重点建设专科。该科现已开展针灸、推拿、刮痧、电疗、醋疗、神灯、中药提速、药物热敷、药物离子导入、拔罐、快慢速腰椎牵引等治疗，对各种腰颈椎病、风湿、骨质增生、面瘫、中风后遗症、各种原因引起的肢体功能障碍等疾病有独特疗效。

　　民族医药研究：收集民间单方验方，研制成酊、散剂 15 种，应用于临床，取得较好的效果。

　　新建门诊住院综合楼：获得中央扩大内需项目资金 200 万元，自筹和贷款 500 万元，新建门诊住院综合楼，经县政府划拨用地 27.8 亩，新建综合楼 6 195 平方米，目前主体工程接近尾声。该楼建成后，容纳病床 150 张，将缓解业务用房不足的现象，满足当地群众日益增长的中医药需求。

　　地址：黎平县德凤镇右平街 19 号

　　邮编：557300　　电话：0855-6221346

十三、贵州省剑河县民族中医医院

　　剑河县民族中医医院（原名剑河县民族医院）始建设于 1984 年 5 月，是以侗族中草医为起点，政府创办的集医疗、预防、康复保健、临床教学、科研为一体的全民所有制医院。2007 年被命名为"贵州省重点骨伤科专科定点医院"，是

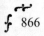

全省仅有的八所全民所有制民族中医院之一，是继承发展民族医药的一所重点医院。是剑河县医疗卫生，特别是民族医药指导的重要基础。

医院占地面积868平方米，建筑面积2331平方米，固定资产总值220万元，拥有500mA电脑显示屏遥控X光机、中药煎药机、中草药干燥机、中草药切片机、中草药粉碎机等高、精先进设备28余台。现有在职职工84人，其中专业技术人员78人，技术力量雄厚，老中青梯队建制，中级职称10人，离退休18人。在编38人，外、返聘专业技术人员35人，后勤人员6人，借调专业技术人员5人。设有：内科、儿科、外科、骨伤科、妇产科、眼科、耳鼻喉科、放射科、碎石科、检验科、B超室、药剂科、中草药房等科室。设有门诊和住院，实际开放住院病床50张、门诊观察病床20张。门诊设有内、外、妇、儿、眼、耳鼻喉、中医、康复理疗、健康保健9个临床专业学科，以及检验、放射、B超等功能检查辅助科室。住院部设置内科、外科、骨伤科、妇产科、儿科、眼科、耳鼻喉科、针灸理疗康复科、手术麻醉科。2010年度，医院年收治住院病人1 203人次，住院手术390余台次，门诊接诊23 937人次，完成学生、农合及社会各单位健康体检7 500多人次，为乡镇卫生院免费培训卫生技术人员120人次。

近年来，该院在现有的骨伤科、中西医结合妇产科及针灸理疗康复科的基础上，再争取建设肝病内科、糖尿病专科、耳鼻喉专科等特色科室，形成以骨伤科、中西医结合妇产科为龙头科室，以理疗针灸康复科发展为重点，带动中西医内科、耳鼻喉科共同发展的综合性特色专科发展道路。同时秉承中草医精髓，让全县老百姓享受到中医的效佳、质优、价廉的医疗服务。

地址：剑河县革东镇姊妹路7号

邮编：556400　电话：0855-5221594

十四、贵州省三穗县中医医院

三穗县中医院1994年成立，2001年经县人民政府批准独立开展诊疗业务，成为独立核算的二级局建制卫生事业单位。

三穗县中医院位于县城富民路中段，地处全县经济文化商业贸易中心，地理位置优越。医院占地面积2 700平方米，现有建筑面积1 800平方米，在建建筑面积5 000平方米，在建绿化面积800平方米，现有编制病床90张，实际开放病床100张。主建筑由门诊综合大楼、住院综合大楼、影像楼组成。全院现有职工134人，其中高级职称2人，中级职称25人，开设有中西医心血管神经内科、中西医消化肾病内分泌科、中西医呼吸病科、儿科、普外科、中西医骨伤及脑病科、中西医肛肠科、中西医妇产科、口腔科、五官科、针灸科、理疗科、皮肤科、急诊科等临床科室，设消化肾病内分泌门诊、呼吸病科内科门诊、儿科门诊、中医门诊、普通外科门诊、骨伤和脑病门诊、肛肠科门诊、妇产科门诊、口腔科门诊、五官科门诊、针灸科理疗科门诊、皮肤科门诊、急诊科门诊等，其中针灸理疗特色专科2009年被评为全国重点特色专科，开展推拿、按摩、针灸、拔罐、刮痧、冬病夏治等相关中医治疗技术。

地址：三穗县八弓镇富民路

邮编：556500　电话：0855-4526674

十五、贵州省玉屏侗族自治县中医医院

玉屏侗族自治县中医医院始建于1986年，是全县唯一的一所以中医为主，结合西医，集医疗、教学、科研、急救、康复、预防为一体的综合性医疗机构，是全县城镇职工医疗保险和全县新型农村合作医疗定点医院，能为广大患者提供全方位的医疗服务。

医院位于历史悠久的钟鼓楼前，占地面积1 056平方米，建筑面积886平方米，业务用房面积2 184平方米，开放床位56张。现有在职职工65人（中医药人员17人），其中副高级职称2人，中级职称13人，初级职称46人，工勤人员4人。设职能科室6个，临床及医技科室14个。

地址：玉屏县平溪镇解放路

邮编：554000　电话：0856-3221287（办）

十六、贵州省榕江县中医医院

榕江县中医医院于1978年12月经榕江县革命委员会以榕革发〔78〕64号文件批复成立，1988年9月正式开诊。是全县首批新型农村合作医疗及城镇职工、城镇居民医疗保险定点单位。全院总编制16人，实际在册职工16人（其中男职工7人，女职工9人），本科学历4人，大专学历12人；高级职称1人，中级职称7人，初级职称8人；执业医师5人，执业护士3人。同时，为了适应工作开展的需要，还临聘了临床、护理、放射、药剂等相关专业的卫技人员13人。国家中医药管理局和省卫生厅批准的针灸理疗、肝病、肛肠、急诊急救、中药房建设等专科项目在该院实施。2006年从银行贷款120万元将原来不足300平方米的民房改建为现在的业务用房，总建筑面积1 410平方米。现有住院床位30张，设有门诊部、住院部、肝病科、肛肠科、针灸理疗科、检验科。拥有X光机、全自动生化分析仪等医疗设备。

地址：榕江县古州镇商贸城路口

邮编：557200　电话：0855-655464

十七、贵州省镇远县龙华湘骨伤科民族医院

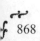

该院经黔东南州卫生局审核、镇远县卫生局批准，在原"龙华湘骨伤科民族诊所"基础上扩建而成，于2006年1月6日正式挂牌成立，是镇远县第一所民营的民族医医院。

　　医院占地面积10 400平方米，建筑面积3 600平方米，开设有门诊部、住院部、放射室、B超室、心电图室、化验室、手术室、供应室等医疗业务科室。还设有院办公室、财务室、医保农合办公室、医护办公室等行政职能科室，病床60张。现有医师12人，注册护士14人，内勤人员6人。年均救治病人数1 000多人，年营业额200多万元。

十八、湖南省怀化市中医医院

　　怀化市中医医院位于怀化市中心，西院毗邻火车站，东院靠近新修的高铁站，交通便利，环境优美。始建于1956年，以高尚的医德和精湛的技术在怀化老百姓中树立了深厚的知名度、美誉度和忠诚度。经过五十余载的耕耘和积累，现已成为一所集医疗、教学、科研、预防保健、急救为一体的国家二级甲等综合性中医医院。现为国家"爱婴医院"、怀化医学高等专科学校附属医院、湖南省中医药大学临床教学医院、湖南省中医药大学附一院临床指导医院、中南大学湘雅医学院定点指导医院、湖南省肛肠学会定点指导医院、天津中医药大学附一院"石氏中风单元"疗法定点协作医院，也是全市医疗、生育保险、工伤、司法鉴定、劳动伤残鉴定定点医院，多家财产保险、人寿保险和交通事故救治定点医院。医院以多种形式服务于社会，辐射湘、桂、黔、鄂、渝等五省周边五十多个县（市、区）。

　　医院占地110亩，建筑面积5万多平方米。编制床位750张，设有内、外、妇、儿、骨伤、肿瘤、椎间盘、针灸推拿理疗、糖尿病、痔瘘、精神病、职业病（矽肺）、物诊、检验、病理、放射等二十多个临床和功能辅助科室。其中，中风科、肿瘤科、糖尿病科具有很强的中医特色优势，骨伤科、椎间盘、痔瘘科均为市级重点专科，针灸推拿理疗科、中风科为省级重点学科，在湖南乃至周边地区都享有盛誉。医院拥有飞利浦1.5 T核磁共振、飞利浦16排CT、Antom双排螺旋CT机等一大批高精尖医疗设备。年门诊量180 000人次，年住院15 000人次。

　　医院现有在职职工598人，其中卫技人员中博士生两名，研究生16名，本科218人，高级职称56人，中级职称215人。医院人才结构合理，拥有的各类人才为全市综合中医医院高层次、高学历人才之最，也是全市卫生系统拔尖人才最多的医院之一。五十多年来历代医院人始终奉守"以病人为中心"的服务理念，秉承"仁爱、诚信、敬业、创新"的院训精神，悬壶济世，大医精诚，把中医人的情意和党的关爱送进了千家万户。近年来，医院又在全市率先推行了服务承诺制、价格公示制、费用查询制，具有鲜明的行业特色。多年来，医院先后被评为怀化市"放心药房""质量信得过单位""双文明建设先进单位"，怀化市卫生系统"先进单位"，湖南省人民政府"重质量守信誉百佳单位"，湖南省"模范职工之家"，湖南省"中医医院管理先进单位"等。

随着医院的发展和东、西两院医疗资源的整合，新建编制床位600余张，建筑面积26 000平方米，彰显人性化、生态化、数字化的17层住院大楼，已成为怀化医疗行业的新旗舰。面临新的发展机遇与挑战，怀化市中医医院正朝着建设省内一流、国内知名的现代化中医医院的目标，以昂然的姿态和奋发有为的精神阔步前进。

地址：怀化市正清路225号（新院）　邮编：418000

　　　怀化市迎丰西路40号（西院）

电话：0745－2261886　传真：0745－2262968

急诊电话：0745－2236300／2260700／2111777　院长：廉世松

网址：www.hhszyy.com

新院乘车路线：8路、16路、21路、25路、35路、39路

十九、湖南省新晃侗族自治县中医医院

新晃中医院前身为新晃县城镇卫生院，院址位于新晃镇龙溪路9号。1979年10月6日在城镇卫生院的基础上正式成立属集体所有制的县级中医院；1987年5月转为全民所有制事业单位；1995年4月26日，被升格为副科级机构；1999年12月，为了实现卫生资源整合、优化配置，县委、政府把由新晃镇政府管理的城镇卫生院并入县中医院。

目前，医院占地面积12亩，建筑面积7 000余平方米，业务办公用房2 000平方米，编制床位127张，固定资产1 814余万元。全院有在岗职工151人，其中专业技术人员占87.48%，其中高级职称9人，中级职称24人，开设床位156张。

该院设有内一科、内二科（肿瘤科、神经内科）、外科、妇产科、儿科、骨伤科、急诊科、放射科、检验科及特检科室等。其中肿瘤科、痔瘘科是怀化市重点中医专科。有院内制剂脑梗Ⅰ号、肿瘤Ⅰ号、麒麟扶正胶囊、麒麟镇痛散、抗癌止痛酊、止泻散、消水散、如意金黄散、消肿止痛散等专病专药，在社会上享有较高的声誉。其中"麒麟镇痛散"荣获新晃县2008年科技进步三等奖，已获中华人民共和国国家知识产权局颁发的"发明专利申请初步审查合格证书"；脑梗Ⅰ号制剂获2010年县科技进步三等奖。近3年来，医院紧紧围绕"特色强院，服务稳院，质量立院，文化活院，人才兴院"五大发展战略，实现了社会、经济效益的双提升。2009年业务收入比上年同比增长76%，首过千万元大关。2010年比上年同比增长37%，达1 568余万元，2011年有望突破2千万元之大关。

二十、湖南省芷江侗族自治县中医医院

芷江中医院于1979年9月成立，2002年经县人民政府确定为副科级事业单位，内设办公室、医务科、护理部、财务科、后勤科、妇产科、普外科、内儿科、检验科、超声科、放射科、门诊部、药械科、手术室等15个科室。

医院现有干部职工138人，专业技术人员120人，高级职称5人，中级职称40人，初级职称84人。年门诊人次57 000多人次，急诊人次2 653人次，入院病人6 006人次，出院人次5 951人次。核定病床150张，可使用病床170张，病床使用率90%。固定资产2 937万元，占地面积7 524平方米，建筑面积8 485平方米，业务用房6 715平方米。2010年业务收入2 439.367万元。医疗设备有：500MAX光机等大型医疗设备20余台件，医疗设备总值1 600余万元。

芷江中医院坚持以科技兴院，人才强院为宗旨，以人为本，以治病救人为准绳，近年来共派出80余人次深造和进修，公开发表医药学术论文20多篇。坚持"继承创新、中西医结合、突出中医特色"的办院方针，不断加强中风科、心内科、糖尿病、针灸理疗科等重点专科的建设。在医疗方面，采取中西医并重、并存、并举的原则，加快"名医、名科、名院"建设，在中西医结合治疗心脑血管病、骨伤、痔瘘、肿瘤、肝、肾病、颈肩腰腿痛等方面形成独特优势。

二十一、湖南省靖州苗族侗族自治县中医医院

靖州县中医院创办于1973年，地处县城中心繁华地段，交通便利，占地2 000余平方米，建筑面积3 600余平方米，业务用房3 000余平方米。病床编制100张，人员编制130人，实际在职人员168人，其中高级职称3名，中级职称40人，初级职称105人，其他人员20人。

中医院在首先保障生存的前提下，尽力突出中医特色，把"传承发展、精诚仁爱"作为中医院的院训和发展方向，努力把针灸推拿、中医骨伤等中医传统项目做好、做强。

针灸、推拿科在治疗颈椎、腰椎椎间盘上疗效显著，配备有多功能电脑牵引床、微波治疗仪，多功能电针仪、电脑熏蒸仪等高新设备，采用传统中医针灸、推拿与现代先进治疗仪器相结合的治疗方法，对颈椎病、腰椎病、关节炎、肩周炎、失枕、面瘫、急性肌扭伤、中风后遗症、脑外伤后遗症、急慢性盆腔炎、小儿肺炎、脑瘫、疳积、小儿肠炎等内、外、妇、儿科疾病的诊治均有独特的疗效。开展了三年的冬病夏治、冬病冬治，贴敷治疗慢性支气管炎、支气管哮喘等一些常见病、多发病的治疗过程中积累了经验，取得了很好的疗效，获得了较好的社会效益和经济效益。

中医骨伤科在中草药外敷治疗外伤、骨折上具有独特疗效。以中医传统手

法治疗骨折、脱位，自制"消炎散"外敷，止痛、消肿、消炎、促进骨痂生长，得到了大多数患者的肯定。中医内科副主任医师张礼友，精研伤寒温病，对各家学说亦兼收并蓄，治疗不拘一格。从医三十余载，学验俱丰，擅长内科杂病，兼精妇、儿、肛肠科，尤对中医肾病、哮喘、痹证的研究治疗积验较多。自拟张氏活血通痹汤（冲剂）结合外敷中草药，治疗颈椎病、腰椎间盘突出效果显著。曾先后在各种中医杂志发表多篇学术论文。

二十二、广西龙胜各族自治县中医医院

广西龙胜各族自治县中医院于1984年4月成立，占地面积近3 000平方米，建筑面积为7 000平方米。医院位于龙胜县城民族广场对面，交通方便，环境优雅，是修身养病的圣地。经过二十多年建设和发展，特别是近几年以来，在医疗以及医院规模、功能、特色医疗、综合实力等方面得到了飞速发展，该院现已发展成为一所集医疗、科研、教学、预防保健为一体的综合性中医医院，是城镇职工医疗保险定点及新型农村医疗参合农民定点治病医院。

医院现在职职工112人，其中卫生技术人员90人，床位80张，年门诊量50 000余人次，住院3 000余人次；设有急诊科、老干中医科、内科（糖尿病科）、儿科、外科（肛肠科、骨伤科）、医技科（放射科、检验科、B超心电图室）、口腔科、针灸科、正骨推拿科、中西医结合妇科、皮肤科、民族医药科等。医院诊疗设备配套齐全，拥有先进的科源电子煎药机等先进国内医疗设备，价值500余万元。

龙胜县中医院始终把医疗专业质量、医德医风建设当作大事来抓，在不断提高医疗服务质量的同时努力抓好医德医风建设。医院先后荣获自治区级"文明医院""桂林市行风建设先进单位"称号。该院坚持中医"简、便、验、廉"的特点，始终以突出中医特色，中西医结合，疗效确切为长期追求目标，狠抓中医专科专病建设。肛肠、骨伤、糖尿病专科、脾胃病专科是该院发展的重点特色专科，并与桂林市中医院、兴安界首骨伤医院长期进行技术合作，运用祖国医学传统方法，结合现代高新技术治疗各种肛肠、骨伤与各型糖尿病、糖尿病并发症，疗效独到，在本地区获得较高声誉。

联系电话：0773 —7512324（办公室）

第二节 侗族医药学会

一、中国民族医药学会侗族医药专家委员会

由中国民族医药学会侗族医药专家委员会筹委会提出申请，经中国民族医

药学会同意，于2003年9月24日行文批准成立"中国民族医药学会侗族医药专家委员会"（以下简称专委会）。同年11月8日，在贵州省龙里县召开有时任中国民族医药学会会长诸国本先生亲自参加的17名首届专家委员筹备会议。2004年10月21日，在全国第一届侗医药学术研讨会（湖南通道会议）由副秘书长刘成起在大会上正式宣布批文。

专委会办公地点设在湖南省通道侗族自治县卫生局内，主任委员石光汉（侗族，副主任医师，原湖南省通道侗族自治县卫生局局长），副主任委员龙运光（侗族，主任医师，贵州省黔东南苗族侗族自治州民族医药研究所原所长），副主任委员吴国勇（侗族，副主任医师，广西三江侗族自治县中医医院原院长），副主任委员吴国生（侗族，副主任医师，湖南省通道侗族自治县中医院原院长），委员龙开娥（侗族，女，著名侗医骨伤科副主任医师），郭伟伟（女，中医主任医师，贵州省黔东南苗族侗族自治州中医院副院长，民族医药研究所所长），龙东清（侗族，副主任医师，广西三江侗族自治县中医院副院长），吴兴远（侗族，广西三江侗族自治县中医院书记，主治医师），龙之荣（侗族、贵州省天柱县侗医精神病专科医院院长、民族执业医师），余朝文（湖南省怀化学院副院长，博士，教授），汪冶（湖南省怀化医专教授）。

顾问：萧成纹（中西医结合主任医师），金鸣昌（主任医师），邓星煌（研究员），顾崇国（侗族，副教授），吴伟文（侗族，广西非物质文化遗产侗医药传承人）。

专委会成立6年来，推荐发展新会员821名（其中侗族会员254名）。主持召开全国侗医药学术研讨会3次，共到会941人，收到论文1054篇，推荐国家级杂志发表328篇。由专委会组团参加全国其他少数民族医药学术研讨会3次（重庆、贵州铜仁、湖南怀化），共到会216人，发表论文178篇，出版侗族医药专著8本，240万字。科研成果：获省级科技进步二等奖1项，市（州）级科技进步二等奖4项、三等奖2项、四等奖2项。

二、湖南省怀化市民族民间医药学会

怀化市民族民间医药学会成立于1997年7月27日。当时的名称为怀化地区民族民间医药研究会。后来，由于地改市，学会名称变更为怀化市民族民间医药研究会。随着全国形势变化，为了便于学会间交流，2008年10月，学会名称再次变更，现在的名称为怀化市民族民间医药学会。

怀化市民族民间医药学会理事会按照学会章程顺利进行了3次换届。

第一届　理事长李运元，副理事长邓星煌、龙开娥（女）、萧成纹，秘书长萧成纹，副秘书长潘年才，另有常务理事九名。

第二届　理事长李运元，副理事长邓星煌、周灿、龙开娥（女）、萧成纹、潘年才，秘书长萧成纹（兼），副秘书长潘年才（兼），另有常务理事19名。

第三届 理事会由李运元、龙开娥、符开春、杨进良、唐强、潘年才、毛雪芳、张嗣军、扶生佑、杨志学、邓伟峰、石启双、王拥军、曾庆早、曾凡荣、杨圣金、唐光海、彭祖玲、滕建甲、周德忠、孙益武、刘早龙、傅玉红、武俊华、夏立军、吴国生、吴永祥、高远利、杨胜云二十九位同志组成。由李运元、龙开娥、符开春、杨进良、唐强、潘年才、毛雪芳、张嗣军、杨志学、杨圣金、滕建甲十一位同志组成常务理事会。李运元为理事长，龙开娥、符开春、杨进良、唐强为副理事长，潘年才为秘书长，毛雪芳、张嗣军为副秘书长。学会聘请邓星煌为学会荣誉理事长，聘请萧成纹、刘逢吉、谌业华等为学会顾问。

学会从成立至今已17年。学会从弱到强，逐步壮大，现有在册会员五百余人，分布在全市城乡和各个阶层，有知名专家教授学者，有一技之长的各民族医药人员，全心全意为人民的健康服务。十多年来，学会始终遵照我国宪法"发展现代医学和我国传统医学"的规定开展学会工作。毛泽东同志早就指出："祖国医药学是一个伟大的宝库，应当努力发掘，加以提高"，国务院明确指示"民族医学是祖国医学宝库的重要组成部分"；世界卫生组织也强调"民族医药已被证明是有效的，有实际应用价值的，应给予正式承认，促其发展，提高疗效，广泛应用"。通过学会工作，十年磨一剑，怀化市民族民间医药有了长足发展，在全国也有相当的影响。在国家中医药管理局等11部门《关于加强民族医药事业发展的指导意见》的指导下，通过第三届理事会和全体会员的努力，本届学会工作将会取得更加骄人的成绩。学会承办的首届全国民族医药养生保健学术研讨会于2010年11月在怀化市召开，取得圆满成功，受到中国民族医药学会和怀化市人民政府的充分肯定和表彰。2010年度，该会再度被评为怀化市科协系统"十佳单位"。

三、湖南省通道侗族自治县民族民间医药学会

1999年8月22日，经通道侗族自治县科协、县卫生局批准，县民政局登记注册，成立了通道侗族自治县民族民间医药学会。学会挂靠在通道侗族自治县民族中医院。由时任县卫生局局长的石光汉同志担任会长，时任县民族中医院副院长龙开娥任副会长，时任县卫生局副局长石进玉任副会长，时任县民族中医院院长吴国生任副会长兼秘书长。第一批会员98名，理事会由32人组成，其中常务理事11名，还聘请林正东、储昌炳两位主任医师为高级顾问，杨德忠、唐根尧、萧成纹、粟永华为顾问。学会成立大会上通过了学会《章程》和理事会领导成员名单并召开了第1次学术研讨会，到会代表119名，收到论文38篇。

学会成立后，在理事会一班人和全体会员的共同努力下，按照学会章程，抓了组织建设和学术交流两件大事。学会队伍不断壮大，现有会员109名，其中

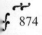

高级职称7名，中级职称15名，初级职称25名，确有一技之长、群众公认的民族民间医生62名。先后召开学术交流会2次，到会代表127人次，收到学术论文86篇，推荐至市、省、全国民族医药研讨会交流49篇，获优秀论文一等奖3篇、二等奖8篇、三等奖11篇，编著了《侗族医药探秘》《侗药大观》两本专著共50余万字，分别在岳麓书社、民族出版社出版发行。

　　地址：通道侗族自治县民族中医院

　　邮编：418500　　电话：13607455066

四、湖南省芷江侗族自治县民族民间医药学会

　　在中国民族医药学会、中国民族医药学会侗族医药专家委员会的领导下，2004年12月13日经县民宗局批准，县民政部门注册，由县科协主管，于2006年1月8日成立。现有会员66人，其中国家级会员48人。医疗范围覆盖中草医、外科、骨伤、蛇伤、水火烫伤、无名肿毒、内科、肺病、肝病、肝硬化、肝腹水、妇科，特别是对骨科的外伤截瘫、颈椎病、腰椎病、乙肝、肝硬化腹水、风湿、类风湿等疑难杂症的治疗更具特色，堪称一绝。

　　几年来，学会为了健康发展，经县科协批准，已经过3次换届选举，本届会长由张果果同志担任，曾尚东同志为常务副会长兼秘书长，蒋家润同志为副会长，唐嘉鸿、周建军、陈友和、谭信辉（女）、吴庭贵、唐海燕6位同志为常务理事，其中唐嘉鸿兼任出纳，周建军兼任会计。江银燕（女）、成国章、许昆松、杨志培4位同志为理事。

　　学会自成立以来，一直得到上级政府的大力支持，每年的会员大会县科协龙小红同志和县卫生局滕晓平同志都亲临会场指导工作。每次义诊活动，龙小红同志都亲临指导，并邀请县电视台现场采访和追踪报道，大力宣传民族民间医药。连续几年来，县政府还给了3.6万元扶持金，以支持学会下乡义诊活动经费。政协医卫组滕晓平同志向县政协呈报了《关于关注芷江侗民族民间医药发展的建议》提案。省人大代表龙仁寿同志（岩桥乡桃水村党支部书记）向县人大呈报了"关于在《芷江侗族自治县自治条例》第五十条补充'重视民族传统医药发展、鼓励民族民间医生正当行医'的建议"。副县长杨建中同志非常关心学会的发展，并将学会报呈的《关于请求加大对芷江侗族自治县民族民间医药学会的扶持力度和宽松的医疗环境的报告》批示给县卫生局，"请卫生局长彭峰同志，对民族民间医药学会审慎对待，可将其纳入乡村医生考试考核"。

　　学会成立以来，在县科协的领导下，已主办了18次送医送药下乡大型义诊活动，印发《侗乡民间适用验方》和《侗族医药防治手足口病》宣传资料6 000多份，送出中草药共1万多份，2009年甲型H1N1流感期间1次就送出预防药2 000多份，并宣传和解读对甲型H1N1流感的预防和治疗方法，深受群众欢迎，

受益群众数千人。群众为感谢学会的义诊活动，多次当场放炮致谢。

2010年9月4日～8日，借芷江县举办"第四届中国芷江·国际和平文化节"之机，在靠近西街的沿河公路旁开展大型侗族医药文化活动和义诊，通过图文并茂的形式展示侗族医药文化和学会概况及防治甲型H1N1流感侗药四叶银菊茶验方一个，并展示了侗乡中草药标本图片100多种。活动期，共接待就诊和参观群众数千人，县科协龙小红同志还为这次活动写了《为和平文化节献礼》的专题报道。

几年来，学会共派出骨干40多人次参加《全国侗族、苗族、土家族等医药学术研讨会》《全国民族医药养生保健学术研讨会》《中国民族医药学会第2次全国代表大会》共7次，并参加全国医药学术研讨会举办的大型义诊及医技展示、怀化市科协会议，公开发表在《中国民族医药杂志》《内蒙古中医药》等权威杂志上的医药学术论文60多篇，有20多篇获"国家级优秀论文奖"，有2篇获"怀化市自然科学优秀学术论文奖"；出版了《侗乡药膳》一书，收集整理侗乡中草药标本图片400多种。汶川地震时，学会会员自发爱心捐款共1 490元，有8人被评为中国民族医药学会侗族医药专委会先进会员，1人被评为中国民族医药学会侗族医药专家委员会"优秀联络员"，中国民族医药学会侗族医药专家委员会并授予芷江侗族自治县民族民间医药学会"先进学会"称号。

2011年4月16日，湖南省科协考察组及怀化市科协考察组来芷江考察科技情况。省科协巡视员田明星同志给予该会高度的认可和好评，并鼓励再接再厉，继续努力，搞好一线工作，认真发掘侗族医药宝库，弘扬侗医药文化，进一步发挥民族医药的特色作用，更好地服务社会，为提高人民的健康水平而奋斗；并希望县科协大力支持学会工作，解决实际困难，将学会的实际困难反映到上级。市科协主席谌业华同志指示：根据现在的政策和民族医药发展形势，希望学会根据实际情况向县政府申报地方粮票。县科协主席黄全兴同志写了一份报告呈报县政协，希望引起县领导重视，以解决学会医生正当行医的合法权利。

五、贵州省天柱县民族医药学会

2009年4月23日在天柱县卫生局四楼召开了会员大会，到会89人，选举张有碧为会长，白天森、欧阳开培、伍宏泉为副会长，吴位英为秘书长。

天柱县民族医药学会党支部于2010年11月25日成立，吴位英任党支部书记，张家祥任副书记，该会党员15名（其中预备党员5人）。

学会成立以来，召开了学术讲座会1次，请州民族医药分会会长龙运光主任医师为会员作了"民族医药学科研课题的申报""临床观察报告和民族医药调查方法和调查报告的写作"等专题讲座，参加学习的会员70多人，大家反应学会这种活动方法非常好。2009年底和2010年终召开年终总结和学术交流会2次。

多次组织会员写文章参加全国民族医药学术经验交流会。2009年至今已有300多篇文章参会交流或在论文集杂志上发表。开展民族医药义诊服务3次。现有会员108人。

第三节　侗族医药科研单位

一、贵州省黔东南苗族侗族自治州民族医药研究所

黔东南苗族侗族自治州民族医药研究所地处贵州省黔东南自治州首府凯里市中心区，是一所公立的、公益性的，具有独立法人资格的民族医药研究事业单位。该研究所建于1984年4月，占地面积1 467平方米，有科研、医疗用房4 160平方米。设有苗侗医院，苗族侗族药物标本馆，苗族、侗族药用植物凭证标本室，科研部等，集科研、临床、开发、教学培训为一体，是黔东南州科普教育基地、贵州省科普教育基地。全所现有职工41人，其中主任医师1人，副主任医师3人，主治医师、主管药师、主管护师共7人。

（一）努力开展苗族、侗族医药的发掘、整理、总结、提高工作

黔东南苗族医药、侗族医药、瑶族医药是经"口传"的、无本民族文字记载的医药知识。建所以来，医务人员勤奋进取，积极深入苗族、侗族、瑶族山乡进行了大量的调查研究，对苗族医药、侗族医药、瑶族医药开展了发掘、整理、总结、提高。经过多年潜心的研究，以黔东南州丰富的野生苗族药物侗族药物为物证，以苗族侗族民间传承的本真的"口碑"医药文化为佐证，编辑出版了《苗族药物集》《侗族医学》《侗医吴定元小儿推拿经验》《侗族药物方剂学》《侗族常用药物图鉴》5部民族医药专著，实现了苗族医药、侗族医药由口传向文传的飞跃，提高黔东南州民族医药文化品位，拓展了黔东南州民族医药传播的空间，为深入研究和发展苗族医药侗族医药提供了依据。2008年申报的苗医药、侗医药项目经国务院批准列入第二批国家级非物质文化遗产名录。

（二）开展民族药制剂的研究

经全所医务人员的研究开发，已研制出民族药制剂十余种，其中研制开发出的苗药新药"枫荷除痹液"已获国家批准文号并投入了生产，经临床应用取得了显著的治疗效果。这些民族药制剂有着较广泛的市场需求，具有进一步深入研究、推广开发应用的价值。临床运用针刺、刮痧、蜂毒、药敷、手法推拿、按摩、熏蒸、药浴等民族医药特色疗法，治疗风湿、类风湿、颈肩腰腿痛、妇科病、骨髓炎、肾结石等疾患有显著疗效。

（三）为促进苗医药、侗医药事业的发展，积极开展科学研究

相继完成了国家中医药管理局、贵州省科技厅、卫生厅科研课题，先后获

得贵州省人民政府科技进步四等奖（1项），贵州省医学会科技二等奖（1项）、黔东南州人民政府科技进步二等奖（3项）等20余项科技进步奖，发表民族医药论文60多篇。

2007～2008年是贵州省中药现代化科技产业研究开发专项项目"贵州省民族药活性筛选中心建设"项目合作单位，完成"苗族侗族药物植物凭证标本室的建立"课题。

2007～2009年是国家科技部科技基础平台项目专题"自然保护区生物标本与民族医药标本整理与数字化"项目合作单位，与中央民族大学生命与环境科学学院合作，完成4949号民族植物药腊叶标本信息数字化，以公益性共享方式进入中国自然保护区资源平台。

2011年开展了苗族、侗族药物数据库的数字化建设工作。

（四）加强苗族侗族医药文化建设，保护和传承苗医药、侗医药非物资文化遗产。

该所在进行苗族医药侗族医药等民族医药的发掘、整理、总结、提高工作中，加强了苗族侗族医药文化的建设，注重了苗族侗族医药理论的研究。处理好回归苗族侗族医药传统，复兴苗族侗族医药文化，实现民族自我认同与医药文化多样性的关系。处理好苗族侗族医药传承是基础，是前提，创新是方向，是生命的传承与创新的关系；保持苗族侗族医药的本真性的同时，提高苗族侗族医药吸纳兼容现代医药文化的能力和向外辐射苗族侗族医药文化的能力，提高苗族侗族医药文化传播能力，并增强苗族侗族医药话语权。

在提高苗族侗族医药文化传播能力的工作中，坚持公益性地提供苗医药侗医药的咨询；举办中医、苗族医、侗族医养生保健讲座及健康教育，开展青少年及其他重点人群的科普教育活动，开展青少年对苗药、侗药标本趣味习作、中草药植物艺术书签制作等科普教育辅导活动。

在整理、总结、提高苗族医药侗族医药等民族医药工作中，该所遵循保护和传承发展的原则，建立了"黔东南州苗族侗族药物标本馆"。馆内设有苗族、侗族药用植物凭证标本室，野生珍稀濒危药物标本室，黔东南医史，苗医药、侗医药非物质文化遗产项目，苗药侗药标本展厅，科普教育教室等。馆藏黔东南州中药、民族药药物标本1.2万份，2 300余种，存有苗族、侗族药用植物凭证标本1 000余号，野生珍稀濒危药物标本70余号。该标本馆不仅仅有严密的科学性，而且其艺术性、观赏性也很强，提升了民族医药文化的品位，有较强的社会影响。

（五）努力提高苗医药侗医药的临床水平、科学水平

为了提高黔东南州苗族医药侗族医药的临床水平和科技水平，促进苗族侗族等民族医药的发展建设，该所于2010年建立了公立的、公益性的苗医医院。

苗医医院的建立符合世界"回归自然"的潮流，符合中央的方针政策，符合黔东南州的州情，符合人们对民族医药服务的需求。苗侗医院凸显了传统医学的"可获得性"和"可负担性"的基本特征，注重突出苗侗医药特色，发挥苗医药侗医药在治疗疾病中的优势，注重苗侗医学与中医学及现代医学相结合，注重保护和传承苗侗医药侗医药非物质文化遗产。

苗侗医院的运营以国家的有关政策、医院的管理制度和要求为准绳，通过加强医院对医疗服务过程的管理，重点抓住医疗服务成本的经济性、效率性与效益性，突出提高科室工作效率，降低患者医药费用，实现科室成本效益最大化。

苗侗医院的医疗服务得到了病员广泛认同和好评。苗侗医院除新增了就业岗位，为民间苗族医、侗族医提供了进医院"坐诊"的平台外，还取得了较好的经济效益。

在上级各部门的支持帮助下，二十余年来黔东南州民族医药研究所的工作有所进步，曾获得贵州省卫生系统科研先进单位和全州科研先进集体，州直机关党委先进党支部等荣誉，2008年获国家中医药管理局、国家民委颁发的"全国民族医药工作先进单位"荣誉，2008年获"黔东南州青少年科普教育基地先进单位"称号。

在今后的工作中，该所将继续努力，为推动黔东南州苗医药、侗医药等民族医药事业的进步再做出贡献。

黔东南苗族侗族自治州民族医药研究所地址：黔东南自治州凯里市金井路6号 邮编：556000

公交线路：乘1.3.5.6.9公交车到药厂或州医院

联系电话：0855-8218989 13885526573 传真：0855-8218989

电子邮箱：qdnzmys @ 163.com.

法人：郭伟伟

二、贵州省黔东南苗族侗族自治州弘扬民族医药研究所

贵州省黔东南苗族侗族自治州弘扬民族医药研究所成立于2002年9月3日，是经黔东南苗族侗族自治州科学技术局批准成立的一所民营科研机构，其经营范围主要是从事中草药、民族药材栽培种植，以及民族医药的调查研究、开发、临床医疗等业务工作。

该所自成立以来，先后组织人员到黔东南自治州苗乡侗寨深入走访民间各地的寨老，调查收集民族医药历史资料，共收集到各地民族医生收藏的医学古代书籍和临床诊疗经验集书稿20余部（册），征集到侗医治疗器具3件，编写有侗医药卫生资料5册，发表侗医药论文10余篇。该所科研人员与外单位合作编写出版民族医药专著3本。

在临床医疗工作方面，2009年向黔东南州卫生局申报，获批准组织成立了黔东南便民民族医院，医院设门诊部和住院部，开放病床30张，现有各种医疗设备20余台（件）。开设有民族医科、中医专家门诊、中医妇科、皮肤疮疡科、针灸理疗科等科室。

建所近十年来，该所科研人员研制出"康泰补酒"保健品，研制出自用制剂用于治疗乙肝病的"康复乙肝散"已治疗乙肝患者1 000多人次，疗效肯定；用于治疗糖尿病的"侗医降糖散"和"复方降糖汤"经临床100多病例，近期疗效较为显著。用于治疗慢性咽喉炎的"侗医咽炎茶"；用于治疗高血脂、高血压的"侗医扯丝降压茶"；用于治疗各种疔疮、无名肿块的"腊更消肿膏"；还有用于治疗软组织损伤疼痛的"通筋胶囊"；用于治疗各种癌症放化疗和术后康复的"扶正胶囊"等，经用于临床治疗观察，具有安全性较高，疗效比较好，药物来自于侗乡原生地等特点，其开发研究前景十分可观。

该所现聘请贵州省中医、侗医药专家主任医师龙运光先生担任侗族医药理论研究和临床科研开发顾问，在他的指导和带领下，所里云集了一批热爱侗族医药的青年人，深入侗族村寨进一步挖掘搜集侗医药基本理论、临床实践经验和医案手稿等，进行整理研究，为开发研究民族药、新药做好前期准备。

诊所附属的黔东南便民民族医院，以用中医药和侗医药为主，通过中西医结合方法，治疗甲型肝炎、乙型肝炎、肝硬化、肝硬化腹水、脂肪肝、糖尿病、甲亢、老年便秘、皮肤病、妇科病、腰腿疼痛、腰椎间盘突出、腰椎骨质增生综合征、反复发作性口腔溃疡、中风后遗症康复、鼻炎、鼻窦炎、高血压、高脂血症、流行性腮腺炎、中老年人常见的慢性疾病、泌尿系结石、肝胆管结石、乳腺增生、急慢性骨髓炎、骨折、风湿性关节炎、类风湿性关节炎等疾病，具有治疗方法多样化、见效快、疗效好、简便价廉、突出民族医药特色等特点。

地址：贵州省凯里市华联路146号（黔东南便民民族医院住院部）

电话：0855-8248321　13908551811（龙运光）　15885839858（龙彦合）
13885564866（裴晓东）　15808552132（龙滢任）

三、贵州省黔东南苗族侗族自治州民族医药研究所天柱精神病研究室

1999年4月，经黔东南苗族侗族自治州民族医药研究所考核、审查，确认龙之荣在利用侗民族医药治疗精神病方面医术独特、疗效可靠，并经黔东南苗族侗族自治州卫生局批准，注册成立了黔东南苗族侗族自治州民族医药研究所天柱精神病研究室，并在黔东南苗族侗族自治州民族医药研究所原所长、贵州名中医龙运光的指导下医术得到全面提高。该室负责人龙之荣，执业民族医师，侗族，研究侗药治疗精神病，近20年来共治愈各类精神病患者4 105例，总有效率达

96%。现有科研医护人员10名，附设天柱精神病专科医院1所，开设病床54张，集医疗、科研为一体。

四、贵州省黔东南苗族侗族自治州帅辉中医疑难胃病研究所

黔东南州帅辉疑难胃病研究所的前身是黔东南苗族侗族自治州中医药研究所，该所所长法人为覃世辉，经济性质为全民所有制，由州医药管理局、州科委于1995年批准成立，受州政府之令，开发、发掘了一些有民族特色的苗侗医药产品，典型产品有咽喉清喉片、龋齿宁含片（两药均获国药准字号，目前市上有售）、水杨酸甲酯提取物等等。由于州医药管理局改制，国家停办全民性质的杨黔东南州中药厂等原因，覃氏于2002年成立了黔东南州帅辉中医疑难胃病研究所，由州科学技术局。州民政局于2002年批准成立，目前为止，该所已开发出了较多的具有地方民族特色的膏、丹、丸、散、酊剂、粉品等等，深受广大患者的厚爱，经济效益也佳。由于拳头产品为苗岭胃力神，主治各种疑难顽固性胃病，故冠名于该所。

（1）成立时间：2002年4月。（2）注册资金：15万元。（3）经济性质：个体。（4）经营地点：凯里市北京东路46号。（5）实验研究基地：凯里市中银巷1803号。（6）法人代表：覃世辉。（7）经营方式：研究、开发、生产、经营。（8）经营范围：主营：收集整理、发掘、出版民间疑难胃病医疗秘验方，中医药新技术、新产品、新工艺研究开发，开办门诊，开办制药企业。兼营：中草药材种植，加工、收购、营销；技术转让，技术培训。（9）发证机关：黔东南州科学技术局，登记号：522600036。（10）民办非企业单位登记证号：黔民政字第0801—040002号，发证机关：黔东南州民政局。（11）中华人民共和国组织机构代码证登记号：组代号522600-001296，发证机关：黔东南州质量技术监督局。

五、湖南省怀化市奇峰民族医药研究所

湖南省怀化市奇峰民族医药研究所，于2011年3月经怀化市科技局、怀化市民政局批准注册成立，是一所具有法人资格的民营科研机构，其批准文号为：怀民政字第431200040113号。该所投资40余万元，建筑面积260平方米，有一套完整的办公设备，购有民族药加工机械。其主要研究方向和经营范围是开展民族药用植物资源研究与技术开发，推广民族医药科技成果。该所是在怀化学院领导、生命科学系专家和怀化医专领导以及怀化市民委老领导的亲切关怀指导帮助下成立的，具有学术、科研、临床、民族药开发等民营科研机构的整体功能。

法人代表吴运泽：侗族，湖南省中医药学会会员、中国民族医药学会会员、怀化学院后勤集团物管中心原副主任。

所长刘逢吉：中华中医药学术委员会常务委员、全国全面建设小康社会十大教育人物、怀化医学高等专科学校原校长、教授。

总顾问邓星煌：怀化市民族研究所原所长、研究员、中国民族医药学会侗医药专家委员会顾问。

学术顾问邓伟峰：怀化医专生药学教授，获国家科技进步奖三等奖一项、怀化市科技进步奖二等奖一项。

医疗顾问萧成纹：通道侗族自治县人民医院原副院长、主任医师、中国民族医药学会侗医药专家委员会顾问。

研究员蒋向辉：怀化学院生命科学系博士。

研究员张玉芝：怀化市中医院副主任医师。

常务副所长包昌景：主治医师、怀化市协和医院原院长。

副所长王拥军：怀化宝华堂诊所法人代表、主治医师。2007年获全国中医发展与继承奖

法人代表助理吴建成：侗族，毕业于中南民族大学，海南椰岛集团湖南省分公司原总经理助理。

财务总监欧人侨：怀化师专原会计。

研究员石启双：怀化市辰州中西医诊所主治医生。

办公室主任欧美容：侗族，毕业于怀化学院。

研究所主要科研项目及产品：

（一）东方神贴现代黑膏药

本品由吴运泽先生采用侗族民间秘方及多种名贵中药材，利用现代中药提取工艺，结合最新科研成果，精心研制而成的一种高效外用贴剂。本品经国内数万例患者二十余年验证，对于腰椎间盘突出、颈椎病、骨质增生、跌打损伤、腰肌劳损、风湿关节痛、坐骨神经痛、肩周炎、无名肿痛、心肌缺血性胸闷、心痛有促进康复和保健作用。

（二）神通喷雾剂

本品有活血化瘀、祛风除湿、消肿止痛的功能。主要对急慢性软组织挫伤、风湿类风湿性膝关节痛、坐骨神经痛、无名肿痛、关节痛、腰腿痛、全身酸麻肿痛、肩周炎、脊柱炎、腱鞘炎、末梢神经炎、腰肌劳损、骨质增生痛、神经性头痛、脑动脉血管痉挛头痛、皮肤瘙痒、原发性痛经、毛发新生等有保健和促进康复作用。

（三）配制酒 ——龙凤酒

本品具有补腰肾、强精骨、提高人体免疫功能以及延年益寿之功。

怀化市奇峰民族医药研究所位于怀化市怀化学院学府花园。

邮政编码：418008　法人代表：吴运泽　手机：13974530705

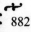

电话：0745—2655486（办公室）　电子邮箱：wwyyzz2006@126.com

六、湖南省通道侗族自治县民族医药研究所

2006年3月，经怀化市科技局批准，成立通道侗族自治县民族医药研究所。办公室设于通道侗族自治县卫生局内，约30平方米。由原卫生局局长石光汉同志任所长、法人代表。属民营科研机构，有研究人员8人。

研究所在县科技局直接领导下，根据全国民族医药发展的总体规划和要求，对民族医药的挖掘、收集、整理、开发应用等做了一些卓有成效的工作，先后编著出版了《侗族医药探秘》《侗药大观》2本民族医药专著。与广西大学、广西药用植物园、桂林亦元生公司、怀化医专开展共同研究的科研合作项目。

研究所的工作思想是：利用一个品牌，创建一个基地；利用一个基地，产生一个企业；利用一个企业，搞活一个市场，推动一个产业。

2007年，经通道侗族自治县卫生局批准，建立了通道县民族医药研究所附设诊所，对民族医药治疗风湿骨痛、慢性肾病、不孕不育、老年病开展临床研究。前三年由已故名老中医吴安贤坐诊，现由中西医结合副主任医师吴玉清坐诊。

通过调查研究，结合群众自发自种情况，着力搞好民族药种植示范基地建设。引进桂林亦元生公司罗汉果、千斤拔2个品种，与县中药材开发办联合在全县种植100亩示范基地。2007年群众自发种植200亩，取得了较好的经济效益。

地址：湖南省通道侗族自治县卫生局

邮编：418500　电话：13907455856

七、湖南省通道侗族自治县侗医药研究所

经通道侗族自治县科学技术局批准，怀化市科学技术局备案，以通科批（2010）1号文件关于成立通道侗医药研究所的批复称："根据科技部、民政部颁发的'科技类民办非企业单位登记审查与管理暂行办法'，认为你会申报的材料齐全，条件基本具备，办所宗旨、研究课题符合通道实际和侗医药的发展要求，经研究批准成立通'道侗医药研究所'"。

研究所于2010年3月10日正式挂牌成立，地址设于通道侗族自治县城东新区听水山庄，自筹资金6万元，建筑办公面积30平方米，有执业中西医结合主任医师1名，中医副主任医师1名，执业中医师1名，民族民间医生4名。研究所所长、法人代表为萧成纹，副所长穆前裕，秘书杨峰。主要研究方向：①侗医骨伤、骨折治疗技术研究；②侗药治疗尿毒症；③侗医古籍文献整理。其中第一项已申报省级2011年中医、民族医科研项目。2010年与怀化医专现代中医药开发研究中心重点实验室签订了书面科研合作协议书。

地址：湖南省通道侗族自治县城东新区听水山庄4栋302室

邮编：418500 电话：0745-8623316 13087299830 13517456948

八、湖南省会同县龙云民族医学研究所

1989年，经有关部门批准，成立会同县龙云民族医学研究所。所长龙云，侗族，1943年出生于侗医世家。自学民族医学基础理论，博览群书，不断丰富医学知识，拜当地民族医药名医为师。从事侗医药临床五十余年，有丰富的实践经验。参加省、地（市）、县三级中医专业考试7次，每次均名列前茅。由于医学功底深厚，加之胆大心细，关心体贴病人，在半个世纪的行医生涯中从未出现医疗事故，善治各种疑难杂症，系中国民族医药学会会员。

研究所工作人员共4人。副所长龙俊吕，男，侗族，生于1966年10月，湖南财经学院、湖南中医学院大学本科双学历，中医执业医师，中国民族医药学会会员。工作人员龙明珍，女，侗族，生于1972年5月，毕业于湖南行政学院、湖南中医院，大专学历，中国民族医药学会会员。王镱霖，女，生于1964年10月，毕业于湖南大学，本科学历，中国民族医药学会会员。

研究所主要研究方向：侗医药治疗骨质增生、腰椎间盘突出症；侗医药治疗子宫颈癌；侗医药治疗心脑血管疾病；中草药临床有效方收集、整理、出版。

地址：湖南省会同县改河街41号龙云民族医学研究所

邮编：418300 电话：0745-8822830 13378957390

第四节 侗族医药学术活动、科研成果、专著、学术论文题录

一、学术活动

中国民族医药学会侗族医药专家委员会自2003年11月成立以来，共主持召开全国侗族医药学术研讨会共三届，首届在湖南通道举行，2004年10月18日～20日，到会216人，收到论文311篇，推荐至国家级杂志发表173篇；第二届在广西三江，2007年10月22日～24日，到会233人，收到论文215篇，推荐至国家级杂志发表71篇；第三届在贵州天柱，2009年9月18日～20日，到会492人，收到论文528篇，推荐至国家级杂志发表77篇，省级杂志（内蒙古中医药杂志）发表7篇。组团参加全国各地民族医药学术研讨会3次，发表论文178篇。

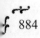

二、科研成果

由萧成纹等人完成的"侗族医药文献整理与临床应用"科研课题于 2006 年 4 月获怀化市科技进步三等奖。

由龙运光、袁涛忠、王政、杨晓琼等参与研究的"枫荷除痹液的研制及临床观察",获黔东南州科技进步三等奖。

贵州省科技厅、贵州省卫生厅以及国家中医药管理局下达给黔东南州民族医药研究所的有关苗族侗族医药的课题研究。

这些课题工作,曾获贵州省医学科技二等奖1项,黔东南州科技进步二等奖3项、四等奖2项。

三、侗族医药专著

6 年来,共出版专著 6 本,计 240.5 万字,即萧成纹编著的《侗族医药探秘》,2004 年 6 月在长沙岳麓书社出版;吴国生、陆中午等编著的《侗药大观》由民族出版社出版;龙文忠、张果果、曾尚东等编著的《侗乡药膳》,2008 年 10 月由中国戏剧出版社出版;龙运光、袁涛忠主编的《侗族常用药物图鉴》2009 年 7 月由贵州科技出版社出版;龙运光、袁涛忠主编的《侗族药物方剂学》2009 年 9 月由贵州科技出版社出版;吴国勇主编的《广西三江侗族医药调查研究资料汇编》,2010 年 1 月完成初稿。

第十一章

侗族医药人物传略及简介

自古至今，在侗族医药的发展中，涌现了很多德技双馨、救死扶伤、身怀绝技、深受群众爱戴的侗族医药人物，我们选影响大、贡献大的历史人物和确有作为的现代人物忠实记载于书，以教育鼓励后来者。

第一节　已故侗乡名医及从事侗族医药临床
和科研的专家学者传略

1. 张碧华（1647～1748），男，侗族，原籍江西九江人，后入湖南省张家界居住。创立了治病十二法：掐法、推法、拉法、搓法、拍法、压法、扯（拔）罐法、灯火法、刮痧法、熨烫法、瓦针放血法、熏蒸法。诊病以看、摸、算、划痕、听（拿）脉等方法为主。他发明了一种热烤发汗方法：找一块黄泥地的土坎挖一个长坑，深约尺许。上面架几根树干铺上竹席，再铺上一层松毛（马尾松针叶），然后在坑洞前面烧火烤，等松毛烤热后。叫病人睡上去用被条盖好，直到病人发汗、四大关节发热即揭开被条，医者马上用米酒擦全身皮肤，反复擦五次。这种方法就是侗医最早发明使用的药物熏治疗法，用于治疗寒湿性风湿病，效果极佳。张碧华的医技只传授给其子张永生，而且留下家训："家族医技传内不传外，传男不传女"。

2. 张永生（1693～1781），男，侗族。祖籍江西省九江市，后随父迁入湖南省张家界市居住。系张碧华之子，家族第二代侗医传承人。擅长冷热火烤发汗疗法治疗风寒湿性疾病。其后人张永生（二代）、张启朗（三代）、张大亨（四代）、张德周（五代）、张先培（六代）、张仁条（七代）先后定居于湖南省靖州、新晃、芷江等侗族自治县。

3. 张启朗（1723～1808），男，侗族。祖籍湖南省张家界市。后迁入湖南省四乡岩嘴（现湖南省怀化市靖州县境内）。系张永生之子，家族第三代传人。擅长应用家传拍打放血疗法配合外敷药物治疗风湿骨痛病症，疗效很好。

4. 张大亨（1763～1856），男，侗族，祖籍湖南省靖州县岩嘴。后迁入湖南省芷江县居住。系张启朗之子，家族第四代传承人。擅长用烟熏药洗疗法治疗半边风（偏瘫）病症，其医技传给其子张德周。

5. 毛世鸿（生卒年不详），字万程，明万历年间名中医，沅州（今芷江）人，93岁卒。幼时入辰州府学习儒家经典。在南寺读书时，一中医名师见他为人诚实，学习勤奋刻苦，喜读《内经》，遂将医术秘方相传。毛自此精通医理，尤善诊脉，对脉学造诣颇深，以医济人，从不索谢。辰沅观察张得雨、凤凰厅司长黄竹安、邑侯卢桃均、黄南轩皆有联额赞颂。毛对《伤寒论》颇有研究，撰有《伤寒金口诀》《汤头歌句》等，在诊法上讲究辨证论治，编有专著《脉经注》《濒湖脉学

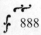

注》等。自他始，子孙代代从医，传至玄孙毛永簏。

6. 毛永簏（1777～1867），字竹轩，清监生，湖南省芷江县人。毛永簏得其高祖世鸿真传，精于切脉，有"小神仙"之称。某次从芷江城回土桥，路过裴家店。几个农民老远看见便相商说："着一人去装病，看毛神仙诊得出真假病来否？"装病人刚吃过饭急越铺柜窗口进屋卧床上装肚痛，喊声不绝，毛永簏即被请来，他把脉一按，观察头部、腹部、形色后，到一旁对众人说："此人病已不能治了，吃药无效，病名叫断肠风，是不治之症。"众人听了，付之一笑。谁知过不多久，装病者真死了。后人有问其故者，毛答曰："饱食后，水谷未消，从窗口跳进，一高一下，损伤肠胃，阻塞所滞不通而肠绝也。脉象出于左手寸口，左手寸部属心，与小肠相表里；心像小肠，脉已绝，故为不治之症也。"

毛行医六十余载，处方严谨，一丝不苟，邻近各府、州、县常有人请其应诊。镇竿都督陈阶平，重病治愈，赠匾"功同良相"，辰沅观察张映蛟和县绅耆宿等也赠有匾额十余方。芷江县令卢尔秋写诗称赞："学宗孔孟，业肇岐黄。六部三焦，恒洋参夫运会，五行二气，用调变乎阴阳。变化本部胸中，恩同再造；功能凭指上，泽遍方疆，杏仁继美，橘井遗芳。宜为缙绅所钦，而且国手无双。"

7. 张德周（1809～1915），男，侗族，湖南省新晃县李树三江人。系张大亨之子，家族第五代传承人。他继承祖传侗医药经验的基础，在实践中摸学创立了一种温经散寒、活血通经、祛风止痛的治疗方法叫做"踩犁板法"，用于治疗风寒腰痛、肚绞痛、半边瘫病症具有较好疗效。具体方法是：选一块犁田用过的旧犁板，放入炭火中烧红（越红越好），让病人俯卧在铺好被子的火铺上，用一个大碗装半碗米醋，取出烧红的犁板，用新扫把扫去火灰，医者用脚跟蘸上醋快速从犁板搓过后踩在病人的疼痛部位煲烫。如此反复多次，直到病人感觉疼痛处发热为度。然后用泡好的外用药酒用鸡毛沾着檫患处，即可取得很好的效果。（注：踩犁板疗法已近失传，现被其他先进的方法取代，虽然失传，但在当时的医疗环境下仍属于一种侗医创立的先进治疗方法。）

8. 粟云亨（1857～1935），男，侗族，湖南省通道县地阳坪乡茶溪村岩寨（今县溪镇）人。自幼随父学习祖传侗医药诊疗技术，擅长内儿科，在地阳坪一带享有较高的威望。他看病认真，关心病人，药到病除。精心收集、整理侗族医药单方、验方和秘方，手抄成册，书名《药要须知》。后将其医技传给儿子粟银进、孙子粟永华、重孙粟华林，他们均成为当地能独当一面的侗医。粟云亨1935年病故，享年82岁。

9. 姜彦儒（1858～1916），侗族，民间著名医师。贵州省剑河县南明镇凯寨村人。清光绪初年三赴镇远府学应考，皆不及第。后到天柱县城李福寿药店学药，又到锦屏王寨熊回生药店学医理。3年出师，回乡开业行医。后又遇一云游和尚并随其到天柱县凤凰山落庵坐道识药辨味，深得和尚真传并准离庵回家行医治病。他辨证施治并一一记录医案，渐渐成为锦屏、天柱、三穗、剑河交界地带的草医高手。他曾将自己的经方医案编撰成八卷《本草医方》，分为基础理论、内、外、儿、妇、杂症等科。惜其此书在民国二十八年（1939年）"湳洞司事件"中散失了大部分，所剩的又在解放后凯寨发生的1次大火中被焚烧殆尽。后经收集整理，仅存两卷，现收藏于剑河县卫生局。

10. 张先培（1859～1945），男，侗族，湖南省新晃县李树乡三江村人。系张德周之子，属家中第六代传人。擅长应用侗医爆灯火疗法和刺猬毛放血疗法治疗胃气痛。其方法是用酒杯装半杯茶油，再用灯草蘸油后点燃灯草。叫病人坐正，腰直挺胸，在病人中脘穴爆五点呈梅花状，乳根穴（九曲中府穴）、肚脐周围（以脐眼为中心旁开一寸）爆五点呈梅花状。放血后用手指挤出紫血，然后再用刺猬毛扎舌下（金津、玉液），反复3次，即可获较满意的效果。

11. 黄汉信（生卒年不详），字宋南，清同治年间生于湖南省靖州县横江桥乡赤竹坳村。自幼从师学医，很有长进。光绪二十八年（1902年）考取进士，领翰林学士之位。黄谢辞朝廷重任，回乡重操医业。出诊不分昼夜风雨，不辨贵贱亲疏。某夜，一樵夫儿病危求出诊，黄即提马灯冒风雪应诊。次日，还遣学徒送去滋补药品。黄还救活河街瓷杂店张聚昌之子。张谢其恩，将其店铺一半让黄开设药店，悬"汉信济民药堂"大匾于门上，求诊拜师者更众，被州人誉为"晚清名医之首"。

12. 戈心泉（1863～1925），名敦澄，字坤涛，排行第七，人称戈七公。生于清同治癸亥年（1863年），湖南省靖州县飞山戈家团人。师从名医黄汉信，机灵好学，尽得师传。怀医人济世之志，行医于城乡。精方脉、推拿，经治多验，声誉日高。对小儿惊风，尤有"起死回生"之术。靖、会、通、芷、黔、晃各县均有得救者。民国二年（1913年），省督谭延闿因瘟疫医治无效，日渐危重，昏迷不醒，群医束手。时值戈任驻省议员，三方用毕，便起立行走。谭谢以重金，戈坚辞不受，乃委其三兄为省矿务局局长。

戈诊病以切脉为主，治病以处方为慎。常说："治病非儿戏，能救人亦能杀人。"又感市场上药不真，制不法，乃于民国初年在河街开设太生堂药店，重薪聘请名药师胡启隆，依古法一丝不苟加工炮制，如熟地、黄精必须九蒸，香附九制。凡求诊取药，贫民照本，赤贫奉送，特贫并济钱粮。若乞讨病途，雇人照料药食。乞丐死于街头，捐棺义葬。不几年，资产耗半。药师愧辞，跪辞再三。戈感其诚，遂将药店义赠于胡。胡遵戈训："诚心济世，薄利经营。"民国九年（1920年），戈到杨再杰部任军医。

戈专心医学，虽病重垂危亦手不释卷。其手稿《难经秘要》《小儿惊风秘诀》《奇难杂证实录》《伤寒温病明辩》，临终时传其爱徒储世龙。民国十三年（1924）病故，享年62岁。

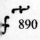

13. 吴美珠（1887～1984），男，侗族，湖南省通道侗族自治县播阳镇新寨人。历清朝、民国、新中国，1984 年仙逝，享年 97 岁。行医半个多世纪，医治病人不计其数，是湘、桂、黔边区侗族的一位名医。同时又是一名武术爱好者、民间歌手，还是一名戏剧演员。88 岁高龄时，仍是鹤发童颜，智清目明。每天还像筒车打水一样，为侗族人民诊病治疗，晚上在鼓楼里讲讲侗族历史和《水浒传》等。

他拜数位名医为师，苦学 5 年，广采众长，集名医长，成为名副其实的医师。他医术奇特，用药殊异，既不是人参、燕窝，也不是《本草纲目》上的名方，而是山间地里的草药。学徒时，为辨析药草，与药师伍道友一同进三省坡采药。师徒俩冒着生命危险，从大蟒盘踞的草窝下夺得几味草药，被蟒蛇撵了两个山湾，才逃脱危险。经反复实践，总结出 100 多付高效草药良方和小儿科火灸 18 法，手到病除，并培养出几位负有盛名的徒弟。

14. 谢哲卿（1873～1968），男，贵州省玉屏县平溪镇馆驿村人。年少时勤奋好学，性静心细，酷爱中草医。常谓"名医救人，庸医害人"，誓为名医。二十余岁时，受业其岳父舒国光（前清举人，曾任龙泉县知县，精医学），继与有共同志向的堂兄谢宗卿研读医书。宗卿藏书甚多，见其志坚，悉将医书相赠，以佐其成。谢哲卿总览医书百科，医理日深，疗效日益显著。妇女顾开珍，病危住院不治，抬回家中，经其治疗，转危为安。贺志忠之妻，一胎之后，不再生育，经其治疗，复生一子，拜谢为干爹，以报其德。一些疑难病症，经治愈者，不计其数。行医足迹遍及贵州岑巩、湖南新晃等县，深孚众望。谢哲卿很讲医德，自订行医"三准则"。即：一、富者收取脉金；二、贫者免收脉金；三、赤贫者不收脉金，并送方送药。解放后，虽年逾古稀，仍参加城关镇联合诊所，以中草医为业。不分节日假期，有请必诊，不计报酬。为县第一届、第二届各界人民代表会议特邀代表。1968 年病逝，终年 95 岁。

（摘自 1993 年 10 月，由贵州人民出版社出版发行的《玉屏侗族自治县志》）

15. 黄熹元（1873～1956），号炽昌，男，湖南省靖州甘棠墙背人，生于清同治十二年（1873 年）。自幼喜爱读书，善作文。稍长，目睹乡民缺医少药，贫病交加，乃辍读学医，先后拜师于靖州名医黄汉信、戈心泉、储先模、杨进禄等门下，刻苦学习，潜心钻研，通晓内科杂症，善用草药。

光绪十六年（1890 年），黄熹元开始行医，肩挑药担，走村串户，跋山涉水，足迹遍及甘棠、文溪、团河（今会同县属）、东山、鹅公岭（今绥宁县属）以及贵州天柱、远口一带。光绪二十九年（1904 年），始在甘棠开设聚春堂药店。由于辨证确切，用药得当，治病每多奇效，登门求医者络绎不绝。

民国元年（1912 年）冬天，会同堡子脚梁某，患痰饮之症，生命垂危，群医束手。黄应邀前往开方投药，患者转危为安，群医敬服，患家鸣炮相送。

民国 28 年（1939 年）夏末秋初，甘棠一带霍乱流行，患者甚众，死亡渐多，他自配、自碾、自造一批"霍乱救急丸"，贫者免费赠送，患者服此药后，大都痊愈。

黄行医65年，诊断以望、闻、问为主。医药经营，别具一格。用药最多几味，量不超过一撮，边问病，边抓药，不开药方，不用秤称；用药不分中、草，看病不分贵贱；药费不论有无，给钱给物皆收。因就诊方便，取药简便，收费低廉，药多奇效，群众莫不称颂。

黄乐善好施，济困扶危，热心乡里公益事业。民国32年（1943年），捐田30亩资助创办县立小学。县政府赠"兴学育才"匾，予以表彰。

1956年农历3月12日病逝，终年83岁。

（摘自1994年10月，由生活、读书、新知三联书店出版出版发行的《靖州县志》）

16. 易祚兴（1873~？），号勃然，清同治十二年（1873年）生于湖南省靖州城。幼读私塾6年，清末秀才。不取仕进，自学医术成才。屡起沉疴，善治虚损，喜用温补，在当地侗族民间颇有名望。

17. 吴元亨（1874~1943），男，侗族，湖南省通道县播阳镇贯团村人。青年时期从师于靖州地角（今属通道播阳镇）名老侗医杨某名下，获真传，并撰写医技手抄本一卷，后又经多位名师指点秘技，故医技高超。吴精通切脉之术，熟知100余种中草药性能，除治疗常见病外，还擅长皮肤病、肾及膀胱结石、小儿惊风、痢疾、霍乱、天花等病的诊治。

其子吴昌满8岁时因高烧惊风，神志不清、翻白眼、无语，生命垂危，经其施行推拿、揉、捏后即有哭声，加服草药后很快痊愈。同村12岁女孩吴金芝患尿道结石，痛滚于地，经数剂草药煎服后痊愈。民国24年（1935年）黄土团至上寨村一带天花流行，吴先生自拟药方，一日一方，连服9日，伴之推拿、穴位点药，救治200余人，除1名4岁患儿因医治较迟而夭折，其余均获痊愈。

吴元亨先生医德高，医术好，在播阳及邻省村寨享有较好的威望。后将其医艺传授给吴立先、吴启焕等。

18. 侯穿福（1875~？），广西壮族自治区三江侗族自治县寨准乡佳林村（现属程村乡）人。家境贫寒，下肢残跛。少年时流落湖南，得名师传授医术，精通脉理，识用草药。光绪三十四年（1908年），由湖南回乡，在当地行医。切扣听视，均极细心，故诊断明确，治疗得当，治好了很多病人，远近闻名，人们有病都争相前来延请。最受人佩服和崇敬的是他的高尚医德。凡是有人来请他去看病，不分白天黑夜，刮风下雨，从不辞避。也历来不开口索要诊金，病家量力出手，实因贫穷而无力支付者，则分文不收。因此，他虽有较好医技，却终身并无积蓄。他曾把医术传授给其子，可惜其子中年亡故，后世无传。

19. 梁仕才（1876年9月~1959年9月），侗族，湖南省靖州县瓦寨镇观

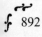

音阁村人。从小随父学医，深受熏陶，20 岁能单独行医。仕才认为学无止境，对技术精益求精，闻有名医即拜访学习。清末有河南人来瓦寨行医，仕才知此人有骨科专长，即往虚心求教，奉为师傅，并礼请到家供养，得其真传，成为医骨折、脱臼及粉碎性骨伤的专长医生。如长吉机寨郑吴氏，碾米时跌入碾槽，脚胫骨被石滚碾碎，以一碗药水治愈，使其行走如常，无后遗症。此后，名声大震，群众称之为"神水师"。慕名求医者有来至邻县甚至外省的，终年不绝。仕才行医六十余年，治好患者数百计，还精通内、儿、妇科，遇鳏、寡、孤、独或贫穷困苦者，常施医施药。急病请出诊，徒步跋涉，不辞辛劳。

解放后，年过古稀的梁仕才，积极参加防病治病工作。1954 年带头组建瓦寨联合诊所，团结中西医切磋各种医术，带徒传艺，还带头种药、采药、制药，保持名老中草医的优良传统。

（摘自 1994 年 10 月由生活、读书、新知三联书店出版出版发行的《靖州县志》）

20. 粟金门（1880～1943），湖南省通道县牙屯堡镇团头村人，侗族。幼年入私塾，成年后从医为生。自学《本草纲目》，抄录若干名医处方，以治疗小儿急症风见长。其治疗方法主要是点穴推拿。又擅治风瘫症，曾有几名多年瘫痪在床的病人，经其治疗，不到一个月，即能下床走动，以至痊愈。不论炎夏寒冬，白天黑夜，随请随到，收治病人，待食如宾，遵循以家养艺而不以艺养家的侗家医德，对贫困患者分毫未收。1943 年 6 月去世，未留半分积蓄。

21. 田紫斋（1882～1968），湖南省芷江县人，清光绪壬午年（1882 年）生。初学布商，后随岳父学医。成年后，长期在靖州县杨万盛药店坐堂应诊，精脉理，长于妇科、伤寒。田存谷 10 石于店内，贫民无钱支付药费，就从其中开支。1968 年 8 月弥留之际，还念念不忘"要杨柏辉、戴双飞快来开药方，我快走了"。享年 86 岁，其门徒申开馨为靖州当代名医。

22. 杨国桢（1884～1964），男，汉族，河南省杞县人。光绪十年（1884 年）生。青年随祖父学医，精读中医经典。宣统元年（1909 年）以后，在河南、湖北、湖南、贵州等地行医。民国 29 年（1940 年）辗转到湖南省新晃县挂牌坐堂应诊，以医术高明深得群众信赖。

杨国桢在中医学方面有精湛的研究，尤擅长妇科、小儿科，对妇女不孕症有秘方。1953 年，获中央人民政府卫生部颁发的《中医师证书》。1956 年，新晃县人民政府聘为县人民医院中医师，定为卫技 11 级，享受县团级待遇。在县人民医院工作期间，不顾年高体衰，仍坚持门诊，对病人关心体贴，诊断精细，用药准确。为使中医学后继有人，晚年将从事中医近 60 年的临床经验和秘方，毫不保留地传授给青年医生。

杨国桢曾当选为新晃县第一届、第二届政协委员。1964 年 6 月 28 日病逝，终年80岁。

（摘自1993年5月由生活、读书、新知三联书店出版出版发行的《新晃县志》）

23. 吴定元（1886～1991），乳名吴老贵，又名吴桂桂，著名侗族医师，湖南省芷江侗族自治县梨溪口乡六脚寨人。1岁时随父母移居贵州省剑河县柳川镇柳堡村，后又移居公田村。他祖上九代行医，本人擅长儿科、妇科和推拿。自幼随父看病、采药，12岁丧父后，一边给人做工，一边习医。24岁时拜师于李世勋门下学文化和医术，4年后出师，一边行医，一边向名师和有一技之长的"药匠"学习、求教。他一生中先后拜了70多人为师，博采众长，勤奋好学，获较多真传，16岁悬壶行医，治病救人。1959年4月，他以72岁高龄作为编外中草药医生进入剑河县柳川镇医院（后改为柳川区卫生院，现为剑河县民族医院）工作。1988年6月晋升为民族主任医师。其医疗实践经验已经整理成《草木春秋》，流芳后世。全书分为儿、妇、内、外、推拿等部分，共计10万余字。

吴定元医师的学术特点是重视中医、民族医药理论的学习继承和发扬，学古经而不拘于古典所限。他认为，继承和发扬祖国传统医药学，当一个好医生，必须学习和研究古人的经典著作，练好基本功；同时还要在临床实践中加以灵活应用，注意摸索总结，不断丰富临床经验。在这一思想指导下，吴老在长期的医疗实践中，对祖国传统医药学的理论学习和研究具有一定造诣，并在实践中注意理论与实际相结合，把许多中医药理论与侗族医药理论融会贯通，应用于临床，总结积累了许多宝贵的传统医药临床经验。吴定元不仅治学严谨，医德高尚，而且医术较为全面，临床经验丰富，尤其擅长诊治妇科、小儿科疾病及内科的疑难杂证。诊治小儿科疾病，多以推拿按摩为主，辅以中草药民族药治之。吴老诊病处方，用药都十分严谨，对一些疑难病症常反复斟酌，三思而行，对于急重病人，他经常是亲自配方、煎药、守候病人服药，随时观察，以防不测。由于他对病人极端热忱，认真负责，医术精湛，所以许多患者不顾路途遥远，慕名前来就医。为了保证临床用药，减轻国家和患者的经济负担，他总是坚持自己上山采药，几十年来踏遍了剑河县及雷公山脉的山水沟岭。1960年已是七十四岁高龄的吴老，有一天带领几个徒弟去山上采药。但他考虑到徒弟们年轻，没有爬崖经验，担心出危险，放心不下，就劝徒弟们不要再争了，告诉他们在下面注意防范保护好安全，自己凭着长期爬崖的经验，亲自上去把药采摘下来。他这种带徒、教徒、爱徒的高尚品德给徒弟们教诲至深，他们至今仍赞叹不已。领导上考虑他年事已高，应当退休安度晚年了，可他却感慨地说："我经历了三个朝代，深深感到只有中国共产党才是真正为穷苦人民谋利益的，我非常感谢共产党。只要我还有一口气，还能走动，就要为人民看病。"1986年3月13日是他百岁寿辰，省、州、县有关部门的领导及各界人士前往祝贺，医院领导通知他停诊。可是，这天早上天刚亮，有位病人家属叩门，请吴老出诊看病，他二话不说，随来人步行到距离医院

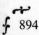

两公里多路的地方出诊，回来又接着为等候多时的十多位患者诊治结束，又赶去参加为他举行的祝寿座谈会，直到中午才得休息。吴老这种高尚的医德和敬业精神，令人敬佩和学习。

1979 年初，为了抢救他的医术，组织上把他在公社卫生院当卫生员的儿子调到县民族医院工作，希望他能把吴老的医疗经验更好地学习继承下来，并帮助吴老整理医案，著书立说，以便把吴老从医几十年总结积累起来的医疗经验撰写成册，永流后世，服务于民。可谁也没有料到，他儿子刚到县民族医院随父工作学习两年多，因患心脏病突然辞世。这种儿辈先逝父送归，白发人送黑发人的悲惨景况，无疑对一个年将百岁的老人是非常沉重的打击。为防不测，领导上除安排人员照顾好吴老外，还暗里为他的后事作了应急的准备。儿子刚去世的几个月里，吴老吃不下饭，睡不着觉，形同害了一场大病，不但人很消瘦，脸色蜡黄，精神不振，拄着拐杖走路都很吃力，但他身体稍稍恢复后，又继续到门诊为病人诊病。领导和同志们安慰他，劝他在家休息调养，使身体早日恢复健康，安度晚年，不要再上班了，他却语重心长地说："我很感谢组织上领导和同志们对我的关心和爱护，但是病人还在等我看病，只要我还有一口气，就要工作。作为一个医生，能有群众不断地来找我看病，这就是最大的快乐！"

吴定元老医师为继承和发扬祖国传统医药做出了很大贡献，党和政府对他的医学成就极为重视和关怀，对他为人民健康、民族医药事业所作出的贡献，给予了较高的评价和荣誉。吴老曾先后当选为剑河县人大代表、县政协委员、县科协顾问、中华中医学会黔东南州分会副会长，1983 年被中央卫生部授予"全国卫生先进工作者"称号；1986 年被卫生部授予"文明卫生先进工作者"。1990年作为全国第一届名老中医 500 名传承导师之一，收徒进行传承，当时由贵州省的中医师杨光朝为其徒弟。他一生共收徒弟 5 名，毫无保留地将自己九十多年行医经验传授徒弟。

1991 年 4 月病逝于家中，享年 105 岁。

24. 杨蕴川（1887～1950），著名中草药医师，字茂增，湖南省芷江侗族自治县梨溪口人。民国初年在家拜师学中医，出师后在乡里行医。后入湖南省长沙法政学院读书。毕业后，2 次参加县长考试均中，先后任龙山、凤凰、临澧、泸溪等县县长。民国十八年（1929 年）秋，从泸溪辞职回籍，寓居县城从医，并挂牌相告："贫者送诊，不取分文"。民国二十三年（1934 年）在省城行医，第二年加入长沙国医（中医）公会，后受芷江省立乡村师范学校之聘担任该校校医。抗日战争期间，为避日机轰炸，曾一度回梨溪口老家以医济人。在长期的行医实践中，他总结出了"理明、心细、识精、胆大"的医家八字经，并留下了"书不熟则理不明，理不明则识不精，心不细则辨证难，胆不大则下药迟疑"的从医箴言。其医著有《医学新悟》、《临症治案》、《临症验方》（手稿）、《伤寒要诀》（手稿），除后两本的手稿由其女保存下来之外，余稿均在"文化大革命"中被抄毁。

25.佘支峰（1887～1961），湖南省靖州县藕团乡人。清光绪十三年（1887年）生，草医把式。善武术，以骨伤科称著于靖。1957年录为县人民医院医生。某日，一肩关节脱臼患者就诊，外科西医欲转洪江，佘说："我来！"乃靠墙斜架一梯，令患者立于梯下凳上，双手紧抓梯子之横柱，佘于伤处猛喷冷水一口，就势将凳子踢开，患者"啊"一声，痛叫跌地，伤肢关节复位即愈。1961年病逝，享年74岁。

26.袁云樵（1891～？），清光绪十七年（1891年）生于湖南省靖州县城。其父在城内开设袁日生药店。袁幼读私塾5年，随父识药3年，学医8年，后继父业。数年后，竟以儿科著于靖。对麻痘、痧症、疳积，能挽垂危于顷刻。民国30年（1941年），救活县长秦镜之子，秦赠"良医"横匾，悬于店门之上，声名更噪。袁对中草药炮制颇有研究，小儿用药皆该店精工配制，袁必亲临指导参与，疗效确著。解放后，申请偕子袁立伟到横江桥开业，1956年4月参加横江桥联合诊所。

27.龙儒恩（1893～1974），男，侗族，湖南省通道县坪坦乡阳烂村人，侗族骨伤科医学世家龙昌跃的第7代传人。36岁始随父龙怀仁学医术，为早日学成，检尸骨以研究人体骨骼结构，并详参祖传抄本《骨伤正位要略》《骨伤医方集》，不惑之年即艺成名就，享誉湘、桂、黔边境。省维尼纶厂一职工股骨骨折，经其治疗，七日即下床活动；铁路工程局第二局运输连一职工腰椎骨折，已卧床2年，经其收治，创次日即能下床行走之神效。广西、贵州、湖北等省（区）以及本省长沙、靖州县、绥宁等地的骨伤患者，慕名来通道侗乡求医者甚多，每获奇效。龙儒恩医生行医尤重医德，不求索取，对病者常以茶饭相待。其人思想开朗，热心公益事业，扶贫济困，深受乡人称颂，被选为通道侗族自治县第四届人大代表。中年传医技于儿子龙壁飞、次子龙敏，老年传给孙辈龙文峰、龙文跃、龙开元，还打破传子不传女，传内不传外的祖传惯例，将其医技传给女儿龙娼希、龙希兰、龙娼红、孙女龙开娥、龙娼登、龙登月，并传给外姓人关际国，其后代已形成湘桂四县（通道龙文跃、龙开娥，靖州龙文锋，龙胜龙开元，三江龙宗花）侗医联手骨伤科诊疗系统。现第10代龙氏接骨传人龙利军、龙驶、龙周丽、龙军阳、龙海凡都已能独立诊治各种骨伤科病人，侗族龙氏接骨技术后继有人。

28.甄上楹（1896～1980），号尚岭，字习懒，湖南省靖州县城墙界人。清光绪二十二年（1896年）生。甄少理家桑，衣着朴素，饮食淡泊。毕生好学，通达经史。壮设杏坛，培育人才，后攻读医书。解放后，相继在甘棠、坳上、江东卫生院工作，屡获奖状。临床处方，十分经心。对疑难杂症，尤有妙术，施治出奇制胜。先后治愈乙脑、产后严重中风、妇女不孕等奇异病症10数例，声名远播。"文化大革命"时，因迷信活动被除名，赋闲家中，矢志写作，抄注

《常阅医案》《内经漫话》《金匮要略注解》，撰有《伤寒论庸》等30余万字。1975年落实政策继续工作至1980年去世，享年84岁。

29. 欧廷居（1900～1984），男，侗族，湖南省通道侗族自治县黄土乡头寨村二组人。自幼读私塾，喜爱医药，熟读中医药基础理论，后拜多名侗医为师，青年则学有所成，常为乡人治病疗疾，擅长以中草药治疗内科儿科、妇科疾病。其医德、医术远近闻名，邻村、邻省的病人上门求医者较多。他对患者不分贫富贵贱，一视同仁，均予精心医治，深受广大病友称赞。1958年经当地群众和乡村领导推荐，经县卫生局和人事部门的批准，参加医疗单位工作，为集体所有制医务人员，分配到黄土卫生院工作。工作中认真负责，任劳任怨，关心病人，并将其医术传授其子欧国平及同村青年欧顺川。1984年因患老慢支、肺心病、心衰，经住院治疗无效病逝，享年84岁。

30. 张仁余（1900～1995），男，侗族。原籍湖南省新晃县李树三江人，后迁入贵州省天柱县革溪落户，系张先培之子，属家中第七代传人。擅长应用民间中草药结合家传的土办法治疗一些慢性疑难杂症。比如：寒热头痛、血管性头痛，常常用一种叫"扯拉诊病法"判断病属冷、属热症，再选择治疗方法。具体操作方法为：用小碗装着阴阳水（一半开水、一半冷水、加上农村烧柴的火坑里的半温热子母灰混合在一起叫阴阳水），医者的食指和中指两指往掌心方向并列弯曲，两指中间关节部位蘸上阴阳水扯拉病人的印堂穴、风池穴、太阳穴、颈部大筋脉。如扯拉的部位出现紫色状，病属冷，以寒湿为重，即选用放血拔火罐方法治疗。如扯拉部位出现红色，病属热，以风热为重，可选用薄荷捣烂调米醋擦于患处。此方法虽简单但疗效很好。张仁余医生采用黄泥蛋清膏治疗发高烧病症效果好，方法简便。具体操作是先从无石头杂质的黄泥土刨去上层土质，挖至三尺深处取适量黄泥土放入一个碗中，加入五个土鸡蛋清调成膏状，病人平躺，把黄泥蛋清铺在草纸上，然后放在印堂穴、膻中穴、肚脐三个穴位上，如病人的内火特别大时，泥土将会冒气甚至可见微微开裂状，如遇此情况则需往泥土上反复淋上事先准备好的米醋，待病人清醒头不痛了即停止，以免退火过度。此方治疗高烧时病人头晕痛、说胡话病症，效果确实很好。

31. 郭振南（1901～1980），男，字湘福，山东省齐河县（原长青县）仁里乡郭庄村人，出身于武术世家，1934年在南京武术比赛获冠军。拜河南省平乐县整骨医院郭老医师为师，学习中草医骨伤科诊疗技术。1937年任国民政府第四重伤医院医官，专治骨外伤。抗日战争中从南京撤至湖南常德、黔阳，1945年日本投降后，从雪峰山撤至湖南省新晃县定居，在第五修养院（22后方医院）任中草医骨伤科医师。擅长诊疗各类骨伤、骨折、股骨头坏死、骨髓炎等骨病。在湖南省新晃县工作35年，救治各类骨伤、骨折患者18万余人，其中危重患者3 500余人次。医术精湛、医德高尚，在"文革"中不怕受株连，主动为被打伤的党政领导治病疗伤，在群众中威望很高，不但本地公认，邻县芷江，邻省贵州天柱、锦屏、岑巩、玉屏、万山等地慕名求医者络绎不绝。

郭振南生有 6 男 3 女，其子郭文魁 1957 年始随其父学习中草医骨伤骨折诊疗技术，1979 年参加国家中医药选拔考试合格，1962 年进入新晃县中医院工作，2006 年退休获中医骨伤科主治医师职称。郭氏骨伤治疗技术后继有人，后人定居新晃县城农贸市场。

32. 石子华（1902～1976），男，侗族，广西壮族自治区三江侗族自治县良口乡良口村平公寨人。生于清末，25 岁始学骨伤科、火药伤科，好学并精通之，主坐堂开诊，医术巧妙，手到回春，登门拜石医者甚多，患者痛苦来诊，痊愈而返。为人忠厚，以医服人，医名著于榕江河畔。

33. 伍远朝（1902～1977），男，汉族，湖南省通道县木脚乡木脚村人，著名中医世家伍凤仁第四代传人。幼年跟随祖父伍进境学医，中年时已医技精湛，擅长中草医药内儿科诊疗。尤以治疗小儿惊风和风湿病得心应手，疗效奇特。该地 2 岁幼童伍世伯惊风病危，近似死亡，全家恸哭，经其采用穴位按捏及中草药煎服后速获痊愈；五岁幼儿伍菊荣经县人民医院西医诊断为"风湿性心脏病"，全身水肿病危，两次住院治疗未见好转，经其以中草药治疗获痊愈，现仍健在。因其医技精湛，医德高尚，邻县绥宁、城步、靖州等地的病人上门求医者甚多，每获奇效，名声大振。晚年将其医术传授其子伍世平、伍世和。

34. 杨志锦（1904～1967），男，侗族湖南省芷江侗族自治县碧涌乡碧涌村人。1934 年毕业于芷江县高等小学。自学侗医中草药治病，从事中草医内科临床、针灸达三十余年。1954 年在碧涌镇开办"中草医联合诊所"，农业合作化中调碧涌乡卫生院工作。1961 年被评为全省名老中医，晋升为中医主治医师。带徒弟杨仁铨、杨怀英、杨学超，其女儿杨碧英随父学医多年，现已通过考试考核，取得中医师承执业医师资格，从事中草医临床。

杨志锦医师医术精湛、医德高尚，关心体贴病人，当地方圆五十余里群众公认，救治危重病人不计其数。

35. 王元坤（1905～1989），男，侗族，贵州省黔东南苗族侗族自治州剑河县盘溪乡光芒村小广组人。幼时目睹房族家亲及寨邻庶民倍受瘴疠瘟疫等疾病肆虐之苦，深感高寒边远地区少数民族同胞缺医缺药之艰辛，立志长大后研习医药，当个郎中，为解除人民疾苦努力发奋。尽管家庭非常困苦，体力劳动十分繁重，但幼时的他学医之志不移，一边劳动，一边向本村或邻村有一技之长的人学习请教侗医草药。从学习认识草药、民族药，到学会应用，试着帮助伤病者治疗常见病、小伤小病。数年以后，总觉得所学医药知识有限，很难为更多的患者解除病痛之苦。在征得父母同意之后，从 15 岁开始拜师学医，先后正式拜在文杰和潘万寿两名侗族名老医师门下学习。出师后即悬壶行医，应用所学的民族医药诊疗

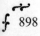

技术，济世扶民，拯救民生。在 70 载行医生涯中，不仅带出了两代徒弟，而且逐渐积累了十分丰富的侗族医药经验，其治疗四大症候的临床经验，博大精深。根据疾病的病因、临床症状、发病部位、发病季节以及发病规律之不同，用比类取象方法进行命名认定病症。四大症候即"飞蛾症"、"老鼠症（又称耗子症）"、"蜘蛛症（又称游丝症）"、"南蛇症（分为南蛇抱柱、南蛇挂牓、南蛇抱腰三种）"。这四大症候在侗医学二十四症候中属于起病急、病情较重、变化快、治疗难度大等为特征的急症，故侗医称为"四大症候"。"四大症候"的诊断方法较为独特，除运用侗医的看、问、摸（切）等诊法外，主要是运用侗医独特的观察毫毛法和划痕诊断法进行辨证施治，而且创造了独特的治疗四大症候的方法：一是灯火疗法；二是药物，主要用黄鼠狼的毛、骨、肉或猫毛，取猫能克鼠，故用猫毛治疗老鼠症；飞蛾怕火，故用灯火攻之；南蛇症取雄黄适量兑水服；蜘蛛症则用其克星壁虎，均获较好疗效。

王元坤老侗医在七十年行医经历中，积累了丰富的临床经验，尤其对侗医二十四症中的四大急症有自己独创的诊疗方法，深为后人敬佩。

36. 吴未喜（1907～1983），男，侗族，湖南省通道县独坡乡新丰村人，原大队（村级）专职草医。1927 年投师本村草医吴国亮、吴光盛，学习有成，擅长治疗慢性胆囊炎、肠胃炎、肝炎、痢疾等病，对风湿病、神经痛及瘫痪，用草药内服外洗，结合放灯火灸疗，每见奇效。吴未喜医生治癫痫病有良方。他不幸中年丧偶，孤身一人，但仍坚持为民除疾，任劳任怨，从不计较报酬。"文革"时期，有两名外乡癫痫患者上门求治，他不仅免费为其治疗，而且在治病期间 2 个多月的食宿费用也免收。县人民医院一内科医师患风湿性关节炎，西医治疗效果不佳，经他用侗药数剂，外洗内服即愈。对于老弱残患者，他常免费送医送药上门，服务周到，医德医风好，得到社会公认。1977 年被评为全县"双学"（学大寨、学大庆）积极分子，1978 年出席全省卫生工作先代会，被授予"全省卫生系统先进工作者"。他年逾古稀，仍以惊人的毅力在医学领域无私奉献，不断进取，在日常生活中乐于助人，做好事不断，被人们誉为"三省坡下不老松"。他性格开朗，医术从不保守，曾先后带徒弟 11 名，均学有所成，独当一面，为独坡八寨侗医药事业的发展呕心沥血，七十多岁常带领徒弟们翻山越岭采药，还为外乡到三省坡采药的同行们当向导，受到广泛的称赞。

37. 张启益（1908～1960），男，侗族，湖北省恩施市芭蕉侗族乡朱砂溪村小溪园组人。在本地侗乡行医四十余年，擅长治疗小儿惊风、内科风湿骨痛，疗效显著，常免费为患者治病。共生有 10 男 2 女，6 子张顺贵继承父业，口传心授，耳濡目染，学有所成，还自学中医基础理论，到恩施自治州卫校学习中医 1 年多，通过短期医疗培训，掌握了农村常见病、多发病的诊疗技术，担任赤脚医生。张顺贵 1966 年调朱砂溪卫生所任所长，1988 年调芭蕉乡卫生院任中医主治医师，擅长中医内、儿科诊疗。2004 年退休后,一直在本单位返聘坐堂中医门诊,徒弟侗族青年梁林、杨仁均学有所成,张氏医术后继有人。

38. 杨通儒(1909 ～ 1970),著名侗族接骨医师。贵州省黎平县寨头乡已炭村人。幼时读私塾。16 岁随父学草医(当地又叫"水医")。擅长医治跌打损伤。他的接骨方法极为简便:先含酒喷洗伤口止痛(习惯称之为"化水"),然后将折骨复位,再用芭蕉或生杉树皮包扎,再施用接骨之草药,不久即可治愈,且不留痕迹,能干重活。他不仅医术高明,而且医德高尚,给人治病,从来不计报酬。先后在黎平县内和邻县治愈各种骨折病人 100 多人,深得当地群众赞誉。

39. 吴大华(1909 ～ 1998),男,侗族,湖南省通道侗族自治县播阳镇陈团村人。1937 年师从播阳黄土团侗医杨学文;1951 年投师黄柏村苗医伍际贵,学习推拿技术;1954 年又向贵州省黎平县仑坡村黄技同医生学习诊治小儿惊风和外科接骨技术。1958 年参加播阳公社卫生院工作,为集体所有制医务人员,1980 年 12 月退休。

吴擅长侗医草药治疗内、儿科常见病和疑难杂症,对小儿高热惊风采用师传推拿技术治疗,有独到之处。由于医术好,关心体贴病人,在播阳及邻省贵州边境的侗族群众中享有一定的威望,多次参加县里组织的名老草医座谈会,积极无私献方,受到卫生部门领导好评。

1963 年参加了在长沙召开的全省名老草医座谈会,1986 年参加全省组织的侗族医药资源普查,为《湖南侗族医药研究》一书的完成做出了积极的贡献。其业绩 1994 年被入选《中国当代名医荟萃》并获荣誉证书。其子吴祖元继承医业。

40. 杨开瑜(1921 ～ 1968),男,侗族,广西壮族自治区三江侗族自治县良口乡南寨村人。专治淋巴结核(俗称九子羊),远近闻名。方法是:用侗草药熬制成药膏,敷贴患处,一般只用三贴即愈,疗程不过半月。凡去求医者不论贫富都予以施治,收费很低,极重医德,很受四乡群众尊敬,除本县外,还有湖南、贵州等外地患者前来求治。1968 年,因上山抬石春,不幸巨石脱落击压身亡,享年 47 岁。

41. 龙宜茂(1924 ～ 1983),男,侗族,贵州省锦屏县小江甘寨人。出身草医世家,自幼随祖父采药、配方、行医,深得家传外科、小儿科诸病医治之法,尤擅长治疗蛇伤。1970 年 5 月,铜鼓曹家山曹某,被毒蛇伤脚,因侵入体内毒液量多而厉,几度易医未愈,下肢开始溃烂。转至县人民医院,会诊结果:不截下肢隔毒难保性命。后经龙宜茂医治,内服吞弓含箭,外敷蛇倒退、半边莲、五爪金龙,另用壮猪菜、五倍子叶和青藤香的藤叶等煮汤外洗,仅半月治愈。

1974 年,宜茂参加组建小江公社合作医疗卫生院。时值文化大革命后期,医院资金紧缺,上级调配的药品及医疗器材十分匮乏。宜茂打破"祖传医术传内不传外,自己采药配方"的陈规,带领、指导该医院卫生员、大队赤脚医生等,上山采集药材，向他们传授配方，加工成药。同时着手挖掘收集民间医药偏方，并加以验证，在实践中推广。1977年，湘坪大队王某家小孩抽筋，瞳孔已经固定，对光反射消失，用小铜钱菜、山螺车草、海金沙三味药煎服，外敷；取皂角碾粉吹入鼻孔通其七窍；再用穿山甲鳞片烧灰冲成阴阳水内服，半小时患者起死回生。有个小孩上吐下泻，病情严重，宜茂先取孵过的鸡蛋壳3只烧灰，做成阴阳水内服以止吐；再用细铜币在钢板片上炒水醋，待干放在地上冷却，如此3次，然后敷肚脐止泻，效果良好。龙宜茂是县境有意识地采集、挖掘、整理、尝试、推广民间中草医药和药方的开拓者之一，被地方医学界公认为当代锦屏高水平的中草药医生。

（摘自1995年8月，由贵州人民出版社出版发行的《锦屏县志》）

42.吴国朝（1929～1992），男，侗族，湖南省通道侗族自治县菁芜洲镇九龙桥村3组人。自幼读私塾，喜爱医药，拜师广西侗医吴国辉，学习侗医草药诊疗技术。自学中医基础理论，擅长中草医药内、儿科、妇科、骨伤科。临床经验丰富，医术远近闻名。1955年正式参加国家医疗单位工作，先在黄土乡卫生院工作8年，1963年调菁芜洲镇卫生院从事中、草医药临床工作。工作中认真负责，关心病人，深受广大患者称赞。1992年病逝，生前将医术传授其子吴永同，徒弟吴永强、陆彬木、石庆甲、石盛锦、石荀、李成吉6人，均学有所成，能独当一面，继承吴氏医业。

43.袁天福（？～1929），湖南省芷江县城人。通晓中草医药，善治各种疑难杂症，特别是无名肿毒、跌打损伤。晚年在芷江北正街开设一中草药店，凡孤寡清贫者求医，不但不收诊费，还免费送药，对黎园中人则更竭尽心力。民国10年（1921年），大旱后疫疠肆虐，传染迅速，病者累累，袁天福慷慨献资治病，并对一般无力治疗的城乡平民施医送药，治愈者甚众，口碑载道。民国18年（1929年）仲秋逝世，芷江县长赠送挽联云："扶正祛邪黎园同歌霓曲，怜孤恤贫沅州人颂李龟年。"

44.龙云翘（生卒年不详），男，广西壮族自治区三江侗族自治县泗里乡泗福村（现属程村乡）人。精医，初治外科，继学内科，终乃内外科兼并行，着手皆春，无远近，皆倍仰，性慈善，好施与，自制肚痛及止吐泻丸多许，到处施济，活人无算。并于各街之要处，普施茶水，行人德之，历十数年如一日。

45.陆科闵（1929～2010），男，彝族。1929年出生于贵州省水城县。1949年贵阳高级医事学校毕业后，在中国人民解放军服役，历战士、军医、医务助理员；1955年转业地方辗转贵州省防疫站、黔东南州防疫站、州卫校、州卫生局，先后任医师、教师、工作员等职。1984年任黔东南自治州民族医药研究所所长；1988年晋升为中医副主任，1992年退休。1993年晋升为中医主任医师，2010年4月病逝，享年83岁。

从 1982 年起，从事民族医药研究，组织调查了黔东南州民族医药状况，将收集的大量资料通过整理和研究，初步摸清了苗、侗 2 个民族医药体系。撰写了《黔东南民族医药初探》《侗族古碑"永定风规"的社会意义》等文章；编写出版了《苗族药物集》《侗族医学》两本苗、侗医学专著，填补了苗、侗医学没有专著记载的历史。1992 年退休后仍坚持对苗族医药史料整理研究。2009 年被聘为中国民族医药学会侗族医药专家委员会顾问。

46. 姚吉泰（1932～1989），男，侗族，通道侗族自治县坪阳乡坪阳村人。因其子姚共平 1 岁时患重病奄奄一息，请广西一老侗医为其诊治，儿病转危为安。从此下决心拜广西老侗医为师，学习侗族诊疗技术，决心为侗乡人民悬壶济世，治病救人。1958 年主动报名参加通道侗族自治县第一期卫校，学习医疗基础理论知识，以优异成绩毕业回村后，一直担任本村医生。工作积极负责，学习刻苦认真，医术不断精进，擅长中草医药内儿科、骨伤科诊疗。尤以诊治黄疸型肝炎、骨折等疗效显著，还将在卫校学习的针灸、按摩、推拿、埋线疗法用于临床实践。湘桂邻省慕名求医者日渐增多，还常被邀请前往广西龙胜、瓢里、三江古宜、斗江等地出诊，对上门求医者，有求必应，免费留餐留宿，对贫困患者不取分文，其医德高尚，医术精湛，深得乡人称赞，多次被评为县级"优秀乡村医生"。常向报刊无私献方。1980 年《湖南日报社》记者上门采访，对其先进事迹整版篇幅作了详细报道。1988 年加入通道侗族自治县民族医药学会，常撰写侗医药学术论文参加学术交流。为将侗族医药进一步发扬光大，将其医技传授给姚社平、姚友生、石平章等 6 名徒弟，现都学有所成，能在当地独当一面，为侗乡民族医药事业的发展做出了较大的贡献。

47. 关济国（1933～1984），男，汉族，籍贯江西省井冈山籍，随先祖到湖南省通道侗乡定居。通道侗族自治县首届政协委员，县邮电局职工。在 1 次高空作业中不慎跌伤，左第 4 肋骨折断，第 4、5 胸椎骨折，病情严重，经求治侗族龙氏接骨第 7 代传人龙儒恩老侗医，龙将其祖传高超接骨技术充分施展，精心调治，很快康复。关济国医生耳濡目染，对龙儒恩老侗医深为敬佩，真心实意拜师求教。龙儒恩老侗医观其虚心诚恳，打破其祖训传子不传女、传内不传外的惯例，遂将其医术传给龙氏外姓人关济国。关得其真传，加之本人悉心学习、实践，医术不断提高，先后接诊骨伤患者达 1.2 万余例，慕名而来求治者络绎不绝，因疗效奇特而远近闻名，乡人广为称颂。1983 年省政协副主席 73 岁高龄的李美娥老人（著名画家）来通道侗乡考察，不幸跌伤，其肋骨数根骨折错位，经其精心诊治，用侗药内服外敷，迅速痊愈。李副主席欲重金酬谢，被关医生婉言谢绝，分文不收。为了感谢关医生搭救之恩，李老亲自书写"华佗再世，妙手回春"锦旗一幅相送，以示谢意。

现其子关植荣、关植华已继承其遗志，侗医接骨技术后继有人。

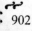

48. 吴永徐（1943～1993），男，侗族，中共党员，通道县坪坦乡人。1967
年毕业于黔阳卫校药剂专业，同年6月，分配到江永县东风医院任药剂士；1979
年11月至次年5月任江永县卫校教员；1980年6月至1984年5月任江永县人
民医院药剂科制剂室主任，1984年5月至翌年8月调任通道县人民医院药剂士；
1985年8月调县药检所工作，1992年4月任通道县药检所副所长；1981年1月
晋升为主管药师，同年被选为"湖南省民族医药研究会"副主任委员；1992年5
月加入中国共产党。

吴永徐一生勤奋好学，特别是热衷于民族医药的研究和发掘整理，曾撰写《通
道民族医药调查报告》等论文4篇，在各级民族医药学术会议上交流。1986年
与省中医药研究院谌铁民等组织了1次湖南省侗族医药普查，共同编写了50万
字的《湖南侗族医药研究》一书，获省科技进步三等奖。

49. 唐根尧（1939～2009），男，汉族，湖南省洞口县竹市镇田心村人。
1963年毕业于邵阳医专医疗专业，毕业后分配至通道侗族自治县人民医院工作，
1964年在湖南医科大学附一院进修五官科1年。1975年至1985年调临口中心医
院从事医疗临床工作，1985年重调县人民医院任门诊部，任急诊科主任，1999
年被聘为副主任医师，2000年退休后被湖南省科协评为内科副主任医师。曾任
通道侗族自治县政协常委，第三、四、五届政协兼职副主席。系通道侗族自治县
民族民间医药学会顾问、怀化市民族民间医药研究会理事、湖南省中西医结合学
会民族医药专业委员会委员、中国民族医药学会首届侗医药专家委员会委员、湖
南省急诊学会会员。

唐根尧医师工作认真，业务能力强，关心病人，成绩显著。先后撰写医学
专业论文10余篇，在各级民族医药学术研讨会及刊物发表交流。1991年被评为
怀化市"优秀政协委员"，1992年被授予"党外优秀知识分子"。1989年以来，
多次被评为县级"先进工作者"。

50. 吴昌炉（1939～1982），男，侗族。贵州省剑河县柳堡公社公田村。初
中文化，中共党员，中医师（民族医师），著名侗医吴定元之子。

1970年在剑河县柳川区柳堡公社卫生院工作，1973年任该院院长，走遍了
各个村寨为群众看病解除疾苦，不管路程多远、不分白天黑夜随叫随到，从不讲
条件，不论金钱，利用山上的一草一木，治病效果好，很受广大群众的爱戴和欢
迎。并种植了五百余种中草药标本。1979年转为国家正式职工，调入柳川区卫
生院工作，同年又调县卫校担任民族医药教师，主讲侗族医药知识。主要以治疗
毒蛇咬伤、小儿脐风、咽炎、麻疹、骨折、妇科疾病、瘰疬等疑难杂症为专长。

51. 吴庆楷（1940～1999），男，侗族，湖南省通道侗族自治县独坡乡独
坡村第二组人。从事民间侗医三十余年，向当地侗医杨再高、吴未喜等老侗医拜
师，学习侗医药诊疗技术，擅长侗医内、儿科、精神病，有丰富的临床工作经验。

1979年保送到通道卫校学习现代医学基础理论。一年后毕业，一直担任独坡村的赤脚医生。工作认真负责，技术不断提高，关心病人，在湘、桂、黔三省交界的侗族群众中，享有一定的威望。1997年7月加入怀化市民族民间医药研究会，积极参加学会主办的学术活动，撰写侗医药论文参加学术交流，《侗药治疗精神病——附26例疗效观察》获怀化市优秀论文三等奖。编著《草药通书》手抄本一本，记载了小儿推拿的医理医法，通俗易懂，全书共82页，开页见叙，歌图并茂，给后人进一步研究侗医诊疗技法提供了宝贵的资料。生前将医术传给其子吴东。

52. 李向明（1944～2010），男，侗族，生于1944年10月2日，湖南省通道侗族自治县独坡乡地坪村人。1960年随父学习侗医草药治病，1967年担任大队赤脚医生，参加通道侗族自治县卫校培训半年，学习中西医基础理论，结合多年临床实践，医术不断精进，擅长治疗风湿病、骨折、蛇伤，在附近村寨和邻省广西、独峒等边界地区颇有声誉。1997年10月加入怀化市民族民间医药研究会。2001年5月加入中国民族医药学会。撰写侗医药专业论文3篇，代表作《侗药治疗风湿病626例》一文获市级优秀论文三等奖。2010年病故，享年66岁，其医术传给其子李忠亮。

53. 龙文耀（1945～2003），男，侗族。湖南省通道侗族自治县坪坦乡阳烂村人，函授大专文化。民族医药世家出身，为享誉湘、黔、桂三省（区）侗族龙氏接骨第9代传人之一。行医三十余年，救治各类骨伤患者12万余人次。有许多复杂骨折和延迟愈合之骨伤患者，经其精心医治获痊愈。在通道侗族自治县燕子坪16号开设"龙氏骨伤科诊所"十余年，其医德医术远近闻名。是怀化市民族民间医药研究会首批会员，通道侗族自治县民族民间医药学会会员、理事，中国民族医药学会会员。善于总结临床工作经验，撰写侗医药专业论文10余篇，在各级民族医药学术研讨会交流，其代表作《侗药治疗损伤性化脓性慢性骨髓炎25例临床体会》收录入湖南省第5届、怀化市第二届民族民间医药学术交流会论文集。因工作认真负责，曾多次获奖。其子龙驶继承其遗志，为龙氏接骨第10代传人，现已成为通道侗族自治县民族中医院骨科主治医师。

54. 龙运高（1946～2001），男，侗族，号吉祥公，贵州省天柱县坪地镇官地人。初中文化，中医师。1960年初中未毕业就回家务农，1966年拜房族四叔为师学习侗族医药知识，经常随叔父外出为人诊病，学到常用药物应用知识和常见病诊疗经验。以后又先后拜过天柱、三穗、湖南新晃县等地6位侗族医生为师，因谦虚好学，得到各位师傅所爱，传予其绝技，如踩犁板治法、小儿收惊推拿法、算诊法、化水接骨法等。1971年开始在家悬壶行医，上门求治者众，求其出诊者广，在当地获得广大群众和患者赞赏。1978年8月经过省卫生厅考试考核被吸纳入天柱县坪地公社卫生院，开设民族医中草医门诊（中医士）。1989年晋升为中医师。1993年担任坪地卫生院院长。他勤于学习钻研，在治疗小儿病症、妇科、骨伤病方面有独到的技术，在当地和周边地区享有很高的信誉，并尊称他为"高医师"。写有《吉祥公临床医案》手稿（由其子女收藏）。2001 年 1 月因病医治无效，病逝于家中，享年 55 岁。

第二节　侗乡从事侗族医药临床和科研的人物简介

1. 罗建新，男，侗族，1966 年生于贵州省凯里市。1984 年考入贵阳中医学院医疗系学习，1989 年毕业后分配至镇远县中医医院从事临床工作。2001 年调入黔东南州民族医药研究所从事民族医药的理论和临床研究工作，如民族中草药标本的采集、制作、保存方法及工艺，运用民族中草药治疗常见病、疑难杂症的研究。现为中医主治医师、全国民族医药学会会员。

他对内科常见病及疑难杂症运用民族中草药治疗有较丰富的临床经验，擅长配合运用内病外治、内服外敷的方法治疗中风后遗症、糖尿病、风湿痹痛、泌尿系结石、皮肤疾患等，疗效确切可靠。

参与的科研课题"侗医药骨髓炎敷剂治疗慢性骨髓炎临床疗效研究"获州科技进步二等奖。参与《侗族药物方剂学》《侗族常用药物图鉴》《黔东南州中医、民族医医生名录》等医疗专著的编写，参与全国第一个苗族侗族药物标本库的建设，全库收藏了黔东南州的植物、动物、矿物等药物标本 2400 多种，制作药物标本 13000 多份。

地址：贵州省黔东南州民族医药研究所

邮编：556000　电话：15086201860

2. 任阶廷，男，土家族，1952 年生于贵州省印江县。1968 年不幸患双上肢肱骨及左肩胛骨、双下肢内外踝多处多发性化脓性骨髓炎，经叔父的民族中草药内服外敷治疗，于左肩胛骨病灶处排出多块大小不等死骨，后继续治疗彻底痊愈。从此开始跟随叔父学习民族民间中草药，并立志把骨髓炎作为一个重点科目进行学习和研究。1973 年考入黔东南州卫生学校学习，毕业后分配到镇远县中医院工作，在工作之余，常下乡拜访民族民间老医生学习中草药技术，收集了大量的民间单验方，经过 30 多年的潜心苦读钻研，功夫不负有心人，1995 年试制出治疗骨髓炎的民族中草药，仅 7 次用药就成功治愈了第一例左肱骨骨髓炎。2000 年到黔东南州民族医药研究所门诊部从事口腔专业临床工作，并同时开展骨髓炎特色专科的诊疗工作，先后收治了来自全国各地省内外的患者不计其数，深受患者及家属的好评，被他们亲切地称为"骨髓炎患者的福音天使"。现为中国民族医药学会会员，《民族医药报》特约医师。

擅长运用侗医药内服外敷治疗各种病因所致的慢性骨髓炎，治愈率高，复发率低，疗效独特。

运用民族医药治疗急慢性胆囊炎、骨质增生、带状疱疹、痔疮、皮肤病有奇特的疗效。

地址：贵州省凯里市黔东南文昌路上街 79 号黔东南便民民族医院门诊部

邮编：556000　电话：0855—8258221

3. 龙滢任，男，侗族，1988 年 2 月出生于贵州省凯里市中医民族医世家。10 岁时在父亲镜丞公主任医师的熏陶下开始学习民族医药学医学知识。经常随父亲上山采药、认药，随父亲坐门诊给病人诊治疾病。

2006 年 9 月考入贵阳医学院临床医学系，在校期间学习西医临床学知识，并利用寒、暑假随父亲继续学习中医药学、民族医药学理论及实践操作技能。为传承家传侗医祖业，于 2009 年 4 月创办黔东南便民民族医院并任院长。2010 年 11 月参加全国首届民族医药养身保健学术研讨会，《侗族生活习惯与养生保健文化浅析》获学术交流优秀论文一等奖。2011 年大学毕业后考入黔东南人民医院当临床医生。

他善于运用中医、民族医治疗常见的内科疾病，如糖尿病、慢性肾炎、肾病综合征、小儿腹泻病、月经不调、慢性咽炎、慢性胃炎、结石性胆囊炎等；运用针灸治疗腰椎间盘突出症、急性腰扭伤、肩周炎、骨质增生、关节炎等。对中西医、民族医结合治疗各种疾病有一定的研究。

地址：贵州省凯里市文昌路上街 79 号黔东南便民民族医院门诊部

邮编：556000　电话：0855—8258221

4. 杨汉梅，女，1965 年 9 月 17 日生，中共党员。现任贵州苗珍堂生物科技有限公司总经理。由于受到家庭的影响，她对民族医药特别热爱，1998 年开始改行学医，特别是对家传下来的熏蒸疗法情有独钟。2006 年创办"凯里市苗族草药熏疗养生堂"；2007 年创办"凯里市苗蒸堂"；2008 年注册成立"贵州苗珍堂生物科技有限公司"；2009 年成立了"苗蒸堂民族医诊所"，2010 年成立"黔东南苗蒸堂民族医院"，成为公司临床机构；2011 年 1 月，汉梅苗蒸堂常州花都水城店开业，汉梅苗蒸走向国内市场。为了市场稳定健康发展，培养专业后续人才，2011 年 5 月创办了"贵州苗珍堂职业技能培训中心"。还与黔东南州民族职业技术学院建立了"康复实训基地"的校企合作关系。她在《中国民族医药杂志》共发表了 3 篇熏蒸疗法相关论文，在 2007 年全国第二届侗医药学术研讨会上，《论民间侗苗药熏疗的崛起》一文获三等奖；在 2008 年的第二届中华健康管理论坛，被授予"中国健康管理杰出人物"；2010 年获"凯里市十佳女性""黔东南巾帼创业带头人"等称号。

地址：贵州省凯里市韶山南路 21 号

电话：0855—8220029　13595599630

5. 杨世榜，男，侗族，乡村医生，1942 年 9 月 11 日生于贵州省天柱县凤城

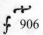

镇福寨村第一组。因家庭困难，读完小学即辍学回家务农。从 16 岁开始拜当地民族民间医生杨忠群为师，学习中草医药知识和诊病技术。1982 年独立悬壶济世。

擅长应用中草药治疗：坐骨神经痛、骨质增生、腰椎间盘突出、肝炎、肝硬化腹水、肺结核、肺气肿、胸膜炎腹水、周身黄肿、妇科病、各种结石、骨折等疑难病症。尤其擅长治疗骨折，有自己一套独特的方法。在当地被一些群众和治好过骨折的患者称为接骨先生。收有两徒弟均已出师。因年近七旬，现迁入凯里市随儿子居住，有病人前来求医仍施医药治疗。

地址：贵州省凯里市万博路（万博广场）旁

邮编：556000　电话：0855-8261062

6. 龙彦合，女，侗族，1979 年 11 月 2 日出生于贵州省凯里市（祖籍贵州省天柱县），大学本科毕业，现在黔东南便民民族医院工作。

父亲龙运光是贵州黔东南名老中医师（又是家族第三代侗医药传人），父亲常说："人的生命是最宝贵的，是金钱买不到的，我要尽最大努力挽救病人的生命。"上小学时父亲利用空余时间带她上山采药、认药，父亲说只要能在山上找得到的药，可以采回来备用，给那些生病却没钱看病的人治病。特定的生活方式和成长环境使她对医生这种职业有了由浅至深的认识，并逐步形成了救死扶伤、为人民服务的世界观、人生观，立下了为医疗卫生事业奋斗终生的志愿。

1998 年 7 月遵义中医学校毕业后，在贵州省黔东南州民族医药研究所工作，从事中西医临床医疗、B 超、心电图工作，跟随父亲学习侗医诊治疾病，在临床医疗实践中，她努力把学到的中医药基础理论知识运用到实践中，并认真体验理论与实践相结合方法，平时注意取长补短，积累经验，在诊断和治疗疾病过程中按照中医的四诊合参、辨证论治和侗医的拿脉看诊辨病用药的理论，指导遣药组方治疗。通过三年的学习，基本掌握了侗医治疗一些常见病独特的诊治方法，但她远不满足于自己所学的微薄知识，为努力提高自己的基础理论知识和实践技能，于 2001 年 9 月考入贵阳中医学院，就读于中西医结合专业（本科）。五年的大学生活进一步拓宽了视野，提高了她的能力，丰富了她的医学内涵，并利用放假时间跟随父亲上山采药、认药，学习中医、侗医独特的诊治疾病的经验，到周边村寨多次义诊，得到当地群众的一致好评，于 2004 年 6 月取得国家中级按摩师职业资格证书，2004 年 12 月取得中西医结合执业助理医师资格证书。2006 年 7 月大学毕业后回到原单位继续跟随龙运光主任医师学习至今。

在跟随父亲学医的这些年，在父亲的指导下，能运用中医的基础理论对疾病进行辨证论治，理论与实际相结合，通过学习掌握了侗医药理论和诊疗疾病的侗医方法方药。现在父亲年过六旬，为使家传侗医药经验继承发扬，已将其作为家族中第四代侗医传人来进行重点培养，通过努力学习继承好家传侗医药经验，经临床实践，不断总结提高，使之发扬光大，为弘扬侗族医药，为人民健康做出贡献。

地址：贵州省凯里市黔东南文昌路上街 79 号黔东南便民民族医院门诊部

邮编：556000　电话：0855—8258221

7. 杨武松，男，侗族。1964 年 8 月生于贵州省天柱县白市镇。由于生在民族医药世家，从小就受到父亲杨再亮（著名民族民间医生）的熏陶影响，对民族民间医药有着浓厚的兴趣，经常随父上山认药采药，穿乡走寨为白市及周边一带群众诊治疾病。1986 年学校毕业后被分到贵州省汽车工业贸易总公司工作，1990 年与父亲一起在贵州省凯里市红梅街开办"杨氏民族医药堂"至今。得到父亲的细心传教，掌握了常见病和部分疑难杂症的诊疗技术。收集了许多民间妙方，医技日益长进，对肺结核、胸膜炎、乙肝、慢性鼻炎、顽固皮肤病等疑难杂症的治疗有独到之处，疗效满意。还与兄弟和父亲一起研制了治疗结核病的中草药"消核散"（已获专利），治疗乙肝的中草药"肝炎 2 号"，治疗颈椎病的中草药"珠松膏"。在国家级医药杂志上发表论文多篇，现为中国民族医药学会会员、黔东南州医药学会民族医药分会常务理事。系杨氏家传侗医中草药第五代传承人。

地址：贵州省凯里市文化北路 11 号

邮编：556000　电话：13368559775

8. 龙立勇，男，侗族，1976 年生于贵州省天柱县坪地镇。因生于侗医药世家，从小对侗医药产生浓厚兴趣，初中毕业后随父亲学习侗医药和民间中草药的知识。常上山采药，走村串寨为人看病诊治，在当地和周边县区如三穗县龙脚，剑河南明，湖南新晃县的贡溪、凉伞、新寨有较高的信誉。

行医二十余年，在家族中是第六代传人，对骨伤病、甲型肝炎、乙型肝炎、泌尿系结石、风湿、胃痛、溃疡、便秘、针灸、小儿、妇科常见疾病运用侗医药诊治获得满意效果。现在跟随叔父，贵州省名中医、侗医药专家龙运光学习侗医药理论知识、中老年慢性疑难病的治疗以及常见内、妇、儿科疾病的临床辨证、辨病知识。

地址：贵州省凯里市文昌路上街 79 号黔东南便民民族医院门诊部

邮编：556000　电话：0855—8258221　15185763288

9. 吴康远，男，苗族，1950 年 8 月 5 日出生于贵州省天柱县白市镇地样村。民族执业医师。从事民族医药工作四十余年，擅长运用中医、民族医药治疗脑血管病后遗症、糖尿病、肾病、结核病、肾病综合征、颈椎病、腰腿痛、风湿、类风湿性关节炎、骨质增生、腰椎间盘突出等内外科疑难杂症。发表论文 10 余篇。现任黔东南苗侗民族医院中医科主任，是中国民族医药学会会员。

地址：贵州省凯里市北京西路 38 号

邮编：556000　电话：13708551341

10. 吴增堂，男，苗族，生于1976年9月25日。贵州省天柱县白市镇地样村人，函授中医学院专科、本科，并取得相应学历。1990年随父行医，得到父亲的亲传，尤精中草药治疗各种慢性疑难杂症的独特疗法。不但有一定的中医理论基础，而且有丰富的临床实践经验。其在家传医学的基础上结合十多年临床经验研制成功独具特色的"莲乌结核骨痨丸""苗药结核丸""苗药生骨丸""苗药神效接骨酒""侗药接骨汤""侗药接骨散"等多种特效方剂，均获满意疗效，深受广大病人喜爱和欢迎。是黔东南苗侗民族医院创始人、带头人。现任黔东南苗侗民族医院法人代表、院长。

地址：贵州省凯里市文昌路上街79号

邮编：556000　　电话：13885523364

11. 张有碧，男，侗族。中医执业医师，民族医执业医师。生于1941年7月，贵州省天柱县凤城镇人，系家族中侗医药第八代传承人。在继承祖传侗医药基础上，又自学中医药理论知识，先后拜6位老民族医为师。擅长应用中医药侗医药治疗中老年常见慢性疑难病、疮疡久不收口、流脓不止、中风偏瘫、腰椎间盘突出、骨质增生、腰腿痛、结石症、胃脘痛、风湿性疾病、妇科月经不调、带症、不孕症、小儿惊吓等病症。勇于创新，发明了"三针一罐疗法"和"九星火针疗法"，研制出"侗家祛风活血化瘀黑药膏"和"侗家理脾健胃酒"等自用制剂，经用于临床效果很好，深得病人好评。

医德好，诊病不分贫富，皆一视同仁。他勤奋好学，发表专业文章30余篇。现为中国民族医药学会会员、黔东南州医学会民族医药学会副会长、天柱县民族医药学会会长。

地址：贵州省凯里市西门街93号侗医张有碧诊所

邮编：556000　　电话：13595521731

12. 白天森，侗族，1959年8月18日出生于贵州省天柱县凤城区（现为镇）润松公社。1979年润松中学毕业后即跟随舅父杨世榜学习侗医药知识，后拜润松当地名侗医黄大银先生为师，学习中草药和侗医药理论及临床诊疗技术。1999年曾任本乡福寨村卫生室村医，2002年起在天柱县凤城镇文化街悬壶独立行医。2005年参加民族医生培训，经考试考核合格，获黔东南州卫生局颁发的民族医执行医师资格证。

现为家族第七代传承人，带有徒弟2人。中国民族医药学会会员，黔东南苗族侗族自治州医学会民族医药学会会员、常务理事会理事，天柱县民族医药学会会员、常务理事会副会长。

青年时代即跟师学习中草医侗医药知识。由于当时农村条件落后欠开发，加上与县城路程也相对较远，从小就看到人们患上疾病求医很困难之状况，他从小受到了老一辈民族民间草药医师的熏陶，在拜师学习的同时，又学习了大量的中草医药理论知识，不断提高中草医药理论和实践经验。经过三十余年的钻研和临床实践，对很多常见的慢性病、疑难杂症如肺结核、矽肺、肺气肿、肝炎、胸膜炎、骨质增生、坐骨神经痛、腰椎间盘突出、颈椎病、妇科病（月经不调、崩漏、带下、乳腺增生、乳腺炎、不育症、不孕不育症、妇女母乳期少奶等）、男性病（阳痿、早泄、遗精、前列腺炎、前列腺增生肥大、疝气痛）等，都取得过很好的疗效，获得病人及家属的赞扬。

地址：贵州省天柱县凤城镇南门街（原老保健站对面）白天森侗医中草药诊所。

邮编：556600　电话：13885577930 151857745881

3. 吴位英，男，侗族，1964年9月出生，贵州省天柱县人。现为中国民族医药学会会员，民族执业医师。1978年开始师从龙光先学医，主要学习了妇科病、内科病、骨科病的治疗。从1985年开始独立行医，对常见的妇科病、腰痛病，特别是对肝硬化腹水、黄疸型肝炎、急性无黄疸型肝炎、乙肝有广泛而深入的研究，治疗方法独特，疗效显著，治疗费用低廉，深受广大患者的欢迎。近几年来又对胃肠道疾病进行了研究，对胃溃疡、十二指肠溃疡、结肠炎、慢性腹泻等治疗效果良好。1993年得到吴氏第八代弟子吴国泰的祖传秘方，治疗急性肾炎、慢性肾炎、前列腺炎、骨质增生、腰椎间盘突出等疾病见效快，疗效好，费用低，深受广大群众的喜爱。

他酷爱民族医药事业，先后自费到中山大学、山东医科大学、北京中医药大学、首都医科大学学习交流，开阔了自己的眼界，得到许多名师指点，使自己的诊断治疗水平不断提高。发表论文十多篇，收到了良好的社会评价。被录入《中国当代名人专家辞典》。

二十多年来，共接诊来自国内外的患者4 000多例，治愈率在85%以上。由于医德好技术高，受到中国新闻文化促进会、中国通俗文艺研究会的联合表彰，荣获第二届"中华脊梁共和国百业杰出人物"的光荣称号，受到党和国家领导人的亲切接见。

地址：贵州省天柱县第二中学

邮编：556600　电话：13638082188

14. 欧阳开培，男，侗族，民族执业医师。1945年生于贵州省天柱县凤城镇。20世纪60年代初中毕业后，受家庭熏陶影响，跟随名医梁启雄先生研习岐黄之术，后又得叔伯欧阳化悉心传教，广交民族民间中草药前辈及朋友，获得了很多濒临失传的民间医药精粹，并不断探索实践。现在天柱县开设民族医疑难病康复诊所。为中国民族医药学会会员，天柱县民族医药学会副会长。

对泌尿系感染、前列腺炎、前列腺增生（肥大）、支原体感染、衣原体感染，不论病情长短，治愈后不复发。论文《臭虫破毒饮治疗泌尿系疾病》发表于《中

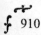

华新医药》杂志（2003年第5期）。论文《侗医地蜂子融石治疗肝胆结石21例观察》发表于《中国民族医药》杂志，并参加2004年全国首届侗医药学术研讨会获三等奖。

治疗早期白血病已显效3例，观察疗效已超过6年，未见复发。论文《早期白血病治疗验方》发表于《中华新医药》杂志（2003年第5期）。

地址：贵州省天柱县凤城镇卫生路12号民族医疑难病康复诊所

邮编：556600　电话：13595510970

15. 龙章宇，男，侗族，家传民间侗医。生于1975年6月29日，贵州省天柱县凤城镇教场村人，中国民族医药学会会员。

家族世代有人行医，以治疗骨伤病为专长，到章宇时已是第二十代继承人。他从小随父上山采药认药、坐诊看病，学习家传治疗骨伤病医术，父亲病逝后即独立行医，至今已三十余年。不仅在本县、周边地区为骨伤病人治疗，还应邀到湖南怀化地区、本州内各县市为骨折病人治疗，深受病人和当地群众的好评。撰写侗医药专业论文参加全国侗医药学术研讨会交流，《侗医接骨方治疗骨折的临床报告》一文推荐发表于《中国民族医药杂志》2009年第7期，得到同行认可。

地址：贵州省天柱县凤城镇教场村河坎组龙氏侗医骨科诊室

邮编：556000　电话：15185678304

16. 伍宏泉，男，侗族。民族执业医师。1943年生于贵州省天柱县社学乡伍家桥村，16岁初中毕业后，因条件所限不能进入学校继续深造学习。祖父三代都是民族医生，便立志学习民族医药，做一名为人民健康服务的使者。从17岁开始拜当地著名的侗族民间医生何致彬、欧阳化、杨国清等为师，悉心学习师傅们的临床医疗经验，跟师学习五年后，即独立悬壶为民治病。在四十多年的行医生涯中，不断挖掘民族民间宝贵的奇方妙药，积累总结了一套侗医药独特的诊疗方法，深受患者及广大群众的欢迎与好评。系中国民族医药学会会员，现任贵州省天杜县民族医药学会副会长。

擅长运用侗族民间医药治疗肺结核、胸膜炎积水、心力衰竭、风湿性心脏病、冠心病、肝硬化腹水、急慢性肝炎、胆囊炎、十二指肠溃疡、胃病长期便秘、阑尾炎、胰腺炎、结肠炎、肾炎水肿、肾虚头晕痛、肾结石、老人夜尿多、妇女多年闭经、经色不正常、月风、月痨、附件炎、宫颈糜烂、子宫肌瘤、血管瘤、直肠多发性息肉、胰腺囊肿、骨质增生、坐骨神经痛、肩周炎、风湿麻木、新旧伤后遗症、肠伤寒等疑难杂症。

2004年参加全国首届侗医药学术研讨会，论文《侗医药大黄龙草汤治疗危重肝炎8例报道》发表在《中国民族医药杂志》上；2004年参加第二届中国主任医师学术会，论文《鼓膜穿孔型慢性中耳炎内外兼治24例观察》，收入《第二届中国主任医师学术论文集》，获优秀论文奖；2005年参加全国中西医结合研究进展与临床经验交流大会，论文《侗药山消合剂治疗消化性溃疡 118 例》发表在《中国中医危重症杂志》；2007 年《侗医药还生汤治疗猫鬼病 68 例》发表在《中国民族医药杂志》；2009 年《民族医药治疗肠伤寒》发表在《中国民族医药杂志》。

地址：贵州省天柱县凤城镇卫生路 13 号

邮编：556600　电话：13765519230

17. 杨再亮，男，苗族，生于 1933 年 12 月 5 日，贵州省天柱县白市镇人。自幼拜师杨神庆（当地著名草医），随其上山认药。跟父亲杨运科（当地著名中草医、武术高手）学医。18 岁开始悬壶济世，1953 年参加工作，供职于天柱县白市区委，同年加入中国共产党，在工作之余先后拜湖南桂东著名中草医周黔湘、天柱东门著名中草医周明龙老先生、白市著名草医曾凡柏学习民族医药。他聪慧过人，善于钻研、总结临床经验，医技长进很快，深受各位师傅喜爱。经常利用休息时间为天柱白市周围一带的患者诊治疾病，由于医德好，医技高，白市、江东、金鸡，湖南会同、朗江、蒲稳、炮团、阳溪等地患者都来求医，治愈了不少疑难病。回家后担任大队赤脚医生，参加过县、区卫生部门组织的中西医基础理论培训班学习。在临床实践中不断研究、总结、提高，形成了一套独特的诊病方法和用药经验，全身心投入到民族民间医药事业侗苗医药研究和临床上，与儿子一起在凯里市红梅街（老八小门口）开办了"杨氏民族医药堂"。多年来，新疆、海南、内蒙古、甘肃、江西、浙江、山东、辽宁、江苏、云南、四川等省的患者慕名来凯里求诊，特别是对肝病（乙肝、肝硬化）、肺病（肺结核、胸膜炎、支气管炎、哮喘、肺气肿）、心脑血管病，疗效神速。

地址：贵州省凯里市红梅街 1 号杨氏民族医药堂

邮编：556000　电话：13124654496

18. 张家军，男，侗族，民族医执业医师，生于 1973 年 10 月 16 日，贵州省天柱县凤城镇人，系家族中侗医药第九代传承人。1996 年毕业于天柱县卫生职业技术学校，后跟随家父张友碧学习侗医药及"三针一罐"疗法，1997 年开办农村卫生室至今。擅长运用侗医药结合其父发明的"三针一罐"疗法治疗风湿、胃炎、胃溃疡、中风瘫痪、不孕、痔疮、疮疡、痈肿等病症。

地址：天柱县凤城镇农科村卫生室

邮编：556000　电话：13595524315

19. 唐永华，男，1948 年 5 月 23 日出生于贵州省天柱县白市镇。初中毕业后辍学在家务农，于 1972 年在当地拜老民间草医学习应用侗医中草药治病技术，经常随师傅上山采药认药。因谦虚好学，深得师傅的真传。在跟师多年中学到了很多临床经验，后独立悬壶行医给病人治病。是贵州省天柱县民族医药学会会长，中国民族医药学会会员。

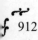

他经过长时间的临床实践与提高，逐步掌握了一些应用侗医中草药治疗常见病与一些慢性疑难杂症的技术。擅长治疗慢性咽炎、慢性鼻炎、肾炎、各种胃病、各种结石、肺结核、肝炎、常见妇科疾病等病症，取得了较好的疗效。曾用侗药中草药一味龙芽草（侗名，又名仙鹤草，即鲜草 300 克加水 500 毫升煎服，每日服 3 次，每次 100 毫升药汤），治疗妇女崩漏症，取得过较好疗效。

地址：贵州省天柱县凤城镇北门街民政局单位宿舍楼

邮编：556600

20. 杨昌仁，男，侗族，1965 年 7 月 8 日出生于贵州省从江县往洞乡德桥村五组。系家族中第三代民族民间中草医生，从小对侗医中草药特别感兴趣，青年时就常常向父亲讨教认药用药的方法，且得到了父亲的细悉教诲。经过多年的勤奋学习和长辈们的指点，在临床实践中整理出了一套应用中草药治疗一些常见的慢性疑难病症的方法。尤其对治疗骨折、跌打损伤、心脏病、各种结石、毒蛇咬伤、关节炎、气管炎、风湿、骨质增生等病症，在临床中均获得较好疗效。治疗跌打损伤药方：红花 3 克、丹参 10 克、地雷 5 克，用米酒半斤与上药打烂后，外敷患处一日 2 次，三天为一疗程，效果较好。

地址：贵州省从江县往洞乡德桥村五组

邮编：557400　电话：15870267172

21. 饶必武，男，1949 年出生于贵州省从江县丙妹镇三角井路。父亲是当地颇有名气的民间草医。因从小在家受父辈的熏陶，对中草药很感兴趣，经常帮助父亲上山采些草药。初中毕业后开始随父亲学习用中草药给人治病的诊疗技术，勤于钻研，大胆尝试与创新，在实践中积累了较丰富的临床经验。擅长治疗肝炎、肺结核、肾结石、肾炎、风湿、骨折、各种妇科疾病等。常用自己配方出的药方治疗骨折，取得过较好的疗效，现写出给热爱民族医药的同行做参考：泽兰 30 克、接骨丹 40 克、接骨木 40 克、韭菜根 30 克、五加皮 30 克。用法：将上药鲜品打烂，用酒调匀加温后，敷于患处（注：要先将患者骨折复位好），热敷，1 日 1 次，4 天为一疗程。

地址：贵州省从江县丙妹镇三角井路 65 号

邮编：557400　电话：13984458779

22. 刘彪，男，侗族。民族执业医师。1953 年 9 月生于贵州省天柱县邦洞镇马路街 105 号。初中毕业后即随父亲上山采药识药，学习家传侗医治疗骨伤医药技术。从 1990 年起即悬壶独立行医，开办骨伤科门诊，除收取经济条件好的骨伤病人费用外，从 1990 年至 2005 年期间，免费为千余人次的骨伤患者诊病疗伤，而且疗效显著，深得当地民众及周边地区患者和家属的好评。2000 年被评为黔东南州劳动模范，受到州人民政府表彰。2006 年被评为黔东南州百名优秀民族民间医生。

2009年10月创办了"天柱县刘彪骨伤科诊所"，率领子女及徒弟十余人，以突出侗医药特色疗法，专治跌打损伤、骨折、创伤性下肢截瘫、骨结核、股骨头坏死、创伤性疮疡、骨髓炎、骨质增生、腰椎间盘突出、风湿性疼痛等骨科顽症。因临床效果好，收费合理，服务态度好，医德高尚，在当地享有较高信誉，许多外省、外县的骨伤病患者慕名前来求医。

地址：贵州省天柱县凤城镇北门刘彪骨科诊所

邮编：556600　电话：13985293408

23. 杨长凤，女，侗族，生于1965年1月31日，出生于贵州省天柱县。中医民族医，执业医师，中国民族医药学会会员。

1982年初中毕业后，由于受到母亲的影响，经常跟母亲上山采药给村里人治疗，认识了很多中草药和很多秘方，后来又得老中医龙玉芬的传授，对常见的疾病如胃溃疡、肠炎、肝炎、肝硬化、肝腹水、类风湿、结石、骨质增生、腰椎间盘突出等有广泛而深入研究，治疗方法独特，疗效显著，治疗费用低廉，深受广大人民群众的欢迎。

在2007年全国学术研讨会上论文《侗药四草四根汤》治疗乙肝，荣获论文证书，论文《侗药十藤汤治疗类风湿关节炎36例临床报道》获优秀论文证书。

2005年6月18日，参加全国暨中西医结合研究进展与临床经验交流大会，论文《侗药黑白汤对腰椎骨质增生的治疗》，在大会上交流，荣获论文证书，特授予1类学分8分。

二十多年来，共接诊的各种病人六千多例。

地址：贵州省天柱县凤城镇卫生路骨质增生门诊

邮编：556600　电话：15186849788

24. 黄大银，男，侗族。乡村医生。1940年7月8日出生于贵州省天柱县凤城镇润松片区福寨村第九组。二十五岁拜当地侗医杨森林为师，学习侗医药和中草药知识，独立行医后自学针灸技术。临床中应用侗医药、针灸技术治疗常见疾病。擅长运用针灸术治疗小儿惊吓、发热、腰腿痛，胃肠道等病症，而且用中草药治疗肝炎、肝硬化腹水、肺结核、肺气肿、硅肺、坐骨神经痛、骨质增生、腰椎间盘突出、骨折、骨膜炎、妇女月子病、各种结石等，都取得了较好的疗效。1983年还收了一名徒弟，于2002年独立悬壶济世。

地址：贵州省天柱县凤城镇福寨村第九组

邮编：556600

25. 吴育富，男，侗族，生于1972年12月，贵州县天柱高酿镇邦寨村人。自幼受父亲医技影响，耳濡目染，跟随父亲行医采药，得到家传医技秘要方药传授，现为家传侗医药第四代传人。太公吴锦先，光绪年间在湘黔一带以侗医药、医技治病救人，享有很高名望，作有手抄本保留加总结。传到祖公吴振乾、父亲

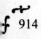

吴位钟，以侗医药为本职，不断总结临床经验，广收民间验方，并将太公手抄本整理丰富。

他自幼深受民族医药熏陶，常跟随其父上山采药、认药，学习民间中草药，博采众长，补己不足。15岁拜龙玉芬医师门下，刻苦钻研，深受龙玉芬恩师的宠爱，得其真传。中专毕业后，便四处拜师访友，先后拜锦屏中医院潘年裕为师，后得知高酿镇周边有一位德高望重的龙起凡老医师，便拜其门下为徒。刻苦好学，深得三位恩师及其父真传，不断钻研，临床经验丰富，收集民间独特而神奇的秘方、单方、验方，运用侗医药治疗肺结核、乙肝、腰椎间盘突出症、胃痛、肝炎、肾炎有较好的疗效，治疗妇科、儿科、骨科、跌打损伤等疑难杂症，疗效显著。对清热解毒、化石排石的临床运用，如肾结石，膀胱结石、胆结石、尿道结石等，以及内外痔疮的治疗，有神奇的疗效。医德较好，特贫困患者，不分贵贱，以礼相待，精心诊治，无论严寒酷暑，风雨无阻，周边县市患者前来求治。撰写论文《侗医药祖传秘方、验方》在2009年全国第三届侗医学术研讨会上经专家评审荣获优秀论文一等奖，现为中国民族医药学会会员。

地址：贵州省天柱县人民医院门口吴氏诊所

邮编：556600　电话：15885831237

26. 高守坤，男，侗族。民族医执业医师。1955年5月27日生于贵州省岑巩县注溪乡马家沟村。6岁读小学，9岁辍学回家务农。因帮助过老侗医杨金玉，作为答谢人，遂将其家传的侗家千年秘不外传的"侗家秘功"配方传授。

2003年，在全国抗击"非典"运动中，向国家中医药管理局献出侗家秘方用于防治"非典"，该配方被收录入"国家中医药防治非典数据库"。2007年加入中国民族医药学会，并撰写论文《侗家喘咳买药酒治哮喘100例体会》参加全国第二届侗族医药学术会交流，被评为优秀论文三等奖。2009年撰写论文《侗家药茶治咽炎体会》参加全国第三届侗族医药学术会交流，荣获优秀论文二等奖，同年被评为全国侗族医药专委会表彰的优秀会员。

2005年自筹资金30万元创建了岑巩县永盛酒厂，2010年投资100万元将岑巩县永盛酒厂改建为"贵州九重天酒业有限责任公司"，现拥有资产价值千万元。其产品"侗家迷宫酒"被省州列为民族特色产品远销国内外。

地址：贵州省岑巩县思阳镇胜利路45号

邮编：557800　电话：13618559691

27. 欧沛修，男，侗族，1949年出生于贵州省黎平县敖市镇欧家团村。1968年4月应征入伍，1975年4月退伍后，任过教，1992年被聘为敖市镇农机管理员。由于工作关系，在工作中接触了不少民族民间医生，并时常跟随他们上山采药，对一些特效药有所认识。因工作生活环境所致，患有痛风久治不愈，并由此服用西药而引起多次胃出血，生命垂危，1992年自己试用民间草药内服外敷、洗浴等治疗方法，于2003年治愈了自己多年的陈疾，由此激起了研究本病的兴趣。通过广泛学习，收集整理相关医学典籍、文献、单方、验方为患者进行治疗，不断总结经验，因疗效显著，深受患者信任与爱戴，在本地有很高的声誉。通过"中国医师网"网站发布，全国各地到本门诊购药的痛风患者，络绎不绝。2007年加入中国民族医药学会。

在研究的实践过程中，得到贵州省黔东南州民族医药研究所、中国民族医药学会和中国特色医疗研究院专家的大力帮助，撰写了《侗药治疗痛风48例疗效观察》《苗药泻酸灵治疗痛风的经验》和《侗药泻酸灵治疗风湿并发症98例报告》等10多篇专业论文，并分别在《中国民族医药杂志》《中华医学论坛》和全国第二、三届侗族医药学术研讨会论文集发表。于2009年5月由中国特色医疗研究院授予"特色医疗名医"的荣誉称号和奖章，"中国医师网"已入网公示。本人简历与论文已收录入《黔东南苗族侗族自治州中医民族医医生名录》，2008年9月由黔东南州卫生局核发《民族医医师执业证书》并在贵州省黎平县城关开设"绿草堂风湿病专科门诊"，2007年加入中国民族医药学会。

专病专长：以运用民族医药治疗风湿类病为主，尤以用自己发明的"泻酸灵"治疗痛风、风湿性关节炎、强直性脊柱炎、腰椎间盘突出症、坐骨神经痛、肩周炎、颈椎病、骨质增生，有独特疗效。

单位：贵州省黎平县绿草堂风湿病专科门诊　邮编：557300

地址：贵州省黎平县城关北门街37–9号　QQ：1412333569

电话：0855–6222709　住宅：13688551860

28. 谭洪锦，男，侗族。1963年2月出生于贵州省锦屏县平秋镇圭叶村。1982年高中毕业，同年当兵入伍。1986年退伍回到家乡，开始学习民间中草药知识。初学稍有所成后，1993年开始在家乡行医。1994年到湖南新化拜形意拳大师刘继仙学习气功及跌打损伤、骨折之心法近一年，对跌打损伤、骨折之治疗颇有心得。对痹症（如骨质增生、腰椎间盘突出、风湿、类风湿等）、脑中风后遗症、结核、妇科病、胃病、痔疮、精神分裂症都有较深的研究，并在治愈这类疑难杂症病症中积累有一定的经验。

地址：贵州省锦屏县三江镇回春大药房

邮编：556700　电话:15870216439

29. 王万禧，男，侗族。民族执业医师。1964年生于贵州省锦屏县三江镇，祖父及外祖父都是当地有名的侗族民间草医，从小受到他们的熏陶，对民族医药有着十分浓厚的兴趣，立志长大后要当一名优秀的医务工作者，治病救人。但是，由于家庭经济困难，初中毕业后就回到家里，一边打工一边跟随长辈们学习苗医侗药。后来拜锦屏县中医院著名中医师吴展泮为师，刻苦认真学习中医，虚心好学。经常向民间医师请教，寻访挖掘民间奇方妙药，不断丰富和提高自己的医疗知识及临床水平。在诊病中，善于把民族医药和现代医药结合起来，并不断积累和总结经验，悉心给当地群众治病。因疗效好，对各种疑难杂症治愈率高，深受当地人民群众的信任与尊重，在当地负有盛名。

擅长治疗内科、妇科及其他疑难杂症，特别是对乙型肝炎，因疗效显著，治愈率高。一些患者经治愈后曾在《黔东南日报》撰文刊登答谢。

地址：贵州省锦屏县三江镇码头社区 177 号

邮编：556700　电话：13595594986

30. 杨朝辉，男，侗族。民族执业医师。1971 年生于贵州省锦屏县中医世家，1990 年毕业于锦屏县卫校，1993 年到贵阳中医学院进修两年，立志从事传承世代中医治病救人的本领。随父亲杨寿长（当地名老中医）学习中草药。因热爱民族医药，又拜当地的侗医学习侗族医药知识，由于好学深得师傅真传。擅长应用中医药和侗医药结合治疗内科、妇科以及疑难杂症，特别是对中风后遗症、男子不育症疗效好。

地址：贵州省锦屏县三江镇步行街社区 048 号　邮编：556700

电话：0855-7223195　手机：15885800087

31. 杨顺隆，男，侗族，现年 55 岁，原籍贵州省锦屏县启蒙镇人，民族执业医师。

顺隆自幼爱好武术，青年时期随父学习侗族医药，2000 年以前外出湖南、广东、广西、浙江、福建、江苏等游走行医，擅长治疗跌打损伤、骨折、刀伤、骨结核、骨髓炎、风湿、类风湿性疾病。2009 年开始研究开发民族药保健酒，其中"苗都良液酒"和"厚发酒"已销往十多个省、市。现为中国民族医药学会会员，黔东南苗族侗族自治州医学会民族医药学分会常务理事会副秘书长。

联系地址：贵州省凯里市清平南路 86 号（北京西路 71 号）

邮编：556000　电话：15121476057

32. 刘光勋，男，侗族，1962 年 12 月生于贵州省锦屏县平秋镇。现为国家公务员，中共党员，就职于锦屏县发展和改革局（副主任科员），为天柱县民族医药学会会员。

1981 年 11 月应征入伍，在部队参加军地两用人才的卫生员集训，从而开始了医学生涯。1984 年退伍到锦屏县经济委员会工作。1986 年至 1988 年在经济管理干部管理学院学习毕业（大专）。1991 年至 1992 年参与锦屏县中草药资源普查工作，对中草药有所认识，由此立志学习中草医，同年向外公龙见川和表舅龙昭君学习五龙脉诊法及医术，包括中草药识别和应用。由于虚心好学，而且勤于思考，深得外公和表舅疼爱而倾心传授，受益匪浅，心得颇多。2009 年 10 月至2010 年 10 月半脱产到河北省黄骅市医疗新技术培训学校整合治痛疗法学专业的疼痛科进修学习并毕业。工作之余在自家开设的药房跟随坐堂老中医学习了五年，掌握了中医的诊治方法，配合五龙脉诊法及医术，能用中草药治疗肝炎、肝硬化及腹水、胆囊炎、男女不育不孕症等，对颈腰椎综合征进行手法和中草药施治，收到很好的疗效。计划两年内将《五龙脉诊法》付梓。

33. 龙见川，男，侗族，小学文化。1936年11月出生，贵州省锦屏县三江镇平炭村人（系龙昭君之父）。

龙氏祖籍江西省吉安，明朝洪武年间祖父随军行医到岭南平乱，入黔后几经迁徙到现居住地。十岁随父学艺，掌握五龙脉诊法精髓及草医真谛，同时传承佛门道教的占卜、抢卦、预测凶吉、命理推算等，倡导行医以德为先，修阴积德，不计酬劳。以医术为立家之本，救治于人。之前五龙脉诊法及医术是传内不传外，现在已解放思想传授异姓弟子，促进五龙脉诊法及医术发扬光大。五龙脉诊法是世界独创，龙见川老先生是五龙脉诊法和草医的一代宗师。

34. 龙昭君，男，侗族，高中文化。1964年1月出生，贵州省锦屏县三江镇平炭村人。

16岁随父上山采药认药，学习中草药诊疗技术，传承五龙脉诊法和医术。他不仅聪明而且记性好，对中草药识别有过目不忘之能，成家后得其父真传独立行医，在行医中广泛收集民间单方验方和诊治方法，不断加以总结，去伪存真。精通五龙脉诊法，主要运用中草药配合针灸、拔火罐、气罐、炸灯火等方法治疗各种内外科疾病，炼膏治疗骨折、接筋、伤口愈合等外伤有特殊疗效。行医遍及本地的周边县市，甚至湖南、两广，上门求医问药者络绎不绝，经常应邀出诊。三十多年救治病人不计其数，有良好的医德医风和过硬诊治方法，特别是出诊于乡间、山区农村时能就地取材，施治方便快捷，而且疗效好，有妙手回春之赞誉。

35. 龙道元，男，苗族，贵州省锦屏县偶里乡皆久村一组人，1955年生，高中文化程度。

龙道元是龙家的第九代继承人。5岁就跟随奶奶上山采药。在奶奶的指导下，开始识别苗药侗药，诊治一般的疾病。中学时代，一边读书，一边看病救人，常常利用星期天和假期到乡卫生院向两位老中草医龙立光、龙远超求教，初中时，就有了一定的医术水平。1975年考入锦屏县高中，由于酷爱行医，常因寻药或看病迟到、旷课，成为全校旷课率最高的学生。老师批评说："龙道元就去帮别人看病算了，还来学校干什么？"但龙道元还是我行我素，常利用寒暑假的机会到周边县为群众行医治病。走得较远的是黎平、榕江、从江、剑河等县，成为侗乡苗寨深受病人欢迎的民族医生。

1977年高中毕业，由于行医心切，放弃高考，毅然回家，被村里聘为民办教师，一边教书育人，一边行医看病。外祖父见他学医有长进，治病有招数，重医德，讲诚信，便把"拿脉看病"祖传秘方慢慢地传授给他，使他在医术上也逐步得到提高。

36. 李宏亮，男，侗族，1952年3月5日出生于湖南省通道侗族自治县播阳

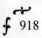

镇池喇村猛洞组，大专文化，共产党员。湖南省怀化市民族民间医药研究会理事，中国民族医药学会会员，正科级干部，曾任通道侗族自治县卫生局副局长、医学会会长、通道第一人民医院党支部书记、怀化市红十字会副秘书长。曾撰写论文《民族医药的研究与发展》，参加省、市民族医药学术研讨会学术交流。

地址：湖南省怀化市红十字会

邮编：418000　电话：0745-2235116　13762950084

37.吴必成，男，侗族。48岁。1963年9月5日生于贵州省剑河县柳川镇。大专文化程度，中医师（民族医师），现在贵州省剑河县民族医院工作。

1982年至1991年一直跟随祖父吴定元主任医师学习侗药9年，先后到省级开办的进修班学习3次（省药训班、中医学院中西结合骨科班、全省乡镇中医骨干班）。现为黔东南州医学会民族医药学分会会员。在参加工作的前后，得到祖父吴定元主任医师及父亲吴昌炉医师的真传，并通过长期的临床实践反复应用天然中草药和侗医药方法治疗疾病，不断总结，能够熟练掌握了常见病、多发病的发病原因和治疗特点，特别是内服中草药治疗肾结石（0.8cm以下）、肝病、胆囊炎、眼病、带状疱疹（南蛇症）、漏肩风（肩周炎）疗效很好。运用祖父传授的实用推拿法治疗小儿夜啼、腹痛、消化不良引起的腹泻，效果非常好，深受广大患者的信任和欢迎。

地址：贵州省剑河县鼛东镇荷花小区第一栋二单元201号

邮编：556400　电话：13638077647

38.岑礼崇，男，侗族，1942年9月29日出生于贵州省从江县谷坪乡四寨河口，初中文化。从江县草药学会副会长，中国民族医药学会会员，中国民族医药学会侗族医药专家委员会特聘驻贵州从江县联络员，民族执业医师。自幼热爱民族医药，随祖父、父亲认药、学医。1964年初中毕业后到原谷洞公社工作，任副所长。1979年弃政从医，专门从事侗族医药研究，擅长治疗各种肝炎、肺病、支气管哮喘、结石、胃病、胆病，对儿科、妇科亦有良方。常在本地对贫困患者实行免费医疗，治愈各种病人1000余人，受到广大患者的赞誉和好评。撰写论文《侗药治疗肝痛22例临床观察》《侗药治疗胎黄病临床报道》参加全国第三届侗族医药学术研讨会交流。

地址：贵州省从江县谷坪乡四寨河口

邮编：557400　电话：13985847431　0855-6525057

39.岑玲珍，女，侗族，民族执业医师，贵州省从江县草药协会会员，中国民族医药学会会员。1969年出生于贵州省从江县丙妹镇三角井二桥头。从小对中草药治病有着浓厚兴趣，因父亲是当地的民间草医，在家随父学习和认识中草药，得到父亲的悉心教导。1986年参加县卫生部门组织的民族民间赤脚医生培训，考试成绩优秀，经卫生部门培训合格，由省卫生厅核发"执业医生资格证书"。

经过长时间的学习和实践，掌握了应用侗医中草药治疗各种妇科病症，如子宫肌瘤、血崩、乳痈、乳腺炎等疑难病症和农村常见疾病。多次参加全国侗医药学术研讨会，撰写侗医药论文交流。

地址：贵州省从江县丙妹镇三角井二桥头

邮编：557400　电话：13885572309

40. 贾文贤，男，侗族，乡村执业医师。1949 年 12 月生于贵州省从江县高增乡岜扒村二组。系家族中第四代民族民间中草医传承人。从小随父亲上山采药和认药，对用中草药治疗疾病产生了浓厚的兴趣，1966 年起跟随父亲学习中草药治病技术，经过几年的学习实践，后独立悬壶济世。

擅长运用民族药治疗妇科病（阴道炎、外阴瘙痒、月经不调、经闭、痛经）等病症。用中草药治疗阴道炎体会 10 例，内服中草药汤剂，每天 3 次，同时用黄柏皮 50 克煎水熏洗阴道，每天外洗 2 次，10 天为一疗程，有较好效果。

地址：贵州省从江县高增乡岜扒村二组

邮编：557400　电话：15185563957

41. 李治祥，男，乡村医生。1950 年 10 月 21 日出生于贵州省从江县谷坪乡银土村，系家传民族民间中草医，家中第三代传承人。由于受当时社会条件和家庭环境的影响，早年就跟随父辈学习应用中草药给病人诊疗疾病的技术。1971 年因当时各乡村卫生室正到处寻求热爱卫生工作事业，并且懂得些基本医疗常识的人士，于是到谷坪乡卫生院工作至 2005 年，后银潭村卫生室任卫生员至今。对于使用中草药治疗各种疑难病症有些研究。将自己学到的知识，结合父辈们传承下来的经验，治疗一些慢性病症，取得较好疗效。擅长治疗各种结石、黄疸型肝炎、乙肝、胃病、肺结核、骨折、骨质增生等病症。

地址：从江县谷坪乡艮上村

邮编：557400　电话：13985848146

42. 饶友斌，男，民族医生。1979 年 10 月生于贵州省从江县内妹镇三角井路，系家传民族民间中草医。因肯吃苦钻研，加之对中草药的爱好和认识，常随同父亲在相邻村寨出诊看病，得到父亲的细心教导，学会了应用当地侗医中草药给病人治病的方法和技术。擅长应用中草药治疗肝炎、肺结核、肾结石、肾炎、胃炎、胃溃疡、十二指肠溃疡、贫血、颈椎病、腰椎间盘突出、骨质增生、胆囊炎、痔疮等疑难病症。

地址：从江县丙妹镇三角井路 65 号

邮编：557400　电话：15285259666

43. 吴运泽，男，侗族，生于 1950 年 12 月 13 日，湖南省新晃侗族自治县林冲乡马王村人。1969 ~ 1973 年在中国人民解放军总后勤部服役，曾参加援越抗美前线运输任务，先后受连营嘉奖 5 次，所在班荣立集体三等功 1 次。从部队复员回国后，到黔阳师专读书，毕业后留校工作，现任职于怀化学院后勤服务集团。

从小热爱侗族医药，受本村吴贻成先生真传获治疗肺结核的特效秘方。通过自学和多年的临床研究，还于 1988 年参加了湖南省中医药培训班学习中医药基础理论知识，成功治愈难治性肺结核 50 余例。2005 年 12 月编著了《肺结核的克星——陆白草救生康》科普小册，产生较大影响，受到患者的一致好评。

为了解除腰腿痛患者的痛苦，吴运泽在掌握祖传秘方的基础上，博览医书，通过多年研究和临床实践，进行改进、创新，研制了"东方神贴""神通喷露剂"等主治腰腿痛的侗药外治产品，适用于腰椎间盘突出症、骨质增生、颈椎病、风湿性关节肿痛、跌打损伤、腰肌劳损、坐骨神经痛、肌肉疼痛等病症。由于疗效奇特，患者敷药后止痛快，无副作用，故而奔走相告，求药者络绎不绝。产品不仅在本省各县（市）销路很好，还远销至上海、广东、广西、福建、香港、澳门、台湾、澳大利亚等地。

为了做大做强侗族医药，使之更好地服务于人群大众，于 2011 年 3 月 7 日成立了"怀化市奇峰民族医药研究所"，投资 30 余万元，购置膏药加工机械设备，解决办公、生产场地。所长由怀化医专原校长刘逢吉教授担任，吴运泽任董事长兼法人代表，具体负责研究所全盘工作。今后研究的主攻方向：侗药治疗肺结核、颈肩腰腿痛、肝硬化腹水、胸腔积液、心脑血管病等常见病。

吴运泽事业心强，服务热心，诚实待人。对特困病人购药只收成本费，并承诺无效退款，对外地汇款购药有疑虑者，实行先寄药治病，后付款结账的原则，深受广大患者的信任和欢迎。积极撰写论文参加会议交流，其中《试论侗医药治疗肺结核的经验体会》荣获全国第二届（广西三江）侗族医药优秀论文三等奖，推荐至《中国民族医药杂志》2007 年第 7 期发表；《东方神奇贴治疗腰椎间盘突出 84 例疗效观察》获全国第三届（贵州天柱）侗族医药学术研讨会优秀论文一等奖并推荐至《内蒙古中医药杂志》2009 年第 9 期发表。

地址：湖南省怀化学院后勤服务集团　邮编：418008

传真：0745-2557023　电话：13974530705　18774744255

电子邮箱：wwyyzz2006@126.com

44. 杨进良，男，侗族，湖南省靖州苗族侗族自治县渠阳镇飞山管委会二凉亭村人，出生于 1944 年 11 月 8 日。大专文化，执业中医师。怀化市民族民间医药学会副会长，湖南省中医药学会民族医药专业委员会委员，中国特效医术研究会特效医术专业委员会副会长，中国民族医药学会会员、侗医药专家委员会首届专家委员，世界中医药学会永久性会员；《民族医药报》特约通讯员、特约医生，湘、黔、川、渝、鄂、桂杨再思文化纪念会会长，湘西杨氏宗亲联谊会会长；中国武当拳法研究会会员，中国正一道士道医法师。

出身于侗医中草药世家，从小耳濡目染，酷爱侗族民间医药。自学中医基础理论知识，博览群书，结合多年临床实践，对肝病的诊治和研究有独到之处，对糖尿病辨证医治有良方。共撰写民族医药专业论文 40 余篇，其中在国家级杂志、书刊上发表论文 7 篇，获中国民族医药学会主办的学术研讨会优秀论文一等奖 8 篇，二等奖 6 篇，三等奖 2 篇。《杨氏三肝康治疗慢性乙肝临床总结》《家传侗药化坚消臌活肝丹治疗肝硬化腹水疗效观察》获全国第七届民族医药学术交流优秀论文二等奖；1999 年获世界中医药学术梅花奖；2000 年获中国中医研究会、中华医药高新科技成果金奖。

自 1969 年在靖州苗族侗族自治县飞山医院二凉亭医疗站任医师，1979 年加入怀化市民族民间医药研究会担任门诊部主任，一直从事中草医药临床工作。擅长治疗各类肝病、高血压、脑血栓、中风偏瘫、糖尿病、骨伤科、妇、儿科疑难杂症。医术精益求精，关心爱护病人，深得患者好评，慕名上门求医者，来函购药者络绎不绝。其医术已传授其子女和女婿，他们都学有所成，独当一面，杨氏侗医技术后继有人。

地址：湖南省怀化市芷江路 104 号中草医诊所

邮编：418000　QQ：1274434198

电话：0745-2220714　13607459187

45. 谢海清，男，1946 年 2 月 9 日生于湖南省邵东县。自幼随父学习中草药治病技术，后迁至靖州县渠阳镇定居，参加司法局工作，退休后在玉林街 3 号开设济生堂中草医诊所。擅长中医内科、中风瘫痪诊疗，救治了许多脑中风患者。在靖州城乡享有较高声誉。湖南省怀化市民族民间医药研究会会员，中国民族医药学会会员。撰写论文《用中医理论辨证治疗中风瘫痪 63 例体会》参加省、市民族医药学会交流，受到同行好评。其医术已传授其子谢翅翔。

地址：湖南省靖州苗族侗族自治县渠阳镇玉林街 3 号（济生堂诊所）

邮编：418400　电话：0745-8228972　13874541111

46. 覃德荣，男，1948 年 9 月 19 日出生于湖南省靖州苗族侗族自治县，现在怀化市三角坪开设个体民族医诊所，是中国民族医药学会会员。本人爱好武术、易经八卦、风水学。自幼深得外祖母及母亲亲传各类疑难杂症的治疗。"文革"期间在村担任赤脚医生，得到湖南下乡锻炼的石孔等老师的言传身教；得到湖南考武堂教官邓文斌师傅的亲临指导，学习了武术气功在接骨疗伤中的应用。20 世纪 90 年代曾到四川峨眉山修炼，得到济源大师的真传，集修炼养身与内家功法于一身。从事民间医药五十多年来，学了中医基础理论，特别对《黄帝内经》《伤寒论》《金匮要略》更是用心学习，把民间草药的治病方法与中医基本理论相结合运用，提高了治病的效果。曾拜多位民间传统中医、草医、太极、气功、食疗、心理学大师等奇人为师，博采众长，广集民间秘方和自然疗法，勇于实践创新。运用独特的太极动态推拿正骨—中医（尤其是民间中草药）辨证施治—功能锻炼—食疗—心理调节，综合治疗以下各种疾病：

①慢性顽固性的痛症（颈肩腰腿痛、骨质增生症、颈椎病、腰椎间盘突出症、强直性脊柱炎、风湿病、痛风、膝关节痛等）；

②各种高血压、糖尿病、肾结石、高血脂、肠胃病；

③妇科（月经不调、子宫肌瘤、前列腺炎、不孕不育）、男科病；

④各种杂症（失眠、头痛、牙痛、眩晕等）、祛斑美容减肥及阳虚怕冷、亚健康调理等。

地址：湖南省怀化市三角坪"荣生堂"诊所

邮编：418000　电话：13187141198

47. 唐仲钊，男，汉族，中共党员，湖南省新晃侗族自治县波州镇人，生于1934 年 7 月 1 日。副主任中医师。自幼随父亲学习中草药诊疗技术，从事临床中医工作 40 余年，擅长中医内科，有丰富的临床工作经验。1997 年加入怀化市民族民间医药研究会，热爱民族医药事业，撰写侗医专业论文《蛇泡八铁汤加针刺治疗泌尿系结石 46 例》参加学术交流。2001 年 5 月加入中国民族医药学会。

地址：新晃侗族自治县波州镇卫生院　邮编：419200

48. 姚源进，男，侗族，中共党员，大专学历。出生于 1955 年 5 月 4 日，湖南省新晃侗族自治县禾滩乡人。曾任新晃侗族自治县洞坪乡人民政府党委委员、副乡长。1997 年起，随父亲学习侗医草药治疗常见病、多发病，对一些慢性病和疑难杂症亦有独到之处，利用工作业余时间，上山采挖草药为群众治病疗伤，深受广大患者的好评。系怀化市民族民间医药研究会会员，被选为第二届理事会理事，2001 年 5 月加入中国民族医药学会。支持学会工作，积极参加学会主办的学术活动，撰写有关民族医药管理和理论探讨的论文参加学术交流，获优秀论文三等奖。2006 年调新晃县教育局任主任科员。

地址：湖南省新晃侗族自治县教育局

邮编：419200　电话：18975098803

49. 欧琬，男，汉族，中医主治医师，1942 年 3 月出生于湖南省衡阳市，中医世家，系第四代传人。1958 年就读于衡阳医专中医专业，师从于湖南名医欧阳琦、李熊飞，后拜贵州老中医王林仙为师。曾在湖南省衡阳中医院、会同县堡子中心卫生院、广坪中心卫生院从事中医临床共计达五十年。幼承庭训，又得师传，更兼学校培养，个人自学，熟读中医四大名著，理论基础较扎实。恪守医德，技术精益求精，以擅治各种疑难杂症享誉湘、黔边界，得到领导和病患群众信赖。

现为会同中医学会会员、理事，怀化市中医学会会员，市民族医药学会会员理事，省中西医结合学会会员，民族医和中医专委会委员，中国民族医药学会会员、会员联络员。十几年来撰写论文三十余篇，参加全国乃至省市各种学术交流会十余次。《中医治结石的独特作用》和《中医在综合医院的独特作用》等论文获奖，并发表于各级刊物和论文集，对学会学术交流，发展壮大做了一些有益的工作，多次被评为优秀会员和先进联络员。对男女不孕不痛、骨刺腰椎间盘突出和各类肝炎、结石、妇科杂证更有独到之处。培养之师承弟子欧名仕经省中医管理局考试考核，首获出师证，职业医师考试中又获助理医师证书，几十年孜孜追求的中医和民族医药事业得以发扬光大，虽苦犹荣。

地址：湖南省会同县欧琬诊所（县交警大队门店）

邮编：418300　电话：0745-8853648（办）13298663626

50.高远利，男，汉族，1958年5月18日出生于湖南省会同县，毕业于湖南中医学院。湖南省会同县中医院党支部书记、副院长，主治医师，中国民族医药学会会员，湖南省中医药学会委员，湖南省中西结合学会会员，湖南省怀化市民族民间医药学会理事，知名痔瘘科专家。多次赴国家级、省级医院进修深造及应邀参加学术活动，先后在国家级、省级专业刊物上发表论文5篇。从事痔瘘科临床工作三十余年，擅长于肛瘘、痔疮、肛门直肠周围脓肿、肛裂、直肠息肉、肛管直肠脱垂、肛门直肠狭窄、肛门失禁、肛门外伤、肛管异物、肛门神经官能症的临床诊治，尤其在复杂性肛瘘、环状混合痔的治疗上积累了丰富的临床经验。

地址：湖南省怀化市会同县中医院

邮编：418300　电话：13974524310

51.龙云，男，侗族，于1943年元月出生，会同县平天头村。大学同等学力，怀化市民族民间医药学会会员，湖南省中医学会民族医药专业委员会会员，中国民族医药学会会员。

在李先瑶、石得财两位中草药恩师的启蒙基础上，学先贤芒鞋草履，亲尝百草，探究药性功能。

在农村十年，临床验证，不计报酬，治愈了许多疑难杂症，使许多危重患者转险为安，很快康复。

通过自学，博览群书，医学知识不断丰富。1978年通过湖南省革委会第1次中医高等考试，1982年到1989年经县、地、省三级中医生专业六次考试、考核均获榜首，居开业医生前列。1989年经县、地、省卫生行政部门特许，参加国家中医学硕士学位考试，总分差8分合格。同年获工商行政部门批准成立会同县龙云民族医学研究所，从事民族医药研究。

1984年编撰的《中草药临床有效方》一书初稿完成，全文74万余字，经县卫生局审核批准，逐级报呈地卫生局、省卫生厅、国家卫生部批准，国家出版署批复"自费出版"，指定文津或学林出版社出版发行。因无资付梓，至今仍屈锁尘压。

自1986年至2008年间没有挂牌注册，在家进行传统医学研究。2009年县卫生局特批准重新步入医药市场。省中医药管理局发证，县卫生局批准执业，核发中医资格证、中医执业证。

业绩载入《怀化大辞典》《中华优秀人物大典》《中国专家辞典》《怀化年鉴》《湖南世居少数民族医药宝典》等 10 余种大型辞书、辞典。被一些单位聘为客座教授、荣誉院士、特约研究员等殊荣。

医学论文发表于国家级刊物 20 余篇，载入国家医学书目的有《中国医药论文集》《中国现代医学论文选》《中国名医——妇科绝技》。此三种书流向海内外，多次再版。

龙云以医为业，悬壶济世，不成大医，也决不作庸医误人性命。五十余年来临证从没有出过医疗错误，更没有出现医疗纠纷。临床用所学到的医学知识治愈了数十种类型的疑难怪症，救活了百余人性命。用侗医中草药治愈了省、市、县医院确诊的数十种病症如肝硬化、肝坏死、重症肌无力、植物人、蛇咬伤、不孕不育症、肝硬化腹水、脉管炎、骨折、骨髓炎、脑挫伤术后遗症、小儿麻痹后遗症、妇人的带下病、肾坏死尿毒症，有效地延缓了患者寿命。

其长子龙俊吕、长女龙明珍均毕业于湖南省中医学院，经考试考核合格，获得国家颁发的执业医师资格证，龙氏侗医后继有人。

地址：湖南省会同县改河街 41 号龙云民族医药研究所

邮编：418300　电话：0745-8822830 0745-8821479

52. 梁铁，男，侗族，大专文化，1943 年 12 月出生于湖南省会同县堡子镇，现任会同县堡子镇堡子村卫生室医师。怀化市民族民间医学会会员，中国民族医学会会员。出身中医世家，从小受父亲与祖父熏陶，熟读中医经典，勤求古训、博采众长，继承和发扬先辈特长，治疗很多疑难杂症，如对哮喘、蛇伤、痔疮等有独到之处，疗效显著。2000 年~2004 年在吉首凤凰、怀化、通道等地参加学术交流，撰写的《中草药治蛇伤验案》《疬消汤治疬肿临床体会》《治哮喘》等论文被评为优秀论文二、三等奖，已载入省市学术交流论文集。

地址：湖南省怀化市会同县堡子镇"梁铁诊所"

邮编：418300 电话：15574539336

53. 龙俊吕，男，侗族，1966 年 10 月出生于湖南省会同县。湖南财经学院、湖南中医药大学毕业，获本科双学历。湖南省怀化市民族民间医药学会会员，湖南省中医药学会民族医药专业委员会委员，中国民族医药学会侗医药专家委员会首届专家委员，会同县龙云民族医学研究所副所长，贵州省天柱县凤城镇金山大道侗医诊所法人代表、中医执业医师。

自幼酷爱民族医药，跟随父亲龙云（当地名老侗医）上山采挖、识别中草药，耳濡目染，得其真传。博览群书，融会贯通，辨证论治，四诊合参，理论结合临床实践。二十多年来，在独立行医中处理数千例内、外、妇、儿各科常见病、多发病，得心应手，药到病除。利用祖传秘诀结合现代中医药知识，擅长治疗风湿骨痛、骨质增生、腰椎间盘突出症、心脑血管疾病、中风后遗症、癫痫、老年性痴呆、老年慢性支气管炎、多脏器衰竭、肝病等疑难杂症及慢性病。在组方上有独到之处，疗效显著，在湘、黔边境有较高的声誉。善于总结临床工作经验，撰写侗医药专业论文 10 余篇，参加国家级、省、市民族医药学术研讨会交流，其中《侗医药治疗肝癌肝硬化验案》参加 2004 年 10 月全国首届侗医药学术研讨会交流，推荐发表在《中国民族医药杂志》，获优秀论文三等奖；《侗药治疗晚期子宫颈癌验案 2 则》发表于卫生部咨询委员会编辑出版的《中国医学论文汇集》；《侗药治愈颅骨修补术后遗症个案报告》一文发表于《中国当代思想宝库》一书；《传统医学心理治疗浅谈》参加全国第三届侗医学术研讨会（贵州天柱）会议交流，获优秀论文二等奖。由于坚持祖训，行医要有爱心，以助人为乐、救死扶伤为宗旨，因而关心体贴病人。加入民族医药学会后自觉履行会员义务，积极参与学会活动。2009 年被中国民族医药学会侗族医药专家委员会评为"先进会员"。

地址：湖南省怀化市城北工商银行宿舍后栋 101 号信箱

邮编：556600

电话：0745-8822830 0745-2118288 15185646288

54. 张果果，男，1945 年 10 月 3 日生于湖南省芷江侗族自治县城芷江镇。祖母、太祖母是苗族。祖父、外祖父是中医，祖母是苗医。中国民族医药学会会员，怀化市民族民间医药研究会理事，芷江侗族自治县民族民间医药学会会长，民间医生。

1989 年经县卫生局考试考核合格，在县城开设中草医蛇伤专科诊所至今。擅长治疗各种蛇伤及蛇伤后溃疡等后遗症，中草药治疗儿童及老年人各种伤风感冒、儿童过敏性皮肤病、水痘、病毒性疮疹，尤其是用苗家祖传秘方治疗腰椎间盘突出症、腰椎骨质增生、颈椎骨质增生等疾病有较好的疗效，用药安全无毒副作用，深得周边县市特别是芷江、新晃侗族自治县百姓的好评。撰写侗族医药专业论文 6 篇，在各级民族医药学术研讨会上交流，《侗药湿敷法治疗蛇伤后遗症》一文在《中国民族医药杂志》2007 年第 11 期发表，并获优秀论文三等奖。2009 年被评为中国民族医药学会先进会员。

地址：湖南省芷江侗族自治县前街 118 号（张果果蛇医诊所）

邮 编：419100 电 话：0745-2159832 / 2150285 13487401432 13874450224

55. 蒋家润，男，侗医，1950 年 12 月 17 日出生于湖南省芷江侗族自治县，高中文化。中国民族医药学会会员，湖南省怀化市民族民间医药研究会会员，现任湖南省芷江侗族自治县民族民间医药学会副会长。自幼得到高师传授。曾于 1974 年 3 月参加湖南省芷江侗族自治县竹坪铺公社（乡）卫生院培训，学习中医、西医、侗医、草药。1976 年安江农校中专毕业后，分配到县农业局任果茶技术员，指导全县的果茶生产，在此期间结识了一批有一技之长的民族民间草医，学到了很多的医药知识及技术。经过三十多年的潜心研究和实践，对风湿骨痛、泌尿系结石持有专长。曾多次撰写民族医药专业论文在各级民族医药学术研讨会交流和发表。

地址：湖南省芷江侗族自治县芷江镇东紫巷 16 号

邮编：419100　电话：15974028816

56. 曾尚东，男，侗医，汉族，出生于 1948 年 7 月，湖南省芷江侗族自治县人。中国民族医药学会会员，中国民族医药学会侗族医药专委会联络员，湖南省怀化市民族民间医药研究会会员，现任湖南芷江侗族自治县民族民间医药学会常务副会长兼秘书长。

行医四十余年，擅长骨科，对骨折、外伤性截瘫、骨质增生、颈腰椎间盘突出、椎间病变、肝硬化、肝腹水、风湿、类风湿、糖尿病、前列腺炎、前列腺肥大等病症的治疗，有较好的疗效。

发表《氧气节欲津自行法治疗肝硬化腹水》《浅谈以五常修身养生与延年益寿的关系》《自拟红藤败降汤治疗宫颈癌》等 10 余篇论文参加市、省、全国民族医药学术交流，参与编著了《侗乡药膳》一书。

曾获奖励及荣誉称号：《固本克痹汤治疗类风湿关节炎》获怀化市自然科学第十一届优秀学术论文三等奖；《自拟养阴益源汤治疗糖尿病 98 例》获 2007 全国第二届侗医药学术研讨会优秀论文三等奖；《祖传益肾养脉续筋法治疗外伤性截瘫 37 例》获 2009 全国第三届侗医药学术研讨会优秀论文二等奖；《浅谈侗族医药养生保健的理论习俗》获 2010 首届全国民族医药养生保健学术研讨会二等奖；2009 年被评为中国民族医药学会侗族医药专委会"先进会员"；2011 年被评为中国民族医药学会侗医药专委会"优秀联络员"。

地址：湖南省芷江侗族自治县民族民间医药学会

邮编：419100　电话：13874524752

57. 唐嘉鸿，男，侗族，1944 年 1 月 15 日生于湖南省芷江侗族自治县芷江镇下菜园 8 组。初中文化，自幼酷爱民族民间医药，自 1986 年开始自学中、草医药诊疗技术，广泛走访本地名老中草医，博采众长。对肝炎、肝硬化腹水有较深的研究，救治肝硬化、肝腹水患者 27 例，治愈 13 例，好转 4 例，有效率达 63%。论文《肝硬化腹水的治疗及饮食护理》一文参加全国首届侗族医药学术研讨会交流，并推荐在 2004 年《中国民族医药杂志》增刊发表；2007 年 9 月《浅谈治疗肝病和偏瘫的体会》一文被收录入全国第二届侗医药学术研讨会论文集，被大会专家组评为优秀论文三等奖。

唐嘉鸿医生待病人如亲人，医德好，医术上精益求精，深受广大患者欢迎。系怀化市民族民间医药研究会会员，芷江侗族自治县民族民间医药学会会员、常务理事，中国民族医药学会会员。热爱学会工作，积极主动参加学会组织的学术活动，决心为发展侗族医药事业贡献力量。

地址：湖南省芷江侗族自治县芷江镇下菜园 8 组

邮编：419100　电话：0745-2150645　15074535057

58. 彭祖玲，男，侗族，1963 年 5 月 16 日出生于湖南省芷江侗族自治县芷江镇下菜园村。1978 年毕业于芷江县第三中学。怀化市民族民间医药研究会会员，中国民族医药学会会员，芷江侗族自治县民族民间医药学会常务理事。为创建芷江侗族自治县民族民间医药学会筹资 1 万元，捐款 1 千元作为学会流动资金。自幼热爱民族民间医药事业，1973 年拜于符家桢老草医和 1950 年中国人民解放军湖南湘西剿匪部队授予"不亚华佗"光荣称号的祖传师祖父奉章老侗医名下为徒。三十余年来，潜心学习侗医草药，治疗各类骨伤病人 120 余例，治愈率达 89%，有效率 100%，在当地周边县（市）享有较高的声望。多次撰写侗医药专业论文在各级民族医药学术研讨会上交流，2007 年 10 月参加全国第二届侗医药学术研讨会（广西三江会议）获优秀论文二等奖。由于医德好，医术高，很受侗乡广大患者的喜爱和称道。

地址：湖南省芷江侗族自治县陇坪镇下菜园村

邮编：419100　电话：13874595369

59. 毛兆范，男，汉族，1943 年 7 月 15 日生于湖南省芷江侗族自治县土桥乡洞下村。高中文化，中国民族医药学会会员，湖南省怀化市民族民间医药研究会会员，芷江侗族自治县民族民间医药学会会员。1962 年上少林寺向灵智禅师吴灿东学武术和医术，1969 年经灵智恩师指点，转峨眉山继续学习，得师伯灵慧禅师易恩来真传，为嫡系子弟，传授中华秘传手针刺激人体传息穴位针灸疗法。1972 年被师傅派遣下山，为民治病并还俗。现已从医 39 年，治愈病人数千例。专长治疗风湿、类风湿、腰椎间盘突出、骨质增生、慢性支气管炎、妇科、儿科等疑难杂症，在侗乡群众中享有一定的声望。

地址：湖南省芷江侗族自治县土桥乡洞下村

邮编：419100　电话：13974506795

60. 杨志培，男，1942 年 2 月 24 生于湖南芷江侗族自治县碧涌镇碧涌村。1960 年初中毕业后随叔父学习中草医，并研习古典针灸。1967 年加入社办合作医疗组织担任乡村医生。1972 年拜芷江骨科名医师傅研学骨伤科。1983 年又投黔阳骨科名家翟仕发门下专研骨伤科，成就其艺。二十多年来共治疗各类骨伤患者 400 余例，有效率达 98% 以上，都是运用侗医草药治疗的实例。

长期以来运用中医配合针灸，对一些疑难病症，例如中风偏瘫后遗症、风湿、类风湿、湿热侵袭的风湿热痛等症，运用中医辨证配合针灸治疗，治愈率达 84% 以上。

1982年7月参加由省卫生厅命题,县卫生局同意举办的第二届中医专业考试,成绩合格,取得中医专业行医执照,在本地开设个体诊所至今。1997年参加怀化地区民族民间医药研究会。2007年秋又正式加入芷江侗族自治县民族民间医药学会。2008年4月被批准为中国民族医药学会会员。

联系地址:湖南省芷江侗族自治县碧涌镇碧涌村盘古阳组

邮编:419100　电话:13087297284　15869910332

61. 向新丽,女,侗族,1962年6月11日出生于湖南省新晃侗族自治县洞坪乡大坪坡村,中学文化。1985年嫁至芷江侗族自治县三里坪转盘边。自幼随祖母(当地草医)学习侗医药治病技术,25岁始单独行医,擅长治疗风湿骨痛、妇科杂病。2007年加入芷江侗族自治县民族民间医药学会,同年加入中国民族医药学会。

地址:湖南省芷江侗族自治县民族民间医药学会转交

邮编:419100　电话:13974567795

62. 粟旺国,男,侗族,1952年3月17日出生于湖南省通道侗族自治县县溪镇田家村,中专文化,中共党员,中国民族医药学会会员。1976年毕业于湖南省怀化卫校,1976年至2000年任通道侗族自治县江口乡卫生院院长,2000年至2003年任通道县地阳坪乡卫生院院长。2003年调至通道侗族自治县第二人民医院从事临床内儿科工作。擅长侗药治疗烧烫伤,申请了国家发明专利。论文《侗药结合西药治疗烧烫伤362例疗效观察》在全国首届侗医药学术研讨会上交流并推荐至2004年10月《中国民族医药杂志》发表。《中草药治疗烧伤36例小结》参加省市民族医药学术研讨会交流。其医疗技术高,医德医风好,在当地享有较好的声誉。

地址:湖南省通道侗族自治县第二人民医院(县溪镇)

邮编:418501　电话:15111546952

63. 龙智忠,男,侗族,于1935年2月25日出生,湖南省通道侗族自治县双江镇烂阳村人。自幼随父学习侗医草药治病,1952年担任卫生室赤脚医生,1997年加入怀化市民族民间医药研究会。2000年任通道侗族自治县民族民间医药学会理事,系中国民族医药学会会员。

擅长用侗医草药治疗风湿骨痛、各类结石病、妇科、内科、儿科等常见病、多发病,治疗习惯性流产、骨质增生、小儿惊风有良方。广西的林溪、贵州的洪州一代边境病人上门求医者,均予以精心医治,热情接待。他医德高尚,医术精湛,在侗乡广大患者中享有一定的声望。撰写侗医药专业论文10余篇,在各级民族民间医药学术会上交流,代表作《侗医保胎方防治习惯性流产36例》《侗药走观合剂治疗骨质增生症48例》获市级优秀论文三等奖。在全省开展侗医药资源普查期间,积极配合、献方献药,共献出祖传秘方200余条,受到有关部门表彰。现已将其医术传给其子龙选恒。

地址：湖南省通道侗族自治县双江镇寨上街草医诊所

邮编：418000　电话：13085474525

64. 李成吉，男，侗族，中共党员，1942年3月23日出生，湖南省通道侗族自治县牙屯堡镇瑶朗村5组人，迁居双江镇吉利村2组。17岁参加中国人民解放军，服役12年，在部队随老军医学习中西医药基本知识。本人出身侗族医药世家，系李氏侗医第12代传人。12岁便跟随祖父李仲高、叔祖父李仲有学习侗医药诊疗技术。

1971年转业回到家乡，继续跟随父亲李大森、叔父李大文学习侗医内儿科诊疗技术，1970年至1998年拜菁芜洲卫生院老中医吴国朝先生为师，学习中医脉诊及中药方剂；还拜县溪镇阳晚滩村老草医接骨水师朱庭寿医生和双江镇罗武村侗医杨葵引老师学习内儿科侗医诊疗技术，博采众长，不断丰富自己的医术。虽然从部队转业到通道侗族自治县双江镇人武部，后调县交通局工作直至退休，但从未放弃对民族医药的研究和临床实践。由于医术高，关心病人，医德好，得到广大患者的好评。几十年来共诊疗各类病人数以万计，擅长治疗风湿骨痛、各类结石病、不育不孕症、肾病、肝病、心脏病等，对各种中毒、尿毒症、糖尿病、皮肤病、鼻炎、癫痫等疑难杂症有良方。善于总结临床医学经验，共撰写侗医药专业论文18篇，在全国、省、市各级民族医药学术会议交流，获优秀论文奖3次。曾任通道侗族自治县民族医药学会副会长，系怀化市民族民间医药研究会理事，中国民族医药学会会员。现将其医术传授给子女。

地址：湖南省通道侗族自治县交通局

邮编：418500　电话：0745-8626503　13874522787

65. 龙文峰，男，出生于1943年1月4日，侗族，湖南省通道侗族自治县坪坦乡阳烂村人，执业侗族骨科医师。通道侗族自治县民族民间医药学会会员，怀化市民族民间医药研究会会员，中国民族医药学会会员。

从16岁开始继承祖传龙氏接骨技术，是龙氏骨伤科第9代传人之一。行医三十余年，救治各类骨伤患者3 600余例。医德好，医术高超，远近闻名，曾赴靖州飞山卫生院骨伤科开展骨伤临床十余年。撰写侗医骨科专业论文10余篇，在全国各级民族民间医药学术研讨会交流。《试论龙氏接骨术中长骨骨折医理医法》一文参加全国第六届民族民间医药学术会议交流并收录入大会论文集。近年来在通道侗族自治县双江镇城南街开设"龙氏骨伤科"诊所，继续为同乡骨伤患者服务。其医术已传授其子龙利军、其女龙利目。现在靖州县城开设龙氏骨伤科诊所。

联系地址：通道侗族自治县双江镇城南街龙氏骨伤科诊所（劳动宾馆对面）

邮编：418500　电话：13974577200

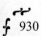

66. 杨通政，男，侗族，生于 1945 年 11 月 11 日，湖南省通道侗族自治县独坡乡坎寨村人。1968 年毕业于洪江医士学校。

1989 年向当地侗医杨再高、吴末喜学习侗医侗药。一直在本村从事侗医与中西医药临床诊疗工作，被聘请至独坡乡卫生院坐堂行医。擅长中草医与西医结合治疗各类结石及肝胆疾病、风湿病。医术精湛，医德高尚，在远近村寨以及邻省广西、贵州边境居民中享有较高的威望，慕名上门求治者较多。系怀化市民族民间医药研究会首批会员，中国民族医药学会会员。撰写侗医药专业论文 6 篇，在各级民族民间医药学术会议上交流。2000 年参加中国民族医药学会在北京召开的全国第 4 届民族医药发展研讨会，其论文《浅谈侗医用药特征》受到与会代表和专家好评。《侗药治疗肾结石附 36 例疗效观察》一文参加省、市两级民族医药学会会议交流，获优秀论文三等奖。

地址：湖南省通道侗族自治县独坡乡卫生院

邮编：418512　电话：0745-8551373

67. 吴东，男，侗族，1971 年 6 月 6 日出生于湖南省通道侗族自治县独坡乡独坡村。1993 年 7 月毕业于湖南芷江卫校医疗专业。

自幼随父亲吴庆楷（侗族民间草医）学习侗医药诊疗技术。卫校毕业后随父在本大队医务室从事临床工作，擅长治疗风湿病、内儿科杂症、精神病等疑难病症。医术精益求精，医德医风良好，关心体贴病人，在当地享有较高的威望。1998 年 7 月加入湖南省怀化市民族民间医药研究会，2001 年 5 月加入中国民族医药学会，现任村级卫生室执业医生。

地址：湖南省通道侗族自治县独坡乡独坡村卫生室

邮编：418512　电话：0745-8551365　13762941945

68. 杨时权，男，侗族，出生于 1931 年 12 月 20 日，湖南省通道侗族自治县双江镇杆子村第二组人。退休教师。通道侗族自治县民族民间医药学会会员，怀化市民族民间医药研究会会员，中国民族医药学会会员，中国民族医药学会会员。

通过自学中医药基础理论，结合向多名侗医拜师，利用教书业余时间在侗乡为农民治病疗疾。30 多年来，共治愈风湿瘫痪症 386 人，黄疸型肝炎 230 人，小儿疳积病 236 人，小儿高热惊风 182 人，其他疑难杂症 387 人，合计 1 521 人，受到广大病友称赞。撰写侗医药专业论文 12 篇，在省、市级民族民间医药学术研讨会上交流，获荣誉证书及论文证书。编撰《秘诀方歌》手抄本一册，载有侗医偏方歌诀 50 首，共 90 页，1974 年传给后人。

地址：湖南省通道侗族自治县双江镇杆子村

电话：0745-8620181　15974039115

69. 杨平花，女，侗族，1962 年 10 月 12 日出生于湖南省通道侗族自治县播阳镇寨什村流团组。自幼喜爱民族医药，初中文化，自学中医学基础理论，阅读了《中医学》《中医方剂学》《现代实用中药学》《内科学》《外科学》，订阅中草医药报刊、杂志，不断丰富自己的医学知识。近十多年来，跟随丈夫梁耀东开设"侗族草医诊所"治疗风湿骨痛、肝病、不孕不育症、子宫肌瘤、脑血管疾病后遗症等疑难杂症，临床经验不断丰富，特别是采用针挑疗法，治疗肩周炎、骨质增生、坐骨神经痛等风湿骨痛患者，结合内服侗药，取得较好的疗效，受到广大患者的欢迎。

系怀化市民族民间医药研究会会员，中国民族医药学会会员。她热爱学会工作，积极参加学会组织的学术研讨会，撰写侗医药专业论文《侗医针挑疗法的独特疗效》一文获全国首届侗医药学术研讨会优秀论文三等奖，《侗医分三步棋治疗不孕症 86 例小结》在全国第二届侗医药学术研讨会上交流，论文载入大会论文集。2011 年 2 月受聘于怀化市怀仁大药房健康城民族医馆，为更多的病人服务，深受广大患者好评。

地址：湖南省通道侗族自治县双江镇大市场 78 号侗族草医诊所

邮编：418500 电话：13087200831 13874595501

70. 龙建云，男，侗族，中共党员，生于 1941 年 2 月 4 日，湖南省通道侗族自治县坪坦乡阳烂村人。初中文化。1959 年 1 月至 1962 年应征入伍，1963 年至1980 年任大队会计、村党支部书记，1981 年开始业余行医。边工作边自学侗医侗药，擅长治疗皮肤肿瘤，在远近村享有盛名。1997 年 10 月加入怀化市民族民间医药研究会，2001 年 4 月加入中国民族医药学会，曾应邀参加中国民族医药学会在北京的成立大会暨首届学术研讨会。撰写侗医药专业论文 10 余篇，参加各级民族民间医药学术会交流，代表作《关于治疗人体皮肤癌的初步认识和方法》《侗药拔毒去痛膏治疗皮肤肿瘤》受到同行重视。

地址：湖南省通道侗族自治县坪坦乡阳烂村

邮编：418000 电话：0745-6600166

71. 穆前裕，男，侗族，生于 1949 年 12 月 22 日，湖南省通道侗族自治县马龙乡竹坪村 6 组人，中学文化。怀化市民族民间医药学会会员，中国民族医药学会会员。1968 年参加县人武部战地救护培训班 3 个月，多次参加县卫生局组织的短期医疗培训班学习。1977 年进入通道县五七大学医学分校学习 7 个月，初步掌握了一些简单的医学基础理论，通过自学，结识了侗族医生吴庆楷、粟永华等，在他们的帮助下，共同识别侗药。擅长用侗医药治疗心脑血管疾病、肾病、尿毒症、不孕症等各种疑难杂症。行医四十多年，在农村担任大队赤脚医生、县水泥厂厂医。1984 年后个体行医，在群众中有一定的威望，有广西龙胜、贵州黎平等地病人慕名上门求医。撰写论文《侗药治疗前列腺癌个案报道》，参加全国第三届侗医药学术研讨会交流，推荐至《中国民医药杂志》2009 年第 5 期发表。

地址：湖南省通道侗族自治县城东听水山庄侗医药研究所

邮编：418500 电话：15574518663 13307455036

72. 吴岱科，男，侗族，1965年11月22日出生于湖南省通道侗族自治县坪阳乡桐木村四组，大专文化，中共党员。1989年毕业于广东中医学院中医大专班，毕业后在广州佛山医院从事中医临床工作两年多，2000年回乡开设侗家点穴按摩诊所。利用侗族独特的点穴按摩疗法，结合内服外敷、熏蒸、艾灸、拔罐等综合治疗风湿骨痛、骨质增生、腰椎间盘突出症，疗效显著，深受广大患者欢迎，慕名上门求医者络绎不绝。论文《侗族医学之我见》参加全国第二届（广西三江）侗族医药学术研讨会交流；《浅谈侗医点穴按摩法》参加全国第三届（贵州天柱）侗族医药学术研讨会交流，被评为优秀论文二等奖。医术精湛，医德高尚，关心体贴病人。2001年加入中国民族医学会，2009年被评为中国民族医药学会侗族医药专委会优秀会员。

地址：湖南省通道侗族自治县双江镇休闲街"侗医点穴按摩诊所"

邮编：418500 电话：13874557726

73. 萧盛富，男，1949年12月15日出生于湖南省通道侗族自治县县溪镇屯里村15组。初中文化，中共党员。湖南省怀化市民族民间医药学会会员，中国民族医药学会会员。

自幼随母亲、祖母（当地草医）上山采药、识药，用草药治疗常见病、多发病。1967年起在村担任保健员、赤脚医生，1979年毕业于通道卫校，1984年经县卫生局批准，在通道侗族自治县县溪镇个体开设萧盛富诊所。擅长用中草药治疗小儿疳积、风湿、类风湿、脑血管疾病、破伤风。撰写论文3篇，参加全国、省、市民族医药学术研讨会交流。其中《草药三六合剂加味治疗小儿疳积——附326例疗效观察》入编湖南省中西医结合学会民族医药专业委员会第五届怀化市民族民间医药研究会学术交流会大会论文集。由于医术不断精进，关心、体贴病人，在当地有一定的威望。

地址：湖南省通道侗族自治县县溪镇"萧盛富诊所"

邮编：418501 电话：15897406892

74. 张其元，男，侗族，1954年6月19日出生于湖南省通道侗族自治县江口乡地黄村下黄五组。中学文化，通道侗族自治县民族民间医药学会会员，怀化市民族民间医药学会会员，中国民族医药学会会员。自幼热爱民族医药，1976年拜侗乡骨伤科名草医黄延芳为师，跟师学习三年期满后单独行医，擅长骨伤、骨折治疗，30多年来，共治愈骨伤骨折病人580余例，对风湿骨痛的治疗颇有研究，在当地有一定威望。

地址：湖南省通道侗族自治县县溪镇老街侗医草药诊所

邮编：418501 电话：15115213012

75. 李兴义，男，侗族，湖南省通道侗族自治县县溪镇木溪村人，生于1958

年 3 月 11 日。中共党员，中学文化，通道侗族自治县民族医药学会会员，怀化市民族民间医药学会会员，中国民族医药学会会员。

1977 年拜通道县大高坪地了村著名苗医伍际富为师，学习中草药治疗风湿骨痛、类风湿（侗医名鸡爪风）、中风偏瘫、肝病。自学中医学基础理论，通过多年临床实践，医疗技术有较大提高，在通道县县溪镇农贸市场开设个体中草医诊所，治疗风湿、类风湿、中风偏瘫，疗效显著，为当地群众公认。邻县靖州、会同，邻省贵州、四川、广东，慕名上门求医者均热情接诊，精心医治而获较好疗效。2004 年曾应邀前往广东省东莞市后街镇 18 号加盟台商"本草连锁店"坐堂门诊；2011 年 3 月受聘于湖南省怀化市迎丰中路"怀仁大药房"健康城、武陵山民族特色医馆，诊治风湿、类风湿各种内科疑难杂症 300 余例，疗效显著，深受患者欢迎和好评。

参加全国第二届（广西三江）、第三届（贵州天柱）侗医药学术研讨会，撰写《侗药山血莲治疗类风湿性关节炎 56 例》一文获优秀论文三等奖。

地址：湖南省怀化市通道侗族自治县县溪镇木溪村

邮编：418501　电话：15207453365

76. 吴光锦，男，出生于广西三江侗族自治县，侗族，大专学历，中国民族医药学会会员，广西民族医药协会侗族医药专业委员会副主任委员，广西壮族自治区三江侗族自治县中医院院长。桂林医学院毕业，历任三江县独峒乡卫生院院长、三江县卫生局副局长。曾多次到上级医院进修。从医二十余年，积累了丰富的临床经验，擅长外科、麻醉、内科疑难杂症的诊治，高度重视发展侗族医药，在三江县中医院建设侗医专科，2010 年被广西壮族自治区卫生厅列为民族医重点专科建设。

地址：广西三江侗族自治县中医医院

邮编：545500　电话：13788791736

77. 陆启平，男，侗族，1968 年 5 月出生于广西三江侗族自治县，大专文化，广西三江侗族自治县中医医院主治医师。1990 年 7 月毕业于广西玉林卫校针灸推拿专业。1990 年 8 月至今，在广西三江侗族自治县中医医院从事临床工作；1995 年 2 月至 5 月在广西中医学院参加小针刀疗法学习班；1998 年毕业于广西中医学院成人自考班。自幼喜爱民间医药，并得师承祖传侗医草药，擅长用中医中药、侗医草药和挑、刮、捏手法配合小针刀治疗内科、伤科、眼科、肛肠疾病及各种痧症。

地址：广西三江侗族自治县中医医院

邮编：545500

78. 曹茂奎，男，汉族，1976 年 11 月出生，本科学历，广西三江侗族自治县中医医院外科主任，主治医师，中国民族医药学会会员。2001 年 7 月毕业于广西中医学院，2001 年 7 月至今在三江县中医院从事骨伤科和普外工作，期间多次到上级医院进修学习中医骨伤科。工作十几年，具有丰富的临床经验。擅长中西医结合、配合侗医侗药治疗骨外伤及骨科疾病。

地址：广西三江侗族自治县中医医院

邮编：545500　电话：13078003076

79. 欧德光，男，苗族，1952 年 2 月出生，大专文化，广西三江侗族自治县人民医院主治医生，中国民族医药学会会员。1976 年 8 月毕业于广西卫生干部学院五官专业，毕业后分配至广西壮族自治区人民医院五官科工作，1979 年 12 月调回三江县人民医院工作至今。三十多年来，一直从事眼科、耳鼻喉科临床诊疗工作，积累了丰富的临床经验。1998 年开始在三江使用显微镜进行有关眼科及耳鼻喉科手术。曾发表过《硅胶摘除白内障术》《乙醇粘取鼻腔水蛭》《青光眼与内科疾病鉴别》等多篇论文。自幼喜爱侗族民间医学，曾撰写《侗族医药简介》，收载入《八桂风物》一书。

地址：广西三江侗族自治县中医医院

邮编：545500　电话：0772-8614446

80. 曹敦军，男，汉族，1962 年 12 月出生，中专文化，广西三江侗族自治县中医院主管药师，中国民族医药学会会员。1988 年毕业于广西药科学校民族药剂专业，从事药学工作二十余年，积累了丰富的临床经验。随祖父研讨民间医学三十余年，擅长用侗医侗药诊治骨伤、结石、肛肠疾病、乳痈痞块、小儿惊风、泄泻、带状疱疹、乙肝等疾病。

地址：广西三江侗族自治县中医医院

邮编：545500 电话：13878211458

81. 石青，男，侗族，1955 年 3 月出生。广西三江侗族自治县中医医院主治医师，中国民族医药学会会员，广西医师协会会员，广西医师协会特约通讯员。1979 年毕业于广西中医学院医疗系，分别到广西中医学院二附院、玉林市中西医结合骨科医院进修骨科专业。1985 年获得中医主治医师资格。历任三江侗族自治县中医医院综合病房主任，医院质控科、医务科科长等职务。从事临床工作三十多年，擅长中西医结合治疗骨与关节、脊柱损伤以及与脊柱相关性疾病等。临床诊疗经验丰富，有多篇论文在国家、省级刊物发表并获奖。

地址：广西三江侗族自治县中医医院

邮编：545500　电话：13078000091

82. 吴大珍，男，侗族，1950 年 8 月出生。广西三江侗族自治县人民医院内科主治医师，中国民族医药学会会员。1979 年毕业于广西医学院，从事内儿科临床工作三十余年，积累了丰富的临床经验。自幼酷爱侗族民间医药，尤擅长用侗医、民间草医结合西医治疗消化系统疾病如胃病、肝炎、肝硬化腹水，呼吸系统的慢性气管炎、慢阻肺、支气管哮喘，以及肛肠痔疮等疾病。有多篇论文在国家级和省级刊物上发表并获奖。

地址：广西三江侗族自治县人民医院

邮编：545500　电话：18977272562

83. 谢振辉，男，侗族，1946年11月出生，大专文化，中共党员，广西三江侗族自治县良口乡中心卫生院主治医师。1968年毕业于宜山卫校；1974年毕业于广西医学院；1974年至1981年在三江县同乐乡卫生院工作，任院长；1981年至2006年调良口卫生院任院长兼党支部书记。从医四十多年，积累了丰富的临床经验，在当时乡镇卫生院条件差的情况下，积极开展普外、妇产科、眼科、计划生育等手术。自幼酷爱侗民族医药，在临床工作中，常结合侗草药治疗骨折、肝炎、肺结核、胃溃疡、不孕不育等疑难杂症，在桂、黔边界得到广大患者的好评和赞誉。先后荣获"全国卫生系统先进工作者"称号1次，广西壮族自治区"民族团结进步先进个人""6.26先进工作者"表彰2次，地区"计划生育先进个人""优秀共产党员""科技拔尖人才"荣誉3次，县级"科普""卫生""计划生育""民族团结""优秀共产党员""学雷锋""三个一七带头""抗洪救灾""十佳市民"等荣誉称号14次。

地址：广西三江侗族自治县良口乡卫生院

邮编：545512

84. 赖鉴泉，男，侗族，1948年7月出生，中共党员，广西三江侗族自治县富禄乡富禄街中医诊所中医执业医生，中国民族医药学会会员。广西三江县十佳民间艺人。1961年至1966年在三江县富禄镇中医联合诊所当学徒，师从当地老中医余锦堂（美国驻富禄福音堂丁牧师之大徒）、曾博泉（玉林中医学校毕业）习医，随朱德护（富禄三代老中药房）学习中草药加工炮制。1971年至1978年调入商业部门工作，1978年转调入三江富禄中医诊所工作至今。期间1985年3月在广西中医学院函授大专班医疗系学习，1987年在三江县人民医院中医科实习，1988年3月结业于广西中医学院。擅长用中医中药和民间侗医药治疗内儿科、妇科各种疑难杂症。

地址：广西三江侗族自治县富禄乡富禄街中医诊所

邮编：545500　电话：13978214476

85. 杨昌甫，男，汉族，1975年出生，三江县高基乡人，执业医生，中国民族医药学会会员，北京中医药进修学院全国多功能液针刀新疗法研究会委员。自幼随父学习民间草医草药，后进卫校学习，1995年5月毕业于融水卫校，1995年5月至今在三江县高基乡高基村卫生所工作。期间先后到广州中医药大学学术交流中心、广西中医学院、广西壮族自治区民族医院、广西民族医药研究院进修学习特殊医技诊疗技术。擅长运用中西医药、民族医技结合液针刀新疗法、三维定位正骨手法、肌筋膜触发点疗法、药物电离子导入和特殊穴位注射等方法诊疗各种疑难杂症，如颈肩腰腿痛、颈骨质增生症、风湿骨痛、神经痛、肝病、水肿病、胃炎、胃溃疡、慢性肠炎等。2007 年撰写医学论文荣获全国第二届侗医药学术研讨会优秀论文三等奖，被北京国家医学教育发展中心收录入大型医学书籍《中国医学创新发展》一书，2009 年被评为全国民族医药学会先进会员。

　　地址：广西三江侗族自治县高基乡高基村卫生所

　　邮编：545500　电话：13737298878

　　86. 林治业，男，1947 年出生，乡村医生，广西三江侗族自治县古宜镇泗联村开设侗医诊所，中国民族医药学会会员。1964 年至 1969 年在三江县古宜公社泗联大队卫生所工作；1965 年参加乡卫生院培训半年；1969 年至 1972 年参加枝柳铁路建设，任连队卫生员；1972 年至 1973 年调到营部卫生室任医师；1973 年到 1974 年在三江县古宜医药公司工作；1974 年参加三江卫校第一届中医药培训班；1975 年至 1977 年转回古宜公社泗联卫生所工作，任所长；1978 年至 1979 年参加县卫生局组织整顿农村合作医疗队；1980 年至今，在泗联村任村医。2007 年 9 月～ 12 月，曾借调到三江县中医院侗医门诊坐诊，现在当地开设侗医诊所。从医四十多年来，积累了丰富的临床实践经验，擅长中西医结合及侗草药治疗脑血栓偏瘫、风湿性关节炎、乙肝、慢性肝炎等疑难杂症。

　　地址：广西三江侗族自治县古宜镇泗联村百花屯侗医门诊。

　　邮编：545500　电话：13978211764

　　87. 覃恩雄，男，壮族，1959 年出生，广西三江县斗江镇白言村卫生所乡村执业医生，中国民族医药学会会员。1986 年毕业于三江卫生学校，1988 年参加广西医学情报所中医函授班学习，1986 年至今在三江县斗江镇白言村卫生所工作。从医二十多年，积累了丰富的临床经验，擅长用侗、瑶民族药治疗甲肝、乙肝、肾结石、肝胆结石、风湿病、类风湿病、脑血栓、哮喘病、精神分裂症、女子不孕症等，有多篇论文在省级以上刊物发表和在全国民族医药学术研讨会上交流。

　　地址：广西三江侗族自治县斗江镇白言村卫生所

　　邮编：545500　电话：13597262981

　　88. 谭正荣，男，侗族，1955 年出生，三江县调处办干部，谭氏正骨传人，中国民族医药学会会员。11 岁随父学侗医，识侗药，几十年来潜心研习祖传秘籍《正体秘录》，并自学完成中医药大学全部课程。走遍三江侗乡苗寨，到处寻师访友，收集大量侗族民间医学精华，并汇编成册。对侗族医药颇有研究，擅长用侗医侗药治疗各类骨折、颈椎病、腰椎病等疑难杂症，在区内外享有较高声誉。

　　地址：广西三江侗族自治县农机管理中心院内

　　邮编：545500　电话：13768570689

　　89. 龙宗花，女，侗族 1954 年 6 月出生，原籍湖南省通道县坪坦乡人，小学文化，现在广西三江侗族自治县古宜镇沿山路110号龙氏骨科诊所工作，系湖南省通道侗族自治县坪坦乡龙氏骨科第九代传人之一。1969年开始跟随父亲龙敏学习侗医药，主要学习接骨技术。1980年即独立行医，在湖南通道县高步村开设侗医骨科诊所。1989年到广西三江侗族自治县县城开设侗医龙氏骨科诊所。主要治疗骨外伤、扭伤、骨折、关节脱位等疾病，采用手法复位，外固定，配合祖传秘方侗草药外敷，收到了良好的治疗效果，每年平均收治病人数百例。医德高尚，不以营利为目的，坚持救死扶伤的人道主义，从未出现医疗差错和医疗纠纷，深受当地老百姓的好评。

地址：广西三江侗族自治县古宜镇沿山路110号龙氏骨科诊所

邮编：545500

90. 吴永羲（又名吴荣庆），男，侗族，1966年2月出生，广西三江侗族自治县良口乡良口村人，初中文化，民间医生，中国民族医药学会会员。自幼跟随父亲吴伟文学习侗医接骨术，上山认侗药，系石氏骨科第九代传人。得其家传，二十多岁即能独立行医。其父年迈，现区内外很多患者慕名前来就诊，均由吴永羲、吴永贤、吴永良、吴永忠四兄弟轮流接诊或者应邀轮流到省内外各地为病人诊治接骨，有较高声誉。

地址：广西三江侗族自治县良口乡良口村下寨屯

邮编：545512　电话：13117621158

91. 杨要仁，男，苗族，大专，1973年出生，广西三江县同乐苗族乡孟寨村人，执业医师，中国民族医药学会会员，广西民族医药协会侗族医药专业委员会会员。1996年毕业于三江卫校，1997年至2000年在同乐乡孟寨村卫生所工作；2000年5月至2001年3月，在桂林医学院进修中西医药结合，并自学考试取得大专文凭；2001年3月至2002年12月在贵州省黎平县洪州摩天岭学习民间中草药；2003年5月至2004年1月在三江县中医院外科进修学习；2004年1月至2007年10月在孟寨卫生所任所长，期间，多方拜侗、瑶、苗、壮、仫佬、布依、藏族民族医为师，广泛学习民间医术，医技水平不断提高；2009年11月开始，在三江县城河东开设侗族医药门诊，常应邀出诊于湘、黔、桂、粤、港、澳等地；2010年8月至2011年在柳州市协和医院侗医科兼职。擅长用民间医药治疗肝炎、风湿病、骨折、糖尿病、脑中风后遗症、癫痫等疑难杂症及中草药养身保健等。立志继承先人遗志，传承民族医学文化。

地址：广西柳州市三江侗族自治县河东区原生堂侗族医药门诊部

邮编：545500　电话：1597827188　13669629998　18775198988

92. 廖福林，男，侗族，中专，1949年出生。广西三江县同乐乡七团村卫生所执业医师。1965年至1968年在三江卫校学习，毕业后回七团村任乡村医生，一直从事医疗事业至今。期间，经常虚心向当地有名侗医求教，由于勤奋好学，深受当地侗医名人廖恒德先生的重视，收为徒弟，倾心传授侗医，使之成为当地侗西医结合的好手。从医四十多年，具有丰富的临床经验。擅长用侗医药治疗小儿麻痹、抽风惊厥、消化不良、胃病、类风湿性关节炎、麻疹、带状疱疹、皮肤过敏、疔疮、顽癣等各种疾病。

地址：广西三江县同乐苗族乡七团卫生所。

邮编：545508　电话：0772-8681033　14793829118

93. 荣家琛，男，汉族，1949年11月出生，中专文化，广西三江侗族自治县古宜镇光辉村卫生所执业医师。1970年任大队卫生员，跟本村老草医学习民间医术，识别草药，用草药预防流感，治疗一些常见病及慢性病。1972年县卫生局保送到广西医药研究所学习中草药防病治病、加工炮制、栽培技术和中西医临床等知识。1975年毕业后回村一直任乡村医生。在三十多年的临床实践中，积累了丰富的临床经验，擅长用侗草药治疗肝硬化腹水、肝炎、肾炎、肾结石、胃病、风湿病、类风湿、跌打损伤、哺乳妇女急性乳腺炎，以及用中草药敷百会穴治疗小儿脱肛等。1975年和老草医到丹州参加抢救治疗枝柳铁路建设工程群伤事故，运用草药治疗骨折及外伤，全部取得成功治愈，受到建设工地指挥部的赞扬和表彰。

地址：广西三江侗族自治县古宜镇光辉村卫生所

邮编：545500　电话：13517523657

94. 杨奶要仁，女，小学，侗族，1951年出生，广西三江县同乐乡孟寨村人。民间医生，中国民族医药学会会员。自幼随祖父学习侗医，识侗药，由于勤奋好学，祖父对其关爱有加，经常带在身边，言传身教，单独教授妇科的诊疗技术，长大成年后即开始单独行医于桂、黔边界少数民族地区，为边远少数民族地区的患者解除疾苦，深受群众赞扬。擅长用侗医侗药治疗各种妇科疾病、不育不孕、淋巴结核、小儿疳积、痔疮顽癣、毒蛇咬伤、狂犬病、眼麦粒肿、草药美容护肤保健等病症。

地址：广西三江县同乐苗族乡孟寨村侗医药诊所

邮编：545508　电话：0772-8680918　13687808918

95. 张顺贵，男，侗族，生于1943年，湖北省恩施市芭蕉侗族乡卫生院中医主治医师。自幼随父张启益（当地名老侗医）学习中草医药诊疗知识。自1960年开始学医，担任村赤脚医生。1966年任朱砂卫生所所长，1998年调芭蕉乡卫生院工作，通过考试考核合格，晋升为中医主治医师。擅长中医内、儿科常见病和疑难杂症的诊治，在本地有较高的声誉。2004年退休后原单位返聘坐堂中医门诊，现带徒弟梁森，杨仁，均学有所成。

地址：湖北省恩施自治州芭蕉乡卫生院中医门诊部

邮编：445033　电话：15335833692

96. 梁森，男，侗族，1980 年出生于湖北恩施自治州芭蕉乡黄泥圹村，原籍贵州省铜仁地区。恩施医专毕业，大专学历，中医助理执业医师。擅长中医内、儿科诊疗，拜本地名中医张顺贵为师，跟班坐堂门诊。

地址：湖北省恩施自治州芭蕉乡黄泥圹村

邮编：445033　电话：0718-8243998　13177108122

QQ：1103553161

97. 韦丽祥，女，壮族，1966 年 8 月出生，广西三江侗族自治县和平乡人，高中文化，民间医生，中国民族医药学会会员。高中毕业后在家自学中医，曾参加成人高考被广西中医学院录取，因各种原因而未能就读。2003 年开始随夫谭正荣学侗医习侗药，精心研习谭家祖传的《谭氏医学秘籍》，8 年来治愈各种骨折、腰椎病、颈椎病等疑难杂症数百例。2008 年 5 月至 8 月分别参加中国中医科学院广西民族医药研究所壮医药知识和民族医诊疗技术培训学习，获结业证书，同年参加广西中医学院组织中医医学医术技能与理论考试合格，获得广西卫生厅颁发的《传统医学医术确有专长证书》。

地址：广西壮族自治区三江侗族自治县人民政府调处办

邮编：545500　电话：15878206302

98. 吴荣欢，男，侗族，1931 年 10 月出生，中专文化，广西三江侗族自治县林溪乡卫生院主治医师。1951 年参加三江县卫生员培训班学习，之后分配从事医疗卫生工作。1961 年被选送到柳州卫校公卫班学习，1963 年毕业。毕业后曾在三江县卫生防疫站、县人民医院、八江、独峒、林溪等乡卫生院从事临床工作，历任林溪乡卫生院院长，多次荣获县级"先进个人"和"优秀共产党员"荣誉称号。本人酷爱侗医侗药，1975 年 3 月 ～ 11 月参加广西壮族自治区医药研究所"中草药训练班师资班"，1979 年 ～ 1980 年参加自治区组织的全区少数民族药调查工作，并主要负责和组织侗族药的调查，取得较大成果，参与《广西民族药简编》一书侗药部分编写工作。

地址：广西三江侗族自治县林溪乡卫生院

邮编：545505

99. 龙甫平欢，男，苗族，1952 年 3 月出生，小学文化，民间医生，广西柳州市三江侗族治自县同乐苗族乡同乐村同乐屯人。很小就跟随父亲上山采药，得其父亲口传心授，深谙侗医精要。十七岁开始在父亲指导下给病人治病，到三十岁正式独立行医。擅长治疗肝炎、肝硬化、肝腹水、肾炎、肺结核等各种疑难杂症。医德是"半修阴功，半养身"，从不跟病人讲价钱，病人给多少收多少，在当地及区内外享有较高声誉，2006 年荣获三江县"十佳民间艺人"称号。

地址：广西三江侗族自治县同乐乡同乐村

邮编：545508

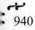

100. 杨光庆，男，侗族，1964 年 6 月 5 日出生于广西壮族自治区龙胜各族自治县乐江乡西腰村 3 组，初中文化。9 岁开始跟随父亲杨通仕（当地草医）上山认药、采药，为骨伤、骨折病人接骨疗伤，直至十八岁独立行医。主要诊疗骨伤、骨折，兼用侗医挑痧、拔火罐、放灯火等特殊疗法治疗风湿骨痛、腰椎间盘突出、骨质增生等病症。1986 年在广西龙胜县城开设草医诊所 2 年。2007 年收徒弟刘德松、杨通义、吴兴武、吴鸾花、姚群利等，均学有所成、独当一面。同年 4 月与徒弟刘德松在湖南省通道侗族自治县双江镇城南独岩公园大门对面开设"民间骨伤专科诊所"，5 年来共治愈各类骨伤、骨折病人 1 500 余例，撰写论文《民间侗医药治疗无名肿毒 206 例》参加全国第二届（广西三江）学术研讨会交流；《侗医药治疗股骨骨折 28 例临床报道》参加全国第三届侗医药学术研讨会（贵州天柱）交流，获优秀论文二等奖。2007 年加入中国民族医药学会。

地址：湖南省怀化市通道侗族自治县双江镇城南独岩公园大门对面民间骨伤专科诊所

邮编：418500　电话：13973086629　13467417779

101. 杨光团，男，1964 年 12 月出生，侗族，广西三江侗族自治县人。1982 年 8 月毕业于柳州地区卫生学校医士专业，大专学历，主治医师。1983 年曾在原广西医学院进修皮肤性病专业一年，1992 年在广西壮族自治区人民医院普内科进修一年。从事临床工作十五年，有比较丰富的临床经验，特长是运用祖传侗族药方结合现代医学治疗癫痫病和偏头痛。曾任三江县八江乡卫生院院长，2000 年 3 月开始调任三江县卫生局医政股股长，从事医政管理及卫生执法工作，参与调处各类医疗纠纷近百起。现任《中国乡村医生杂志》通讯员、中国民族医药学会会员、广西卫生法学会会员等。曾多次参加国家、省级卫生法规知识培训班，2006 年获取《广西行政复议工作人员资格证书》，对国家医疗卫生法规具有比较丰富的理论知识和实践经验。2005 年开始对三江侗族医药进行调研，2007 年和 2010 年协助吴国勇副主任医师完成了三江侗族医药调查研究科研课题。其中"三江侗族医药调查报告"发表在《中国民族医药杂志》第十五卷第 8 期。

地址：广西三江侗族自治县卫生局

邮编：545500　电话：13597187339

102. 张玉华，男，侗族，1928 年 9 月出生，小学文化，广西壮族自治区三江侗族自治县八江乡归令村三合屯人，民间医生。其父张德和得祖父家传，在当地为接骨名医。张玉华自幼勤奋好学，跟随父亲学习侗医，认识侗药，得其父亲谪传，很快便能独立行医。擅长治疗内伤、外伤、骨折、各种顽固的皮肤病和结石病。几十年来，用祖传的侗医药治愈无数的伤患者，不但医术高超，而且医德也好，本着"半修阴功，半养身"，从不多索要病人一分钱，病人给多少，收多少，因此而远近闻名，区内外很多病人慕名而来就医，在当地享有较高的声誉。

地址：广西三江侗族自治县八江乡归令村三合屯

邮编：545500

103. 梁文阁，男，侗族，1967年10月出生，中专文化，广西壮族自治区三江侗族自治县斗江镇扶平村人，中国民族医药学会会员。1987年毕业于三江卫生学校，1971年～1989年师从本地老草医梁日耀学习中草医药；1987年～1999年在三江县斗江镇扶平村卫生所任村医，1996年～1998年到贵州、湖南、云南作民间医药调查；1998年～1999年师从岑礼崇、覃致新等老中医、老侗医学习侗药。2000年～2010年随中医民间医药小组从事特效药研究；2001年～2008年，在广西三江县古宜镇"老梁侗医诊所"工作、执业；2006年2月取得执业医师资格；2008年～2009年在广西南宁市广瑞医院中医科工作；2010年至今在广西南宁市南大医院中医科工作。从事民族民间医药临床工作二十余年，具有丰富的临床经验，擅长用民族民间医药治疗各种疑难杂症及肝胆结石、肾结石、肝硬化腹水、肾病等。

地址：广西三江侗族自治县古宜镇文革二街9号侗医诊所

邮编：415400　电话：13977157323　13006921503

104. 韦启智，男，壮族，1940年7月出生，高中文化，广西壮族自治区三江侗族自治县和平乡和平村人，民间医生。自幼喜欢医学，跟随父亲和当地药师学习运用民间草药治病。1960年高中毕业后，自学《黄帝内经》《伤寒论》《神农本草经》《本草纲目》《千金方》等中医古籍，同时拜当地名老侗医学习侗医药，擅长用侗族民间草药治疗骨科、跌打损伤、肝炎、血症等疑难杂症。

地址：广西三江侗族自治县和平乡和平村

邮编：545500

105. 杨永仙，女，侗族，1952年6月出生，中专文化，广西壮族自治区三江侗族自治县八江学区退休教师。自幼酷爱侗医侗药，跟随当地老侗医识别侗药。参加工作后，利用业余时间自学《中医基础理论》《中医内科学》《中医妇科学》《中医儿科学》《中草药防病治病知识》《中草药图谱》等，结合自己掌握的侗医侗药知识，采用侗药为病人服务，解决了很多病人的疾苦。擅长治疗胃痛、慢性结肠炎、牙痛、乳腺瘤、乳腺增生、子宫肌瘤、妇科疾病等。

地址：广西三江侗族自治县国税局宿舍

邮编：545500

106. 代甫海，男，瑶族，1955年5月出生，小学文化，广西壮族自治区三江侗族自治县同乐乡净代村人，民间医生。从小跟随父亲代甫迈学医。因勤奋好学，又得祖传，很快成为侗乡有名的医生。他医术高超，用的草药都是祖传秘方，擅长治疗肝炎等，治愈了许多疑难病而远近闻名。侗族同胞都慕名而来求医。他的医德是"半修阴功，半养身"，从不跟病人讲价钱，总是病人给多少他收多少。

地址：广西三江侗族自治县同乐乡净代村

邮编：545508

107. 代甫和，男，瑶族，1940年7月出生，小学文化，广西壮族自治区三江侗族自治县同乐乡净代村净代屯，民间医生。自幼跟父亲学习民间医药，用民间草药为当地侗、瑶、苗族同胞治病。几十年来，边劳动边行医，都是病人上门求医，或被邀到外地诊病，不但医术高，而且医德好，从不问病人要钱，病人给多少就收多少，在当地享有一定的声誉。擅长治疗精神分裂症、癫痫、外伤骨折等。

地址：广西三江侗族自治县同乐乡净化村

邮编：545508

108. 吴万樟，男，侗族，1945年8月出生于湖南省通道侗族自治县坪坦乡双扒村三组。16岁开始跟随父亲学习侗医草药治病，任本村赤脚医生，从医45年之久。常上山采药识药，医术精益求精，医德高尚，常免费为贫苦病人治病送药，深受广大患者欢迎。主要擅长治疗小儿疝气、糖尿病、风湿骨痛、中风偏瘫、帕金森氏综合征，从未出现过医疗事故，当地群众和邻近乡（镇）、邻省广西三江、贵州省洪州等地慕名求医者不断增多，许多病人赠送锦旗致谢。

现已将医术传授其子吴东克，通过言传身教，已能单独行医看病十余年，吴氏侗医技术后继有人。擅长治疗痔疮、风湿骨痛、肝病、心脏病、糖尿病、结石等疑难杂症。

地址：湖南省通道侗族自治县城南街草医诊所腰痛专科

邮编：418500　电话：0745-8623737　13787586973

吴东克：15074563972　QQ：642116681

109. 韦平川，男，汉族，中专文化，1968年2月11日出生，原籍河南省上蔡县，现在贵州省从江县原生中草药诊所工作。1989年3月入伍，在广西南宁空军87001部队服役，任卫生员；1989年8月至1990年1月参加广州军区空军卫生员中西医培训并结业。1993年3月退役，分配到河南省上蔡县五龙乡卫生院工作，1996年4月经考核取得专业技术任职资格证书。后因工作原因到贵州省从江县行医，2010年9月14日经贵州省从江县卫生局批准，取得医疗机构执业许可证。经多年临床实践，刻苦钻研祖国医学，拜当地侗医为师，收集大量侗族民间草药偏方，积累了丰富的临床经验。擅长治疗萎症、脑血栓后遗症、哮喘、高血压、病毒性心肌炎等。

地址：贵州省从江县原生中草药诊所

电话：15186809685　15978263234

110. 吴自林，男，侗族，1963年6月12日出生，大专学历，主管医师，中共党员，现在广西壮族自治区三江侗族自治县卫生局工作。

1985年毕业于广西柳州卫生学校（现柳州医学高等专科学校）卫生医士专业，

2002 年 4 月取得广西医科大学预防医学专业大专文凭。1985 年毕业分配到三江县卫生防疫站工作。历任三江县防疫站疾控科科长、三江县防疫站站长、三江县疾病预防控制中心主任、三江县卫生局副局长。

自参加工作以来，多次获得省、市（地区）、县级奖励。

工作数年，成果颇丰，所著《地鼠肾狂犬疫苗免疫失败 2 例分析》《三江县一起剑桥沙门氏菌流行调查分析》于 1992 年在《广西医学》增刊发表；所著《三江县 1951 ~ 1996 年麻疹流行特征分析》于 1996 年在《中国公共卫生》杂志发表；所著《三江县伤寒流行调查》于 1996 年在《广西预防医学》杂志发表；所著《广西三江侗族自治县 2000 ~ 2007 年疟疾监测分析》于 2009 年在《中国热带医学》杂志发表。到卫生局分管医疗、疾控工作后，对民族医药十分关心重视，灵活掌握《少数民族区域自治法》，大力扶持民族医药事业的发展，对加强民族医药的管理，规范民族医药市场做了大量的工作。为承办全国第二届侗族医药学术研讨会给予人力物力上的大力支持，使这次盛会圆满成功。

地址：广西三江侗族自治县卫生局

邮编：545500

111. 吴仕财，男，侗族，1941 年 1 月出生，相当于中专文化程度，广西壮族自治区柳州市三江侗族自治县八江乡高迈村金竹屯人。15 岁起学习侗族民间医术，先后自学和在三江县卫校、良口卫校等地进修学习。18 岁从医至今。曾多次获得柳州地区、三江县优秀医务工作者称号，在表彰会上作典型发言。从事民族医、西医。擅长内科、妇科、骨伤科、儿科，尤对治疗不孕症、蛇伤、风湿、肺结核、肝炎等，具有成熟可靠的疗效。在几十年的大量临床治疗实践中，积累了一套独特的治疗经验。其验方散见于《三江民族医药志》等书籍。

地址：广西三江侗族自治县八江乡高迈村金竹屯

邮编：545500

112. 吴转兴，男，侗族，1929 年生于湖南省通道县独坡乡木瓜村，是独坡八寨侗乡著名骨伤科侗医杨园仁的第 4 代弟子。从医五十余年，医术精湛，医德高尚，治愈了数以万计的骨伤、骨折病人，远近闻名，湘、桂、黔三省交界慕名上门求医者络绎不绝。建立人民公社后担任大队草医，积极为本村民众防病治病，每遇农忙季节亲自上山采挖草药，用大锅煮成预防药送往村里鼓楼和田间，供群众服用。本村骨伤、骨折病人均免费为其接骨敷药，威望很高。1978 年本县芙蓉村吴丙艳身受重伤，经多处医治无效，因当时伤口发炎，痛苦之极，欲寻短见，被人救起后介绍来独坡木瓜找吴转新医生治疗。吴医师待她如亲兄妹，热情安排食宿，用草药内服外敷，连续治疗 11 个月后获痊愈。不但分文不收，还将侗医接骨疗伤技术传授给吴丙艳。吴学成后成为芙蓉、金殿一带接骨名医。

吴转兴医生一心善行医，广收徒弟，毫无保守传授接骨技术，木瓜籍弟子有吴向均、吴丙能、黄梅改（女）、杨杰看（女），均学有所成独当一面，后继有人。

地址：湖南省通道侗族自治县独坡乡木瓜村1组

邮编：418512

113. 龙薪臣，男，苗族，民族医执业医师，中共党员，1971年生于贵州省麻江县龙角乡。初中毕业后随其父学习苗家武术和跌打损伤治疗法，从1998年2月开始采药售药，开设民族药店，同时开始治疗跌打损伤病症。2008年拜贵州省名中医、黔东南自治州民族医药研究所主任医师、侗医药专家龙运光为老师。经常随师深入侗乡调查收集侗族医药临床经验手稿，采集侗药标本，协助老师整理侗族医药资料，制作侗族药物标本，为发掘传承侗族医药做出了积极贡献。2005年8月加入中国民族医药学会，2009年被聘为中国民族医药学会侗族医药专家委员会联络员，工作中认真负责，同年10月被评为先进会员，2011年被评为优秀联络员。

地址：贵州省凯里市红梅街龙氏民族医诊所

邮编：556000　电话：13086959849

114. 白兴勇，男，侗族。1985年2月出生于贵州省天柱县凤城镇福寨村一组。现为黔东南州医学会民族医药学分会会员，天柱县民族医药学会会员，中国民族医药学会会员。

2001年就读于贵州省天柱县民族中学，毕业后随父亲（民族民间中草药医师，于2008年正式通过考核获得民族医执业医师证书）学习侗医药知识。2010年在父亲的多次拜访后，找到了居于凯里市的贵州省名中医（原黔东南州中医医院副院长、原黔东南州民族医药研究所所长）主任医师龙运光老先生。向龙运光老医师讨教更深层次的中草药治病技术，并得到了龙运光老医师的悉心教导，学到很多常见病的诊疗知识。由于龙运光老医师不厌其烦的教导，加之临床上的一些操作经验，粗略掌握了一些常见的病症诊疗方法，如风湿痛、身体素虚、常见胃病、结石等，而且还学到了运用针灸给患者治病的基本方法。

地址：贵州省凯里市华联路146号黔东南便民民族医院住院部

邮编：556000　电话：15086243735　0855—8248321

115. 杨光彬，男，侗族，1972年生，民族执业医师，现在贵州省黔东南慈源民族医院工作。1994年中等职业卫生技术学校毕业后，随父亲学医上山采药识别侗药的施治方法，拜访当地中医高师学徒，经多年的临床实践和名师的指点，学会拿脉看病，辨证论治，利用祖传秘方和名师验方传授，自行掌握医术技术，治好了一些疑难病症。在临床上曾治愈以下疾病：深度胃溃疡、胃息肉、直肠瘤及直肠包块等，尤其针对造血系统疾病已有攻克，深受广大患者和社会各界人士的称赞和好评。

地址：凯里市环城东路 575 号

邮编：556000

116. 赵德凤，女，自幼跟随其父学习苗医耳濡目染，喜爱传统医药，1989 年就读于黔东南州卫校医士专业，毕业后工作期间就读于陕西医科大学函授班进行专业学习。2002 年到辽宁中医学院眼科班进修学习，并获得资格证书；2005 年担任黔东南苗王绿色产业科技开发有限责任公司民族中草药研究开发部负责人；2008 年取得民族医执业医师资格证书，2009 年 9 月受邀参加在天柱县举办的全国第三届侗医药学术研讨会，同全国各地苗医、侗医知名专家同台探讨，并发表《苗药治疗皮肤病 97 例临床观察》论文；2010 年 1 月受邀参加北京人民大会堂举办的"第四届中医药发展论坛"研讨会；2010 年 6 月份担任黔东南慈源民族医院院长至今。

多年来从事民族医药的研究，对各类顽固性皮肤病诊治有极为丰富的临床经验。长期跟随师父学习，在股骨头坏死的临床疗法上有了进一步的突破，深受患者的好评。2009 年加入中国民族医药学会，对侗族、苗族医药事业的发展做出了努力和贡献。

地址：凯里市环城东路 575 号

邮编：556000　电话：15185729641

117. 马德明，男，1950 年 4 月出生于湖南省通道侗族自治县溪口镇罗城村。1969 年元月在本村任大队赤脚医生，1974 年毕业于通道卫校，1976 年毕业于安江卫校中医班，1997 年加入湖南省怀化市民族民间医药研究会，1998 年加入中国民族医药学会。历任通道侗族自治县溪口镇卫生院中医师、院长。通道侗族自治县医学会门诊部执业医师、负责人，擅长中西医内儿科，在当地有较高的威望。曾撰写专业论文 6 篇，参加市、省、全国民族医药学术研讨会交流，获优秀论文三等奖 1 篇，被评为全国侗医药先进会员。

地址：湖南省通道侗族自治县双江镇休闲广场通道县医学会门诊

邮编：418500　电话：0745-8620495　13874557674

118. 杨章荣，男，生于 1956 年 1 月。通道侗族自治县卫生局干部，副主任科员。1998 年 6 月底加入中国共产党。1975 年 1 月至 1977 年 4 月，在家乡通道县杉木桥公社龙塘大队小学两所小学担任民办教师。1977 年恢复高考即考入黔阳卫校学习中医专业。1980 年 12 月毕业后分配在通道县菁芜洲卫生院从事中医临床工作。1985 年 9 月考入湖南中医学院中医函大班，1989 年 6 月底毕业。1989 年 1 月调通道县卫生局工作至今。期间从事过爱卫、人事和医政管理等工作，现仍在医政管理工作岗位上。

幼时体弱多病，全靠药罐子陪伴而得以生存。故年少时就对民族医药产生了极大的兴趣。参加工作后，除爱好中医药事业外，还酷爱民族医药事业。1997

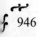

年 7 月 26 日在怀化参加怀化地区民族民间医药研究会第 1 次学术交流会，撰写的《民族医药在少数民族地区初级卫生保健中的作用》论文，在会议上交流，并获优秀论文二等奖；1998 年 10 月 10 日在通道县召开的湖南省中西医结合学会民族医药专业委员会第五届暨怀化市民族民间医药研究会第二届学术交流会议将此文与另一篇《导赤散加味治疗涎液臭秽 5 例》同时收录入大会论文集；2004 年 10 月 20 日中国民族医药学会在通道县召开的全国首届侗族医药学术研讨会又将此文收录入大会论文集，并获得优秀论文三等奖。2007 年、2009 年分别参加了在广西三江和贵州天柱召开的中国民族医药学会第二届、第三届全国侗族医药学术研讨会。

多年来，理解和支持侗族医药事业的发展，特别是在县卫生局担任业务股长期间，对民族医生的资格认定和行医准入给予政策允许范围内的关照，为侗族医药事业的发展做出了努力和贡献。

地址：湖南省通道侗族自治县卫生局

邮编：418500　电话：0745-8627529　13973074732

119. 刘渊，字开辉，侗族，天柱县民族医药学会会员，1973 年 2 月生于贵州省锦屏县平秋镇晓岸村，现迁居新化乡新化所村。毕业于贵州省中等师范学校，民间医药学是其所好（专长）。在八年（1991 年~1999 年）教师生涯中，一边糊口养生，一边赴身杏林，追随伯父刘光宗学习祖传秘方，将所学之技付诸病患，在学以致用中赢得了一定的口碑。1999 年全国取消代课后，辞教正式从事民间医药的探讨，常年奔波于苗山侗岭之中为患者治病解危，期间曾向民间医贤散学各家医技，尤其是向龙氏侗医"五龙脉诊法"第二十四代传人龙建川、第二十五代传人龙昭君学习其祖传秘技，其对民间医药的崇尚，虚心求教，深得名师龙家父子器重，而诚心授艺，能学以致用，受益匪浅，现对侗医药的研究有了较高的造诣，尤其是对胃病、月家病、泌尿系结石、癫痫、风湿、肝炎、骨伤、心脏病等疑难杂症的治疗有独到之处。常年奔波于苗山侗岭采药和为患者治病，医风医德誉满侗寨，曾被九寨人称为"黔侗草医"。为了发扬民族医药学，广收民间医药医技，写成册子，分类散发民间。预计两年后《黔侗草医行医记》《五龙脉诊法学探讨》将付梓于世。

地址：锦屏县三江镇六街"黔侗草医"铺

邮编：556700 电话：15685530538

120. 彭再珅，男，侗族，1967 年 10 月出生，剑河县溪乡人。1989 年在当地任民办教师，1996 年得了胃病后身体很瘦，才有 90 斤重，曾服用西药、中药治疗效果不佳。于是在原有中医药知识基础上，对其胃病进行摸索，总结出很多与以往的不足之处，"胃酸过多和胃酸缺乏"即脾胃虚寒，胃阴亏虚，食滞胃脘，肝胃气滞，寒邪犯胃。加上平常食疗和穴位按摩，才把这胃病治好。

从此，他就更加有决心研究大自然的一草一木，虚心向其父学习，向当地许多老侗医请教，曾经向剑河县医院杨院长和遵义医学院石院长请教。在2000年发表文章《脾胃论》得到大家好评，现在对肝炎、骨折、肾病、脑中风偏瘫、面瘫、肺肾结核、带状疱疹、缩阴症、高低血压、贫血、糖尿病、妇科病、骨痛、坐骨神经痛、蛇伤、鼻炎、骨质增生、胆囊炎和胆道蛔虫、静脉炎、皮肤病、内伤瘀血痛、中老年顽固性便秘，以及平常养身等，临床疗效较为显著。

他以病人为中心，病人之痛苦就是他的痛苦，因为他经历过病痛，深知病人痛苦难以煎熬。只要哪里需要他，随叫随应，从不讨价还价，有钱也治，无钱也治，救死扶伤是大恩大德，只要有一点希望，都要尽百倍的努力，为发扬侗医药及人民健康做出贡献。

地址：贵州省剑河县盘溪乡盘龙西路

邮编：556402　电话：13648558358

121. 龙先玉，男，生于1956年4月1日，贵州省天柱县石洞镇屯雷村九组人。14岁随师父侗医龙登良学徒2年，18岁拜师民间中草医龙大球医师学习2年7个月，22岁开始单独行医至今。主要擅长侗医药儿科推拿、拔罐，治疗扭伤疗效颇佳。

地址：贵州省天柱县石洞镇屯雷村九组（556611）

122. 杨昌杰，男，侗族，生于1969年9月2日，贵州省天柱县石洞镇槐寨村各銮组人。侗医世家出身，12岁随父学习侗医中草药治病，18岁跟伯父学习民间医术，20岁单独行医，系杨氏侗医第4代传人。主要擅长侗医药治疗毒蛇咬伤、跌打损伤、胸膜炎、腹膜炎、慢性肾炎等疗效显著，在当地有一定威望。

地址：贵州省天柱县石洞镇槐寨村各銮组

邮编：556611

123. 杨贤根，男，侗族，1974年4月14日，贵州省天柱县石洞镇街头人。1992年初中毕业后，一直跟随父亲杨启泉（当地名医）学习侗医中草药诊病技术。幼承师训，耳濡目染，热爱侗族医药，20多年来单独行医，对侗医治疗骨质增生、慢性肾炎、慢性浅表性胃炎有独特疗效。2009年被批准加入中国民族医药学会。

地址：贵州省天柱县石洞镇街头杨启泉侗医诊所

邮编：556611　电话：0855-7782348　15870234228

124. 杨晓琼，女，侗族，1960年6月生，侗族，中共党员。贵阳中医学院中西医结合专业毕业，主管护师，中国民族医药学会会员。

从事苗族侗族医药发掘、整理、研究、总结工作，参加了《侗族预防医学资料的调查研究》《蜂医学保健品"蜂宝素"开发应用研究》《粘贴法制作中草药腊叶标本的研究》《黔东南苗族侗族自治州苗族侗族药物资源的研究及其标本展示》、《苗族药物的类别和命名方法研究》《侗医药"骨髓炎敷剂"治疗慢性

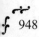

骨髓炎临床疗效研究》《侗族药物方剂研究》《侗族药物方剂学》《苗族侗族药物标本库及其药物分类和命名法的研究》等地州、贵州省科技厅、贵州省卫生厅以及国家中医药管理局下达给黔东南州民族医药研究所的有关苗族侗族医药的课题研究。这些课题工作，曾获贵州省医学科技二等奖1项，黔东南州科技进步二等奖3项、四等奖2项；发表了《侗族药物的类别和命名方法》《侗族药用物种》《侗族方剂的组成与变化》《贵州雷公山地区苗族药用植物的调查研究》《贵州雷公山地区苗族医药传承的现况及对策》医学论文7篇。参加了苗族侗族药物标本馆建立的工作，参加了《贵州省中药现代化科技产业研究开发专项项目"贵州省民族药活性筛选中心建设"》的子课题"建立苗族侗族药用植物凭证标本室"工作；参加了国家科技部科技基础平台项目专题"自然保护区生物标本与民族医药标本整理与数字化"项目中黔东南州的4949号民族植物药腊叶标本信息数字化工作；参加了《侗族常用药物图鉴》《侗族药物方剂学》的编写工作。目前，主要进行侗药用药规范的研究以及苗族、侗族常用药物的药物化学、药理及临床应用的研究，进行苗医药、侗医药及瑶族医药非物质文化遗产项目的保护、传承和发展工作。

参编了《侗族常用药物图鉴》《侗族药物方剂学》。当前，主要进行《黔东南苗族药物志》的编纂，"黔东南药用物种的调查研究"，以及苗族、侗族常用药物的药物化学、药理及临床应用的研究，进行苗医药、侗医药和瑶族医药非物质文化遗产项目的保护、传承和发展的相关工作及科普教育工作。多年来，为侗族医药事业的发展，做了许多卓有成效的工作。

地址：贵州省凯里市金井路6号黔东南苗族侗族自治州民族医药研究所

邮编：556000　电话：13885526573

第三节　从事侗族医药临床、科研、教学的医师、专家、教授简介

1. 石光汉，男，侗族，中共党员，中西医结合副主任医师，生于1950年12月27日，湖南省通道侗族自治县黄土乡上都天村人。1969年参加中国人民解放军，1975年复员，1975年至1978年在衡阳医学院临床医疗专业学习，期满后毕业。1978年7月分配到湖南省地质局407队任医师。1980年调通道侗族自治县人民医院工作，历任门诊部主任、传染科主任、副院长、院长等职务。1986年晋升为消化内科主治医师，1995年调通道侗族自治县卫生局副局长，1998年任局长。在任期间，对民族医药特别重视，制定了一系列有利于侗医药发展的优惠政策，凡具有一技之长、医德医风好、群众公认的侗族民间医生，经考核合格登记发证，允许挂牌行医，既加强了管理，又规范了侗医药市场，方便广大侗乡人民就医，

发挥了侗医药人员的工作积极性。这种做法，得到了上级卫生部门的肯定，原国家中医药管理局副局长、原中国民族医药学会诸国本会长向全国民族医药界郑重提出："通道侗族自治县继承、保护与发展民族医药的经验值得学习"。石光汉同志主持通道侗族自治县卫生局全面工作期间，连续三年被评为先进单位，县人民政府授予"先进工作者"称号。2003年被选为中国民族医药学会侗族医药专家委员会主任委员，成功主持召开了全国首届侗医药学术研讨会。撰写侗医药管理专业论文10余篇，在全国、省、市各级民族医药学会研讨会上交流，如《保护、挖掘、整理、研究、开发民族医药是我们义不容辞的责任》《关于怎么做好民族医药工作的构思和建议》《发展民族医药所面临的困境及对策》等论文，在民族医药界产生强烈的反响和共鸣，推动了民族医药事业特别是侗族医药的发展。2006年创建通道侗族自治县民族医药研究所，出任所长，为侗药的开发利用向政府领导建言献策，为建立侗药生产基地四处奔走，与广西桂林亦元生公司联合研发罗汉果等一系列产品，取得了较好的科研成果。2010年11月，以湖南省侗族代表出席中国民族医药学会第二届会员代表大会暨换届会议，被选为新一届理事会常务理事。2011年总策划并出任《中国侗族医药》一书编委会主任和名誉主编，亲自收集侗医药古籍资料，完成侗医古代医方著作任务，为本书质量把关，为按时出版做了大量艰苦的工作。近年来，深入开展民族民间医药调查研究，向国家中医药管理局建言献策，要求制定民族医药的法律法规，为民族医生的资格认定和行医许可积极创造条件和不断努力，受到了广大民族民间医生的好评。

地址：湖南省通道侗族自治县卫生局

邮编：418500　电话：0745-2210858　13907455856

电子邮箱：sgh501127@yahoo.cn

2. 龙运光，男，侗族，1952年5月10日出生于贵州省黔东南自治州天柱县坪地镇。中医本科学历，中医主任医师，中共党员。贵州省民族医药学会常务理事，黔东南医学会副会长，民族医药分会会长，中国民族医药学会会员，中国民族医药学会侗族医药专家委员会副主任委员，中国民族医药学会第二届常务理事。

1975年至1983年在黔东南苗族侗族自治州卫生局工作。1984年至1992年调自治州中医院工作，1993年至2001年在自治州民族医药研究所任所长。擅长侗族苗族医药基础理论研究，用中医药、民族医药、临床诊疗肝胆病、妇科杂症、内科疑难病症有独到之处，疗效确切。由于医术精湛，医德高尚，在湘、黔边区享有很高的威信。撰写民族医药专业论文40余篇，在全国、省、市中医药、民族医药学术研讨会交流，获优秀论文一等奖5篇，二等奖3篇。编著《侗医吴定元小儿推拿经验》《侗族药物方剂学》《侗族常用药物图鉴》，在贵州出版集团贵州科技出版社出版。主持研制民族药"枫荷除痹液""侗医药治疗糖尿病临床观察研究""苗、侗医药治疗高脂血症、高血压临床观察研究""引进新九针

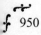

疗法""治疗腰椎间盘突出症临床观察研究"等多项侗、苗医药科研课题。2009年6月退休后受聘于黔东南弘扬民族医药研究所、便民民族医院，任顾问，为发展民族医药事业，弘扬侗、苗医药继续做贡献。2011年参与《中国侗族医药》一书的编辑工作，任第一主编，亲自撰写"侗族医药史""侗族医药基础理论"等重要章节，为该书审稿、校对、质量把关，为出版此书做了许多有益的工作。

地址：贵州省黔东南苗族侗族自治州凯里市文昌路上街9号便民民族医院门诊部

邮编：556000　电子邮箱：27697947 @ qq.com

电话：0855-8258221（办）8248311（住院部）13908551811（龙运光手机）0855-8218868（宅）

3. 吴国勇，男，侗族，1956年9月出生，大学文化，副主任医师，中国民族医药学会理事，中国民族医药学会侗族医药专家委员会副主任委员，广西民族医药协会侗族医药专业委员会副主任委员。现在广西三江侗族自治县疾病预防控制中心工作。历任三江侗族自治县人民医院中医科主任、干部病房主任，三江县中医医院院长，政协三江侗族自治县第九、第十届委员会委员，政协柳州市第九届委员会委员。1978年毕业于广西中医学院医疗系，从事临床工作三十余年，从事侗族医药研究十多年，是中国民族医药学会侗族医药专家委员会发起人之一，任侗族医药专家委员会首届、二届副主任委员。2010年11月代表广西侗医出席中国民族医药学会第二届全国会员代表大会暨换届选举，被选为中国民族医药学会新一届理事会理事。2011年任《中国侗族医药》一书第三主编，认真细致地审稿、校对，为此书的撰写、审稿、校对和出版做了大量卓有成效的工作。具有丰富的临床实践经验，运用中医、西医结合侗族医治疗各科疑难杂症，如中风后遗症、颈椎症、腰椎间盘突出症、风湿、类风湿、各种痛症、肝肾胃肠病、结石症、妇科病等。近年来对侗族医药的挖掘、整理、研究、发展做出较大的贡献，取得一定的成绩，在国家级和省级刊物上发表民族医药研究论文10多篇，先后荣获全国侗族医药学术研讨会优秀论文一等奖、全国民族医药学术研讨会优秀论文二等奖、三江侗族自治县科技进步二等奖。2007～2010年完成了三江侗族自治县《广西三江侗族医药调查研究》科研课题，编印"广西三江侗族医药调查研究资料汇编"一册。入录《八桂医学专家名录》《世界优秀医学专家与人才·中国大陆名医大典》。

地址：广西三江侗族自治县疾病预防控制中心

邮编：545500　电话：13317825318

电子邮箱：wgy.5318@163.com

4. 吴国生，男，侗族，中共党员，生于1952年5月8日，湖南省通道侗族自治县坪坦乡高本村人。1974年毕业于常德医专，毕业后一直从事临床医疗、教学和医院管理工作。历任乡卫生院院长、县人民医院办公室主任、县民族中医院院长等职务。1988年晋升为主治医师，1996年聘为副主任医师。系中国民族医药学会侗族医药专家委员会副主任委员，湖南省中西医结合学会民族医药专业委员会委员，中国超声医学工程学会会员，中国临床学会会员，湖南省儿科学会会员，怀化市民族民间医药研究会第二届常务理事，通道侗族自治县民族民间医药学会副会长兼秘书长。曾撰写医学专业论文20余篇，先后在国家、省部级刊物发表和学术研讨会上交流。2004年对传统侗药进行了系统发掘和整理，2006年10月编写了10万余字的《侗药大观》一书，将在北京民族出版社出版发行。

工作积极肯干，认真负责，在主持通道侗族自治县民族中医院全面工作期间，对民族医药，特别是对侗族医药的发展十分重视和支持，主动将通道侗族自治县民族民间医药学会挂靠在县民族中医院，给学会以人力、物力上的无私援助。对收集、挖掘、整理侗族医药民间单方、验方做出了积极努力，2005年参与完成"湖南侗族医药文献整理与临床应用"科研课题，获怀化市科技进步三等奖，为弘扬侗族医药做出了较大的贡献。

成绩显著，先后获"湖南省民族团结进步先进个人""怀化市十佳新闻人物""怀化市勤政廉洁十佳公仆""怀化市优秀共产党员"等20余个荣誉称号。在担任《中国侗族医药》副主编期间，撰写"侗乡药膳"，并参与其他章节的编写和校对工作，为该书的正式出版做了许多卓有成效的工作。

联系地址：湖南省通道侗族自治县中医院

邮编：418500 电话：0745-8623223 13607455066

5. 龙开娥，女，侗族，出生于1947年农历十二月二十三日，通道侗族自治县坪坦乡阳烂村人。1968年毕业于通道一中高中部，1974年7月在通道县五七大学医学分校毕业，1970年至1972年调湘黔、枝柳铁路医疗保健科工作。1975年到通道双江乡卫生院工作，1995年与通道民族中医院合并后任副院长，1988年晋升为中医骨科伤科主治医师，1998年7月年被聘为中医骨伤科副主任医师。自幼向祖父龙儒恩（著名侗族龙氏接骨世家第七代传人）学习侗医骨伤科诊疗技术。从事侗医骨伤科临床工作三十多年，救治骨伤、骨折患者几万人次。工作认真负责，技术精益求精，关心体贴病人，服务态度有口皆碑，医德医风深受广大病友称赞。

1993年被评为全国妇女联合会代表，全国妇联第四届执行常委。1995年被选为世界妇女大会非政府组织论坛代表。1998年至2002年被选为第九届全国人大代表。1998年至2007年任怀化市政协兼职副主席，通道侗族自治县人大常委兼职副主任，2008年2月退休。

先后撰写侗族医学专业论文20余篇，在杂志和学术研讨会上发表和交流。历任通道侗族自治县民族民间医药学会副会长、怀化市民族民间医药研究会副理

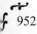

事长、湖南省中医药学会民族医药专业委员会副主任委员、中国民族医药学会侗族医药专家委员会委员、名誉主任等领导职务，为侗族医药的发展做出了卓越的贡献。1995 年被评为湖南省先进工作者，1990 年获国家民委颁发的"全国民族团结进步先进个人"称号。2011 年参与《中国侗族医药》一书编辑，是编委之一。

联系地址：通道侗族自治县民族中医院

邮编：418500　电话：0745-8623310（宅）　13707456217

6. 郭伟伟，女，1963 生，汉族，中共党员。毕业于贵阳中医学院医疗系。中医主任医师；黔东南自治州中医医院副院长、党委委员，黔东南自治州民族医药研究所所长；中国民族医药学会侗族医药专家委员会委员，贵州省民族医药学会副会长，贵州省中医药学会常务理事，贵州省中西医结合学会理事，贵州省中西医结合青年联合委员会常务理事。应用中医药、苗医药、侗医药及中西医结合治疗肿瘤、气管炎、肺心病、胃炎、结核病、骨髓炎、不孕症及妇科疾病等有较丰富的临床经验。开发了苗药抗感冒香囊，发表论文十余篇，获黔东南自治州科技进步奖 1 项。

现负责的研究课题有贵州省科技厅下达的《苗族侗族药物标本库及其药物分类和命名法的研究》、贵州省优秀科技教育人才省长资金项目《侗族药物用药规范的研究》。多年来，关心支持侗医药事业的发展，为《中国侗族医药》一书提供资金赞助，担任此书副主编，为该书的出版做了许多卓有成效的工作。

地址：贵州省凯里市金井路 6 号黔东南苗族侗族自治州民族医药研究所

邮编：556000　电话：0855-8218989　13885528606

电子邮箱：Qdngww0429@163.com

7. 龙之荣，男，侗族，1957 年 11 月生，贵州省天柱县人。现为黔东南苗族侗族自治州民族医药研究所天柱精神病研究室、黔东南天柱侗医精神病专科医院院长。其运用祖传秘方治疗癫狂症、癫痫症（母猪风、羊癫风）、肌肉萎缩性瘫痪等疾病均有显著的疗效，被当地誉为"癫狂病患者的福音"。12 岁投侗医彭茂清门下学侗医并得恩师教诲，16 岁在周边县及湘、黔、桂一带行医。1988 年回到天柱开设个体医诊所，1993 年改批开设天柱精神病专科诊所，1999 年 4 月经黔东南苗族侗族自治州卫生局批准成立黔东南苗族侗族自治州民族医药研究所天柱精神病研究室。2008 年经贵州省中医管理局考察提议，黔东南苗族侗族自治州卫生局批准成立了黔东南天柱侗医精神病专科医院。

2001 年至今，先后出席了中国卫生协会职业群体专业学术委员会组织工作年会、全国临床医药学和心理卫生学术会、中国中医学术会议、全国苗族医药学术研讨会、全国首届侗族医药学术研讨会，2002 年 6 月应欧洲神经学会邀请出席了在德国柏林主办的第十二届国际神经学大会，并在这次会议上作了专业学术报告，受到了与会专家的好评。先后在《中国民族民间医学杂志》《美国中华健康卫生杂志》《贵阳中医学院学报》《中医杂志》《柏林国际医学科技优秀论文集》《美国中华临床医药学杂志》《中国民族医药杂志》《中国现代医学与临床》《JOURANL OF NEUROLODY》等国内外权威医药学术刊物文集上，发表了《对癫狂症的临床观察治疗之我见》《侗医癫狂阴阳辨证论治之我见》《中草药治疗癫狂602例的临床观察》《治疗癫狂综合症的1例报告》《民族医药治疗癫狂症的临床分析》《产后癫狂之我见》《侗族民间对小儿"半天"诊治浅谈》等20多篇论文，其中多篇优秀论文荣获国家级一、二、三等奖等多种奖项。先后应欧洲神经学会的邀请赴德国、法国、比利时、卢森堡、荷兰、挪威、英国、丹麦八个国家进行考察和学术交流活动。是2006年全国第2次残疾调查医师组评委之一。2007年被黔东南苗族侗族自治州人民政府评为"优秀民族医生"，2008年至今担任中国民族医药学会侗族医药专家委员会委员、黔东南自治州民族医药学会副秘书长，天柱县民族医药学会副会长。2010年被天柱县委、县人民政府评为首届"拔尖人才"并享受政府津贴。2011年参与《中国侗族医药》一书的编辑工作，任副主编，为本书出版赞助资金、收集资料，做了许多卓有成效的工作。

地址：贵州省天柱县凤城镇新寨黔东南天柱侗医精神病专科医院

邮编：556600　电话：0855-7521967　13885577632

电子邮箱：tzxjsbyy@163.com

8. 龙东清，男，侗族，中共党员，大专文化，1958年5月出生。中医副主任医师，广西三江侗族自治县中医医院副院长，中国民族医药学会侗族医药专家委员会委员，中国中西医结合学会广西分会理事会理事，广西民族医药协会理事会理事。1979年毕业于广西中医学院医疗系，历任广西三江侗族自治县同乐苗族乡卫生院院长，广西三江侗族自治县中医医院急诊科主任、住院部主任，有多篇论文发表在国家和省级刊物上并获奖。擅长治疗内科、妇科、儿科疑难杂症，用侗医侗药治疗消渴病（糖尿病）、泌尿系结石、肝病等有一整套独特有效的诊疗方法。2011年参与《中国侗族医药》一书编辑出版工作，是该书编委之一。

地址：广西壮族自治区三江侗族自治县中医院

邮编：545500　电话：13768572136

9. 吴兴远，男，侗族，中共党员，1955年10月出生，大专学历，主治医师，中国民族医药学会侗族医药专家委员会委员，广西民族医药协会会员。1978年毕业于广西中医学院医疗系。1978年10月任广西三江侗族自治县同乐公社卫生院党支部书记、副院长，兼任同乐公社团委副书记；1986年8月至1990年5月任三江侗族自治县卫生局医政股股长；1990年6月至1996年6月任三江侗族自治县中医医院门诊部主任；1996年7月至2006年9月任三江侗族自治县中医院副院长兼党支部书记；2006年8月至今任三江侗族自治县中医院党支部书记兼侗医专科主任。从事临床工作三十余年，多次到上级医院学习进修特殊医技诊疗技术，具有丰富的临床实践经验。擅长以中医、侗医、针灸、推拿、药线点灸治疗各种疑难杂症，如肝病、肾病、胃肠病、哮喘、高血压、中风、风湿、颈椎、腰腿痛、小儿重度腹泻、急慢性鼻炎、带状疱疹等，有多篇论文在国家级、省级刊物发表。2011 年参与《中国侗族医药》一书的编辑出版工作，是该书编委之一。

地址：广西三江侗族自治县中医医院

邮编：545500　电话：13517533891

10. 佘朝文，1964 年 9 月生，湖南省会同县人，苗族，中共党员，博士，教授。1985 年 7 月毕业于湖南师范大学生物教育专业本科，1990 年 9 月至 1991 年 6 月在复旦大学生命科学学院修完遗传学专业硕士研究生课程，2005 年 6 月毕业于武汉大学遗传学专业并获理学博士学位。历任怀化学院（原怀化师专）生物系副主任、主任、教务处处长、人事处处长、院长助理等职，现任怀化学院副院长。2002 年 8 月晋升教授职称。现为中央联系的高级专家、湖南师范大学硕士研究生导师、民族药用植物资源研究与利用湖南省重点实验室主任、湘西药用植物与民族植物学湖南省高校重点实验室主任、"植物学"省级重点建设学科学术带头人、"遗传学"校级重点建设学科负责人、湖南省自然科学基金项目评审专家、中国遗传学会和中国植物学会会员、湖南省植物学会理事、湖南省科研管理工作者协会副会长、湖南省高等学校科研与科技产业协会副理事长、中国民族医药学会侗族医药专家委员会委员。1999 年被评为湖南省普通高校科技工作先进工作者，2006 年被评为怀化市第四届科技拔尖人才，2008 年获怀化学院教学名师称号。

长期从事植物遗传学和人类遗传学研究，现主要从事民族药用植物资源遗传多样性和遗传改良研究。先后主持湖南省科技计划重点项目 1 项、湖南省自然科学基金项目 1 项、湖南省教育厅科研项目 3 项（其中重点项目 2 项）、怀化市重大科技专项 2 项，参与国家自然科学基金项目 1 项。已累计发表学术论文 70 余篇，其中 SCI 论文 9 篇、核心期刊论文 40 余篇。研究成果先后在《Nature Genetics》《Amcrican Journal of Human Genetics》《Biotechnic & Histochemistry》《Caryologia》《Chromosoma》《Journal of Integrative Plant Biology》《遗传学报》《中国生物化学与分子生物学报》《植物学报》《遗传》《武汉植物学研究》等国内外重要期刊上发表。与他人合作完成的科研成果"人类 A－1 型短指（趾）症病因的研究"获国家自然科学二等奖，有关药用植物的研究成果获怀化市科技进步三等奖。

近几年主要组织开展了侗族药用植物资源调查与利用研究、珍贵药用植物种质资源遗传多样性与组培快繁技术研究以及金银花绿原酸与木犀草苷合成关键酶基因克隆及功能研究，建立了侗族药用植物种质园、侗族药用植物标本库和侗族药用植物资源在线数据库。2011 年主持承办全国第四届侗族医药学术研讨会，为此投入了大量的人力、物力。关心和支持《中国侗族医药》一书的编辑、出版工作，担任此书顾问，百忙中抽空审稿、校对，提出修改和指导性意见，为该书质量严格把好关做出了贡献。

地址：湖南省怀化市迎丰东路怀化学院

邮编：418008　电话：0745-2852057　13874488072

电子邮箱：shechaowen@tom.com

11. 汪冶，男，汉族，中共党员，湖南省浏阳人，生药学教授，主任药师，执业药师。1956年9月出生，1974年应征入伍，1978年复员回乡参加高考，考入湖南中医学院，1982年湖南中医学院中药专业本科毕业，分配到怀化地区药品检验所，1993年任怀化地区药品检验所副所长，2003年调入怀化医专，现任怀化医专中医药现代化研究中心主任。

主要从事生药学、药用植物栽培学、民族药物学的教学、科研、医药和食品新产品的开发与产业化加工、药品质量标准的研究等。

学术论文与著作：在国家级医学杂志发表论文30余篇，其中《侗药水兰的生药学研究》《侗药黄果七叶莲药材质量标准的研究》《试论侗药学理论特色》三篇侗医药专业论文发表于《中国民族医药杂志》2009年第7期。合著的《湖南省中药材标准》等三部专著，分别于1989年、1993年、2001年由湖南省科技出版社出版。

申报国家发明专利7项，已获批准2项。

在研的科研项目有"中国侗医药史的研究""侗医针挑疗法治疗肩周炎技术推广应用""侗药大血藤高产栽培及深加工技术研发""毛秀才等9种侗族药材标准的研究""中国侗药志研究"等8项科研项目分别获湖南省科技厅、民族药用植物资源研究与利用湖南省重点实验室国家中医药管理局等科研立项。

主要科研成果：获市级科技进步二等奖2项，省级科技进步三等、二等、一等奖各1项。

地址：湖南省怀化市锦溪南路怀化医学高等专科学校

邮编：418000　电话：13787508136

12. 萧成纹，男，生于1935年6月，湖南省宁远县人，书香门第，革命家庭。父亲萧志仁，辛亥革命老人。三岁父亡，母亲孀居抚育成人。1951年9月，时年16岁，参加革命，任宁远县人民医院防疫队干部。1954年8月毕业于湖南省立第6卫校（今永州医专）医疗专业，自愿申请到边远艰苦的少数民族地区从事医疗保健工作。历任通道侗族自治县乡（镇）卫生院负责人，防疫专干，县人民医院门诊部、传染科负责人、内科副主任、老干中医科主任、副院长等职。中共党员，中西医结合主任医师，1996年2月退休。

退休后，继续从事老年病和民族民间医药研究，系中国民族医药学会会员、中国老年学衰老生物学会会员，曾任中国民族医药学会首届侗族医药专家委员会委员兼秘书长（2008年被聘为顾问），《中国民族民间医药杂志》编委，《中华医药杂志》专家编辑委员会常务编委，湖南省中西医结合学会民族医药专业委员会副主任委员（2005 年 6 月被聘为顾问），怀化市民族民间医药研究会副理事长兼秘书长（2008 年 10 月被聘为顾问），通道侗族自治县老科学技术工作者协会原副会长兼卫生分会名誉会长（门诊部法人代表），通道侗族自治县侗医药研究所所长，附设侗医药诊所执业医师、法人代表。

多年来共撰写医学专业论文 98 篇，其中在国际级刊物《美国中华东方医学杂志》发表 1 篇，台湾医学及医院管理新技术研讨会交流获优秀论文奖 1 篇，在国家级杂志发表论文 38 篇，在各级老年医学及民族民间医药学术研讨会交流论文 58 篇。荣获全国优秀论文一等奖 5 篇、二等奖 6 篇、三等奖 8 篇。主编大会论文集 6 本，编著《通道县卫生志》（任副主编）；编著民族医药专著 2 本（其中《侗族医药探秘》36.5 万字，于 2004 年 6 月在长沙岳麓书社出版发行；《湖南世居少数民族医药宝典》86 万字，于 2008 年 11 月在光明日报出版社出版发行，以上文稿共 208 万余字。筹备并参与主持召开全国 1 ～ 3 届侗族医药学术研讨会，取得圆满成功。

由于连续 25 年为离休老干部和副处级以上退休干部承担医疗、健康咨询、保健课、上门巡诊服务，抢救多名危重病人脱险，业绩突出，被誉为"金色的黄昏，老人的知音"。多次被评为"先进工作者"、"优秀专业技术人员"、"优秀共产党员"、"为老年人送温暖先进个人"、"全省老干部工作先进个人"、"九九银发计划系列表彰"（全省十佳之一）、"湖南省优秀老科技工作者"。2010 年获全国侗文学最高成就奖"鼓楼奖"。国家科协、劳动人事部、卫生部联合颁发了"长期在少数民族地区从事科技工作"荣誉证书，2011 年被评为通道侗族自治县首届助人为乐道德模范。

因热爱民族民间医药事业，精心挖掘、收集、整理民族民间医药单方、验方、偏方、秘方，通过多年临床验证，疗效奇特，为各族人民防病治病成绩显著，多次获"学会工作先进个人"。先后完成"侗族医药文献整理与临床应用""湖南世居少数民族医药文献整理" 2 项科研课题，获市级科技进步二等奖、三等奖各一项，被通道侗族自治县人民政府授予"优秀人才"，享受政府津贴等殊荣。已申报并被批准省级 2011 年民族医药科研计划"侗医治疗骨伤骨折技术研究"。其业绩已编入《怀化大辞典》《中国专家大辞典》《中国大陆名医大典》《世界优秀专家大辞典》等 10 余种大型辞书辞典。2011 年参与《中国侗族医药》一书的策划、组稿、编辑、审校工作，任该书总策划第二主编兼责任编辑，为书稿严把质量关，为此书出版筹集资金、收集资料四处奔波，带病加班加点，按预期计划出版发行，做了许多有益的工作。

单位：湖南省怀化市通道侗族自治县第一人民医院

地址：湖南省怀化市通道侗族自治县双江镇城东听水山庄 4 栋 302 室

邮编：418500　电话：0745-8623316　13087299830

电子邮箱：hntdxcw@163.com

13. 金鸣昌，男，仫佬族，1954年1月出生。1978年10月毕业于遵义医学院医学系，1978年7月加入中国共产党，同年被分配到黔东南州人民医院任住院医师。1984年任主治医师，眼科副主任、主任。1995年任医务科长、主任医师，1997年任副院长。2001年任主任医师，贵阳医学院硕士生导师。2001年6月~2010年4月任黔东南州卫生局党组书记、局长，黔东南州红十字会常务副会长，黔东南州医学会会长，贵州眼科学会、耳鼻咽喉头颈外科学会常务委员。现任职黔东南州卫生局党组书记、黔东南州卫生监督局党组书记、黔东南州红十字会顾问。曾在《中华眼科杂志》《中国中医眼科杂志》《贵州医药》《眼外伤与职业眼病》《黑龙江医药》等核心和重要专业医学杂志发表论文20余篇。曾获得省医学科技二等奖，贵州省自然科学优秀学术论文三等奖，黔东南州人民政府科技进步奖六项。在白内障复明工作中做出突出成绩，1996年被国务院授予"全国助残先进个人"称号。1999年享受贵州省人民政府特殊津贴。2000年获贵州"视觉第一中国行动"先进个人称号。2004年贵州省委省政府授予全省"勤政廉政先进个人"称号。2008年带领医疗队参加四川汶川地震抢险救援，被国家卫生部、国家食品药品监督管理局、国家中医药管理局、中国人民解放军总后勤部授予抗震救灾医药卫生"先进个人"称号。

依据国家法律法规，大胆探索，敢于实践。结合民族自治州地方自治条例，探索开展自治州区域内确有一技之长的民族民间传统医生通过考试、考核、培训合格，允许在户籍所在地执业的尝试，受到广大群众及民族民间医生的一致好评。2011年参与、支持《中国侗族医药》一书的编辑出版，任该书名誉主编之一，亲自收集资料、审稿、校对，提出指导性的修改意见，为本书质量严格把关，为出版该书做了许多卓有成效的工作。

地址：贵州省黔东南苗族侗族自治州卫生局

邮编：556000 电话：0855-8218478

14. 邓星煌，男，汉族，1941年9月生于湖南省武冈市，中共党员，大学文化，原怀化市民委正处级副主任兼怀化市民族研究所所长。曾在通道侗族自治县党政部门工作18年，后调怀化地委统战部和怀化地区民委工作。从1960年在湖南大学开始民族研究，至今已50余年。勤奋开拓，出版编著、主编或参与编写的图书35部，发表的民族学科文章40多篇，被中南民族大学、吉首大学、怀化学院、怀化市委党校等单位聘为特约研究员、研究员或客座教授多年。中国民间文艺家协会会员，中国和国际人类学与民族学会会员，中国侗族文学学会顾问（原秘书长），中国民族史学会理事，湖南省民族研究学会常务理事，湖南省苗学学会顾问（原副会长），中国民族医药学会侗族医药专家委员会顾问，怀化市民族民间医药学会名誉会长，怀化民族医药研究所总顾问等。1988年4月被国务院授予"全国民族团结进步先进个人"称号；1997年8月和1998年9月2次被国家民委和民族团结杂志社授予"全国民族团结宣传工作先进个人"称号；1992年11月10日获国家教委授予"全国民族教育宣传工作先进个人称号"；1986年11月获湖南省委宣传部、省委统战部、省民委授予的"编写出版民族问题五种丛书先进工作者"称号，主笔《通道侗族自治县概况》一书被评为"建国以来湖南省民族问题优秀丛书"。1987年11月获省委宣传部、省民委、省文联等五单位颁发的"民间文学三套集成工作荣誉奖"；1993年3月获国家民委、民族团结杂志社颁发的全国民族团结有奖征文二等奖；2001年被怀化市委、市政府授予"首届德艺双馨文艺家"称号；2011年被怀化市委、市政府授予"首届优秀社会科学专家"称号；参与侗族医药文献整理研究获2007年怀化市政府科技进步奖三等奖；牵头进行湖南世居少数民族医药文献整理研究，获2009年怀化市政府科技进步奖二等奖；参与编写《湖南民族关系史》，获省民研成果一等奖。论文《试谈侗族建筑艺术美》获省民研成果三等奖；其论文《振兴民族经济值得注意的一个问题》1991年获省民研成果三等奖，《侗族聚落的生态适应》在国际人类学与民族学第十六次会上宣读。其4篇民族医药论文获中国民族医药学会特等奖2篇、一等奖2篇，其主编的《湖南民族医药发展史》获2011年市委市政府哲学社会科学优秀成果二等奖。主持怀化地区民委工作多年，多次受到地委行署和省地有关部门的记功、晋级等表彰，2010年获全国侗族文学学会颁发的"鼓楼奖"。现担任《中国民族报》湖南记者站副站长，怀化市政协特邀文史编委，怀化市人民政府主办的《怀化统计年鉴》执行主编，怀化市非物质文化遗产评审专家。2011年与石光汉、萧成纹三人总策划编辑出版《中国侗族医药》一书，任第四主编，撰写章节栏目初稿、绪论、后记、审稿、校对，严把该书质量关，为出版筹集资金做出了较大的努力和贡献。

地址：湖南省怀化市民委

邮编：418000　电话：0745-2713376　13187150000

15. 顾崇国，男，侗族，1948年2月19日生，中国民族医药学会侗族医药专家委员会顾问，世界执照中医协会会员，中国特色医药学会会员，中国中医促进会会员，泰国医事顾问。1965年就读于贵州黔东南卫生学校，毕业后在侗乡当赤脚医生。1972年在贵阳医学院就读，以优异的成绩留校任教，从事病理生理学教学科研及附属医院的临床工作，历任助教、讲师、副教授。从医四十多年来一直潜心于民族医药尤其是侗族医药技术的研究，把现代医学及祖国传统医学与民族特色医学融为一体，独创特色。

所创手法戒毒填补了戒毒领域的空白，所著论文《点穴治疗戒断综合征33例》曾参加2002年在美国洛杉矶召开的"世界创新医学"大会并宣读。《中国针灸》

>

也登载了该论文。独创的侗药"恩都桑"对治疗中老年常发的心脑血管疾病及疑难杂症等有特殊疗效。论文《用复方恩都桑对112例中老年患者治疗的临床效果观察》一文，于2000年12月发表于《美国中华临床药学》杂志。所创指针经络疗法对诸多痛症及急诊(急腹症)可立即止痛，急症消除。1969年开始研究足疗(比国外早15年)用于保健，并用于临床急症，如肠梗阻一般不用开刀，仅重手法足疗就可使大便通畅。足疗治疗妇女痛经，疼痛发作时治疗有明显改善。所著论文《顾氏指针经络疗法》在2003年首届自然医学大会获金奖。所研究的"侗酒"由于在调节妇女内分泌延缓更年期，治疗妇科诸多疾病上效果显著，于2002年获"日内瓦国际博览会"金奖及"亚洲新技术博览会"金奖。此外还有多篇论文发表于省内外学术杂志上。

由于研究的民族医药独具特色，国内不少报刊杂志均有报道，光明日报《侗族"神医"顾崇国》，北京健康时报《老年性杂病克星—侗药》，健康报《以指代针，摩脚治病》，贵州日报《用双手为患者解除病痛》，贵州内参《侗医"神手"顾崇国》，贵州民族报《不用针药手到病除》，湖南怀化日报《神奇的侗家"手指疗法"》，贵州日报《不懈的追求》，贵州文史天地《研岐黄之术，行济世之功——访侗族神医顾崇国》等报道。国家中医药管理局第一任局长、中医泰斗吕炳奎老先生曾为甚题词"研岐黄之术，行济世之功"。应中央电视台中华名医特别人物栏目邀请，于2011年5月18日到中央电视台《华人会客厅》讲演侗医侗药特色医疗技术，被翻译成6种语言，向149个国家播放。

地址：贵州省黎平县城关镇富爷垴8号

邮编：557300 电话：13595113326

工作单位：贵州省贵阳医学院

16. 吴伟文，男，侗族，1932年6月出生，民间医生，广西三江侗族自治县良口乡良口村，中国民族医药学会侗医药专家委员会顾问，侗族非物质文化遗产侗医传承人。1958年随其岳父石子华学侗医骨伤科，为石氏骨科第八代传人，因勤奋好学，又得祖传，很快成为侗乡有名的接骨医生。他医术高超，所用草药都是祖传秘方，治愈了无数伤患而远近闻名，区内外患者都慕名而来求医。他的医德是"半修阴功，半养身"，从不跟病人讲价钱，总是病人给多少他收多少。2004年被评为三江县"十佳民间艺人"。2007年为柳州市评为"十佳民间艺人"。2009年被广西列为非物质文化遗产侗医传承人。现带出其徒弟四个儿子吴永贤、吴永良、吴永忠、吴永羲为第九代传人，均能独立行医，得其精要，常被邀到省内外诊治骨伤病人，在当地享有较高声誉。

地址：广西三江侗族自治县良口乡良口村下寨屯

邮编：545500 电话：15577033639

17. 龙连寿，男，侗族，中医主任医师，中共党员。1930年出生于贵州省天

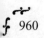

柱县高酿镇。1957 年北京医学院毕业分配到黔东南自治州人民医院工作，翌年就读于贵州省首届"西医高职学习中医师资班"二年余，1962 年至 1980 年先后任黔东南自治州人民医院儿科住院医师、主治医师、中医科主任；1981 年调任黔东南州中医医院副院长，1982 年晋升为中医副主任医师；1984 年任自治州中医院院长、医院党支部书记；1988 年晋升为中医主任医师，第六届全国人大代表；黔东南自治州医学会中医支会第一、第二届理事会副理事长。

1957 年受委托组建黔东南自治州人民医院儿科，"西学中班"结业后，潜心于以中西医结合诊治疾病，在多年的临床实践中，对内、儿科疑难病症的诊治积累了丰富的经验。1981 年后在组建黔东南自治州中医医院和发展全州中医药、民族医药事业方面做出了较大贡献。撰写中医、民族医论文多篇，并多次在全国和贵州省学术会上交流。

地址：贵州省黔东南苗族侗族自治州中医院

邮编：556000

18. 罗洪，男，汉族，中共党员，1982 年毕业于遵义医学院医疗系。黔东南州中医医院党委书记、院长、主任医师，贵阳中医学院兼职教授及硕士研究生导师，省管专家，贵州省泌尿外科学会常务委员，贵州省性学会常务理事，贵州省中西医结合学会常务理事，贵州省中西医结合学会男科学专业委员会主任委员，贵州省医学会理事，享受贵州省人民政府特殊津贴。在国家级权威期刊及省级以上学术刊物发表论文 50 余篇，获黔东南州科技进步奖 17 项。在泌尿外科及男科诊疗理论和实践上具有较深的学术造诣，是黔东南州泌尿外科学科带头人。多年来，关心支持侗族医药事业的发展，为《中国侗族医药》一书提供资金支持。

地址：贵州省黔东南苗族侗族自治州中医院

邮编：556000

19. 袁涛忠，男，汉族，1944 年 12 月生，1962 年参加工作，中共党员，副主任医师。是一新种白蛉（异蛉属长甲白蛉）的命名人之一。《中国民族医药杂志》编委。参加的医学科研课题曾获贵州省科学大会奖、贵州省科技进步二等奖；主持的医学科研课题曾获贵州省科技进步三等奖及贵州省医学科技二等奖，以及多项地（州）级科技进步二等、三等奖；发表了撰写的医学学术文章 50 余篇。近十余年来主要从事苗族医药、侗族医药的调查及研究。

在对药用植物的研究中，发表了《博落回杀灭蝇蛆效果的实验观察》《桃叶对中华按蚊成蚊熏杀作用的实验观察》《化香树叶对致倦库蚊幼虫蚊杀灭效果的实验观察》等学术文章；在民族药的开发研究中，对瑶族用于沐浴的天然药物进行了系统的化学分析、组方研究、制剂研究和用于药企的生产技术规程的研究，使之成为国家批准的民族药新药，发表了《瑶药"枫荷除痹液"的药理及临床疗效观察》学术研究报告；在对苗医药、侗医药的收集、整理、总结、提高工作中，撰写并发表了《苗族药物的类别和命名》《贵州雷公山地区苗族药用植物的调查研究》《贵州雷公山地区苗族医药传承的现况及对策》《侗族药物的类别和命名方法》《侗族药用物种》《黔东南自治州侗药物种多样性研究》等学术研究文章。

参加了贵州省中药现代化科技产业研究开发专项项目"贵州省民族药活性筛选中心建设"的子课题"建立苗族侗族药用植物凭证标本室"工作，主持建立了黔东南州苗族侗族药物标本馆及苗族侗族药用植物凭证标本室；与中央民族大学生命与环境科学学院合作，参加国家科技部科技基础平台项目专题"自然保护区生物标本与民族医药标本整理与数字化"项目，完成黔东南州的4 949号民族植物药腊叶标本信息数字化，以公益性共享方式进入中国自然保护区资源平台。

主编了《侗族常用药物图鉴》《侗族药物方剂学》。目前，主要进行《黔东南苗族药物志》的编纂，黔东南药用物种的调查研究，以及苗族、侗族常用药物的药物化学、药理及临床应用的研究，进行苗医药、侗医药和瑶族医药非物质文化遗产项目的保护、传承和发展的相关工作及科普教育工作。

现仍在进行中的研究课题有贵州省科技厅下达的"苗族侗族药物标本库及其药物分类和命名法的研究"，贵州省优秀科技教育人才省长资金项目"侗族药物用药规范的研究"。多年来，对侗族医药事业的发展做出了积极贡献，是《中国侗族医药》一书编委，为该书收集资料、撰稿、校对做出了许多卓有成效的工作。

地址：贵州省凯里市金井路6号黔东南苗族侗族自治州民族医药研究所

邮编：556000 电话：0855-8218989 15286391577

电子邮箱：ytzh-se@126.com

20.王政，男，汉族，1963年11月生，贵阳中医学院医疗系毕业。中共党员，副主任医师，黔东南州民族医药研究所副所长，黔东南州政协委员。长期从事中医骨伤和苗医药侗医药研究工作，系中国软组织疼痛学会理事，中国民族医药学会理事，贵州省民族医药学会理事。曾参与《侗族医学》的整理编辑工作，获贵州省科技进步四等奖，主持苗药"小儿香包"的研制，获黔东南州科技进步二等奖；参与"枫荷除痹液"的研制及临床观察，获黔东南州科技进步三等奖。先后在《中国骨伤杂志》《贵阳中医学院杂志》上发表论文30余篇，擅长应用苗、侗、瑶等民族医药及中西医结合治疗骨折、软组织疼痛、骨质增生、椎间盘突出、股骨头坏死、痛风、偏瘫、风湿、类风湿、结石、青春痘、胃病、烧烫伤等。

现负责贵州省优秀科技教育人才省长专项资金项目"苗医骨伤诊疗及用药方法研究"。

地址：贵州省凯里市金井路6号黔东南苗族侗族自治州民族医药研究所

邮编：556000 电话：0855-8218989

21.杨远清，男，侗族，1952年7月出生于贵州省三穗县桐林镇。自幼对民族民间中草医药充满兴趣，经常随伯父上山采药认药，学习侗医药知识。15岁开始随伯父在民间给村民们看病行医，用民间单方、秘验方治疗农村常见病、多发病。1970 年修建湘黔铁路担任赤脚医生，独立行医。自采自制侗医药及中草药为广大铁路工人和民兵们治病疗伤，深受广大群众欢迎。1972 年 11 月响应党的号召应征参军入伍，先后在北京 5873 部队医院及湖北 00814 部队医院药剂科工作，期间曾在北京 262 部队医院和襄樊市第一人民医院药剂科和内科进修学习各 1 年。1982 年 12 月转业回地方后安排在三穗县人民医院工作，先后担任药剂科主任、副院长、院长等职务，1995 年取得贵阳医学院自修临床医学专业大专文凭，2001 年 1 月调任三穗县中医院任院长兼书记职务。2002 年获副主任药师职称。2008 年 4 月调三穗县人民医院任党支部书记。

专科专病特长：

（1）主要运用民族医药治疗骨伤、跌打损伤、无名肿毒、慢性湿疹、深部脓肿、偏头痛、风湿、类风湿及痛风性关节炎、单纯性肠梗阻、非器质性不育症（精量少、活动差）、非器质性不孕症、脾胃病、肝硬化腹水、慢性气管炎、胆道蛔虫症、泌尿系结石、肝病、血小板减少症以及农村常见病、多发病等。具有疗效好、疗程短、费用低、病人痛苦少等特点，深得广大病患者的好评。

（2）在《中国医药荟萃疾病诊治与用药》《中西药实用医学文集》《中华实用医学理论与实践》等书刊杂志上发表了《中西药治疗胆道蛔虫症》《中西药治疗偏头痛》《中西药治疗血小板减少性紫癜》等论文 20 余篇，并获优秀论文奖。

地址：贵州省三穗县八弓镇新穗街 61 号

邮编：556500　电话：0855-4522327 / 4522772 / 8253059　13595540406

单位：贵州省三穗县人民医院

22. 曾清泉，男，汉族，中共党员，1986 年毕业于贵阳中医学院医疗系，副主任医师。贵州省中医学会会员，贵州省中西医结合学会会员。曾先后发表学术论文 10 余篇，有较丰富的临床经验，擅长中西医结合治疗各种肛肠疾病以及胆系结石、泌尿系结石、乳腺疾病等普外疾病的诊治。现负责的研究课题尚有贵州省优秀科技教育人才省长资金项目"侗族医学理论的研究"。

23. 杨怀武，男，侗族。1960 年 2 月生于贵州省天柱县，现任贵州省从江县人民医院院长，副主任医师。幼时常随家母挖草药为村民治病。1978 年 11 月至 1983 年 8 月就读于遵义医学院，较系统学习中医中药知识，参加"新医学"（中医和民族医药）研习。1983 年 9 月毕业分配到从江县医院工作，在临床之中常常使用中西医结合方法为民治病，特别是时疫病症、结石病、急重症抢救经验丰富。闲暇之余喜书而博览，奉行人之一生必与民众共处之，集以大成，学业繁杂，而不精研。开展从江地域民间习俗调查，认真研究从江人民群众饮食结构和民族民间医药，探访知名长者。仰望从江山高而物种丰富，世称养心慧地、长寿之乡，苗族、侗族人民群众日常和喜宴必上主菜之红肉、牛（羊）瘪，其主料除肉食外，无外动物体液和姜、椒、黄，翻开本草和《中药大辞典》就知道其医疗价值和保健作用，乌（黄）米饭、酸汤、红肉、牛（羊）瘪等营养膳食在民间有传说，史志医书有记载；侗族、瑶族喜净，从江瑶族药浴较为出名，其主要药方有三十多味，已获评世界非物质文化遗产，根据不同病症配方煎成浴液，可熏蒸、洗浴，现有厂商制成药浴散剂；壮族油茶与歌谣成为群众（特别是妇女同胞）日常生活组成部分。从江苗族、侗族、壮族、瑶族医药既各具特长，也吸收外来知识；煎剂、打刀烟配全灸（灌、针）治疗慢性腰腿痛和骨关节疾病；从江人历来喜火枪，常有皮肉被铁砂伤者，一方可吸出铁砂；湿热地带痰积、瘀滞较为常见，多予升化除之；热症常夹湿，煎剂、外用并行而下之。本着学以致用和为民服务的理念，善言善行。

地址：从江县丙妹镇二桥头县人民医院

邮编：557400　电话：13985279052

24. 覃世辉，男，侗族，贵州省天柱县邦洞镇人，1959 年 7 月 16 日出生于剑河县。因后天营养不良，覃氏从小体弱多病，骨瘦如柴，小学三年级时因患双肺结核、胸膜炎积水、支气管炎、严重贫血、慢性胃肠炎、肝肿大等顽疾休学治疗。幸得民间苗医杨通明（剑河县）、民间侗医黄仁学（天柱县）、民间中草医吴定元（剑河县柳川镇卫生院）、剑河县中医科主任张会强（苗、侗中草医）等人施以民间草药、苗药、侗药秘验单方，竟绝处逢生，起沉病挽危急。覃氏酷爱中草医药，一边上学，一边习医研药，家中早年已有《贵州省中草药》等医药书籍，业余时间、寒暑假期，皆与三舅黄仁学出入于河流山川，采挖中草药，给人看病拿药，日长月久，逐渐感悟，年方十五，竟能通晓百余味苗侗药物，疗些小病杂疾，彼有效验。近年来已参加了省级、全国级学术会议 10 余次，参加国际级医药学术研讨会 2 次；发表了中医药专业论文省级、国家级 10 余篇，国际级两篇；获黔东南州人民政府颁发的州自然科技进步成果奖四次；与国内多位医学专家合著国家级出版社出版医药专著一本（《三百年与三千万年》），在 1990 年至 1992 年州中医院连续三年的德、能、勤绩综合考评中皆获优；获州中医院院级先进个人奖 1 次，获州级卫生系统先进个人奖 2 次、全州卫生系统科技先进个人奖 1 次。1994 年底，从事收集整理发掘全州民间医药秘验单方，筹建"黔东南州中药厂"，被任命为"黔东南苗族侗族自治州中医药研究所"所长，经几年的奋斗：开发出了自己的专利产品金龙含片（黔 D/WS-627-94），现名"咽喉清喉片"（国药准字 Z20025074），至此，成为黔东南地区中医药界第一个年青的国家级药物专利发明人，受到国家奖励（5 万多元）。同时也与众多学者专家开发出了龋齿宁含片（黔 D/WS-714-94），后来成为国药准字号。于 1998 年创办覃氏中医诊所，门庭若市，社会效益与经济效益皆满意，2002 年又成立了黔东南州帅辉中医疑难胃病研究所。

地址：凯里市北京东路 46 号（门诊）凯里市韶山南路中银巷 1803（研究所）

电话：0855-8258038（办）　　0855-8509260（室）　　13985278378

25. 伍贤进，男，汉族，1965 年 11 月出生，中共党员，湖南新宁人，博士，教授，湖南省普通高校学科带头人，湖南大学兼职硕士研究生导师，中国植物学会种子科学与技术专业委员会委员，中国民族植物学会筹备委员会委员，湖南省植物学会常务理事。现任中共怀化学院党委委员、纪委书记，是中国民族医药学会会员。

1986 年 7 月毕业于湖南师范大学生物系，获得理学学士学位，1986 年 7 月至 1990 年 9 月任教于怀化师专生物系。1993 年 7 月在贵州农学院获农学硕士学位。1993 年 7 月至今在怀化学院工作；2002 年在中山大学获理学博士学位；2003 至 2006 年在中南大学正清制药集团博士后工作站从事博士后研究。1995 年 1 月至 1999 年 9 月先后任怀化师专生物系副主任、党总支书记、主任。2002 年 11 月至 2007 年 11 月任怀化学院院长助理，2007 年 12 月至今任怀化学院纪委书记。

除行政管理外，主要从事植物学教学与研究，先后主持国家自然科学基金、国家科技部国家科技基础条件平台建设项目专题、湖南省自然科学基金、湖南省教育厅重点科研项目等各类科研课题 8 项。2006 年起担任植物学湖南省"十一五"重点建设学科负责人和学术带头人。1997 年、2008 年分别获湖南省优秀教学成果二、三等奖各 1 项，2011 年获得怀化市科技进步一等奖，1998 年被评为"湖南省优秀教师"并记二等功，2005 被评为怀化市第六届"十大杰出青年"。在《植物生理及分子生物学学报》《Chemical and Pharmaceutical Bulletin》等刊物发表学术论文 110 余篇，出版专著一部。

2009 年加入中国民族医药学会之后，关心支持侗族医药事业的发展，2011 年积极参与筹备在湖南省怀化学院召开的全国第四届侗族医药学术研讨会。

地址：湖南省怀化市迎丰东路怀化学院生命科学系

邮编：418008　电话：0745-2851239　13607459358

26. 刘良科，男，侗族，1963 年 5 月生，湖南省会同县人，1999 年 4 月加入中国共产党，2009 年经中国民族医药学会侗族医药专家委员会推荐并批准加入中国民族医药学会。1979 年 7 月参加工作，湖南师范大学生物系生物教育专业毕业，大学学历，湖南省高等学校青年骨干教师，教授。

现在怀化学院生命科学系工作，主要从事侗族药用植物资源调查、驯化、分子标记、药用成分测定、种质筛选与创新等方面的研究工作。1979 年～1983 年湖南师范大学生物系学习，1983 年～1993 年湖南省会同县第一中学工作，1993 年～1999 年怀化学院生命科学系工作，1999～2000 年华中师范大学访问学者，2000 年～2005 年怀化学院生命科学系党总支副书记，2004 至今怀化学院生命科学系教授。

近年来，关心和支持侗族医药事业的发展，参与承办全国第四届侗医药学术研讨会的工作。

地址：湖南省怀化市迎丰东路怀化学院生命科学系

邮编：418008　电话：15874518648

27. 刘逢吉，男，中共党员，湖南攸县钟佳桥镇平田村人，现任怀化医学高等专科学校原校长，教授。

1965 年攸县一中毕业考入湖南医学院（现中南大学湘雅医院），1970 年 8 月毕业。1986 年 7 月毕业于省委党校党政干部培训班，1995 年 10 月结业于全国卫生学院领导干部高级研修班，2005 年 9 月至 2006 年 6 月毕业于北京大学"大学现代治理高级研修班"。现兼任中国教育管理科学学会副会长，全国医学院校高职高专教材编审委员会副主任委员，中华中医药学术委员会常务委员，教育部高职高专相关医学类专业教学指导委员会委员，教育部、相关医学教学指导委员会委员及口腔专业委员会主任委员，湖南省病理学会理事，怀化医学会副理事长怀化市民族民间医药学会顾问等职。2001 年 9 月获湖南省优秀教育工作者称号，并记二等奖。2005 年获全国全面建设小康社会十大教育人物。

参加主编《湖南世居少数民族医药宝典》一书，并获怀化市科技进步二等奖。

主审第四届全国手足推拿学术研究会第七届湖南省推拿学术交流会论文集，主审《图解组织学》；出版《性科学教程》（第一副主编），全国高职高专教材《诊断学》（第一副主编）。另参编省级教材 4 本，获省改成果二等奖一项，获省高校多媒体教育软件大赛一等奖两项。主讲《病理学与病理生理学》课程获国家精品课程。

目前在国家级、省级各类重要刊物发表论文与论著如《论民族医药高等教育》等 30 多篇。近年来主持两项省级科研课题，参与了四项省级立项课题，参与了三项市级立项课题。2005 年获怀化市社科成果奖一等奖 1 项、怀化市科技进步奖三等奖 2 项，2006 年获怀化市社科成果奖特奖 1 项。

1997 年以来，领导设立针灸推拿按摩专业，在国内、省内有一定声誉，并在校内成立了怀化中医药现代研究中心，主要从事侗医药的研究。

地址：湖南省怀化市锦溪南路怀化医学高等专科学校

邮编：418000

28. 邓伟峰，男，1962 年出生，沅陵官庄人。湖南中医学院本科毕业，大连医科大学硕士，北京大学访问学者。历任怀化医学高等专科学校生药学讲师、副教授、教授。多年来足迹遍布侗乡、苗寨、瑶山、土家山村，进行民族医药调研；进行民族医药药方、古方、奇方、妙方的综合研究、整理和提高。先后发表《乌苏瑞宁的抗血栓作用》《浮萍生药学研究》《少根紫萍鉴定研究》《β－环糊精脱包方法研究》《民族药中白藜芦醇药理作用研究新进展》《侗药登美筛化学成分及药理研究》等论文。拥有国家专利三项，创立全新针对多种重大疾病（如糖尿病）的"协同激活"诊疗理论。获国家科技进步三等奖1次，获怀化市科技进步二等奖1次，获湖南省星火科技项目博览会银奖1次。主持湖南省中医药课题"怀化少数民族确切疗效'鲜药'的药用发掘和品种鉴定研究"项目。是《湖南世居少数民族医药宝典》专家组成员，参与编写和核对工作。系中国药学会会员、中国民族医药学会会员，参与《中国侗族医药》一书编辑和校对工作，是该书编委之一。

地址：湖南省怀化医专

邮编：418000 电话：0745-2382877 13874439688

29. 梅树模，男，1938年3月生于湖南省宁乡县，中共党员。1960年8月毕业于湖南师范学院生物系，分配到原黔阳卫校，长期从事药用植物学及生药学教学及研究工作。1998年以怀化卫校（怀化医专）退休，高级讲师。对雪峰山区和武陵山区的药用植物有较深入的调查和研究，长于民族药物的分类、有效成分的提取分离及其染色体研究。多年来，关心支持侗族医药事业的发展，亲自到侗乡考查侗族药用植物。

地址：湖南省怀化医专

邮编：418000 电话：13657450901 0745-2381450

30. 谭绪云，男，47岁，中共党员，中国人民解放军五三五医院副院长，主任医师。1986年毕业于第三军医大学，从事临床医疗和医院管理工作。担任第二炮神经外科专业委员会委员、湖南省怀化市医学会常务理事、怀化市神经外科专业委员会副主任委员。发表医学论文36篇，主编医学专著1部，参编2部。获军队科技进步奖二等奖2项。获军队医疗成果奖三等奖5项，获第二炮兵医药卫生成果奖一等奖12项。近年来，重视和支持侗族医药事业，为发展侗族医药提出了指导性的建议和意见。

地址：湖南省怀化市迎丰东路535医院

邮编：418008

31. 刘久法，男，61岁，中共党员，中国人民解放军五三五医院主任医师。20世纪70年代毕业于陕西省医高专和陕西省中医学院，先后在第四军医大学西京医院、北京协和医院、陕西省中医学院附属医院进修西医消化内科和中医内科。从事中西医结合临床诊疗三十余年，潜心于运用中西医结合与胃肠镜诊疗研究；善于将中医古方与个人临床经验结合，擅长诊疗胃肠病和中医脾胃杂症及女性更年期疾病。发表医学论文97篇，主编医学专著2部，参编3部。获国家实用新型专利3项，军队科技进步奖和医疗成果奖三等奖各2项，第二炮兵医药卫生成果奖一等奖8项、二等奖7项。担任湖南省消化内科专业委员会委员、湖南省中西医结合消化专业委员会委员、湖南省怀化市消化内科专业委员会主任委员。多年来支持侗族医药发展，为发展侗族医药事业建言献策，与侗族医药专家们建立了深厚的感情。

地址：湖南省怀化市迎丰东路 535 医院

邮编：418008

32. 李运元，男，汉族，1944 年 7 月生于怀化鹤城，中共党员，中南大学湘雅医学院本科毕业，外科主任医师。历任通道县人民医院外科主任、副院长、院长、县卫生局副局长，怀化市计生委副主任兼技术服务站第一站长，怀化第三人民医院副院长，怀化医专临床医学系第一任系主任。怀化市医疗事故鉴定委员会专家库外科专家，怀化市劳动鉴定委员会医疗技术鉴定小组成员，怀化市计划生育技术指导组成员，湖南省医师资格技能考试点主考官和总主考官，怀化市卫生系列中级职称评审委员会副主任委员，怀化医专学报编委，南华大学学报特邀编委，湖南省金太阳律师事务所医学顾问。现任怀化市中西结合学会副理事长、湖南省中西结合学会民族医药专业委员会副主任委员、怀化市民族民间医药学会理事长、怀化市科协委员。曾荣获省人民政府"先进工作者"称号，多次被评为省卫生系统先进个人，多次受到市、县人民政府的记功嘉奖。

从事外科工作四十余年，临床经验丰富，技术精湛，救人无数，群众称他是"外科一把刀"，卫生部授予他"万例手术无事故"荣誉证书。科研成果有"茶色素临床应用研究"和"亚低温治疗重症颅脑损伤临床研究"分别获得怀化市科技进步三等奖和二等奖。学术论文在省以上学术会议上交流或在学术杂志上发表共30 余篇。在中国科技核心期刊的《中医药导报》上发表《中西医结合治疗下肢深静脉血栓形成 44 例临床观察》《3 种手术方法对新鲜股骨颈骨折的疗效与术后并发症比较》《不同术式治疗肝胆管结石及中医药对残留肝胆管结石的防治》，受到广泛关注。

他爱好广泛，博采众长，潜心研究中医、西医、民间医、民族医的临床应用，造诣颇深。他在少数民族地区长期工作过，了解农村缺医少药的现状。认为民族民间医药、中草药具有简单、方便、价廉、有效的特点，对于快速改变农村缺医少药的现状有着不可替代的作用，对于农村基层保健网络建设是一个重要的补充。因此，他全力推动怀化市民族民间医药事业的发展。他在怀化市民族民间医药研究会成立大会上所做的《弘扬民族精神，振兴传统医学，开创怀化民族民间医药开发利用的新局面》报告，充分阐明了怀化市民族民间医药事业的发展前景，为推动怀化市民族民间医药事业的发展发挥了重要作用。后发表在《中国民族民间医药杂志》，网上点击率高，受到社会广泛好评。中国民族医药学会在全国首届侗医药学术研讨会上为他颁发了优秀论文特等奖，中国民族报《南楚极光》"民族医药在这里延伸"一文报道了他和他的同道们推动怀化市民族民间医药事业发展的优秀事迹。中共怀化市委、怀化市人民政府主办的《怀化当代人物》收载了他的工作业绩。

多年来，他关心、支持侗族医药事业的发展，多次参加侗医药学术研讨会，为大会撰写质量较高的论文，得到了较高的评价。

地址：湖南省怀化市第三人民医院

邮编：418000　电话：0745-2232369 13707452591

33. 谌梦奇，男，汉族，77岁，湖南省溆浦县龙潭镇人，中共党员。西医内科主任医师。1952年10月毕业于湖南省四医校。此后先后在湖南医学院学习寄生虫病学半年、湖南医学院洪江教学基地内科学临床进修一年、广州中山医科大学附一院内科临床进修一年、广东省主治医师提高班培训8个月、武汉医学院消化内科进修半年，此后又先后在湖南医学院、南京医学院、北京医学院内科学短训各三个月，并在管理学专业研究生课程班毕业。

自1952年10月起，60年来先后在通道侗族自治县区卫生所、区医院、县卫生防疫站、县医院、怀化地区干部疗养院、怀化市人民医院、怀化市第三人民医院任医士、医师、主治医师、副主任医师、内科主任医师。先后担任过市级医疗单位科技科长、内科主任、门诊部主任、理疗科主任，怀化市中西医结合学会秘书长等职。先后在国家级、省级医学专业杂志发表过专业论文30余篇，国外医学译文杂志各相关分册发表过英译中译文40余篇。先后获市级科技成果奖8项、国家专利一项。

在长达60年的行医生涯中，特别是在通道侗乡工作长达28年，从基层做起直至市三级医院，积累了较丰富的临床经验。加之长时期通过反复多次的进修培训提高，个人不倦的自学，医学知识得以不断更新提高。在内科学领域知识面较广，尤擅长于消化内科、内窥镜学、内分泌学科（对糖尿病、甲状腺疾病的诊治有较多的经验）。擅用中西医结合的方法诊治疾病。个人十分注重医德修养，廉洁行医。

近年来，关心和支持侗族医药事业的发展，参与全国第四届侗医药学术研讨会筹备工作，百忙中带病夜以继日、加班加点负责大会论文审稿。

地址：湖南省怀化市第三人民医院

邮编：418000　电话：15576569809

34. 蒲祖煜，男，苗族，1954年2月生，湖南新晃人，中共党员。1980年1月毕业于湖南医学院医疗系。参加工作后一直在新晃县人民医院从事临床工作，1995年9月晋升为外科副主任医师，2000年12月晋升为外科主任医师。曾先后担任外科主任、神经科主任、大外科主任等职务。中国民族医药学会会员、中国民族医药学会侗族医药专家委员会首届专家委员，系湖南省神经外科学会会员，怀化市科学技术评审委员会成员，怀化市神经外科专业委员会副主任委员，是新晃神经科的学科带头人。曾先后获县政府记功奖励2次，获县先进工作者1次，获县"七五"期间科技先进工作者称号 1 次。

1980 年学校毕业后，一直在综合外科从事外科临床工作，1987 年在湘雅医学院附一院进修神经外科一年，有较扎实的专业基础理论和专业操作技能。1990 年主持"应用湿润烧伤暴露疗法"新技术成功地运用于较大烧伤事故抢救。1993 年组建了骨科（骨科、泌尿、神经外科）。2000 年组建了神经科（神经内科、神经外科）。在长期的临床工作实践中，能理论联系实际，开展新技术，拓展新领域。曾开展脑血管造影检查、癫痫病灶切除、脑肿瘤、胎脑颅内移植等手术，填补了医院空白。开展了颅脑损伤的中西医药治疗，明显提高了患者生存质量。能对本专业疑难、危重病人进行诊断和处理。能组织和指导科室人员对危重病人及邻县转诊危重疑难病人进行诊断治疗，在湘黔周边享有一定的声誉。2005 年起，利用业余时间免费为 496 例缺血性脑中风患者预防中风复发提供防治措施，提高了生存质量。多年来，理解和支持侗族医药事业的发展，积极参加学会主办的学术交流活动，模范履行会员义务，2009 年被评为"优秀会员"。

地址：湖南省新晃侗族自治县人民医院神经科

邮编：419200　电话：0745-6221280　13974514578

35. 杨先觉，男，湖南新晃县人，1934 年出生于中医世家，年少受家庭熏陶，随父母、兄长上山采药、识药，并在其父杨承学（新晃县名医）的指导下，打下了扎实的基础知识。1949 年初中肄业后，随父临诊，尽得其真传。1953 年父逝后，门风犹存，与二兄杨先尧悬壶于新晃万寿街，门庭若市。1953 年参加新晃中医学会、新晃卫生工作者协会，1956 年自筹资金参与新晃中西医联合诊所的创办，亲自经历并见证了县中医院的发展历史变迁。其行医 60 年来，博览医书典籍无数，熟悉民间中草药，崇尚理论和实践相结合，尤善各科疑难病症诊治，如癫痫、肝硬化、慢性肾病、骨关节病、妇科不孕、小儿麻疹等病；强调辨病与辨证相结合，特别在诊断、用药上颇具独到的见解和特色，用药量重，疗效显著。医德高尚，在医院工作期间每年门诊人次逾万人，多次评为先进个人，在湘黔边界群众中享有盛誉。撰有《浅论汗法》《自拟草药排石汤治疗石淋》《导赤散治疗癫痫》等学术论文。先后为新晃培育中医中药人才数十人。其子孙均承家学，且学有所长。现任中医院中医内科副主任医师，为新晃县中医专家，在当地享有一定的盛名。

（摘自 1993 年 5 月，由生活、读书、新知三联书店出版社出版发行的《新晃县志》）

36. 张祥福，男，侗族，中共党员，出生于 1943 年 8 月 15 日，湖南省芷江侗族自治县人。大专学历，中医内科副主任医师。芷江侗族自治县中医院副院长。系湖南省中西医结合学会少数民族专业委员会委员，怀化市民族民间医药研究会常务理事，中国民族医药学会侗医药专家委员会首届专家委员，中国民族医药学会第二届理事会理事。

1996 年 12 月任芷江侗族自治县科协副主席，1999 年被评为怀化市科技拔尖人才。2005 年出任芷江侗族自治县民族民间医药学会会长，2003 年退休。

在传统医药研究方面有较高造诣，撰写医学专业论文 20 余篇，并在各级杂志及学术研讨会上发表交流。代表作《活血化瘀法治疗老年糖尿病》一文获中国中医研究院科研成果奖，获世界传统医学大会"金怀奖"；《辨证分型治疗病毒性心肌炎》荣获世界传统医学大会"科技成果奖"。1998 年被国家中医药研究院授予"东方之子"称号。2004 年被湖南省卫生厅、人事厅联合下文，评为"全省名老中医"。擅长中医诊疗内、儿、妇科，对糖尿病、心脑血管疾病、不孕症的研究有独到之处。

地址：湖南省芷江侗族自治县中医院

邮编：419100　电话：0745-8624902　13789290158

37. 林东正，男，汉族，中共党员，湖南省邵阳县塘田镇石山村人，生于1940 年 2 月 14 日。1962 年毕业于湖南医科大学医疗系，1983 年又毕业于湖南省中医学院三年制西学中研究生班，1992 年晋升为中西医结合外科主任医师。历任通道侗族自治县人民医院外科副主任、主任、副院长、院长、名誉院长等领导职务。系湖南省外科学会会员，湖南省中西医结合学会会员，湖南省中医学会会员，中国传统医学研究会风湿病研究所研究员，中国当代医学家学会副会长，湖南省中西医结合学会民族医药专业委员会顾问，安徽省桐城中医药研究所研究员，中国民族医药学会侗医药专家委员会首届专家委员，1993 年被选为通道侗族自治县政协委员。

他在医学研究领域卓有成效，在省以上医学杂志发表专业论文 40 余篇。2000 年 9 月中国人事出版社出版的《林东正专辑》《中华医学学术文库林东正专辑》编录其论文 39 篇。

在三十多年临床工作中，充分发挥中西医结合的优势，成绩显著，1995 年获"超人杯"国际传统医学优秀成果奖，被第二届世界传统医学大会授予"民族医药之星"称号，1996 年获美国东方医学一等奖。

1997 年被美国世界传统医药科技大学授予"传统医学博士"学位。其业绩已编录入《中国当代名医词典》《中国名医列传·当代卷》《当代中国自然科学学者大辞典》《中国当代高级专业技术人才大词典》《世界科技咨询专家》（中国卷）等辞书。1998 年其科研论文荣入编国家版《中国特色医疗新科技》国际交流专著，被评为优秀学术成果一等奖。1999 年获香港紫荆花学科研奖，在第 4 届世界中西医结合学术论坛获华人医学卓越成就奖。2000 年被北京当代中国名医特医选编工作委员会评为"1999/2000 世纪名医"。

联系地址：湖南省通道侗族自治县第一人民医院

地址：418500　电话：0745-8623313

38. 杨显金，男，侗族，1953 年 1 月 20 日生于湖南省通道侗族自治县杉木桥乡杉木桥村三组。1976 年毕业于湖南省黔阳卫校中医班，1994 年毕业于湖南省中医学院，1996 年任通道侗族自治县第一人民医院中医科主任，中医内科副主任医师。先后到怀化市第二人民医院、湘潭市中医院进修中医内科、肝肠科。擅长中医内儿科临床医疗及痔瘘诊治。系湖南省怀化市民族民间医药研究会会员，中国民族医药学会会员、曾撰写中医专业论文 10 余篇，在有关杂志发表和各级中医、民族医学术研讨会交流。2011 年申请省级"侗医骨伤、骨折治疗技术研究"科研课题，为第一完成人。

地址：湖南省通道侗族自治县第一人民医院

邮编：418500　电话：13974577554

39. 吴俊华，男，46 岁，大专，中共党员，普通外科副主任医师，现任通道侗族自治县妇幼保健院院长，中国民族医药学会会员。

1986 年 7 月份毕业于怀化医学专科学校，全日制 3 年临床医学（中专），分配至通道侗族自治县第二人民医院临床工作岗位。

1991 年 7 月毕业于湖南广播电视大学，全日制 3 年临床医学专业（大专），调入通道侗族自治县第一人民医院外科工作岗位。

1997 年在广西壮族自治区南溪山医院进修普外。

1997 年 10 月获普通外科主治医师专业技术职务任职资格。

2001 年至 2002 年 7 月在广州医学院第一附属医院进修普通外科专业。

2003 年被通道侗族自治县人民政府授予"优秀人才"奖。

2004 年 5 月调入通道侗族自治县妇幼保健院任院长。

2006 年 10 月获普通外科副主任医师专业技术职务任职资格。

2007 年度被通道侗族自治县人民政府授予"十佳科学技术带头人"称号，同年被任命为通道县义教卫及建筑科技进步奖评选委员会组长至今。

近年来，关心和支持侗族医药事业的发展，百忙中抽空研究侗医治疗肝癌，已取得阶段性成果。

地址：湖南省通道侗族自治县妇幼保健院

邮编：418500 电话：13034857758

40. 李文贵，男，1970 年 1 月出生，籍贯湖南邵东，毕业于南华大学临床医学系，本科学历，中共党员。历任通道侗族自治县民族中医院外科主任、副院长等职，现为中医院院长。是怀化市民族民间医药研究会会员、湖南省中西医结合学会民族医药专业委员会会员、中国民族医药学会会员、中华医学会会员。从事外科临床工作 17 年，多次到上级医院进修深造，先后师从于国内著名骨科专家刘振庭教授（桂林市人民医院）和刘尚礼教授（广东省骨科主委，中山医科大学附属二院骨科教授）。擅长对常见骨病和创伤骨折的治疗，开展了颈椎前后路手术，脊柱侧弯矫正术，腰椎前后路手术，肩关节、髋关节及膝关节置换术，四肢骨病及骨折各种固定术等高难度手术。曾著有《髋关节置换术后并发症和防治》《交锁髓内钉治疗四肢骨折》等论文，在《中华医学杂志》上发表；曾与他人合作编写了《骨科疾病诊断与鉴别诊断学》一书。多年来，关心和支持侗族医药事业的发展，给学会提供了多方面的资助。

地址：湖南省通道侗族自治县民族中医院

邮编：418500　电话：13607415130

41. 杨德忠，男，侗族，中共党员，生于1933年10月1日，湖南省通道侗族自治县坪阳乡人。1952年毕业于洪江医士学校，1952年至1957年在绥宁县李西区卫生所任所长，1958年至1962年在调溪口卫生所任所长，1962年至1966年调陇城中心医院任院长，期间保送至黔阳卫校大专班学习，毕业后获大专学历。1967年至1984年调播阳卫生院任院长，1985年至1997年调通道侗族自治县卫生局任业务股长，1998年调县民族中医院任院长，2002年被湖南省老科协评为内科副主任医师。

工作积极，认真负责，热爱侗族医药，在侗乡行医50多年，与侗族民间医生交往密切，能与其打成一片。对挖掘、收集、整理侗族医药做出了努力和贡献，1986年与吴永徐共同配合湖南省中医药研究院谌铁民、唐承安、刘育衡进行全省侗医药普查，并撰写了《湖南侗族医药研究》一书，50余万字（内部发行），获湖南省科技进步三等奖。撰写民族医药专业论文10余篇，在省、市及全国民族民间医药学术会上交流。擅长中西医结合治疗不孕症及侗药治疗风湿病。在群众中享有较高的威望。他是通道侗族自治县民族民间医药学会顾问，怀化事民族民间医药研究会会员，中国民族医药学会会员，曾任全国首届侗医药专家委员会专家委员、通道侗族自治县老科协卫生分会副会长、中国民族医药学会侗医药专家委员会门诊部负责人。2005年参加完成"湖南侗族医药文献整理与临床应用"科研课题，获湖南省怀化市人民政府颁发的"科技进步三等奖"。

联系地址：湖南省通道侗族自治县民族中医院旧宿舍3楼

邮编：418500

电话：0745-8626685　8625275

42. 曾昭建，男，1949年12月19日出生于湖南省通道侗族自治县杉木桥乡。中医大专学历，中共党员，中医内科副主任医师。1975年任通道侗族自治县牙屯堡镇卫生院院长，1976年至1985年任通道杉木桥乡卫生院院长，1985年至1992年任通道侗族自治县第一人民医院办公室主任。1992年开始从事中医门诊、住院部内科临床，主要擅长中西医结合内儿科、血液病、风湿骨痛、疑难杂证的诊疗。系湖南省怀化市民族民间医药学会会员、中国民族医药学会会员、通道侗族自治县老科协卫生分会副会长。撰写中医药专业论文10余篇，在全国、省、市中医药、民族医药学术研讨会交流，医术精湛，医德高尚，待病人如亲人，在群众中享有较高的威望。

地址：湖南省通道侗族自治县第一人民医院

邮编：418500 电话：0745-8628406（宅） 13272262772

43. 罗康隆，男，1965 年生，博士、研究员，主要从事经济人类学、生态人类学研究。为国家教育部新世纪优秀人才支持计划，湖南省新世纪"121"人才工程人选，湖南省首届"百人工程"人选，湖南省首批社会科学研究基地——民族学研究基地首席专家；湖南省新世纪学科带头人，湖南省重点学科、湖南省优势特色重点学科——民族学学科带头人。中国西南民族学会副会长，中国民族学会常务理事。先后在《民族研究》《世界民族》《思想战线》等刊物发表论文110 余篇，出版学术专著 11 部，主持国家社科基金重点项目、国家社科基金一般项目、美国福特基金项目、联合国教科文组织、社会经济发展署与省部级基金项目等 11 项。多年来，理解并支持民族医药事业的发展，给予本书出版无私的资金赞助。

地址：湖南省湘西自治州吉首市吉首大学历史与文化学院

邮编：416100 电话：13037400505

44. 谢少奎，男，侗族，1963 年 3 月 4 日出生于广西壮族自治区三江侗族自治县。大学文化，侗族，主治医师。中国民族医药学会会员，广西民族医药学会侗族医药专业委员会主任委员，政协三江侗族自治县第九、第十、第十一届委员会常委，柳州市第十一届、第十二届人民代表大会代表。1984 年毕业于柳州医专；1984 年 7 月至 1990 年 1 月，在广西三江县八江乡卫生院工作；1986 年至 1990年期间任卫生院院长；1990 年 1 月至 1997 年 1 月，在三江县计划生育技术服务站工作，任站长。期间于 1993 年 9 月至 1996 年 6 月脱产到广西医科大学临床医学系就读并毕业。1997 年元月至 2001 年 6 月，在三江县卫生局工作，任副局长。1997 年 4 月至 1998 年 5 月任基层组织工作队队长到周坪乡人民政府工作，任乡长助理。2001 年 6 月至 2003 年 3 月，任三江县人民医院院长。2003 年 3 月至今，任三江县卫生局局长。2003 年 3 月至 9 月兼任三江县人民医院院长。2004 年 9月至 2007 年 6 月在中央党校广西分校（函授）行政管理专业就读毕业。任卫生局长以来，对民族医药关心重视，灵活掌握《少数民族区域自治法》，对加强民族医药的管理，规范民族医药市场做了大量的工作，于 2007 年 9 月份在三江县成功主持组织召开全国第二届侗族医药学术研讨会。有多篇论文在省级以上刊物发表。

地址：广西三江侗族自治县卫生局

邮编：545500 电话：0772-8612210（办）

45. 杨万清，男，侗族，1963 年 6 月 2 日出生于广西三江侗族自治县，大学本科学历，医学学士，副主任医师，中共党员，中国民族医药学会会员。1984年7月毕业于柳州医专并参加工作，历任广西三江县人民医院儿科主任、三江县人民医院副院长、县卫生局副局长、纪检组长，现任广西三江侗族自治县人民医院院长。曾在广西医科大学临床医学系学习，先后到广西区人民医院、浙江大学医学院附属儿童医院临床进修。在专业刊物杂志发表学术论文20余篇；主持县级科研项目三项，获县科技进步一等奖；参与省部级科研项目主要成员一项。荣获自治区个人二等功1次，自治区卫生厅先进个人称号；三江县第五批科技拔尖人才。

地址：广西三江侗族自治县人民医院

邮编：545500   电话：13788790789

46. 何俊兴，男，侗族，60岁，广西三江侗族自治县中医医院中医内科副主任医师，中共党员。1976年毕业于广西中医学院医疗系。历任三江县人民医院中医科主任、门诊部主任、院党支部副书记，三江县中医医院院长，中华中医药学会柳州地区分会理事，《中国民族医药外治大全》《中国临床医药研究》编委。多年来一直从事内科、儿科中西医结合诊治工作，在内科、儿科、消化、呼吸、泌尿系统疾病的诊治方面有较深的造诣，积累丰富的临床经验。擅长治疗急慢性胃炎、肠炎、急慢性支气管炎、肝炎、泌尿系统感染、结石、鼻炎、颈椎病、震颤麻痹综合症、妇科经带病、子宫肌瘤、囊肿等疾病。收集整理侗族民间31个经验方和治疗方法被《中国民族医药外治大全》采用。有多篇论文在国家级和省级刊物上发表，并有多篇荣获县级优秀论文奖；参与《三江县志》卫生志中部分专题编写。

47. 黄良珍，男，汉族，1951年出生，大学学历，副主任中药师，1979年毕业于广西中医学院药学系，1979年至1985年在三江县人民医院药剂科工作，1986年至2003年在三江县药检所工作，2003年至今在三江县药品监督分局工作。曾对三江的侗药药源及分布作较详细的调查，撰写有《乌头炮制历史沿革与发展》《广西三江侗医侗药研究》《广西三江侗乡常用侗药调查研究》《广西三江县主要地产药材分布概况》等多篇论文在省级和国家级刊物上发表，2007年至2010年与他人合作，完成三江县广西三江县侗族医药调查研究科研课题。

地址：广西三江侗族自治县药检所

邮编：545500

48. 吴景芳，男，侗族，1956年12月出生，大专文化，主治医生。现广西龙胜各族自治县中医院康复科工作，中国民族医药学会会员。1979年毕业于广西中医学院医疗系，毕业后从事中医内儿科临床工作三十余年，积累了丰富的临床经验，擅长用中医推拿治疗儿科疑难疾病，如小儿急慢性腹泻、小儿急惊风、慢惊风、疳积等，取得良好的效果。用侗民族医药治疗各科疑难杂症如颈椎病、腰椎间盘突出症、风湿、类风湿、结石、胃病、肝病等，有丰富的治疗经验。

地址：广西龙胜各族自治县中医医院

邮编：541700　电话：13737379020

49. 刘光照，男，侗族。1934年1月出生于贵州省锦屏县平秋镇。1951年参加工作，曾在公社、区、县委、县政府工作任职。1976年调任剑河县人民医院任党支部书记，1979至1987年任剑河县卫生局长。1980年组织人员对剑河县民族医药作了普查，摸清了侗族医药体系，发现了在民间的很有名望的几位侗族医生。收集到了侗族医药100余万字资料，将收集在侗医药进行归类整理，编写有《侗族医药》《侗族医药点滴》《民间医院拾遗》《侗族医药拾遗》《侗医杨福树医案集》《剑河侗族医药人物介绍》等几个侗族医学书稿（手写稿），为后人编写侗族医药理论文章提供了原始的基础资料，是发掘整理研究侗族医药的奠基人。1984年5月率先在黔东南建立了县民族医院，请区卫生院内吴定元、姜希林、丁寿昌等几位临床经验丰富的侗族医生来该院坐诊，开展侗医药诊疗业务。周边锦屏、台江、凯里、黎平等县病人都慕名到剑河县民族医院寻求侗医药治病。1994年退休，在剑河县城安度晚年。

地址：贵州省剑河县卫生局

邮编：556400

50. 刘光海，男，1968年12月生，天柱县人，侗族，中共党员，1991年毕业于贵阳中医学院中药系。任贵州省黔东南苗族侗族自治州中医院药剂科主任。发表了《12种基原相同的苗药侗药与中药的比较》等学术文章。当前，主要进行中药研究以及侗药的药物化学、药理及临床应用的研究。

地址：贵州省黔东南苗族侗族自治州中医医院

邮编：556000

51. 张玉芝，女，1955年10月出生，山东武城县人，中共党员，中医内科副主任医师。1979年11月毕业于湖南中医药大学医疗系。一直在怀化市中医院从事中医医疗工作，现任湖南省怀化市中医院体检中心主任，怀化学院怀化市奇峰民族医药研究所研究员、顾问，怀化医专生物教研室特聘教授，中国民族医药学会会员，湖南省中医学会会员，湖南省推拿专业委员会特邀会员，湖南省医学气功研究会会员，《河北中医杂志》特邀通讯员，《实用中草药宝典》编委。曾编著《气功讲义》一书，在国际、国家级、省级学术刊发表论文四十余篇。1997年入选《世界优秀专家人才名典》，并任该书特约顾问、编委，1998年入选《中国当代气功师辞典》，获怀化市科学技术进步三等奖3项。基础理论和专业知识扎实，具有丰富的临床经验和教学经验，擅长中医内、儿、妇科系统疾病的辨证施治，特别对诊治中医中风、湿温、臌胀、水肿、心悸、喘证、痉证、痫证、消渴、痹证等病和西医心脑血管疾病疗效显著，且有独到之处。擅长心理疗法、食物疗法、体育疗法、音乐疗法、针灸、推拿、按摩疗法等非药物疗法和民间单方、验方治疗疑难杂症。多年来关心、支持、帮助侗族医药的发展，并做出了贡献。

地址：湖南省怀化市迎丰中路市委政府大院

邮编：418000　电话：13874530499

52. 谭厚锋，男，侗族，1968年2月8日生，湖南省洪江市人，民族学硕士，副研究员.1985年考取贵州民族学院少数民族语言文学系侗族语言文学专业，1989年7月因成绩优秀，毕业后留校，在图书馆工作。1997年被推选为贵州民族学院首届中青年学术骨干；2001年调本校民族研究所，从事专职研究工作；2003年被时任院长吴大华教授推荐委任为贵州民族学院侗学研究中心常务副主任；2007年毕业于贵州民族学院外国语学院英语言文学专业，获文学学位；2010年毕业于云南大学，获民族学硕士学位。现为国际双语学会会员，中国民族医药学会会员，贵州省侗族研究学会会员，贵州省教学会理事。迄今为止，已发表民族研究论文40余篇，其中侗族研究论文20篇，4篇全文转载于中国人民大学书报资料中心复印报刊资料《民族研究》和《民族问题研究》，1篇转载于云南大学博士学位课教材《中国南方民族史》（博士生导师王文光教授著，民族出版社，1999年9月版），3篇全文载入《西南边疆民族研究》（CSSCI来源集刊）。主持并完成贵州民族学院人文社科基金项目三项，贵州省教育厅人文科研课题项目《汉语英语侗语会话手册》，贵州省民族事务委员会与贵州民族学院共建贵州民族科学研究院科研项目"中国共产党民族理论在贵州的实践丛书"之《病有所医的回望——贵州民族医药卫生事业发展历程》（20余万字）书稿的独立撰写任务，2011年待出版。目前正在主持贵州民族学院人文社科基金项目"基督新教对贵州近代医药卫生事业的影响"。其论文《侗族医药研究的又一可喜成果——〈侗药大观〉读后》获2009年度中国民族医药学会优秀论文二等奖，《贵州少数民族对丰富中华医药文化的贡献》获2010年度中国民族医药学会二等奖，并传载于《贵州民族学院学报》2010年第6期，《毕生奉献在侗乡——记通道侗族自治县第一人民医院原副院长萧成纹中西医结合主任医师》载于《中国民族医药杂志》2010年第12期。近年来，应邀参加国际、国内、省、市有关人类学、民族医学、宗教学、侗医药学术的研讨、产业发展等学术研讨会议10余次，参加全国第四届侗医药学术研讨会（湖南怀化学院生命科学系承办）。除此之外，每年还到贵州和湖南两省的民族地区进行调研，主要包括民族语言、民族音乐、民族宗教和民族医药等方面的内容。

地址：贵州民族学院民族科学研究院

邮编：550025　电话：13765005416

电子邮箱：gzthf998@163.com

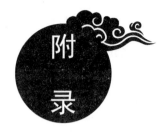

附录

附录一　民族医药政策法规摘录

中共中央、国务院对民族医药工作的指示

各民族医药是中华民族传统医药的组成部分,要努力发掘、整理、总结、提高、充分发挥其保护各民族人民健康的作用。

——摘自中共中央、国务院《关于卫生改革与发展的决定》

（1997 年 1 月 15 日）

要认真发掘、整理和推广民族医药技术。

——摘自中共中央、国务院《关于进一步加强农村卫生工作的决定》

（2002 年 10 月 19 日）

对于用草药土方治病之民族医,应尽量团结与提高。

——摘自《全国少数民族卫生工作方案》（1951 年 12 月 1 日实施）

国务院办公厅转发卫生部、国家民族事务委员会《关于加强全国民族医药工作的几点意见》的通知

（1984 年 11 月 23 日）

国务院同意卫生部、国家民族事务委员会《关于加强全国民族医药工作的几点意见》,现转发给你们,请研究执行。

民族医药是祖国医药宝库的重要组成部分。发展民族医药事业,不但是各族人民健康的需要,而且对增进民族团结,促进民族地区经济、文化事业的发展,建设具有中国特色的社会主义医疗卫生事业有着十分重要的意义。

各有关地区、有关部门,要加强领导,广泛团结和依靠民族医药人员,采取切实可行的措施,努力继承、发掘、整理和提高民族医药学这一宝贵的文化遗产,使民族医药事业进一步得到发展,为我国的"四化"建设服务。

关于加强全国民族医药工作的几点意见:

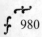

民族医药学是我国传统医药学的重要组成部分，是各族人民长期与疾病做斗争的经验总结，在我国的少数民族中，许多民族都有自己的民族医药学。历史上，民族医药学曾为各族人民身体健康和繁衍昌盛做出过重要贡献。

　　建国以来，随着民族工作的开展，民族医药工作也得到了相应的发展。1951年国家颁发了《全国少数民族卫生工作方案》，提出了团结与提高民族医的方针，各民族地区先后建立了一些民族医药机构。但在十年动乱期间，民族医药学被视为"封建迷信"，不少民族医药人员被打成"牛鬼蛇神"，一些民族医药书籍付之一炬，使民族医药学的发展受到了严重损害。党的十一届三中全会以来，经过拨乱反正，党的民族政策逐步得到落实，民族医药事业得到了恢复和发展，并取得了一定的成绩。全国现有各级民族医药、医疗、教学、研究机构110多个，民族医药专业人员3700多人。有的省、自治区还发掘、整理、编著、翻译、出版了一批民族医药书籍，开展了一些临床研究工作，评定了一批民族医药学教授和副教授。

　　但是，长期以来由于"左"的影响和干扰，民族医药事业发展十分缓慢。当前的主要问题是：有关领导部门对民族医药在防病治病中的地位和作用认识不足，没有把这项工作提到议事日程，民族医药学长期处于无人负责的状态；缺乏有力的继承、抢救措施，一些名老民族医的学术专长濒临失传，出现了后继乏人和后记乏术的现象；民族医药机构少、条件差，缺乏必要的工作和发展事业的物质条件，缺少民族医药人员的培训基地；民族医药人员的职称、待遇、子女继承等有关政策落实不够；民族药的产、供、销渠道不畅通，品种短缺等等。

　　为了进一步搞好民族医药工作，适应民族地区四化建设的需要，必须继续肃清"左"的影响，从民族地区的实际情况出发，团结和依靠广大民族医药人员，调动各方面的积极性，努力继承、发掘、整理和提高民族医药学遗产，为保障各族人民健康和繁荣祖国医学科学服务。当前，应重点解决好以下几方面的问题：

（一）认识民族医药在社会主义建设事业中的地位和作用

　　民族医药学历史悠久，内容丰富，是我国医药学宝库的重要组成部分，也是民族文化的一个重要方面。各少数民族医充分利用本地的药物资源，采取适合当地情况的行医方式，在治疗常见病、地方病方面有不少独到之处，加之少数民族医具有与群众联系紧密这一特点，深受当地群众的欢迎，无论过去还是现在，民族医药工作者都是少数民族地区防病治病的重要力量。新《宪法》规定："国家发展医疗卫生事业，发展现代医药和我国传统医药。"发展民族医药不是权宜之计，而是发展我国医学科学，建设具有中国特色的社会主义卫生事业的一项重要内容，是继承发展祖国民族文化的长期任务，对落实党的民族政策，增进民族团结，促进精神文明和物质文明建设具有重要的意义。各级政府和卫生、民族工作部门，要统一思想，充分认识民族医药工作在社会主义建设中的地位和作用，把民族医药工作提到议事日程上来，从民族地区的实际出发，加强领导，有计划、有步骤地发展民族医药事业。有民族医药的地方卫生厅局，要有专人分管这项工作，充实中医（民族医）处、科，制定与当地经济发展相适应的民族医药事业发展规划。民族医药的医疗、科研机构，要选拔符合干部"四化"条件，热爱民族医药事业的人担任领导，以提高民族医药的科学管理水平，开创民族医药工作的新局面。

（二）加强民族医药机构的建设，努力培养一支有较高水平的民族医队伍

民族医药机构的建设，要从当地的实际出发，因地制宜，采取国家办、地方办、集体办和个人办同时并举、中小型相结合的方针。要重点充实、加强和建设一批自治区、省和自治州（地）民族医药机构，各民族自治县，有条件的要建立民族医院，条件暂不具备的，可先建立民族医门诊部或充实加强县医院的民族医科。允许和支持符合开业条件的民族医个体开业行医。

为了发展民族医学教育，加紧培养民族医药人才，内蒙古、西藏和新疆维吾尔自治区要分别建立蒙医、藏医、维吾尔医人才培训基地，面向有关省、区，实行定向招生，定向分配。通过中央和地方的共同努力，要在全国逐步形成高、中级多形式、多层次的民族医药人才教育体系。对已经办起的民族医中等专业学校或专业班，要根据各地的需要，调整专业结构，修订好教学计划和教学大纲，搞好教材建设，充实师资力量，努力提高教学水平。对在职民族医药人员，要有计划地加强培训，办好各种师资班和培训班，有条件的可举办职工中专或专修班。同时，要继续采取师带徒等形式，加速人才培养。现有的民族医机构，有条件的都要开展民族医药的科学研究，提高民族医药科学水平。民族医药机构，必须突出民族医药的特色，发挥各民族医的优势，技术队伍、领导班子要以民族医药人员为主，要制定必要的管理制度，逐步把民族医的医疗、教育、研究工作引上轨道。

（三）加强民族医药的发掘、整理、提高工作

各省、区、民族主管部门要对具有真才实学的民族医药人员，建立技术档案，制定继承计划，配备助手，鼓励和支持他们著书立说。同时，要做好民族医药古籍文献的搜集、整理、翻译、出版工作；加强对理论体系尚不完整的民族医药的调查研究，认真收集有效方药及有价值的医药资料，逐步摸清历史渊源、理论、疗效状况及队伍分布等基本情况。

为了加速民族医药工作的发展，振兴民族医药事业、民族医药学校，机构的招生、带徒（包括带子女）、招干和解决工资、职称等应适当放宽政策，采取一些特殊措施。在安排基本建设和事业经费时，要适当照顾民族医药这个薄弱环节，对发展民族医药事业所需要的编制，应给予适当解决，社会各方面力量要积极为民族医药事业的发展提供必要的物质条件。

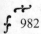

（四）采取措施，解决民族医用药问题

各地医药部门，要根据民族医药结合密切，随采、随制、随用这一特点，采取多种途径解决民族医的用药问题，如在民族医药机构中办小型加工车间、制剂室，在少数民族聚居区设立民族药品的收购、供应点等等。卫生部门要从民族医药的实际情况出发，建立健全民族药品管理制度。要注意保护和扩大药源，合理组织采集，防止积压、霉烂、浪费。对必须进口的药材，亦应积极沟通渠道，保证供应。

关于切实加强民族医药事业发展的指导意见

国中医药发〔2007〕48号

各省、自治区、直辖市卫生厅局、中医药管理局，民（宗）委（厅局），发展改革委，教育厅（委、局），科技厅（委），财政厅局，人事厅局，劳动和社会保障厅局，食品药品监管局，知识产权局：

为深入贯彻党的十七大精神，落实十七大报告中关于坚持中西医并重，扶持中医药和民族医药事业发展的重要论述，切实加强民族医药事业的发展，现提出以下意见：

（一）发展民族医药事业的指导思想、基本原则和工作目标

（1）指导思想。以邓小平理论和"三个代表"重要思想为指导，全面贯彻落实科学发展观和党的十七大精神，以发掘整理总结为基础，人才培养为重点，科学研究为先导，加强民族医药机构和服务网络建设，努力提高防治能力和学术水平，进一步促进民族医药事业发展，为人民健康服务，为促进民族团结，构建社会主义和谐社会做出应有的贡献。

（2）基本原则。坚持保持和发挥民族医药特色优势，遵循民族医药自身发展规律和特点；坚持政府主导，鼓励社会参与，多渠道发展民族医药；坚持以社会需求为导向，拓宽民族医药服务领域，提高服务能力和水平；坚持民族区域自治，统筹协调发展；坚持因地制宜，分类指导，稳步发展。

（3）工作目标。到2015年，民族医医疗、教育、科研机构和民族药企业的基础设施条件得到明显改善；民族医药应对突发公共卫生事件和防治常见病、多发病及部分重大疾病能力得到增强；民族医药人才培养体系逐步完善，队伍素质明显提高；逐步建立完善符合民族医药特点的执业准入制度；民族医药继承与创新取得新进展，学术水平进一步提高；民族医药资源和知识产权得到有效保护与合理利用；初步建立民族医药标准；民族药产业进一步扩大；民族医药国际交流与合作更加广泛。

（二）推进民族医药服务能力建设

（4）加强民族医医疗机构服务能力建设。民族医医疗机构承担着继承、发掘、整理民族医药，满足广大人民群众对民族医药服务需求的重要任务。各地要根据区域卫生规划和各民族医的特点，制定民族医医疗机构标准，针对目前普遍存在的民族医医疗机构基础条件较差状况，切实加大投入，改善就医条件；要根据本地区的实际情况和当地群众对民族医药服务的需求，在有条件的综合性医院、乡镇卫生院、社区卫生服务中心设立民族医科（室）。民族医医疗机构要注重发挥民族医药特色和优势，加强民族医专科（专病）建设，进一步提高诊疗水平；同时，要发挥民族医药在预防保健和养生康复中的作用。鼓励社会力量举办民族医医疗机构，对民办民族医医疗机构一视同仁，营造各类民族医医疗机构平等参与竞争的环境。鼓励和支持民族医医疗机构间、民族医医疗机构与其他医疗机构间的合作、联合，实现优势互补、资源共享。

（5）发挥民族医药在基层卫生工作中的优势与作用。各地要组织民族医医院和综合性医院民族医科开展对农村医疗机构民族医药的业务指导工作，采取培训、技术合作、巡回医疗等方式，提高农村民族医药业务水平和服务能力；要加强乡镇卫生院民族医药服务能力建设，使有条件的乡镇卫生院特别是中心卫生院，进一步突出民族医药专科（专病）特色并逐步形成优势，并通过多种形式加强对村卫生室的民族医药业务管理和指导；要在民族地区乡镇卫生院、村卫生室组织推广安全、有效、简便、价廉的民族医药适宜技术；在规范农村民族医药管理和服务的基础上，允许乡村民族医药技术人员自种自采自用民族草药。各地要根据当地群众对民族医药服务的需求，将民族医药服务纳入本地区社区卫生服务发展规划，统一安排、统筹发展。在调整现有卫生资源时，要将民族医药作为社区内卫生资源的重要组成部分加以充分利用；民族聚居地区要按照《城市社区卫生服务中心基本标准》和《城市社区卫生服务站基本标准》，在有条件的社区卫生服务中心开设民族医诊室；配备一定数量的民族医医师，社区卫生服务站至少要配备1名能够提供民族医药服务的医师。

（6）加强民族医药服务的监督管理。各地要认真贯彻执行《中华人民共和国执业医师法》《中华人民共和国药品管理法》《中华人民共和国中医药条例》《医疗机构管理条例》《乡村医生从业管理条例》等法律法规，加强民族医医疗机构、民族医药从业人员、民族医诊疗技术的准入和民族药使用的管理。健全民族医医疗机构"质量、安全、服务、费用"等各项管理制度，探索建立民族医医疗机构科学管理的长效机制。坚决打击各种出租、承包科室和聘用非卫生技术人员、虚假民族医医疗广告、制售假劣民族药品等违法违规行为，规范民族医药服务市场，保证广大人民群众的医疗用药安全。

（三）加强民族医药人才队伍建设

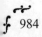

（7）继续加强民族医药院校教育工作。教育行政部门要会同中医药等部门加强现有民族医药院校的基础设施建设，鼓励和扶持民族地区举办高等民族医药教育，鼓励有条件的高等学校设立民族医药学院、民族医药系，或设立相应的专业、专业方向，鼓励有条件的民族医药积极开展民族医药专业研究生教育；高等医学院校开展的医学专业教育应有民族医药内容。继续扶持建设藏医、蒙医、维药、傣医等民族医药重点学科建设点，加强其学科内涵建设和研究。在完成藏、蒙、维、傣医学教材编写的基础上，积极组织好壮医、藏药等民族医药教材的编写工作，逐步完善民族医药教材。进一步加强对民族医药院校教育办学方向、突出特色、教学质量等方面的宏观指导，探索建立民族医药教育质量保障机制，积极开展民族医药教学质量评估试点工作，提高民族医药院校教育教学质量。

（8）切实加强民族医药继续教育工作。各地要充分利用现有的民族医药资源，依托各民族医药医疗、教育、科研机构，建立一定数量的民族医药继续教育基地。继续做好全国老民族医药专家学术经验继承和优秀民族医临床人才培养工作，造就一批民族医药学科带头人和技术骨干。加强农村、社区民族医药人才培养和队伍建设，鼓励民族医药人员参加民族医药技术骨干培训、乡村医生民族医药知识与技能培训和城市社区岗位培训、规范化培训。鼓励在职的中医药、西医药人员积极学习民族医药知识与技能。

（四）加强民族医药挖掘继承和科研工作

（9）继续做好民族医药文献发掘整理工作。国家中医药管理局将在过去整理研究民族医药文献的基础上，进一步组织有关民族医药单位和专家，编著文献目录，有计划、有步骤地完成一批民族医药文献的校勘、注释、出版工作，并将其中的重要著作汉译出版；对历史上无通行文字的民族医药深入发掘整理，继续将口传心授的医药资料编著成书，保存保护下来。民族地区省级中医药、民族医药管理部门要结合当地民族医药实际，制定出本地区民族医药文献整理计划，并组织好民族医药文献课题的申报工作。

（10）加强民族医学临床应用研究。科技部门要加强对民族医药发展的科学技术研究工作的支持。重点开展民族医特色诊疗技术、单验方及临床治疗方案整理评价等方面的研究；开展常见病与多发病民族医药临床诊疗指南、临床技术操作规范、疗效评价标准的研究；筛选推广一批民族医药适宜技术，并在部分地区开展基层民族医药适宜技术推广示范地区建设工作，研究探索民族医药适宜技术推广的方式方法。

（11）加强民族药物研究与产业化。组织有条件的民族医药机构和人员积极开展民族药物理论研究；开展民族药材质量控制、种子种苗、民族药资源保护等技术标准研究；加强工艺、设备等生产共性技术和民族药成药特殊成分和特殊工艺的研究；做好民族药中的濒危动植物药的保护、应用、替代、栽培、养殖等方面的研究；积极研究开发具有自主知识产权、安全有效、附加值高的的创新民族药产品，实现产业化。

（12）加强民族医药科研管理和支撑条件建设。民族地区省级中医药、民族医药管理部门要根据民族医药科研特点，加强对各级民族医药科研机构的建设和指导，鼓励支持民族医药科研机构与高校、企业开展科研合作，按照"多学科、跨行业、医教研产结合"的思路组织开展科研工作。要积极探索符合民族医药自身发展规律的科学研究方法和组织管理形式；要明确民族医药科研机构的研究方向和重点。国家中医药管理局在藏、蒙、维等民族医药医疗、研究机构中建设若干重点研究室（实验室），设立 2 ~ 3 个中医药、民族医药特色技术和方药筛选评价中心。在民族医药科学研究中充分考虑民族医药的特点并作为单独序列加以管理，增大课题立项比例。

（五）加强民族医药知识产权保护和药用资源保护利用

（13）加强民族医药知识产权保护。知识产权部门要会同中医药部门研究制定民族医药传统知识保护的相关法规和政策。加大宣传力度，增强民族医药知识产权保护与利用的意识，充分利用现有的知识产权制度保护民族医药传统知识。明晰民族医药知识产权的权利归属，规范民族医药的开发和利用行为。建立民族医药文献出版、国际学术交流与合作等方面的民族医药知识产权保护审查制度，完善相应的保密措施，避免民族医药传统知识不当泄密或流失。研究建立民族医药知识产权保护名录及其数据库，防止对民族医药传统知识的不当占有和利用。符合《中药品种保护条例》的民族药品种要依法进行品种保护。

（14）认真做好民族药资源的保护。在开展民族药资源普查的基础上，继续做好《中国民族药志》的编著工作。要建立民族药濒危品种和道地药材养殖种植基地；要建立民族药自然保护区，加强家种、家养驯化研究；要选好品种，建立规范的民族药材生产基地，保证民族医医疗的需要；要对民族药材和民族成药实行原产地保护和标识保护。

（六）完善发展民族医药事业的政策措施

（15）着力推进符合民族医药特点的执业医师、执业药师资格制度建设。对于已开展国家医师资格考试的民族医，符合条件的民族医师承和确有专长人员可以按照《传统医学师承和确有专长人员医师资格考核考试办法》（卫生部令52号）的规定参加国家医师自格考试。具有中医医师资格并能够熟练运用民族医诊疗技术防治疾病的人员，经省级中医药管理部门考核合格，可注册相应民族医专业开展执业活动。对具有一技之长和实际本领的民族医药人员，经县级以上中医药、民族医药管理部门组织培训、考核和公示合格后，可以按照《乡村医生从业管理条例》的有关规定注册为乡村医生，但要限定执业的地点和提供服务的技术方法和病种。在执业药师资格制度中，增设民族药专业。

完善民族医药人员专业技术职务聘任制度。对于长期从事民族医药工作、符合晋升条件的专业技术人员，由地方政府人事行政部门会同业务主管部门按照职称政策有关规定，评聘相应民族医药专业技术职务。

（16）积极发挥民族医药在医疗保障体系建设中的作用。劳动保障、卫生部门在制订政策时要考虑充分发挥民族医药的作用，在城镇基本医疗保险和新型农村合作医疗中，要将符合条件的民族医医疗机构纳入定点医疗机构，将符合条件的民族医诊疗项目及民族药纳入相应的目录。在研究制订新型农村合作医疗补偿政策时，要增加纳入报销范围的民族医诊疗项目和民族药品种，降低民族医药报销起付线，提高民族医药报销比例。要采取有效措施，引导参保人员和参合农民充分利用民族医药服务。

（17）扶持民族药医疗机构制剂开发与使用。经省级食品药品监督管理部门批准的民族药医疗机构制剂，经批准可以委托本辖区内符合条件的医疗机构和药品生产企业配制；符合《医疗机构制剂注册管理办法（试行）》减免申报项目条件的民族药医疗机构制剂，可免报相关研究资料，对于民族药医疗机构制剂的审批，各省、自治区、直辖市食品药品监督管理部门要根据《医疗机构制剂注册管理办法（试行）》，结合本地实际制定实施细则。符合《医疗机构制剂注册管理办法（试行）》医疗机构制剂调剂使用有关规定的民族药医疗机构制剂，经省级食品药品监督管理部门批准，可以在本辖区内指定的民族医医疗机构和综合性医院民族医科之间调剂使用。

（18）民族医药的有关审批和鉴定活动要实行同行评议制度。在民族医药专业技术职务任职资格的评审，民族医药医疗、教育、科研机构的评审评估，民族医药科研项目立项评审和成果鉴定，民族医药相关产品的评审、鉴定等工作中，要成立专门的民族医药评审、鉴定组织或者由民族医药专家进行评审、鉴定。在评审的相关要求、条件和标准制定上，要充分考虑民族医药的特点和实际。

（七）加强对民族医药工作的领导

（19）加强组织领导，加大经费投入。各级中医药、民族医药管理部门要加强组织领导，安排专人负责民族医药工作，在制定实施中医药工作计划和方案时，要将民族医药工作纳入其中。各级政府要加大对民族医药的投入，为民族医药事业发展提供必要的物质条件，对涉及政府安排投资的建设性项目应按建设程序审批。各地要积极拓展筹资渠道，广泛动员和筹集社会各方面的资金，发展民族医药事业。

（20）做好民族医药法制化和标准化建设。各民族地区要根据《中华人民共和国民族区域自治法》以及相关法律法规中有关民族医药的规定，结合本地区实际情况，制定相应的地方性法规和实施细则，推动民族医药的发展。

积极开展民族医药标准化、规范化建设。通过政府主导和全行业共同参与，分类指导、循序渐进地开展民族医药标准化、规范化建设工作，制订并颁布一批民族医药名词术语标准、临床诊疗指南、技术操作规范及疗效评价标准。具备较为完整医学理论的民族医药要重点开展民族医药基础标准、技术标准和管理标准的研究制定。医学理论相对还不够完整的民族医药，要结合本民族医药的实际情况，比照较为完整医学理论的民族医药，本着先易后难、突出重点的原则，开展规范化、标准化建设的前期研究。目前尚无医学理论的民族医药，要在做好发掘、收集、整理的基础上，进行研究总结，重点要对本民族医药治疗优势病种进行系统总结，逐步形成技术规范。

　　（21）加强民族医药学术交流和对外合作。充分发挥民族医药学术团体在引导学术发展、促进学术交流、规范行业行为等方面的积极作用。各民族医药社会团体、报刊等机构要积极开展形式多样的学术活动，加强学术交流，鼓励学术创新，开展民族医药的科普宣传和科技咨询活动，促进民族医药科学技术的普及与推广。加强中医药、西医药和民族医药之间的学习和交流。

　　大力开展民族医药国际间的交流与合作。推动民族医药政府间及民间的合作，积极与世界各国特别是民族地区周边国家开展合作办医、合作办学和合作开展科学研究。通过出访讲学、召开国际学术会议、出版外文民族医药学术刊物，以加强民族医特色诊疗技术、科研成果和民族药的对外宣传与交流，扩大民族医药的国际影响。同时，还要积极学习、吸收、运用国际先进的科学技术、方法和管理经验，增强民族医药的创新发展能力。

国家中医药管理局

国家民族事务委员会

卫生部

国家发展和改革委员会

教育部

科学技术部

财政部

人事部

劳动和社会保障部

国家食品药品监督管理局

国家知识产权局

二〇〇七年十月二十五日

关于切实加强民族医药事业发展的指导意见

各省、自治区、直辖市卫生厅局、中医药管理局，民（宗）委（厅局），发展改革委，教育厅（委、局），科技厅（委），财政厅局，人事厅局，劳动和社会保障厅局，食品药品监管局，知识产权局：

为深入贯彻党的十七大精神，落实十七大报告中关于坚持中西医并重，扶持中医药和民族医药事业发展的重要论述，切实加强民族医药事业的发展，现提出以下意见。

一、发展民族医药事业的指导思想、基本原则和工作目标

（一）指导思想。以邓小平理论和"三个代表"重要思想为指导，全面贯彻落实科学发展观和党的十七大精神，以发掘整理总结为基础，人才培养为重点，科学研究为先导，加强民族医药机构和服务网络建设，努力提高防治能力和学术水平，进一步促进民族医药事业发展，为人民健康服务，为促进民族团结，构建社会主义和谐社会做出应有的贡献。

（二）基本原则。坚持保持和发挥民族医药特色优势，遵循民族医药自身发展规律和特点；坚持政府主导，鼓励社会参与，多渠道发展民族医药；坚持以社会需求为导向，拓宽民族医药服务领域，提高服务能力和水平；坚持民族区域自治，统筹协调发展；坚持因地制宜，分类指导，稳步发展。

（三）工作目标。到 2015 年，民族医医疗、教育、科研机构和民族药企业的基础设施条件得到明显改善；民族医药应对突发公共卫生事件和防治常见病、多发病及部分重大疾病能力得到增强；民族医药人才培养体系逐步完善，队伍素质明显提高；逐步建立完善符合民族医药特点的执业准入制度；民族医药继承与创新取得新进展，学术水平进一步提高；民族医药资源和知识产权得到有效保护与合理利用；初步建立民族医药标准；民族药产业进一步扩大；民族医药国际交流与合作更加广泛。

二、推进民族医药服务能力建设

（四）加强民族医医疗机构服务能力建设。民族医医疗机构承担着继承、发掘、整理民族医药，满足广大人民群众对民族医药服务需求的重要任务。各地要根据区域卫生规划和各民族医的特点，制定民族医医疗机构标准，针对目前普遍存在的民族医医疗机构基础条件较差状况，切实加大投入，改善就医条件；要根据本地区的实际情况和当地群众对民族医药服务的需求，在有条件的综合性医

院、乡镇卫生院、社区卫生服务中心设立民族医科（室）。民族医医疗机构要注重发挥民族医药特色和优势，加强民族医专科（专病）建设，进一步提高诊疗水平；同时，要发挥民族医药在预防保健和养生康复中的作用。鼓励社会力量举办民族医医疗机构，对民办民族医医疗机构一视同仁，营造各类民族医医疗机构平等参与竞争的环境。鼓励和支持民族医医疗机构间、民族医医疗机构与其他医疗机构间的合作、联合，实现优势互补、资源共享。

（五）发挥民族医药在基层卫生工作中的优势与作用。各地要组织民族医医院和综合性医院民族医科开展对农村医疗机构民族医药的业务指导工作，采取培训、技术合作、巡回医疗等方式，提高农村民族医药业务水平和服务能力；要加强乡镇卫生院民族医药服务能力建设，使有条件的乡镇卫生院特别是中心卫生院，进一步突出民族医药专科（专病）特色并逐步形成优势，并通过多种形式加强对村卫生室的民族医药业务管理和指导；要在民族地区乡镇卫生院、村卫生室组织推广安全、有效、简便、价廉的民族医药适宜技术；在规范农村民族医药管理和服务的基础上，允许乡村民族医药技术人员自种自采自用民族草药。

各地要根据当地群众对民族医药服务的需求，将民族医药服务纳入本地区社区卫生服务发展规划，统一安排、统筹发展。在调整现有卫生资源时，要将民族医药作为社区内卫生资源的重要组成部分加以充分利用；民族聚居地区要按照《城市社区卫生服务中心基本标准》和《城市社区卫生服务站基本标准》，在有条件的社区卫生服务中心开设民族医诊室；配备一定数量的民族医医师，社区卫生服务站至少要配备 1 名能够提供民族医药服务的医师。

（六）加强民族医药服务的监督管理。各地要认真贯彻执行《中华人民共和国执业医师法》《中华人民共和国药品管理法》《中华人民共和国中医药条例》《医疗机构管理条例》《乡村医生从业管理条例》等法律法规，加强民族医医疗机构、民族医药从业人员、民族医诊疗技术的准入和民族药使用的管理。健全民族医医疗机构"质量、安全、服务、费用"等项管理制度，探索建立民族医医疗机构科学管理的长效机制。坚决打击各种出租、承包科室和聘用非卫生技术人员、虚假民族医医疗广告、制售假劣民族药品等违法违规行为，规范民族医药服务市场，保证广大人民群众的医疗用药安全。

三、加强民族医药人才队伍建设

（七）继续加强民族医药院校教育工作。教育行政部门要会同中医药等部门加强现有民族医药院校的基础设施建设，鼓励和扶持民族地区举办高等民族医药教育，鼓励有条件的高等学校设立民族医药学院、民族医药系，或设立相应的专业、专业方向，鼓励有条件的民族医药积极开展民族医药专业研究生教育；高等医学院校开展的医学专业教育应有民族医药内容。继续扶持建设藏医、蒙医、维药、傣医等民族医药重点学科建设点，加强其学科内涵建设和研究。在完成藏、蒙、维、傣医学教材编写的基础上，积极组织好壮医、藏药等民族医药教材的编写工作，逐步完善民族医药教材。进一步加强对民族医药院校教育办学方向、突出特色、教学质量等方面的宏观指导，探索建立民族医药教育质量保障机制，积极开展民族医药教学质量评估试点工作，提高民族医药院校教育教学质量。

（八）切实加强民族医药继续教育工作。各地要充分利用现有的民族医药资源，依托各民族医药医疗、教育、科研机构，建立一定数量的民族医药继续教育基地。继续做好全国老民族医药专家学术经验继承和优秀民族医临床人才培养工作，造就一批民族医药学科带头人和技术骨干。加强农村、社区民族医药人才培养和队伍建设，鼓励民族医药人员参加民族医药技术骨干培训、乡村医生民族医药知识与技能培训和城市社区岗位培训、规范化培训。鼓励在职的中医药、西医药人员积极学习民族医药知识与技能。

四、加强民族医药挖掘继承和科研工作

（九）继续做好民族医药文献发掘整理工作。国家中医药管理局将在过去整理研究民族医药文献的基础上，进一步组织有关民族医药单位和专家，编著文献目录，有计划、有步骤地完成一批民族医药文献的校勘、注释、出版工作，并将其中的重要著作汉译出版；对历史上无通行文字的民族医药深入发掘整理，继续将口传心授的医药资料编著成书，保存保护下来。民族地区省级中医药、民族医药管理部门要结合当地民族医药实际，制定出本地区民族医药文献整理计划，并组织好民族医药文献课题的申报工作。

（十）加强民族医学临床应用研究。科技部门要加强对民族医药发展的科学技术研究工作的支持。重点开展民族医特色诊疗技术，单验方及临床治疗方案整理评价等方面的研究；开展常见病与多发病民族医药临床诊疗指南、临床技术操作规范、疗效评价标准的研究；筛选推广一批民族医药适宜技术，并在部分地区开展基层民族医药适宜技术推广示范地区建设工作，研究探索民族医药适宜技术推广的方式方法。

（十一）加强民族药物研究与产业化。组织有条件的民族医药机构和人员积极开展民族药物理论研究；开展民族药材质量控制、种子种苗、民族药资源保护等技术标准研究；加强工艺、设备等生产共性技术和民族药成药特殊成分和特殊工艺的研究；做好民族药中的濒危动植物药的保护、应用、替代、栽培、养殖等方面的研究；积极研究开发具有自主知识产权、安全有效、附加值高的的创新民族药产品，实现产业化。

（十二）加强民族医药科研管理和支撑条件建设。民族地区省级中医药、民族医药管理部门要根据民族医药科研特点，加强对各级民族医药科研机构的建

设和指导，鼓励支持民族医药科研机构与高校、企业开展科研合作，按照"多学科、跨行业、医教研产结合"的思路组织开展科研工作。要积极探索符合民族医药自身发展规律的科学研究方法和组织管理形式；要明确民族医药科研机构的研究方向和重点。国家中医药管理局在藏、蒙、维等民族医药医疗、研究机构中建设若干重点研究室（实验室），设立 2～3 个中医药、民族医药特色技术和方药筛选评价中心。在民族医药科学研究中充分考虑民族医药的特点并作为单独序列加以管理，增大课题立项比例。

五、加强民族医药知识产权保护和药用资源保护利用

（十三）加强民族医药知识产权保护。知识产权部门要会同中医药部门研究制定民族医药传统知识保护的相关法规和政策。加大宣传力度，增强民族医药知识产权保护与利用的意识，充分利用现有的知识产权制度保护民族医药传统知识。明晰民族医药知识产权的权利归属，规范民族医药的开发和利用行为。建立民族医药文献出版、国际学术交流与合作等方面的民族医药知识产权保护审查制度，完善相应的保密措施，避免民族医药传统知识不当泄密或流失。研究建立民族医药知识产权保护名录及其数据库，防止对民族医药传统知识的不当占有和利用。符合《中药品种保护条例》的民族药品种要依法进行品种保护。

（十四）认真做好民族药资源的保护。在开展民族药资源普查的基础上，继续做好《中国民族药志》的编著工作。要建立民族药濒危品种和道地药材养殖种植基地；要建立民族药自然保护区，加强家种、家养驯化研究；要选好品种，建立规范的民族药材生产基地，保证民族医医疗的需要；要对民族药材和民族成药实行原产地保护和标识保护。

六、完善发展民族医药事业的政策措施

（十五）着力推进符合民族医药特点的执业医师、执业药师资格制度建设。对于已开展国家医师资格考试的民族医，符合条件的民族医师承和确有专长人员可以按照《传统医学师承和确有专长人员医师资格考核考试办法》（卫生部令52 号）的规定参加国家医师自格考试。具有中医医师资格并能够熟练运用民族医诊疗技术防治疾病的人员，经省级中医药管理部门考核合格，可注册相应民族医专业开展执业活动。对具有一技之长和实际本领的民族医药人员，经县级以上中医药、民族医药管理部门组织培训、考核和公示合格后，可以按照《乡村医生从业管理条例》的有关规定注册为乡村医生，但要限定执业的地点和提供服务的技术方法和病种。在执业药师资格制度中，增设民族药专业。

完善民族医药人员专业技术职务聘任制度。对于长期从事民族医药工作、符合晋升条件的专业技术人员，由地方政府人事行政部门会同业务主管部门按照

职称政策有关规定，评聘相应民族医药专业技术职务。

（十六）积极发挥民族医药在医疗保障体系建设中的作用。劳动保障、卫生部门在制订政策时要考虑充分发挥民族医药的作用，在城镇基本医疗保险和新型农村合作医疗中，要将符合条件的民族医医疗机构纳入定点医疗机构，将符合条件的民族医诊疗项目及民族药纳入相应的目录。在研究制订新型农村合作医疗补偿政策时，要增加纳入报销范围的民族医诊疗项目和民族药品种，降低民族医药报销起付线，提高民族医药报销比例。要采取有效措施，引导参保人员和参合农民充分利用民族医药服务。

（十七）扶持民族药医疗机构制剂开发与使用。经省级食品药品监督管理部门批准的民族药医疗机构制剂，经批准可以委托本辖区内符合条件的医疗机构和药品生产企业配制；符合《医疗机构制剂注册管理办法（试行）》减免申报项目条件的民族药医疗机构制剂，可免报相关研究资料。对于民族药医疗机构制剂的审批，各省、自治区、直辖市食品药品监督管理部门要根据《医疗机构制剂注册管理办法（试行）》，结合本地实际制定实施细则。符合《医疗机构制剂注册管理办法（试行）》医疗机构制剂调剂使用有关规定的民族药医疗机构制剂，经省级食品药品监督管理部门批准，可以在本辖区内指定的民族医医疗机构和综合性医院民族医科之间调剂使用。

（十八）民族医药的有关审批和鉴定活动要实行同行评议制度。在民族医药专业技术职务任职资格的评审，民族医药医疗、教育、科研机构的评审评估，民族医药科研项目立项评审和成果鉴定，民族医药相关产品的评审、鉴定等工作中，要成立专门的民族医药评审、鉴定组织或者由民族医药专家进行评审、鉴定。在评审的相关要求、条件和标准制定上，要充分考虑民族医药的特点和实际。

七、加强对民族医药工作的领导

（十九）加强组织领导，加大经费投入。各级中医药、民族医药管理部门要加强组织领导，安排专人负责民族医药工作，在制定实施中医药工作计划和方案时，要将民族医药工作纳入其中。各级政府要加大对民族医药的投入，为民族医药事业发展提供必要的物质条件，对涉及政府安排投资的建设性项目应按建设程序审批。各地要积极拓展筹资渠道，广泛动员和筹集社会各方面的资金，发展民族医药事业。

（二十）做好民族医药法制化和标准化建设。各民族地区要根据《中华人民共和国民族区域自治法》以及相关法律法规中有关民族医药的规定，结合本地区实际情况，制定相应的地方性法规和实施细则，推动民族医药的发展。

积极开展民族医药标准化、规范化建设。通过政府主导和全行业共同参与，分类指导、循序渐进地开展民族医药标准化、规范化建设工作，制订并颁布一批民族医药名词术语标准、临床诊疗指南、技术操作规范及疗效评价标准。具备较为完整医学理论的民族医药要重点开展民族医药基础标准、技术标准和管理标准的研究制定。医学理论相对还不够完整的民族医药，要结合本民族医药的实际情况，比照较为完整医学理论的民族医药，本着先易后难、突出重点的原则，开展规范化、标准化建设的前期研究。目前尚无医学理论的民族医药，要在做好发掘、收集、整理的基础上，进行研究总结，重点要对本民族医药治疗优势病种进行系统总结，逐步形成技术规范。

（二十一）加强民族医药学术交流和对外合作。充分发挥民族医药学术团体在引导学术发展、促进学术交流、规范行业行为等方面的积极作用。各民族医药社会团体、报刊等机构要积极开展形式多样的学术活动，加强学术交流，鼓励学术创新，开展民族医药的科普宣传和科技咨询活动，促进民族医药科学技术的普及与推广。加强中医药、西医药和民族医药之间的学习和交流。

大力开展民族医药国际间的交流与合作。推动民族医药政府间及民间的合作，积极与世界各国特别是民族地区周边国家开展合作办医、合作办学和合作开展科学研究。通过出访讲学、召开国际学术会议、出版外文民族医药学术刊物，以加强民族医特色诊疗技术、科研成果和民族药的对外宣传与交流，扩大民族医药的国际影响。同时，还要积极学习、吸收、运用国际先进的科学技术、方法和管理经验，增强民族医药的创新发展能力。

二〇〇七年十月二十五日

关于加强民间医药工作的意见

国中医药医政发〔2011〕35号

各省、自治区、直辖市卫生厅局、中医药管理局，新疆生产建设兵团卫生局，局各直属单位：

民间医药是我国中医药（含民族医药，下同）的组成部分。《国务院关于扶持和促进中医药事业发展的若干意见》（国发〔2009〕22号）提出，要"挖掘整理民间医药知识和技术，加以总结和利用"。为充分发挥民间医药在保障人民群众健康中的特色和作用，根据深化医药卫生体制改革的总体要求，现提出以下意见：

一、充分认识民间医药工作的重要性和紧迫性

我国民间医药源远流长，是中华民族长期以来生活实践和与疾病做斗争中

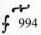

积累的防病治病经验，不仅是中医药学形成的重要来源，而且不断丰富着中医药学的内容，为保障我国各族人民健康发挥了重要作用。许多民间医药技术、方法、方药和器械在民间长期使用，对一些常见病、多发病和疑难杂症疗效独特，具有挖掘潜力和开发价值，是中医药自主创新的独特领域。有些民间医药技术和方法经过筛选评价、科学论证，已经成为中医药的新技术新成果，在部分医疗机构临床实践中得到应用；有些民间方药经过研究开发，已经成为具有自主知识产权的中药新药。加强民间医药工作，做好民间医药挖掘整理和总结利用，对于丰富中医药诊疗技术手段，发展中医药理论与实践，提高中医药临床疗效，将中医药原创优势转化为知识产权优势，更好地发挥中医药特色优势，更好地满足广大人民群众日益多元化多层次的中医药服务需求，都具有十分重要的意义。

当前民间医药工作仍面临着一些困难和问题，主要表现在对民间医药的挖掘整理、筛选评价重视不够，民间医药知识产权持有人的知识产权没有得到很好的保护，民间医药捐献相关政策不到位、渠道不够畅通。不及时解决这些困难和问题，民间医药将面临失传的危险。各级卫生、中医药行政管理部门要加强对民间医药工作重要性和紧迫性的认识，把民间医药工作作为中医药工作的组成部分认真抓好抓实。

二、主要任务

民间医药工作要坚持挖掘整理与总结利用并重，传承保护与开发推广结合，政府扶持引导与发挥市场机制作用并举。现阶段主要任务是挖掘整理流传在民间、尚未得到政府指定机构认证的诊疗技术、方法、方药和器械，并加以总结规范和推广利用。

（一）加强民间医药挖掘整理工作

各级卫生、中医药行政管理部门按照分级负责的原则，指定或委托专门机构开展民间医药挖掘整理工作，重点加强历代文献没有记载或记载较少，或者技术持有人无合法行医资格、无法在现有的医疗卫生体系中合法应用的有资料或实践显示安全有效的民间医药诊疗技术、方法、方药、器械的挖掘整理。国家中医药管理局将修订《国家中医药管理局受理中医药无偿捐献管理办法（试行）》，进一步调动民间献方献技的积极性，并在各省（区、市）收集整理的基础上建设全国民间医药信息数据库。

（二）探索多方力量共同参与民间医药筛选评价和开发利用

国家中医药管理局将重点建设1个国家级中医药特色技术和方药筛选评价中心，各省（区、市）要依托省级中医医疗、科研、教育机构建立1个以上省级中医药特色技术和方药筛选评价中心。

各级卫生、中医药行政管理部门要按照成本分担、效益共享的原则，探索建立民间医药筛选评价和开发利用的长效机制，通过政策引导，充分发挥市场机制作用，鼓励社会力量和资本特别是大中型中医药企业参与，积极将民间特色中医诊疗技术、单验秘方和器械研发为中医药适宜技术、医院中药制剂、中药新药、中医诊疗设备等。

要积极与科技等相关部门开展合作，争取科研立项开展民间医药的筛选评价，以具体项目为载体推动民间医药筛选评价工作。

有条件的地区应多渠道融资建立基金，鼓励和支持民间医药的开发利用。

鼓励中医医疗机构特别是省级以上中医重点专科、重点学科结合各自的专业和优势，将安全有效的民间医药技术、方法、方药和器械吸收利用到本专科或中医优势病种诊疗方案中，进一步丰富中医药诊疗手段，提高临床疗效。国家中医药管理局将制定中医医疗技术临床应用管理办法、中医医疗技术目录、中医疗技术管理规范，建立中医医疗技术准入和管理制度，将经过筛选评价确定安全有效的民间医药技术进行规范后在各级各类医疗机构中推广应用。

（三）做好人员行医资格管理工作

各省级中医药管理部门要根据《传统医学师承和确有专长人员医师资格考核考试办法》（卫生部令 52 号）有关规定，鼓励和引导尚未取得有效行医资格但掌握部分民间医药技术和方法的人员通过参加出师考核和确有专长考核取得中医类别执业助理医师资格考试资格。

各级卫生、中医药行政管理部门要根据《国务院关于扶持和促进中医药事业发展的若干意见》中有关"将农村具有中医药一技之长的人员纳入乡村医生管理"的要求，积极探索推进将符合条件的民间具有中医药一技之长人员通过考核和评议纳入乡村医生管理工作。

各级卫生、中医药行政管理部门可通过试点，探索将掌握部分民间医药保健技能但未取得中医类别医师资格或乡村医生资格的人员通过参加中医职业技能考试取得从事中医预防保健服务资格。

三、加强组织管理

（一）切实加强组织领导

各级卫生、中医药行政管理部门要进一步提高认识，将民间医药工作列入本地区中医药事业发展的总体规划。

国家中医药管理局成立民间医药工作领导小组并下设办公室，负责指导全国民间医药工作，研究制定相关政策措施，协调解决工作中的重大问题。成立民间医药工作专家指导组，负责开展民间医药调查研究，指导开展民间医药筛选评价，提供民间医药工作的学术咨询，提出发展建议。协调并会同有关部门进一步完善中医药专利审查标准，逐步建立中医药传统知识保护相关制度，研究制定中

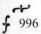

医药传统知识保护名录，进一步加强对民间医药知识产权所有人合法权益保护。

各省级中医药管理部门要成立民间医药工作领导小组，安排一定的专项资金，定期研究和解决民间医药工作中存在的困难和问题，落实国家有关民间医药的政策措施，促进本地区民间医药工作的健康发展。

（二）充分发挥民间医药社会团体的作用

充分发挥民间医药学术团体在引导学术发展、促进学术交流、加强行业自律等方面的积极作用。各民间医药社会团体要积极开展形式多样的学术活动，加强学术交流，开展宣传推广，鼓励学术创新，提高学术水平。

积极利用学术团体的优势，加强对尚未取得有效行医资格但掌握部分民间医药技术和方法的人员相关法律法规宣传培训，提高遵纪守法意识，鼓励他们参加国家医师资格考试取得合法行医资格；要加强民间医药与各级各类医疗机构特别是中医医疗机构之间的学习和交流。

浅谈解决民族民间医生行医许可的几点做法和体会

贵州省黔东南苗族侗族自治州卫生局（556000）　　金鸣昌

贵州省黔东南苗族侗族自治州民族医药研究所（556000）　　龙运光

一、学习国家有关民族政策，正确认识民族民间医生行医问题

自从 1999 年 5 月 1 日起《中华人民共和国执业医师法》颁布实施后，全国各地反响较大，主要原因是《执业医师》中对民族民间医生行医许可的有关问题没有明确的规定。既然是卫生法律法规，各地卫生执法部门就该遵照执行，所以对没有行医资格证的民族民间医生行医的行为，都视为非法行医予以取缔，一律不准行医，这种做法不但引起了民族民间医生的茫然（一夜之间，千百年传承下来的民族医药技术和方药遭到无辜的封杀，实在是想不通），而且引起了广大民众不理解等矛盾。针对这种情况，我们卫生行政主管部门，如何正确认识民族民间医生在少数民族地区的地位和作用，如何解决好民族民间医生行医许可的难点，是关系到党和国家民族政策的贯彻落实，对民族医药是否要扶持发展，对广大民众需要民族医药服务是否应当满足的问题。

为了解决好我州各县、市、区民族民间医生行医许可问题，做到既不违反已经颁布执行的有关卫生法律法规，又要从实际出发解决好民族民间医生行医许可的问题，于是我们根据《中华人民共和国宪法》第二十二条关于"国家发展医疗卫生事业，发展现代医药和我国传统医药"和《中华人民共和国民族区域自治

法》第四十条关于"民族自治地方的自治机关自主决定本地方的医疗卫生事业的发展规划，发展现代医药和民族传统医药"，以及《贵州省实施（医疗机构管理条例）办法》第十条关于"在民间行医多年的民族医，中草医及确有一技之长者，经地、州（市）以上卫生行政部门考核认可后，可在户籍所在地申请设置医疗机构"等有关法律和文件规定，州卫生局专题向州人民政府报告，提出了对全州各地确有专长的民族民间医生进行培训考核考试，对考试合格者允许在户籍所在地设置民族医疗诊所。

二、组织实施民族医药人员执业准入资格的具体做法

我们专题向州政府报告得到批准后，于 2005 年 9 月向全州各县卫生行政部门发出通知，由各县卫生局按通知要求的条件推荐报考名单，州卫生局审查，最后批准 98 名民族民间医生参加考试考核。

考试考核和培训工作的实施，我们根据《传统医师和确有专长人员资格考核考试办法》第十四条关于"考核机构是经上级主管部门批准的县级以上民族医疗机构"的规定，指定州民族医药研究所、州中医院和州人民医院中医科，抽出具有中医副主任医师资格的 8 名人员组成考核考试小组，负责拟定考核内容，考试范围以及具体实施办法。考核考试结束后，由州卫生局最后审定，结果有 55 名合格，发给《医疗机构执业许可证》，允许在本地从事医疗活动。从 2006 年上半年开始我们对这批获得"地方粮票"的民族医生做回访调查时，各地群众反映很好。民族医生工作起来信心十足，医疗责任心强，依法行医意识增强了，对振兴民族民间医药的热情非常高涨。当地卫生行政管理部门也反映，这种做法既合法又有利于医疗市场秩序和管理。实践证明，我们这种做法，是行之有效的，对于继承弘扬和发展民族医药事业是十分有利的举措。

三、几点体会

（一）政府重视是民族医药发展的关键。黔东南州人民政府各届领导对挖掘继承弘扬和发展民族医药事业，都是很重视和关心的，经常召开会议听汇报、拨出资金扶持民族医药事业的发展。

（二）我们卫生局作为政府行政职能部门，要加强学习，提高依法执政能力和水平，紧紧围绕本州党委和政府制定的工作目标，结合本系统工作情况作好调查，经常向州委、州人大和州政府汇报工作反映问题，解决好基层卫生单位遇到的实际困难和问题。

（三）我们体会到要做好民族医药工作，必须要有民族感情，要抱着挖掘、整理、继承和弘扬医药文化的责任心和热情去做好民族医药工作。

（四）要注意培养民族医药工作的学科带头人和技术骨干，充分调动他们

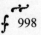

的工作热情和技术专长，共同为民族医药事业做出努力。

四、下一步发展民族医药的几点思考

1. 争取建立一所州属民族医院，病床 50 张，作为专供研究开发民族医药临床前期研究的实验基地，集中高年资、临床经验丰富的民族医生坐诊，开展临床研究工作。

2. 在各县人民医院设立民族医药专科，在州县两级中医院开展民族专病专科建设。

3. 继续举办民族医生培训班，提高民族医生的理论水平和诊疗技术，继续开展考核考试工作，为促进我州民族医药事业执业准入做好保驾护航工作。

本文摘自全国第二届侗医药学术研讨会大会专题讲座材料之一（全文有删节）。

附录二　侗族医药文献选录

2004 全国首届侗医药学术研讨会《论文集》序
——《中国民族医药杂志》2004 年 10 月（增刊）
中国民族医药学会　　（10070）　诸国本

　　侗族是我国人口较多的少数民族之一，目前有 300 万人（2000 年普查数 296.63 万人），占全国各民族人口的第 12 位，主要分布在贵州、湖南、广西三省区交界地带。他们原是古越人的一支，散布在西瓯、乌浒等岭南地区，唐代以前称"蛮""僚"，宋以后称"仡伶""伶佬""侗""苗"，明清时期称"峒人""峒僚""侗蛮"，民国时期称"侗蛮""侗人"，中华人民共和国成立之后统称"侗族"，历史上经多次向西迁移，后来稳定地居住在黔、桂、湘交界地带，这里地处偏僻，山深林密，交通阻隔，信息闭塞。那么多的秀丽风光，任人自然春去冬来，那么多的人文民俗，随侗乡人自编自唱。侗族人民在这块土地上创造了独特的乡土文化，也积累了大量的医药知识。今天随着改革开放的春风，侗族地区经济建设蓬勃发展，交通条件明显改善，社会面貌日新月异，标志着侗乡民族特色的侗族建筑、侗族服饰、侗族歌舞、侗族医药和侗族饮食文化等等，突然间撩开神秘的面纱展现在世人面前，给人以五彩缤纷、目不暇接的感觉，并进一步引起人们探究和学习的兴趣。特别是侗族医药，更是一座藏在深山的医药宝库，是侗族人民在历史上创造和积累起来的传统医药，需要认真发扬、整理提高，使之为当代人民的健康服务。

　　对侗族医药的发扬、研究和应用，历史上曾经积累了不少资料。早期由于侗族没有文字（现代的侗文是 1958 年采用拉丁字母拼音化创造的），许多宝贵的医药经验除了一部分口耳相传保存下来以外，大部分都随岁月消逝了。清初"改土归流"以后，有极少数人曾用汉文整理民间医药，出现了若干手抄本。当时，少数民族子弟要挤身科场，须从进蒙馆学习起就隐瞒自己的民族成份，谎报"民籍"。直到清、康熙四十三年（1704 年）十月湖广学政潘宗罗视察通道教育后，上疏朝廷，请准许苗童以民籍应试，情况才有所改变，侗族地区才开始有少数民族的知识分子，于是也就有更多的民族民间医药的手抄本问世，其中包括一些借助汉语记录侗语语音的手抄本在内。但整个来讲，对侗医药一直没有进行系统整理。直到 20 世纪 80 年代，特别是 1984 年第 1 次全国民族医药工作会议以后，

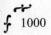

各民族地区普遍开展了民族医药调查。1986年6月,湘、桂、黔、鄂、川、滇六省(区)民族医药研讨会在贵阳市召开,把继承发扬民族医药纳入卫生工作议事日程,民族医药事业有了较快发展,一批调查研究得来的民族医药基本情况和基础资料所形成的专著相继整理并陆续出版。贵州省黔东南苗族侗族自治州剑河县侗医院,有一位名老侗医吴定元先生,活到104岁,于1997年逝世。他毕生积累了大量的侗医药临床经验,著有《草木春秋》一书(尚未出版),贵州黔东南民族医药研究所的陆科闵先生从1984年到1990年历时七年,搜集整理了100多万字的侗医药资料,于1992年编著出版了《侗族医学》一书。湖南省中医药研究院谌铁民、刘育衡、唐承安与通道侗族自治县民族中医院杨德忠、通道县民族医药研究会吴永徐等联合撰写了《湖南侗族医药研究》一书。湖南怀化市通道侗族自治县的萧成纹先生1954年从湖南省立第六卫校(即永州医专)毕业后,分配到通道侗族自治县从事医药卫生工作。在半个多世纪里,他扎根基层,寻访和整理了大量侗医药资料,于2004年6月编著出版了《侗族医药探秘》一书。在这些著作中,侗医药的理论得到了初步整理,提出了天、地、气、水、人五位一体的学术思想,看、摸、算、划四种诊断方法,把疾病分为冷病和热病两大类,把病症分为风、症、惊、痢、疮、痧、痛、伤寒、霍乱、妇人病、小儿病及杂症等12门,其中包括七十二风、二十四症、二十四惊、二十四痢、二十八疮、十种痧症、二十八痛症、十二种伤寒、六种霍乱、四十八种妇人病、小儿二十四风、三十六种小儿病、八种小儿疳积病、七十二种外科病(含五官、皮肤病)、一百五十二种内科及其他杂症,共计各种病症568种。这些病症的数目均取其成数,显然是为了背诵和记忆的方便,而且容易编成歌谣流传下来。这在口承医学中是常见的现象。尽管每种病症的诊断标准和鉴别诊断不一定十分明确,但比较真实地反映了民族民间医生对疾病的细微观察和对症状体征的生动描述。据怀化龙治忠医生所藏的《家用草药集》记载,侗族共有处方876个,常用侗药612种,这个数字很可能概括了侗医药的基本面貌。

2004年10月,在湖南省通道侗族自治县人民政府的支持下,由中国民族医药学会主办的"2004全国首届侗医药学术研讨会"在通道侗乡召开,共收到学术论文280余篇。这些论文反映了当前侗医药的临床水平和科研能力,其中大部分论文作者长期在农村基层的艰苦条件下行医,他们积累下来点滴经验值得我们十分珍惜。论文集还收入了部分涉及中医、苗医、维吾尔医等以及中西医结合的论文,为了尊重这些基层医务工作者仅有的一点创作权和发表权,我们都尽量采用或摘要收入。我只是想指出,我们这样做是在清醒地扶持那些被长期以来边缘化了的民族民间医药,正像精心地扶起或采集一棵棵被有意无意践踏过的路边草药一样。但是,学问是严肃的。在学术问题上失去严格要求和严谨作风,降低自己的学术标准,就等于保护落后,自毁长城。长此以往,姑息迁就不是政策。我们的目的是在艰难中奋斗，在奋斗中崛起，在落伍中整饬自己的队伍，提高和发展自己的学术水平，迅速赶上时代前进的步伐。我相信在首届全国侗医药学术研讨会之后，侗医药一定会有较好的发展，一定会发出自己应有光辉，结出丰硕而甜美的果实。

（注：本文引用资料，均出自陆科闵《侗族医学》、萧成纹《侗族医药探秘》、石锦宏《侗语文集》，特此致谢！）

通道侗族自治县继承、保护与发展民族医药的经验值得学习

——在 2004 年全国首届侗医药学术研讨会开幕式上的讲话

中国民族医药学会 （10070） 诸国本

全国首届侗医药学术研讨会今天在湖南省怀化市通道侗族自治县召开。这次会议本身是当代中国民族医药研究的重要成果之一。全国侗族人口有 300 万人，分布在贵州、湖南、广西、湖北等地。通道侗族自治县是侗族人口相对集中、侗族传统文化非常丰富、侗族文化遗产名扬四海一个典型的民族地区。全县 22 万人口，侗族占 78.3%。前天（10 月 18 日）我们参加了通道侗族自治县成立五十周年庆典，深深地为通道深厚的民族文化底蕴所震撼，深深地被通道人民所表现出来的民族团结和民族热情所感动。在以后的调查中，更为他们继承、发掘、保护民族医药的决策和措施所吸引。在县委、县政府的领导下，在县卫生局的直接管理下，侗族医药在通道得到了比较好的继承和发扬。1988 年 12 月 13 日，通道侗族自治县第九届人民代表大会第 3 次会议通过了《湖南省通道侗族自治县自治条例》。《条例》根据《中华人民共和国宪法》和《中华人民共和国民族区域自治法》的规定，结合通道侗族自治县的政治、经济和文化特点，对自治县范围以内的政治体制、经济发展和社会进步都做出了明确规定，《条例》第 43 条指出："自治县努力发展医疗卫生事业，改善医疗卫生条件，重视民间医生正当行医。"县卫生局正确领会条例精神，积极贯彻"条例"规定，在发展现代医学和中医学的同时，对侗族医药采取重视发掘、积极利用、鼓励行医的态度。他们认为，通道是一个少数民族贫困县，大部分是山区，有的农户到村卫生室要走十几公里，从村卫生室到乡卫生院还得走十几公里，群众看病难，没有民族草药根本不行。全县初级卫生保健达标，合作医疗正常运转，民族医药的大量运用起了积极作用。据初步研究，侗药有 689 种，医方 1420 个，各种疗法非常丰富，家家户户都懂草药知识，每个村寨都有单方验方。卫生局杨永斌副局长他用一句古语说："唾

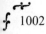

可疗毒，溺可疗伤，进取诸身，甚便也。何尝必须服药乎！"所以，县卫生局对民族医药人员的行医，基本上采取开明、开放的做法。

第一，允许他们办理行医，保护他们正当行医的合法权利。全县批准发放各类个体《医疗机构职业许可证》共91家，其中侗、草医疗机构及摊点就占了63家。他们认为民族医药有5个特点：①药物取之于本地富藏的道地资源，随处可得；②使用方便，经济实惠，群众乐于接受；③疗效确切，毒性和不良反应小，不见发生过医疗事故；④散在民间，能够补充国营、集体医疗机构的不足，解决一些边远山村极危病症救治的燃眉之急（一是赢得抢救时间，二是可以直接治疗好某些疾病）；⑤特别是不与国营、集体医疗机构争市场。在审批行医资格方面以考核为主。例如分析一个病例，回答一种草药的性味功能主治，提供一副草药图片，要求辨明和说出其用途。凡汉语水平不高的，可用侗语文做答或用民族语言回答考题。因为根据实际情况，如果硬搬上面发下来的考试标准和试题，或者硬要求民族医生用汉语文答题，许多草医都答不好。有1次乡村医生考试，243个乡村医生应考，94个考不上。但老百姓认可他们，需要他们，离开他们农村就没有医生。只能根据民族地区，边远农村和贫困山区的实际情况办事。

第二，根据民族医药不分，看病卖药，卖药带医，经常赶集的具体情况，允许他们在本县范围内流动摆摊。

第三，办理手续简单，收费低廉。

第四，对边远山区一部分半农半医、有一技之长的草医，让他们自由行医不予干涉。

第五，老草医带徒，青年人跟师，给予鼓励。

第六，积极支持民间侗医药学术团体的活动。

这样一些措施，不仅不影响城镇正常的医疗秩序，而且使民族医药成为国家医疗部门的合理补充。

通道侗族自治县的这些做法，完全切合通道本地的实际情况，符合通道的县情，而且正确贯彻了中共中央、国务院《关于卫生改革与发展的决定》中关于民族医药工作指示。《决定》指出，"各民族医药是中华民族传统医药的组成部分，要努力发掘、整理、总结、提高，充分发挥其保护各民族人民健康的作用。"我们这次侗医学术研讨会，正是在"发掘、整理、总结、提高"8个字上做文章，正是在"充分发挥"4个字上下功夫。

民族医药是少数民族的传统医药。它是民族地区古代社会的主流医学，因而毕竟带有历史的、民族的、地区的局限性。民族医药必须与时俱进，不断注入时代精神和新的活力，充分利用先进的科学技术和现代化手段促进其发展。为此，我对当前侗医药学术的发展特别是通道侗医药的发展提几点建议；

1.建议根据《通道侗族自治县自治条例》，将目前全县实行的继承、保护、发展民族医药的措施认真总结，并用正式文件把它固定下来，以便进一步规范化和制度化，使今后有所遵循，行之有据，不以领导人的变更和领导人注意力的转换而发生变化。

2. 建议在充分发挥民族民间医药学术团体作用的同时，建立民族医药研究机构，成立通道侗族自治县民族医药研究所，以便由专业机构和专职人员来承担和指导民族医药的发掘和研究工作。

3. 建议在县民族中医院内加强民族医药专科建设，开设民族医药门诊，恢复和发展民族医药的临床活力，发扬民族医药的临床特色，确定民族医药的学术地位。

4. 在卫生事业规划和初级卫生保健建设中，把发展民族医药列入规划，并将此作为落实民族政策的措施之一。

5. 加强对民族医药人员的教育培训，规范其医疗行为，提高其业务水平，建立病历制度，制定自律规章。

6. 在上述工作的基础上，解决民族医药人员的职称问题，民族医药科技成果的评议问题，民族医药的正规教育问题等等。

我国历史悠久，民族众多，传统文化的积淀十分深厚，民族医药资源极其丰富。我国传统医药除中医药之外，还有民族医药和民间医药，目前已在全世界产生重大影响。世界卫生组织在《2002～2005传统医药战略》中指出："传统医学就是传统中医学、印度医学及阿拉伯医学等传统医学系统以及各种形式的民间疗法的统称。在主要卫生保健系统基于对抗疗法或传统医学尚未纳入国家卫生保健系统的国家，传统医学经常被称为'补充医学''非常规医学'。"并且指出："在综合护理和慢性病的治疗方面，常规医学更为简化、机械化和专注于某一器官的方法则是欠缺的。"现在有的人不适应世界"回归自然"的时代潮流，在国际上重视传统医学的时候，反而"数典忘祖"，"妄自菲薄"，看不起自己的传统医学。当世界卫生组织都指出常规医学即现代医学有三个"欠缺"的时候，硬要让中药和民族药去适应西药的单向思维，分割思维和单一靶点作用，从而脱离了中国国情，违背了科学规律和实事求是的精神，否定了中医学和各民族医学的理论体系。特别应该指出的是，继承和发展民族医药，不仅仅是解决缺医少药的问题（缺医少药毕竟是一个历史现象）；更重要的是，它是建设中国特色医药卫生事业的题中之义，是中国特色的必然要素，是一个国家、一个民族继承历史优秀传统文化的基本内容之一。最近，有许嘉璐、季羡林、任继愈、杨振宇、王蒙等五位大学问家发起，有70位专家学者联名发表了《甲申文化宣言》。宣言主张"每个国家、民族都有权利和义务保存和发展自己的传统文化，都有权利自主选择接收、不完全接受或在某些具体领域完全不接收外来文化因素；同时也有权利对人类共同面临的文化问题发表自己的意见。"宣言"呼吁包括中国政府在内的各国

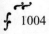

政府推行积极有效的文化政策，捍卫世界文化的多样性，理解和尊重异质文化，保护各国、各民族的传统文化，实现公平的多种文化形态的表达和传播……"我们认为这种时代的文化宣言和学术的民主诉求是完全合理的，是真正和"国际接轨"的。推而广之，中国传统医药在与时俱进的历史进程中，也应该具备这种精神，呼唤这种精神，坚守自己的阵地，千方百计把根留住。

（注：本文所引通道民族医药情况，均由通道县卫生局提供）

2004 年 10 月 21 日

留住民族医药的真魂

——2007 年全国第二届侗医药学术研讨会《论文集》代序

中国民族医药学会　诸国本

民族医药和中医药一样，都是伟大的医学宝库，正在越来越受到政府和社会各界的重视。2006 年 10 月，《中共中央关于构建社会主义和谐社会若干重大问题的决定》提出，要"大力扶持中医药和民族医药发展"。今年三月，温家宝总理在《政府工作报告》中又 1 次强调，"大力扶持中医药和民族医药发展，充分发挥祖国传统医药在防病治病中的重要作用。"吴仪副总理也分别在 2004. 20072 次全国中医药工作会议上提出"要高度重视民族医药的发展。"中央和国务院在发展民族医药的时候，全部用了"大力扶持""充分发挥""高度重视"这样一些最高级的形容词和副词，这不能不提醒大家，我们对民族医药真的"高度重视""大力扶持""充分发挥"了吗？为什么在全球经济一体化、科学技术现代化的今天，中国政府高层如此重视传统医药？这难道不值得我们认真思考么？

民族医药是典型的非物质文化遗产。温家宝总理说："我对非物质文化遗产有三句话的理解：第一，它是民族文化的精华；第二，它是民族智慧的象征。第三，它是民族精神的结晶。"温家宝说："非物质文化遗产都是几百年、几千年传下来的，为什么能传下来，千古不绝？就在于有灵魂，有精神。一脉文心传万代，千古不绝是真魂。文脉就是一个民族的精神。"

近 30 年来，我国的民族医药事业有了一定的恢复与发展。但是，这 30 年既是在拨乱反正形势下民族医药呐喊振兴的年代，也是在现代化大潮中民族传统文化迅速消退的时代。这就是今天我们大力提倡科学发展观，积极保护自然遗产、物质文化遗产、非物质文化遗产和倡导国学、恢复传统节日、重塑民族精神的重要原因。

当前民族医药的发展，从广度来说，我认为必须继续做好民族医药的发掘整理工作，特别是至今尚未发掘整理不足的民族传统医药（例如22个人口较少少数民族的传统医药）进行必要的补课。每个民族在历史上都有自己的医药创造。无论从尊重民族文化还是从发扬民族精神来讲，我们都应该继承前人创造，发展前人的成果，真正做到野无遗贤，路无遗珠，人无遗憾。

从深度来说，我们应该在总结经验、加强临床、深化科研、培养人才上加功夫。对民族药的开发利用，要符合科学发展观，走资源节约型、环境友好型的发展道路，保证人与自然的和谐统一，利用资源与保护生态的和谐统一。

民族医药的医疗、教学、科研和开发正在引起人们的普遍关注，吸引了不少中医药/现代医药和其他学科的专家不断加入民族医药的研究队伍，大大地提高了民族医药的科研水平。但我们一定要牢牢记住，我们不是在现代社会发明了、创造了某种民族医药，我们仅仅是前人的继承者和弘扬者。我们必须虚心学习民族医药，充分尊重民族医药，继续发展民族医药，按民族医药本身的发展规律办事，留住民族医药的真魂。我们不能把学者的现代观念和学术见解编织成一个笼子，把原生态的民族医药往自己设计好的笼子里装，结果生产出肯德基式鸡块或麦当劳式的薯条，尽管它可能得到新的消费者的喜爱，却失去了最可宝贵的、原有的、传统的、民族的滋味。

2007年8月12日

继承保护，培土固本

——2009年全国第三届侗医药学术研讨会《论文集》序
中国民族医药学会 （10070）诸国本

最近这几年，侗族大歌誉满天下，侗乡文化流溢四方，侗族传统医学也大有恢复前进之势。

全国现有侗族300多万人，分布在黔、湘、桂交界地区，自称是古代越人的遗裔，"侗族的冲傩文化也是巴楚巫文化与百越巫文化融汇而成的多元巫傩文化"。[①]我记得第1次全国侗医药学术研讨会于2004年10月在湖南通道侗族自治县召开的时候，那1次的论文集比较单薄，我把它比喻为一棵棵被有意无意践踏过的路边草药。而今天在贵州天柱县召开第3次侗医药学术研讨会（第2次研讨会于2007年在广西三江侗族自治县召开），侗医药的论文已满载《中国民族医药杂志》2009年第7期，论文质量亦有很大提高。这都反映了侗族地区各级政府对侗医药事业的支持，更体现了不少热爱侗医药学的专家所做的不懈努力。时势造英雄，反过来英雄造时势，侗医药继承发展的成就充分地证明了这一点。

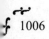

侗族有悠久的历史，但没有文字。侗医药有深厚的基础，但缺乏文字的记载。据说唐代诚州（今靖州）之地，"病不谒医。""凡卧病服药乏效，则招巫祈禳。"一直到明代，"溪峒之民……凡有疾病，好祀巫鬼，不知药饵。"（《靖州志》，明洪武年间著）是不是侗民真的不知药饵，我看未必，只是无文字、无根据可查就是了。而祭祀巫鬼之事，容易耸人听闻，也容易被文人记述。以湖南为例，"他们从 1985 年 6 月至 1988 年 5 月，对湖南省通道侗族自治县 21 个乡镇、241 个自然村进行调查，采访了 263 名民族医药人员，收集侗族民间医药抄本 32 册（本），有关民间古籍医药藏书 12 册，在调研中收集到侗族民间单验方 2456 个，侗医病名 1454 个，侗医治疗方法 18 种，侗药药名 2161 种，侗医诊疗器具 8 种。通过对所收集的口碑活体资料及手抄文献资料进行整理、编写完成了《湖南侗族医学研究》专题材料，约 50 万字。"[②]可见侗族人民在历史上创造的医药文化，实在不少。我尚未读到这一本资料，但我对当年参加调查的谌铁民、唐承安等先生充满敬意。他们仅仅在通道一个县内，用整整三年时间，调查总结出 50 万字的资料。其调查对象之丰富和态度之认真，都令人赞赏。相比而言，今天我们在侗医药方面所做的继承工作，是相当有限的。如何在继承基础上发展创新，还有待于大家继续努力。嗣后，1992 年 6 月，贵州省黔东南苗族侗族自治州民族医药研究所陆科闵编著的《侗族医学》一书在贵州科技出版社出版；该所龙运光于 1993 年 10 月编著的《侗医吴定元小儿推拿经验》也在贵州科技出版社出版；2004 年 6 月，湖南省通道侗族自治县萧成纹编著的《侗族医药探秘》一书在岳麓书社出版；2006 年 10 月，通道县民族中医院吴国生与县民宗局陆中午等合著的《侗药大观》一书在民族出版社出版；2007 年 9 月，湖南省芷江侗族自治县民族民间医药学会张祥福、张果果、曾尚东等编著的《侗乡药膳》一书在中国戏剧出版社出版；2009 年 8 月，贵州省黔东南自治州民族医药研究所龙运光、袁涛忠编著的《侗族常用药物图鉴》在贵州科技出版社出版，龙运光、袁涛忠共同编著的《侗族药物方剂学》也将于近期出版。以上侗族医药专著共 150 余万字，已成洋洋大观。中国传统医学是一个宏大的、多元的、群体的对自然和人类生命的认识和实践，除了中医学以外，包含各少数民族的传统医学即民族医学；还有散在民间"寂寞开无主"的民间草医草药。这是任何一位关心传统医学的人不得不正视的一种文化现象。

这里我想反复强调一点，民族医药的发掘整理和发展建设，必须忠于"原著"，忠于事实，忠于历史。在当今现代化、国际化大潮中，抓住传统医药的一草一木，生发开去，移花接木，另成红绿，终非古意。要当心歪嘴和尚念错了经，新潮人士重塑了神，忠贞之士吃错了药，民族文化丢失了魂。《楚辞》中有一篇文章叫"招魂"，有人说是屈原写的，有人认为是宋玉的作品。文章借巫师的念词，写得声情悲泣、铺陈乖张、旖旎悱恻，声声呼唤亲人"魂兮归来，反故居些！"至今侗族地区小儿得病，发热惊悸，认为是"失魂"之故，其母手持鸡蛋，于早晚到河边或村寨边连呼数日，招孩子的魂。这可能就是楚人遗风。民族传统医药的灵魂，是民族文化千淘万漉留下来的精髓。"招魂"向亲人呼唤："魂呀，回来吧，回老家来吧！西边去不得，北边去不得，远处去不得，天地四面八方有许多害人的东西，你哪儿也别去呀！"这会不会是我们的先人在呼唤迷途的子孙；会不会是三闾大夫或宋玉先生在抚慰和收拢那一颗颗浮躁而飘荡的心；会不会是在一个风暴袭来、物欲横流的世界里从天籁中发出的纯净而清晰的声音。这声音需要我们静静地听！这几年，我对民族医药，谈继承多，谈创新少；谈资源多，谈开发少；谈自主多，谈他者少。我不是不想创新，不想开发，也并不认为只有继承好了才能谈发展，事实上继承和发展是一个量变到质变的过程。我是看到了民族传统文化破坏太多，继承不足，抢救之急，刻不容缓。而有的人仍在打着官腔，"你这个民族医国家没有承认呀！""国家没有组织考试我们怎么承认你们呀！""民族医起码得有医师资格呀！""让你们行医出了问题谁负责呀！"等等。这些建国60年尚未办完的事情。可以一股脑儿地推到你的面前。我们也看到一些政绩工程，取民族医药的一方一药，栽入十里洋场的玫瑰园里，赖以证明对民族医药的"高度重视"和"切实加强"，这种种做法，既非培土固本，也无益于保护和继承，更何来乎发展与创新！啊！喧闹的市声，耀眼的包装，名人的叫卖，让多少优秀传统文化摧残凋零！科学呀科学，多少罪恶假汝之名以行！此景此情，难道不值得我们深思吗？

2009年7月16日

建设一支中国特色的民族医药专家队伍

中国民族医药学会　　（100700）　　诸国本

中国民族医药近30年来取得的重要成就，集中体现在造就了一支较高水平的民族医药专家队伍。不仅藏、蒙、维、傣医药有不少著名专家，而且壮、苗、瑶、彝、土家、侗、朝、回医药等在发掘整理过程中也涌现出一批出色的专家。他们掌握的知识体系与中医西医不同，因而也就非中西医药专家之可比和可及。他们在各自的研究领域独领风骚。其中许多人相继成为各民族医药的业务骨干和学术带头人，在民族医药的医疗、教学、科研、产品开发、生产经营和医药文化建设等方面担负了领导工作。除此之外，在中国中医科学院、中国社会科学院、各中医药院校以及某些著名高等院校，也有不少关心和潜心研究民族医药的专家，如中国中医科学院的蔡景峰先生、李经纬先生，中国社会科学院世界历史研究所从事《回回药方》考释的宋岘先生，北京大学东方语言学院研究古代西域多种民族文字古典医籍的陈明先生等。为了把这批专家组织起来，作为中国民族医药学会紧紧依靠的对象，也作为向政府有关部门推荐的评审专家和咨询专家，中国民

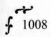

族医药学会从 2000 年起就发出了《关于举荐民族医药专家的通知》，后来正式定名为"中国民族医药 ×× 医药专家委员会"，这个专家委员会不是专业分会一级组织，而是一个智囊团和专家库。其中的专家既是相对稳定的，又是滚动发展的，年过 70 岁的专家列入顾问名单，身体健康者仍可发挥其才能。这个专家库还有一个好处，就是中国民族医药学会因种种原因长期没有改选，理事会成员相继老化，这个专家库既可代表当前的学术团队，又可为今后换届改进作组织准备。

严格说来，民族医药专家必归于特定的学术领域，如藏医药专家、壮医药专家等。笼统的、通晓各民族医药的百科全书式的"民族医药"目前是不存在的。少数了解多种民族医药一般知识的学者或管理者，在紧紧依靠和利用各民族医药现成资料的基础上，对民族医药的共同规律和共性问题作了一些研究，有可以将来在民族医药的宏观研究、政策研究、跨文化比较研究方面做出成绩，但当前而言，他只是"通才"还不是专家。今后可能出现通晓多种民族语言文字、在民族医药学术领域具有过人的综合能力和卓越的临床能力的大师级人物，是民族医药深厚土壤里成长的参天大树，可惜目前这土壤由于前几十年长期弃耕少耕而荒废得相当瘠薄，这一类人才的成长显然需要一个过程。

目前公布的这个专家队伍名单是由各地相应的学术团体或主管中医民族医的政府部门推荐的，基本上反映了当代民族医药队伍的领先水平。但也难免有所遗漏，特别是民间队伍中的能人较少，而大学和科研单位近年来从事民族医药研究的人员较多，在某种程度上给人"居士不少，高僧不多"的印象。为此，我们根据原有的专家名单和各方面提供的资料，在顾问名单中保留了一部分原来的专家，以全面反映这些民族医药的整体阵容和当代新陈代谢的自然过程。现将建立民族医药专家队伍的有关文件及专家名单公布如下，以帮助我们进一步树立尊重人才、培养人才、合理利用人才的观念，并使民族医药的人才资源令天下共识，四方共享。

提高认识，抓住机遇，促进侗族医药的持续发展

——在全国首届侗医药学术研讨会上的讲话
中国民族医药学会侗族医药专家委员会主任　石光汉

尊敬的各位首长、各位来宾、先生们、女士们：

2004 全国首届侗医药学术研讨会胜利召开了，这是全国 300 多万侗族同胞的一件喜事。今天我怀着无比兴奋的心情向来自全国民族医药界的专家、来宾和全体与会代表，致以亲切的慰问和崇高的敬意，对支持这次学术研讨会的各级领导、各界人士表示衷心的感谢。

民族医药是卫生工作的重要内容。侗族医药又是我国民族医药学的重要组成部分。千百年来，侗族医药在与疾病做斗争中总结了可贵的医药经验，丰富了我国传统医药学的宝库，也是民族文化的一个重要方面。从过去到现在，侗族医药在为侗乡各族人民身体健康服务，促进民族繁荣昌盛中都做出过重要的贡献，将来也仍然会这样。

1984年，国务院办公厅通知中指出："发展民族医药事业，不但是各族人民健康的需要，而且对增进民族团结，促进民族地区经济文化事业的发展、建设具有中国特色社会主义医疗卫生事业中，有着十分重要的意义。各有关地区、有关部门要加强领导，广泛团结和依靠民族医药人员，采取切实可行的措施，努力继承、发掘、整理和提高民族医药学这一宝贵的文化遗产，使民族医药事业进一步得到发展，为我国四化建设服务。"20年过去了，这一正确的指示精神至今仍历历在目，激励着民族医药工作者努力拼搏，对发展我国民族医药事业起到了巨大的作用。

侗族医药历史悠久、疗效奇特，深受侗乡各族人民群众的欢迎。但由于历史的原因，落后、保守、"传子不传女，传内不传外"的陈规，至今在某些地区仍然束缚着侗族医药向着科学化、现代化的历程发展，我们从事侗族医药的工作者，必须审时度势，面对现实，提高认识，抓住机遇，与时俱进，开拓创新。

2003年9月24日，在中国民族医药学会的高度关心和支持下，批准成立了"中国民族医药学会侗族医药专家委员会"，现已陆续发展侗族会员84名，为振兴侗族医药，促进其持续向前发展，提供了组织保证。我国加入世贸组织和西部大开发，给侗族医药迎来了有史以来难得的发展机遇。会员们认真学习贯彻中国民族医药学会《章程》，自觉规范会员的行为，广泛开展学术交流活动，互相介绍侗族医药临床经验，努力提高侗医药人员的政治、业务整体素质，使这支德技双馨的侗族医药队伍，在侗乡农村和城镇广泛开展防病、治病工作，在保护人民健康中做出贡献。特别是通过这次首届全国侗医药学术研讨会，来自全国各地的专家、学者、民族医学界的同行们、老师们，带来了丰富而宝贵的经验，对侗族医药的持续发展，起到了推波助澜的作用。我们一定要抓住这一千载难逢的机遇，虚心向各民族医药界的老师们学习、请教，为开创侗族医药事业发展的新局面而不懈努力。最后敬祝各位领导和来宾、各位专家和朋友在通道侗乡的学术研讨取得圆满的成功。

谢谢大家！

2004年10月21日

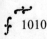

全国侗族医药发掘整理已初见成效

（石光汉）

　　侗族是我国人口较多的少数民族之一，目前有 300 万人（2000 年普查人数 296.63 万人），占全国各民族人口的第 12 位，主要分布在贵州、湖南、广西三省区交界地带。侗族原是古越人的一支，散布在西瓯、乌浒等岭南地区，唐代以前称"峒人""峒僚"宋代以后称"仡伶""伶佬""侗""苗"，明清时期称"峒人""峒僚""侗蛮"，民国时期称"侗蛮""侗人"，中华人民共和国成立之后统称"侗族"。

　　侗族的非物质文化遗产非常丰富，而侗族的医药，更是一座藏在广阔民间的宝库，是千百年来侗族人民在漫长的历史长河中创造和积累起来的宝贵传统医药文化遗产。由于历史的原因，侗族医药的起初以巫医为主，并依赖古朴的医药来处理各种疾症，具有侗族特色的传统医药，是在本民族的起源、存在、演变中逐渐发展起来的，由于侗族是由古越人衍生而来，因此，古越人中尚鸡卜、断发、纹身、凿牙、卉衣、善食水产、嗜酸成癖、干栏楼居等遗风流传至今。

　　在一个相当长历史时期，侗族先民们应用了一些古朴而比较有效的用药方法治疗各种疾病，如：药鱼、药衣、药佩、打刀烟等用药方法治疗各种疾病，这在当时的确起到了一定的作用，如果说巫医是一种心理治疗的话，那么，这些古朴而简便的侗医用药方式，就是侗族人民赖以驱走病魔，摆脱死神的"法宝"了。

　　随着侗汉文化经济的广泛交流，汉族中医的诊疗方法和医学理论不断流传侗乡，侗医药文化出现质的变化，据侗医古籍藏书抄本《救世医方》《世传医方》《幼科铁镜》《药品总簿》等资料，早在清朝康熙年间，侗乡就存在着"巫医派""药医派"2 个既相互对立的、又相互依存、相互制约的合体，在侗乡民间曾流传着"巫医能算命，药匠能治病"之说。随着人类的进步，科学的发展，民族的繁荣昌盛，一些"巫医"从"魔术""神道"的封建迷信中逐渐分化和解放出来，向着医药治病的正确方向发展，他们为人治病时，既用"占卜""祈祷"，也用药物疗疾，形成了"巫药并用"、"神药两解"的格局。侗乡一些有识之士，博览群书，集思广益，对汉族中医的"阴阳、八卦、五行、时辰、四诊、八纲、山川地理、方圆产物和医术本草"等也能精通领会，运用自如，药到病除，得心应手。他对疾病的认识，由浅入深，表里贯通。

　　侗医药理论提出天、地、气、水、人五位一体的学术思想，看、摸、算、划四种诊断方法，把疾病分为冷病和热病两大类，把病症分为风、症、惊、痢、疮、痧、痛、伤寒、霍乱、妇人病、小儿病症及杂症 12 门，其中包括七十二风、二十四症、二十四惊、二十四痫、二十八疮、十种痧症、二十八痛症、十二种伤寒、六种霍乱、四十八种妇人病、小儿二十四风、三十六种小儿病、八种小儿疳积病、七十二种外科病（含五官、皮肤病）、一百五十二种内科及其他杂症，共计各种病症 586 种。侗医将疾病这样归类分别，显然是为了背诵和记忆方便，但的确较真实地反映了广大民族民间侗医们对疾病的细微观察和对症状体征的一种生动描述和总结。侗医治病除使用侗药（植物药、动物药、矿物药）外，还有"推拿""打火罐""刮痧""放灯火""吸吮"等一系列行之有效而独具特色的治疗方法。这些诊疗方法千百年来为整个侗族地区民众解除各种疾病带来的痛苦，以及提高广大人民群众的健康水平做出过不朽的功勋。对侗族医药的发掘、研究、整理和应用，历史上曾经积累了不少资料。由于侗族没有本民族的文字，许多宝贵的医药经验除了少数口耳相传保存下来以外，大部分都随着岁月的流逝而消逝。清初"改土归流"以后，有极少数人曾用汉文整理民间医药，出现了若干手抄本，当时，少数民族子弟要跻身科场，需从进蒙馆学习起就隐瞒自己的民族成分，谎报"民籍"。直到清朝康熙四十三年（1704 年）十月湖广学政潘宗罗视察通道教育后，上疏朝廷，请准苗童以真实民籍应试，情况才有所改变，侗族地区才开始有少数民族的知识分子，于是也就有更多的民族民间医药手抄本问世，其中包括一些借助汉语记录侗语语音的手抄本在内。但总而言之，对侗族医药一直没有进行系统整理。新中国成立以后党和政府十分重视挖掘和发展少数民族地区的医药卫生事业，就侗医药而言，自 20 世纪 50 年代至 80 年代期间各级政府卫生行政部门先后在贵州黔东南地区和湖南怀化地区进行广泛的社会调查，收集到了大量的民间侗医药历史资料，特别是 1984 年第 1 次全国民族医药工作会议和 1986 年湘、桂、黔、鄂、川、滇六省区民族医药研讨会在贵阳市召开以后，将继承和发扬民族医药事业纳入了卫生工作的议事日程，各省（市）自治区、州、县都先后成立了"民族医药研究所""民族医药研究会"等专门机构，配备了一定数量的民族医药研究人员。这对我们发掘和弘扬侗族医药事业无疑是一股强劲的东风，这一时期侗医药事业得到较快的发展，一批调查研究得来的侗医药基本情况和基础资料所形成的专著相继整理问世并陆续出版。

到目前为止，已收集整理出以下专著和相关资料。贵州省黔东南民族医药研究所原所长陆科闵先生历时 7 年多时间，编写有 100 余万字的《侗族医学》，已于 1992 年出版。湖南省中医药研究院谌铁民、刘育衡、唐承安与通道侗族自治县民族中医院杨德忠、通道侗族自治县民族医药研究会吴永徐等联合撰写《湖南侗族医药研究》（内部资料）。湖南省怀化市通道侗族自治县人民医院萧成纹先生，扎根侗乡，历经半个多世纪艰苦工作，走遍通道侗乡村寨，收集整理了大量侗医药资料，于 2004 年编著在长沙岳麓书社出版了《侗族医药探秘》一书。湖南省怀化市通道侗族自治县民族中医院吴国生先生历时数年，走遍侗乡、高山陡坡，收集了大量侗药植物标本并制成图片，编写出《侗药大观》一书，已由民族出版社出版。贵州省黔东南自治州民族医药研究所龙运光、袁涛忠先生等人，经过数十年的收集整理，结合长时间的临床实践编撰成的《侗族药物方剂学》和《侗族常用药物图鉴》两本专著相继出版发行。说此同时他们还经过无数的劳动、大量采集和筛选制作，共收集到了侗药标本 800 余种，并在凯里建成了一个具有现代科技含量的第一个也是全国唯一的一个侗药标本库。湖南怀化市民族研究所邓星煌、怀化医专刘逢吉、怀化市通道侗族自治县人民医院萧成纹、湖南吉首大学罗康隆等先生编撰的《湖南世居少数民族医药宝典》一书已由光明日报出版社出版，湖南省怀化市芷江侗族自治县民族民间医药学会张果果、张祥福、曾尚东、龙文忠等人编撰的《侗乡药膳》一书已出版。在这里值得我们怀念和欣慰的是原贵州省黔东南自治州剑河县侗医院老侗医，活到 107 岁，已于 1993 年逝世的吴定元老先生近 100 万字的侗药医书专著《草木春秋》一书，已由贵州省有关部门整理定稿有望在今冬明春正式出版发行。综上所述，侗医药学的系统理论已基本形成，并已初见成效，为我们今后进一步的挖掘、提高以及进行科学研究和编写有关教材提供了十分重要的依据。这些都是侗民族传统文化的宝贵财产之一，也是我们中华民族大家庭里非物资文化遗产的精华之一，我们必须珍爱和保护它，它也必将在为人类的健康服务中做出应有的贡献。

国家对民族医药的管理要有相应的法律法规

中国民族医药学会侗族医药专家委员会 （418500） 石光汉

我国改革开放三十多年来，给人感受最深、变化最大、推动社会进步最为突出的事应该算是我国目前已经基本健全并在不断完善中的法制体系了。一个文明进步公平、公正、和谐的社会，必须配套有健全完善的法制体系来进行管理。目前我国所取得的具有中国特色社会主义建设的一切成就，与我国现阶段法制体系所发挥的巨大作用是分不开的。因此，提出国家对民族民间医药管理要有专门相应的法律法规有以下几点依据：

1. 党和国家重视，民族团结的需要

新中国成立以来，党和国家十分重视和关心民族医药的保护、挖掘整理、开发利用工作。从上世纪的五十年代初到八十年代末，国家曾多次对广大少数民族地区的民族民间医药进行深入细致的调查研究，收集到了大量历史文献进行保护和整理。国家为保护挖掘整理民族医药投入了大量的人力物力，特别是近几年来国家对民族医药事业的投入几乎相当于改革开放前的总和。进入"十一五"以来，在党中央、国务院的有关文件中和国家领导同志的讲话中曾多次提到，要大

力扶持与支持中医药和民族医药的发展。温家宝总理在全国人大十一届四次会议上的政府工作报告中再次提出要大力扶持中医药和民族医药发展，并强调要在"十二五"期间细化实施有关政策措施。可见党和国家是多么的重视我国的传统医药。这也是党和国家对少数民族关心和爱护的一种具体表现，让我们广大的民族医药工作者和全体华夏民族兄弟姐妹感到温暖与自豪。因此，对民族医药的高度重视不仅仅局限在医药的事业上，同时关系到党的民族政策问题，也关系到民族大团结问题。

2. 我国法制体系建设的需要

我国是一个法制社会的国家，又是一个有着五十六个民族的多民族国家。在当今社会和经济高度发展的社会活动中，任何一种活动均需要有法可依、依法行事，这是必须和必然的。虽然我们的法制建设已经基本适应目前的经济建设和社会活动的需求，但仍然需要不断地充实和完善。有时法制的完善滞后于社会问题的存在，比如我国目前的许多民族民间医生都是处于"无证"行医的状态，甚至一些在正规（含公立）医院上班的医生，证医不符、名不符实地在做着他的民族医生工作。如持有中医、中药或西医、医药执业证的医务人员在从事着某种民族医药工作。从严格的法制意义上讲，这种情况也是属于非法行医的范畴，但这确实是我们的实际国情。

现在我国的民族医药的状况，同上世纪五十年代初中医中药的情况相似。1956 年我国率先成立的几所中医学院（北京、上海、广州、成都）的老师、教授都是到各地去选一些中医或西医来担任的。在这之前哪来的教授，更谈不上有什么中医中药大学文凭了。

由于我国目前尚未出台相应的法律法规，许多民族民间医生成为无证行医者，处于无法可依，不受现行法律保护的状况。一些地方的卫生行政执法部门将他们视为非法行医，时常要处罚他，这样就有可能会影响社会安定。这是大家都不愿看到的问题。

3. 民族民间医生劳动从业权利的需要

目前中国民族医药学会有藏医药、蒙医药、维医药、傣医药、壮医药、苗医药、土家医药、侗医药、瑶医药、彝医药、朝医药 11 个民族的医药专家委员会。以上各族的医药都各自有独特的理论体系，其各自的临床诊断理论、病种分类、用药方法等都不相同。所以，各民族医药与中医药之间虽然均属于传统医药，但理论体系却不完全相同。因此，我们不能用中医的理论，更不能用现代医学的试题去测考民族医药的医生，这样做是不公平的，也是不科学的。

近几年来虽然有些地方可以有条件地许可一些民族民间医生去参加乡村医生考试和执业医生考试，但要求具备的条件有些苛刻。其中有一条要有副主任医师带教三年以上方可参考，而考题内容是中医和现代医学理论。自古以来都没有他所从事的那门民族医药方面的职称评定，哪里来的副主任医师为他带教，这好像有些强人所难。因此，我们的考核考试的试题必须符合从业者的专业范畴。

4. 民族民间医生的存在，社会民众的需要

我国的传统医药已经有几千年的历史，最少的也有数百年的时间，而现代医药才不到两百年的光景。可想而知，在这一百多年以前的几千年里，人类的防病治病以及养生保健都是靠着传统医药的。

在当今现代医药非常现代化的情况下，传统医药仍然在发挥它独特和不可替代的作用。如今我们的主要医疗资源大多数都集中在大、中城市里，老百姓觉得看病难看病贵的矛盾依然比较突出，特别是在一些偏远山区和不发达的少数民族地区更为明显，而民族民间医药恰好可以缓解这些矛盾。不仅如此，根据近十多年来我对民族民间医生的调查，对民族医药文献的挖掘整理，以及深入到广西、贵州、四川、重庆、广东、海南、云南、湖南等地一线的走访发现，在民间确实存在一批有一技之长的民族民间医生队伍。他们对一般常见病多发病的处理简单易行、安全有效、成本低廉，深受群众欢迎和称赞。更值得一提的是，他们中间确有医疗技术非常高超的人，他们对一些疑难杂症甚至一些被大医院拒收的重症也有一定的治疗效果。总而言之，民族民间医生在我们国家的广阔天地里有他们生存的土壤，人民群众确实也需要他们。

5. 建议与希望

为民族医药立法保驾护航是一件利在当今、功在千秋的大事，建议国家有关部门能尽快着手调查研究，根据我国有多种民族医药理论体系的实际情况，国家应有专门相应的法律法规。法律法规的总则由国家颁布，而实施细则及考试考核办法由各省、市、自治区及州、自治县去制定实施。

希望我国的民族医药管理方面的法律法规能早日问世出台，使我们的民族民间医生不再是一个无证行医者。相信我们的愿望能够实现，也相信我们的民族医药事业越办越好。

论民族医药高等教育

湖南省怀化医学高等专科学校　刘逢吉　418000

湖南省怀化市民族事务委员会　邓星煌　418000

　　论文提要：此文论述了发展民族医药高等教育的紧迫性、必要性，有利条件和若干措施、建议。

　　主题词：民族医药 高等教育 措施 建议

　　民族医药高等教育，是目前我国高等教育中的弱点、难点和焦点。截止到2005年，全国民族医药高等院校只有5所，而且分布极不均匀，尤其是南方少数民族地区没有一所。全国侗族300余万人，至今没有一所侗医学院，甚至在普通医学院校中，侗医药专业都没有。这与有13亿多人口有近一亿少数民族人口的中国很不相称，与党和国家及各族干部群众的要求相差甚远，与民族地区建设社会主义新农村、建设和谐小康社会很不相适应。我们在民族地区调查中，听到和看到少数民族同胞缺医少药的严重情况，各族干部群众强烈要求发展民族医药高等教育。

　　今年五月，在怀化举行的湖南民族医药专家座谈会暨《湖南世居少数民族医药大典》编写会上，我们听到土家族、苗族医药专家田华咏、侗族医药专家萧成纹、瑶族医药专家李如海、苗族医药专家滕建甲等反映，湖南是有五百多万少数民族的民族文化大省，民族民间医师领到执业医师或执业助理医师的极少，尚有五千多民族民间医生无证不能正常行医，他们迫切要求到民族医学院深造。

　　为了加快发展民族医药高等教育，我们写了这篇拙文，抛砖引玉，以引起全社会和有关部门的重视，共同努力解决这个民族医药高等教育的"老大难"问题。

　　俗话说，"老大难，老大难，老大一抓就不难"。老大就是党和政府的领导，有关部门的领导，只要这些领导认真落实党和国家有关法规政策，民族医药高等教育是能发展起来的。现在谈发展民族医药高等教育，有利条件很多，全国大气候，各地区小气候都好，天时地利人和三者俱备，主要是：

1. 党和国家高度重视民族医药，高等民族医药院校可以乘势而上

　　2005年12月，胡锦涛总书记视察青海金河藏医药集团公司时，做了重要讲话："你们的工作是一项光荣的事业……你们的事业大有作为。"这是对民族医药事业最大的肯定、最大的鼓舞。

　　2007年3月5日，温家宝总理在《政府工作报告》中说："大力扶持中医药和民族医药发展，充分发挥祖国传统医药在防病治病中的重要作用。"这是对各级政府最高的要求、最实的任务。

　　2006年10月6日党的十六届六中全会《中共中央关于构建社会主义和谐社

会若干重大问题的决定》明确指出，要"大力扶持中医药和民族医药发展"。这充分体现了党中央对民族医药工作特别关心和高度重视，也说明民族医药在构建社会主义和谐社会中具有举足轻重的地位和作用。

2007年2月27日《国务院办公厅关于印发少数民族事业"十一五"规划的通知》全文刊载了国家民委的"十一五"规划，指出："加大少数民族传统医药的保护和抢救力度，实施少数民族传统医药发展工程。开展少数民族传统医药资源研究与保护性开发，建立少数民族传统医药野生资源保护区。大力推广民族医药适宜技术，加大乡村民族医药工作者培训力度。加强民族医药基础理论和临床研究，鼓励科研院所和高等院校设立民族医药专业，开展民族医药学科建设，培养一批民族医药专业技术骨干和学术带头人。"

近几年，中央和地方各级人民政府根据《宪法》和民族区域自治法的有关扶持发展民族医药的精神，制定了一系列加强、扶持民族医药工作的法律、法规和政策。2005年，中共中央国务院《关于进一步加强民族工作加快少数民族和民族地区经济和社会发展的决定》和国务院《实施中华人民共和国民族区域自治法若干规定》，都要求各级人民政府加大对民族医药事业的投入，保护、扶持和发展民族医药学。国家把发展民族医药事业纳入国民经济和社会发展计划，国家在城镇职工医疗保险、新型农村合作医疗等工作中，将符合条件的民族医疗机构纳入定点医疗机构，将民族医诊项目、民族药纳入报销补偿范围。

既然党和国家领导这么高度重视民族医药，加以充分肯定，认为"大有作为"，要"大力扶持"、"加大力度"、"加快发展"，我们就要抓住这天时地利人和的大好机会，大干快上，开创出民族医药新的局面。

2. 兄弟省区已有了发展民族医药和高等民族医药院校的经验

内蒙古自治区注重发挥蒙医药的优势与作用，制定了《内蒙古自治区蒙医中医条例》，创办了蒙医药大专院校3所，蒙医药从业人员5143人。从上世纪50年代开始，内蒙古自治区就把分散行医的蒙医组织起来，为他们建立了门诊联合诊所等民间医疗机构，并把部分人员安排在自治区和盟市的医院工作。如今，大量分散在全国各地的蒙医古籍被收集、整理、出版。投资两亿多元的内蒙古自治区医院正在火热建设中，蒙医药事业逐步走向标准化现代化。2007年6月8日《中国民族报》对他们的经验在头版作了报道。

西藏自治区藏医药学院以"传统结合现代，科学继承与创新"为办学理念，探索了藏医药人才培养的新模式。

3. 民族医药学术团体和科研单位空前活跃，将促进民族医药高等教育的发展

以诸国本为会长的中国民族医药学会为民族医药的发展做了大量的卓有成效的工作，扩大了民族医药的社会影响。在诸会长的带动、指导和关照下，各族

各地民族医药学会活动日益活跃，全国性藏、蒙、维、苗、土家、瑶、侗、彝等民族医药学术会议相继召开。一些新闻单位和民族报刊也做了大量工作，为发展民族医药事业宣传鼓劲。如《中国民族报》《中国民族医药杂志》《中国民族民间医药杂志》《民族医药报》等在民族医药学术交流、信息沟通等方面发挥了积极的宣传作用。全国、各有关省（市、区）、各有关市（州）的民族医药学术团体都出了人才，出了成果，出了经验，为发展民族医药高等教育做了榜样，提供了教材，培训了教师。

4. 有一批热心民族医药高等教育的领导和专家，为发展民族医药高等教育作了大量的奠基工作

如怀化医专的校长等，多年来为申办民族医学、民族药学专业想了很多办法，做了很多工作。已与怀化市人民政府联合举办了"怀化中医药现代研究中心"（其中包括了民族医药现代研究中心），重点开展对侗族医药的全面研究。

如何加快发展民族医药高等教育呢？如何把高等教育中民族医药这个弱点、难点变为重点、热点呢？我们提出如下建议：

（1）建议国家民委、教育部、卫生部以怀化医专为基础合办一所南方民族医学院，地点可以首选怀化。怀化是民族大市，全市有近 200 万少数民族。怀化是全国生态示范市，是全国农村综合改革试验区，是湖南山区开放开发试验区，怀化正在打造湘鄂渝黔桂周边中心城市。怀化的区位、交通、资源（特别是民族医药野生资源）、人文、人才优势十分突出。怀化市政府是全国民族团结进步模范集体，对民族工作、民族医药十分重视。怀化医专的民族医药教师和其他基本条件比较好。多年来，怀化医专一直在申办民族医学和民族药学专业。学校一直坚持打民族医药牌，全校从校长到教职员工，已形成共识与合力，都决心奋战几年，在全国成为独一无二的民族医药高等学校，为社会、为少数民族基层服务，源源不断地输送民族医药高等人才。

（2）建议教育部设立侗医药专业或其他民族医药专业。特别是在侗族聚居的湘、桂、黔三省（区）的医学院或医科大学中设侗族医药专业或其他民族医药专业。

（3）建议黔东南苗族侗族自治州和三江、通道、新晃、芷江、玉屏等五个侗族自治县根据民族区域自治法赋予的权利，制定保护和开发利用侗医药资源的自治条例。侗族地区得天独厚的自然条件，形成侗族药材资源丰富多彩的局面，这是我们发展侗族医药事业的有利条件。但是必须以科学发展观统领侗族医药事业的发展，实施侗族医药资源的可持续发展战略，制订并实施侗族医药的生态资源保护的永续利用政策，发展侗族药材种植基地。怀化医专愿意在这方面帮助侗族地区。

（4）建议改革高校招生分配制度，为民族地区培养留得住的民族医生。国

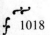

家应允许设有民族医药专业的高等医学院校自主招生少数民族地区考生，并对民族地区实行定向招生、定向培养和定向分配制度。对民族地区、特别是农村医院、诊所，对民族医院、诊所可以执行委托计划培养，对定向招生应适当降低录取分数线。建议将民族医药院校赋予录取中的优先权，扩大设有民族医药专业的学校自主权。

（5）建议国家中医药管理局在侗族、苗族、土家族地区的民族医药研究机构中建1～2个重点实验室和重点研究室。目前怀化医专与怀化市政府已联合创办了中医药现代研究中心（包含民族医药现代研究中心）。此中心现有民族医药正副教授10多名，还聘请中国科学院的院士为顾问；并有一批先进的设备。国家中医药管理局是否可以将此研究中心提升为重点实验室。

（6）建议国家民委和教育部设立民族医药教育管理机构，以加强对民族医药高等教育的管理和扶持。

（7）建议中国民族报和民族地区的党报或有关医药卫生报刊，开辟民族医药专栏，大力宣传民族医药方面的法规政策、优势特色、典型经验等等，以扩大民族医药的社会影响，让全社会都来关心民族医药事业。

（8）建议湖南省卫生厅根据有关法规政策，尽快解决民间民族医药人员的执业资格问题。这个问题贵州省卫生厅解决得比较好，他们出台了《贵州省中医药发展条例》，对民间民族医药人员纳入乡村医生管理做出了规定，解决了民间民族医药人员的执业资格问题，受到国家中医药管理局领导的肯定。

（9）建议各级党委政府，特别是民族自治地方的党委政府及民委、卫生部门，更多地关心民族医药医生这些弱势人群、这支弱势队伍，为他们打气鼓劲、撑腰壮胆、保驾护航，解决他们的困难，充分发挥他们在防病治病中的作用。

（10）建议上级有关部门将通道侗族自治县、三江侗族自治县定为侗族医药野生资源自然保护区。

论侗族医药的传承与发展

湖南省怀化市民委（418000） 邓星煌

侗族医药历史悠久。居住在湘、黔、桂、鄂边境的300多万侗族，主要靠侗族医药保障了自己的健康、生存与发展。侗族医药文化博大精深、根深叶茂、丰富多彩，是中华文化的瑰宝之一，是我国重要的非物质文化遗产，这是侗族人民对伟大祖国和中华民族大家庭的贡献。在当今西医药、中医药在侗族地区越来越发挥作用的形势下，我们决不能轻视、忽视，甚至贬低否定侗族医药，决不能忘记过去，决不能忘本，"忘本就是背叛"。须知，侗族医药与其他民族医药一样，都是中华传统医药之母，都是中华传统医药之根。

侗族医药自古以来传承的特点是：口承多、文传少，大多是口耳相传、师徒相授，一般是传内不传外，传男不传女，传单不传双。这也是过去中医药和其他民族医药传承的共同特点。这种保守的、封闭式的、家族式的传承，在很大程度上阻碍了侗族医药的发展。可喜的是，新中国建立后，特别是改革开放以来，侗族医药的传承、发展已打破了传统模式和格局，已逐步走向开放式的、社会化的传承发展格局。其表现为：既口传，又文传；既传男，又传女；既传内，又传外；既秘传，又公开传；既传单，又传双；既传自姓，又传外姓；既传本民族，又传他民族；既带徒，又办班；等等。经实践证明，这种传承方式的转变，可以使传统的侗族医药更快更好地发展，可以使传统的侗族医药的发展达到更新的广度和深度，可以使传统的侗族医药更快地走出山门、寨门，走向五湖四海，走向世界。

特别要提到的是，改革开放三十年来，特别是近几年侗族医药的文传取得了十分明显的成就。据中国民族医药学会侗族医药专家委员会主任石光汉介绍，早在上世纪80年代，就由湖南中医药研究院谌铁民、唐承安，通道侗族自治县药检所吴永徐等人收集整理了近50多万字的"湖南侗族医药研究"专题材料。1992年黔东南自治州民族医药研究所陆科闵编著了《侗族医学》一书，由贵州科技出版社出版发行。近几年的著名著作有：黔东南自治州民族医药研究所龙运光所长编著的《侗医吴定元小儿推拿经验》一书，由贵州科技出版社出版；湖南省通道侗族自治县人民医院副主任医师萧成纹编著的《侗族医药探秘》一书，由湖南岳麓书社出版；通道侗族自治县民族中医院原院长吴国生与陆中午等人编著的《侗药大观》一书，由民族出版社出版；湖南芷江侗族自治县民族民间医药学会张祥福、张果果、曾尚东和龙文忠等人编著的《侗乡药膳》一书，由中国戏剧出版社出版；黔东南自治州民族医药研究所龙运光、袁涛忠编著的《侗族常用药物图鉴》由贵州科技出版社出版；同时由龙运光、袁涛忠主编的《侗族药物方剂学》一书，50万字，今年九月出版。名老侗医吴定元的专著《草木春秋》有望在今冬明春出版问世。还有邓星煌、萧成纹、刘逢吉、罗康隆、田华咏、李如海、符开春等人编著的《湖南世居少数民族医药宝典》一书，由光明日报出版社出版，内有萧成纹编写的侗族医药资料。还有龙开娥、田华咏、汪冶、邓伟峰等专家有关侗族医药的论著。正因为有了以上这一批侗族医药的专家学者和千百个侗族民间医师，才让侗族医药事业薪火相传，福泽神州大地。总之，侗族医药的传承和发展，已经出了成果，出了经验，出了人才，现在形势很好，潜力很大，后劲很足，前程光明。

现在侗族医药事业正面临着前所未有的大好发展机遇，可以说，侗族医药发展的春天和黄金时代已经来临，其主要表现是：

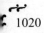

（1）党和国家重视民族医药，这就为侗族医药的发展提供了大好气候条件，大好环境和强大动力。党的十六届六中全会通过的《中共中央关于构建社会主义和谐社会若干重大问题的决定》明确提出"要大力扶持中医药和民族医药发展"，民族医药事业的发展和广大民众的身体健康是和谐社会的一个重要组成部分。

党的十七大又明确提出要"发展中医药和民族医药"。

党中央总书记胡锦涛、国务院总理温家宝多次指示要发展民族医药。

（2）国家权威机关重视民族医药，为侗族医药的发展指明了路子和办法。2006年12月国家中医药管理局和国家民委在北京联合召开了"第三届全国民族医药工作会议"，为全国民族医药工作制定了新时期的发展目标。2007年10月25日，国家中医药管理局、国家民委、卫生部、国家发展和改革委员会、教育部、科技部、财政部、人事部、劳动和社会保障部、国家食品药品监督管理局、国家知识产权局十一个权威部门联合下达了"关于切实加强民族医药事业发展的指导意见"，为侗族医药的发展提供了政策依据和强大的武器。

（3）侗族医药得到了国家中医药管理局原副局长、主任医师、中国民族医药学会会长诸国本先生的高度重视和肯定。

2004年10月20日至23日，全国首届侗医药学术研讨会在通道侗族自治县召开，诸国本会长先后2次在会上发表重要讲话，他说，这次会议是继藏医、蒙医、维医、土家医、瑶医、苗医全国性学术会议后，又1次全国重要性学术会议。指出侗族医药"更是一座藏在深山的医学宝库，是侗族人民在历史上创造和积累起来的传统医药，需要认真发扬，整体提高，使之为当代人民的健康服务"。他强调并肯定了"通道侗族自治县继承保护与发展民族医药的经验值得学习"。这给通道侗乡极大鼓舞。

2007年9月22日第二届全国侗医药学术研讨会在广西三江侗族自治县召开，诸会长又一次肯定了侗医药的成果、地位和作用。2009年9月18日天柱召开第三届全国侗族医药学术研讨会，诸会长在会议《论文集》序言中指出："侗族传统医学也大有恢复前进之势"，"侗医药的论文已满载《中国民族医药杂志》2009年第7期，论文质量亦有很大提高"。

诸会长为侗族医药专著题词、写序，如为萧成纹医师的《侗族医药探秘》，邓星煌、萧成纹、刘逢吉、罗康隆、田华咏、李如海等同志主编的《湖南世居少数民族医药宝典》一书写序等，极大地鼓舞了侗族医药研究的专家学者及广大侗族医师药师。

（4）高等医学院校、高级专家已积极投入侗族医药的研究。如怀化医专的校长刘逢吉教授、汪冶教授、邓伟峰教授等。该校与怀化市人民政府联合组建了怀化中医药现代化研究中心，主要是研究侗族医药，他们把研究基地放在通道。刘校长已明确提出"打民族牌，走特色办学路"，重点是研究侗医药。

（5）侗族聚居地的黔东南自治州及五个侗族自治县正在着手制定侗族医药的保护和发展条例。

（6）侗族医药的传承和发展，已经有了领头雁，如龙运光、龙开娥、石光汉、萧成纹、吴国勇、吴国生、郭伟伟、龙东清等。侗族医药专家委员会责无旁贷地承担了侗族医药传承与发展的总策划，侗族地区各级政府、卫生部门、民族工作部门则是第一线的总指挥，如通道、三江、天柱的党政领导就十分重视侗族医药的发展，为侗族医药的发展搭建了广阔的交流、展示、合作平台。

"发展才是硬道理"，侗族医药事业前进的主要矛盾是发展，工作重点是发展。侗族医药要前进，要发展，要创新，这是大势所趋人心所向，这已在侗族地区初步形成共识和合力。

到底如何继承与发展，如何又快又好地发展侗族医药？笔者提出16点建议：

1）建议侗族地区的党政领导，特别是医药卫生部门、民族工作部门认真落实党的十六大、十七大关于大力扶持民族医药发展的指示精神，将侗族医药的传承和发展列入议事日程，列入当地发展计划，并将国家十一个权威部门联合下达的"关于切实加强民族医药事业发展的指导意见"认真贯彻落实，真正做到本土化、具体化、细化。

2）建议侗族地区的自治州、自治县、民族乡组织专业人才对本地侗族医药进行全面、系统的调查研究，写出调查报告，然后请侗族医药专家委员会具体负责汇编成册，作为"中国侗族医药志"的基础材料，或作为"侗族医药资料"出版发行。这样，摸清了底子，就好制订保护、开发、发展的规划。

3）加强侗族医药教育，建立侗族医药专业学校（大专或中专）。或在怀化医专或贵州凯里医专、广西柳州等医学院校内设侗族医药重点专科、重点学科。建议侗族地区卫生部门和民委部门联合每年办1～2期侗族医药短期培训班，提高侗族民间医师、药师的水平。

4）在凯里、怀化、靖州、通道、黎平、从江、榕江、新晃、芷江、龙胜、天柱等地建设侗族医药研发基地，促进侗族医药产业发展。

5）实事求是地根据侗族地区现有水平和条件，完善侗族医药从业人员准入制度。请求上级开展侗医资格考试试点工作（可放怀化医专或凯里医专）。

6）建议由政府拨款，由侗族医药专家委员会组织专家学者对侗族医药古籍重要文献进行校勘注释和出版。特别要组织开展侗族医药特色诊疗技术、单方、验方的整理研究应用。

7）建议侗族地区政府，特别是医药卫生部门、民族工作部门要对有困难的侗族医药传承人和从业人员进行资助。

8）在三江、通道、新晃、芷江、玉屏等五个侗族自治县和黔东南自治州划定侗族医药生态保护区和野生珍稀药材资源保护区。

9）加强对侗族医药知识产权的保护，鼓励侗族医药申报知识产权。

10）对在保护、传承和发展侗族医药方面做出显著成绩的单位和个人由政府给予表彰和奖励。

11）建议由贵州、湖南、广西、湖北等省区的中医药（民族医药）管理部门、卫生行政部门、民委共同联合筹备、组织优秀侗族医药企业到国外举行"中华侗族医药博览会"，为侗族医药开拓更加广阔的发展空间。具体工作可以由中国民族医药学会、侗医药专家委员会来承担。

12）建议由黔东南自治州民族医药研究所、怀化市民族医药研究所、怀化医专，和广西三江、龙胜，湖南通道、新晃、芷江、靖州、会同，贵州玉屏、天柱、黎平、榕江、从江等侗族地区的侗医药专业人员共同组成编辑委员会，利用两年时间，编辑出版中国《侗族医药大典》，具体组织工作可以由侗医药专家委员会承办。

13）建议黔东南自治州及三江、通道、新晃、芷江、玉屏、龙胜、靖州、会同等侗族聚居地方制订侗族医药保护条例。

14）建议由侗族地区联合组织到北京举办"中华侗族医药博览会"。通过博览会的展示、展销、广告宣传、经贸洽谈、现场义诊、经验介绍、专题论坛等方式最大化地宣传侗族医药企业及其产品，介绍和推广侗族医药特色疗法、技法。

15）建议侗族地区的新闻媒体多宣传侗族医药。

16）建议侗族地区设立保护发展侗族医药的专项资金。

《侗族医药探秘》序

湖南省怀化市民族事务委员会　邓星煌

越是民族的，就越是世界的，这已是被人们证实的真理。侗族医药是一门科学，能治疾病，高效低毒，就地取材，行医方便，疗效显著，"回归自然"，独具民族特色和山区特色，独具民族优势和利用价值。中国入世后，能打出去的品牌是民族文化和民族医药。作为民族文化和民族医药的侗族医药，正走出山门，走向五湖四海，这是我们手中的一个好品牌，是能打出去的一张王牌。在打造侗族医药这个品牌中，很多人付出了辛勤的劳动，做出了无私的奉献。这本《侗族医药探秘》的作者——萧成纹，就是其中一位值得肯定和学习的好医师。他是一位悬壶济世，情系侗乡，汉族医师献身民族医药事业的典型。

萧成纹是辛亥革命老人萧志仁的独生子。萧志仁先生在抗日战争时期曾在通道侗乡宣传过抗日救国和民主革命思想。解放后，萧成纹同志继承父志，来到湘、桂、黔三省（区）交界的通道侗族自治县行医。工作、生活了四十八年，走遍侗乡山山水水，村村寨寨，用自己的医疗技术，热情地为侗乡各族人民服务，即使遇到打击和困难，一生道路坎坷也无悔无怨，因而，受到了侗乡干部群众的爱戴和肯定。在工作中，他虚心向侗族同胞学侗语，学侗歌，学侗族医药。他比较熟悉侗族历史、文化和侗族医药，他查阅了大量的侗族医药民间古籍藏书，长期走访了侗乡众多的名老草医。改革开放后，他广泛团结和依靠侗族医药人员，采取过硬措施，努力继承、发掘、整理和利用侗族医药这一宝贵的文化遗产，并首先倡议积极参与组建了"怀化地区（市）民族民间医药研究会"，被选为副会长兼秘书长。已是年近古稀的萧老医师，雄风犹存，与时俱进创辉煌，他全身心投入民族医药的研究，立志要让侗族医药更加发扬光大，走向世界。这本《侗族医药探秘》总算圆了他的梦。

侗族，是中华民族大家庭中一个历史悠久、文化灿烂的民族。多声部的侗族大歌轰动巴黎，雄伟壮观的鼓楼、风雨桥被誉为建筑史上的"杰作"，美丽的"侗锦"享誉神州，惊心动魄的侗族芦笙，热烈活泼的哆吔舞等等正在走向世界。如今，侗族医药揭秘，公布于世，走向世界，让世界更加认识侗族。侗族自古至今，聚居在湘、桂、黔边境毗连地带和鄂西地区。这里山青水秀，环境优雅，植被、生态很好，地灵人杰。解放前，侗乡山寨虽然"山青水秀风光好"，但却是"一穷二白疾病多"。侗族同胞有了疾病，主要靠民间草医草药医治。侗族医药在侗民族的生存和发展以及丰富祖国医学宝库中都有其不可磨灭的历史功绩和现实作用。但由于侗族解放前没有本民族文字，侗族医药主要靠口传心记，或者以歌传医，以侗族古歌形式代代相传，不少有效秘方、验方由于受传统保守思想传子不传女、传内不传外的影响，有的已濒临失传。文字记载甚少，考证难度很大。使侗族医药这朵民族医药百花园中的奇葩，长期"养在深闺人未识"。解放后，特别是改革开放以来，党和政府十分重视民族医药，通过法律、政策保护扶助和发展民族医药，使各少数民族医药的鲜花竞相开放。现在，侗族医药的发展来势很好，潜力很大，后劲很足。侗家人常说："小处方治大毛病"，"侗医土方治疑难病"，这是千真万确的事实。在湖南的通道、新晃、芷江、靖州，广西的三江、龙胜，贵州的黔东南等侗族县的村寨，到处都有治病的高手，他们充分利用山地药物资源，采取适合山寨情况的行医方式，在治疗常见病、多发病、地方病，特别是疑难杂症方面有不少独到之处，具有中、西医不可替代的作用。侗医侗药就地取材、经济实惠，毒副作用小，具有鲜明的民族特色和优势，因而越来越受到各族人民群众的欢迎和信任。萧成纹医师这本书，对侗医侗药进行了广泛深入的探讨和科学总结，让侗医侗药这位古老而年轻的女神，走向世界献爱心，为各民族人民的健康事业做出更大的贡献。

这本书，扎根在侗族医药肥沃的土壤里，并用现代科学方法进行了整理、加工、创新，资料翔实，准确可靠，内容丰富多彩，语言朴实无华。既有专业性、

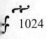

实用性，又有可读性、指导性，填补了湖南省、怀化市侗族医药的一个空白。读了这本书，人们会清楚地了解侗族医药的特色和优势，会清楚地了解侗族医药在历史和现实生活的地位和作用，会清楚地了解侗族医药的利用价值和开发前景。

这本书既有学术价值，又有民间文学价值。书中的第二章"侗族医药民间故事传说"、第七章"侗族医药偏方歌诀 50 首"是比较精彩有味的侗族民间文学作品，好记、好唱、好传；书中第四章"侗族临床医药学选录"、第五章"侗族民间单方拾萃"、第六章"侗族医药验方集锦"等都具有较高的实用和科研价值。这本书在编排方面有所突破，读起来会有新鲜感。

振兴民族医药事业，是当今世界医药发展的潮流，是新世纪的发展趋势。第三十届世界卫生大会通过的决议中指出"民族医药已被证明是有效的，有实际应用价值的，应给予正式承认，促进其发展，提高疗效，广泛应用"。侗族地区党政领导正在采取措施，发展民族医药事业，深信随着"返璞归真"、"回归自然"的趋势，我国民族医药必将进一步受到世界各国人民的青睐和欢迎。

我虽然长期在侗乡工作过，有一批侗族医药界的朋友，但对侗族医药没有深入的研究，没有全面调查，但是作为中国侗文学会秘书长，怀化市民族研究所所长，怀化市民族民间医药研究会常务副会长，作为热爱侗族，献身民族团结进步事业的"名誉侗族"，作为萧成纹医师的同志和朋友，看到这本充满泥土山野气息，充满萧老医师心血和汗水的侗族医药专著精品时，激情泉涌，连夜挥笔，写出了上述肺腑之言，略表对萧老医师和大批侗族医药土专家们的敬意，是以为序。

二○○二年十二月十八日

对发展侗族医药的若干思考

广西壮族自治区三江侗族自治县中医医院（545500）　吴国勇

侗族是我国民族大家庭中的一员，具有悠久的历史和独特的文化。侗族医药学是中华民族传统医学的一部分，她为侗族的繁衍昌盛和健康做出了重要的贡献，她的科学性是不容置疑的。然而，由于受历史原因，民族文化、民族崇拜和信仰等诸多因素的影响，侗族医药有其局限性，甚至还有巫术的烙印，发展比较缓慢。我们应如何对侗族医药进行抢救性挖掘整理，取其精华，去其糟粕，保持和发扬侗族医药的特色和优势，加快侗族医药学的发展进程，实现侗医药现代化呢？笔者就以下几个问题进行探讨，以祈抛砖引玉。

1. 侗族医药学的特点与现状

侗族医药学历史悠久，但侗族过去由于没有本民族的文字，医药文化都靠口传心授，或以古歌形式代代相传，有关医学的文字记载甚少。侗族医学相传起源于古代社会，经历史前医学、冲傩医学、经验医学及初级理论医学几个历史阶段。在其漫长的历史进程中，侗族医学随着社会不断发展，形成了独特的理论体系。天、地、气、水、人五位一体的思想，是侗医学术思想的核心。强调人体生理、病理与环境有着密切关系，认为人是天、地、气、水四种物质组成的，看到了事物的本质及其属性，并以此来解释生与死的转归。在治疗方法上，侗医药除用侗药物治疗外，非药物治疗方法十分丰富，如刮痧、钳痧、挑痧、拍痧、熨痧、烟油捶痧、灯火爆灸等。侗医独特的理论体系和丰富的治疗经验正是侗医药的优势所在，她在人类进步和民族医药发展历史上应占有一席之地。但是，侗医药理论的奠定与发展，是在侗族特定历史文化背景下逐步建立和发展起来的，她具有局限性和封闭性。这种弊端至今暴露无遗，侗医药学术的发展比较缓慢。由于没有文字记载，对侗医药的文献资料、经验总结等的收集整理工作带来一定的困难，理论研究得不到重大的突破，侗药开发利用、生产十分薄弱，侗医药临床阵地越来越小。

2.客观现实地提出侗医药研究和发展方向

建国以来民族医药事业在党和政府的重视和支持下，经过广大民族医药工作者的努力，得到了长足发展，取得显著成绩。20世纪90年代，《侗族医学》一书问世，比较系统地阐述了侗族医药的基础理论、理法方药等，她结束了侗族医药没有文字记载的历史，为我们今后深入研究侗族医药开了先河。目前，面对迅速发展的科学技术，面对广大人民群众日益增长的健康需求，侗族医药应如何去适应社会，迎接挑战，以求得发展，在民族医药以至世界医学之林中占得一席之地，这是摆在我们每个侗族医药工作者面前不可回避的问题。

侗族医药研究必须从理论上、方法上、技术上逐步进入现代科学的层次。侗药资源非常丰富，有很多侗药对治疗某些疑难杂症可收到意想不到的效果。只要我们积极利用现代科学技术进行研究，打造侗药品牌，促进侗医药理论和实践的发展，充分利用侗医药这一卫生资源，更好地为人类健康服务，侗族医药就一定能走向世界。

3.发展侗族医药的战略思考

国务院副总理吴仪同志在2004年2月19日全国中医药工作会议上指出："民族医药在保障人民群众身体健康方面也发挥着重要作用，要认真做好挖掘、整理、总结、提高工作，大力促进其发展。"重视研究，开发民族医药，实现民族医药现代化，既是党和政府制定的民族医药发展的战略方针，又是民族医药发展的战略目标。

侗族医药学也和其他民族医药学一样，是当代卫生资源的主要组成部分之一。研究、发展、开发，实现侗医药现代化战略的实施是一项艰巨的系统工程，

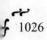

并非一朝一夕所能完成。要做好侗族医药研究开发的大文章，必须精心构思，精心规划，精心组织，采取先易后难，由浅入深，循序渐进，分层次发展的战略。

3.1 首先要做好侗医药的文献资料整理、继承工作。侗族医药在漫长的历史长河中，逐步形成自己独立的理论体系，积累了丰富的诊疗经验。由于侗族过去没有文字，医学文献等于空白，这给我们的研究工作增加很大的难度。因此，我们要深入社会进行调查，收集民间侗族医药学文化的相关资料、验方、秘方等。利用已经获得的成功经验来防治疾病，将侗族医药防治疾病的宝贵经验好好继承下来。继承是首位，发展是第二位，继承是发展的基础和前提，没有好的继承便不可能有好的发展，要在继承的基础上发展创新。

3.2 侗药资源丰富，蕴藏量大，具有较好的开发价值和前景。尤其是对某些疾病具有特殊疗效的药物，要积极采用现代科学技术，加以开发研究。把侗医药的单方、验方、秘方作进一步临床验证，进行筛选。做好药物的质量控制，剂型改革，加工配制，科学提炼，生产开发有效的侗方药，打造出侗药品牌，使侗族医药走向全国，走向世界，尽快立足于世界医药之林。

3.3 加强机构建设和人才培养。新中国成立后，党和政府采取了保护和发展中医的政策，重视民族医药学的研究。我国民族医药学是中华传统医药学的组成部分。在党和政府的关心和大力支持下，民族医药学得到了迅速发展，民族医药机构和研究机构相继成立，目前全国已有民族医医院137所。其中藏医、蒙医、维吾尔医、壮医、瑶医、傣医等民族已设立高层次和具有相当规模的医疗机构和研究机构。但是真正冠以侗族医药的医院和研究机构还没有，这使侗族医药的继承和发展受到了制约。在今后工作中，必须加以重视。

人才是事业发展的根本保证，目前侗族医药方面的人才，特别是高素质的人才极为匮乏。因此，加大侗族医药人才的培养已是当务之急。各地应加以重视和扶持，可采用以师带徒，举办培训班，在侗族地区卫生学校开设侗医专业课程等多种形式培养侗族医药人才。鼓励具有高学历的医学人员从事侗族医学的研究工作，尽快培养出侗族医药方面的高级人才，为加快侗族医药发展做出更大的贡献。

广西三江侗族自治县侗医药调查报告

三江侗族自治县疾病预防控制中心 （545500） 吴国勇

三江侗族自治县卫生局 （545500） 杨光团

三江侗族自治县中医院 （545500） 龙东清 吴兴远 石 青

　　侗族医药历史悠久，源远流长，几千年来为侗族繁衍生存做出了不可磨灭的贡献。侗族由于只有本民族语言，而没有文字，历史、文化、医学全靠口传心授或以歌谣的形式代代相传，其医学历史无文字查考，给研究工作带来一定的难度。近年来，我们对广西三江侗族医药状况进行了实地调查，通过召开侗族民间医生座谈会，走访民间医生等，对三江侗族医药历史及现状有了较为深入的了解。现将三江侗族医药调查情况报告如下。

1. 三江侗族医药简史

　　三江，古属夷蛮之地，秦汉为"古夜郎之域"，县始建于宋崇宁四年（1105 年），称怀远县。几经兴废，明洪武十三年（1380 年）复置于老堡。明万历十九年（1591 年）县治迁至丹洲。民国三年（1914 年）易名为三江县。1952 年 12 月 3 日成立县级侗族自治州，1955 年 9 月改为侗族自治县。人口 35 万多，有侗、壮、苗、瑶、汉等民族，其中侗族人口占全县总人口的 57%。

　　三江位于广西北部，与湘、黔两省交界。全县总面积 2454 平方公里，地理属亚热带季风气候，低山丘陵地形，山多平地少，森林覆盖率 77.44%。境内有 74 条大小河流纵横交错，"三江"得名于境内的三条大江，即榕江、浔江、苗江。一年四季，山地气候为主，春多寒潮阴雨，夏有暴雨高温，伏秋易旱，冬有寒霜，四季分明。

　　侗族人民在长期与疾病做斗争的漫长历史中，逐步总结积累，形成具有独特的治疗方法和用药特色的侗族医药。通过田间采访和对古代歌谣的收集、整理和研究，可以看出侗族医学形成发展的轨迹。在原始社会，生产力极其低下，对自然界的许多现象、大自然对人造成的威胁，人们作不出合理的解释，更无法征服，一旦遇天灾人祸、疾病瘟疫，只好求助巫术、神灵。侗族中傩（即巫师）认为人生病是因为鬼神作祟，以致病人失去灵魂而致病。因此人病了就要招魂搜骇，冲傩进行的傩祭活动当然不是医药，它不可能治病，但在古代特殊的历史时期，人病了仍进行这类祭祀活动。

　　人类在原始时期开展了集体采集活动. 对一些植物特性有了较多的理解，并偶尔发现某些植物可治疗某种疾病。于是出现了个别的医药现象，这就是医药萌芽。巫师在借助药物给人治病中，往往获得好的效果，以致"神药两解"，由单纯的巫师产生了巫医，并有了很快的发展。在这一历史过程中出现了"命病"

与"身病"两种截然不同的观点。持"命病"观点的人认为，病是以天为命且无药可治的疾病，要靠敬神敬鬼，由冲傩进行祭祀活动，祈神保佑健康。"身病"则认为疾病是客观存在，可通过药物治愈。这一理论的出现使侗医摆脱了原始宗教的束缚，形成了早期的侗族冲傩医学和早期的侗族史前医学，并促进了侗族史前医学的发展。

"命病"与"身病"这一理论出现后，侗族医学逐渐形成。随着"巫师"与"巫医"在明清时的分裂，以行医为主的职业侗医，在医药、医疗技术、制药方法、对疾病的认识、诊断、治疗等方面都取得了很大进展后，才真正发展为侗族医学。

2. 三江近代侗族医药简况

据旧三江县志称："信巫，有病即请师巫，……不信医药，今亦非诬，惟已渐知重医药矣。"明清以后，侗族医药才逐步脱离巫医，掌握用草药治病知识，并得到很快发展，形成自己独特的医药体系。有用药物或针刺治疗"瘴病"的记载。

这一时期，侗族医药已由感性认识上升为理性认识，从经验医学发展为理论医学。并出现很多专门从事侗医药治病的"桑恩"，即职业的侗医药师。他们自己入山采药，沿寨行医，或者坐堂诊病。这些"桑恩"都各有专长，有内科、儿科、骨科、伤科、外科等。治疗方法有侗药（植物药、动物药、矿物药）内服、外敷、熏洗，还有手法推拿、灯火爆、艾烧、刮痧、挑痧、拔火罐等一系列行之有效、独具特色的治疗方法。清末三江著名侗医有古宜乡佳林人侯第福，精脉理，通草药，行医于乡，手到春回，名噪远近，人争迎之。泗里乡泗福村人龙云翘，精医，初治外科，继学内科，终乃内外科兼并行，着手皆春，无远近，皆倍仰，性慈善，好施与，自制肚痛及止吐泻丸，到处施济。惜都无传后。

侗族在历史上是一个被压迫、受歧视的民族，为了防身自卫，抵抗外辱，民间有尚武之风，练武必懂得医伤，故懂医伤者甚多，其中著名的有良口乡石氏骨伤科世家，传至第七代石子华之后，医术精妙，登门拜石医者甚多。现传于其女婿吴伟文为第八代，吴伟文子吴初月、吴柒岸、吴荣中、吴荣庆为第九代，均得其精要，在榕江河一带仍享有盛誉。高步乡阳烂村（现已划归湖南省通道侗族自治县）龙氏接骨世家，更是誉满湘、桂、黔，如今传至第九代龙开娥，打破世俗观念，把家传接骨技术与现代医学理论结合起来，使龙氏接骨更加得以发扬光大，在湖南通道成为侗族一代名医。

新中国成立初期，据1957年初步统计，全县有一技之长的侗族民间医生158人，这些侗医都是半农半医，以农为主，他们的医术，主要是祖传。按当时党的有关政策，还吸收了一部分民间侗医师到国家医疗机构工作，用侗医草药防病治病，在农村医疗卫生工作中发挥了很大的作用。随后，由于西医和中医的传入并得到快速发展，侗医也逐渐退出主导医疗市场。但在农村很多地方仍然采用侗医草药防治疾病，特别是对肝炎、肝硬化腹水、癌症、骨折、风湿、类风湿等疑难病症，侗草医治疗还是有很大的优势，解决了现代医学无法解决的很多医学难题。侗医药为侗族人民甚至整个人类的身体健康做出了较大的贡献，其历史地位和现实作用不可低估，不能替代，功不可没。但这些非常宝贵的医药经验除了一部分口耳相传保存下来外，大部分都已随岁月消失了，侗族医药文化濒临失传，亟待去挖掘、整理、总结和提高。

3. 三江侗医药现状

近年来，党和国家对民族医药高度重视，民族医药得到迅速发展，侗族医药也得到一定的发展。现全县有中国民族医药学会侗族医药专家委员会会员 22 人，并成立了广西民族医药协会侗族医药专业委员会，发展有会员 78 人。共 6 次组团参加全国性民族民间医药学术研讨会，参会代表 56 人次，撰写侗医药专业论文 26 篇，其中获得优秀论文一等奖 3 篇，二等奖 9 篇，三等奖 7 篇。2007 年 9 月承办全国第二届侗族医药学术研讨会，并获得成功，扩大了三江侗族文化和侗族医药对外的影响，得到各级政府部门的重视，三江申报的侗族医药已入选第二批广西非物质文化遗产名录，《三江侗族医药调查研究》科研课题已获县级科研立项，并准备报市级立项。县中医院开设有侗医科，有 1 名中医主治医师，2 名民间医师，采用民间侗医药治疗方法为病人治病，受到病人的欢迎。

目前，全县侗医药人员约有 165 人，其中有行医资格的约有 82 人，分别在县中医院、各乡镇卫生院、村级卫生所、诊所、个体医室，还有大部分侗医没有行医资格，他们文化普遍偏低，多数是家传，病人多是慕名上门求医。这一批人都有一技之长，如善于接骨的吴伟文、吴荣庆、龙宗花，善于治疗癌症、肝炎的代甫海，治疗瘰疬的杨亚金，治疗疑难杂症的杨永仙等，这些民族医生活跃在三江广大村寨中，运用民族诊疗知识和技术为群众防病治病，他们在农村默默为广大病人服务，是一支不可低估的医疗技术力量。民族医药无论是在使用、降低医疗费用还是疗效等方面都具有简便廉验的特点，而且能减少使用西药而产生的副作用，因此深受广大群众的喜爱。但是，随着执业医师法颁布以后，大部分没有中专以上学历的侗族民间医师失去了行医资格。对一些行之有效的侗医药秘方、验方和诊疗技术的宝贵遗产如不加以发掘、保护，将有失传的可能。

4. 三江侗族医药存在的问题和建议

在对三江侗族医药实地调查中，由于侗医药缺乏文字记载，导致查找史料困难，加之经费紧缺，研究人员缺乏，致使三江的侗医药研究工作进展缓慢。再者因中西医的冲击，受执业医师法的制约，民间很多确有一技之长而没有中专以上文化的侗医生，没有行医资格，无法公开行医，如良口乡的侗医骨科吴伟文，因其精妙的侗族医药技艺，获得广西民间艺人的称号，却无法取得行医资格。他们大多数年事已高，很多行之有效的医疗技法面临失传的可能。亟待努力挖掘、加以保护。因此建议：

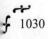

4.1 统一党政领导班子的思想认识，重视侗族医药的发展，加大对民族医药的资金投入，利用民族自治县的政策优势，根据民族区域自治法，通过县人大立法，制定有关侗族医药方面的政策法规，对侗族医药加以保护和发展。

4.2 建立侗族医药研究机构，抽调高素质的并有志于民族医药研究的医务人员和名侗医参加侗医药研究工作，负责侗医药的发掘、整理、研究、开发、应用、提高的工作。

4.3 加强侗医药人才培养，对那些确有一技之长并且年事已高的侗族民间医生，卫生行政部门要引导鼓励他们或者他们的传人参加民族医执业医师资格考试；

选派一些大中专毕业的医务人员向这些名侗医学习；

邀请一些名老侗医到各级医院坐诊，带徒授教，为群众服务。

4.4 建立侗药种植基地。三江属亚热带丘陵地区，气候适宜，雨量充沛，自然药物资源非常丰富。三江很多药材销至东南亚各国，很有市场，可好好开发利用。

4.5 打造侗药品牌，研究开发侗医药的单方、验方、秘方，通过临床验证，进行筛选，对那些确有疗效的药方，进一步加工配制，科学提炼，走产业化道路，把侗药品牌推向全国，走向世界，造福全人类。

侗医学术的发展与展望

湖南省通道侗族自治县民族中医院（418500）　　院长　吴国生（侗族）

侗族医药的形成和发展，经历了两千多年。侗族医药学的历史，是学术不断发展创新的历史。新中国成立以来，党中央、国务院对民族医药工作十分重视，对民族医药工作作了很多指示。在我国政府的关怀下，侗族医药学术和推广取得了很大的进展。在理论研究的广度与深度上超越了任何历史时期，作为民族地区医药财富的侗族医学，正日益受到全国有识之士的重视。

1．侗医药研究的发展

侗医药基础研究，过来没有进行系统的研究和整理。目前贵州、湖南、广西等有侗医药地区的学者，对侗医药基础理论和诊疗方法、药理等进行多方位研究，并取得了很大进展。

实验研究方式与传统研究方式互为补充，将中医的阴阳学说、五行学说、经络学说、脏像学说，以及气、血、痰、瘀和时间、体质、心理融入侗医药基础理论。各地从事侗医药研究的学者，已从不同角度逐步提高了相应的诊疗方法和理论学说，指导侗医药不断规范化、理论化。从 20 世纪 70 年代开始，有不少学者，应用现代化医药相关理论和现代诊断技术作为诊断基础，用侗医药治疗方法，进行疾病防治，使侗医药从古老的形象化诊疗方法，向实质性诊疗方面发展，开辟侗医药理论研究和探讨。

2. 侗医药临床研究的进展

侗医药临床具有鲜明的特点，辨证与辨病相结合，辨证论治与专方专药相结合，不断提高疗效；大宗病例观察疗效，与实验研究相结合，阐明了疗效机理，使侗医药的应用有新思路、新方法，并不断得到巩固和发展。在外感热病方面，20世纪50年代影响较大的是侗药黄金条、黄姜、大青叶治疗疟疾，燕窝泥外敷涌泉穴治疗乙型脑炎，用艾叶烧熏预防流行性脑膜炎。进入20世纪70年代，采用荆芥油治疗钩虫病也影响较大，并取得很好效果。显示了侗医药在急性传染病和寄生虫病防治中有着巨大潜力。

侗医药对急腹症的治疗也有较大的发展，具体表现在逐步掌握了急腹症的辨证论治的规律。侗医诊断急性阑尾炎的口诀为"为吨为糯，给龙保，给龙仔的托忙哇"，释为"发热、畏寒、脐周痛，慢慢转至右下腹"。在论治上以活血、化瘀进行治疗。如用败酱草、红藤等草药治疗急性阑尾炎；又如用桐油热敷脐部治疗麻痹性肠梗阻等非手术治疗，在治疗急腹症中积累了丰富的经验。

3. 侗医药学术的展望

（1）侗医学将与中医及现代科技相结合，有可能出现理论上的重大突破。当代科学技术突飞猛进，西医学日新月异，多学科交叉，渗透，为民族医药的发展带来契机。现代自然科学在高度分化的基础上，出现了综合的趋势，而民族医药的整体观念、综合分析的方法又恰好是其优势之所在。我们一方面要做好继承挖掘工作，另一方面要把握历史机遇，千方百计吸取现代科学技术，加强对民族医药的研究。可以断言，随着现代科技的高度发展，民族医药学的奥秘会不断地被揭示出来，一些目前无法解释但又行之有效的理论与方法，会重新被我们认识。

（2）辨证论治水平的不断提高，为疑难病的攻克带来了光明的前景，辨证论治是中医学、民族医学的特点与优势，不管人们对疾病认识精确到何种程度，总需要辨证。为了充分利用这一优势，我们必须注重在疑难病，特别是目前西医尚缺乏办法的疾病上多下功夫，例如自身免疫性疾病、闭塞性周围血管病、心脑血管病、再生障碍性贫血、肝炎、胃炎等，协同攻关，逐一突破。

（3）随着社会的老龄化，中医学、民族医学将在养生保健，从理论到实践，从药物到食疗、气功等方面积累丰富的经验，认识和创造自我身心锻炼的方法。大量的研究证明，一些补益脾肾，或某些活血（中药）草药有延缓衰老、延年益寿的作用。对老年性痴呆、骨质增生、震颤麻痹的治疗，民族医学确有所长，他在人类养生保健方面将发挥越来越大的作用。

（4）大力推广民族医药，使之进一步国际化。目前，我国的针灸学已传播到100多个国家和地区，世界卫生组织还在我国设立了7个传统医学合作中心，标志着中医药逐步国际化。应在加强民族医药学术研究的同时，进一步搞好侗医

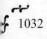

药资源的保护和开发，搞好民族医药剂型改革，促进民族医药科研成果的推广应用，进一步加强国内民族医药间的交流，为人类健康服务。

评《侗族医药探秘》一书

湖南省民族事务委员会（410011）　吴万源（研究员）

湖南省怀化市通道侗族自治县第一人民医院原副院长副主任医师萧成纹先生编著的《侗族医药探秘》一书，我从头至尾看了两遍。这是一本很好的侗族医药专著。全书36.5万字，既是科学的总结，又独具山野泥土气息，通俗易懂。

1.《侗族医药探秘》是一本富有科学价值的好书，该书对侗族医药发展简史、疾病的命名和分类、侗族预防医学、临床医学、侗族民间单方、验方、偏方等都做了科学的总结，为侗族医药在祖国传统医学宝库中的历史地位和现实作用，用翔实可靠的资料，大量临床实践数据，做出了充分的肯定。

2.《侗族医药探秘》一书，富有较高的实用价值。作者侗乡行医50年，长期走访侗乡名老草医，搜集了侗医药临床实验报告53份，对5 647个病例进行疗效观察，取得了良好的效果；书中还挖掘、收集、整理了侗族民间有效单方238个；通过拜访民间中草医生，整理并系统刊载了对210种病症所用1 692种验方，其中有不少是侗乡名医的经验方和家传秘方，资料翔实、内容可靠、经济简便、实用、效佳。

3.《侗族医药探秘》具有较好的开发价值。书中介绍的侗族药物，许多富有特效，如果开发出来，制成产品，打入国内和国际市场，这将是侗乡人民脱贫致富的一条好路子，如书中收载了通道侗族自治县中医院副院长、著名侗族龙氏接骨世家第9代传人、中医骨伤科副主任医师龙开娥女士医治骨伤的药方和其他侗医草药治疗蛇伤、风湿骨痛、结石病、瘫痪等病的药物，都具有极大的开发价值。

4.《侗族医药探秘》是一本富有古籍价值的好书。作者长期收集查阅侗族民间古籍藏书、手抄本共25本，经过综合分析，去粗取精，去伪存真，分门别类，从中可见作者独具匠心，颇费苦心，温故知新，古为今用。

5.《侗族医药探秘》是一本反映党的民族政策、体现民族团结的典范。萧成纹主任医师是湘南宁远县人，汉族，是辛亥革命老人萧志仁先生的独生子。萧志仁先生1936年曾到通道县政府任秘书，宣传抗日救国和民主革命思想，1937年病故，18年后，萧成纹医师继承父亲遗志，主动要求到通道侗乡从事医疗服务，一干就是半个世纪，为通道各族人民救治了成千上万的病人，受到了侗族同胞的赞扬，与少数民族人民结下了深厚的友谊。他利用50年侗乡行医的机会，广泛深入侗乡苗寨，与侗医药人员交朋友，建感情，交流侗医药经验，撰写了《侗族医药探秘》一书，对祖国传统医药做出了卓越的贡献。萧成纹先生的一篇回忆文章《人生追求的价值在于奉献》，充分反映了党的民族政策的具体成果和民族团结、民族友谊的灿烂光辉。该文作为本书附录，加深了读者对作者的进一步了解和敬意。

6.《侗族医药探秘》是一本富有文学价值的好书。一般医药业务书籍，专业性强，看起来难懂乏味，但本书文字通顺，深入浅出，富有民间文学色彩，给人以一种引人入胜之感。特别是书中第二章，收集刊载了侗族民间医药故事传说，第八章"侗族医药偏方歌诀50首"，更富有文学性，好读、好记，耐人寻味，令人深省。

读完这本书，使我感慨万千，作为侗族一员，我要感谢汉族医师萧成纹先生，为我可爱的家乡人民勤奋工作五十年，救死扶伤，任劳任怨，他这种无私奉献的精神，不畏艰辛，呕心沥血收集、挖掘、抢救、整理、研究侗族医药的执着热情，功不可没，令人敬佩。这本富有科研、实用价值和山野泥土气息的侗族医学精品，必将为后人进一步研究侗族医药提供翔实可靠的原始资料，少走一些不必要的弯路，避免低水平的重复，开拓创新，与时俱进，为侗乡各族人民的健康事业做出更大的贡献。

努力开创侗族医药发展的新局面

湖南省怀化市通道侗族自治县第一人民医院（418500）　萧成纹

侗族是由古越人的一支发展而来的，至今约有2千多年的历史，是我国56个民族大家庭中的一员。侗族人口约300余万，居住在我国西南边陲湘、黔、桂三省（区）交界之地和鄂西。侗乡山峦叠嶂，此起彼伏，森林茂密，风景迷人，雨量充沛，气候适宜，药用动、植物蕴藏量大。

侗族医药历史悠久，源远流长，古朴实用，独具特色。侗族人民勤劳朴实，在历史的长河中，侗族先民们通过长期生产劳动，与自然界灾害不断搏斗，其中也包括与疾病斗争，因而积累和总结了丰富的医药经验，为繁衍本民族子孙后代，发展侗乡经济、文化都起到了重要作用，并在逐步地发展和完善。群众称赞说："侗乡医药虽然土，但经济简便，价廉效佳，我们看得见、用得着、养得起。"

由于受着传统保守思想的束缚，侗族医药至今仍有"传子不传女，传内不传外"的规矩，致使不少的侗乡奇特有效的单方、验方和秘方失传。为了抢救这朵祖国传统医药百花园中的奇葩，新中国成立后卫生部门做了大量的工作，多次开展民族医药普查，召开各种不同形式的名老侗医座谈会，向党献宝、献方会；组织有关人员走访侗族民间名医，收集、整理侗乡民间有效单方、验方。侗族民间医药在侗乡防病治病、巩固发展农村合作医疗中发挥了巨大的作用。自 20 世纪 80 年代以来，各地先后成立了"民族医药研究所""民族民间医药研究会"，发展民族医药学会会员，组织学术交流活动，逐渐建立起一支侗族医药农村卫生队伍，他们的历史地位和现实作用都不可低估，不能替代，功不可没。但由于一段时期以来，由于各种原因，对侗族医药的发展有所放松，跟不上形势发展的需要。这一情况引起了侗乡各级领导的关心和重视，采取了一些切实有效的措施，情况逐渐得到好转。

近年来，在中国民族医药学会的正确指引下，2003 年 9 月 24 日，经批准成立了"中国民族医药学会侗族医药专业委员会"（现改为中国民族医药学会侗族医药专家委员会），全国共有侗医药专家委员 11 人，他们在全国各地，为发展侗族医药起到了组织领导作用。现全国已发展侗族医药人员 254 名会员，这是侗医药队伍中一支中坚力量，在中国民族医药学会《章程》的指引下，规范行医，遵纪守法，不断总结经验，开拓创新，使全国侗族医药事业得到了长足的发展。通过不同类型的学术交流活动，互相学习，取长补短，加强侗医药人员的横向联系，在各级民族民间医药杂志上共发表侗族医药专业论文 418 篇，其中在国际杂志《美国东方医学杂志》发表 1 篇，在国家级杂志《中国民族民间医药杂志》发表论文 54 篇，《中药材》杂志发表论文 2 篇，《中国中医急症杂志》发表论文 16 篇，《中国民族医药杂志》发表论文 196 篇。在各级民族医药学术会议交流论文 149 篇。1988 年 5 月，由湖南省中医研究院谌铁民会同湖南通道侗族自治县杨德忠、吴永徐等人开展民族药资源普查后，编撰了两册 50 余万字的《湖南侗族医药研究》作为内部资料交流；1990 年 11 月贵州省黔东南自治州民族医药研究所原所长陆科闵先生编著《侗族医学》一书在贵州科技出版社出版；2004 年 6 月由湖南省民委古籍办策划，湖南省通道侗族自治县人民医院萧成纹编著的《侗族医药探秘》一书，36.5 万字，在长沙岳麓书社出版发行。

为了进一步开创侗族医药发展的新局面，笔者认为，必须抓紧做好以下几个方面的工作：

1. 我们每一个侗族医药人员，特别是已加入民族医药学会的会员，都要严格按照中国民族医药学会《章程》规定的宗旨、任务认真贯彻执行。全体会员要遵纪守法，遵守社会道德风尚；团结广大民族民间医药工作者，促进侗族医药科学技术的繁荣和发展；要抢救、发掘、收集、整理、开发利用侗族医药，促进侗医药科技人才的成长，为侗乡经济建设和人民健康服务，为全面建设小康社会贡献力量。

2. 要制定学会工作长远计划，做出短期具体安排，抓住工作重点，抓出成效。主要抓好学术活动和经验交流，每年至少组织 1 次，坚持以会养会；不定期开展侗乡民族民间医药人员培训，提高其政治业务素质。

3. 努力掌握国内外传统医药科研动态，及时向有关部门提出建议，为侗乡民族医药工作提供发展战略决策咨询。在世界进入信息社会的今天，这项工作显得尤为重要。要发展具有本民族特色的医药强项，重点组织学术课题研究和技术攻关，开放和推广民族民间医药科研成果，最新技术和先进经验，促进科学技术转化为生产力。要积极与兄弟省、市、县同行密切配合和联系，走共同兴医之路。

4. 进一步抢救、挖掘、收集、整理、开发利用民族民间有效单方、验方和祖传秘方，提倡侗族医生拜师、带徒弟，通过走访、座谈和民族民间医生交知心朋友，晓之以理，动之以情，争取其主动献出自己的"诀招"，并作好必要的保密工作，可为其申请专利，保护其知识产权。特别对一些年事已高，身体条件差，又无子女继承医业的侗乡名老中草药医生，对其丰富的医药经验要抓紧挖掘和收集，学会每一个会员都要树立紧迫感和责任感，拜师求教，把这些宝贵的民族民间医药遗产更多更好地继承下来，这是我们这一代人责无旁贷的历史使命。

5. 组织评价、审定侗族医药学术论文，从中发现并推荐优秀人才，向杂志社推荐优秀论文，加强民族民间医药学会的学术联系，互相交流经验，取长补短，共同提高。

6. 积极向有关部门反映侗族医药工作者和会员的意见及要求，维护其合法权益；开展科技扶贫，开办民族民间医药经济实体必须坚持执证行医，严禁以《会员证》代替《执业医师许可证》和《药品调剂许可证》，要坚持国家推行的"执业医师法"，要在全面走上法制化的环境中开展一切活动。

总之，要正确引导侗医药队伍，解放思想，努力创新，扬长避短，开创侗族医药发展的新局面。

论侗族医药产业化协调发展

湖南省通道侗族自治县第一人民医院（418500）　萧成纹

1. 基本情况

侗族约 300 万人口，主要居住在湖南的通道、靖州、会同、芷江、新晃，贵州的黎平、天柱、榕江、从江、剑河、锦屏、三穗、镇远、岑巩，广西的三江、龙胜、融安等县，湖北的恩施有 7 个侗民族乡。

侗族医药历史悠久，源远流长，古朴实用，资源丰富，价廉效佳，独具特色。长期以来，在侗乡防病治病工作中发挥了巨大作用，功不可没，不能低估，无可替代。

中华人民共和国成立后，党和政府非常关心、重视民族医药事业的发展，先后组织了 3 次较大的侗族医药资源普查。分别于 1956 年、1970 年、1986 年抽

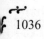

调专业技术人员，深入侗乡苗寨，翻山越岭，采集侗药标本。1986年湖南省中医药研究院谌铁民、唐承安、刘育衡与通道侗族自治县卫生局业务股长杨德忠、药检所吴永徐等重点考察了三省坡、黄沙岗、八斗坡、破石山、溪上等5座大山药用植物分布情况，行程数千里，采访侗乡民间医生236人，收集侗族民间古籍藏书32本，通过调查、发掘和整理，总结归类侗药2161种，侗药方剂2456个，资料详实可靠，编写了《湖南侗族医药研究》50余万字（内部资料）；贵州省黔东南苗族侗族自治州民族医药研究所，在老所长陆科闵先生带领全所人员共同努力下，于1992年6月编著出版了《侗族医学》一书，受到了全国民族医药界的瞩目和重视。近年来，以该所现任所长龙运光主任医师为首的科研人员，经过2000～2006年的5年多不懈努力，收集、整理了2800余种侗苗药标本库，制作标本14000余份，摸清了侗药资源，认定了黔东南蕴藏药用植物2624种，占全国药用植物23.5%（2624/11146），这一标本库，在全国属首创。黔东南民族医药研究所还顺利完成了国家中医药管理局下达的"侗族药用方剂学"科研课题，编印了《侗族常用药物图鉴》《侗族药物方剂学》等系列侗医药书稿；2004年6月湖南省通道侗族自治县第一人民医院退休医师萧成纹完成了《湖南侗族医药文献整理与临床应用》科研课题，《侗族医药探秘》书稿在长沙岳麓书社出版发行；2006年6月湖南省通道侗族自治县民族中医院原院长吴国生编著《侗药大观》一书，在北京民族出版社出版发行；2007年湖南省芷江侗族自治县张祥福、张果果、曾尚东、龙文忠等编著《侗乡药膳》一书15万余字，于2008年10月在中国戏剧出版社出版发行。

以上侗族医药专著，从侗医药发展简史、理论基础、临床诊疗经验、单方、验方、偏方、专科专病诊疗特点、药膳保健等诸多方面，用文字记录下来，为侗药的产业开发，提供了详实可靠的历史资料和理论依据。

2. 侗药产业开发的几点设想

2.1 领导重视是关键

2003年全国苗医药博览会在贵州省龙里县召开。该县是一个仅有21万人口的小县，在未开展苗药开发前，县财政收入不足4千万元，近10多年来，县领导高度重视民族医药开发利用，建立龙里县开发园区（副处级单位），配备专职人员，加强领导。该县建立了一整套良好的优惠政策，改善了投资环境。2003年仅有4个药厂投厂，上交县财政利税1.2亿元。目前已发展17个药厂，上缴财政利税每年突破2个多亿。这充分说明，侗药产业开发和其他民族医药事业一样，必须引起当地党政领导的高度重视，纳入工作议事日程，方能收到立竿见影的作用，从而产生较大的社会、经济效益，使传统侗医药进一步发扬光大，为侗乡各族人民乃至全人类健康做出更大贡献。

2.2 引进或培训专业技术人才是搞好侗药开发工作的重点

这里指的专业技术人才，是经过系统培训、能熟练掌握侗药栽培技术、识别侗药品种，既对侗药能进行生药学鉴定，又能从事实验室药理、毒理、生化检验、动物试验以及三期临床观察、双盲对比试验的有经验的侗医药临床工作者。人才来源一是靠引进；二是选拔大专院校药学专业毕业生；三是短期培训中青年侗医药工作者。只要有了具备侗药开发全面技术的人才，树立侗药品牌决非难事。

2.3 资金投入是侗药开发的必备条件

侗药基础研究的资金来源应从三个方面解决：一是财政；二是贷款；三是企业家投资或股份制集资。当前各地各级财政都存在一定困难，吸收外资或争取低息或无息贷款则更理想。要企业家们巨额投资开发侗药并非易事，一是风险大；二是资金回笼期长；三是投资环境不理想。因此必须有计划，有组织地邀请企业家们来侗乡做深入细致的考察，当地政府提供投资优惠政策，只有树立起数个有发展前途，市场看好的侗药品牌，投资方有利可图，才能落实侗药开发资金。

2.4 GAP（中草药规范生产种植基地）和 GMP（中草药规范加工基地）是相辅相成的

侗药开发，首先要建立侗药人工栽培基地（即 GAP），因为野生药用资源数量有限，一旦药厂投入批量生产，廉价、标准的侗药原料就显得特别重要，为了避免药厂造成"釜底抽薪"，GAP 则必然首当其冲。实践证明：一个中等以上药厂光靠一个县的药材资源是不够的，湘黔桂三省（区）周边侗族地区，自然环境相同，温度、湿度、土壤相差不大，因此必须开展协调和协作。以罗汉果、千斤拔为例，这是亚热带的药用植物，使用范围广，开发潜力大，既能药用，也可制成保健品，一旦有企业家投资批量生产，没有数万亩的生产基地是很难满足生产原料需要的，因此，在互利双赢的基础上，湘、黔、桂三省（区）周边侗族地区加强协作，共同建设规范的中草药生产种植基地，搞好人工栽培，就显得特别重要。对开展侗药资源保护方面，湖南通道已出台《中草药资源保护条例》，各地可参照或制订本地区侗药可持续发展的具体措施。

2.5 GSP（中草药销售基地）是侗药开发很重要的一项工作

生产出来的侗药，能否迅速占领药物市场，一是疗效，二是宣传，三是营销运作，三者缺一不可。任何一种民族药，有无市场前景，是衡量该药有无生命力的标准，因此，在生产一个侗药之前，要做好市场调查，与同类性质的药品比较，一是疗效好，二是疗程短，三是副作用小，四是价格低。有了这 4 点，就有开发优势。

本文是笔者的粗浅看法和思路，意在抛砖引玉，企盼能得到同行们和领导决策者的高度重视，我坚信，侗药产业化协调发展的春天即将来临。

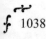

后　记

　　《中国侗族医药》是中国民族医药学会侗族医药专家委员会编著出版的民族医药专著，是中国侗族地区民族医药文化和史志文化的最新研究成果，是侗族医药专家和民间侗族医生集体协作攻关的心血结晶，是侗族医药专家委员会献给伟大的中国共产党成立九十周年的一份厚礼。

　　侗族医药是侗族的正宗医药，是侗乡的主流医药，是中华传统医药的重要组成部分。侗族医药，历史悠久、博大精深、丰富多彩、富有特色，从古至今为侗乡人民的健康、生存和发展做出了重大贡献。为了弘扬侗族医药文化，为了抢救部分濒临消亡的侗族医药，为了侗族医药这一国家和民族的重要非物质文化遗产得到保护和传承，本书总策划石光汉、邓星煌及萧成纹八年前就酝酿编辑出版这部书。在贵州、湖南、广西等省区专家出版了八部侗族医药专著的有利条件下，2011年初正式向中国侗族医药专家委员会委员发出倡议，很快得到全体同仁的同意。1月18日，邓星煌写出了本书编写提纲目录初稿，上交石光汉主任。石主任于2月26日在怀化学院召开了侗族医药专家委员会全体会议，一致通过了这个提纲。并成立了以石光汉为主任，龙运光、吴国勇、吴国生、萧成纹、邓星煌、郭伟伟、龙之荣为副主任的编辑委员会，进行了编写章节的具体分工。经过四个多月的努力，写出了初稿。5月26日，萧成纹将各章节初稿修改汇集成册，送交有关领导和专家审核。从初稿到成书，时间短、任务重、编者加班加点，超负荷完成了任务，体现了高度的民族责任感和对侗族医药的深厚感情，特别是年近八旬的萧成纹老医师，身患八种疾病，住院打点滴。

　　这部书的顺利编辑出版，得助于下列领导、专家和部门单位：国家中医药管理局副局长、中国民族医药学会会长马建中，原会长、著名民族医药专家诸国本；湖南省卫生厅厅长张健博士，省中医药管理局局长邵湘宁；中国侗族文学会会长、湖南省侗学研究会会长吴宗源；湖南省中医药研究院蔡光先院长、蒋仁生副院长；广西侗学研究会会长吴浩；湖南省民委老干部、民族学家吴万源；怀化学院副院长佘朝文教授；怀化医专原校长刘逢吉教授、邓伟峰教授；怀化市卫生局局长张幼亭、副局长舒均海及刘春华科长；黔东南苗族侗族自治州卫生局党组书记金鸣昌主任医师，民族医药研究所龙运光主任医师、郭伟伟主任医师、袁涛忠研究员；吉首大学历史文化学院院长罗康隆教授；天柱县精神病医院院长龙之荣。

这部书的成功出版，承蒙中医古籍出版社刘从明社长、郑蓉副总编辑鼎力支持。

在编撰过程中，得到了贵州、湖南、广西、湖北等省区侗族地区党政领导、医药卫生部门、民族工作部门关心支持。本书参阅了贵州省《黔东南苗族侗族自治州概况》；三江、通道、新晃、芷江、玉屏等五个侗族自治县的民族志、县志等文献资料和吴万源先生的《湖南民族探秘》田华咏等人编著的《湖南民族医学史》等，特在此一并表示感谢！

由于编者水平有限，本书错误缺点在所难免，敬请专家、学者和读者批评指正，不胜感谢！

《中国侗族医药》编辑委员会